凤凰医学
Phoenix MedPub

Dental Implant Prosthetics

口腔种植修复学

上卷：科学原理、咬合设计与治疗计划

第2版

主　编　[美] 卡尔·米施(Carl E. Misch)
主　译　满　毅　马　威　陈　琰　崔　广
主　审　宿玉成　宫　苹

江苏凤凰科学技术出版社
国家一级出版社　全国百佳图书出版单位

图书在版编目（CIP）数据

口腔种植修复学：引进第 2 版．上卷，科学原理、咬合设计与治疗计划 /（美）卡尔 · 米施主编；满毅，马威，陈琰，崔广主译．-- 南京：江苏凤凰科学技术出版社，2017.5

ISBN 978-7-5537-8093-1

Ⅰ．①口… Ⅱ．①卡… ②满… Ⅲ．①口腔种植学②口腔矫形学 Ⅳ．① R783

中国版本图书馆 CIP 数据核字（2017）第 054793 号

口腔种植修复学（第 2 版） 上卷：科学原理、咬合设计与治疗计划

主　　编　[美] 卡尔 · 米施（Carl E. Misch）
主　　译　满　毅　马　威　陈　琰　崔　广
责任编辑　杨　淮　程春林
责任校对　郝慧华
责任监制　曹叶平　周雅婷

出版发行　凤凰出版传媒股份有限公司
　　　　　　江苏凤凰科学技术出版社
出版社地址　南京市湖南路 1 号 A 楼，邮编：210009
出版社网址　http://www.pspress.cn
经　　销　凤凰出版传媒股份有限公司
印　　刷　三河市春园印刷有限公司

开　　本　889mm × 1194mm　1/16
印　　张　31.75
字　　数　823 000
版　　次　2017 年 5 月第 2 版
印　　次　2017 年 5 月第 1 次印刷

标准书号　ISBN 978-7-5537-8093-1
定　　价　680.00 元（精）

图书如有印装质量问题，可随时向我社出版科调换。

ELSEVIER

Elsevier (Singapore) Pte Ltd.

3 Killiney Road

#08-01 Winsland House I

Singapore 239519

Tel: (65) 6349-0200

Fax: (65) 6733-1817

DENTAL IMPLANT PROSTHETICS, SECOND EDITION

ISBN-13: 978-0-323-07845-0

Dental Implant Prosthetics, 2/E, by Carl E. Misch was undertaken by Phoenix Science Press, Ltd and is published by arrangement with Elsevier (Singapore) Pte Ltd.

This translation of Dental Implant Prosthetics, 2/E, by Carl E. Misch由江苏凤凰科学技术出版社进行翻译，并根据江苏凤凰科学技术出版社与爱思唯尔（新加坡）私人有限公司的协议约定出版。

《口腔种植修复学》(第2版)(上卷)(满毅　马威　陈琰　崔广主译)

ISBN: 978-7-5537-8093-1

江苏省版权局著作合同登记号：图字-10-2016-615

献　词

献给我的父母 MaryAnn Misch 和 Carl Otto Misch；
献给我的孩子们：Paula Angeline Mather, Carl Patrick Misch,
Lara Elizabeth Vandekerckhove, David John Misch,
Jonathan Edward Misch 和 Angela Marie Misch。
我非常爱你们！

译者名单

主　译　满　毅（四川大学华西口腔医学院）
马　威（第四军医大学口腔医学院）
陈　琰（北京大学口腔医学院）
崔　广（航天中心医院－北京大学航天临床医学院）

主　审　宿玉成（北京协和医院）
宫　苹（四川大学华西口腔医学院）

译　者（按姓氏笔画排序）
马　攀（首都医科大学口腔医学院）
朱一博（北京大学口腔医学院）
朱靖恺（第四军医大学口腔医学院）
伍颖颖（四川大学华西口腔医学院）
向　琳（四川大学华西口腔医学院）
刘　艳（第四军医大学口腔医学院）
应怡倩（首都医科大学口腔医学院）
陈　钢（深圳友睦齿科）
陈娅倩（四川大学华西口腔医学院）
周　炜（第四军医大学口腔医学院）
周　楠（四川大学华西口腔医学院）
郑　洁（解放军总医院口腔医学中心）
屈依丽（四川大学华西口腔医学院）
赵雪竹（北京大学口腔医学院）
胡　琛（四川大学华西口腔医学院）
胡文军（第四军医大学口腔医学院）
柳叶语（四川大学华西口腔医学院）
高邵静雅（四川大学华西口腔医学院）
黄元丁（重庆医科大学口腔医学院）
葛严军（北京大学口腔医学院）

编著者名单

Martha Warren Bidez , PhD
Professor, School of Engineering
University of Alabama at Birmingham
Birmingham, Alabama

Lee Culp, CDT
Chief Technology Officer
Microdental Laboratories
Research Triangle
Morrisville, North Carolina

Jack E. Lemons , PhD
University Professor
University of Alabama at Birmingham
Birmingham, Alabama

Michael S. McCracken , DDS, PhD
Professor
University of Alabama at Birmingham
Birmingham, Alabama

Carl E. Misch , DDS, MDS, PhD(HC)
Clinical Professor and Past Director
Oral Implant Dentistry
Temple University
Kornberg School of Dentistry
Department of Periodontics and Implant Dentistry
Philadelphia, Pennsylvania;
Past Clinical Professor
University of Michigan
School of Dentistry
Department of Periodontics/Geriatrics
Ann Arbor, Michigan;
Past Adjunct Professor
University of Detroit
School of Dentistry
Department of Restorative Dentistry
Detroit, Michigan;
Adjunct Professor
University of Alabama at Birmingham
School of Engineering
Birmingham, Alabama;
Founder
Misch International Implant Institute
Beverly Hills, Michigan

Francine Misch-Dietsh , DDS, MDS, FICD
Private Practice
Miami, Florida
Rome, Italy

Girish Ramaswamy , PhD
Postdoctoral Researcher
Department of Orthopedic Surgery
Perelman School of Medicine
University of Pennsylvania
Philadelphia, Pennsylvania

Randolph R. Resnik , DMD, MDS
Clinical Professor
Department of Periodontology and Oral Implantology
Kornberg School of Dentistry
Temple University
Philadelphia, Pennsylvania
Surgical Director
Misch Implant Institute
Beverly Hills, Michigan

J. Todd Strong , MS
COO and Executive Vice President
BioHorizons
Birmingham, Alabama

Jon B. Suzuki , DDS, PhD, MBA
Professor, Chairman, and Program Director
Department of Periodontology and Oral Implantology
School of Dentistry
Professor
Department of Microbiology and Immunology
School of Medicine
Temple University
Philadelphia, Pennsylvania

Lynn D. Terracciano-Mortilla , RDH
Private Practice
Trinity, Florida

Natalie Y. Wong , DDS, Cert. Prostho, FRCD(C), DABP, DABOI
Private Practice
Toronto, Ontario, Canada

作者介绍

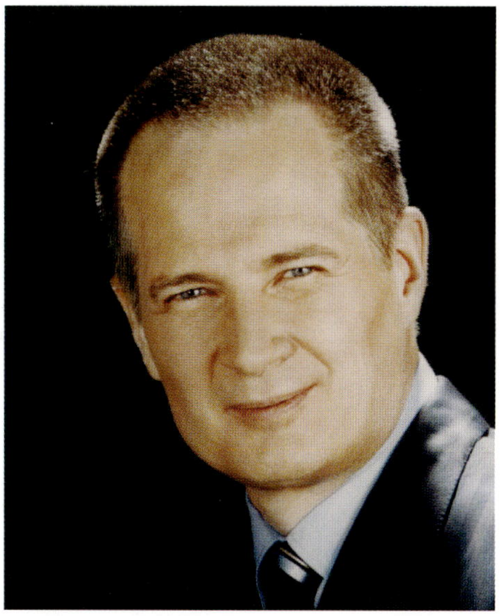

Carl E. Misch 是美国天普大学科恩伯格牙科学院牙周和种植科前主任、临床教授，曾担任密歇根州立大学牙科学院牙周病和老年口腔科的临床教授、底特律大学牙科学院口腔修复科临床教授及牙学院董事会成员、阿拉巴马大学伯明翰分校工程学院生物医学工程系兼职教授。1986-1996 年期间任匹兹堡大学牙科学院口腔种植专科医生培训项目主任。

Misch 医生于 1973 年以优异的学业成绩毕业于底特律大学牙科学院，然后在匹兹堡大学获得口腔修复学和种植学毕业证书，并获硕士学位。其还被土耳其伊斯坦布尔 Yeditepe 大学和罗马尼亚布加勒斯特 Carol Davila 医药大学授予荣誉博士学位。他同时还是美国牙医学院、国际牙医学院、美国医院牙科协会、国际牙科学会、皮埃尔·费查学院等 13 个口腔学术组织的专家组成员。Misch 医生拥有 10 多项种植相关专利，是 BioHorizons 种植系统的联合发明人。

Misch 医生是美国口腔种植专业委员会的专科医生及前任主席，并曾在专科医师资格审核委员会中任职 7 年。他是口腔种植领域最大的国际学术组织——国际口腔种植专科医师协会（ICOI）前任主席，该协会有超过 100 个国家的会员。此外，他还担任过美国种植牙科学学会、移植和种植学会以及美国口腔种植医师协会的主席。

1984 年，Misch 医生成立了 Misch 国际口腔种植研究院。目前，其培训中心遍布美国密歇根州、宾夕法尼亚州、内华达州以及加拿大多伦多市。近年来，Misch 国际口腔种植研究院相继在韩国、意大利、巴西、日本、英国、摩纳哥和西班牙等国建立培训分支机构。在北美地区，培训中心遍及佛罗里达州、乔治亚州、马里兰州、德克萨斯州、纽约、温哥华和蒙特利尔。作为院长，Misch 医生通过动手操作培训和年度教育论坛等形式，先后培训了 5000 余名口腔种植医生，培训内容包括种植外科学和种植修复学。

Misch 医生著有《现代口腔种植学》（第 1、2、3 版）和《口腔种植修复学》（第 1、2 版）。这 5 本著作已被翻译成意大利语、韩语、葡萄牙语、土耳其语、西班牙语、波斯语、日语、中文（简体）、希腊语和俄语，被全球牙科学院选为研究生和继续教育教材。Misch 医生先后发表 250 多篇口腔种植相关论文。在过去的 30 年里，他先后在全美 50 个州和 47 个国家讲座 1000 余场。

Misch 医生有 6 个子女：保罗、卡尔、劳拉、大卫、乔纳森和安吉拉。

中文版序一

非常荣幸，崔广医师邀请我为他参与主译的新书《口腔种植修复学》（第 2 版）作序，并担任该书的主审，使我有机会先睹为快。

无疑，口腔种植已经成为牙缺失的理想修复方法。大体上，口腔种植的发展经历了 3 个历史阶段：第一阶段是以实验结果为基础的种植发展阶段，其主要成就为骨结合理论的诞生和种植材料学的突破，开启了现代口腔种植的新时代；第二阶段是以扩大适应证为动力的种植发展阶段，其主要成就为引导骨再生技术的确立和种植系统设计的完善，这也包括了种植体表面处理、各种材料与制造工艺上的不断进步；第三阶段是以临床证据为依据的种植发展阶段，或称之为以循证医学研究为特点的种植发展阶段，其主要成就为种植理念的形成和临床原则的逐步确定。显然，这是口腔种植由初级向高级逐步发展的一个过程。在这一进程中，根据临床医生的建议不断进行各种临床技术与材料的研发和改进，在积累了几十年的临床经验后，开始依据治疗效果回顾并审视各种治疗方案和治疗技术。

《口腔种植修复学》（第 2 版）的主编 Carl E. Misch 教授是我们非常仰慕的国际口腔种植学权威与先驱者，也是现代口腔种植学起源和发展的见证者。本书详细阐述了现代口腔种植学的理论、治疗原则与临床技术；共有 34 个章节，分为科学原理、治疗计划、咬合设计、外科程序、修复操作、术后维护等 6 个部分。《口腔种植修复学》（第 2 版）是 Carl E. Misch 教授毫无保留地分享他从事口腔种植 40 多年临床经验和理论知识的集大成之作，全书内容丰富、博大精深，并用超过 2000 多幅图片来详述相关的概念，反映了口腔种植学不断发展与累积的庞大知识体系，是系统学习口腔种植学知识与技术的经典之作！

非常欣喜地看到，来自北京大学、第四军医大学、四川大学、首都医科大学、重庆医科大学及友睦齿科的中青年学者们汇聚在一起共同完成了这部非常精彩的中文版译著。我认为所有参与本书翻译工作的学者们为口腔种植界做了一件非常有意义且很有益处的工作！

《口腔种植修复学》（第 2 版）中文版的推出也是对刚刚离开我们的 Carl E. Misch 教授最好的缅怀与纪念！在此，向这位国际口腔种植的先驱者致以深切的哀悼与崇高的敬意！

愿所有从事口腔种植工作的医生与技师都能仔细阅读这本巨著，并从中受益！

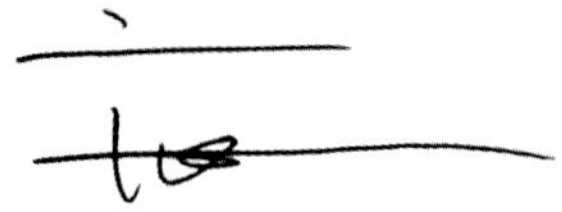

宿玉成

医学博士、教授、主任医师

中华口腔医学会口腔种植专委会候任主任委员

北京口腔医学会口腔种植专委会主任委员

中国医学科学院北京协和医院口腔种植中心主任、首席专家

国际口腔种植学会（ITI）专家组成员

中文版序二

随着口腔种植治疗的广泛开展，越来越多的口腔医师加入到口腔种植修复的队伍中来。然而，口腔种植学是一门快速发展的学科，从理论到实践都经历着快速演变。因此，始终保持对前沿知识领域的关注，全面系统地学习种植修复的相关理论，获得临床实践的进步，并给病人提供最佳、最有效的口腔种植治疗，对每一位口腔种植医师都尤为重要。

本书作者 Carl E. Misch 是国际著名口腔种植修复专家，对口腔医学的各专业融会贯通，他根据多年的临床经验，将评估种植修复诊断、治疗计划的重要性和影响种植体骨结合的各个因素相结合，全面阐述了口腔种植修复治疗中涉及的问题。本书由浅入深，内容详实，结构合理，还配有大量精美的病例图片以便于读者阅读，与书中详尽的内容相得益彰。

细读此书将可避免很多种植修复的并发症。

本书合适口腔种植专科医生、口腔修复科医生、口腔全科医生的临床学习、参考之用。

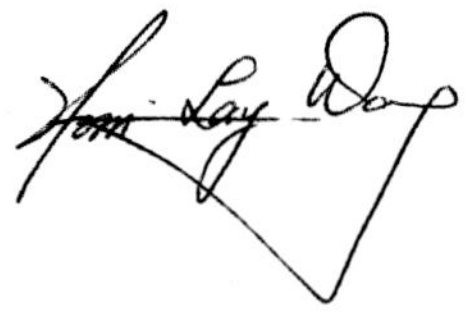

王鸿烈

美国密歇根大学牙周病研究所所长

美国牙周病学专委会院士、前任主任委员

美国骨结合协会理事

国际口腔种植专科医师协会（ICOI）前任主席、董事长

北京大学口腔医学院客座教授

台北医学大学客座教授

《The International Journal of Oral & Maxillofacial Implants》副主编

《eJournal of Oral & Maxillofacial Research》副主编

《International Chinese Journal of Dentistry》副主编

译 者 序

2016 年 8 月，当我们受邀参与口腔种植学巨著《口腔种植修复学》（第 2 版）中文版翻译的时候，大家都难掩心中的兴奋与激动。因为该书的主编是美国现代口腔种植学创始人之一，国际口腔种植学权威 Carl E. Misch 教授。他历经现代口腔种植学的起源、兴起和蓬勃发展，是我们非常仰慕的口腔种植大师与先驱者。Carl E. Misch 教授的经典著作《现代口腔种植学》（第 3 版，2008 年）和《口腔种植修复学》（第 1 版，2005 年），已被翻译成 10 多种语言在全世界广泛传播，被全球口腔医学工作者视为学习口腔种植学的权威教材。

今天，我们所看到的《口腔种植修复学》（第 2 版，2015 年）不仅仅是已被广泛阅读与引用的《口腔种植修复学》（第 1 版，2005 年）的更新与修正，也不仅仅是口腔种植修复新旧知识和思路的堆砌，这本书是 Carl E. Misch 教授毫无保留地分享他从事口腔种植学 40 多年临床经验和理论知识的宝典。他用这本巨著带领我们回归现代口腔种植学的基础，又超越基础进入现代口腔种植治疗的最新领域；他用这本巨著告诉我们做好口腔种植治疗所要具备的知识与技能。

《口腔种植修复学》（第 2 版）阐明了口腔种植学的理论和治疗原则。全书共 34 个章节，分为科学原理、治疗计划、咬合设计、外科程序、修复操作、术后维护等 6 个部分。完整涵盖了现代口腔种植治疗所有类别的知识，主要包括：种植体的重要意义、口腔种植相关的生物力学和生物材料的基础理论、种植治疗计划的制订、种植义齿的应力原则、修复体的选择、影像学检查、骨密度、种植治疗前义齿修复、诊断模型、种植外科导板、各类牙列缺损情况的种植外科与修复技术、无牙颌患者的种植修复、渐进性负荷、种植修复体的长期评估和维护等内容。全书知识内容丰富，有超过 2000 多幅图片来详述相关的概念。《口腔种植修复学》（第 2 版）中文版将分为上、下卷分别出版：上卷主要涉及科学原理、治疗计划、咬合设计的内容；下卷涉及外科程序、修复操作、术后维护的内容。重新编排后的内容重点更突出、章节间联系更紧密，更加适合国内医生的阅读习惯。

由于本书内容博大精深，翻译难度很大。因此，在翻译过程中，译者在上海与北京召开了 3 次关于本书的启动会与审稿会，重庆医科大学黄元丁副教授、第四军医大学周炜博士、北京大学葛严军博士给予了许多建议，在此深表谢意。特别感谢宿玉成教授、宫苹教授、宋应亮教授在百忙之中对全书的认真审校；感谢全体译者的辛勤付出，以及在翻译过程中对专业名词、定义和概念的校准和统一过程中的耐心与细致。

尽管译者努力坚持“信、达、雅”的翻译原则，尽量忠实于原文、原意，但由于水平有限难免出现不妥和错误之处，恳请同道批评指正。

在《口腔种植修复学》（第 2 版）中文版即将出版之际，Carl E. Misch 教授因罹患癌症，不幸于 2017 年 1 月 4 日逝世，享年 70 岁！我们为大师的离去而感到深切的哀悼和惋惜，也许纪念大师最好的方式就是学习他渊博的学术知识，让它指引我们继续前进，服务和惠及所有牙列缺损和缺失的患者。

感谢读者与我们共同分享这部杰出的口腔种植修复学巨著。

最后，要感谢江苏凤凰科学技术出版社对译者们的信任，以及在出版过程中的合作与贡献。

《口腔种植修复学》（第 2 版）全体主译

崔广（执笔） 满 毅 马 威 陈 钢

马 攀 陈 琰 朱一博

原著序一

尽情享受口腔种植大师的著作。

《口腔种植修复学》（第 2 版）不仅仅是已被广泛阅读与引用的前一版的更新与修订，也不仅仅是关于口腔种植修复新旧思路的简单列举。它是口腔种植修复大师 Carl E. Misch 教授渊博知识的总结和扩充。

Misch 教授拥有数十年的临床实践和专业教学的背景，他历经口腔种植学的起源、兴起和蓬勃发展。当今口腔种植治疗已处在口腔先进治疗技术的突出地位。这本书反映了口腔种植学不断累积的庞大知识系统。

本书涵盖了口腔种植治疗学坚实的基础，包括：种植生物力学、种植体的生物材料学、治疗前修复、影像学检查以及常常被忽略的咬合设计等。本书既是一本教材，也是一件学习工具，带领我们回归基础又超越基础进入现代口腔种植治疗领域。这本书不但告诉我们在哪里，还告诉我们应当在哪里。它不是满足我们视觉享受的图册，更确切地说是做好口腔种植治疗实践的必备书籍。

本书不仅适用于口腔种植学的初学者，同样也适用于具有一定临床经验的口腔种植医师。如果不补充、不更新现有的知识系统，就谈不上是经验丰富的临床医生。口腔种植学的最终结果是计划周详的种植体植入和制作理想的种植修复体。在本书中详细论述了口腔种植重建治疗的步骤、参数与指导原则。

Misch 教授毕生以口腔种植继续教育为己任，通过编纂这本书来帮助所有的口腔种植医生。这本巨著是我们所有从事口腔种植治疗医生的“训练营”。

Morton L. Perel, DDS, MScD, FACD, FICD

原著序二

2005 年，我很荣幸被邀请为 Misch 教授编写的《口腔种植修复学》写一段简短的序言，如今，这本书已成为一本经典的著作，被翻译成多种语言，影响了数以千计的同行们。这是一本真正的口腔“畅销书”。

Misch 教授作为治疗科学和艺术的一员，深受前辈所做杰出贡献的影响。在此，我们应该记住 Semmelweis，他提出外科手术消毒的理念，包括对手、手术器械、手术衣、手术帘、绷带等的消毒，从而预防了产褥热的发生，拯救了成百上千的生命，在某种程度上启发了对伤口的基本愈合治疗。然而，其却被杰出的外科医生 Virchow 所谴责。更加讽刺的是，Semmelweis 患上败血症，死在自己的手上，年仅 47 岁。紧接着，我们很快就阅读到 Lister, Pasteur 和 Koch 等大师的著作。口腔医学为麻醉学的发展做出了巨大贡献，使得手术技术的快速发展成为可能。然而，其在心脏、脑和脊柱这三个领域仍然未有触及。

1896 年在抗生素使用之前，法兰克福市立医院的 Louis Rehn 医生治疗了一名刀伤穿过肋骨并穿透心包伤及心脏的患者。Rehn 医生果断地在第四肋间做切口，切断第五肋骨，探查胸腔。病人的左肺随后塌陷。然而，在这种情况下 Rehn 医生紧握心包，去除大量的血凝块和血液，看到了仍跳动的心脏。伴随着心脏的跳动，右心室的伤口被缝合。在很短的时间内，病人的出血被止住并存活下来。在此案例中，遵循了无菌外科手术原则，尽管后来出现了一些并发症，患者仍就恢复了健康，Rehn 医生将该案例展示在柏林召开的一次外科学术会议上。

这些与 Misch 教授的新书有什么关系呢？ Carl 曾经私下告诉我，他将为口腔种植学奉献自己的一生。Misch 教授为口腔种植学发展所做的贡献，就像上述前辈们已经完成的那样杰出，值得我们永远铭记与感恩。如果我们意识到我们的患者希望获得理想的修复效果（比如：恢复牙齿的咀嚼功能、微笑、社会交往、自信等），很大程度上就需要行口腔种植修复治疗，然后我们就会逐渐意识到《口腔种植修复学》（第 2 版）在未来几十年里所带来的伟大贡献。

我们需要意识到谁才是这本巨著的最大受益者？在过去的 40 年里，数以千计的口腔同行们通过 Misch 教授的讲座迈进口腔种植学的大门。在美国及世界各地，近 5000 名口腔医生，包括口腔专科医生以及全科医生从 Misch 国际口腔种植研究院毕业。口腔教育工作者以及学生们都依赖于 Misch 教授关于口腔种植修复学的理论体系，不仅仅是理解吸收，而且还有基础知识、治疗计划、临床技术等知识的不断补充。

Misch 教授的《口腔种植修复学》（第 2 版）不是一本导论，而是一本口腔种植修复学的“圣经”。

以上简短的评论凝聚了我本人对 Misch 教授个人及专业的高度敬仰和尊敬。

Kenneth W. M. Judy, DDS, FACD, FICD

国际口腔种植专科医师协会 (ICOI) 联席主席

前　言

在 19 世纪早期，牙列缺损患者都是采用可摘义齿修复，局部固定义齿来修复部分牙列缺损是被禁止的。1911 年，Hunter 提出“黄金导致大量的败血症”以及其他系统疾病：贫血症、胃炎、肾病、脊椎损害。尽管这一理论曾非常流行，但局部固定义齿仍成为修复缺失牙的标准，北美每一所口腔医学院仍在教授这一修复方法。事实上，如果一名口腔医学生不会使用传统的固定义齿修复，他（她）们就不能毕业并加入口腔治疗团队。

在 19 世纪 70 年代，对于口腔种植体是存在争议的。在当时的口腔医学中，口腔细菌被认为可通过种植体进入全身系统，这种修复方式最终会走向失败，并导致脑脓肿或心力衰竭等严重后果。然而，在当时的这种障碍下，世界各地的几百名口腔医生观察到患者欣然接受了种植体支持的下颌全口义齿，或者认为相对于可摘义齿或预备邻牙的固定义齿修复，种植固定义齿是更为理想的选择。

今天，口腔种植体正在经历变革。在口腔医学领域，口腔种植体作为最热门的话题，有着最多的基础和临床文献报道。1950—1985 年，有近 500 篇的参考文献是关于口腔种植体的。1985—1995 年，这个数字超过了 1500。1995—2005 年，则有超过 5000 篇关于种植体的文献发表在相关的杂志上。如今，种植义齿已经成了一种主流的修复方式，用于单颗牙缺失、多颗相邻牙缺失和无牙颌患者的固定及可摘修复。

在美国，1950—1985 年，口腔种植体每年的销售额低于 1 百万美元，1985—1995 年，每年的销售额增长至 1 亿美元。1995—2005 年，口腔种植相关产品的销售额飙升至每年 10 亿美元，现在估计每年能达到 40 亿美元。然而，如此大幅度增长的销售额同样也存在着不利方面。口腔种植体作为人工制造的基牙替代缺失的天然牙，其快速的发展引发相关工艺的快速发展，但常导致缺乏评价准则。种植修复治疗背后的驱动力不应该是种植体制造商的商业宣传，而是应当根据基础和临床研究来确定可预期的治疗程序。

对于牙列缺损和无牙颌患者，种植义齿已经成为口腔修复学中的一个重要组成部分。在美国，口腔医学所有本科课程和口腔修复学专科课程都必须包括口腔种植修复的内容并要获得主管部门的认证。一些牙科学院认为，几乎所有的下颌无牙颌都应该用种植义齿修复，三单位固定修复体应当被单颗种植义齿替代。超过 90% 的美国全科牙医都进行过种植修复或推荐病人采用种植义齿。然而，大多数进行种植义齿修复的牙医都未完成系统的种植修复专科课程。他们都是采用类似于天然牙的修复方式完成工作。只有少数牙医在这个发展如此迅速的领域花费时间和精力来学习种植修复的各个方面，他们中大部分人可以为患者提供各种形式的种植治疗。

令人欣慰的是种植修复体相对于其他修复缺失牙的方式具有最高的成功率。它们不会发生龋坏或需要牙髓治疗，不易发生折断，对牙周疾病的抵抗力比天然牙更强。而不利的方面是种植的治疗计划、修复体的制作、咬合设计、长期维护与并发症的治疗（比如：螺丝松动、嵴顶骨吸收、修复体折断或种植体失败），这些在口腔种植学中都是独特的。

《口腔种植修复学》（第 2 版）阐明了口腔种植学的理论和原则。与第 1 版相比，本书的内容增加了两倍，在治疗计划和种植修复体方面增加了新的章节。除此以外，本书有超过 2000 多幅图片来详述相关的概念。

《口腔种植修复学》（第 2 版）一个潜在的主题旨在根据口腔种植学的理论来修复缺失牙。这本书无意成为口腔种植修复的百科全书，而是将一个章节与其他各章节相关联，引出一个理论和临床经验相结合的思路。每一章节都被谨慎地结合起来，为了一个共同的目标：提供可预期的治疗结果。

《口腔种植修复学》（第 2 版）的第一部分为理解种植体对修复的重要性奠定基础。本书的第二部分涵盖了种植相关的生物力学和生物材料的基础理论，解释了生物力学应当作为种植治疗计划制订的基础以减少并发症。种植义齿并不能保证不发生并发症，然而，一致的共识意见认为：减少或消除种植并发症应建立在以生物力学为基础的治疗方案之上。

本书的第三部分是种植治疗计划的制订，这部分的内容做了很多扩增。超过 50 条种植原则可能影响治疗的计划和预后，提出了一个用于治疗计划制订的七步通用法。在这部分章节的内容里，涵盖了种植义齿的应力原则、修复体的选择、作用力因素、骨密度、种植体型号、种植治疗前义齿修复、诊断模型、外科导板和临时义齿等大量内容。

本书的第四部分是关于特定临床情况的治疗选择，包括：单颗牙缺失、上颌后牙缺失、下颌无牙颌、上颌牙弓的种植修复设计。对于口腔修复医生而言，单颗牙种植修复是种植义齿修复入门的第一步。前、后牙区单颗天然牙缺失被分别阐述；后牙区单颗天然牙缺失的修复相对简单，而另一方面，上颌前牙区单颗种植治疗很困难。这两个极端的情况将分别在不同的章节被详细阐述。在第四部分，无牙颌患者的种植修复是主要的内容。与缺失牙相关的具体问题被讨论，独特的治疗计划理念以一种合乎逻辑的方式被呈现。种植覆盖义齿采用杆和附着体支持、固位和稳定的原则也被论述。上下颌由于各不相同的并发症，将分别在不同的章节里被阐述。

种植固定修复的原则在本书第五部分被讨论。这部分的原则适用于每一位牙列缺损的患者。此外，渐进性负荷建议用于松软骨质患者，我自从 20 世纪 80 年代末期提出这一概念以来，这种治疗方式逐渐发展成熟。对于固定和活动修复体的咬合设计在这部分里被专门地论述。

《口腔种植修复学》（第 2 版）的最后一部分内容阐述了种植修复体的长期评估和维护。

《口腔种植修复学》（第 2 版）和我的另外一本书《现代口腔种植学》，均由爱思唯尔（Elsevier）出版集团出版。在过去很多年里被用作医学生、住院医师、研究生、口腔专科医生及口腔全科医生的教材。它们被翻译成 10 多种语言在全世界广泛地传播，为口腔种植学提供了一种思维路径。《口腔种植修复学》（第 2 版）这本最新的著作，旨在帮助大家更深入地提升对种植义齿理论和治疗原则的认识，使我们治疗的患者和我们培养的医生获得高度可预期的治疗效果。

致 谢

这是我所主编的第五本书籍，在这本书中毫无保留地和大家分享了我一生的临床经验、技术培训和理论知识。这起源于我的三位导师 Ken Judy, Leonard I. Linkow 和 O. Hilt Tatum。在我所有的讲座、文章和书籍中都要感谢他们。口腔种植学需要先驱者们来指引方向。四、五十年前，他们在骨移植、种植手术、修复、种植教育等方面的学术引领与打下的基础造就了当今的口腔种植学。在这些年里，他们三位都是我的朋友，并且我不断地从他们身上学习，特别感谢他们每一位在过去的 40 年里对我指导和支持。

感谢每一位作者的奉献，他（她）们都具有独到的知识与经验。在此，感谢所有参与《口腔种植修复学》（第 2 版）编写的作者们：Martha Warren Bidez, Lee Culp, Jack E. Lemons, Michael S. McCracken, Francine Misch-Dietsh, Girish Ramaswamy, Randolph R. Resnik, J. Todd Strong, Jon B. Suzuki, Lynn D. Terracciano-Mortilla, Natalie Y. Wong。感谢你们对口腔种植学的奉献！感谢你们对我的友谊和支持！

感谢 Jill Bertelson 为本书出版付出的辛勤工作。我编写了本书的每一章节并校对了 20 余遍，在这个过程中，她不断重复地核对书中的每一句话，并与出版社协调每个章节的排版。

每一本书的出版我都对家人有所亏欠，尤其是我最小的儿子和女儿，Jonathan 和 Angela，感谢你们理解我将时间和精力奉献给本书的编写工作，而放弃了我们的私人时间。

感谢 Elsevier/Mosby 出版社的 Brian Loehr 和 Kathy Falk，感谢你们在本书编写过程中所付出的耐心、经验和指导。

感谢我的行政助理和私人助理，Heidi Cartegena 和 Jennifer Luczak，感谢你们所做的协调工作，我也要感谢牙科技工室的团队：Nemer Hussain, Tom 和 Beatrice Dabrowsky (LDT, BIT Dental Studios, Dillon, CO)，Micro Dental Laboratories (DTI) 的主席兼执行总裁 Kim Bradshaw-Sickinger 和我的外科和修复助理 Rebecca Caprroso (Tata)。

《口腔种植修复学》（第 2 版）也是自 1984 年以来我在世界各地的 Misch 国际口腔种植研究院培训的 5000 名医生的工作总结。这些医生们贡献了他们在临床工作中所遇到的问题，以期为患者们设计更为合理的治疗方案。在这里，感谢你们每一位对口腔种植事业的支持。

Carl E. Misch

目 录

第 1 章

口腔种植的基本原理

Carl E. Misch

现代口腔医学的目标是通过修复牙体缺损或者牙列缺损从而恢复患者的正常牙齿外形、功能、舒适度、美观、发音和健康。口腔种植治疗的独特之处[1]在于，即使口颌系统发生严重的萎缩性疾病或者损伤，口腔种植仍然能实现上述治疗目的。患者缺失牙齿越多，治疗难度越大。庆幸的是，许多富有挑战性的临床病例随着研究的不断深入、诊断工具的更新、治疗计划的完善以及种植体设计和材料技术的发展，患者最终也能获得长期可靠的治疗效果。

从 1983 年到 2002 年，美国口腔种植体用量增长了 10 倍。从 2000 年到 2010 年，这一数字再次增长了 10 倍。目前在美国每年有超过 500 万颗的种植体被植入，并且这个数字仍在持续增长。预计在今后的几年中还将保持 12%~15% 增长率[2]。2010 年在美国销售的种植体产品价值超过 10 亿美元，这个数字在 2005 年和 1983 年分别为 5.5 亿美元、1 千万美元。如果将植骨材料计入种植产品中，2010 年口腔种植领域产品的销售额可达 100 亿美元[3]。目前，90% 以上从事颌面外科的牙医已在临床常规开展种植治疗项目，90% 以上的口腔修复医生常规进行种植修复。80% 以上的全科牙医使用种植体支持的固定义齿和可摘义齿对患者进行常规诊治，而 20 年前仅有不足 50% 专科牙医和不足 25% 的全科牙医这么做[4–8]。

尽管上述数据表明口腔种植技术的应用比以往任何时候更加普及，但它仍然有很大的持续增长的空间。口腔种植技术在不同国家的应用率差异很大。据统计，以色列应用种植技术最广泛，达到 230 颗 /(万人 · 年)。这个数字在韩国和意大利是 180 颗 /(万人 · 年)，西班牙和瑞士是 140 颗 /(万人 · 年)，德国 100 颗 /(万人 · 年)，巴西、荷兰和美国 60 颗 /(万人 · 年)（图 1-1），日本和法国 50 颗 /(万人 · 年)，加拿大和澳大利亚 40 颗 /(万人 · 年)，中国台湾地区和英国接近 20 颗 /(万人 · 年)。从 2002 年到 2007 年，这 6 个使用种植体量数量最多的国家（欧洲和韩国）占整个市场增长的一半以上。同时，大多数国家的种植体使用量远期增长率预计可高达每年 12%~15%。

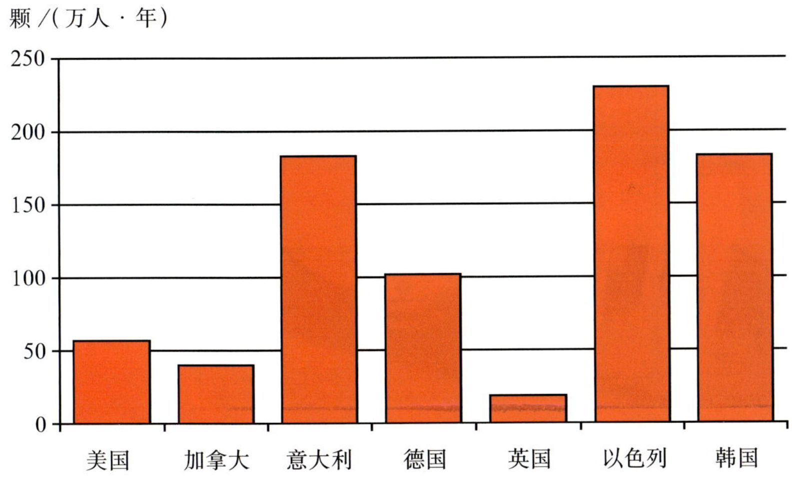

图 1-1　口腔种植技术在不同国家的应用各不相同，以每万人 / 每年使用量估算，种植体在以色列、韩国和意大利使用得最多

用种植修复替代传统固定义齿或者可摘义齿修复的比例在不同国家差别很大。在以色列、意大利和韩国，种植修复缺失牙的比例在30%~40%，在西班牙、瑞士、德国和瑞典应用种植体支持式修复体的比例在20%~26%，巴西和比利时则是13%~16%。令人惊讶的是，美国、日本、法国和加拿大这些国家应用种植体修复缺失牙的比例为10%，甚至低于10% [8]。正如2011年一份报道指出，在美国仅1/10的缺失牙修复使用种植体支持方式（图1-2）。

种植治疗需求和应用的增加是以下多种因素的联合效应：①人口寿命普遍增加；②与老龄化相关的牙齿缺失；③固定修复失败；④缺牙后解剖结构变化引起的常规修复困难；⑤可摘义齿效果不良；⑥使用局部可摘义齿导致的基牙松动；⑦牙齿缺失后心理影响和美国婴儿潮期人口老龄化带来的巨大治疗需求；⑧种植修复可靠的长期预后效果；⑨种植修复体独特的优势；⑩公众健康意识的提高。

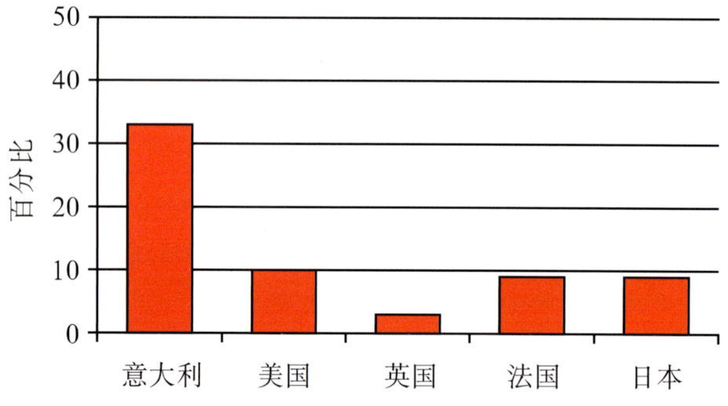

图 1-2 牙缺失后的种植修复与非种植修复对比（按百分比统计）不同国家之间区别很大。在美国，仅1/10的缺失牙使用了种植修复

人口老龄化的影响

据文献报道，年龄与牙齿缺失直接相关 [9, 10]。因此，人口老龄化是口腔种植需要考虑的一个重要因素。尽管过去有一些个案（比如一些名人）能活到80岁（例如拉美西斯二世，路易十四国王），但18世纪前人类的平均寿命要低于40岁。当亚历山大大帝征服世界的时候，他仅仅只有17岁。那时候人的预期寿命只有22岁。从公元前1000年到公元1800年，人的平均寿命仍然不超过30岁（图1-3）。自1960年后，人类寿命的增长大大超过历史上的任何时期（图1-4）。1980年，30%的美国人口在45岁以上，21%的人超过50岁，11%的人超过65岁。15年后的1995年，所有这些人的寿命都会超过60岁。65岁以上人口比例预计在未来15年间将从2000年的12%增加到20% [11]（图1-5）。

另外，不仅65岁以上人口比例增加，总人口基数也在增加。2000年美国人口是2.82亿，到

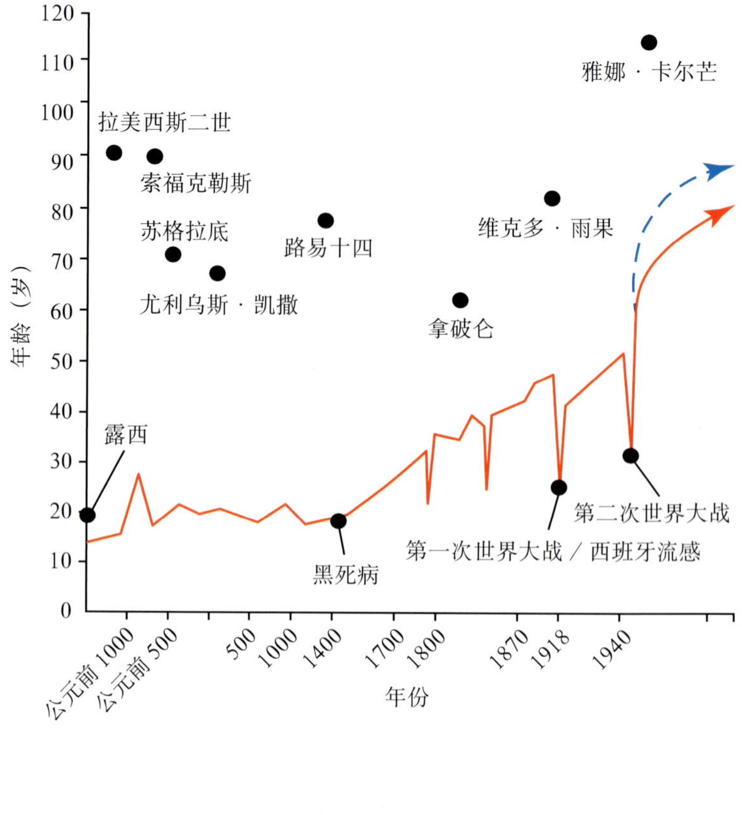

图 1-3 平均寿命在人类文明的几百年间一直保持在20~30年。自从18世纪后期，平均寿命才逐渐增加（重绘自：Le Figaro Magazine, Paris, 2004.）

2050 年，这个数字将会增长 49%，达到 4.2 亿。考虑到人口总数和 65 岁以上人口比例都在增加，可以预计口腔种植患者人数会大幅增多。2003 年，3500 万人超过 65 岁，2025 年这个数字会增加 87%，即 65 岁以上人口会有 7000 万[12]（图 1-6）。由于老年人更容易缺失牙齿，因此患者对口腔种植修复治疗的需求在今后的几十年间会大幅增长。

预期寿命已经远远超过退休年龄。1965 年，平均寿命为 65 岁；1990 年，为 78 岁。2001 年，正常体重的不吸烟个体的预期寿命为 85 岁[13]。现在，65 岁的女性中，40% 可以预期再活 25 年以上，19% 可以再活 30 年以上[14-16]（图 1-7）。与男性相比，女性在 65 岁以上人口中占 2/3，选择种植体代替缺失的天然牙的可能性更大[17]。

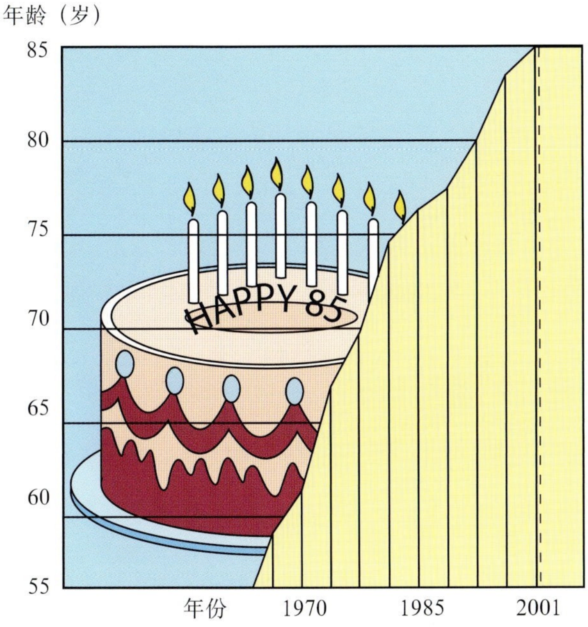

图 1-4　1960 年以来平均寿命快速增长，超过了历史上的任何时期。因为牙齿缺失与年龄直接相关，所以越来越多的成年人发生缺牙

70 岁的老年患者通常会问："我这个年龄花 3 万美元修复口腔缺牙值不值得？"对这个问题的回答应当十分积极和肯定。这是由于患者的预期寿命超过 20 年，如果不进行治疗，患者口腔情况会更差。

随着老年人生活的多元化，包括晚宴和约会等在内的社交活动会更多地出现在老年人的生活中。以往，老年口腔医学强调对老年人要进行治疗成本的控制，避免手术。但是根据目前调查美国老年人中贫穷比例不超过 10%，而且近几年退休人员平均收入增加了 8%。依据最新调查结果，退休人员的平均净收入是 35 岁以下人口的 15 倍，是 35~44 岁"工薪家庭"净收入的 3 倍[17, 18]。现在有 20% 的退休人员的净资产超过 25 万美元。

当前，针对老年患者的口腔服务范围正在扩大。因为我们的社会正处在老龄化进程中，所以公众和口腔从业者都很重视这方面的治疗。种植固定义齿应当作为一个治疗方案的选项推荐给几乎所有患者。只有和患者分享讨论所有的治疗方案后，患者才有可能更深刻地意识到种植义齿的优势。

老年患者的牙科服务需求明显促进了牙医数量的增长。2000 年，牙医 28.8% 的收入来自 60 岁及 60 岁以上患者。然而，这一数据在 1988 年仅为 12%。40 岁以上的牙医，从这些老年患者中获得的收入占其收入的 64.3%，然而 1988 年这一数据仅为 30.3%[19]。显然，社会的老龄化进程显著地增加了牙医的经济收入。

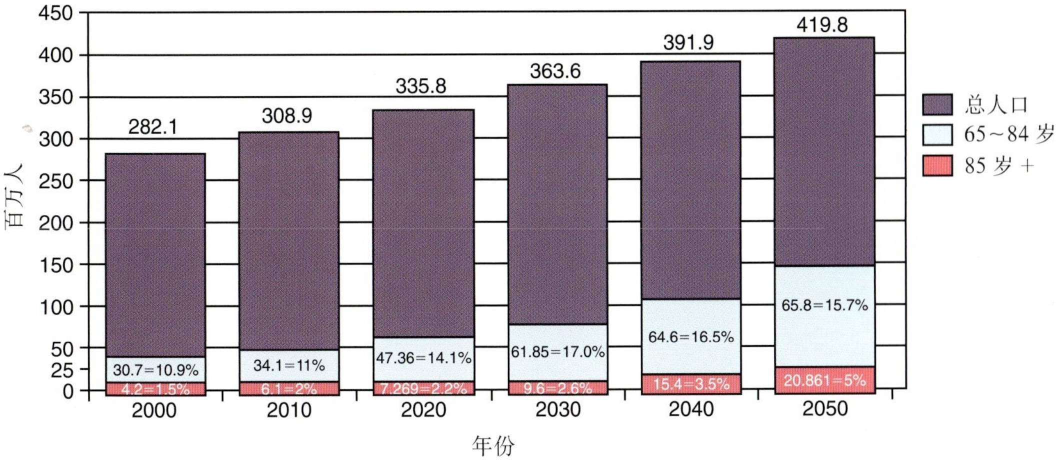

图 1-5　到 2050 年，20.7% 的人口将超过 65 岁。除了 65 岁人口比例在增长，人口总数也在增加。2000 年时 3.49 亿人口超过 65 岁，到 2050 年将有 8.66 亿人口达到这个年龄段

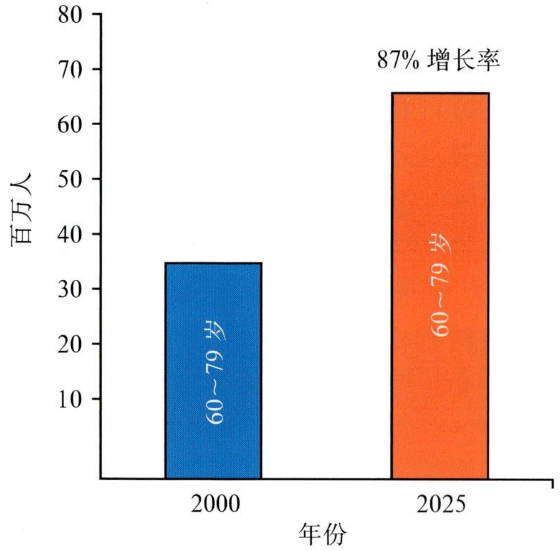

图 1-6 预计从 2000 年到 2025 年，大于 60 岁的老年人人数将增长 87%

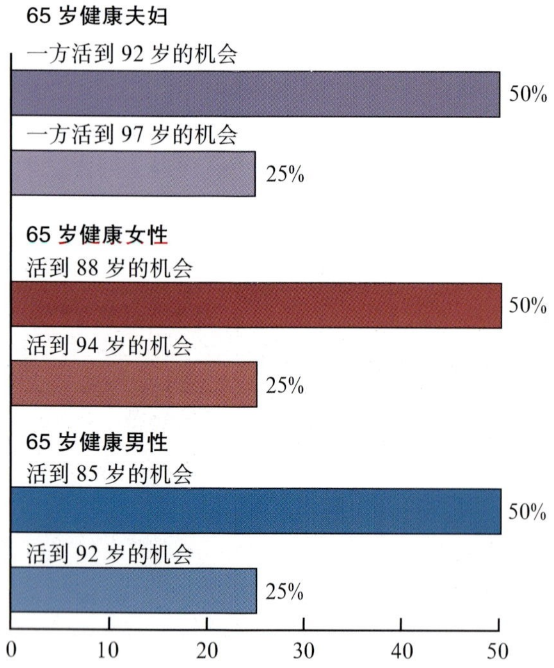

图 1-7 当一个人 65 岁时，他常常会感觉在健康上的投资用处不大。65 岁的健康女性将有 50% 的概率再活 23 年，25% 的概率再活 29 年。如果这段时间内没有进行治疗，她目前的口腔状况将会继续恶化

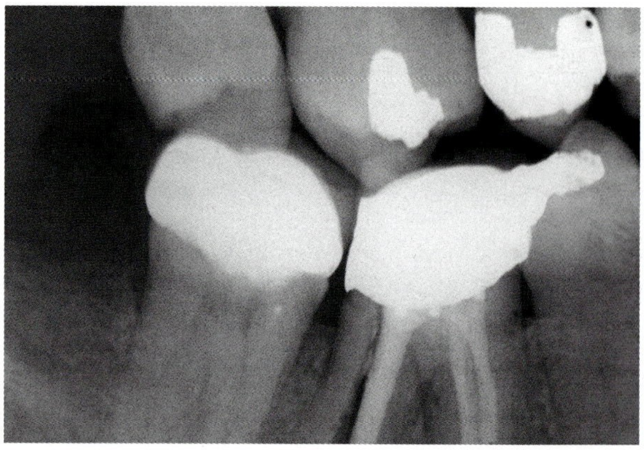

图 1-8 经根管治疗的后牙发生牙齿折裂或牙髓治疗失败的风险加大

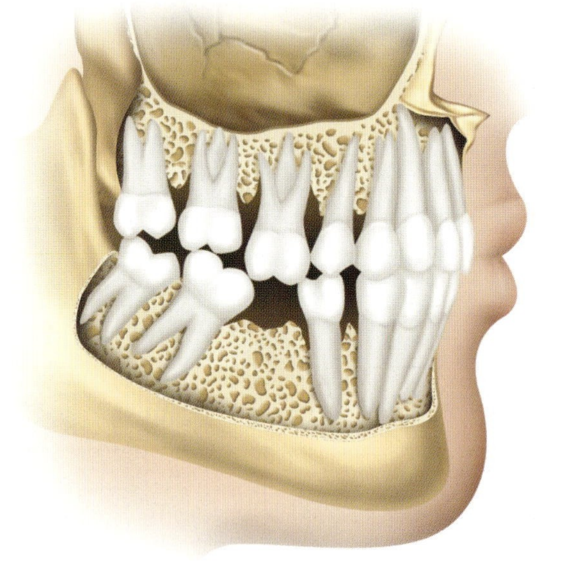

图 1-9 后牙缺失在临床上十分常见。单颗牙缺失中最常见的是第一磨牙

与年龄相关的牙齿缺失

单颗缺牙

由于早期使用大面积充填物来修复牙齿，成年患者往往会有一个或一个以上的修复牙冠。然而各种文献对于牙冠使用寿命的报道不一，其平均使用寿命为 10.3 年，而其他报道的差异很大，使用寿命由 23 年 3% 的失败率至 3 年 20% 的失败率不等。如果一个 22 岁患者花费了 425 美元进行牙冠修复，那么预计在其一生中还将花费 12 000 美元为这个牙冠的替换和修理买单[20]。

牙冠修复失败的主要原因是牙体治疗后的继发龋坏[21-29]。这些并发症的发生使得牙齿有拔除的风险，这也是成年人发生单颗牙齿缺失的主要原因（图 1-8）。

因此，口腔后牙区常常需要修复单颗缺失牙[30-32]。第一磨牙是口内萌出的第一颗恒牙，不幸的是，这颗牙常常由于龋坏、牙髓治疗失败或折裂（通常在牙髓治疗后）而缺失。而第一磨牙是保持牙弓形态和正常咬合的重要牙齿（图 1-9）。

固定义齿（固定桥）

单颗后牙缺失最普通的修复方案是固定义齿(fixed partial dentures，FPD)。通过将缺失牙的邻牙进行牙体预备，再以缺牙区的桥体连接两侧的牙冠（图 1-10)。这种三单位修复体制作周期为1~2 周，能够满足正常的牙齿外形、舒适性、功能、美观、发音和卫生保持的要求。基于上述优势，FPD 已成为过去 60 年间的常规治疗选择，其很少考虑到后牙缺牙区的骨组织和软组织情况，每个牙医都熟悉该治疗的操作步骤，同时 FPD 也被业内人士、患者和牙科保险公司广泛接受。

美国全国普查显示 50~59 岁的人群中有 30% 存在单颗或者多颗牙缺失。1990 年，美国 FPD 的制作使用数量超过 400 万[21, 22, 32]。每年固定义齿修复单颗缺牙的治疗费用占保险公司牙科消费的 7%，超过 30 亿美元。美国不足一半的人口拥有牙科保险，在这些人当中也仅有 50% 的治疗费用得到报销。因此，每年美国三单位 FPD 的花费应该超过 100 亿美元。

三单位 FPD 修复体也有使用寿命期限，更为重要的是其对基牙有影响[27, 29]。FPD 的存留率比单冠修复要低。在一项针对 1970 年以来的 42 篇临床报道的文献回顾中，Creugers 等计算得出 FPD 的 15 年存留率为 74%[25]。Walton[27] 和 Schwartz[21] 等报道的平均使用寿命分别为 9.6~10.3 年。然而，这些报道的结果很不一致，从 23 年仅 3% 的失败率到 3 年 20% 的失败率[21–29, 32]。

同单冠相比，FPD 失败率更大，使基牙面临了更大的风险。基牙的龋坏和牙髓治疗失败是修复体失败的主要原因[27, 28]。单冠修复的基牙 5 年内龋坏风险为 1%，而 FPD 桥基牙的龋坏风险超过 20%。桥体区域容易附着牙菌斑，容易导致基牙龋坏（图 1-11)。因龋坏或者失败的牙体牙髓治疗导致的牙组织结构缺损，使基牙缺失的风险升高。FPD 修复的基牙中有 15% 需要牙髓治疗，在需要冠保护的非基牙中这个数值仅为 3%[25]（框图 1-1)。此外，经牙体预备后冠修复的基牙可能会由于冷刺激导致牙髓充血引起基牙敏感，这跟牙体预备后的创伤密切相关。

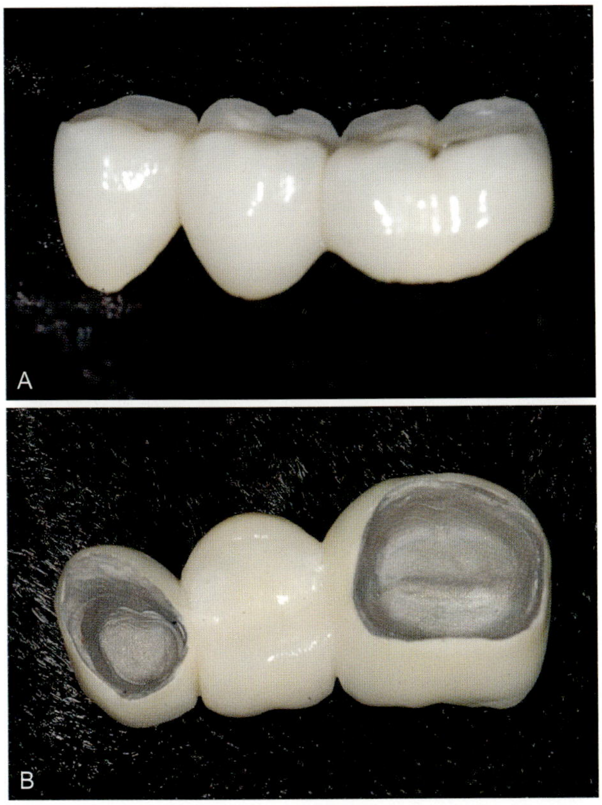

图 1-10　A. 三单位的固定义齿是修复颌骨后牙区缺失牙的最常用方法；B. 为了修复缺失牙，其间隙两侧的邻牙预备后制作牙冠，通过桥体将冠连接

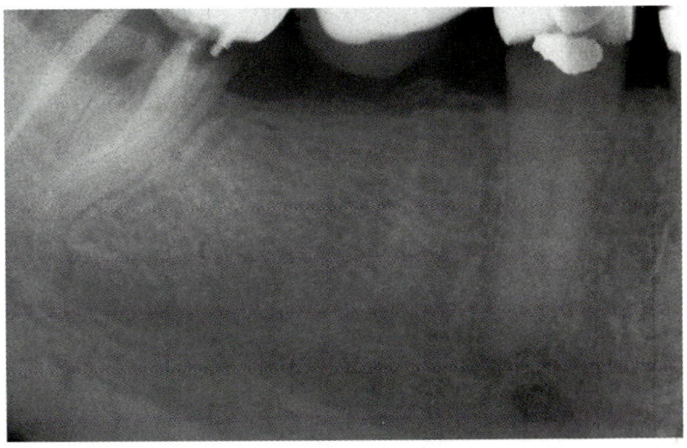

图 1-11　三单位固定义齿大多因为毗邻桥体的牙冠边缘发生龋坏而修复失败

框图 1-1　固定义齿（FPD）与单颗牙冠修复并发症对比

龋坏率：(22%~27%)：1%
牙髓相关（例如失败、折断等)：(11%~15%)：3%
修复体脱落：(7%~11%)：2%
崩瓷：(7%~10%)：3%

FPD 失败后，不仅需要更换失败的修复体，同时也可能引起基牙缺失，使后期修复需要增加桥体和基牙。近 8%~12% 的 FPD 基牙在 10 年内丧失。FPD 的基牙在 14 年内的丧失率高达 30% [26]。单颗缺牙的最常见原因是牙髓治疗失败或牙齿折裂（通常发生在牙髓治疗后）。由于 15% 的基牙需要牙体牙髓治疗，而根管治疗 8 年后的失败率达 10%，基牙的缺失风险也会升高。

FPD 修复体中 80% 的基牙原本不需要修复或者仅需很轻微的修复治疗 [33, 34]（图 1-12）。FPD 修复方式由于磨除 2 颗或更多基牙原本健全的牙体组织，增加了基牙龋坏和牙体牙髓治疗的风险（尤其是桥体将基牙互相连接在一起，增加了基牙的潜在风险）；而使用口腔种植体修复单颗牙缺失的效果更佳（框图 1-2）。

单颗牙种植

修复后牙区单颗牙缺失的最佳治疗方案就是单颗牙种植修复（图 1-13）。虽然许多患者都认同修复单颗缺失牙的最好方法就是使用种植体，而不是预备邻牙再将它们用修复体连接在一起，但是多年来，患者大都被迫放弃种植义齿治疗，而接受 FPD 治疗。牙医建议 FPD 治疗的主要理由是临床操作简单，时间短。然而，如果这个观念被夸大后，拔牙将替代牙体牙髓治疗，义齿甚至替代正畸治疗。选择治疗方案的首要因素不应当考虑治疗时间和难度，而是真正考虑患者最佳的长期解决方法。

从 1993 年至今，有关单颗牙种植体存留率的文献报道已经证实了这种修复方式是单颗牙缺失修复的最可靠方法。文献中报道单颗牙种植修复已经超过任何一种其他修复方式 [35]，并且所有的报道都证实单颗牙种植体具有较高的存留率。1995 年，Haas 等学者报道，76 颗单颗牙种植体使用 6 年以上的存留率达到了 97%，仅有 2.6% 的种植体丧失 [36]。Fugazzotto 对 1472 颗种植体进行 13 年以上的评价研究，发现种植体的存留率达到 97% [37]。2008 年，Misch 等学者报道，1300 余颗种植体使用 10 年以上，存留率超过 99% [34]。同样重要的是，其邻牙的缺失率和修复率也远低于其他单牙缺失修复方式（图 1-14）。

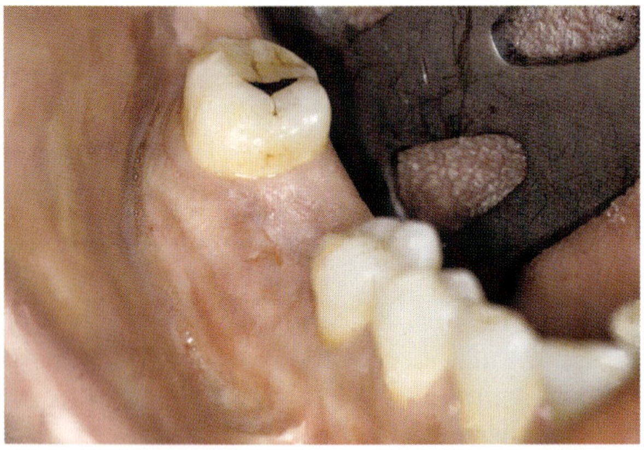

图 1-12　当后牙缺失后，80% 的基牙原本不需要修复或者仅需很轻微的修复治疗

框图 1-2　单颗牙齿修复——固定义齿（FPD）

- 有报道 FPD 的预期寿命为 10 年（50% 的存留率）
- 龋坏和牙髓疾病是 FPD 失败的最常见原因（大于 20%）
- FPD 基牙修复失败的发生率 10 年时为 8%~12%，15 年时为 30%
- 80% 的缺牙区邻牙没有或仅有少量修复

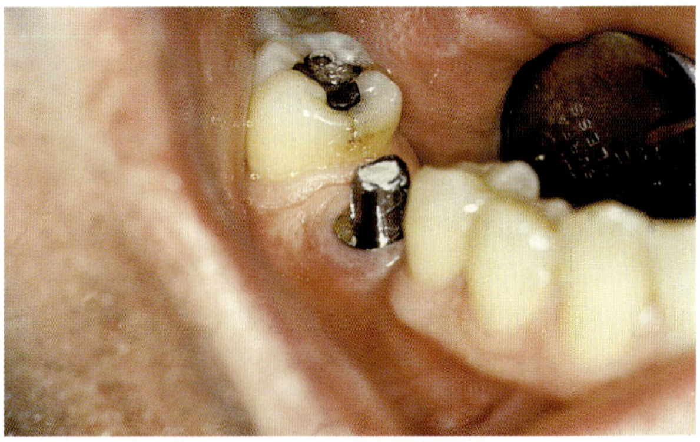

图 1-13　后牙区进行单颗牙种植修复是最常见的治疗方案

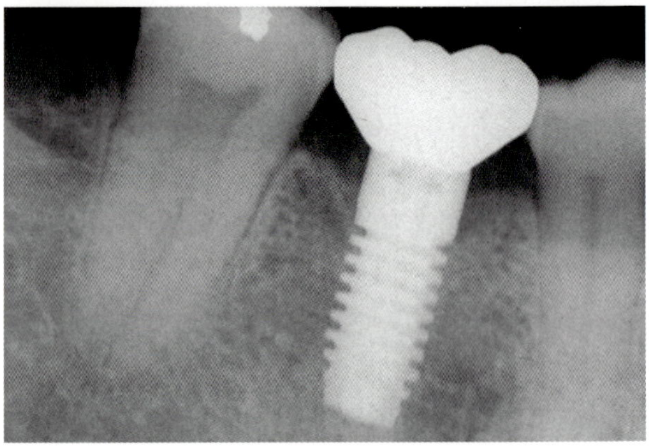

图 1-14　单颗牙种植修复具有最高的成功率，邻牙很少发生龋坏，不需要牙髓治疗，且不会造成邻齿缺失

Goodacre 等对 1980–2001 年间 Medline 收录的文献进行综述，发现单颗种植修复体的成功率在 97% 以上，高于其他类型的种植修复体。与之相比，FPD 的失败率 3 年内可高达 20%，10 年预计达到 50%。因此，种植修复单颗牙缺失具有最高的存留率。同样，很多文献报道都强调了种植体修复的另一大优点，即邻牙更低的修复率和缺失率[33，34]（图 1-15，图 1-16）。尽管单颗牙种植修复具有一些局限性和显著的临床挑战性，但这种修复方式是从健康和效果考虑后的最佳选择[38]。

当邻牙健康或患者拒绝预备邻牙制作三单位固定修复体的时候，后牙区单颗牙种植修复是一种非常好的选择。这种修复方式较固定修复的优势（框图 1-3）在于降低了邻牙的龋坏和牙周疾病发生率的同时，也降低了基牙因牙体牙髓治疗失败或龋坏而导致丧失的风险，并且增加了美观性（因为邻牙可不用修复）。事实上，即使相邻牙齿需要冠修复，单颗牙种植修复仍是首选治疗方案，因为单颗牙龋坏风险要低于 FPD 基牙（图 1-17）。尤其对于先天性缺牙或固定冠修复后的缺失牙患者而言，患者心理优势尤为重要。由于对邻牙的健康和牙周状况，以及牙弓形态的维持方面等有优势，单颗牙种植修复已经成为最常用的治疗选择。虽然种植修复在最初的 7 年内可能没有经济优势。

但是，后期患者无需再次更换修复体，并且邻牙可能保存更久，也不必用修复体替代，患者节省的治疗费用将抵消最初较高的种植体花费。所以在 7 年后的收支平衡点之后，接受单颗牙种植修复的患者不仅收获了健康，而且更加具备经济优势。

牙列缺损

牙列缺损的发生很普遍，因为这类患者也会越来越多地使用种植体。美国一项 1988–1991 年的调查显示，这些患者中仅有 30% 的人还保留有 28

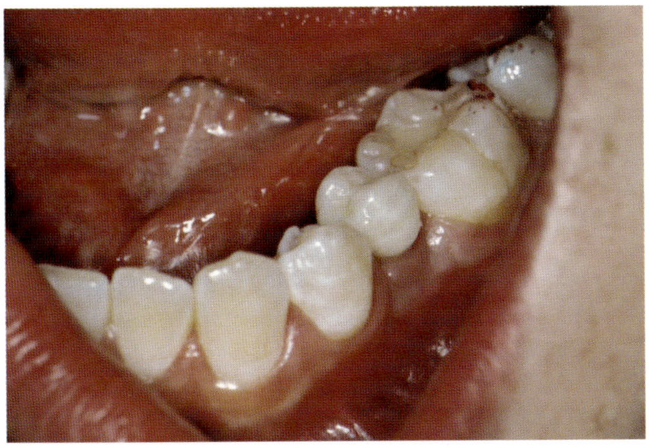

图 1-15　一例第二前磨牙缺失单颗种植体修复 10 年后的图片

框图 1-3　单颗牙齿种植修复优势

- 较高的成功率（10 年成功率在 97% 以上）
- 邻牙发生龋坏的风险降低
- 邻牙进行牙髓治疗的风险降低
- 邻牙邻面的清理得以改善
- 提高了邻牙的美观度
- 无牙颌区域骨质的保持得以改善
- 减少邻接牙齿发生冷刺激或接触敏感
- 心理优势
- 减少了基牙的缺失

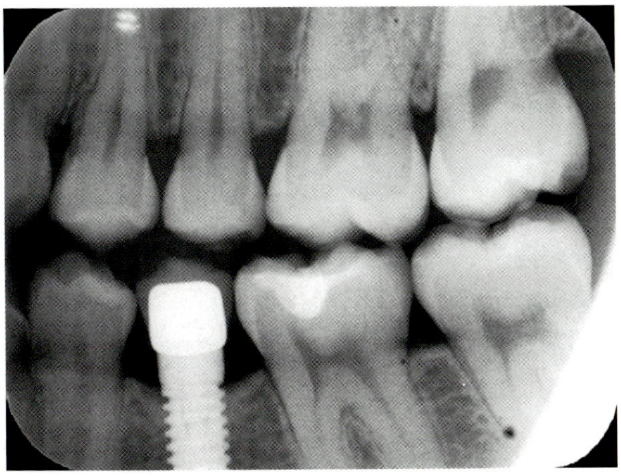

图 1-16　一例单颗种植体修复 10 年后的咬合片。在这段时间里，邻牙无需修复

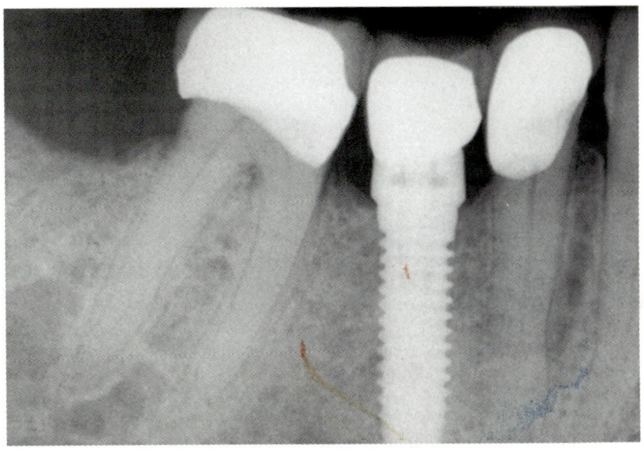

图 1-17　即使相邻牙齿需要冠修复，种植修复仍是首选的治疗方案，这是由于种植体相邻的牙齿较少发生并发症，其使用寿命较三单位固定义齿要长

颗牙齿。牙列缺损患者平均有 23.5 颗牙齿[9, 32, 41]。1999–2004 年的一项随访调查显示，20~39 岁的成年人，其 28 颗牙齿中平均缺牙数不超过 2 颗。然而，60 岁以上成年人中这个数字快速增加到 9 颗[42]。贫困线以下人口的平均缺牙数是 4 颗，而贫困线以上人口的平均缺牙数是 3 颗(图 1-18)。因此，经济收入并不是牙列缺损的主要因素。60 岁以上的牙列缺损患者平均缺失 10 颗牙齿，其中年长的患者较年轻的患者多缺失 3 颗牙齿。牙列缺损患者的统计结果显示性别无显著差异。

1987 年的一项研究发现由完整牙列向牙列缺损转变的最显著时期是 35~54 岁的年龄段[19, 32]。婴儿潮中出生的人口比重快速增长，1982 年接近 30%，并且这个数字还在不断增加，高于其他年龄组。例如，婴儿潮（1946–1964 年）年龄组人群从 1982 年的 3900 万增加到 2005 年的 7900 万。尽管个体的缺牙数在降低，但总体缺牙数却在持续增加。因此，在未来几十年，牙列缺损患者对种植义齿的需求将急剧增长[14]。

最常见的缺失区域是磨牙区。游离端缺牙尤其需要关注，因为这些患者往往使用局部可摘义齿修复缺失牙齿。25 岁以下人群中这种情况很少见。在所有年龄组中，下颌游离端缺牙多于上颌游离端缺牙。在较年轻年龄组中（25~44 岁），上、下颌单侧游离端缺牙多于双侧游离端缺牙。此年龄组中约有 1350 万患者上下牙弓都存在游离端缺牙（图 1-19）。

在 45~54 岁年龄组患者中，31.3% 的患者存在下颌游离端缺牙，13.6% 的患者存在上颌游离端缺牙。在 45~54 岁患者中，将近 990 万的患者存在至少一个象限的游离端缺牙，其中近 50% 存在双侧游离端缺牙[10]。后牙牙列缺失存在于 55~64 岁年龄组中，其中 35% 的患者下颌牙弓存在游离端缺牙，18% 的患者上颌存在游离端缺牙。因此，此年龄组中将近 1100 万的个体是需要种植修复的潜在患者。65 岁及以上人群中，还有额外的 1000 万人存在局部游离端缺牙。

另有研究指出在那些没有接受专门教育的美国平民中，每 5 人中就有 1 人佩戴有某种类型的可摘义齿。美国的一项调查显示，至少存在一个象限后牙缺失的患者总数超过 4400 万。如果其中每个牙弓都需要 3 颗种植体支持一副固定修复体，那么牙列缺损患者需要的种植体数目将达 1.32 亿颗。

局部可摘义齿

软组织支持的局部可摘义齿是被接受度最低的口腔治疗之一。甚至半数患者不佩戴局部可摘义齿咀嚼效率高于佩戴时。一个历时 44 年的针对斯堪的纳维亚人的研究表明，佩戴可摘局义齿 1 年后的患者中仅有 80% 的患者继续使用。而对于游离端缺失的患者佩戴可摘义齿 4 年后仍然使用的比例进一步下降到 60%。这个比例在使用 10 年后的患者中降至 35%[46–50]。另一项研究表明，极少数局部义齿使用年限超过 6 年[51]。尽管美国成人中每 5 个人中就有 1 人佩戴这种局部可摘义齿，其中 60% 的患者或多或少存在问题[44]。

很多文献报道指出，佩戴局部可摘义齿，对口腔内余留牙以及其软组织环境健康造成不利影响[46, 52]。一项研究表明，如果将基牙需要治疗作为评价可摘义齿修复失败的指征，那么，传统局部可摘义齿修复的 5 年成功率为 40%，10 年成功率仅为 20%[48]。对于佩戴局部可摘义齿的患者来说，

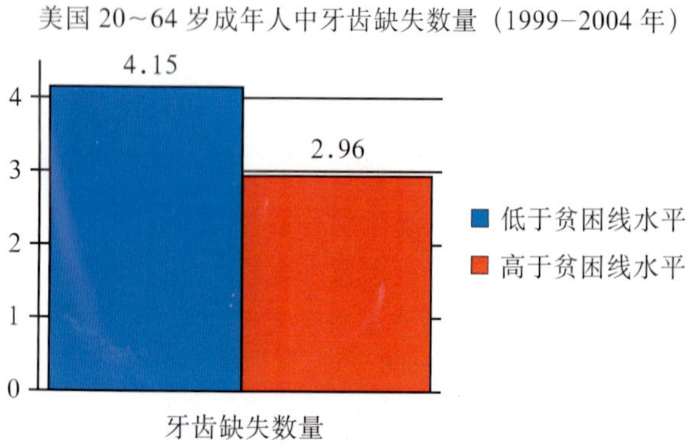

图 1-18 美国成人中牙齿缺失的数量受经济因素影响并不大

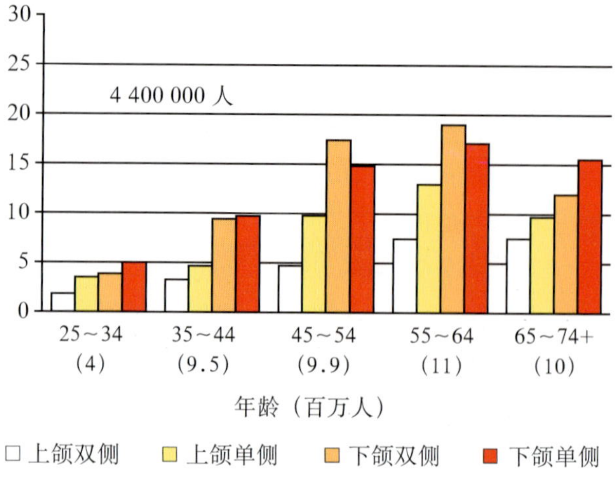

图 1-19 超过 4400 万美国人至少一个象限内的后牙缺失（尤其是下颌）

更容易出现基牙的松动、牙菌斑堆积、探诊牙龈出血、基牙患龋风险增大、言语含糊、使用不适等问题[49–52]。Shugars 等学者报道，佩戴局部可摘义齿的患者 5 年后基牙缺失率高达 23%，而佩戴 8 年后的基牙缺失率则高达 38%[26]。而 Aquilino 等学者报道佩戴局部可摘义齿 10 年内的基牙缺失率达 44%[53]（框图 1-4）。

另外，局部可摘义齿设计涉及直接或间接固位体的天然基牙必然会承受较多的侧向力。为了减少这类基牙因牙周支持不足而受到伤害，许多局部可摘义齿在设计时会适当增加义齿的活动度，并增加软组织支持力。这种设计虽然保护了余留牙，但却加速了缺牙区域的骨吸收[54]。需要强调的是，佩戴可摘义齿的患者缺牙区骨萎缩明显较不佩戴义齿的患者要严重（图 1-20）。因此，我们急需一种既可以解决口腔问题又可以尽量维持骨量的治疗方案来改善这种状况。

框图 1-4　局部可摘义齿的问题

- 存留率低，4 年时为 60%
- 10 年存留率为 35%
- 基牙的修复率，5 年为 60%，10 年为 80%
- 牙齿松动、牙菌斑、探诊出血以及基牙龋坏增加
- 10 年内 44% 的基牙丧失
- 如果佩戴局部可摘义齿，无牙颌区骨吸收加速

全口无牙颌

成年人出现全口无牙颌状态并不是一种最终的、健康的结果。确切地说，这通常是牙体龋病和牙周病联合病理过程导致的结果。或是医患双方为了降低牙科治疗费用而采取折中治疗方式所导致不断拔牙的结果[55–57]。同其他疾病的病理结果相似，所有牙齿缺失的发生与患者的年龄直接相关。无牙颌的发展速率在成年早期为每 10 年 4%，70 岁后增长到每 10 年 10% 以上。

世界范围内全口无牙颌的平均发生率在 60 岁时为 20%。当然，这个数字在不同的国家和地区间差别很大[57]。譬如，在 65~74 岁年龄组中，全口无牙颌发生率在肯尼亚和尼日利亚几乎为 0，而在荷兰和冰岛分别为 65.4% 和 71.5%。在加拿大人群中，65~69 岁人群全口无牙颌发生率为 47%，70~98 岁人群为 58%（魁北克 65 岁以上为 67%，相比而言，安大略为 41%）。

影响全口无牙颌的一项重要因素是患者的受教育水平。一项 1990 年开始的加拿大人健康促进调查显示，教育程度最低的人群无牙颌发生率为 50%，然而具有大学教育水平的人群仅为 4%[58]。美国在 1988–1994 年间也出现相似的情况，受教育不到 8 年的人群无牙颌发生率为 22%，而受教育 9~11 年的人群为 12%，12 年的人群为 8%，12 年以上仅为 5%[41]。

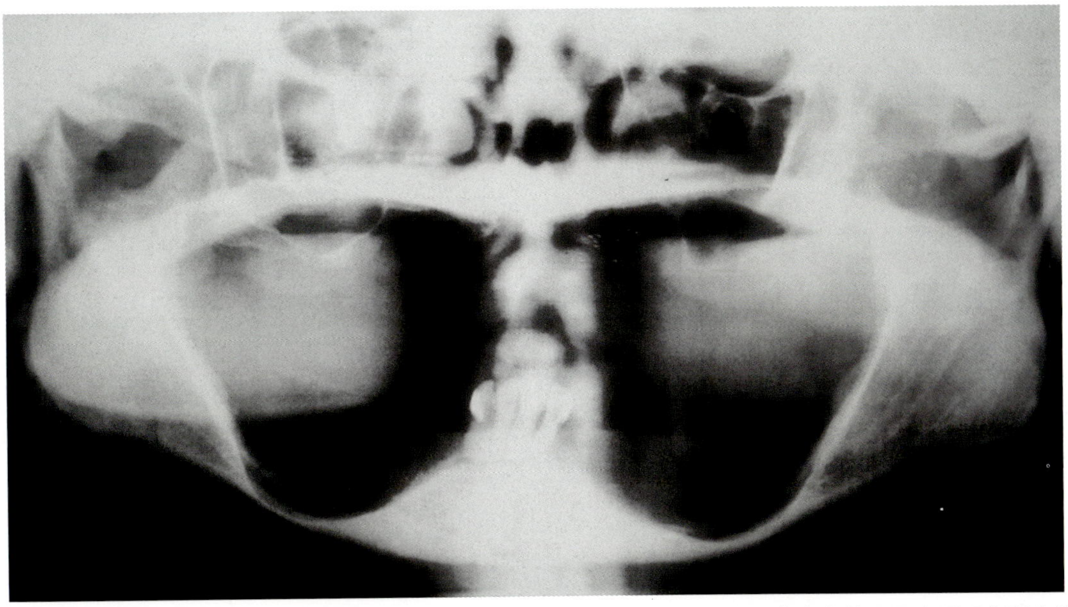

图 1-20　全口曲面断层片显示，与无牙颌的后牙区牙槽嵴的严重吸收相比，牙周病患者前牙区患牙下方剩余的骨量保留的较多。佩戴下颌 I 型可摘可摘义齿加重了后牙区的骨吸收

虽然收入与教育程度也存在相关性，但它在无牙颌发生率中起到的作用相对较弱。从1999年到2004年间，处于贫困线以下的美国成人中有9.28%全口牙列缺失，而这个数字在贫困线以上人群中为4.41%，仅有5%的区别（图1-21）。并不是收入越高的国家人群牙齿缺失就越少。例如，到70岁时，爱尔兰人、荷兰人中全口牙列缺失比例最大，而他们的人均GDP为17 000美元。肯尼亚与赞比亚全口牙列缺失比例最低，而他们的人均GDP不足2500美元（图1-22）。一个有趣的现象是，一个国家口腔医生数量的增加并不能降低全口牙列缺失率。事实上，总人口中口腔医生数量越多，无牙颌患者越多（图1-23）。

1999—2002年的调查显示，7.7%的成年美国人出现全口缺牙，几乎达到2000万人。现在的年轻人得益于当今先进的医疗水平和修复技术，在40~44岁有工作的成年人中全口无牙颌的发生率仅为5%，65岁人群这个数字为26%，75岁以上老年人中，这个数字达到近44%（图1-24）。正如先前预期的，老年人更易缺失所有牙齿，而在同一年龄段，性别无明显统计学差异。

出现上颌无牙颌＋下颌部分牙列缺损的概率是下颌无牙颌＋上颌部分牙列缺损的35倍。45岁左右有11%的美国人口上半口牙列缺失，55岁后接近15%，接着进入一个平台期。总计美国有近1200万人存在单颌全牙缺失，这个数字占成年人口的7%。

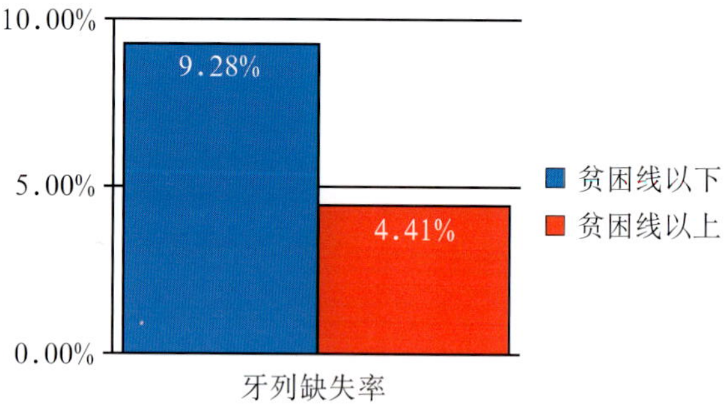

图1-21 从1999年到2004年间，处于贫困线以下的美国成人中有9.28%全口牙列缺失，而这个数字在贫困线以上人群中比例为4.41，仅有5%的区别

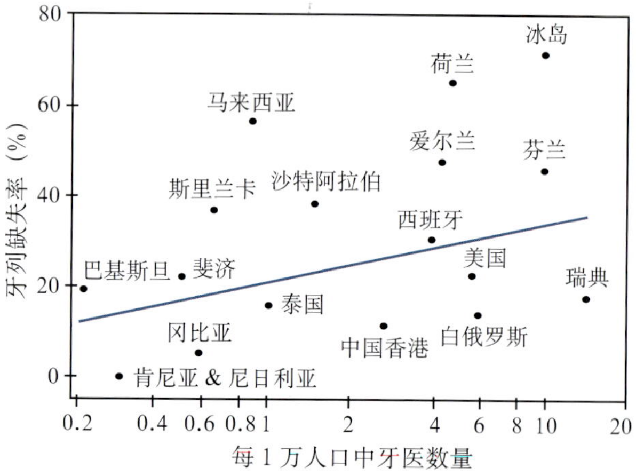

图1-23 世界范围内全口无牙颌患者的发病率为成年人口的20%左右。有趣的是，总人口中口腔医生数量越多，无牙颌患者越多（引自：Mojon P. The World without teeth: demographic trends. In Feine JS, Carlsson GE, editors:Implant overdentures: the standard of care for edentulons pationes, Carol Stream, Ill, 2003, Quiontessence.）

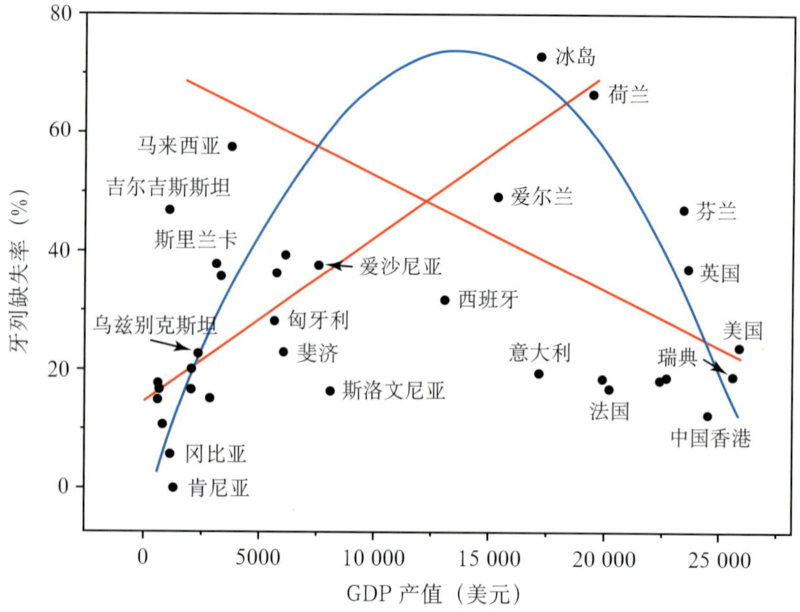

图1-22 世界范围内GDP与无牙颌发生率并不相关。70岁以上人群中，富裕的国家比贫穷的国家出现无牙颌的比例更高

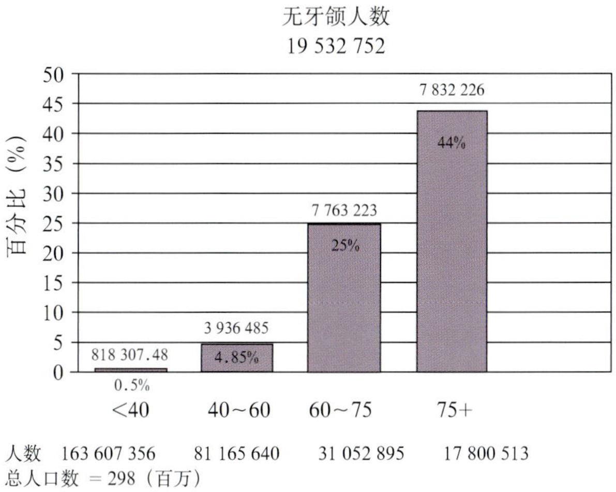

图 1-24　美国人口中，全口无牙颌患者在 40 岁年龄人群占 5%，在 75 岁以上人群中达到 44%。因此，美国有 2000 万人（10.5% 的人口）没有牙齿。另外 1200 万人（7% 的成年人口）没有上颌牙齿

在美国，单颌或全口无牙颌的总人数超过 3000 万，约占全部美国成年人口的 17%[45]。从另一个角度来看这些数值，3000 万人口相当于几乎全部的非洲裔美国人口，西班牙裔美国人，或者加拿大的总人口，也相当于全美 65 岁以上人口之和。

尽管近几十年来，无牙颌发生率在降低，但是老年人口数量快速增加，这就造成需要单颌或全口可摘义齿治疗的成年人口将从 1991 年的 3360 万增加到 2020 年的 3790 万。2000 年，无牙颌牙弓的总人数估计为 5650 万，2010 年达到 5930 万，2020 年将达到 6100 万[59]。因此，全口无牙颌仍然是一个重要的问题，这些患者往往需要进行种植义齿修复缺失牙列。以 2000 年的人口为例，如果单颌无牙颌需要 4 颗种植体，那么总计需要 2.26 亿颗种植体。然而，每年仅有 100 万的种植体植入此类患者（局部缺牙或全口无牙颌）。将近 70% 的牙医也仅花费 1%~5% 的工作时间来处理无牙颌患者，这显然留下大量的种植修复需求。

当局部缺牙患者数量也记入全口无牙颌百分比中，那么几乎 30% 的成年美国人需要进行全口或可摘义齿修复。为了增加义齿的固位、支持和稳定，这些患者会选择种植义齿来代替传统的可摘义齿。这样算来，7400 万成年人（9000 万牙弓）是潜在的种植义齿人选。因为种植义齿修复每位患者最少需要就诊 5 次，所以每位美国牙医将需要每月安排近 20 次的就诊，并且持续 20 年，才能满足用种植体义齿来治疗局部缺牙和全口无牙颌的患者。随着人口平均年龄的增长，加上现有的大量缺牙患者，这些都是几代牙医的种植修复的病源。

牙列缺失的解剖特点

牙列缺失给患者带来许多不良的后果，包括持续的颌骨骨量丧失，支持修复体的软组织量减少，骨缺失引起的面部美学效果不佳，咀嚼效率下降，以及由于全口牙列缺失影响进食所引发的营养健康问题和心理疾病（框图 1-5）。

骨缺失

基骨形成了牙齿周围的骨骼性结构，它也是大部分肌肉的附着点，早于牙齿发育。牙槽骨最早出现于胚胎发育时牙蕾的 Hertwig 根鞘进化阶段[61]（图 1-25）。当乳牙或恒牙缺失时，牙槽骨不会发育成形（图 1-26）。所以，牙槽骨和牙齿的密切联系将持续一生。

Wolff 法则（1892 年）说明骨改建与外力相关[62]。每次骨功能发生改变后，其内部构造和外部结构必定发生明显的变化[63]。1922 年 J.Misch 提出了全口无牙颌和剩余牙槽骨体积的发展变化，他描绘了一位缺失牙齿数十年的 90 岁老年女性的骨骼结构[64]（图 1-27）。

框图 1-5　无牙颌的影响

- 颌骨进行性骨吸收
- 颌骨软组织不良变化
- 面部美观性下降
- 咀嚼效率下降
- 饮食状况不佳导致的健康问题
- 心理问题

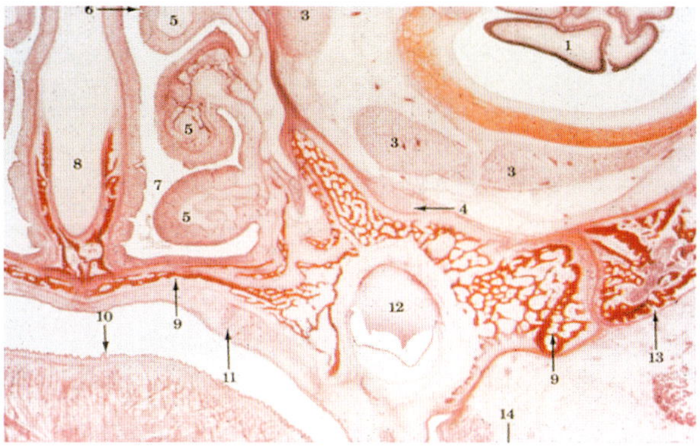

图 1-25　牙槽骨是 Hertwig 根鞘发育形成牙根的结果

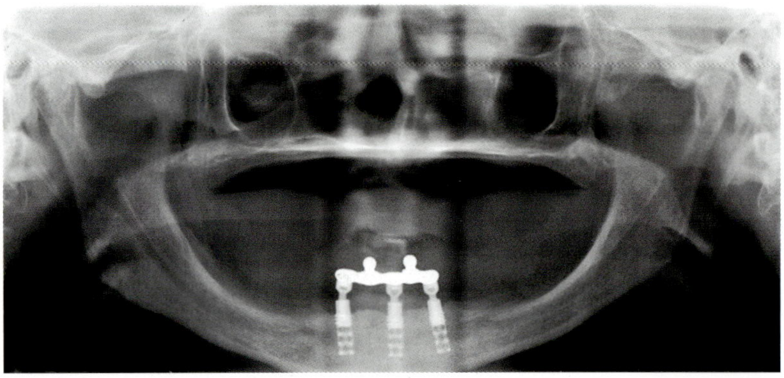

图 1-26　当乳牙或恒牙缺失后，牙槽骨便不再形成。例如，这是一位 35 岁患有外胚层发育异常引起全口乳牙、恒牙列均缺失的患者的全景片。基骨在生长，但是牙槽骨没有。植入下颌前牙区的 3 颗种植体有助于下颌义齿的固位

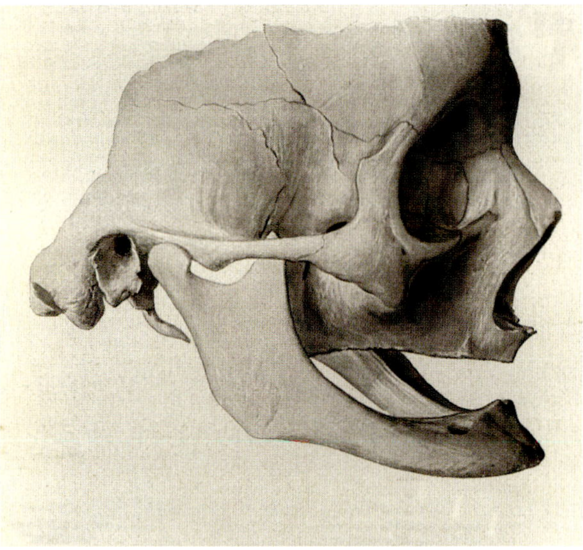

图 1-27　当牙拔除后，第一年平均骨高度丧失超过 4mm，而顶部骨宽度减少 30% 以上。尽管之后骨丧失率小于第一年，但其将持续一生。这张图片引自 Julius Misch 于 1992 年出版的一本书，向我们呈现长期无牙颌引起的骨丧失情况 [64]

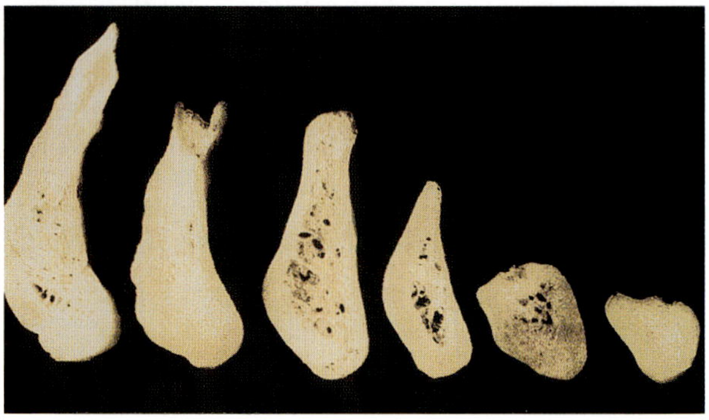

图 1-28　Atwood 描述了下颌前部的 6 种不同吸收阶段。第一阶段有牙齿及其周围牙槽突和牙槽基骨。第二阶段和第三阶段是缺牙后的残余牙槽嵴。第四至第五阶段显示前牙区剩余牙槽骨长度的持续丧失

骨组织需要不断的刺激来维持其形态和密度。Roberts 等报道 4% 的应变力施加于骨骼系统能够维持骨组织，并有助于骨吸收和骨形成之间的平衡 [65]。牙齿将压缩力和拉伸力传递到周围骨质中。这些作用力以一种压电效应作用于形成骨组织的无机成分的羟基磷灰石不完全结晶体 [66]。当牙齿缺失后，残余骨由于缺乏外力刺激会导致骨小梁数目减少，骨密度降低，随之骨体积外部宽度减少，高度降低 [67]。牙齿缺失后第一年内骨宽度下降 25%，拔牙后即刻临时义齿负荷后的第一年骨高度的总丧失量为 4 mm [68]。一项针对无牙颌患者长达 25 年的纵向研究中，头颅 X 线侧位片证实了这个时期存在持续的骨丧失，其中下颌的骨吸收速度是上颌的 4 倍多 [69, 70]。1963 年，Atwood 描述了下颌前部牙缺失后骨吸收的 5 个阶段 [71]（图 1-28）。由于下颌初始高度是上颌的 2 倍，所以长期牙列缺失患者的上颌骨吸收也很严重。

因此，牙齿对于牙槽骨的发育至关重要，外力的刺激对牙槽骨维持密度和体积也很重要。而局部可摘义齿（全口或部分义齿）并不能刺激和保持骨组织，相反会加重骨吸收。即便是患有牙周炎的牙齿都要比牙缺失后可摘义齿修复体对牙槽骨的刺激和骨量的保存效果好（图 1-20）。可摘义齿的咀嚼压力仅仅传递到骨表面，并不是全部骨组织。因此，会发生血供降低，骨组织体积减少 [70]。这一情况早已被口腔医生察觉，但是过去并没有引起足够重视。

口腔医生往往忽视拔牙后发生的骨吸收。患者也常常没有被告知这种骨解剖结构的变化和潜在的持续骨丧失。当患者佩戴不合适的软组织支持可摘义齿后更会加速骨吸收。由于患者无法了解这种长期持续性的骨吸收以及佩戴可摘义齿后的较高骨吸收率，导致患者佩戴可摘义齿后常常不会定期复诊，只有数年后当义齿磨损或无法继续使用的时候才会复诊。据统计，患者在佩戴全口义齿后平均 14.8

年才到牙医那儿复诊。传统修复缺失牙齿的方法导致骨吸收，这个问题并没有被医患双方充分重视。所以，医生需要告知患者一副义齿更多替代的是骨和软组织，其体积远远超过替代的牙，因此每 5 年需要重衬一次或者更换全口义齿（图 1-29）。

口腔预防医学往往强调如何有效防止牙齿缺失以及降低牙周骨组织的吸收，甚至对牙周骨高度毫厘必争。然而目前却没有一种有效的治疗方法能被专业牙医接受以用来阻止缺牙后的骨吸收。专业的牙医必须考量牙齿和骨组织丧失的各个方面，其中包括牙齿缺失造成的周围牙槽骨的改建和吸收，以及无牙颌牙槽嵴的萎缩。

几乎每一个女人都知道绝经期后会出现骨质疏松。健康饮食和锻炼有助于降低这种风险。然而骨质疏松首先影响的不是骨量，而是骨密度。唯一会造成骨量丧失的部位就是牙缺失后的颌骨。这一情况只有少数专业人士关注到且尚未公开阐述。作为一名牙科医生我们对牙齿周围的骨组织密切关注，每一毫米都认真考量，然而却常常对缺牙区牙槽骨的吸收，哪怕是高达 1 cm 的吸收都没有引起重视[72]。

患者往往没有注意到，也没有被告知这种潜在的后果。遗憾的是这种情况在临床仍在反复发生。骨吸收的速率和程度受患者性别、激素水平、基础代谢、口腔副功能活动和不良可摘义齿的影响。然而，几乎 40% 的义齿佩戴者持续佩戴不良义齿超过 10 年[73]。患者昼夜佩戴可摘义齿对软硬组织产生更大的外力，这将加速骨吸收。因此，80% 的义齿磨耗同时发生于白天和夜晚[74]。由于短面型患者的咀嚼力是长面型的 3～4 倍，因此短面型患者发生严重骨萎缩的风险更大[75, 76]（框图 1-6）。

由于牙槽嵴萎缩会改变嵴顶与相关骨组织解剖结构的关系，使用传统的牙科治疗方案可能愈后不佳。框图 1-7 列出了一些解剖结构问题。上、下颌发生的骨吸收不仅仅局限于牙槽骨，基骨的部分也可能发生吸收（图 1-30，图 1-31），尤其在下颌后牙区，此处严重的骨吸收能够造成 80% 以上的骨丧失[70]。下颌管或颏孔的位置最终可能会裂开，并移行为支持修复体的表层骨[77]。在这种情况下，下颌神经所引起的急性疼痛，短期至长期的局部感觉异常都可能发生。即使在外力因素很低的情况下，下颌骨体部也存在断裂的危险（图 1-32）。一旦下颌发生骨折造成颌骨的错位，就难以实现稳定和美观的治疗效果。上颌骨可能发生前牙区全部牙槽嵴甚

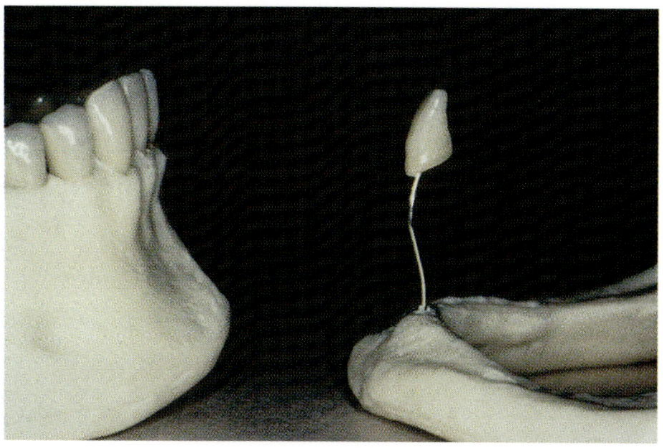

图 1-29 下颌骨高度的丧失可以用英寸来衡量，这常常被忽视。这种骨吸收常常比牙周病的骨吸收（以毫米来计量）还要严重。患者应当知道义齿修复体恢复的骨缺损要多于天然牙所恢复的正常面部外形

框图 1-6 骨丧失率与丧失量的影响因素

- 性别
- 性激素
- 新陈代谢
- 功能障碍
- 义齿不合适
- 面型（短面型与长面型）
- 义齿磨损

框图 1-7 全口无牙颌患者骨吸收的后果

- 支持骨宽度减少
- 支持骨高度降低
- 下颌舌骨肌和内斜嵴突出，压痛点增多
- 角化黏膜面积不断减少
- 上颌结节突出，压痛点增多，义齿活动度增加
- 肌肉附着接近牙槽嵴
- 作为义齿后部支持的下颌舌骨肌和颊肌的收缩，可抬高义齿修复体
- 修复体沿着解剖结构倾斜向前滑动（中度到重度骨吸收的下颌骨）
- 黏膜变薄，摩擦敏感
- 基骨丧失
- 下颌神经管开裂导致感觉异常
- 咀嚼中舌体运动活跃
- 骨吸收对面下 1/3 的美观影响
- 严重骨吸收增加了下颌骨体部发生骨折的风险
- 前部牙槽嵴和鼻骨嵴的丧失，造成义齿活动度增加，行使功能时出现压痛

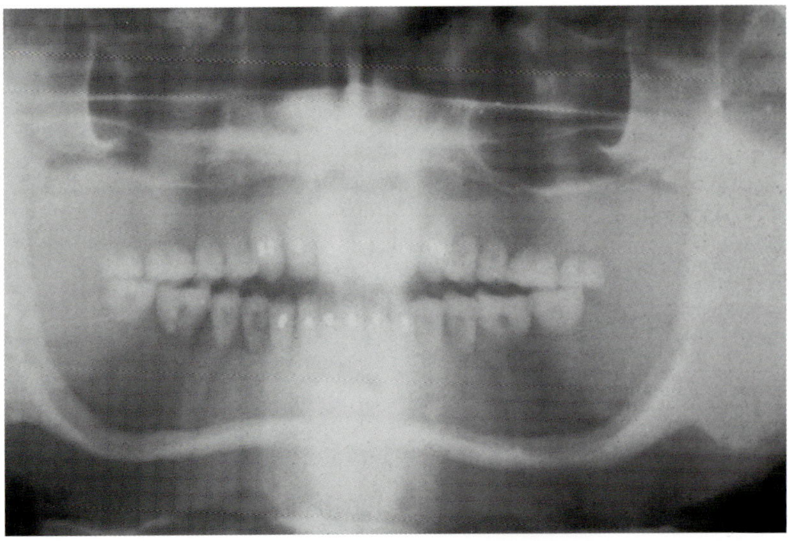

图 1-30 义齿修复体可以修复垂直高度，但是颌骨的吸收会持续进行，直至上颌牙槽嵴薄如纸张，下颌牙槽嵴如牙签大小

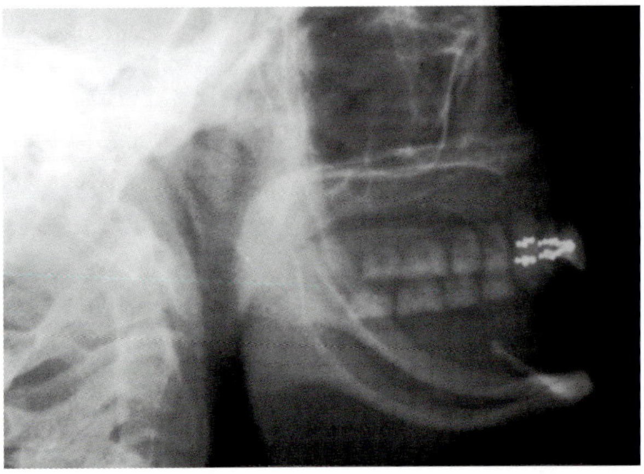

图 1-31 患者的侧位头影测量片中显示义齿修复体恢复了垂直距离。然而，由于下颌牙槽基骨的严重吸收，上颌结节在剩余牙槽嵴水平。下颌骨体部仅仅为几毫米厚，下颌管完全裂开（本片中一侧体部重叠在另一侧之上）。上颌牙槽嵴，仅存鼻棘骨（并不是原始的牙槽嵴），并且由于牙槽嵴顶的吸收和上颌窦的气化，上颌后牙区牙槽骨薄如纸张（和图 1-30 非同一患者）

至鼻棘部分的骨吸收，造成上颌义齿行使功能时发生疼痛和移位[70]。

软组织变化

骨组织的吸收首先从宽度丧失开始，接着是骨高度，然后又先是宽度，后是高度丧失，附着龈也逐渐减少。严重萎缩的下颌骨表面的附着龈通常非常薄或者完全丧失。换而言之，容易受到覆盖义齿磨损的非角化龈的面积越来越大。肌肉附着过高和软组织的活动性过大往往也使得病情更加复杂（图 1-33）。骨丧失首先表现为骨宽度的降低，在这种情况下，由软组织–骨组织共同支持的可摘义齿作用在剩余的狭窄牙槽嵴上，表面软组织菲薄的患者常常会感觉疼痛不适。随着吸收进一步发展，下颌骨后牙区骨质的持续吸收，导致下颌舌骨嵴以及内斜嵴被菲薄、活动的非角化龈覆盖。而前部剩余牙槽骨随着持续吸收，突出的颏结节（原位于牙槽嵴 20 mm 以下区域）最终成为下颌前牙区牙槽嵴的顶端。在咀嚼或说话时，义齿由于固位不佳无法避免唇向移位。较之上颌，下颌在垂直运动过程时更多地依赖于下颌舌骨肌、颏肌的收缩来尽力补偿固位不良[78]。

框图 1-8 影响可摘义齿覆盖下的软组织及其血供的因素

- 患者年龄
- 高血压
- 糖尿病
- 闭经
- 营养失调

萎缩的牙槽嵴表面黏膜厚度也与患者的系统性疾病和增龄性生理变化密切相关。高血压、糖尿病、贫血、营养失调都会对支撑可摘义齿的软组织的血供和质量产生有害影响，这会导致上皮基底细胞的氧张力降低（框图 1-8）。虽然表层细胞丧失速率不变，但是基底层细胞形成速率降低，从而导致表层组织厚度的逐渐减小，所以佩戴可摘义齿后患者往往产生组织压痛和其他不适。

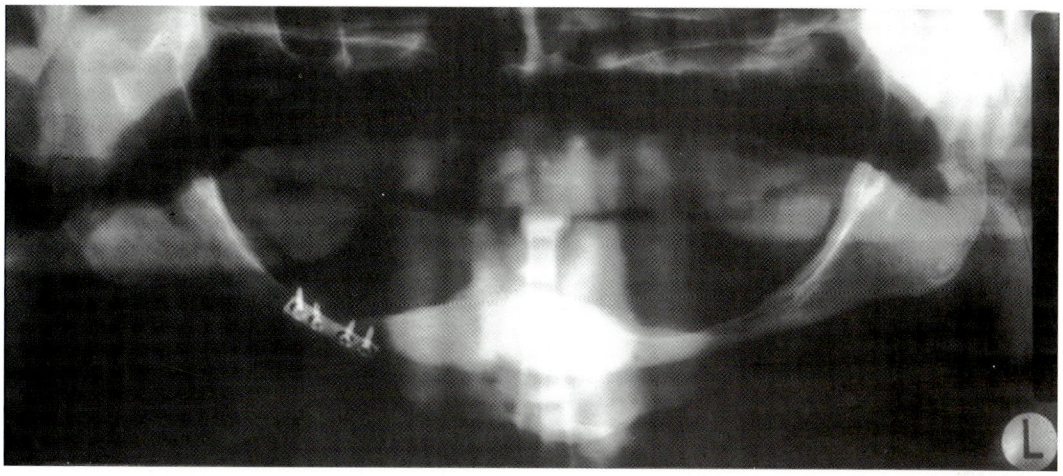

图 1-32　下颌无牙颌的吸收可能导致下颌管的开裂并伴发感觉异常。患者可能会担忧肿瘤沿着神经生长。下颌骨会继续吸收直至微小的创伤即可导致骨折（如咀嚼活动，紧贴面部的婴儿头部的撞击，或者是肘部的无意碰撞）

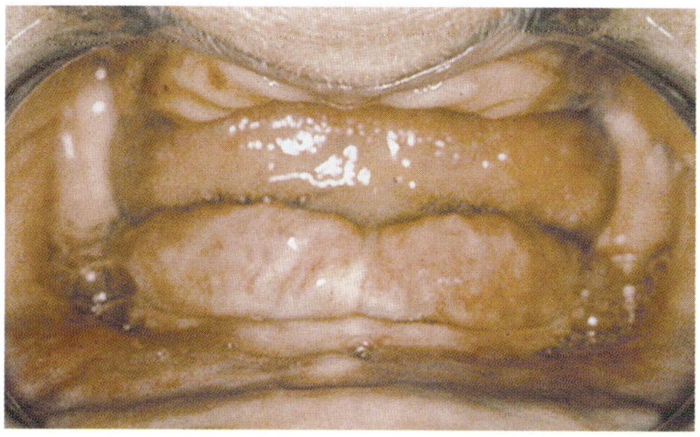

图 1-33　中度到重度骨组织萎缩的患者通常口内肌肉在牙槽嵴以上，包括口底肌群、颏肌和颊肌。舌体增大对咀嚼影响更大

框图 1-9　无牙颌患者软组织变化

- 牙槽骨丧失后附着龈和角化龈丧失
- 支持义齿的非附着黏膜造成软组织压痛增多
- 随着年龄增长软组织厚度降低，系统性疾病造成更多的压痛
- 舌体增大，义齿稳定性降低
- 咀嚼时舌体活动度加大，义齿稳定性降低
- 老年人颌骨的神经肌肉控制下降

无牙颌患者的舌体往往增大以适应先前牙齿占据的空间。同时，增大的舌体也会限制可摘义齿的运动，并且在咀嚼过程中起到积极的作用。因此，可摘可摘义齿稳定性下降。通常随着年龄增长，神经对肌肉控制力会下降，这使得传统可摘义齿的佩戴变得更为困难。成功地佩戴和使用可摘义齿需要患者经过充分的学习并掌握熟练的技巧。老年患者在无牙颌早期缺乏这种活动技巧，需要自我调整以适应此时新的口内环境（框图 1-9）。

对美观的影响

牙齿缺失会加速或放大面部形态的增龄性变化。每一位医生都知道颌面部骨骼会影响颜面美观。但是，相比牙齿，面部支撑更多是来源于骨骼（图 1-34）。牙槽骨吸收会影响面部的美观。口腔内垂直高度降低而导致面部高度减少常会造成颜面部严

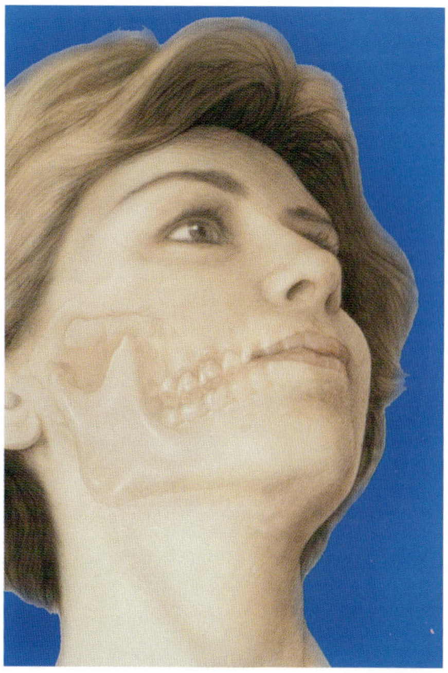

图 1-34　面下 1/3 的美观不仅与牙齿的位置相关，更为重要的是颌骨骨量与位置，以及附着于骨质上的肌肉

重改变（图 1-35）。唇颏角丧失，垂直线的加深会形成一种令人不舒服的外观。随着垂直高度的进一步降低，咬合会出现假性Ⅲ类错𬌗。所以，下颌会向前旋转，形成一种凸面形外观（图 1-36）。这些都会造成唇角处的水平唇面角减小，使患者在口颌休息时呈现不悦的面容（图 1-37，图 1-38）。短面型患者具有较高的咬合力，会造成更严重的骨吸收，与其他人相比无牙颌后出现更显著的面容变化。

修复体口唇支持不足以及患者肌张力的丧失会造成唇红变薄。由于上颌前牙区牙槽嵴的吸收及面部表情肌的弹性丧失造成上颌凹陷，Sutton 等的一项研究评价了 179 位白人患者不同程度的颌骨萎缩、口唇及口周肌群塌陷[79]。患有中度到重度骨萎缩的患者，其口轮匝肌和颊肌的收缩会导致口角轴（蜗轴）和面部表情肌向近中和远中方向的偏移。因此，形成非常典型的面部特征：唇角缩窄、上唇塌陷、下颌前突、面颊凹陷。女性患者往往使用以下两种方法之一来隐藏这种不美观的面部外形：不涂口红和淡妆，从而降低别人对面部该区域的注意力；或者将口红涂至唇红缘以外的皮肤，这样形成口唇较饱满的假象。

鼻唇沟加深和上唇垂直线深度增加与正常的增龄变化相关，但是会随着骨吸收而加快。这通常伴随着鼻小柱－人中夹角的增加。由于唇部丧失了足够的支撑，这个时候鼻子会显得更长（图 1-39，图 1-40）。男性往往在上唇留有胡须使得这种效果减弱。上唇会因重力原因和肌张力丧失随着年龄增长自然增加，这样导致口唇休息时露出的前牙减少。这会形成老年性微笑的趋势，因为患者越年轻，其

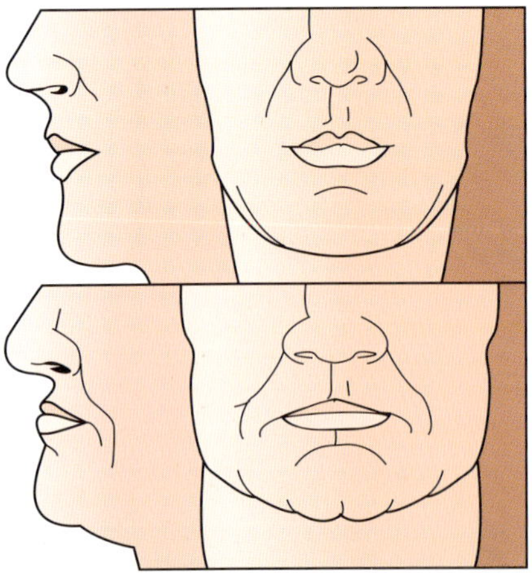

图 1-35　患者佩戴可摘义齿 15 年以上。这期间骨高度丧失伴随着外部面形的变化。垂直高度丧失导致许多改变，包括闭锁𬌗、下颌旋转向前、上颌后缩、笑线倒置、面部皱纹的数量和深度增加，鼻子和面部之间角度更小，唇部和面颊的唇红缘丧失，肌肉附着丧失导致的“女巫样下巴”

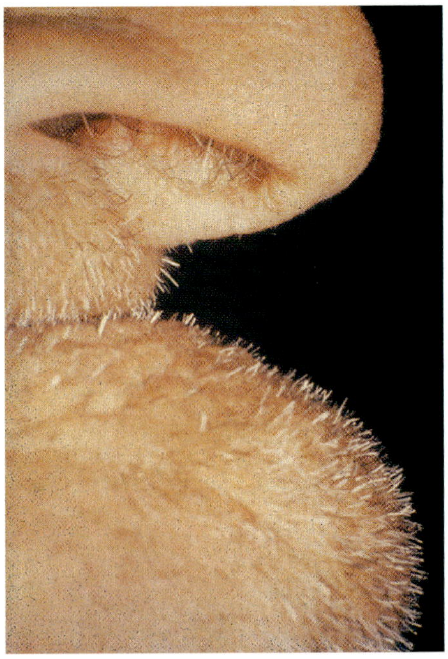

图 1-36　骨高度丧失能导致闭锁𬌗，下巴旋转向鼻尖移动

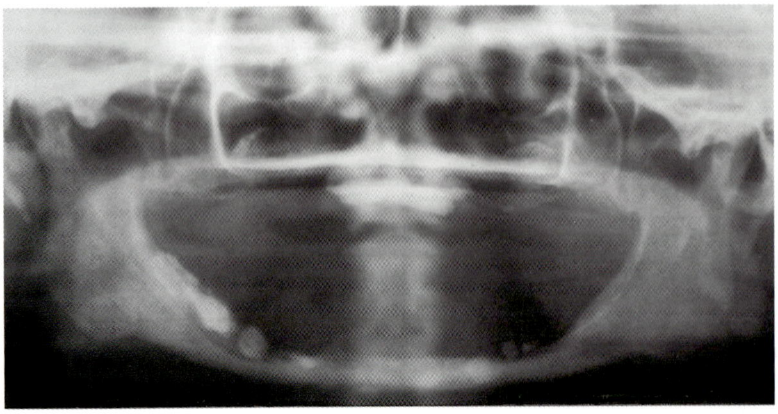

图 1-37　一位严重骨吸收无牙颌患者的全景片。在上颌骨前部与下颌骨尝试羟磷灰石移植以助于稳定义齿

休息和微笑时上唇会显露更多的牙齿。无牙颌患者肌张力的丧失加速，与同龄有牙齿的患者相比，他们口唇伸长现象会更早出现，而且更严重。上唇常常完全盖过上颌牙的切缘，这种情况进一步降低了唇红宽度。

在下颌骨体部和下颌联合附着的颏肌和颊肌也会受到骨萎缩的影响。软组织的塌陷会形成颏部前突或“女巫样下巴”。由于缺牙后肌张力丧失，伴随着咬合力下降以及肌肉附着处骨吸收都会使这种面型改变累积加重（框图 1-10）。但是很多患者并没有意识到这些软硬组织的变化是由于牙齿的缺失造成的。39% 的义齿磨耗患者中，同一副可摘义齿使用长达 10 年以上[74]。如果患者没有每年定期复诊，医生将无法评估患者病情的变化。因此，医生应该在局部缺牙和全口无牙颌患者接受治疗的早期向他们宣教牙齿缺失产生的不良后果。

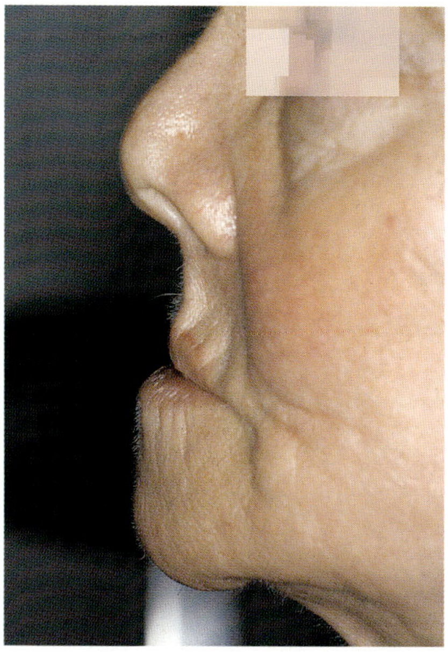

图 1-38　图 1-37 中患者上、下颌严重骨吸收。尽管她佩戴了 15 年的义齿修复体，面部外形改变还是很明显。肌肉附着的丧失导致颏部下垂（“女巫样下巴”），唇红缘丧失（皮肤上使用口红），唇线倒置（水平角降低），面部和口唇周围垂直线增加，鼻小柱 - 人中夹角增加，咬肌和颊肌体部丧失

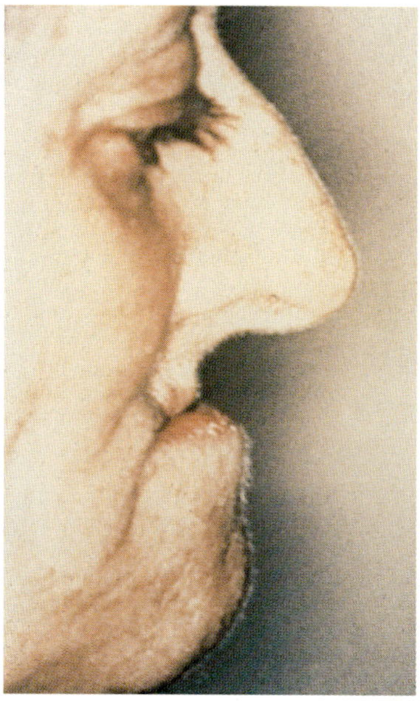

图 1-40　图 1-39 的侧面像。注意上颌骨吸收的后果：唇部的唇红缘消失，唇褶深，鼻小柱 - 人中夹角消失。然而，下唇仍有正常的红唇缘，肌肉仍附着于下颌骨，外形轮廓正常

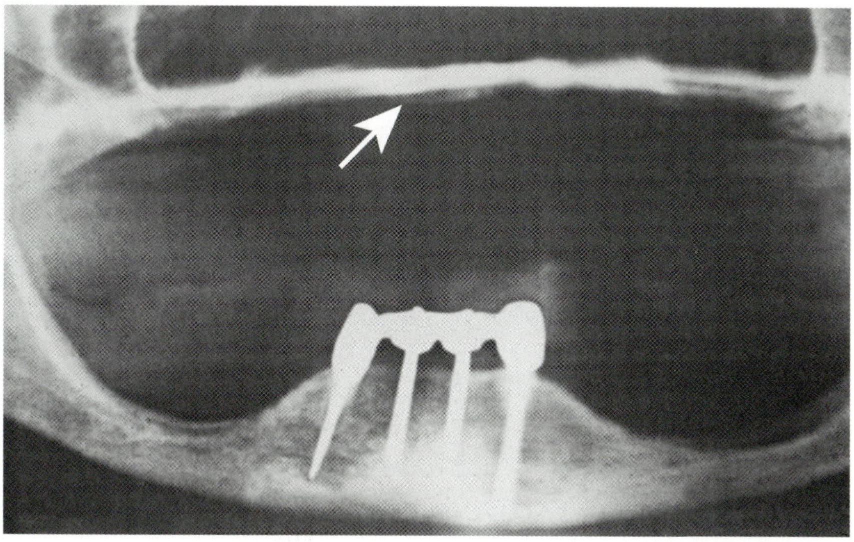

图 1-39　一位 68 岁女性患者的全口曲面断层片。上颌牙弓严重萎缩，几乎所有的牙槽基骨吸收，包括鼻棘。种植体在 15 年前植入下颌前部。前牙骨质仍保留。下颌后牙区继续吸收，下颌管在一侧裂开

框图 1-10 骨吸收的美学影响

- 面部高度降低
- 唇颏角消失
- 唇部和面部的垂直纹线加深
- 下巴旋转向前，出现前凸外形
- 唇部的水平唇角降低，患者看起来面容不悦
- 面部表情肌的张力丧失
- 肌张力丧失导致唇部的唇红缘变薄
- 鼻唇沟加深
- 鼻小柱－人中夹角增加
- 上唇长度增加，因此休息位和微笑时显露牙齿少，呈现苍老笑容
- 颊肌附着下垂，导致面部侧面出现下颊
- 颏肌附着下垂，导致"女巫样下巴"

全口义齿功能降低

对于无牙颌患者来说，佩戴全口义齿带来诸多不利后果，包括咀嚼功能、系统性疾病、患者满意度、言语以及心理等各个方面（框图 1-11）。

咀嚼功能

正常人和全口无牙颌患者之间的最大咬合力值相差巨大。在第一磨牙区域，平均殆力达到 150～250 psi [80]；患有磨牙症和紧咬牙的患者可以达到 1000 psi；而无牙颌患者中，此处的最大殆力减至不到 50 psi。患者无牙颌时间越长，其产生的力越小。患者佩戴全口义齿 15 年以上，最大力仅为 5.6 psi [81]。

由于殆力降低和义齿的不稳定，咀嚼效率也因牙齿缺失而降低。天然牙齿咀嚼的食物，有 90% 的食物碎屑能够通过 12 号滤网，而佩戴全口义齿患者咀嚼的食物却只有 58% 能通过 [82]。一项对 367 位义齿使用患者（158 位男性，209 名女性）的调查发现，47% 的患者咀嚼效率下降。殆力下降至 1/10，咀嚼效率下降 40%，29% 的佩戴义齿患者只能进食软食和已磨碎的食物，50% 的患者大部分食物都不能正常咀嚼，17% 的患者声称不戴义齿咀嚼效率更高。女性患者试验组中水果、蔬菜和维生素 A 摄取少，这些患者进食相当多的糖（37%），显著高于有较高咀嚼效率的患者（20%），28% 的患者因胃肠道疾病需要服用药物。这是因为咀嚼效率降低的无牙颌患者对富含纤维食物的摄取减少，同时粗大的食团阻碍正常的消化和营养吸收 [85]。

框图 1-11 全口义齿的不良影响

- 咬合力从 200 psi 下降到 50 psi
- 15 年义齿佩戴者咬合力下降到 6 psi
- 咀嚼效能下降
- 需要更多的药物来治疗胃肠道疾病
- 食用食物受限
- 健康的食物摄取量降低
- 寿命缩短
- 修复体满意度降低
- 言语困难
- 心理影响

Misch 的一项研究发现下颌不适与下颌义齿固位不良的比例相同（63.5%），令人惊讶的是，其中 16.5% 的患者声称他们从不佩戴下颌义齿 [84]。相比而言，上颌义齿产生不适感的比例常常不足下颌的一半（32.6%），并且仅有 0.9% 的患者很少佩戴义齿。这 104 位义齿使用者抱怨的第四大问题是咀嚼功能。半数患者只进食少数食物，17% 的患者声称他们不戴可摘义齿时咀嚼更有效。因此，患者不愿意在公共场合进食的心理障碍与以上调查结果有关。其他报道也认为，患者愿意接受种植治疗的最主要动机与进食困难、义齿适合度及佩戴不适感有关。

全身系统影响

一些文献报道提示患者由于口腔功能欠佳常造成吞咽和咀嚼效率下降，进而影响全身系统，容易患病，身体虚弱，期望寿命缩短 [86-90]。一项评价无牙颌患者进食水果、蔬菜和其他膳食纤维的研究显示，10% 的患者觉得进食困难，血液测试证实这些患者的血浆维生素 C 和血浆维生素 A 水平低于天然牙列者，这两种血液检测物与老年人的皮肤和视觉病变相关联 [91]。另一项研究比较了佩戴义齿患者与天然牙列个体的咀嚼力和咀嚼效率 [92]。当采用合理的评价标准和指标时，义齿佩戴者的咀嚼效率不到正常人的 1/6。

一些文献报道了患者的健康和寿命与牙齿健康的联系 [93-97]。较差的咀嚼能力可能是老年人不知不觉体重丧失的一个原因，这也增加了死亡率 [98]。也

有研究显示，缺失很多牙齿的人更易变得肥胖[93]。牙科疾病除了与脑卒中和心脏病有关联，与心血管疾病也存在重要联系。而且，心血管疾病仍然是最大的死亡原因[86-100]。因此，我们可以合理地推断，重建这些患者口颌系统，使其能够行使较为正常的功能，就可以真正地提高患者的生命质量并延长寿命[93，99-102]。

修复体满意度

对无牙颌患者的一项调查发现，66% 的患者不满意其下颌半口义齿。主要原因在于固位不足而产生的疼痛和不适[103]。以往的口腔健康调查提示仅仅 80% 的无牙颌患者能够一直佩戴上、下颌可摘义齿[104]。一些患者仅佩戴半口义齿，通常是上颌可摘义齿，其他一些患者只能短期佩戴可摘义齿。而且，近 7% 的患者根本无法使用义齿，最终变成"牙齿残疾"或被称为"口腔残疾者"。他们几乎从不离家，当被迫外出时，一考虑到没有佩戴义齿与他人会面和交流，常常很忧虑。

发音影响

Misch 开展了一项针对 104 位无牙颌患者治疗方法的调查研究[84]。在所有被研究的患者中，88% 的人称发音困难，其中又有 1/4 的人认为严重影响发音。当下颌后牙区骨吸收后，下颌可摘义齿基托就置于下颌舌骨肌与颊肌上。当患者张口时，这些肌肉像弹簧一样收缩导致下颌义齿从牙槽嵴脱位。因此，当患者说话时经常出现义齿磕碰，这并不是由于垂直高度过高，而是因为义齿缺乏稳定和固位。而言语问题也成为患者社交活动的一大障碍。此项研究中 62.5% 的患者可以察觉到下颌义齿的活动，但是同比例患者的上颌义齿在大部分时间都能保持稳定。

缺牙后的心理影响

全口无牙颌患者的心理是复杂而多变的，从极轻微到神经质状态表现不一（框图 1-12）。尽管全口义齿能够满足许多患者的美观需求，但仍有患者认为其社交生活受到严重影响[105，106]。他们会为亲吻等浪漫场景而忧虑，尤其是当新配偶不了解其口内状况时。Fiske 等在一项与无牙颌患者会谈的研究中发现，牙齿缺失的影响就像朋友去世或者丧失身体某个重要部分的影响一样，使患者感到羞耻和失落并且导致自信心下降。

无牙颌患者的心理需求表达形式多样。譬如，1970 年，英国人消耗了将近 88 吨的义齿粘接剂[107]（图 1-41）。1982 年，500 万以上的美国人使用义齿粘接剂（Ruskin 义齿研究协会，1982 年未发表的数据）。另一份研究显示美国每年花费在义齿粘接剂上的费用超过 2 亿美元，相当于 5500 万套义齿粘接剂[108]。尽管义齿粘接剂味道欠佳，使用后义齿的贴合度差，并且需要反复使用，增加了后续支出，但是患者为了增加义齿固位，不得不接受其诸多的缺点。所以牙科专业人员必须清醒地认识到可摘可摘义齿固位力不足和患者产生心理障碍的风险。

种植修复体的优势

与软组织支持可摘修复体相比，口腔种植体的使用能够为修复体提供足够的支持（框图 1-13）。种植体修复缺失牙齿的一个主要优势在于对牙槽骨的保持作用。在下颌前牙区植入种植体可以保持下颌义齿稳定，对于全口义齿也有很多益处（图

框图 1-12　缺牙后的心理影响

- 影响范围从最轻到神经质
- 患者的感情受影响（尤其对于新的感情关系）
- "口腔残疾人"不能佩戴可摘义齿
- 每年用于降低义齿不稳定问题的义齿粘接剂花费超过 2 亿美元
- 患者美观度不满意，自信心下降
- 社交活动逃避心理

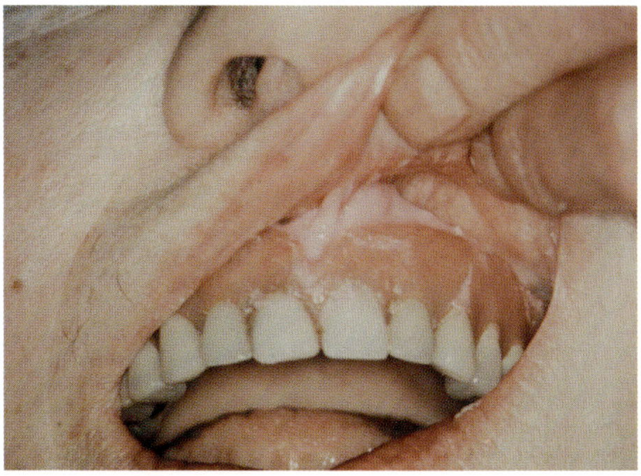

图 1-41　义齿粘接剂经常用于义齿的固位。它仅能起到固位作用，而没有支持与稳定义齿的功能，也无法阻止骨丧失

1-42）。但这种情况并不能阻止后牙区骨丧失，可能最终导致严重并发症。所以，只有植入足够种植体，才能使修复体固位良好，才能让骨和软组织对修复体起到良好的支持和稳定作用。这样种植体才能刺激与维持整个下颌骨的骨组织，同时对修复体能起到锚固作用。因此，种植修复是牙科领域一个更好的预防性维持治疗方案（图 1-43）。

应力和应变有可能作用于种植体周围骨质，所以这才使得逆转因拔牙导致的骨小梁形成降低有了可能性。当种植体植入并行使功能时，骨小梁和骨密度同时得以增加。骨质的总体积也因种植体得以保持。即使将髂骨移植到颌骨，没有种植体植入的移植骨通常在 5 年内也会发生吸收；植入种植体后，骨组织受到稳定的刺激，骨量得以保持。只要种植体状况良好，骨内种植体就能保持相应位置的骨宽度和高度[109]。种植体如天然牙一样，其周围骨组织丧失以 0.1 mm 计算，与可摘义齿产生的骨吸收相比，其骨吸收下降了 20 倍以上。

在上颌无牙颌牙弓植入种植体对牙槽骨骨量保持尤为显著。我们不能因为可摘义齿机械问题主要发生于下颌，就仅仅在无牙颌的下颌牙弓植入种植体，上颌牙弓同样也需要考虑植入种植体。一旦种植修复体仅用于支持和固位下颌修复体，上颌骨组织会继续吸收，最终患者会抱怨上颌义齿固位和功能下降[110]（图 1-44）。面部美观下降最常首发于上颌牙弓，唇红边界丧失，上唇变长，面部缺乏骨支持。种植体应用于防止连续性骨吸收，阻止上颌牙弓发生后续并发症（图 1-45～图 1-50）。

发音和咀嚼过程中下颌舌骨肌和颊肌收缩时，下颌义齿常常产生移动。可摘可摘义齿上的人工牙常位于义齿稳定的位置，而不是天然牙原来所在位

框图 1-13　种植修复的优点

- 保持骨量
- 恢复和保持咬合垂直距离
- 保持面部美观（肌张力）
- 增加美观（牙齿就位后的面部外形，消除了可摘义齿的移位）
- 改善发音
- 改善咬合
- 改善和重获口腔本体感觉（咬合感觉）
- 增加修复体成功率
- 提高咀嚼效能，保持咀嚼和面部表情活动时的肌肉
- 缩小了修复体的尺寸（消除了腭板、翼板）
- 可进行固定和可摘修复
- 改善了可摘义齿的固位与稳定性
- 延长了修复体的使用寿命
- 不需改变邻牙
- 更长期的修复缺失牙
- 改善心理健康
- 提升了饮食健康

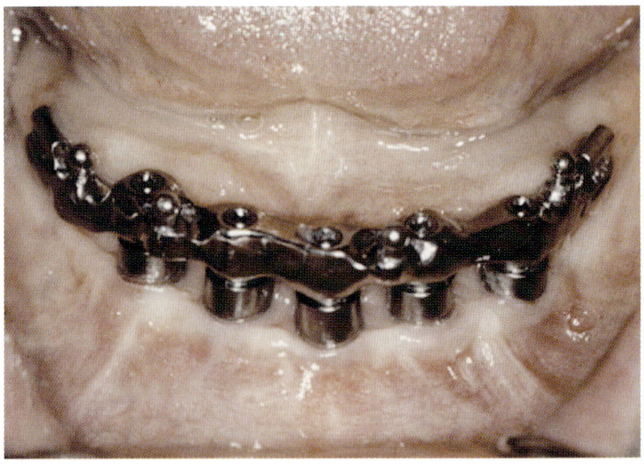

图 1-43　通过足够的种植体来确保修复体的稳定、固位，能够使无牙颌患者的骨吸收显著停止

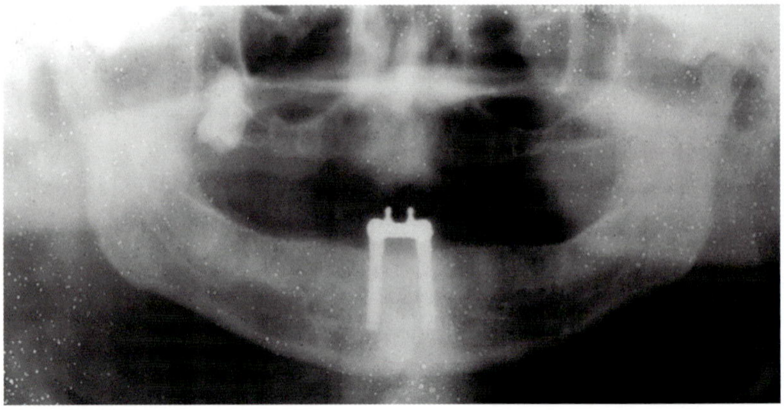

图 1-42　下颌前牙区有 2 颗种植体的全景片。尽管获得了义齿的固位和稳定，但不能阻止后牙区的骨吸收。上颌骨吸收仍在持续

置。上颌牙齿只有位于原来天然牙的位置才能获得最佳的美观和发音效果，而不是位于传统义齿修复技术中用于增加修复体稳定性的中性区。

面部下 1/3 的形态特点与支持颌骨密切相关。当垂直骨丧失时，义齿仅仅相当于一种“口腔假牙”用于支持面部轮廓。骨吸收导致义齿增厚，使其对功能、稳定和固位的控制更加困难。种植体支持修复体能够像天然牙一样恢复垂直距离。而且，种植体支持修复体允许前牙悬臂梁结构，能够恢复理想的软组织和唇部轮廓，改善面部的美观性。传统的可摘义齿往往在前牙区有悬臂梁，义齿不稳定。长期佩戴传统义齿会使面部轮廓恶化，所以种植修复可长期改善面部轮廓。

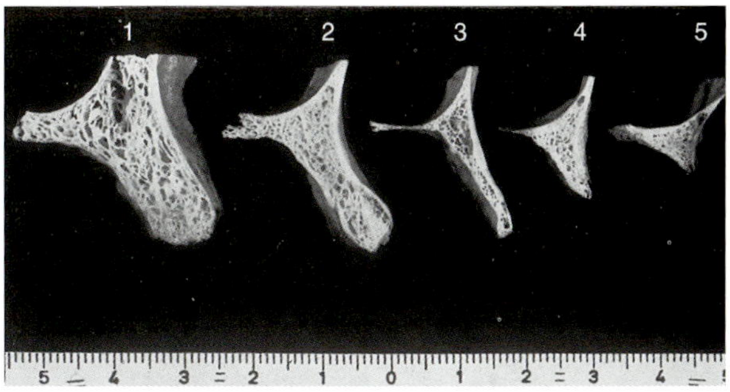

图 1-44　上颌骨随时间推移不断吸收。如上图最右侧的骨质将很难支持上颌义齿

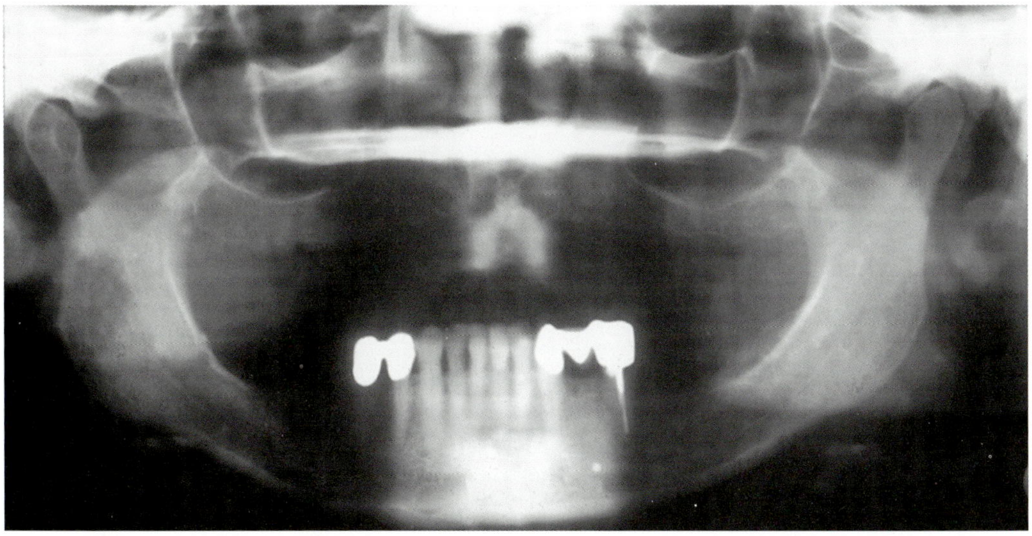

图 1-45　全口曲面断层片显示，无牙颌患者上颌牙弓出现中度上颌窦和前颌骨吸收

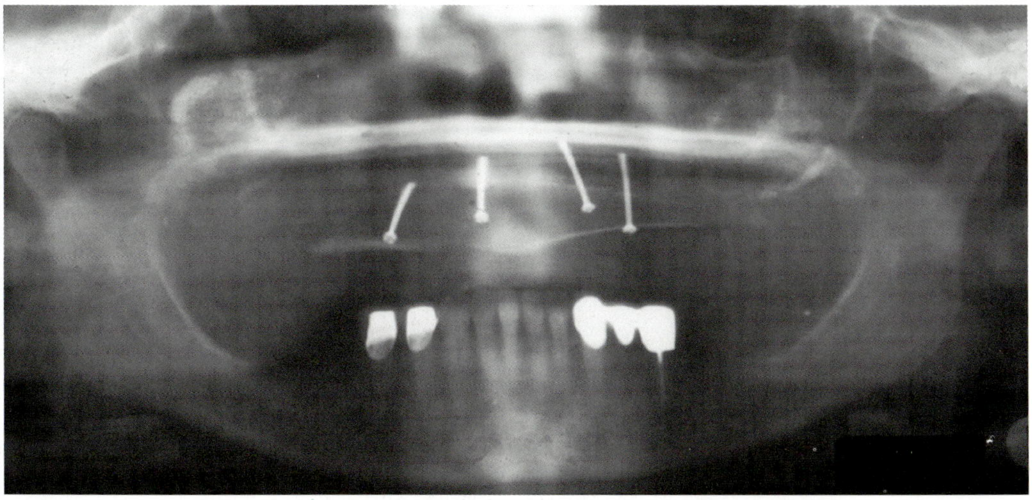

图 1-46　髂骨移植到上颌骨，后牙区也进行了双侧上颌窦骨移植

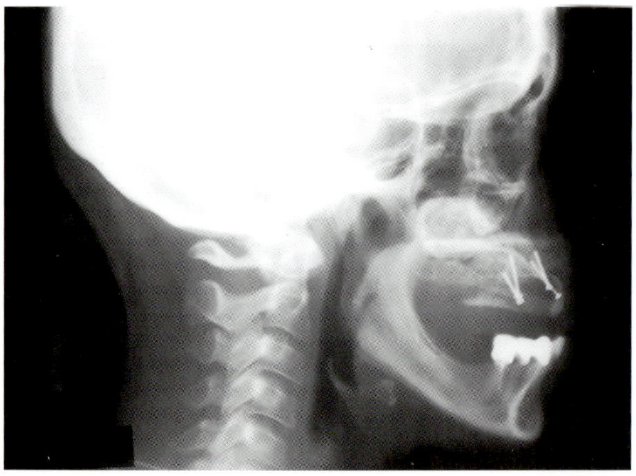

图 1-47　图 1-44 中患者的头颅侧位片。注意移植后增加的骨高度

完全软组织支持的修复体很难建立稳定的咬合关系。因为当下颌义齿行使功能时，会移动 10 mm 或更多[111, 112]，所以合适的咬合接触只是偶然获得，而不是通过设计取得。但种植体支持的修复体是稳定的，患者下颌骨能够持续一致地回到正中关系位，而不是像可摘义齿修复时存在多种咬合位置。本体感觉是时间和空间上的一种结构感知，天然牙牙周膜的受体有助于确定天然牙的咬合位置。尽管骨内种植体没有牙周膜，但是它的咬合感知要比全口义齿好得多。患者能够察觉天然牙牙齿间 20 μm 的咬合干扰，能确定刚性种植桥 50 μm 的咬合干扰变化，而全口义齿（半口或全口）患者只能感知到 100 μm[113]。由于增加了咬合感觉，患者行使口腔功能的时候能够获得更为一致的咬合位置。利用种植体支持修复体，修复医生能够控制殆力的方向。

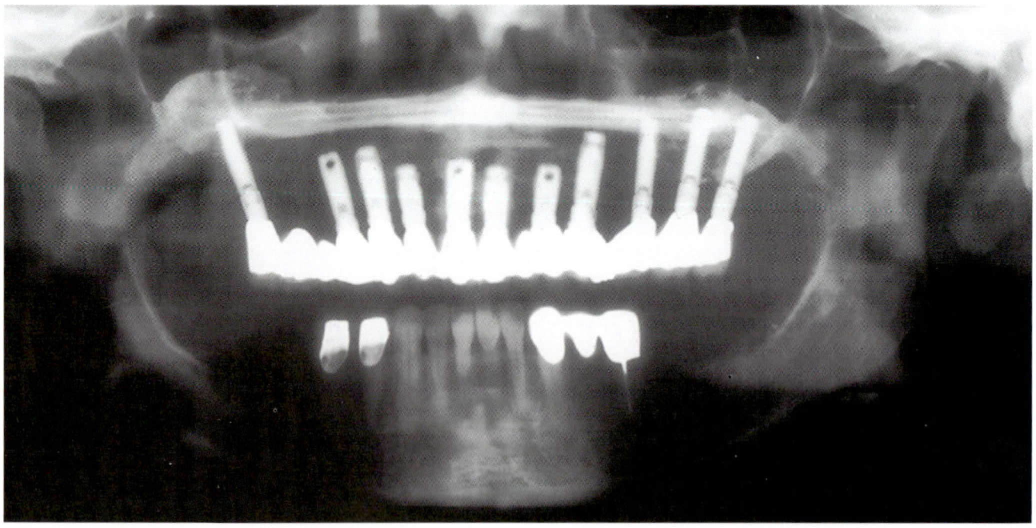

图 1-48　移植骨成活后，上颌植入多颗种植体，制作上颌固定修复体

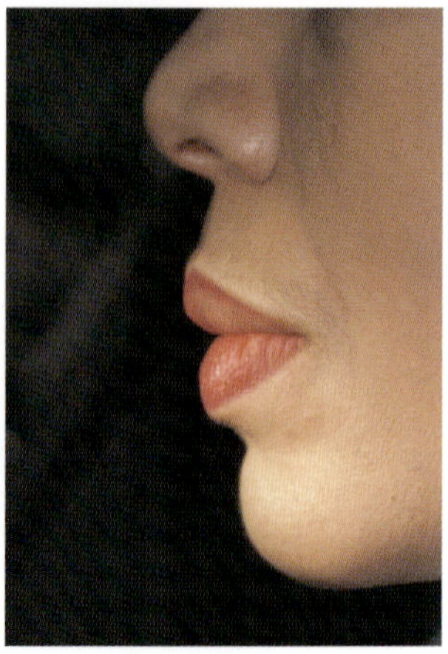

图 1-49　患者修复后的侧面像。注意上颌唇部的支撑以及唇红的边界

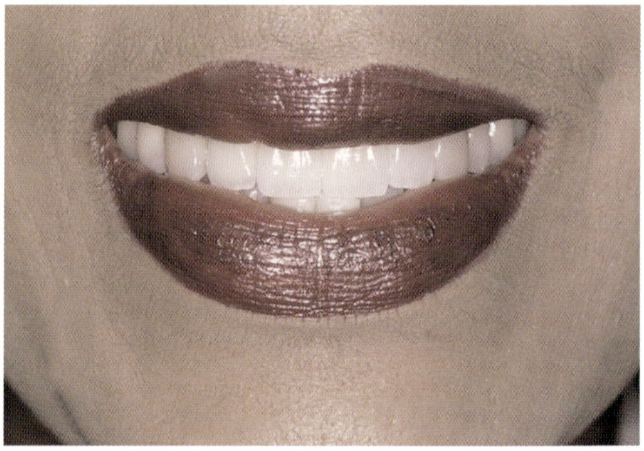

图 1-50　患者佩戴最终修复体后的笑线

水平侧向力作用于可摘可摘义齿会加速骨吸收，降低修复体稳定性，增加软组织磨损。因此，种植修复体也应该降低水平侧向力，有助于保护其下的软、硬组织。

在 Kapur 等学者的一项随机化临床研究中，种植体修复组的患者具有较好的进食享受、改善了发音、咀嚼力、舒适度、义齿稳定度以及总体满意度[114]。Awad 和 Feine 评价了全口义齿和下颌覆盖义齿患者进食几种食物的能力[115]。种植覆盖义齿进食能力较佳，患者不但能吃较硬的食物，譬如胡萝卜和苹果，而且能吃面包和奶酪等软食。Geertman 等通过对佩戴全口义齿并伴有下颌骨严重吸收的患者采取下颌种植覆盖义齿修复，评价其修复前后的咀嚼力变化。结果表明患者下颌种植覆盖义齿修复后，进食硬食或粗食的能力得以显著提高[116，117]。

McGill 大学的研究者比较了佩戴全口义齿的患者与 30 位上颌半口义齿，下颌种植修复体的患者治疗后 6 个月时的血液检查结果。在这个相对短的时间内，种植患者具有较高的维生素 B_{12} 血红蛋白浓度（与铁离子释放相关）和白蛋白浓度（与营养有关）。这些患者肩膀和手臂的脂肪增加了，腰部脂肪降低了[118]。

每个患者的个体状况不一样，种植修复体的成功率也会不同。但是总体来说，与传统缺牙修复方法相比，种植修复体让患者寿命延长、功能改善、骨质保存、心理改善明显。依据一项天然牙列固定修复的 10 年存留率调查，基牙龋坏是固定修复失败最常见原因，10 年存留率接近 75%[27]。在部分牙列缺损患者中，种植体修复单颗缺失牙可以保存完整的邻牙，进一步减少了龋坏和牙髓治疗的并发症，这些是固定修复体失败的最常见原因。种植体支持修复体的其中一个最主要的优势在于基牙不会发生龋坏和需牙髓治疗。90% 的种植体和其上的修复体能够达到 10 年的存留期。

佩戴传统义齿的患者，其最大殆力在 5～50 磅。种植修复体患者在治疗完成后的 2 个月内最大殆力可以增加 85%。3 年后，平均最大殆力与最初的测量值相比可以增大 300% 以上。因此，种植修复患者具有与天然牙列支持的固定修复患者相近的殆力。与软组织支持修复体患者相比，种植修复患者的咀嚼效率显著提高。Rissin 等研究了传统可摘义齿、种植覆盖义齿和天然牙列的咀嚼性能[82]。研究结果显示传统可摘义齿的咀嚼效率降低 30%，可摘义齿使用者的咀嚼效率不及正常人的 60%。与天然牙相比，种植覆盖义齿咀嚼效率降低不到 10%。而且，种植固定修复体可以像天然牙一样行使功能。这种修复形式的优势在于降低了脂肪、胆固醇和糖类食物的摄取，同时提高了患者的进食乐趣，促进其参与社交活动[119-127]。

种植体支持修复体的稳定和固位较软组织支持修复体有很大改善（图 1-51）。种植体固位的机械方式优于可摘义齿或粘接剂支持的软组织固位方式。最终修复体的种植体支持力因种植体的数量和位点设计不同而差异很大。然而，所有的治疗结果都证明这种方式具有显著的优势。

传统义齿的不稳定性会影响患者的发音。无论患者的垂直距离如何，颊肌和下颌舌骨肌收缩时会推动可摘义齿的后部向上移动，发出“咳咳”的声响。即使垂直距离降低 10~20 mm 的患者在发音时，也会产生这种声响。可摘义齿佩戴者在发音时，患者后牙区的舌体会增大以控制可摘义齿的稳定。控制面部表情的下颌前部肌肉会紧缩以防止下颌修复体向前滑动。而种植修复体稳定、固位好，可以最大限度地减少修复体的边缘和腭板尺寸，不需要口内肌肉的这种协调。对于初次佩戴可摘义齿的患者，种植修复体优势更加明显，他们常会抱怨可摘义齿的体积所带来的不舒适。可摘义齿扩大的软组织覆盖面积会影响患者对食物味道的感知，并且延伸区域的软组织更加敏感。上颌可摘义齿的腭板过长会导致部分患者发生呕吐，而种植体支持覆盖义齿患者则不需要考虑这些问题。

佩戴种植修复体的患者认为与之前佩戴传统的可摘义齿相比，其总体心理健康提高了 80%。他们认为种植修复体已成为其自身的一部分[116，128-132]。

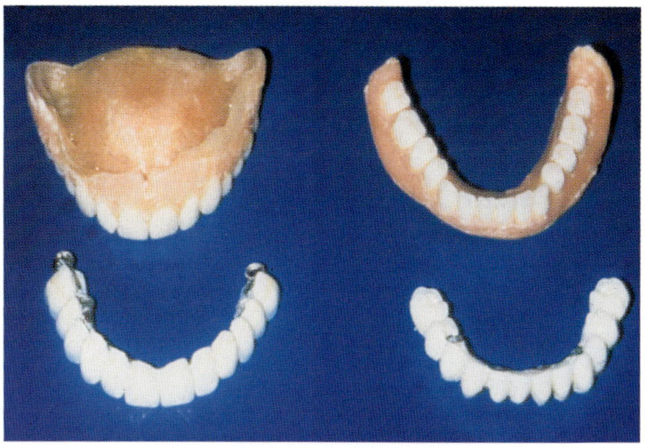

图 1-51 种植修复体（下）能够保持骨量，增强功能和心理健康，缩小软组织支持修复体的体积

譬如，Raghoebar 等在随机化多中心研究中评价了 90 位无牙颌患者[131]。治疗 5 年后，行前庭成形术的全下颌义齿或者全上颌义齿患者，以及下颌 2 颗种植体支持覆盖义齿患者的有效调查问卷（其中包括美观、固位、舒适，以及说话和进食的能力）显示，种植覆盖义齿的评分明显较高。然而，两种可摘义齿患者组之间没有显著差别。Geertman 等将下颌种植覆盖义齿和传统全口义齿的咀嚼效率进行对比，也得出相似的结果[116, 117]。

小　结

现代口腔医学的目标是使患者重获口腔健康。传统的局部可摘义齿不能恢复局部牙列缺失和无牙颌患者正常的功能、美观、舒适和发音。佩戴可摘义齿患者的口颌功能仅是其正常牙列时的 1/6。然而，种植修复体的功能恢复能够接近天然牙列。肌肉萎缩和骨质吸收可影响无牙颌患者的美观。持续的骨吸收可导致不可逆的面形改变。种植修复体可使面部肌肉正常运动，种植体像天然牙一样刺激骨组织并保持骨的体积。因此，面部外形不会像可摘修复体那样因缺乏支撑而发生变形。而且，种植修复体的位置兼顾到美观、功能和发音，并不在软组织支持的中性区。由于黏膜薄，唾液量降低以及修复体的稳定和固位不够，无牙颌患者常有软组织的压痛。种植修复体不需要软组织支持，从而提高了口腔的舒适程度。由于舌体和周围肌群可能限制下颌修复体的运动，所以软组织支持修复体会影响患者的发音。种植修复体不会受周围肌群影响，固位和稳定性好。

种植修复体远期治疗效果比传统修复体好。因此，口腔专业人员和公众越来越重视这种治疗方法。种植体系统厂商的年销售额从几百万增加到数十亿美元。现在，几乎每本口腔专业杂志都有口腔种植的相关研究报道。美国所有的牙科院校都向全体相关专业人员传授口腔种植内容。口腔种植最终已经被口腔医学界所接受。目前，扩大种植修复的趋势将持续下去，直到每一位修复医生都将种植修复作为所有牙齿缺失修复的首选方法，并用种植修复体替代传统的邻基牙支持的固定和可摘义齿。

参考文献

[1] Tatum OH: The Omni implant system, Birmingham, AL, 1988, Alabama Implant Congress.
[2] Millennium Research Group: U.S. markets for dental implants, 2006, USDI 06, Toronto, June 2006.
[3] Implant based dental reconstruction. The worldwide implant and bone graft market, September 2005. Available at http://www.kaloramainformation.com. Accessed July 14, 2007.
[4] National Institutes of Health consensus development conference statement on dental implants, J Dent Educ 52:686–691, 1988.
[5] Stillman N, Douglass CW: Developing market for dental implants, J Am Dent Assoc 124:51–56, 1993.
[6] Watson MT: Implant dentistry: a 10-year retrospective report, Dental Products Report 30:26–32, 1996.
[7] Watson MT: Specialist's role in implant dentistry rooted in history: a survey of periodontists and maxillofacial surgeons, Dental Products Report 31:14–18, 1997.
[8] Bernstein Research, London, July 14, 2011, Sanford L. Berstein and Col., LLC., p. 104.
[9] Marcus SE, Drury JF, Brown LS, et al: Tooth retention and tooth loss in the permanent dentition of adults: United States, 1988–1991, J Dent Res 75(spec issue):684–695, 1996.
[10] Meskin LH, Brown LJ: Prevalence and patterns of tooth loss in U.S. employed adult and senior populations, 1985–86, J Dent Educ 52:686–691, 1988.
[11] Murdock SH, Hogue MN: Current patterns and future trends in the population of the United States: implications for dentists and the dental profession in the 21st century, J Am Coll Dent 65:29–38, 1998.
[12] Census 2000 data on aging. Available at http://www.aoa.gov/prof/statistics/census2000/census2000.asp. Accessed July 14, 2007.
[13] Hellmich N: Extra weight shaves years off lives, USA Today A1, January 7, 2003.
[14] Dychtwald K: Age wave: the challenges and opportunities of an aging America, New York, 1988, St. Martin's Press.
[15] A profile of older Americans, Washington, DC, 1993, American Association of Retired Persons.
[16] Health, United States, 2004: life expectancy at 65 and 75 years. Available at http://www.cdc.gov/nchshus.htm. Accessed July 14, 2007.
[17] U.S. Census Bureau 2000: Summary file 1, matrices P13 and PCT12. Available at http://www.factfinder.census.gov. Accessed July 14, 2007.
[18] Aschenbrener CA: The future is in the present: the implant of generations, J Am Coll Dent 65:23–28, 1998.
[19] Meskin LH, Berg R: Impact of older adults on private dental practices, 1988–1998, J Am Dent Assoc 131:1188–1195, 2000.
[20] Cohen BD, Milobsky SA: Monetary damages in dental-injury cases, Trial Lawyers Quarterly 29:80–81, 1989.
[21] Schwartz NL, Whitsett LD, Berry TG: Unserviceable crowns and fixed partial dentures: life-span and causes for loss of serviceability, J Am Dent Assoc 81:1395–1401, 1970.
[22] American Dental Association Survey Center: Changes in dental services rendered 1959–1990. In 1990 Survey of Dental Services Rendered, Chicago, 1994, American Dental Association, pp 24–38.
[23] Cheung GSP, Dimmer A, Mellor R, et al: A clinical evaluation of conventional bridgework, J Oral Rehabil 17:131–136, 1990.
[24] Priest GF: Failure rates of restorations for single tooth

replacements, Int J Prosthodont 9:38–45, 1996.
[25] Creugers NH, Kayser HF, Van't Hof MA: A meta analysis of durability data on conventional fixed bridges, Community Dent Oral Epidemiol 22:448–452, 1994.
[26] Shugars DA, Bader JD, White BA, et al: Survival rates of teeth adjacent to treated and untreated posterior bounded edentulous spaces, J Am Dent Assoc 129:1085–1095, 1998.
[27] Walton JN, Gardner FM, Agar JR: A survey of crown and fixed partial denture failures, length of service and reasons for replacement, J Prosthet Dent 56:416–421, 1986.
[28] Goodacre CJ, Bernal G, Rungcharassaeng K: Clinical complications in fixed prosthodontics, J Prosthet Dent 90:31–41, 2003.
[29] Schillinburg HT, Hobo S, Whitsett LD, et al: Fundamentals of fixed prosthodontics, ed 3, Chicago, 1997, Quintessence.
[30] Palmqvist S, Swartz B: Artificial crowns and fixed partial dentures 18 to 23 years after placement, Int J Prosthodont 6:279–285, 1993.
[31] Hirschfeld L, Wasserman B: A long term survey of tooth loss in 600 treated periodontal patients, J Periodontol 49:225–237, 1978.
[32] Bloom B, Gaft HC, Jack SS: National Center for Health Statistics. Dental Services and Oral Health. United States, 1989 Vital Health Stat 10(183), DHHS Pat No (PAS) 93-1511. Washington, DC, 1992, U.S. Government Printing Office.
[33] Priest GG: Single tooth implants and their role in preserving remaining teeth: a 10 year survival study, Int J Oral Maxillofac Implants 14:181–188, 1999.
[34] Misch CE, Misch-Dietsh F, Silc J, et al: Posterior implant single tooth replacement and status of abutment teeth. Multi Center 10 year retrospective report, J Periodontol 79(12):2378–2382, 2008.
[35] Goodacre CJ, Bernal G, Rungcharassaeng K, et al: Clinical complications with implants in implant prostheses, J Prosthet Dent 90:121–132, 2003.
[36] Haas R, Mensdorff-Pouilly N, Mailath G, et al: Brånemark single tooth implants: a preliminary report of 76 implants, J Prosthet Dent 73:274–279, 1995.
[37] Fugazzotto PA: Success and failure rates of osseointegrated implants in function in regenerated bone for 72 to 133 months, Int J Oral Maxillofac Imp 20:77–83, 2005.
[38] Priest G, Priest J: The ecomonics of implants for single missing teeth, Dent Econ May:130–138, 2004.
[39] Misch CE: Implants and the general practitioner, Dentistry Today 26(8):48–54, 2007.
[40] Misch CE: An evidence-based review of posterior single tooth replacement: implant vs fixed partial dentures, Dentistry Today 19(4):86–95, 2000.
[41] Centers for Disease Control and Prevention: Surveillance for dental caries, dental sealants, tooth retention, edentulism and enamel fluorosis—United States, 1988–1994 and 1999–2002. In Beltram-Aguilar ED, Bazker LK, Canto MT, editors: Surveillance summaries, August 26, 2005, MMWR 2015–2054 (No. SS3).
[42] Ramus TE, Misch CE, Brown IJ: Estimated dental implant treatment potential in United States adults, J Public Health Dent 852, 2006.
[43] Weintraub JA, Bret BA: Oral health status in the United States: tooth loss and edentulism, J Dent Ed 49:368–378, 1988.
[44] Meskin LH, Brown LJ, Brunelle JA: Patterns of tooth loss and accuracy of prosthodontic treatment potential in U.S. employed adults and seniors, Gerodontics 4:126–135, 1988.
[45] Redford M, Drury TF, Kingman A, et al: Denture use and the technical quality of dental prostheses among persons 18–74 years old in the United States between 1988 and 1991, J Dent Res 75(spec issue):714–725, 1996.
[46] Koivumaa KK, Hedegard B, Carlsson GE: Studies in partial denture prostheses: I. An investigation of dentogingivally-supported partial dentures, Suom Hammaslaak Toim 56:248–306, 1960.
[47] Carlsson GE, Hedegard B, Koivumaa KK: Studies in partial denture prosthesis: IV. A 4-year longitudinal investigation of dentogingivally-supported partial.
[48] Wetherell J, Smales R: Partial dentures failure: a long-term clinical survey, J Dent 8:333–340, 1980.
[49] Wilding R, Reddy J: Periodontal disease in partial denture wearers—a biologic index, J Oral Rehab 14:111–124, 1987.
[50] Vermeulen A, Keltjens A, Vant'hof M, et al: Ten-year evaluation of removable partial dentures: survival rates based on retreatment, not wearing and replacement, J Prosthet Dent 76:267–272, 1996.
[51] Roberts BA: Survey of chrome cobalt partial dentures, N Z Dent J 74:203–209, 1978.
[52] Waerhaug J: Periodontology and partial prosthesis, Int Dent J 18:101–107, 1968.
[53] Aquilino SA, Shugars DA, Bader JD, et al: Ten-year survival rates of teeth adjacent to treated and untreated posterior bounded edentulous spaces, J Prosthet Dent 85:455–460, 2001.
[54] Rissin L, House JE, Conway C, et al: Effect of age and removable partial dentures on gingivitis and periodontal disease, J Prosthet Dent 42:217–223, 1979.
[55] Takala L, Utriainen P, Alanen P: Incidence of edentulousness, reasons for full clearance, and health status of teeth before extractions in rural Finland, Community Dent Oral Epidemiol 22:254–257, 1994.
[56] Steele JG, Treasure E, Pritts NB, et al: Total tooth loss in the United Kingdom in 1998 and implications for the future, Br Dent J 189:598–603, 2000.
[57] Mojon P: The world without teeth: demographic trends. In Feine JS, Carlsson GE, editors: Implant overdentures: the standard of care for edentulous patients, Carol Stream, Ill, 2003, Quintessence.
[58] Health Promotion Survey Canada: Statistics Canada, 1990, record number 3828. Available at http://www.statcan. Accessed July 14, 2007.
[59] Doug CW, Shih A, Ostry L: Will there be a need for complete dentures in the United States in 2020? J Prosthet Dent 87:5–8, 2002.
[60] Misch CE: Dental implants as a profit center: prosthetics and surgery, Dental Economics April:88–90, 2008.
[61] Freeman E, Ten Cate AR: Development of the periodontium: an electron microscopic study, J Periodontol 42:387–395, 1971.
[62] Wolff J: The laws of bone remodeling, Berlin, 1986, Springer (Translated by Maquet P, Furlong R; originally published in 1892).
[63] Murray PDF: Bones: a study of the development and structure of the vertebrae skeleton, Cambridge, 1936, Cambridge University Press.
[64] Misch J: Lehrbuch der Grenzgebiete der Medizin und Zahnheilkunde, Leipzig, Germany, 1922, FC Vogel.

[65] Roberts WE, Turley PK, Brezniak N, et al: Implants: bone physiology and metabolism, Cal Dent Assoc J 15:54–61, 1987.
[66] Bassett CA: Biologic significance of piezoelectricity, Calcif Tissue Res 1:252–272, 1968.
[67] Pietrokovski J: The bony residual ridge in man, J Prosthet Dent 34:456–462, 1975.
[68] Carlsson G, Persson G: Morphologic changes of the mandible after extraction and wearing of dentures: a longitudinal clinical and x-ray cephalometric study covering 5 years, Odont Revy 18:27–54, 1967.
[69] Tallgren A: The reduction in face height of edentulous and partially edentulous subjects during long-term denture wear: a longitudinal roentgenographic cephalometric study, Acta Odontol Scand 24:195–239, 1966.
[70] Gruber H, Solar P, Ulm C: Maxillomandibular anatomy and patterns of resorption during atrophy. In Watzek G, editor: Endosseous implants: scientific and clinical aspects, Chicago, 1996, Quintessence.
[71] Atwood DA: Postextraction changes in the adult mandible as illustrated by microradiographs of midsagital section and serial cephlometric rootsenograms, J Prosthet Dent 13:810–824, 1963.
[72] Misch CE: What you don't know can hurt you (and your patients), Dentistry Today 19(12):70–73, 2000.
[73] Brodeur JM, Laurin P, Vallee R, et al: Nutrient intake and gastrointestinal disorders related to masticatory performance in the edentulous elderly, J Prosthet Dent 70:468–473, 1993.
[74] Marcus P, Joshi A, Jones J, et al: Complete edentulism and denture use for elders in New England, J Prosthet Dent 76:260–265, 1996.
[75] Sassouni V: A classification of skeletal facial types, Am J Orthod 55:109–123, 1969.
[76] Mercier P, Lafontant R: Influence of facial morphology classes on residual alveolar ridge atrophy, J Prosthet Dent 41:90–100, 1979.
[77] Gabriel AC: Some anatomical features of the mandible, J Anat 92:580–589, 1958.
[78] Hickey JC, Zarb GA, Bolender CL, editors: Boucher's prosthodontic treatment for edentulous patients, ed 10, St Louis, 1990, Mosby, pp 3–27.
[79] Sutton DM, Lewis BRK, Patel M, et al: Changes in facial form relative to progressive atrophy of the edentulous jaw, Int J Oral Maxillofac Surg 33:676–682, 2004.
[80] Howell AW, Manley RS: An electronic strain gauge for measuring oral forces, J Dent Res 27:705, 1948.
[81] Carr A, Laney WR: Maximum occlusal force levels in patients with osseointegrated oral implant prostheses and patients with complete dentures, Int J Oral Maxillofac Implants 2:101–110, 1987.
[82] Rissin L, House JE, Manly RS, et al: Clinical comparison of masticatory performance and electromyographic activity of patients with complete dentures, overdentures and natural teeth, J Prosthet Dent 39:508–511, 1978.
[83] Carlsson GE, Haraldson T: Functional response. In Brånemark PI, Zarb GA, Albrektsson T, editors: Tissue integrated prostheses: osseointegration in clinical dentistry, Chicago, 1985, Quintessence.
[84] Misch LS, Misch CE: Denture satisfaction: a patient's perspective, Int J Oral Implant 7:43–48, 1991.
[85] Hildebrandt GH, Dominguez BL, Schock MA, et al: Functional units, chewing, swallowing and food avoidance among the elderly, Prosthet Dent 77:588–595, 1997.
[86] Chen MK, Lowenstein F: Masticatory handicap, socio-economic status and chronic conditions among adults, J Am Dent Assoc 109:916–918, 1984.
[87] Joshipura KJ, Wilkett WC, Douglass CW: The impact of edentulousness on food and nutrient intake, J Am Dent Assoc 127:459–467, 1996.
[88] Sheiham A, Steele JC, Marcenes W, et al: The impact of oral health on stated ability to eat certain food; findings from the National Diet and Nutrition Survey of Older People in Great Britain, Gerontology 16:11–20, 1999.
[89] Krall E, Hayes C, Garcia R: How dentition status and masticatory function affect nutrient intake, J Am Dent Assoc 129:20–23, 1998.
[90] Sheiham A, Steele JG, Marcenes W, et al: The relationship among dental status, nutrient intake, and nutritional status in older people, J Dent Res 80:408–413, 2001.
[91] Sheiham A, Steele J: Does the condition of the mouth and teeth affect the ability to eat certain foods, nutrient and dietary intake and nutritional status amongst older people? Public Health Nutr 4:797–803, 2001.
[92] Kapur KK, Soman SD: Masticatory performance and efficiency in denture wearers, J Prosthet Dent 14:687–694, 1964.
[93] Sheiham A, Steele JG, Marcenes W, et al: The relationship between oral health status and body mass index among older people: a national survey of older people in Great Britain, Br Dent J 192:703–706, 2002.
[94] Agerberg G, Carlsson GE: Chewing ability in relation to dental and general health, Acta Odontol Scand 39:147–153, 1981.
[95] Hildebrandt GH, Loesche WJ, Lin CF, et al: Comparison of the number and type of dental functional units in geriatric populations with diverse medical backgrounds, J Prosthet Dent 73:253–261, 1995.
[96] DeStefano F, Anda RF, Kahn HS, et al: Dental disease and risk of coronary heart disease and mortality, Br Med J 306:688–691, 1993.
[97] Syrjonen J, Peltola J, Valtonen V, et al: Dental infections in association with cerebral infarction in young and middle-aged men, Intern Med 225:179–184, 1989.
[98] Sullivan D, Walls R, Lipschitz D: Protein-energy undernutrition and risk of mortality within 1 year of hospital discharge in a select population of geriatric rehabilitation patients, Am J Clin Nutr 43:559–605, 1991.
[99] Mattila KJ, Nieminen MS, Valtonen V, et al: Association between dental health and acute myocardial infarction, Br Med J 298:779–782, 1989.
[100] Loesche WJ: Periodontal disease as a risk factor for heart disease, Compend Contin Educ Dent 15:976–992, 1994.
[101] Carlsson GE: Masticatory efficiency: the effect of age, the loss of teeth, and prosthetic rehabilitation, Int Dent J 34:93–97, 1984.
[102] Gunne HS, Wall AK: The effect of new complete dentures on mastication and dietary intake, Acta Odontol Scand 43:257–268, 1985.
[103] Berg E: The influence of some anamnestic demographic and clinical variables on patient acceptance of new complete dentures, Acta Odontol Scand 42:119–127, 1984.
[104] Bergman B, Carlsson GE: Clinical long term studies of complete denture wearers, J Prosthet Dent 53:56–61, 1985.

[105] Fiske J, Davis DM, Frances C, et al: The emotional effects of tooth loss in edentulous people, Br Dent J 184:90–93, 1998.
[106] Slade GD: Measuring oral health and quality of life, Chapel Hill, NC, 1997, University of North Carolina Department of Dental Ecology.
[107] Stafford GD: Denture adhesives: a review of their use and composition, Dent Pract 21:17–19, 1970.
[108] Pinto D, editor: Chain Drug Review 20:46, 1998.
[109] Zarb G, Schmitt A: Edentulous predicament. I. A prospective study of the effectiveness of implant supported fixed prostheses, J Am Dent Assoc 127:59–72, 1996.
[110] Narhi TO, Geertman ME, Hevinga M, et al: Changes in the edentulous maxilla in persons wearing implant-retained mandibular overdentures, J Prosthet Dent 84:43–49, 2000.
[111] Sheppard IM: Denture base dislodgement during mastication, J Prosthet Dent 13:462–468, 1963.
[112] Smith D: The mobility of artificial dentures during comminution, J Prosthet Dent 13:834–856, 1963.
[113] Lundqvist S, Haraldson T: Occlusal perception of thickness in patients with bridges on osteointegrated oral implants, Scand J Dent Res 92:88, 1984.
[114] Kapur KK, Garrett NR, Hamada MO, et al: Randomized clinical trial comparing the efficacy of mandibular implant supported overdentures and conventional dentures in diabetic patients. Part III: comparisons of patient satisfaction, J Prosthet Dent 82:416–427, 1999.
[115] Awad MA, Feine JJ: Measuring patient satisfaction with mandibular prostheses, Community Dent Oral Epidemiol 26:400–405, 1998.
[116] Geertman ME, Boerrigter EM, van't Hof MA, et al: Two-center clinical trial of implant-retained mandibular overdentures versus complete dentures—chewing ability, Community Dent Oral Epidemiol 24:79–84, 1996.
[117] Geertman ME, Van Waas MA, van't Hof MA, et al: Denture satisfaction in a comparative study of implant-retained mandibular overdenture: a randomized clinical trial, Int J Oral Maxillofac Implants 11:194–200, 1996.
[118] McGill University: Health and Nutrition Letter (2):21, April 2003.
[119] Humphries GM, Healey T, Howell RA, et al: The psychological impact of implant-retained mandibular prostheses: a cross-sectional study, Int J Oral Maxillofac Implants 10:437–444, 1995.
[120] Meijer HJ, Raghoebar GM, van't Hof MA, et al: Implant-retained mandibular overdentures compared with complete dentures: a 5 years' follow up study of clinical aspects and patient satisfaction, Clin Oral Implants Res 10:238–244, 1999.
[121] Harle TH, Anderson JD: Patient satisfaction with implant supported prostheses, Int J Prosthodont 6:153–162, 1993.
[122] Wismeijer D, van Waas MA, Vermeeren JI, et al: Patient satisfaction with implant-supported mandibular overdentures: a comparison of three treatment strategies with ITI-dental implants, Int J Oral Maxillofac Surg 26:263–267, 1997.
[123] Leung AC, Cheung LK: Dental implants in reconstructed jaws: patients' evaluation of functional and quality of life outcomes, Int J Oral Maxillofac Implants 18:127–134, 2003.
[124] Grogono AL, Lancaster DM, Finger IM: Dental implants: a survey of patients' attitudes, J Prosthet Dent 62:573–576, 1989.
[125] Kapur KK: Veterans Administration cooperative dental implant study: comparisons between fixed partial dentures supported by blade-vent implants and removable partial dentures. Part II. Comparisons of mastication performances between two treatment modalities, J Prosthet Dent 65:272–283, 1991.
[126] Kapur KK: Veterans Administration cooperative dental implant study. Part IV. Comparisons of patient satisfaction between two treatment modalities, J Prosthet Dent 66:517–530, 1991.
[127] Garrett NR, Kapur KK, Hasse AL: Veterans Administration cooperative dental implant study. Part V: Comparisons of pretreatment and posttreatment dietary intakes, J Prosthet Dent 77:153–161, 1997.
[128] Blomberg S: Psychological response. In Brånemark PI, Zarb GA, Albrektsson T, editors: Tissue integrated prostheses: osseointegration in clinical dentistry, Chicago, 1985, Quintessence.
[129] Albrektsson T, Blomberg S, Brånemark A, et al: Edentulousness: an oral handicap. Patient reactions to treatment with jawbone-anchored prosthesis, J Oral Rehab 14:503–511, 1987.
[130] Blomberg S, Lundquist S: Psychological reactions to edentulousness and treatment with jawbone-anchored bridges, J Prosthet Dent 50:262–270, 1983.
[131] Raghoebar GM, Meijer HJ, Steigenga B, et al: Effectiveness of three treatment modalities for the edentulous mandible: a five year randomized clinical trial, Clin Oral Implants Res 11:195–201, 2000.
[132] Al-Omiri M, Hantash RA, Al-Wahadni A: Satisfaction with dental implants: a literature review, Implant Dent 14:399–406, 2005.
[133] Misch CE: Dental education: meeting the demands of implant dentistry, J Am Dent Assoc 121:334–338, 1990.

第 2 章

种植体不同于天然牙：牙周指数的比较

Carl E. Misch

种植体主要用于修复牙列缺损或牙列缺失患者缺失的天然牙，或者为可摘修复体提供固位。因此，种植体的主要用途是作为修复体的基牙，类似于天然牙的牙根和牙冠。口腔修复医生设计制作的修复体类似于天然牙根支持的修复体，同时种植体临床评估和治疗的方法也与天然牙相似。但是种植体与天然牙修复系统及其周围组织和情况的差异不容忽视。种植体不同于天然牙：没有龋杯、没有牙髓及相关疾病，因此不能反映早期疾病且无牙周膜。本章的目的是比较天然牙和骨结合种植体的各种牙周指数。

文献回顾

牙齿的一些健康标准也适用于口腔种植体[1-12]。大多数关于临床标准的报道都包括松动度、骨吸收的影像学评估、有时也包括牙龈和牙菌斑指数等。也会涉及患者主观感觉不适和患者满意度。

报道中最常用的临床标准是存留率，即种植体是否仍存在于口腔内或被移除[2]。这种评估方法的支持者认为它可以提供最为明确的数据描述。但反对者们认为引起疼痛、疾病或没有修复体功能的种植体应该拔除，而这类种植体如按存留率指标评估会得到一个错误的成功率。关于天然牙支持的修复体的报道通常有以下相似的标准：修复体是否存留于口腔中。因此，不论是种植体还是种植义齿，存留率是报道修复体是否“成功”最常用的方法，而非成功率。

美国牙科协会关于牙科材料、仪器和设备的陈述中对于骨内种植体应该给予的评估包括以下几项内容：①耐久性；②骨吸收程度；③牙龈健康度；④软组织袋深度；⑤对邻牙的影响；⑥功能；⑦美学；⑧感染、不适、感觉异常或麻木的现象；⑨侵犯下颌神经管；⑩患者的情绪、心理状态及满意度[3, 4]。有人认为：患者对种植的接受程度和那些主要由医生所控制的因素并不受种植体影响。因此，这些因素应该单独考虑而不应计入种植体的成功率中。

Smith 和 Zarb 建议不应把患者的舒适度、龈沟深度、牙龈状态、对邻牙的损害、侵犯上颌窦和下颌神经管及鼻底归因于种植体的材料或设计[5]。但种植体周围的牙龈状态和龈沟深度可能与种植体的设计和表面情况有关。例如，种植体光滑的颈部位于骨下易于造成牙槽骨吸收，进而影响龈沟深度。种植体表面情况可能使细菌在牙槽骨吸收后更容易附着于种植体体部并影响牙龈状态。因此，龈沟深度和牙龈状态是评估种植体的重要指数。关注患者的舒适度、对邻牙的伤害、对解剖结构的侵犯很重要，但是它们与种植体的材料和设计无关。

牙周指数通常被用于评估口腔种植体。通过天然牙和口腔种植体对比评估，我们可以更好地理解它们从健康到疾病的分级。在理解了评估的基本理论后，这些标准就可以用来建立与治疗相关的口腔种植体健康或疾病状态的质量分级。

本章将讲述更常见的天然牙牙周指标，并将之与口腔种植体的以下指标进行比较：①使用寿命；②松动度与坚固固定；③叩诊；④疼痛；⑤探诊深度；⑥出血指数；⑦牙槽骨吸收；⑧影像学评估；⑨角化组织；⑩种植体周围疾病。

使用寿命

一些学者如 Schnitman 和 Shulman [6]、Cranin 等 [7]、McKinnery 等 [8]、Albrektsson 等 [9, 11]、Albrektsson 和 Zarb [10] 之前提出了骨内种植体成功的标准。Albrektsson 等报道的针对坚固固定的口腔种植体的标准目前应用最为广泛 [9]（框图 2-1）。然而，Albrektsson 等的成功标准主要应用于种植体的研究或报道，而不是评估单颗种植体。评估单颗种植体每年垂直骨吸收小于 0.2 mm 很困难，而且如果一年内骨吸收了 0.3 mm 就其本身而言并不代表种植失败。另外，该成功标准并未提及第一年的牙槽骨吸收量，而它可能影响龈沟深度和种植体使用寿命。

用 Albrektsson 等 [9] 的标准评估种植体的最低存留率低于现在的报道，并且这个标准只考虑了种植体的使用寿命，并未考虑修复体的存留情况。该报道认为种植体 5 年成功率最低为 85%，10 年成功率最低为 80%。然而，这个标准并未评估修复体的情况。在考虑种植体的最小存留率时，修复体也应该被考虑在内。例如，很多早期的报道中使用种植体支持制作全口固定义齿，一般情况下是用 4 颗种植体支持。在一项 25 例患者每人仅接受 4 颗种植体修复的研究中，总共有 100 颗种植体。如果每个患者丧失 1 颗种植体，总的种植体成功率为 75%，修复体成功率却为 0%。而 5 年 85% 的种植体成功率标准仍然导致近半数的种植修复体失败。这样的存留率显然是不可接受的。仅仅用种植体的存留率来评估种植体系统是不恰当的，修复体的情况也应该被考虑在内。

临床上用“成功”来评估种植体，不如用健康质量进行评估更有意义。“成功”并不被用来评估天然牙。相反，健康质量是更有意义的临床标准。由 Misch 建立的关于种植体健康满意度的最适临床标准不仅评估种植体的存留率，也包括修复体的存留率，并且建议 10 年的最低修复体存留率不能低于 90% [1, 13]（表 2-1），且被国际种植专科医师协会比萨共识会议所接受。当然这些指标需要更高的种植体存留率，种植体支持系统也有更高的要求。如果种植体支持的全口固定义齿用 8 颗种植体而非 4 颗种植体支持，那么即使丧失 1~2 颗种植体，修复体经简单修理后仍能行使功能。如果 25 名患者每人都是由 8 颗种植体支持全口义齿，即使每人丧失 1 颗种植体，那么修复体的存留率仍为 100%，而种植体的存留率为 87%。

框图 2-1　种植体成功标准

- 临床检查单颗没有连接的种植体不松动
- X 线检查未见明显种植体周围透射区
- 种植术后 1 年每年的垂直骨吸收少于 0.2 mm
- 单颗种植体没有持续性或不可逆的症状，如疼痛、感染、神经病变、感觉异常或下颌神经管损伤
- 按前面所述的成功标准，5 年最低成功率应达到 85%，10 年成功率应达到 80%

引　自：Albrektsson T, Zarb GA, Worthington P, et al: The long-term efficacy of currently used dental implants: a review and proposed criteria of success, Int J Oral Maxillofac Implants 1: 1, 1986.

种植体的成功率和存留率统计数据应该包括植入的所有种植体，并不仅仅是支持修复体的种植体或已成功负荷 1 年的种植体。种植体被植入却没有进行修复应该被算作最初的种植体或者外科的失败。

种植体失败的时间也同样重要。对于种植治疗中的患者和医生来说，10% 的制作修复体前失败要远比 5% 的修复体负荷后失败要好 [14]。最常见的种植体失败时间为负荷后最初 18 个月。此时最终修复体通常被戴入且已行使功能。

松动度

天然牙 VS 种植体支持系统

相比于种植体，天然牙支持系统的结构能更好地减少分布在牙齿 / 修复体和牙槽嵴区域的生物机械力。牙周膜、牙齿质地和牙根结构、血管神经复合体、咬合材质（釉质）和周围骨组织共同作用以减少天然牙系统发生过度咬合负荷的风险 [15]。

牙齿动度

牙齿在生理情况下在垂直、水平和旋转方向上都存在一定的动度。天然牙的动度与其表面积和牙根形状有关。因此，牙根的数量、长度、直径、形状、位置以及牙周韧带的健康情况等都影响着牙齿的动度。一颗健康的牙齿在垂直向上临床动度为 0。实际上这个垂直向初始动度约有 28 μm，并且前后牙相同 [16]。坚固的种植体的垂直向动度在 10 磅的力量下测量为 2~3 μm，而这主要是由种植体所处的牙槽骨本身的弹性所致 [17]。

表 2-1 种植体质量

质量分级	维 护	临床情况
Ⅰ．成功（最佳健康情况）	正常维护	行使功能时无疼痛、触痛 无动度 一期手术后 X 线片观察骨吸收 <2 mm 探诊深度 <5 mm 无渗出物史
Ⅱ．存留（令人满意的健康情况）	减少应力 减少复诊间隔 卫生复诊 牙龈成形术 每年拍摄 X 线片	无疼痛 无动度 X 线片观察骨吸收量 2～4 mm 探诊深度 5～7 mm 无渗出物史
Ⅲ．存留（健康受损的情况）	减少应力 药物治疗（抗生素，氯己定） 二次手术整复 调整种植体或修复体	行使功能时无疼痛 无动度 影像学观察骨吸收量 >4 mm 探诊深度 >7 mm 可能有渗出物史
Ⅳ．失败（临床或绝对失败）	移除种植体	行使功能时有疼痛 松动 影像学观察骨吸收量 > 种植体长度一半 不可控的渗出物 不再存留于口内

建议的成功标准[1]
· 种植体质量分级为Ⅰ、Ⅱ级，或Ⅲ级且 10 年存留率大于 90%
· 修复体 10 年存留率大于 90%。
· 种植体支持修复体
引自 2008 年国际种植专科医师协会意大利比萨共识大会

Muhlemann 发现牙齿的水平运动可分为初始性运动和继发性运动[18]。通过轻微压力即可观察到即刻的初始性动度，这是牙周韧带变形的结果。牙齿水平向的初始动度要大于垂直向的初始动度。500 g 的力量可以使牙齿水平移动。健康后牙的初始水平动度小于前牙，为 56～75 μm，是垂直向动度的2~9 倍。健康前牙的水平向初始动度大于后牙，为 70～108 μm[16, 19]（图 2-1）。

Muhlemann 所描述的继发性牙齿运动是在应用较大的力量作用时在初始运动之后发生的。如果较大的力量作用于牙齿上，牙齿的继发性运动可以被观察到，继发性运动的动度与力量大小直接相关。继发性牙齿运动与牙槽骨的黏弹性有关，在较大的力量下继发性动度可达 40 μm[18]（图 2-2）。

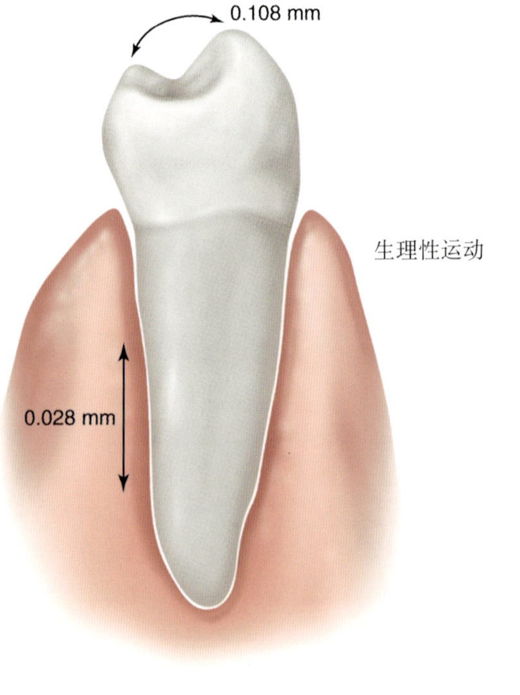

图 2-1 测量健康牙齿的生理性动度在冠根向为 28 μm，水平方向最大可达 108 μm

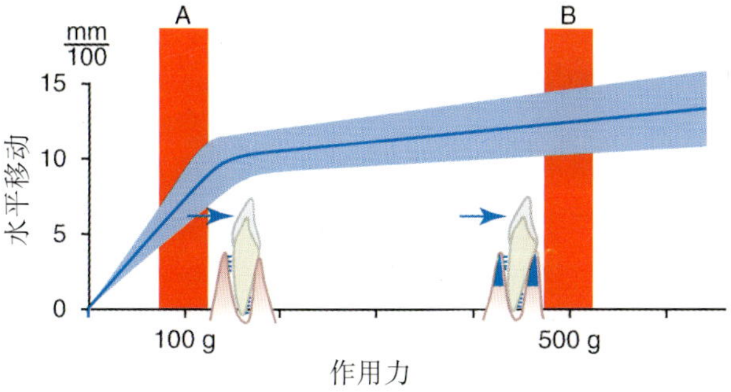

图 2-2　当应用较大的力时，在初始运动后发生继发水平运动，这与牙槽骨变形有关

种植体运动

坚固固定是指临床上在垂直和水平方向对种植体施予小于 500 g 的力而种植体无动度。“坚固固定”是一个临床术语，是指临床观察无动度。“骨结合”是一个组织学术语，是指光学显微镜下骨与种植体表面直接接触[20]（图 2-3）。多年来，这两个术语经常被互换使用，坚固固定的种植体支持效果最可靠。种植体无动度并不总是指其有直接的种植体 - 骨界面[8]。但临床上观察到坚固固定的种植体通常意味着其至少有部分表面与骨组织直接接触，不过这个接触率并不能被准确界定[21]。种植体松动意味着在骨和种植体之间存在结缔组织。

临床上没有可观察到的动度并不是说完全没有移动。例如，临床观察没有动度的天然后牙实际在水平方向可有 56～73 μ m 的动度，只是人的肉眼观察不到这微小的变化。前牙通常可观察到有轻微的临床动度，实际上这个动度达到了 0.1 mm。健康种植体的动度一般小于 73 μ m，因此临床动度为 0（坚固固定）。

与天然牙类似，种植体 - 骨界面也表现出比根向动度大的侧向动度。Sekine 等观察到骨内坚固固定的种植体在唇舌向有 12～66 μ m 的动度[17]。Komiyama 报道在 2000g（≈ 4.5psi）压力下种植体在近远中向有 40～115 μ m 的动度，在唇舌向有 11～66 μ m 的动度[22]。种植体近远中向动度比颊舌向要大，原因是近远中向骨皮质较少而颊舌向骨皮质较多。Rangert 等认为种植体的动度部分原因是种植体基台和固位螺丝的屈曲[23]。种植体的动度与负荷、骨密度成正比，且反映了骨组织的弹性形变。

Sekine 等人向种植体或天然牙上加载 2 秒的递增负荷。天然牙在小加载作用下即刻发生移动（初始移动），后续的加载移动较少（继发移动）。种植

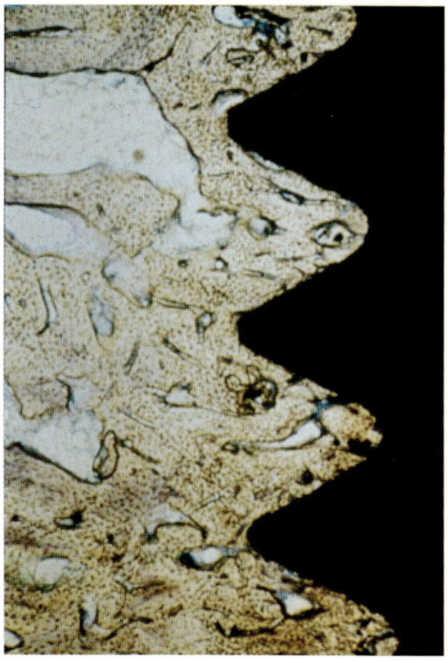

图 2-3　“骨结合”是一个组织学概念，是指光学显微镜下骨与种植体表面的直接接触

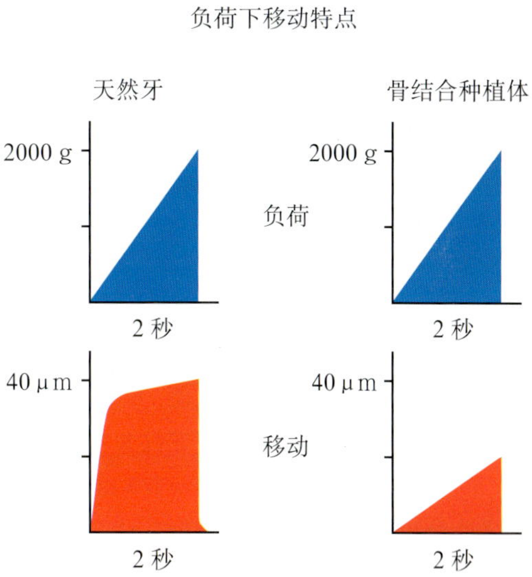

图 2-4　向天然牙（左）和种植体（右）上加载 2 秒的递增负荷。天然牙地继发移动类似于植体的移动

体在天然牙发生初始移动时并未发生移动。更大的力导致种植体的逐渐移动，与天然牙继发移动类似[17]（图 2-4）。这些动度特征验证了 Fenton 等的发现，他们用 500 g 的负荷在上颌前牙和形成骨结合的种体上加载 4 秒[24]。种植体出现平均 10 μ m 的移位，伴随迅速的弹性回复（<1ms），而天然牙出现平均约 57 μ m 的移位，伴随延长了的黏弹性回复。

𬌗创伤或牙槽骨吸收可能导致牙齿动度增大。单纯的牙齿动度增加并不是牙周健康状况或存在疾

病的判断标准。对于天然牙来说动度并不是决定其使用寿命的主要因素，但是动度是种植体健康程度的首要影响因素[20]。坚固固定也是评估种植体健康状况是否良好的指标，这是一项简便而客观的指标。因此，坚固固定通常是临床评估种植体的首要指标。检查坚固固定的方法和检查天然牙动度的方法相似。两种坚固的器械作用在牙齿唇舌向的力量约为 500 g，此时如果没有观察到动度表明种植体为坚固固定[25]（图 2-5）。

天然牙的临床动度分 0~4 度，0 度表示仅有生理状态下的动度，1 度表示可检测到的增大的动度，2 度表示有明显的多达 0.5 mm 的动度，3 度表示有多达 1 mm 的较严重的动度，4 度表示包括垂直向松动在内的非常严重的松动[25]。同样的分级标准经略微改动后亦适用于种植体。如框图 2-2 所示，IM-0 表示没有临床动度，IM-1 表示有可检测到的动度，IM-2 表示有明显的多达 0.5 mm 的动度，IM-3 表示水平方向有严重的超过 0.5 mm 的动度，IM-4 表示有明显的水平和垂直方向动度。这种动度分级经常应用于片状种植体或者盘状种植体，因为此类种植体与天然牙连接时需要一定的动度。而根形种植体一般要求坚固固定，应处于 IM-0 动度状态。

有原发性殆创伤的天然牙表现出临床动度增加，X 线检查见牙周膜间隙增宽。只要创伤原因消除，临床动度可恢复到 0 度且 X 线结果观察恢复正常。这种情况不适用于种植体。医生不应该在有任何临床动度的种植体上进行上部的修复操作，因为失败的风险很大。但如果是上部修复完成后才发生 IM-1 的临床动度，只要消除所有的应力并在几个月后评估种植体松动度，风险就较小。种植体在水平方向上有可探查到的约 0.1 mm 动度（IM-1）与正常天然中切牙的动度相似，有时会恢复到坚固固定或 0 度松动状态。但种植体要再次达到坚固固定，需要几个月的时间完全没有咬合受力。如果种植体在行使功能之前没有发生松动，其恢复至坚固固定状态的机会会增加。

水平方向动度超过 0.5 mm（IM-3）的种植体比天然牙有更高的风险。根形种植体水平方向有超过 0.5 mm 动度（IM-3）或存在任何垂直动度（IM-4），应当移除该种植体，以免继续发生骨吸收，进一步损害种植位点健康（图 2-6）。

有时在二期手术时种植体固位较好，但在旋紧基台时发生骨内旋转[26]。安装基台和螺丝时种植体体部受到剪切力，薄弱的种植体 - 骨界面被破坏。如果发生这种情况，应重新旋入卫生螺丝，使种植体和骨“重新结合”。如果这种情况发生在安装基台前，在愈合 3 个月后种植体 - 骨界面重新结合概率高于 75%。在重新旋紧基台时，开始应使用较小的扭矩，且应用对抗扭矩的方法（这样基台螺丝的旋转力不会作用于种植体 - 骨界面，界面不会再次分离）。在经历一段渐进性负荷之后，可以正常拧紧基台螺丝，但仍推荐使用对抗扭矩法。

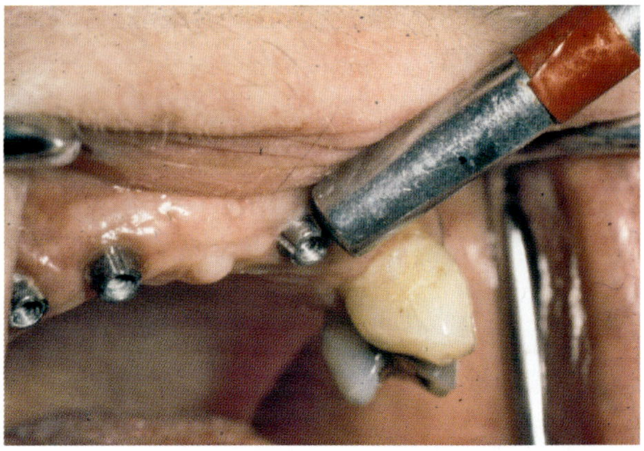

图 2-5 口内检查种植体动度的方法和天然牙的相似

框图 2-2 种植体临床动度分级[1]

等级	描 述
0	在 500 g 力量下任何方向没有临床松动
1	水平方向有可探测到的轻微松动
2	水平方向最多达 0.5 mm 的中等可见的松动
3	水平方向超过 0.5 mm 的严重的松动
4	中到重度可见的水平方向动度和任何可见的垂直方向动度

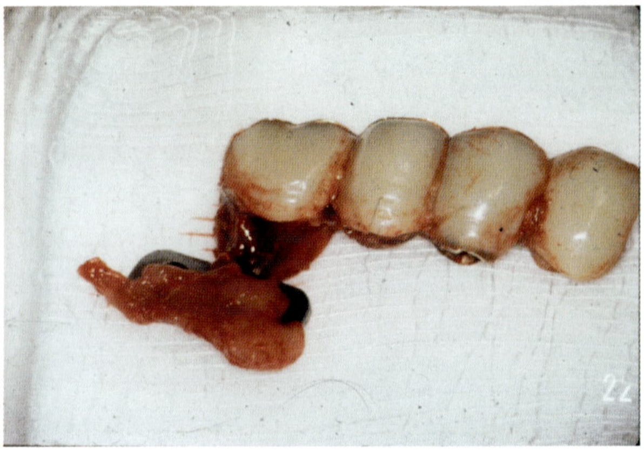

图 2-6 临床表现出垂直动度的种植体应该被移除以避免未来发生骨吸收和其他并发症

牙周测试仪（G-M，德国）是一种电脑操控的机械装置，由 Schulte 发明，利用缓冲效应或衰减效应，通过一个活塞状的装置对目标施加 12～18 N 的力，然后测量活塞撞击目标后退回腔内的距离[28]。柔软的表面或可移动的目标相对坚硬稳定的目标有更高的测量值。结果范围为 −8～+50 不等。

没有临床动度的天然牙有典型的 5～9 的变化范围。种植体动度或临床无动度的范围值从 −8～+9[17]（图 2-7）。种植体周围骨密度可能与这些数字相关。较软的骨组织测量值较高，而较硬的骨组织测量值较低。最近，测量种植体稳定性及骨结合的无破坏性的共振频率分析技术被引入，并可提供与种植体临床运动及骨密度类似的有价值的信息[29, 30]。这些设备很大程度上增强了医生的手感。

牙周测试仪也被当作一种临床工具，用来测量种植体坚固固定的微小变化或确认修复体发生部分松动[31−33]。因为无需去除修复体就可以评估种植体，所以这种装置可用于长期评估种植体。

叩　诊

叩诊通常用于确定天然牙功能活动的敏感度或是否发生脓肿。过去，叩诊还曾经用于确定骨结合种植体是否存在坚固固定[20]。尽管如此，叩诊结果并不能作为临床健康或骨结合种植体坚固固定的指征。叩诊产生的叩音，只能说明种植体界面存在一定骨组织，因为 2 mm 的骨组织和 16 mm 的种植体 - 骨界面叩音几乎是相同的。叩诊可以用于诊断种植体疼痛及压痛，但用来确定种植体坚固固定状态时具有误导性。

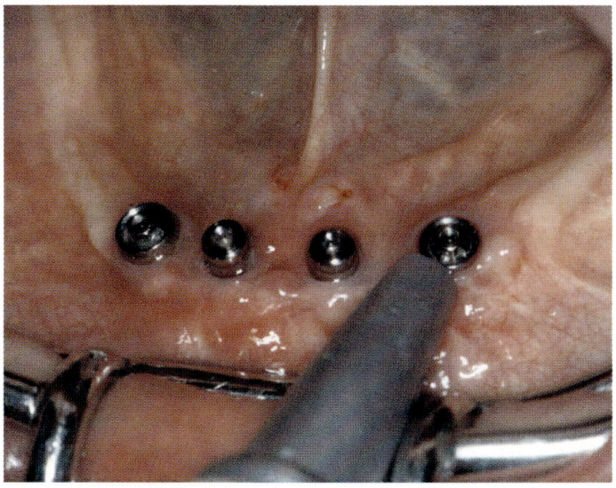

图 2-7　牙周测试仪（G-M，德国）可被用于评估种植体坚固固定或修复体部分活动。临床无动度范围为 −8～+9。这范围内的数值可能提示种植体周围骨密度的改变或者修复体固位机制的失败

疼　痛

主观感受如疼痛、触痛和感觉过敏等是医生经常遇到的问题。疼痛和触痛主要取决于患者对不舒适度的表述。疼痛是一种从轻微不舒适到极度痛苦的不愉快感觉。触痛是某个区域的不舒适感觉。天然牙遇冷出现充血和敏感通常作为疾病的首要表现。牙齿发生更严重的情况时，会出现热敏感、叩痛，提示牙髓炎。牙科急诊处理的通常都是疼痛，医生需要精于疼痛的诊断和治疗。

在种植体愈合初期，患者很少有疼痛或敏感的主观感受，不会有充血或对温度敏感现象，因此骀创伤导致的种植体早期病变不易被发现。这项指标对评估种植体健康帮助较少。

当种植体获得初期愈合时，在接受垂直或水平方向的力时没有疼痛感是其首要的主观标准。通常情况下（并不总是），口腔种植体不会有疼痛，除非种植体周围被炎性组织包绕并松动，或已发生坚固固定但损伤了神经。引起不舒适感觉最常见的情况是松动的种植体基台和种植体之间卷入了少量软组织。只要把这些区域的软组织清理掉并旋紧基台后，不适感就会消失。如果基台 - 种植体的连接稳固但仍有疼痛，就需要考虑是否发生了种植体折裂。

种植体在行使功能时极少引起不适，此时临床检查不能确定病因。安放适当的种植体在叩诊或行使功能时出现持续性疼痛，即便它并不松动通常也需要移除种植体。由于疼痛是主观标准，医生询问患者与种植体位点相关的疼痛从 1～10 分级，1 级表示有轻微的不适，而 10 级表示患者可以感知到的最为剧烈的疼痛。当患者说他的疼痛级别大于 5，医生就需要着重考虑移除种植体了。

坚固固定的种植体疼痛很罕见，可体现早期问题，而松动的种植体导致的疼痛现象可以出现在治疗的早期或后期。在这两种情况下，疼痛通常不会好转。在即刻负荷的种植体上出现疼痛要明显多于愈合期不加负荷的种植体。

在坚固固定种植体上出现敏感或轻度触痛，而不是疼痛，也非常罕见，且与天然牙相比是更具有临床意义的并发症。在行使功能或叩诊时出现触痛通常提示种植体靠近神经或少数情况下是骨应力超过了生理限制。

如果靠近下颌神经管的种植体在术后和负荷后（即刻负荷）很快发生触痛，就需要将种植体旋出 1 mm 并于 3 周或更久后重新评估触痛是否减轻。如果触痛在一期愈合后发生且手术并未侵犯重要解剖学标志，需要注意检查软组织和修复体配件。如果这些不是引起疼痛的原因，则相关治疗需用 3 周或更长时间来尽可能地减少种植体或修复体受到的压力。出现种植体敏感时医生尤其应该注意患者的咬合及副功能习惯。通常情况下，修复体需要调整以减少咬合接触的悬臂梁。有时需增加种植体数目和重新制作修复体以分担咬合压力。通过这些方法通常可能减轻触痛，但难以完全消除。所以，医生应该告知患者不良修复体的危害并询问触痛是否严重以决定是否需要移除种植体。需要注意的是，作者在超过 30 年时间的工作中很少碰到出现这种情况，仅见个别病例。

有时种植体可因疲劳折裂。疲劳与外力的大小、作用次数、种植体材料强度、组件直径、连接在一起的种植体的数量有关。这种情况与折裂的牙根相似。影像学诊断常不能明确折裂，临床通常用咬木棒以最多 500 g（1.2 psi）的力对天然牙或种植体进行叩诊以评估其是否有不适或疼痛。叩痛或重咬木棒相关的疼痛是临床标志，在这些情况下，通常需要移除种植体。

探诊深度

牙周探诊深度已被证明是评估天然牙目前及过去健康状态的有效手段。天然牙龈沟深度的增加与疾病及骨吸收有关[25]。然而，关于用探诊深度评估种植体健康仍存在争议，因为种植体龈沟深度并不总是和健康状况直接相关。

天然牙周围的软组织从龈沟底到嵴顶的生物学宽度平均为 2.04 mm[34]。需要注意的是生物学“宽度”实际上是一种垂直高度，且后牙区的变化范围比前牙区大，可能超过 4 mm[35]。在天然牙，它包括牙槽骨上方的结缔组织附着（平均 1.07 mm）和龈沟基底部的结合上皮附着（平均 0.97 mm），结缔组织附着在个体间较恒定（图 2-8）。

种植体和天然牙的龈沟区在很多方面相似。附着龈的钉突形成和龈沟内牙龈的组织学附着在天然牙和种植体中相似[36]。非角化龈沟上皮在天然牙或种植体周围形成游离龈缘，且二者基底部中的上皮细胞相似，都具有结合上皮细胞（图 2-9）。然而种植体和天然牙周围的牙龈基底部有一个重要区别，天然牙的生物学宽度包括两个主要区域，而种植体只有一个。

紧贴天然牙探诊时，探针不仅测量了龈沟深度，而且还会穿透结合上皮附着[37]。天然牙的结合上皮“附着”并非真正的附着。牙周探针能轻易将上皮细胞的半桥粒连接破坏。注射器射出的大量空气也可能吹开它，牙菌斑可能破坏它，放置排龈线可以使它移位。换句话说，结合上皮附着里的半桥粒黏多糖连接并不算是真正的附着（图 2-10）。

天然牙周围“生物学宽度”的结缔组织附着区可以阻止探针向更深层探入，而且可以促使结缔组织附着区的牙龈纤维与天然牙的牙骨质建立直接连接。它们起到物理屏障的作用以保护牙周组织不受

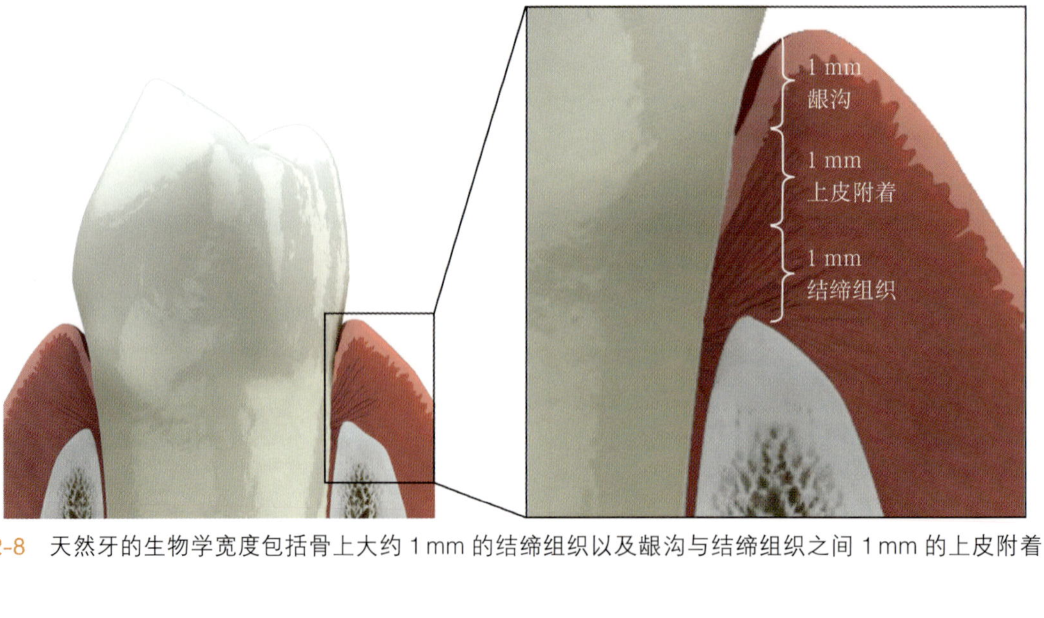

图 2-8 天然牙的生物学宽度包括骨上大约 1 mm 的结缔组织以及龈沟与结缔组织之间 1 mm 的上皮附着

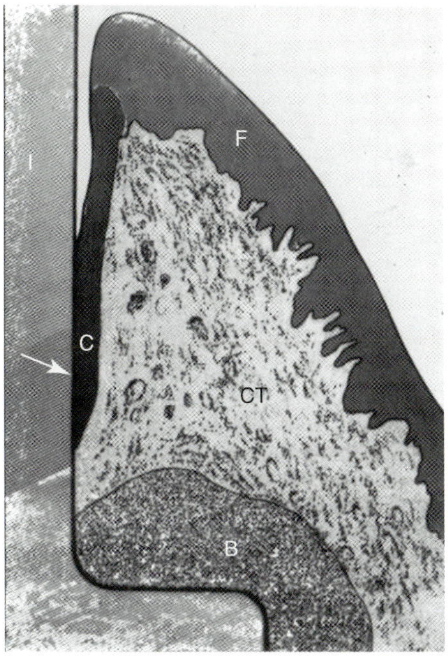

图 2-9　种植体（I）周围软组织有与天然牙非常相似的龈沟区。游离龈缘（F）的基底部（C）有非角化沟内上皮和细胞，在骨（B）上方有结合上皮附着。CT，结缔组织

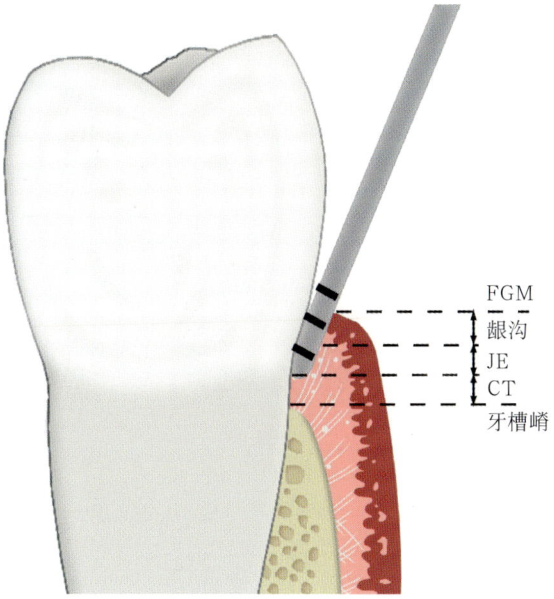

图 2-10　置于天然牙龈沟内的探针可穿通龈沟和上皮附着。它被结缔组织附着阻挡。天然牙的生物学宽度有插入牙骨质的结缔组织区域。牙周探针能穿透龈沟和结合上皮（JE）附着。CT，结缔组织；FGM，游离龈缘

龈沟中细菌的侵害。天然牙的结缔组织附着区可观察到 11 种牙龈纤维组：龈牙组（冠向、水平、根向），牙槽龈组，根间组，穿龈组，环形组，半环形组，牙骨膜组，越隔组，骨膜牙龈组，环间组和龈间组[25]。其中至少 6 组牙龈纤维插入牙骨质，包括：龈牙组（冠向、水平、根向）、牙骨膜组、越隔组、环形组、半环形组和穿龈组。另外，一些牙周纤维束中的嵴纤维也可在牙槽嵴顶上方插入牙骨质。这些沙比纤维形成了附着于天然牙的真正附着。它们阻止牙周探针和牙菌斑侵犯牙周膜间隙。

James 和 Schultz 是率先系统性研究种植体周围软组织生物学封闭现象的学者[36]。来自结合上皮附着区的半桥粒在种植体周围形成一种基板样结构，起到生物学封闭作用[38]。然而，线性小体的胶原成分不能生理性黏附或嵌入种植体表面[39]。环形半桥粒带封闭可以提供抗撕裂的机械保护[40]。然而，黏多糖层对种植体的黏附性不如天然牙。天然牙的半桥粒连接带有透明板和板状致密层，种植体的半桥粒连接有透明板和板状致密层以及亚板状透明层（黏附性较小）[41]。

Cochran 等报道种植体的生物学宽度为 3.3 mm，不同于天然牙，这个数据包括了龈沟深度[42]。在一个典型的种植体牙龈区域仅发现两种牙龈纤维（环形组和骨膜牙龈组），且未发现牙周纤维[43]。有别于其插入天然牙的牙骨质，这些纤维并不在基台边缘下方插入种植体[37]。相反，胶原纤维平行于种植体表面排列，而不是天然牙的垂直排列[44]。因此，种植体仅有结合上皮“附着”系统。

牙龈和骨膜纤维组是牙齿周围生物学宽度的结缔组织附着成分，在种植体的穿骨部分并没有这些纤维。基台 - 种植体连接处周围的“生物学宽度”和天然牙周围的结缔组织附着不同。种植体周围这种生物学封闭可以阻止细菌和内毒素向下方的骨组织迁移。然而，并不等同于天然牙周围的生物学宽度（图 2-11）。

牙科探针探入种植体龈沟时可能突破结合上皮附着甚至达到牙槽嵴顶（图 2-12）。种植体的结缔组织区仅包括两组纤维且均未插入种植体内。因此，探针能穿过龈沟、通过结合上皮附着及Ⅲ型胶原结缔组织并且更加接近骨组织[37]（表 2-2）。由于探诊时探针比在天然牙穿透得更深，医生应注意不要将来自牙周病位点的细菌带入导致种植体龈沟污染。

由于缺乏合理、科学的标准，种植体周龈沟探诊的益处没有得到公认。在天然牙，探针尖端在龈下的位置取决于所用的压力、炎症情况，以及探针进入结合上皮和牙根表面之间的角度。推荐的探诊压力为 20 g，而传统的探诊往往会施加超过该值 5

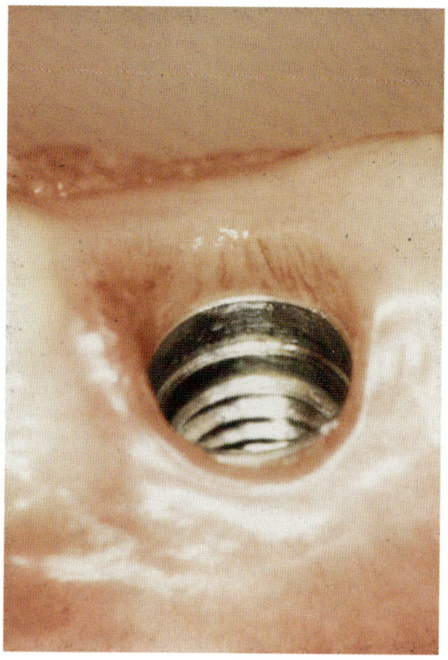

图 2-11 种植体体部上方的龈沟和上皮附着没有和种植体真正的连接

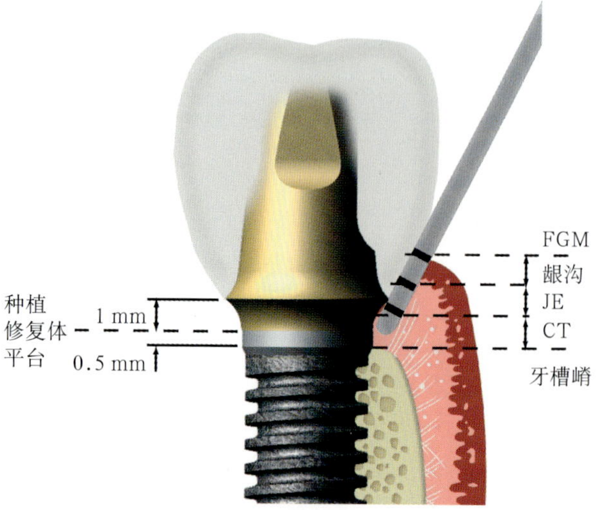

图 2-12 种植体周围的结缔组织区内没有插入种植体的结缔组织纤维。种植体周探针可穿破龈沟、结合上皮（JE）附着和结缔组织区大部分。CT，结缔组织；FGM，游离龈缘

表 2-2 天然牙和种植体支持结构的对比

结　构	天然牙	种植体
与骨的连接	牙骨质，骨，牙周膜	骨结合，骨功能性锚固
结合上皮	半桥粒和基板（透明板和板状致密区）	半桥粒和基板（透明板、致密板和亚透明板状区域）
结缔组织	12 组纤维：其中 6 组垂直插入牙表面，胶原少，成纤维细胞多	仅有两组纤维：平行和环形组；与种植体表面无附着，胶原多，成纤维细胞少
生物学宽度	2.04~2.91 mm	3.08 mm（包括龈沟）
血供	较多；位于骨膜上和牙周韧带内	骨膜血管较少
探诊深度	健康下 3 mm	2.5~5.0 mm（取决于先前的软组织深度）
探诊出血	较可靠	较不可靠

倍的力而且波动很大。运用压力敏感探针可以解决这个问题，但是其却很少被用于临床实践中[45]。探诊时可能会对脆性的半桥粒附着及种植体表面造成损害。另外，一些文献提示不考虑所使用器械，附着水平测量结果的可重复性可能受到质疑[46，47]。这些变化情况同样适用于种植体。不同于天然牙，冠边缘在龈下的种植固定修复体的穿龈轮廓通常很大，多数情况下探针很难达到种植体体部。

种植体的龈沟深度可能反映了植入术前术区原始软组织的厚度。上颌后牙区组织在牙拔除且发生骨吸收后能超过 4 mm 厚。因此，种植体植入前骨上的组织厚度可能为 4 mm 甚至更厚。因为种植体植入前组织厚度和探诊深度都比天然牙大，所以紧贴健康种植体的探诊深度可能比健康天然牙要大。

当组织过厚时，在一期手术中可行牙龈成形术以减少瓣厚度及袋深度。此时减少组织厚度的好处是种植体-骨界面形成的同时组织进行愈合和成熟。然而，在一期手术中减少瓣厚度会使种植体体部在愈合过程中承受来自覆盖临时义齿产生的更大负荷。初期骨愈合后，二期手术也可以纠正组织厚度。

Lekholm 等发现出现深牙周袋不会加速边缘骨吸收[48]。稳定的、坚固固定的种植体的牙周袋深度为 2~6 mm。身体健康的牙列缺损种植修复患者，其种植体的探诊深度总是比其天然牙深。逐渐增加的探诊深度是一个比不考虑时间间隔测量的探诊深度更有意义的指标，因为其结果通常表明存在骨吸收，但牙龈增生或肥大的病例除外。在种植体基台或冠边缘使用固定参考点探诊可以评估是嵴顶骨吸

收还是组织增生。

尽管存在局限性，记录种植体周围黏膜的附着水平确实有助于医生监测这些区域的健康状况。随着龈沟深度的增加，氧张力就会降低。在种植体龈沟内的细菌与天然牙中的相似[49, 50]。刷牙及日常卫生不能清理深达 2 mm 以上的龈沟[51]。龈沟深度大于 5~6 mm，发生厌氧菌感染的概率比较大[50, 52]（框图 2-3）。因此，这种龈沟往往需要行牙龈切除术或骨修整术，常规原则是让患者保持有效的日常口腔卫生，理想的种植体龈沟深度应该维持在 5 mm 以内。

在骨组织受压力的第 1 年里监测早期嵴顶骨吸收是最重要的。牙周探诊较 X 线片更易观察到较小的骨组织变化。早期的牙槽骨吸收可能发生在种植体唇颊侧，而 X 线片只能清楚的显示近远中区域的骨吸收（图 2-13）。牙槽嵴顶骨水平的改变需要进行密切监测和早期干预。当检测到早期的牙槽嵴顶骨质吸收超过第一条螺纹时，需要告知患者减少对种植体系统施加来自副功能运动的力，或使用能对副功能运动进行矫治的矫治器，或是用其他减少种植体受力的方法。

虽然牙周袋加深的意义不明确，但是探诊仍不失为一种评估种植体周围环境中潜在危险因素的可用方法，而且应在安装修复体之后每 3~4 个月进行一次，持续 1 年。1 年后，如果牙槽嵴顶骨水平稳定，探诊仍然是有意义的。探诊同时也显示了结缔组织密合性、出血及渗出物。因此，探诊不仅有助于测量龈沟深度，同时也能让医生在同一个位点评估种植体周围的多个参数。

探针应使用何种材料制造也存在争议。理论上，各种类型的金属（如不锈钢和钛）不能有接触，以免造成金属污染、电化学腐蚀导致牙槽嵴顶骨质吸收。因此，建议只用钛制的手术器械来接触种植体，只用钛或塑料制造的器械来探查种植体或对种植体行洁治（图 2-14）。

临床上并不担心用不锈钢器械碰触龈下部分的基台表面。但是，搔刮种植体表面会导致牙菌斑在钛板表面上顺着搔刮方向迁移，即使是正确的角度和谨慎的方式也会在其表面留下刮痕。因此，当要在种植体周围探及牙槽骨时，要注意避免搔刮种植体表面，因为在其表面形成的牙菌斑会顺着龈下的搔刮直达牙槽骨。当对种植体进行洁治或去除修复体冠边缘下的粘接剂时，这一点尤其重要。应该采用半圆形的手法搔刮牙槽骨以上种植体表面，方向与龈沟或冠边缘平行。如果出现刮痕，牙菌斑就不会在种植体表面有向组织下进展的“快速通道”。

出血指数

天然牙探诊出现牙龈出血与龈沟炎症和牙菌斑指数相关。龈沟上皮由于牙菌斑导致的炎症反应是牙龈探诊出血的首要原因。出血指数是龈沟健康程度的指征。通过探针施加过度的压力也能引起探诊出血。

框图 2-3　人类口腔环境下种植体相关的龈下菌群[52]

	牙周袋深度（mm）	
菌群	<5	>6
螺旋菌（%）	2	32
能动杆菌（%）	16	18
球菌（%）	64	30

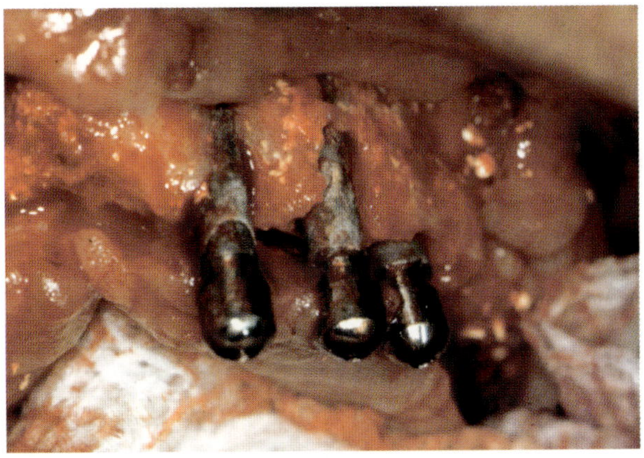

图 2-13　种植体的骨吸收主要发生在颊侧。X 线片没有发现骨吸收。探诊发现颊侧骨吸收

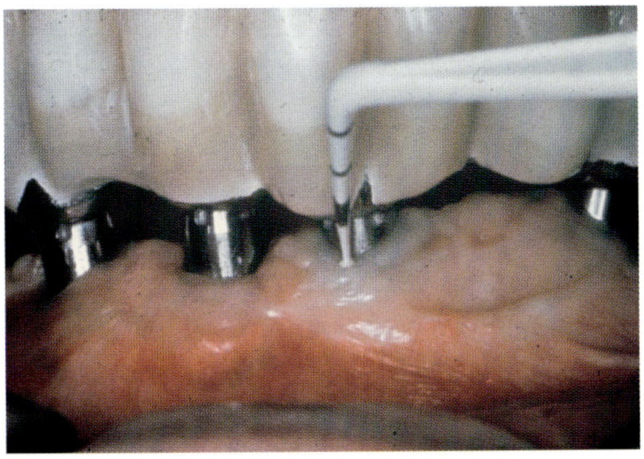

图 2-14　探诊的争议在于探针的材料和种植体探诊的价值

对于把出血和牙龈的健康情况作为种植体健康的指征仍存有争议[35]。与天然牙不同，种植体在最初几年的成功更多的是和生物－机械平衡有关，而不是牙龈健康。与天然牙相比，由于种植体和骨界面间缺少牙周膜或纤维组织，细菌引起的软组织炎症将更局限于牙槽嵴顶的上方。因此，当评估种植体的早期健康状况时，出血指数可能并不是一个重要的因素。

牙龈健康和种植体成功之间的关联，一部分与种植体嵴顶部的表面状况有关。Adell 等发现没有证据能证实牙龈炎是进行性骨吸收的先兆[53]。Lekholm 等也发现牙龈炎和深的龈沟袋的出现并不伴随着牙槽骨的加速吸收[48]。这两篇报道评估的都是机械抛光表面处理钛螺纹设计的种植体（如 Nobel Biocare）。

与先前评估机械抛光表面处理的种植体的报道相反，Kirsch 和 Mentag 发现龈沟深度和种植体失败间存在关联[54]。这篇报道中研究的种植体在设计上都有内部活动连接部件，有更大的种植体体部－基台缝隙和粗糙化的钛浆喷涂表面处理的种植体体部（如 IMZ，德国）。当多孔钛合金微球表面暴露在牙槽骨上方时，可以观察到种植体的失败和牙龈健康状态之间也存在类似的关联（如 Endopore，加拿大）[55, 56]。

除了与种植体表面情况有关，其他研究显示了种植体与牙龈健康有关。Jepsen 等证实有炎症和探诊出血的种植体龈沟中蛋白水解酶水平的升高可作为种植体疾病的先兆[57]。Lekholm 及 Quirynem 等学者发现牙菌斑和种植体周围龈炎有关[48, 58]。Steflik 等发现牙龈出血指数与牙菌斑指数和龈沟液流量指数高度相关[21]。

医生应当对龈沟行探诊检查以评估种植体周围的牙槽嵴骨吸收情况。与龈沟液流量指数的测定相比，牙周探诊要求更低。医生可以在龈沟深度探诊时观察出血指数，方便进行记录，以帮助评估牙龈健康状况（图 2-15）。

不论牙龈健康是否与种植成功相关，所有的医生都承认种植体周围理想的软组织状况是没有炎症。已经发现 X 线投照显示的骨丧失和牙周袋加深与龈沟出血相关[21]。因此，应该记录种植体周围牙龈状况，以监测患者的每日口腔卫生状况。但是与天然牙相比，种植体周围的软组织血管更少。因此，种植体周围的炎症较天然牙少[69, 70]（图 2-16）。

最常见的种植体出血指数是 Loe-Silnes 牙龈指数[25]。当用于牙齿时，这一指数将把所有牙齿唇（颊）、舌面和近中面的牙龈炎症从 0～3 分为 4 级。出血症状得分至少为 2 分（框图 2-4）。

牙龈指数也可用于记录所有种植体的唇（颊）、舌面和近中面的牙龈炎症。目前，已经通过探诊颊侧和舌侧来评估 X 线片不能显示的骨吸收。因为出血指数可以评估牙龈炎症情况，所以采用 Loe-Silnes 牙龈指数适用于评估种植体。与天然牙的数目相比，修复缺牙区段只需更少的种植体，且因种植体间距大于 2 mm，远中面无阻挡，所以当有出血时，其远中面也可被评估。

当龈沟深度小于 5 mm 而出血指数增加时，可以使用氯己定以及其他专业或家用护理方法。如龈

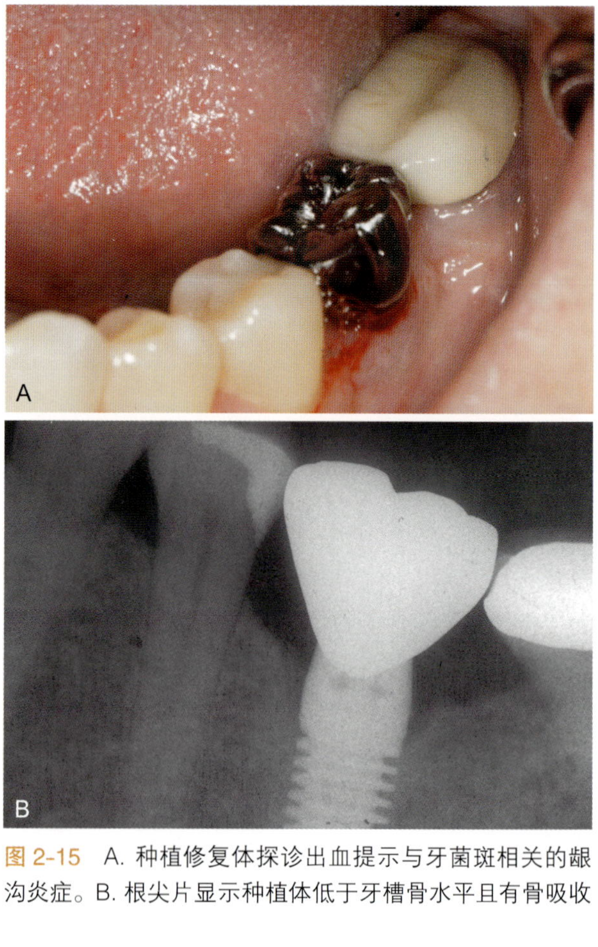

图 2-15 A. 种植修复体探诊出血提示与牙菌斑相关的龈沟炎症。B. 根尖片显示种植体低于牙槽骨水平且有骨吸收

框图 2-4 牙龈指数（Loe 和 Silness）

正常	
0	轻微炎症，轻度颜色改变和水肿，不出血
1	中度炎症，发红，水肿，探诊出血
2	严重炎症，明显发红、水肿溃疡，自发出血

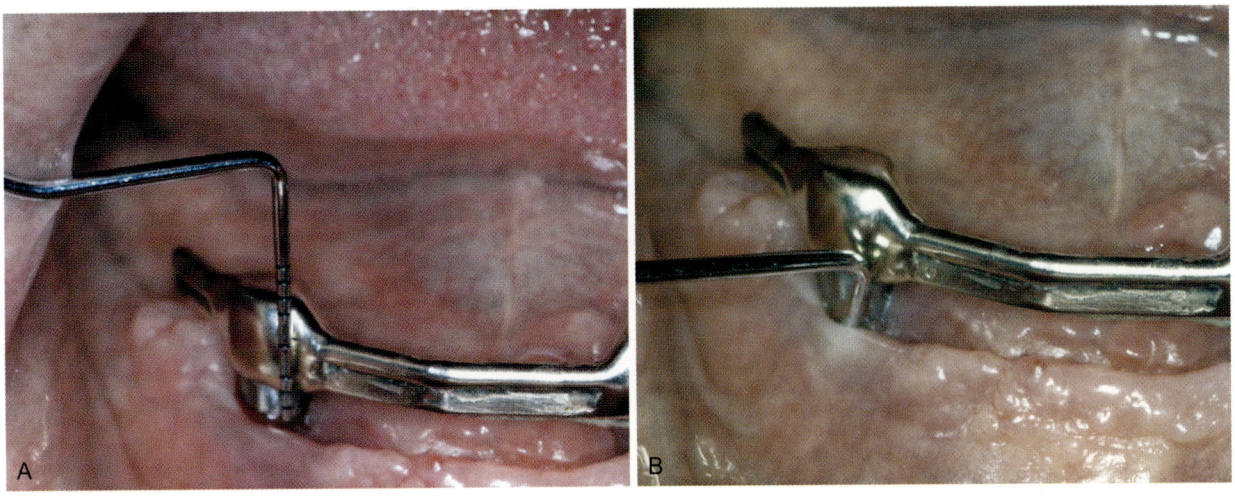

图 2-16　A. 种植体周围探诊出血提示龈沟炎症；B. 颊侧探诊深度为 12 mm；因为发生在颊侧，这种骨吸收量在 X 线片上不明显

沟深度超过 5~6 mm，出血率更大，则通常需要行牙龈切除术或修整手术以纠正厌氧环境。

对种植体周围组织进行临床检查的第 1 年，医生应记录组织的颜色、形状、连贯性和探诊出血情况，而且应探查所有位点的深度。探诊深度稳定 1 年后，在复诊时检查可局限于唇（颊）、舌面，也可结合用 X 线检查近中面和远中面。除非出现新变化情况，否则不要求去除修复体来更精确地进行评估。反复取戴螺丝固位的固定修复体，可引起螺丝连接系统的磨耗，长期可导致修复体出现部分松动。

嵴顶骨丧失

种植体周围牙槽嵴边缘骨通常是种植体健康与否的重要指征。不同于天然牙，种植体周围嵴顶骨丧失是多种因素造成的，可以发生在不同时期：手术后骨吸收、初始“生物学宽度”骨吸收、早期负荷时骨吸收、中期骨吸收和远期骨吸收。每个阶段骨吸收的原因可能都不相同。在多数情况下，外科创伤导致的骨吸收不明显，但有时骨吸收可高达数毫米。在应用两阶段手术获取初始坚固固定时，医生可评估是否存在外科手术导致的骨吸收。

牙槽嵴骨水平是在种植二期手术后通过测量牙槽嵴顶到种植体的距离得到的。当基台连接到种植体体部时，连接处的根方形成 0.5~1 mm 的结缔组织[58]。这种骨吸收可能是由“种植体生物学宽度”造成的。潜入式愈合和非潜入式愈合阶段所发生的初期骨吸收可能有所不同[61-65]。种植体最初置于骨面上 2 mm 或埋植于骨面下 2 mm，在基台连接于种植体后会产生不同的初期骨丧失[61]。无论何种情况，种植体被植入时应尽可能平齐或高于牙槽骨嵴顶，以避免基台连接后牙槽嵴发生骨吸收导致龈沟深度增加。

当在种植体与穿龈组件连接在一起后，边缘骨在第 1 个月可能会因为以下因素吸收：①基台 - 种植体连接位置；②种植体嵴顶部组件设计。基台 - 种植体连接平齐或低于骨面时，将导致 0.5~1 mm 的骨丧失。另外，如果光滑金属面位于基台 - 种植体连接以下并且伸展至种植体嵴顶部，会产生与光滑金属区直接相关的额外的骨丧失。安装穿龈结构或穿过软组织的基台第 1 个月后，骨平面通常位于第一个螺纹处或者粗糙表面处[42]（图 2-17）。

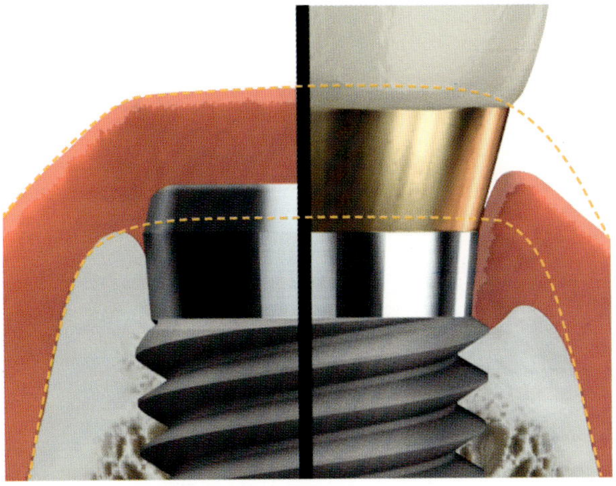

图 2-17　如果种植体基台的连接处位于牙槽嵴顶处（左侧），在连接穿龈基台后，通常骨吸收到第一条螺纹处，特别是种植体嵴顶部组件是机械抛光或光滑的情况下（右侧）

天然牙牙周复合体与种植体 - 骨直接接触界面的对比

天然牙周围存在的牙周膜可以显著减少传递到骨上的应力，尤其是在牙槽嵴顶区域[66]。牙周膜的移位可以把能量分散至天然牙周围的纤维组织界面（牙周韧带），起到弹性减震器的作用，从而减少作用于牙槽嵴顶的应力，延长作用时间，同时分散负荷（从而减少力的脉冲）。这种力的传递作用非常有效，且在骨的理想应变条件内，因此会在牙齿周围形成一薄层皮质样骨（筛状板）。当牙齿缺失，骨皮质板内衬消失，证明这不是一种解剖结构，而是一种理想骨应变界面。

相比于天然牙，种植体与骨直接接触的界面不像天然牙那样有弹性。种植体周围没有骨皮质板内衬，提示外力没有被理想地分散。由咬合力产生的能量没有从牙槽嵴顶区域被消散，而是被转换成更高强度的力作用于牙槽嵴顶紧邻的骨界面[67]。

𬌗创伤可引起天然牙的动度增加。这种动度可以消散应力和应变，否则就会作用于相邻的骨界面或者修复体组件。𬌗创伤消除后，牙齿可以恢复到原来的动度[66]。𬌗创伤同样可引起种植体动度增加。然而，即使刺激因素被去除，种植体也无法恢复到原来的坚固状态。种植体受到损害，通常整个种植体系统很快就会失败。

作用于天然牙的侧向力很快就会从牙槽骨嵴向根尖方向消散，健康的天然牙几乎马上移动 56~108μm（初始牙运动），且在侧向负荷下以距根尖 1/3 为轴心向根尖转动[18]。这种移动使牙槽嵴顶骨的负荷最小化。种植体在侧向负荷下不会出现初始的即刻运动，而是发生一种较慢的移动，位移为 10~50μm，这与弹性骨移动有关[17, 22]。另外，这种移动不会像天然牙一样向根尖旋转，而是把力集中于周围的骨嵴。因此，如果同样大小和方向的侧向或角度初始负荷（例如早接触）作用于种植冠和天然牙上，种植体系统（粘接或螺丝固位的牙冠、基台螺丝、边缘骨、种植体 - 骨界面）会受到较大的负荷，且不会消散至周围结构。

医生用动度分级来评估天然基牙的质量。一般认为 Miller 动度指数为 0 的牙齿比动度指数为 2 的牙齿“更牢固”。与天然牙相比，种植体表现出没有任何动度。一些说法如“坚若磐石”曾被用于描述坚固固定。因此，医生可以认为以种植体作为基牙比天然牙更坚固，特别是当文献提示可以用前牙区 4 颗种植体以游离悬臂梁的形式修复整个牙弓时[20]。然而，当考虑应力因素时，动度是一种优势。天然牙和牙周韧带组成了近乎完美的生物机械应力优化体系。实际上，应力处理得如此有效，以至于细菌相关性疾病成为天然牙薄弱环节。种植体系统对应力的处理较差（应力多集中于牙槽嵴顶），且无法在失败前增加动度，所以在种植体系统中，生物力学应力才是最弱的环节。

当上下牙轻轻触碰时，把手指轻轻抵在牙齿的颊面，感受天然牙的动度。种植体因为没有动度所以咬合时没有震颤，所以更难调𬌗。

有𬌗创伤的天然牙在 X 线片上表现为牙周膜间隙增宽和硬骨板（筛状板）变厚。有𬌗创伤的种植体在 X 线片上没有种植体周围骨组织的变化。然而，牙槽嵴顶骨吸收可能是过度负荷的结果，因为外力集中于边缘骨。种植体 - 骨界面的完整性可能被破坏，种植体可能松动，被纤维组织包裹。

牙周探诊用于评估天然牙的附着水平，是反映其是否健康的主要指征。X 线片显示的天然牙周围骨丧失并不能表明其处于疾病状态，只能反映过去或现在存在牙周疾病。𬌗创伤可能导致牙齿动度增加，但在没有牙周疾病存在的情况下并不能导致边缘骨吸收。

在行使功能后发生的超过基台连接及种植体光滑颈部区域的初期骨丧失现象通常是由于嵴顶部种植体 - 骨界面过度的应力导致的[67-69]（图 2-18）。医生应当在观察到负荷后的初期骨吸收时，对导致应力的因素进行评估并对其进行控制，如𬌗力、悬臂梁长度，尤其是副功能运动。

修复后到达种植体第一条螺纹或者粗糙面的牙槽嵴骨吸收是需要早期预防处理的主要指征。修复

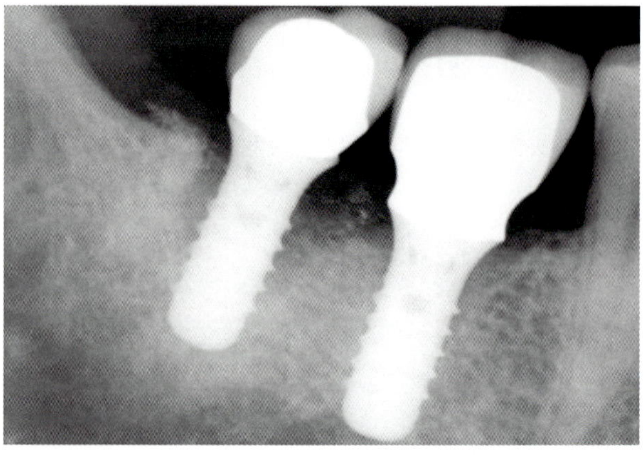

图 2-18　负荷后骨吸收超过第一条螺纹通常是由𬌗创伤引起的

后超过基台微间隙 1 mm 的早期牙槽嵴骨吸收通常由穿龈位点过度的生物力学压力或种植体嵴顶部组件的设计问题造成的[67-69]。

多数种植体不会每年都有骨吸收。一些研究报道称，行使功能 1 年后边缘骨吸收范围在 0~0.2 mm。Adell 等证明成功负荷 1 年后的种植体以后平均每年有 0.1 mm 骨吸收[20]。Cox 和 Zarb 观察到修复体行使功能 1 年后有相似的骨吸收量，平均为每年 0.1~0.13 mm[65]。Kline 等报道第 1 年后的种植体以后平均每年有小于 0.1 mm 的骨吸收[70]。然而，如果研究中的 10 个种植体里有 1 个种植体丧失 1 mm 骨量，平均骨丧失即为 0.1 mm。因此，平均骨丧失 0.1 mm 代表大多数种植体不会每年都发生骨丧失。

牙间隔骨丧失的微小变化可通过 X 线测量确定。对于每种系统螺纹种植体的螺距（螺纹间的距离）都是已知的（如经典的 Brånemark 设计是 0.6 mm），这可作为 X 线测量的标志。在修复后出现骨丧失时，医生应该怀疑咬合负荷过度，包括副功能运动。

种植体周围的中期骨吸收通常是由于细菌及增加的应力等导致的复杂情况（副功能运动或牙槽嵴顶骨丧失导致牙冠高度增加、种植体龈沟深度大于 5~6 mm 时厌氧菌形成等综合因素导致的结果）[52]（框图 2-5）。

在理想情况下，天然牙和种植体丧失的骨量都应该很少。但不能用丧失骨量的多少来说明种植体是成功还是失败。一般来说，如果嵴顶骨接触的丧失大于种植体高度的一半，无论最初种植体 - 骨接触量为多少，种植体失败的风险都极大。而且，除了 X 线片显示的骨丧失外，软组织的探诊深度也被认为和骨丧失相关。如果种植体丧失 5 mm 骨量而探诊深度为 10 mm，则其严重程度远远大于骨量丧失为 6 mm，探诊深度为 3 mm 的情况。

框图 2-5　种植体嵴顶骨丧失

时间	原因
手术	骨创伤
二期手术	与种植体基台位置和牙槽嵴顶组件设计相关的“种植体生物学宽度”
早期	殆创伤
中期	细菌或殆创伤
远期	细菌

X 线评估

X 线测量手段可辅助确定天然牙龋坏的存在，牙髓来源的损伤及牙周骨丧失。X 线可用于评估牙周疾病对于支持骨的影响，但不能提示疾病的过程。天然牙骨丧失的评估包括：①完整的骨硬板存在或缺失；②牙周膜间隙的宽度；③骨嵴形态（平坦或角状）；④釉牙骨质界到牙周膜顶部距离（正常宽度和非正常宽度）。正常的天然牙周围骨水平在 X 线上非常典型，与釉牙骨质界相距 1~3 mm。

种植体不会发生龋坏，也不会发生牙髓相关性疾病。然而，牙槽嵴顶部骨组织的情况是用来评价其健康状况为理想的、满意的或一般的最佳诊断依据。X 线片是临床上评估种植体牙槽嵴顶部骨组织丧失的最简易手段之一，但是也存在一些局限。X 线片只能清楚显示近中面及远中面的嵴顶骨水平，但早期骨丧失通常发生在种植体的颊面。

X 线片上种植体周围不存在透射区并不意味着界面处有骨存在，尤其在下颌骨前部区域更是如此。由于骨皮质比较致密，在此区域内如果要产生传统的 X 线变化，骨密度减少量需达 40%[71]。当骨较宽时，种植体周围发生的 V 形骨嵴顶缺损可能被骨皮质包围，因此 X 线的诊断性不强。

要通过平行投照来取得种植体根尖片相对于天然牙来说难度更大。种植体通常位于原有的天然牙根尖的根方。因此，种植体尖端常超过肌肉附着或位于 X 线平行投照方法不可能测到的位置。这种按透视法缩小的 X 线影像可以获得种植体尖端图像，但无法达到评估牙槽嵴顶骨组织的目的。评估牙槽嵴顶骨丧失通常最好用垂直殆翼片或不包括种植体尖端部分的根尖片（图 2-19）。

X 线片中的螺纹能清晰证明角度运用是否适当。如果螺纹一侧清晰，另一侧模糊，则角度至少发生了约 10% 的偏差[72]（图 2-20）。如果螺纹种植体两侧均不清晰，此 X 线片对嵴顶骨丧失不具有诊断意义。在理想情况下，基台 - 种植体连接应该看起来是两个部件间形成的清楚的线。当种植体的顶点置于区域骨的嵴顶部，嵴顶部位的骨丧失量最容易评估。

种植体周围 X 线低密度影像指示其周围存在软组织，并可作为种植体失败的征象，其可能原因有感染（细菌）、医源性因素（热源性骨丧失）、非坚固固定（医源性或患者因素引起）或局部骨愈合障碍。

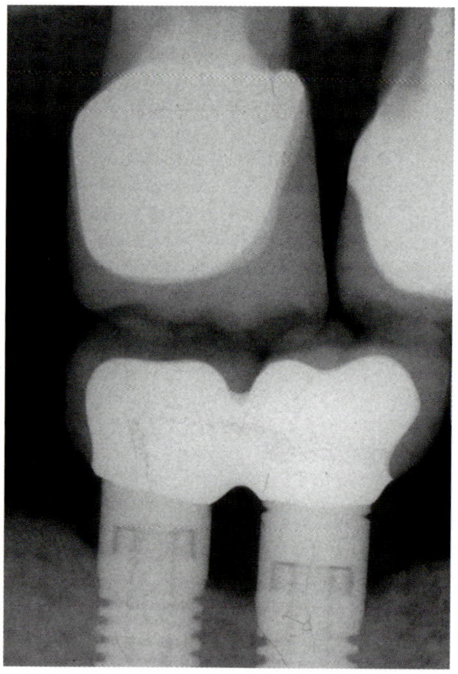

图 2-19 相比于种植体尖端 X 线片，垂直𬌗翼片对骨吸收通常更具诊断性

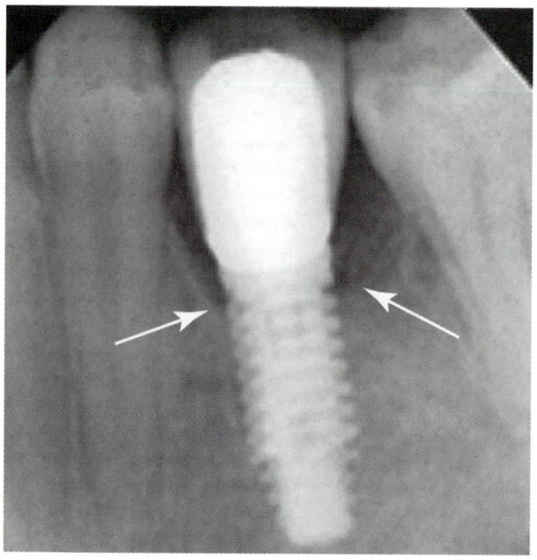

图 2-20 在这张根尖片上，仅一侧螺纹显示清楚。中心射线与种植体并不完全垂直，但偏差小于 10° 。这张 X 线片虽然不理想，但在多数情况下可以接受

个别情况下，会在没有动度的种植体尖端发现 X 线低密度影像。这最有可能是因为一侧骨皮质板穿孔，或钻头污染、过热或感染[73，74]。

如果种植体尖端的 X 线低密度区域扩大或伴有瘘管，应当再次进行手术并进行治疗。如果种植体松动，则一定要移除种植体。如果种植体具有坚固固定并且嵴顶一侧骨质良好，造成 X 线低密度区的根尖因素即可被清除并被彻底刮除，可能包括去除种植体尖端部分（图 2-21）。

种植体健康质量评估手段依靠临床和 X 线检察，在修复体首次戴入时拍摄基线 X 线片。此时“生物学宽度”及种植体顶部组件设计已经导致其嵴顶骨丧失。由于嵴顶骨改变常发生于负荷后第 1 年，因此种植修复后每 3~4 个月安排一次定期检查复诊，如果探诊深度增加，则第 6~8 个月时拍摄根尖周 / 垂直𬌗翼片与基线 X 线片进行比较。1 年后再拍摄垂直𬌗翼片并与前两张 X 线片进行比较。如果无明显差异，接下来的 X 线检查可每 3 年进行一次，除非有其他临床指征需要更频繁的检查。

如果探诊或 X 线显示嵴顶变化显著，应适当减弱应力或加强卫生维护。每 6~8 个月拍摄 X 线片观察，直到连续两个阶段骨水平稳定。如果种植体修复时观察到骨丧失大于 2 mm，医生应着重考虑是否在数量过少的种植体上出现了副功能运动。此时建议对该种植体进行夜间保护及减少应力。

角化组织

关于天然牙或口腔种植体周围是否需要角化龈一直有争议[75–85]。没有直接证据确认或否认天然牙周围需要不可移动的角化组织。周围角化组织最少的天然牙通常是下颌第一前磨牙[25]。但这颗牙很少成为第一颗因为牙周疾病而缺失的牙。如果其他所有牙周指数都正常，那么角化龈较少或不存在则与牙齿预期使用时间相关性极小。在纵向调查中，Wennstrorn[76] 及 Kennedy[77] 等证实如果患者保持了良好的口腔卫生，缺乏足够的角化及附着组织并不能影响软、硬组织长期健康（图 2-22）。

另一方面，一些学者认为角化附着龈很重要。Lang 和 Loe 提倡至少需要 2 mm 角化龈及 1 mm 附着龈来维持牙龈健康[75]。Stetler 和 Bissada 1987 年就报道牙科修复应考虑膜龈条件[79]。他们认为如果龈下修复体被放置在角化龈最少的区域并且没有实施最佳的牙菌斑控制，则应该实施角化龈增宽术。然而，他们也注意到对于没有修复的天然牙，是否存在较宽的角化组织区域其炎症状态没有显著差异。

虽然天然牙周围的角化组织对于长期健康不是必须存在的，但角化龈的存在还是有许多的优点。美学区域、软组织的颜色、轮廓及质地在天然牙和种植体周围应该是相似的。牙间乳头应当理想地填

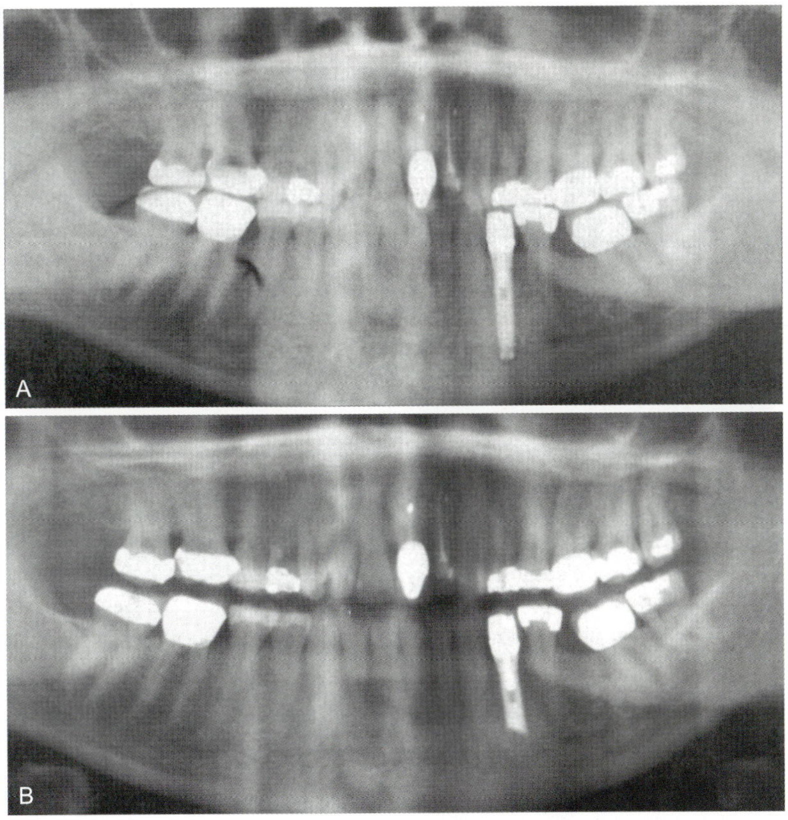

图 2-21　A. 替代下颌第一前磨牙的坚固固定的种植体尖端有透射区；B. 种植体尖端切除后消除炎症，患区情况稳定

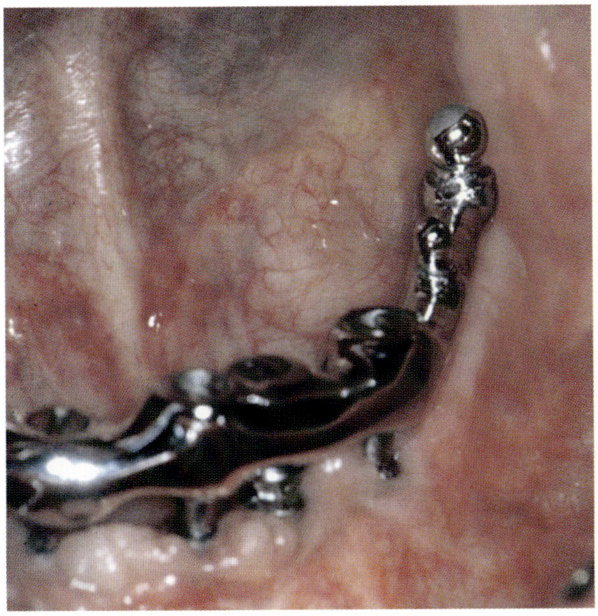

图 2-22　下颌第一前磨牙区的角化附着组织通常较少。因此，在此位点的种植体周围少有角化组织。但目前没有研究表明这对第一前磨牙或种植在此的种植体健康状况有影响

满邻间隙。较高的笑线经常暴露游离龈缘及龈乳头区。角化组织比较耐受磨损，因此在进行口腔卫生清洁时较为舒适，咀嚼也不易引起不适。牙龈退缩程度与角化龈缺乏相关性，牙龈退缩与牙根敏感及美学问题可能有很大关联。从口腔修复的角度来讲，角化龈在排龈和取印模过程中更加容易控制。修复体在龈下区域放置更为精确，可以在角化组织的存在下保持长期稳定性。其中许多优点也直接适用于种植体周围软组织。

天然牙周围典型的组织主要包括两种：角化的附着龈和未角化、未附着的黏膜。种植体周围的组织较天然牙多。在上颌骨吸收后常能发现多余的组织，这些组织通常是角化的、未附着的牙龈。在此区域的种植体周围可能也是角化的、未附着的组织。种植体周围的这种组织也可能与多数天然牙相似，被角化附着龈环绕（图 2-23）。在下颌，骨高度发生吸收后的组织常为未角化、未附着的黏膜，在骨移植和向邻近牙龈转瓣后也是如此（图 2-24）。当在骨膜下放置无细胞组织（Alloderm）时，有助于将未角化的组织附着到骨上。

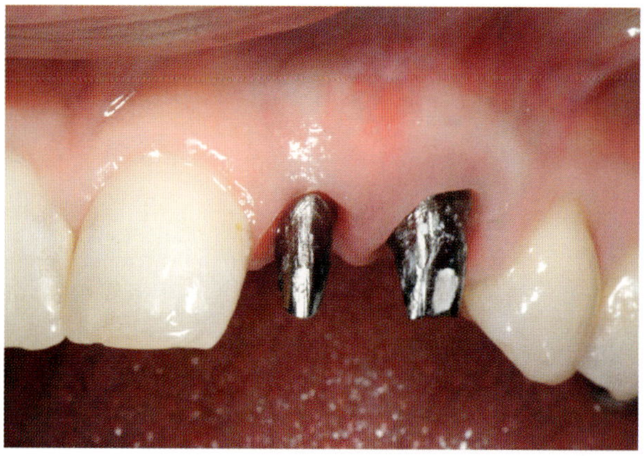

图 2-23　种植体周围的软组织为角化附着龈，与天然牙相似

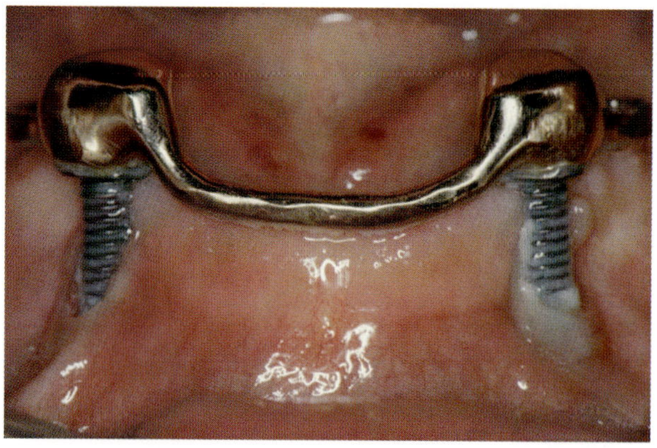

图 2-25　种植体周围可动的黏膜比不可动的组织更易发生更多的并发症

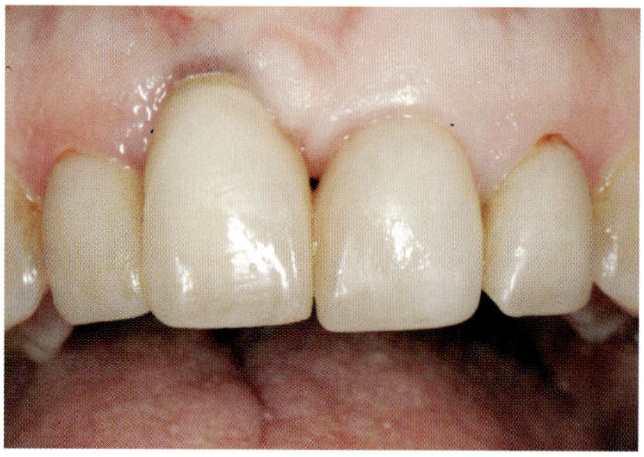

图 2-24　上颌右侧中切种植体唇侧为未角化、未附着的黏膜

与天然牙相比，种植体周围是否需要角化组织存在更大争议[43, 82, 86-88]。理论上，种植体结构与天然牙结构的不同使其在暴露于聚集的牙菌斑中或微生物侵入时（如血供较少、成纤维细胞较少、缺乏附着于牙骨质的结缔组织），更容易受到炎症影响并发生骨丧失[39, 59]。一些报道指出如角化组织缺乏，可能导致种植体失败。Kirsch 及 Ackermann 报道下颌骨后部种植体是否健康最重要的标准与角化龈的存在与否有关[86]。在这篇报道中，可动的、非角化的黏膜会表现出更深的探诊深度，这已在组织学上得到了证实。Warrer 等对猴子进行研究，发现角化黏膜的缺乏增加了种植体周围对牙菌斑所引起破坏的易感性[85]。

相比于天然牙，种植体周围存在角化组织可能有一些独特的好处。角化龈含有较多的半桥粒，因此在角化组织中结合上皮附着区也有优势。种植体周围结缔组织区域中的胶原纤维方向通常看起来与种植体表面垂直，但在种植体表面的那些可动的、非角化的组织，其胶原纤维方向则平行于种植体表面。Schroeder 等、James 和 Schultz，McKinney 等及 Listgarten 等认为可移动的黏膜可能破坏种植体 - 上皮组织附着区域，并增加了由于牙菌斑导致炎症的风险[8, 36, 38, 43]（图 2-25）。

角化组织除了对天然牙有益外，种植体周围的角化组织可能在其他一些方面也有优势。在二阶段种植方案中，如果存在角化龈种植体就很少会在愈合过程中暴露。在可移动的非角化组织区域，牙间 / 种植体间的龈乳头的形成效果是不可靠的。一些报道指出，移动的非角化组织预期效果欠佳。Ono 等提出了一个关于附着龈的分类与手术方案的选择以改善缺牙区的软组织类型[40]。Meffert 等更倾向于在种植体植入术前获得足够的角化组织，尤其是在后牙区[88]。

有趣的是，提倡种植体周围需要角化龈的这些研究主要调查的都是针对有粗糙表面的种植体。粗糙表面种植体（如羟基磷灰石涂层、等离子喷涂的圆柱状种植体）出现失败与缺少角化龈有关[89]。另一方面，对种植体周围是否需要角化龈提出质疑的另一些研究调查的是表面光滑的种植体。Esposito 等的 Meta 分析报道，表面光滑种植体的种植体周围炎比表面粗糙的种植体要少 20%[90]。

角化组织的另一项好处是如果牙槽嵴顶发生骨吸收，减少袋深度的临床治疗较简单。探诊深度达 6 mm 或以上通常与厌氧菌相关。如果种植体不在美学区，牙龈切除术以减少袋深度的效果非常可靠。非角化黏膜的冠向复位瓣效果不可靠且操作困难。

然而，需要注意的是有些报道证明在没有角化组织存在时种植体也能长期存留[20, 53, 81]。然而这些报道对于种植体周具有动度的黏膜则持谨慎意见，相较于组织类型，组织的不可移动性比角化性更为重要。

Chung 等在其研究中评估了角化龈在不同表面结构的种植体维护中的重要性[91]。在这项研究中，所有 69 名患者的 339 颗种植体已完成了种植修复，最短的 3 年，最长的已达 24 年，平均达 8.1 年。记录其出血指数、改良牙菌斑指数、牙龈指数、探诊深度、附着的角化龈宽度及附着龈的量。另外,每年平均骨吸收量用以往及目前的 X 线片计算。在角化龈少于 2 mm 或附着龈少于 1 mm 的患者中牙龈炎症及牙菌斑堆积的量显著较高。在这项研究中种植体表面情况的差异没有统计学意义，但是周围角化龈少于 2 mm 的光滑表面种植体稳定性低于与软组织轮廓有关的其他组。

这项研究还发现每年平均骨吸收量不受角化龈或附着龈的量以及种植体表面结构（光滑或粗糙）的影响。最多的骨吸收量出现在周围角化龈少于 1 mm 的粗糙表面种植体，但是这种差异不是静态相关的。角化龈的存在显著有利于后牙种植区的软组织健康，这可用牙龈指数来表明。在这项研究中，在后牙区的种植体尽管有角化组织的存在，每年的骨吸收量还是要比前牙区种植体高出 3.5 倍（0.14 mm VS 0.04 mm）[89]。因此，种植位点似乎比角化龈的存在更重要。

种植体周围是否需要角化组织的问题应该修改为“你更倾向哪一种？”没有文献证明非角化组织要比角化组织好。因此，这种争议趋于缓和。一些作者更热衷于选择角化龈。如果争议的一方证明了角化组织有利，而另一方就会声明角化组织并非一定要存在，双方的观点可能都是对的。

在特殊病例中，附着的角化龈常常能获得更加满意的效果。例如，在美学区的一类固定修复就需要角化龈在种植冠周围形成软组织包绕。第二个例子就是下颌覆盖义齿，前庭沟及种植体基台周围不可移动的组织是有益的。

种植体周围疾病

牙龈炎是一种由细菌引起的炎症，涉及牙槽嵴顶以上的边缘龈以及邻近天然牙的部分。牙龈炎总是与牙菌斑相关，可被划分为：①急性坏死性龈炎；②溃疡性龈炎；③激素相关性龈炎；④药物性龈炎；⑤自发性龈炎[25]。天然牙和种植体周围的牙龈附着模式部分是相似的，因此这些分类也可以应用于种植体周围的软组织[38]。

天然牙牙龈炎中的细菌可影响上皮附着，但没有结缔组织附着丧失。天然牙的结缔组织附着在牙槽嵴顶上的宽度平均为 1.07 mm，因此在牙槽嵴顶以上至少有 1 mm 的保护性屏障。种植体周围没有结缔组织附着区域存在，因为没有结缔组织纤维插入种植体表面。因此，种植体周围没有结缔组织屏障保护牙槽嵴顶的骨质[92]。

天然牙的牙周炎特点为结合上皮向根方增生、溃疡，结缔组织附着进行性丧失，以及牙槽骨吸收[25]。细菌是引起牙周炎的主要原因。牙周炎被划分为成人牙周炎、快速侵袭性牙周炎、青春期局限性牙周炎以及青春前期牙周炎。

在安装修复体之后，种植体周围早期的牙槽嵴顶骨吸收通常不是由细菌引起的。大多数情况下，是由于种植体－骨界面不成熟或者矿化不完全导致的应力过大，或是由于生物学宽度导致颈部光滑的种植体的颈部骨吸收[68]。因此，种植体可以表现出早期嵴顶骨吸收，而其机制或原因不同于天然牙。有时候细菌可以是首要的因素，人们已经观察到在种植体与基台之间的微间隙和种植体龈沟中有厌氧菌生长，尤其当龈沟深度大于 5 mm 时[52]（框图 2-6）。

“种植体周围炎”这个词描述的是一种发生在种植体周围的与细菌相关的并发症。根据 Mombelli 等的描述，微生物群具有位点特异性且类似于慢性成人牙周炎的微生物群[49]。临床征象包括影像学垂直骨吸收、探诊垂直骨吸收、种植体周围软组织袋、探诊出血（伴或不伴渗出物）、黏膜水肿、发红、无疼痛（框图 2-7）。牙槽嵴顶骨吸收的原因可能是细菌或者压力，或二者均有。当没

框图 2-6　稳定结合的种植体：当龈下牙周袋加深时细菌变化

浅部

G^+ 兼性厌氧球菌，杆菌

G^- 厌氧球菌，杆菌

能动杆菌

螺旋菌

产黑色素拟杆菌

梭状菌

深部

弧菌

有细菌存在时，压力可作为骨吸收的首要因素。一旦压力或细菌诱导的骨吸收加深了龈沟并降低了氧张力，厌氧菌可能就是发生进一步骨吸收的首要刺激因素。渗出液或脓液表明种植体周围疾病恶化，并预示可能出现牙槽骨的加速吸收（图 2-26）。

框图 2-7　种植体周围炎临床表现

垂直骨吸收（X 线、探诊，或二者都有）
种植体周围袋
探诊出血
± 渗出物
黏膜水肿
红斑
无疼痛

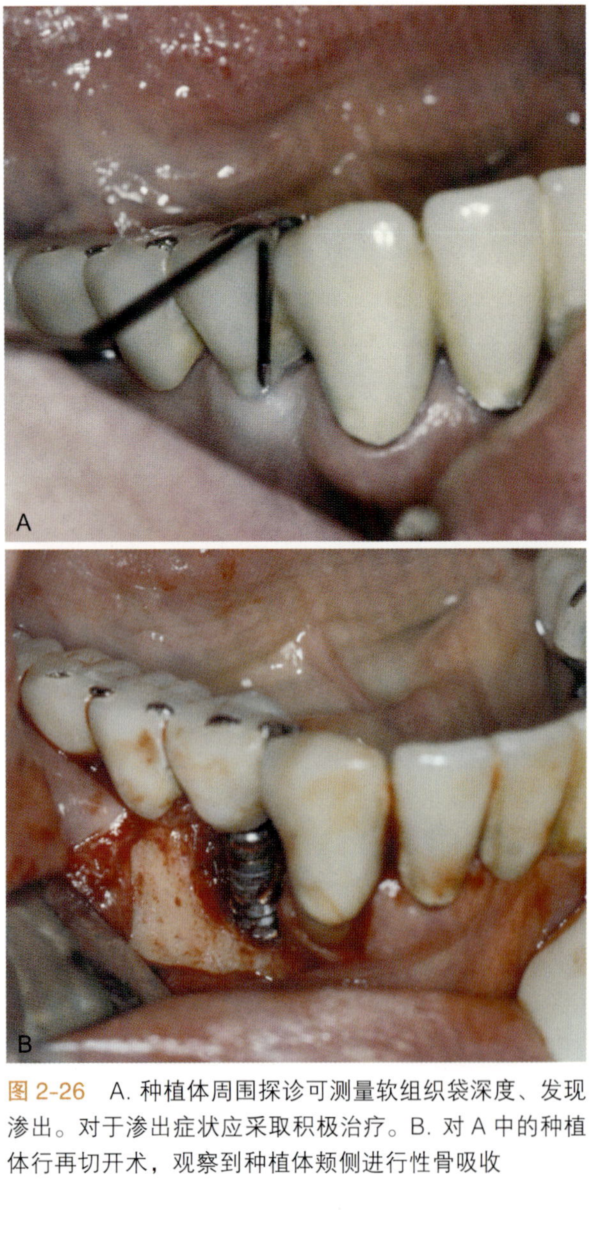

图 2-26　A. 种植体周围探诊可测量软组织袋深度、发现渗出。对于渗出症状应采取积极治疗。B. 对 A 中的种植体行再切开术，观察到种植体颊侧进行性骨吸收

这时的治疗措施包括：短期（全身）抗生素治疗，局部积极使用氯己定或是抗生素，以及对软组织彻底、全面的专业和家庭护理。当渗出持续超过 1~2 周时，通常需要对种植体周围区域进行外科修整，以消除致病因素。

渗出物被清除后，残留在种植体表面的细菌玷污层必须在骨与种植体密切接触生长前去除。渗出活动期结束后，牙槽骨高度降低，这使得种植体易发生继发性殆创伤。因此，医生必须对种植体在新骨环境下的压力因素进行再评估，而且必须减少这些因素以提高种植体的长期表现。

小　结

通常，医生评估和修复种植体的方法与天然牙一样，然而两种支持系统之间存在根本区别。牙周指数是比较二者相似点和不同点的方法之一。多数情况下，当种植体指数与天然牙相比较时，其指数应该进行调整。

2008 年，国际种植专科医师协会（ICOI）在意大利比萨举办了一次关于种植体成功、存留、失败的共识会议[93]。这些指南应用 Misch 种植体质量分级，本章作为讨论的基础。因此，根据这些指南，本章的内容可能被广泛用于讨论种植体支持系统和天然牙支持系统的不同。

参考文献

[1] Misch CE: Implant quality scale: a clinical assessment of the health-disease continuum, Oral Health 88:15–25, 1998.
[2] Ten Bruggenkate C, Van der Kwast WAM, Oosterbeek HS: Success criteria in oral implantology: a review of the literature, Int J Oral Implantol 7:45–53, 1990.
[3] Council on Scientific Affairs: Dental endosseous implants: an update, J Am Dent Assoc 129:1238–1239, 1996.
[4] American Dental Association acceptance program for endosseous implants: Council on Scientific Affairs [revised July 1993], Chicago, 1993, American Dental Association.
[5] Smith DC, Zarb GA: Criteria for success of osseointegrated endosseous implants, J Prosthet Dent 62:567–572, 1989.
[6] Schnitman PA, Shulman LB: Recommendations of the consensus development conference on dental implants, J Am Dent Assoc 98:373–377, 1979.
[7] Cranin AN, Silverbrand H, Sher J, et al: The requirements and clinical performance of dental implants. In Smith DC, Williams DF, editors: Biocompatibility of dental materials (vol 4), Boca Raton, FL, 1982, CRC Press.
[8] McKinney RV, Koth DC, Steflik DE: Clinical standards for dental implants. In Clark JW, editor: Clinical dentistry, Hagerstown, MD, 1984, Harper & Row.

[9] Albrektsson T, Zarb GA, Worthington P, et al: The long-term efficacy of currently used dental implants: a review and proposed criteria of success, Int J Oral Maxillofac Implants 1:1–25, 1986.
[10] Albrektsson T, Zarb GA: Determinants of correct clinical reporting, Int J Prosthodont 11:517–521, 1998.
[11] Albrektsson D, Isidor F: Consensus report session IV. In Lang NP, Karring T, editors: First European workshop on periodontology, London, 1994, Quintessence.
[12] MDBR dental implants: benefit and risks—a National Institutes of Health–Harvard consensus development conference, Pub 81:1531, Washington, DC, 1980, US Department of Health and Human Services.
[13] Misch CE, Perel ML, Wang HL, et al: The International Congress of Oral Implantologists (ICOI) Pisa Consensus Conference on Implant Success, Survival and Failure, Implant Dent 17(1):5–15, 2008.
[14] Schwartz-Arad D, Herzberg R, Levin L: Evaluation of long-term implant success, J Periodontol 76:1623–1628, 2005.
[15] Bidez MW, Misch CE: Force transfer in implant dentistry: basic concepts and principles, J Oral Implantol 18:264–274, 1992.
[16] Parfitt GS: Measurement of the physiologic mobility of individual teeth in an axial direction, J Dent Res 39:608–612, 1960.
[17] Sekine H, Komiyama Y, Hotta H, et al: Mobility characteristics and tactile sensitivity of osseointegrated fixture-supporting systems. In Van Steenberghe D, editor: Tissue integration in oral maxillofacial reconstruction, Amsterdam, 1986, Excerpta Medica.
[18] Muhlemann HR: Tooth mobility: a review of clinical aspects and research findings, J Periodontol 38:686–708, 1967.
[19] Rudd KD, O'Leary TJ, Stumpf AJ: Horizontal tooth mobility in carefully screened subjects, Periodontics 2:65–68, 1964.
[20] Adell R, Lekholm U, Rockler B, et al: A 15-year study of osseointegrated implants in the treatment of the edentulous jaw, Int J Oral Surg 10:387–416, 1981.
[21] Steflik DE, Koth DC, McKinney RV Jr: Human clinical trials with the single crystal sapphire endosteal dental implant: three year results, statistical analysis, and validation of an evaluation protocol, J Oral Implantol 13:39–53, 1987.
[22] Komiyama Y: Clinical and research experience with osseointegrated implants in Japan. In Albrektsson T, Zarb G, editors: The Brånemark osseointegrated implant, Chicago, 1989, Quintessence.
[23] Rangert B, Gunne J, Sullivan DY: Mechanical aspects of Brånemark implant connected to a natural tooth: an in vitro study, Int J Oral Maxillofac Implants 6:177–186, 1991.
[24] Fenton AH, Jamshaid A, David D: Osseointegrated fixture mobility, J Dent Res 66:114, 1987.
[25] Rateitschak KH: Periodontology. In Rateitschak KH, Rateitschak EM, Wolf HF, et al, editors: Color atlas of dental medicine, ed 2, New York, 1989, Thieme.
[26] Jividen G, Misch CE: Reverse torque testing and early loading failures: help or hindrance, J Oral Implantol 26:82–90, 2000.
[27] Ivanoff CJ, Sennerby L, Lekholm U: Reintegration of mobilized implants: an experimental study in rabbit tibia, Int J Oral Maxillofac Surg 26:310–315, 1997.
[28] Teerlinck J, Quirynen M, Darius MS, et al: Periotest, an objective clinical diagnosis of bone apposition towards implants, Int J Oral Maxillofac Implants 6:55–61, 1991.
[29] Meredith N, Alleyne D, Cauley P: Quantitative determination of the stability of the implant-tissue interface using resonance frequency analysis, Clin Oral Implants Res 7:261–267, 1996.
[30] Lachmann S, Yves Laval J, Jager B, et al: Resonance frequency analysis and damping capacity assessment, Clin Oral Implants Res 17:80–84, 2006.
[31] Chai JY, Yamada J, Pang IC: In vitro consistency of the Periotest instrument, J Prosthodont 2:9–12, 1993.
[32] Manz MC, Morris HF, Ochi S: An evaluation of the Periotest system. I. Examiner reliability and repeatability of readings, Implant Dent 1:142–147, 1992.
[33] May KB, Edge MJ, Lang BR, et al: The Periotest method: implant supported framework precision of fit evaluation, J Prosthodont 5:206–213, 1996.
[34] Gargiulo A, Wentz F, Orban B: Dimensions and relations of the dentogingival junction in humans, J Periodontol 32:261–268, 1961.
[35] Vacek JS, Gher ME, Assad DA, et al: The dimensions of the human dentogingival junction, Int J Periodontics Restorative Dent 14:154–165, 1994.
[36] James RA, Schultz RL: Hemidesmosomes and the adhesion of junctional epithelial cells to metal implants: a preliminary report, J Oral Implantol 4:294, 1974.
[37] Ericsson I, Lindhe J: Probing at implants and teeth: an experimental study in the dog, J Clin Periodontol 20:623–627, 1993.
[38] Listgarten M, Lang NP, Schroeder HE, et al: Periodontal tissues and their counterparts around endosseous implants, Clin Oral Implants Res 2:81–90, 1991.
[39] Berglundh T, Lindhe J, Ericsson I, et al: The soft tissue barrier at implants and teeth, Clin Oral Implants Res 2:81–90, 1991.
[40] Ono Y, Nevins M, Cappetta M: The need for keratinized tissue for implants. In Nevins M, Mellonig JT, editors: Implant therapy, Chicago, 1998, Quintessence.
[41] Steflik DE, McKinney RV, Koth DL: Ultrastructural (TEM) observations of the gingival response to the single crystal sapphire endosteal implant, J Dent Res 61:231, 1982.
[42] Cochran DL, Herman JS, Schenk RK, et al: Biologic width around titanium implants: a histometric analysis of the implanto-gingival junction around unloaded and loaded submerged implants in the canine mandible, J Periodontol 68:186–198, 1997.
[43] Schroeder A, Pohler O, Sutter F: Tissue reaction to a titanium hollow cylinder implant with titanium plasma sprayed surface, Schweiz Monatsschr Zahnmed 86:713–727, 1976.
[44] Abrahamsson I, Berglundh T, Lindhe J: The mucosal barrier following abutment disreconnection: an experimental study in dogs, J Clin Periodontol 24:568–572, 1997.
[45] Rams TE, Slots J: Comparison of two pressure sensitive periodontal probes and a manual periodontal probe in shallow and deep pockets, Int J Periodontics Restorative Dent 13:521–529, 1993.
[46] Best AM, Burmeister JA, Gunsolley JC, et al: Reliability of attachment loss measurements in a longitudinal clinical trial, J Clin Periodontol 17:564–569, 1990.
[47] Page RC: Summary of outcomes and recommendations of

the workshop on CPITN, Int Dent J 44:589–594, 1994.
[48] Lekholm U, Adell R, Lindhe J, et al: Marginal tissue reactions at osseointegrated titanium fixtures. II. A cross-section retrospective study, Int J Oral Maxillofac Surg 15:53–61, 1986.
[49] Mombelli A, Van Oosten MAC, Schurch E, et al: The microbiota associated with successful or failing osseointegrated titanium implants, Oral Microbiol Immunol 2:145–151, 1987.
[50] Becker W, Becker BE, Newman MG, et al: Clinical microbiologic findings that may contribute to dental implant failure, Int J Oral Maxillofac Implants 5:31–38, 1990.
[51] Stefani LA: The care and maintenance of the dental implant patient, J Dent Hygiene 62:447–466, 1988.
[52] Rams TE, Roberts TW, Tatum H Jr, et al: The subgingival microflora associated with human dental implants, J Prosthet Dent 5:529–534, 1984.
[53] Adell R, Lekholm U, Rockler G, et al: Marginal tissue reactions at osseointegrated titanium fixtures. I. A 3-year longitudinal prospective study, Int J Oral Maxillofac Implants 15:39–52, 1986.
[54] Kirsch A, Mentag P: The IMZ endosseous two phase implant system: a complete oral rehabilitation treatment concept, J Oral Implantol 12:576–589, 1986.
[55] Deporter HS, Friedland B, Watson P, et al: A clinical and radiographic assessment of a porous surface titanium alloy dental implant in dogs, Int J Oral Implantol 4:31–37, 1987.
[56] Deporter DA, Watson PA, Pilliar RM, et al: A histological evaluation of a functional endosseous, porous-surfaced, titanium alloy dental implant system in the dog, J Dent Res 67:1190–1195, 1988.
[57] Jepsen S, Ruhling A, Jepsen K, et al: Progressive peri-implantitis. Incidence and prediction of peri-implant attachment loss, Clin Oral Implants Res 7:133–42, 1996.
[58] Quirynen M, Naert I, Teerlinck J, et al: Periodontal indices around osseointegrated oral implants supporting overdentures. In Schepers E, Naert J, Theunier G, editors: Overdentures on oral implants, Leuwen, Belgium, 1991, Leuwen University Press.
[59] Berglundh T, Lindhe T, Jonsson K, et al: The topography of the vascular systems in the periodontal and peri-implant tissues in the dog, J Clin Periodontol 21:189–193, 1994.
[60] Lindhe J: Textbook of clinical periodontology, Copenhagen, 1983, Munksgaard.
[61] Herrmann JS, Cochran DL, Nummikoski PV, et al: Crestal bone changes around titanium implants: a radiographic evaluation of unloaded non-submerged and submerged implants in the canine mandible, J Periodontol 68:1117–1130, 1997.
[62] Barboza EP, Caula AL, Carvalho WR: Crestal bone loss around submerged and exposed unloaded dental implants: a radiographic and microbiological discipline study, Implant Dent 11:162–169, 2002.
[63] Tal H: Spontaneous early exposure of submerged implants. I. Classification and clinical observations, J Periodontol 70:213–219, 1999.
[64] Herrmann JS, Buser D, Schenk RK, et al: Crestal bone changes around titanium implants. A histometric evaluation of unloaded non-submerged and submerged implants in the canine mandible, J Periodontol 71:1412–1424, 2000.
[65] Cox JF, Zarb GA: The longitudinal clinical efficacy of osseointegrated implants: a 3-year report, Int J Oral Maxillofac Implants 2:91–100, 1987.
[66] Glickman I: Inflammation and trauma from occlusion: Co-destructive factors in chronic periodontal disease, J Periodontol 34:5–10, 1963.
[67] Misch CE, Suzuki JB, Misch-Dietsh FD, et al: A positive correlation between occlusal trauma and peri-implant bone loss—literature support, Implant Dent 14:108–116, 2005.
[68] Oh TJ, Yoon J, Misch CE, et al: The causes of early implant bone loss: myth or science, J Periodontol 73:322–333, 2002.
[69] Misch CE: Early crestal bone loss etiology and its effect on treatment planning for implants, Postgrad Dent 2:3–17, 1995.
[70] Kline R, Hoar JE, Beck GH, et al: A prospective multicenter clinical investigation of a bone quality-based dental implant system, Implant Dent 11:224–34, 2002.
[71] White SC, Pharoah M: Oral radiology: principles and interpretation, ed 5, St Louis, 2004, Mosby.
[72] Gröndahl K, Ekestubbe A, Gröndahl HG: Radiography in oral endosseous prosthetics, Goteborg, Sweden, 1996, Nobel Biocare AB.
[73] McAllister BS, Masters D, Meffert RM: Treatment of implants demonstrating periapical radiolucencies, Pract Periodontics Aesthet Dent 4:37–41, 1992.
[74] Piattelli A, Scarano A, Piattelli M: Abscess formation around the apex of a maxillary root form implant: clinical and microscopical aspects—a case report, J Periodontol 66:899–903, 1995.
[75] Lang NP, Loe H: The relationship between the width of keratinized gingiva and gingival health, J Periodontol 43:623–627, 1972.
[76] Wennstrom JL: Lack of association between width of attached gingiva and development of soft tissue recession: a 5-year longitudinal study, J Clin Periodontol 14:181–184, 1987.
[77] Kennedy J, Bird W, Palcanis K, et al: A longitudinal evaluation of varying widths of attached gingiva, J Clin Periodontol 12:667, 1985.
[78] Miyasato M, Crigger M, Egelberg J: Gingival condition in areas of minimal and appreciable width of keratinized gingiva, J Clin Periodontol 4:200–209, 1977.
[79] Stetler K, Bissada NF: Significance of the width of keratinized gingiva on the periodontal status of teeth with submarginal restoration, J Periodontol 58:696–700, 1987.
[80] Valderhaug J, Birkeland JM: Periodontal conditions in patients 5 years following insertion of fixed prostheses. Pocket depth and loss of attachment, J Oral Rehab 3:237–243, 1976.
[81] Strub JR, Gaberthuel TW, Grunder U: The role of attached gingiva in the health of peri-implant tissue in dogs: clinical findings, Int J Periodontics Restorative Dent 11:317–333, 1991.
[82] Wennstrom JL, Bengazi F, Lekholm U: The influence of the masticatory mucosa on the peri-implant soft tissue condition, Clin Oral Implants Res 5:1–8, 1994.
[83] Krekeler G, Schilli W, Diemer J: Should the exit of the artificial abutment tooth be positioned in the region of the attached gingiva? Int J Oral Surg 14:504–508, 1985.
[84] Nevins M, Kenney E, van Steenberghe D, et al: editors: Consensus report: implant therapy II. Proceedings of the 1996 World Workshop in Periodontics, Ann Periodontol 1:816–820, 1996.
[85] Warrer K, Buser D, Lang NP, et al: Plaque-induced peri-

implantitis in the presence or absence of keratinized mucosa: an experimental study in monkeys, Clin Oral Implants Res 6:131–138, 1995.

[86] Kirsch A, Ackermann KL: The IMZ osteointegrated implant system, Dent Clin North Am 33:733–791, 1989.

[87] Rapley JW, Mills MP, Wylam J: Soft tissue management during implant maintenance, Int J Periodontics Restorative Dent 12:373, 1992.

[88] Meffert RM, Langer B, Fritz ME: Dental implants: a review, J Periodontol 63:859–870, 1992.

[89] Block MS, Kent JN: Factors associated with soft- and hard-tissue compromise of endosseous implants, J Oral Maxillofac Surg 48:1153–1160, 1990.

[90] Esposito M, Coulthard P, Thomsen P, et al: The role of implant surface modification, shape and material on the success of osseointegrated dental implants: a Cochrane systematic review, Eur J Prosthodontics Restorative Dent 13:15–31, 2005.

[91] Chung DM, Oh TJ, Shotwell JL, Misch CE, et al: Significance of keratinized mucosa in maintenance of dental implants with different surfaces, J Periodontol 77:1410–1420, 2006.

[92] Bauman GR, Rapley JW, Hallmon WW, et al: The peri-implant, Int J Oral Maxillofac Implants 8:273–280, 1993.

第 3 章

口腔种植生物材料学

Jack E. Lemons, Francine Misch-Dietsh, Michael S. McCracken

外科生物材料的相容性与人工合成材料的功用

长期以来，用于生物组织替代和填补的人工合成生物材料的生物相容性一直都倍受医学界关心。种植修复体的特殊之处在于其修复体不仅位于口腔内，而且还要穿过软组织屏障进入颌骨内部。在行使咀嚼功能时，种植义齿需要将殆力从牙冠或桥体经过种植体上部连接结构传递至种植体本体和种植体 - 骨界面。种植义齿行使功能是在一系列非常复杂的化学和力学环境中进行的。

生物材料的生物相容性最主要取决于材料的基本构成和其表面特性。在生物材料的加工、完成、包装、运输和灭菌以及后续的存放（包括外科植入）过程中，均需进行严格的质量控制，以保证其处于清洁无污染状态。根形骨内种植体骨结合概念的提出和实现过程已经证实了上述操作过程的重要性。

对生物材料学和生物力学知识的掌握，有助于人们对修复体功能的理解。在使用任何一种生物材料之前，应对该材料基本组成成分的物理、力学和电化学特性进行深入研究，因为材料的这些特性是进行相关生物力学和生物学方面功能分析的基础。区分应力与应变沿着生物材料与组织界面传递的微观规律与种植体宏观形状之间的关系是非常重要的。种植修复体的大体形态是决定应力 / 应变宏观分布规律的主要因素。材料的弹性应变（弹性模量的一部分）能力是与种植体优化设计相关的非常重要的参数之一。

种植体局部微应变的分布情况主要由生物材料的基本特性（表面化学特性、表面形态、弹性模量）以及生物材料表面是否与骨组织发生骨结合决定。口腔种植系统工程学分析的内容包括种植体的优化设计和所用材料的优化筛选。人们期望所使用的生物材料不仅能对组织愈合产生积极影响，而且其生物降解度也要最低，这种期望同时也是生物材料能否成为安全的口腔用生物材料的限制条件。口腔种植系统的设计往往需要针对特定的生物材料而定，而特定生物材料的选择又与口腔内外环境条件和修复设计等情况密切相关。

种植体材料的特性

材料和设计的历史

过去的几十年中，材料生物相容性的概念不断发展，这反映了口腔种植治疗理念的持续变化。一般而言，生物相容性是组织对用于特定临床目的、具有一定形态设计的材料的反应能力[1]。20 世纪初，人们就已经研究了可植入人体的金属和非金属材料在骨科领域的应用问题[2-7]。

20 世纪 60 年代，研究的重点在于怎样增加材料在组织内的惰性性能和提高其化学稳定性。高纯度氧化铝陶瓷（Al_2O_3）、碳陶瓷、碳硅复合物和超低间隙元素含量级合金材料是当时的研究热点。20 世纪 70 年代，生物相容性的概念则强调对宿主组织或生物材料自身的危害要最小。随后，基础和临床研究侧重于生物组织和材料相互作用的稳定性问题。20 世纪 80 年代，研究重点是可对组织反应产生积极影响的生物活性材料。在过去的 20 年中，化学和力学性能呈各向异性的基体材料成为研究的重点，人们期望将这些材料与具有促进细胞有丝分裂和具有组织诱导能力的材料相结合。目前，大量的生物材料正在被研制、组合，或被进行表面改性，以便提高其促进骨形成的能力。对各种类型生物材料进行活性材料涂层的处理方法，已经从临床研究阶段发展成为广泛接受的处理技术；而目前的研究重点则转向活性人工合成材料与生物植入材料的结合方面。

对口腔种植体的相关研究显著地影响着上述研究进程。20 世纪 60 年代口腔种植体处于研究初期阶段，急需植入物材料临床应用的回顾性研究结果[8]。这期间，各种植入物的研究证实骨科用植入物的体内存留时间是最长的[2]。20 世纪 80 年代的临床对照研究则证实口腔种植体在体内存留时间长于人体其他形式的植入物[9, 10]。显然，这些临床研究结果极大地加快了口腔种植体的基础研究和临床应用进程。目前，口腔种植体临床使用数量呈指数式增长这一事实，加上科学研究报道的证据，有力地证实了几十年前口腔种植先驱们预言的正确性。

任何类型种植体的成功都是诸多因素共同作用的结果，这些因素包括：生物材料的性能，种植体、骨组织的生物力学因素，界面组织的愈合能力，外科微创技巧降低机械的、化学的以及热损伤，修复设计和维护措施，以及多学科协作等。这些因素的相互关系也应得到重视。在对口腔种植长期临床结果进行全面描述之前，需要明确上述因素的相互关系，因为这有助于更好地理解人体组织对种植体所做出的各种生物学反应。

对骨内种植体和骨膜下种植体的评价，引出了有关种植体材料与设计之间一系列有趣的问题。用于种植体的材料非常多，可以是以下材料中的一种：金属、陶瓷、碳材料、聚合材料以及复合材料等。此外，种植体的外形设计受到颌骨的解剖形态和种植体上部连接结构的制约。目前，可用于制作种植体的材料种类较多，这些材料具有不同的性能，因此对种植体每一种新的外形设计都需要进行生物力学分析。另外，也可以从临床角度来评价一种特定的种植体设计是否合理，然后将计算机分析结果作为选择生物材料的依据。实验研究和动物研究可用于研究所用材料和设计的安全性问题。显然，临床对照研究是种植体安全性和疗效的最终评价方法。只有长期临床随访研究才能确定口腔种植体的长期成功率，目前市场上的许多种植体系统均需要进行该研究。

研究和发展

新型口腔种植系统的研发过程离不开物理学和生物学基础研究的支撑。例如，基础研究持续推动着相关工业用材料向医用材料的转变。相似情况在更广泛范围内也存在（例如：表面处理技术，三维结构力学和生物力学，生物材料表面的组织愈合研究，以及材料与血液或组织液的接触研究等）[11–14]。一种材料只有被研发成为具有量化特性的生物材料，才能被用作外科植入物材料应用于生物医学领域。口腔种植体的研究引领着生物材料研发中相关领域的发展，口腔医学的各个方面都将会从中受益[11–14]。

种植体材料应具备的物理、力学和化学性能

物理和力学性能

作用于种植体材料上的力分为张力、压力和剪切力三种。大部分材料的抗压强度要大于抗张强度和抗剪切强度。存在着这样一个假设，即循环应力对口腔种植体的影响程度要小于其对心血管系统和运动系统植入体的影响，因为口腔种植体所受循环负荷的频率显著小于后两者所受负荷的频率。另一方面，也应认真分析上述假设的成因，因为口腔种植体具有特殊之处——其物理尺寸显著小于其他植入体。所有材料的疲劳断裂均服从力学法则，它与材料的尺寸和力学性能等密切相关[11, 15]。另外，在材料力学性能较差时，口腔副功能运动会对材料的寿命产生严重影响，这些力学性能包括：最大屈服强度、疲劳强度、蠕变变形和塑型性能等。种植体材料的上述性能与种植体的形态、设计的外部特征密切相关。长久以来存在着一个矛盾，即种植体材料的力学强度和形变能力与骨组织的力学性能存在明显差异。为解决这个矛盾，人们将研究方向转向高分子材料、碳化材料以及低弹性模量的金属材料[16, 17]。

在外力作用下，骨组织结构上会发生改建，因此种植体材料的选择和外形设计应充分考虑植入种植体后颌骨肌肉功能增强对骨组织的可能影响。随着咬合负荷重复次数的增加，种植体材料的疲劳极限会下降，经过 10^6 ~ 10^7 次的重复负荷，种植体非常易于发生疲劳断裂[11, 15, 18]。也就是说，咬合力越大，种植体承受的应力越大，越容易达到材料的疲劳极限。

一般而言，金属种植体材料的疲劳极限约是其极限抗张强度的 50%。这个规律仅仅适用于金属材料，高分子材料的疲劳强度则非常低。陶瓷材料的延展性差，抗剪强度较差，容易发生脆性断裂。金

属材料经过不同时长的加热后，其性能会发生改变，另外加入合金元素或经过不同工艺处理也可以改变金属的性能，这些工艺包括：延伸加工、挤锻压加工和锻造等，最后还可对材料进行时效强化或弥散强化处理，直到材料的强度和延展性能得到优化，适合特定的临床需要。

对金属材料进行改性的元素可以是金属或非金属。一般而言，组合工艺或机械加工工艺的硬化处理效果在增加材料强度的同时，将不可避免地降低材料的延展性能；口腔种植体材料更是如此。为降低金属材料脆性断裂的发生率，大多数国际标准（如美国材料与检测协会、国际标准化组织和美国牙科协会等）认为金属材料的延展性应不低于 8%。采用氮对奥氏体材料混合微结构相进行硬化处理，以及增加合金材料的纯度，可以使材料获得最大强度并能使其保持较高水平的塑性变形能力[1, 15, 19-23]。

腐蚀和生物降解

口腔环境中电解质和氧的含量与组织液不同，因此口腔种植体材料的腐蚀问题倍受关注。另外，牙菌斑内部的 pH 与口腔内的 pH 存在较大差异。因此，口腔种植体在口腔内比在其他部位组织内更易遇到由 pH 差异所引发的腐蚀问题[24-29]。Plenk 和 Zitter[15] 认为口腔种植体比骨科植入物更易发生电偶腐蚀（GC）。材料表面的电活动取决于材料表面氧化层的钝化效果，与材料最小分解率和再生能力密切相关。钝化层一般只有几纳米厚，化学组成一般为金属元素的氧化物或氢氧化物。对于活泼金属，如钛、铌、锆、钽及其合金，其金属本身的特性决定着氧化层的钝化性能。种植体材料表面氧化层具有维持金属表面氧化还原电位稳定和隔绝口腔 pH 影响的作用。钛、钽和铌材料表面氧化层的稳定带大于铬表面。

长期以来，学者们在关注种植体材料的腐蚀、材料分子释放播散至远处器官等问题的同时，也关注着材料的机械降解问题（如划伤和磨损等）。例如，Laing[30]、Willert 等学者[31]以及 Lemons[32, 33] 对金属种植体材料的腐蚀问题进行了深入的研究。经过大量研究，Steinemann[34]、Fontana 和 Greene[35] 等给出了影响种植体腐蚀的各因素之间的基本关系。Mears[26] 等研究了局部组织对不锈钢和钴-铬-钼合金（Co-Cr-Mo）的反应，发现金属离子可释放播散至组织内。Williams[36] 认为种植体发生腐蚀的形式主要有三种：应力腐蚀开裂（SCC）、电偶腐蚀（GC）和微动腐蚀（FC）。

应力腐蚀开裂（SCC）

若作用于金属材料的应力较大，加之材料暴露于腐蚀环境中，则材料会出现开裂现象，单一因素一般不会引起失败。Williams[36] 在骨科多构件植入体材料上模拟出应力腐蚀开裂这种现象。一些学者推测 SCC 可能是高应力作用下某些种植体基台连接处断裂的原因[37-39]。三维有限元研究发现，对于体部外形为传统设计的种植体，应力集中常发生在密质骨部位和种植体颈 1/3 处。这就为 SCC 在种植体基台连接部位（也就是化学和机械环境改变的过渡区）的发生提供了条件。此外，这种现象也能以腐蚀疲劳的方式表现出来（腐蚀介质加速了循环负荷周期，从而导致失败）。种植体上部结构非被动就位会导致种植体系统中出现长时间的应力集中，从而增加 SCC 发生的可能性[37, 40, 41]（图 3-1A 和 B）。

将两种不同的金属浸在电解液中，并且使两种金属互相接触，则在两者之间会出现电流，导致腐蚀现象的发生。如果给两种金属材料加载上不相等的电压，则腐蚀电流会发生变化，导致腐蚀过程的加速（图 3-1C）。当在腐蚀环境中（钝化层被部分破坏或接触面上存在剪切应力）出现微动和摩擦接触时，往往会发生所谓的微动腐蚀。材料表面任何具有保护性质的氧化层被破坏时，会由于微动腐蚀而加快金属离子的释出。已有证据表明，在种植体与上部结构的连接部位易于发生微动腐蚀。

通常，金属种植体表面钝化层（氧化层）的降解速度非常低，由此引发的材料腐蚀不会对种植体的力学性能产生大的影响。但有一个问题却值得关注，即氯化物引起的钝化层局部的不可逆性腐蚀，会导致点蚀的发生。这种腐蚀常常发生在 Fe-Cr-Ni-Mo 不锈钢中，原因有两点：一是这种不锈钢中具有稳定钝化层的合金元素含量不足；二是材料处于非正常环境中。即使是氧化物陶瓷材料也不是完全不发生降解的。陶瓷材料的腐蚀样变化，与金属氧化物化学溶解为离子或络合离子的过程类似。氧化铝溶解出铝离子和氧化钛溶解出钛离子就是典型的例子。通常情况下，上述说法是成立的。但是大多数金属氧化物和非金属材料含有非晶态氢氧化物结构，而陶瓷材料大多为晶体结构。人工合成聚合材料的耐腐蚀性能不仅与其成分、结构有关，也与其聚合度有关。与金属、陶瓷材料不同，人工合

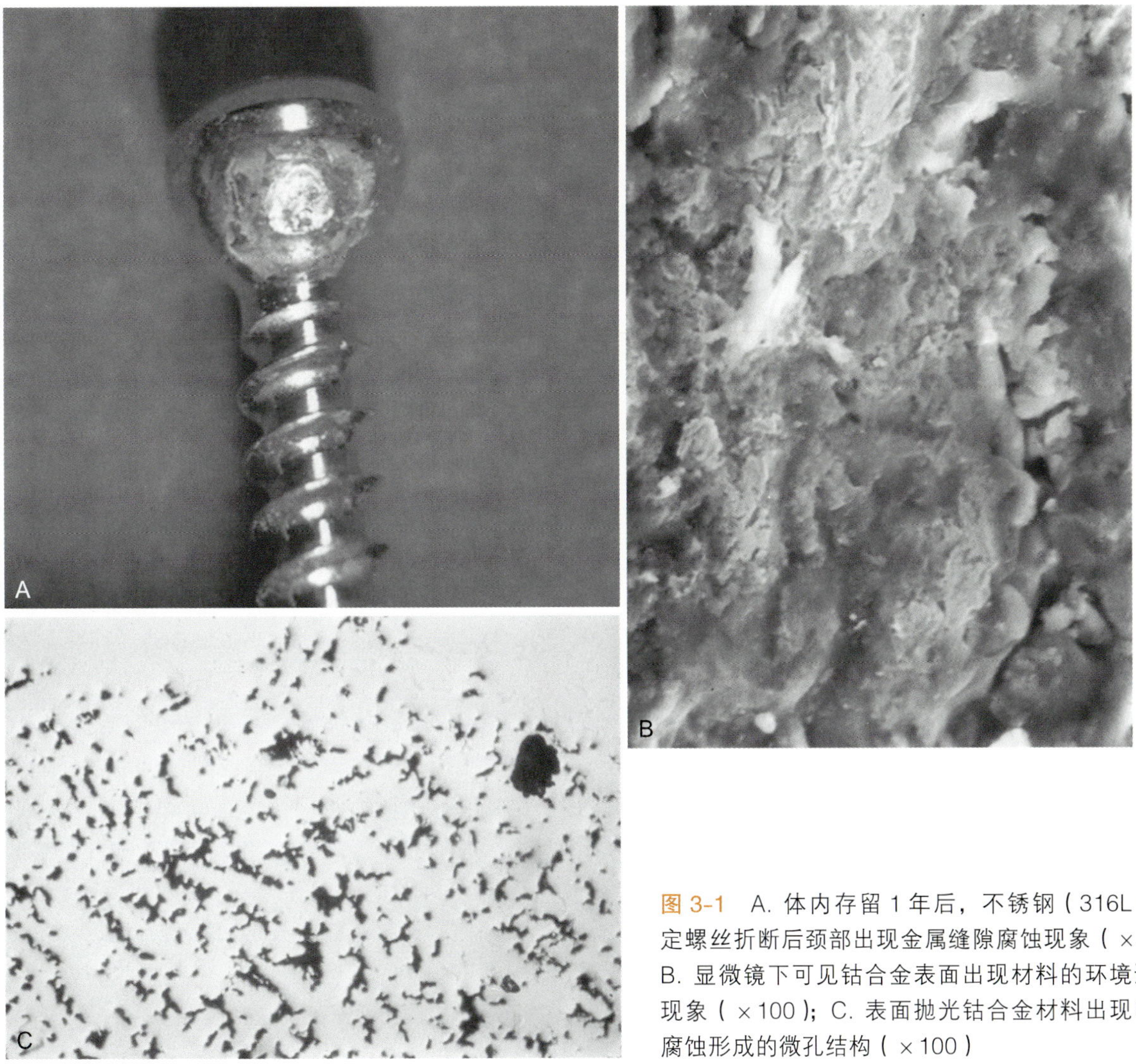

图 3-1 A. 体内存留 1 年后，不锈钢（316L）固定螺丝折断后颈部出现金属缝隙腐蚀现象（×5）；B. 显微镜下可见钴合金表面出现材料的环境退化现象（×100）；C. 表面抛光钴合金材料出现电偶腐蚀形成的微孔结构（×100）

成聚合材料不仅会发生溶解，而且生物环境中的水和其他物质可以渗入此类材料中。人工合成聚合材料的性能在生物环境下发生改变的程度，将受到材料自身性能和加工条件的影响。

毒性及相关因素

材料发生生物降解的主要产物（简单离子或络合离子）可能会对组织产生毒性，尤其是重金属离子，其毒性较大。与材料毒性相关的因素包括：生物降解发生的速度，单位时间内因新陈代谢而造成材料腐蚀的量，以及固体颗粒物质和离子沉积到邻近组织和远处器官的量。每天金属材料因腐蚀而释放出的元素的量可由下列公式计算而得[15]：

$$TE(g/day)=TEA(\%)\times CBR(g/cm^2\times day)\times IS(cm^2)/100$$

公式中 *TE* 为每天释放出的毒性元素的量，*TEA* 为毒性元素在合金中所占的百分比，*CBR* 为腐蚀速度，*IS* 为种植体表面积。

由公式可知，种植体基体材料暴露与否对 *TE* 的计算影响不大。而种植体表面积与 *TE* 密切相关，一旦种植体制作完成，其表面积就是固定不变的。对于陶瓷材料和人工聚合物材料，上述公式也是适用的。材料的毒性与材料中所含有害元素的量有关。另外，有害元素可能还会对材料的腐蚀速率产生一定的影响[15]。

腐蚀产生的有害物质的转归与其溶解性能和转运过程有关。低浓度的铬离子和钛离子在局部会发生离子反应，然而钴、钼和镍离子在高浓度时仍可保持溶解电离状态，因此可以随血液循环而被转运到达全身各处。已有不少学者研究了钛离子的毒性问题，相关结果将在后面提及。

Lemons[32]发现口腔种植体和上部修复体之间会产生电化学电偶现象，因此他建议口腔内两种直接接触的金属材料应相互匹配，避免电化学电偶现象的发生。种植体材料的电化学特性是影响其生物相容性的重要方面[42]。Zitter 和 Plenk[43]发现虽然阳极氧化和阴极还原发生在不同部位，但是两者必须通过电荷转移来达到平衡状态。而这种氧化还原活动会抑制细胞的生长，阻碍细胞之间信息的传递。因此，阳极氧化腐蚀发生的部位，不但受离子转移影响，而且受其他破坏性的氧化活动的影响。电荷转移可能是影响金属生物材料生物相容性的一个非常重要的因素。钛、铌、锆以及钽材料表面的钝化层本身具有较强的抵御电荷转移的能力。另外，还可以使基体材料与外界电解质隔离，因此钝化层能有效防止电荷转移的发生。由于铁、镍和钴材料表面没有类似钛材表面的钝化层，因此不能抵御电荷转移的发生。

金属与合金

目前美国市场上的种植体多为金属或合金材质，在本章的第二部分介绍了大量的种植体表面改性，本章将根据其构成元素的不同，分别介绍单一金属种植体和合金种植体。

一些国际组织先后制定出种植体材料标准的相关规范[44]，其中美国材料与检测学会（ASTM）的 F4 标准（ASTM F4）和国际标准化组织（ISO）的相关标准（ISOTC 106 和 ISOTR10541）是主要的基础标准[19，20]。ISO 进行的多国家研究结果证实钛及其合金是主要的口腔种植体制造材料，常用的非金属种植体材料包括：氧化物陶瓷、碳材料和氧化石墨材料等[45]。

常用的口腔植入材料有：钛及其合金、钴-铬合金、奥氏体（铁铬镍锰）、铁-铬-镍-钼（Fe-Cr-Ni-Mo）不锈钢、钽-铌-锆合金、贵金属、陶瓷和聚合物材料等。

钛与钛合金（Ti-6Al-4V）

钛与钛合金的化学性质较活泼，在空气或氧化溶液中极易产生氧化层。在室温空气或人体组织液中，钛会被氧化产生氧化层（钝化层），这种活泼的化学性质使钛金属成为理想的种植体材料。如果钛金属表面在无界面微动或不利环境条件存在时，钛表面的氧化层可有效抵御生物腐蚀的发生。如果钛种植体在与骨组织发生非常紧密接触的状态下被植入，则种植体的部分表面氧化层会被刮伤或受磨损；这些损伤区域会在体内再次氧化形成表面钝化层。钛金属的这一特性是其能够成为口腔种植体制作材料的重要原因之一[37，46-48]。一些研究结果显示，在腐蚀试验中，钛表面的氧化层厚度有增加的趋势[48]，并且此氧化层在充气溶液中也不易被破坏[49]。

Bothe 等[50]比较了兔骨对 54 种不同金属和合金的反应情况，发现钛金属容许成骨活动在其氧化层表面进行。Leventhal[51]等进一步研究了钛作为植入材料的可能性。Beder[52]、Gross[53]、Clarke[54]和 Brettle[55]等人的研究证实钛可以用于更广阔的领域，他们的研究均证实钛具有良好的惰性性能、生物相容性和抗腐蚀性能，是首选的植入材料[1，56-60]。

有关钛种植体抗腐蚀研究的内容将在“表面特性”一节中论述。遗憾的是，这些研究大多数是非负荷情况下的体外实验，而且只有少数研究注明了钛金属的类型和钛种植体的表面特性。

表 3-1 总结了用于加工口腔种植体的常用金属和合金材料的机械性能。与其他金属比较，钛具有相对较低的弹性模量和抗张强度。锻造软韧性钛种植体（根形和叶片状种植体）的强度比密质骨的强度大 1.5 倍，大部分种植体的设计在大体尺寸和外形上基本相同，这些种植体的强度是足够的。因为材料疲劳断裂强度不超过其抗张强度的 50%，所以种植体的设计是非常重要的。在种植体设计中应避免出现尖角或薄壁等外形结构。钛的弹性模量大约是密质骨的 6 倍，因此在进行种植体的设计时应特别考虑应力的均匀分布问题。一些新型种植体在设计上，增加了承受压应力的表面积。四级纯钛和钛合金是临床最常用的种植体材料，它们的极限强度和疲劳极限会因组成成分的不同而发生变化。

最常用的钛合金是钛-铝-钒合金，锻造钛合金的强度约是密质骨的 6 倍，因此在种植体设计上容许薄壁外形（例如：种植体平台、薄的连接区、种植体与基台连接处容纳螺丝的部位）的出现。钛-铝-钒合金的弹性模量比纯钛稍高，是密质骨的 5.6 倍。钛和钛合金材质的表面均由一层氧化层所覆盖。氧化层的厚度、纯度和稳定性是影响钛种植体生物相容性的重要因素[9，14，19]。一般而言，钛和钛合金种植体在人体均可实现骨结合。另外，无论表面为数百埃厚的非晶体氧化膜（埃，长度单位，一亿分之一厘米），还是 100% 的二氧化钛（金红石型氧化钛陶瓷）均可实现骨结合。

表 3-1 金属和合金类外科植入材料的机械性能 *

材 料	合金组成（质量百分比）	弹性模量 [GN/m²(psi × 10⁶)]	极限拉伸强度 [MN/m²(ksi)]	断后伸长率 (%)	表 面
钛	99⁺Ti	97(14)	240～550(25～70)	>15	氧化钛
钛-铝-钒合金	90Ti-6Al-4V	117(17)	869～896(125～130)	>12	氧化钛
钴-铬-钼合金	66Co-27Cr-7Mo	235(34)	655(95)	>8	氧化铬
316L 不锈钢	70Fe-18Cr-12Ni	193(28)	480～1000(70～145)	>30	氧化铬
锆	99⁺Zr	97(14)	552(80)	20	氧化锆
钽	99⁺Ta	–	690(100)	11	氧化钽
黄金	99⁺Au	97(14)	207～310(30～45)	>30	金
铂	99⁺Pt	166(24)	131(19)	40	铂

* 表中数值为美国材料与试验协会 F4 标准中的要求数值；外科植入体所具有的机械性能不限于表中所列的项目

GN/m^2：千兆牛顿 / 平方米；ksi：千磅 / 平方英寸；MN/m^2：兆牛顿 / 平方米；psi：磅 / 平方英寸

已有学者从临床和基础角度研究，就铝、钒生物降解产物对人体局部和全身各系统可能产生的影响进行了综述 [61]。大量实验研究了钛在局部组织液中 [62–64] 的腐蚀速率和种植体周围“黑色金属颗粒”的聚集现象 [65]。这些研究证实，在极少数情况下，钛合金会导致机体发生不良反应 [66]。在种植体周围组织中和实质器官内 [67, 68] 均发现有钛离子浓度的升高，其中肺较高，而肝、肾和脾的浓度稍低 [25, 66–70]。合金中其他元素的生物降解释放却往往没有得到有效控制，腐蚀和机械磨损可能是主要的原因 [48,67,68]。为了改善合金性能，一些学者将铁、钼以及其他元素加入钛合金中。最近，具有高机械强度的新型钛合金已经出现。

尽管还需进一步对钛合金的基本性能进行研究，但是这些钛合金在口腔科和骨科的临床应用均取得了良好的效果，特别是随着其强度的不断提高，可明确的不良反应报告并不多。

有关电化学研究结果显示，如果某一环境条件下的合金元素浓度较低，则这一环境即为合金的有利环境 [11]。钛和钛合金的电化学性能与其他口腔科金属的电化学性能基本相同。相关实验研究了机体对钛和钛合金的电化学性能所产生的反应 [9, 42, 63]。钛基材料和钴基材料的电化学性能基本相同，然而有研究采用氧气电池模型，发现钛及其合金材料的电流比 Fe-Cr-Ni-Mo 不锈钢、Co-Cr 合金的电流低数个数量级 [15]。

最近的报道质疑了钴基合金用作种植体上部结构的传统思维。随着贵金属的价格不断提高，医生正在寻找修复体的替代材料。这在口腔种植领域尤其重要，既要考虑金属上部结构尺寸合适，也要有合理的价格。不同金属接触后形成的电化学反应将形成离子流，引发临床毒理反应，这些都是要注意的 [72, 73]。纯钛表面形成的独特且坚硬的氧化层，限制了离子流的形成。例如，在纯钛与金质上部结构连接的情况下，纯钛表面所形成的氧化钛就能阻止相当一部分的离子交换，形成可接受的临床修复方案。与纯钛连接的金属越贵重则越稳定，而相对的贱金属将持续被侵蚀，尤其是缝隙腐蚀。换句话说，就是贵金属腐蚀了贱金属（表 3-2）。腐蚀的程度与电流大小取决于特殊的宿主环境；由于体外实验所使用的技术存在差异，其评价也是非常复杂的 [74]。至少有一个体外实验支持钴基与纯钛结合后使用 [75]。大量临床经验进一步支持钴基作为上部结构的使用，同时钴-铬合金也已经商品化。比如，许多大的技工间已经用钴-铬合金制作种植体的上部结构。此外，也有医生报道了一些使用钴基种植体上部结构的案例 [76, 77]。

应对上述问题，至少有一家制造企业（Noble Bond；Argen）生产出含大量钌元素的钴基合金。钌元素是铂族元素中的一种贵金属，抗腐蚀性能卓

表 3-2 电化学活性

A	金合金
B	钯合金
C	钛合金
D	钴合金
E	镍合金

越，但比金、铂要廉价许多。这种合金含钴 40%、钌 25%、铬 24%。尽管这种合金的临床表现有待观察，但其优点最终将允许医生使用诸如钯基、钌基合金作为临床种植修复材料（图 3-2）。钯基合金的使用也被临床及体外分析所支持[78]。

为了消除不同类金属的存在，一些医生选择使用研磨技术制作种植体上部结构。例如，使用这种技术，可以将单一的纯钛坯料研磨成种植体杆状上部结构（图 3-3）。光学成像以及研磨技术的优势，使这种方法成为可能。由于种植体上部结构是由种植体同种材料研磨而成，就不再有异种金属存在，二者之间不会产生电流。作为一种选择，所有的陶瓷材料均可以研磨出种植体上部结构（Zirconzahn，图 3-4）。用这种方法也能机械加工出封闭上部结构用的金属连接体（图 3-5）以及与种植体基台界面吻合的修复体。

在力学性能方面，纯钛的延展性要优于钛合金，纯钛的这一性能有利于叶状种植体的制作。为了修复体的就位，便于对上部基台进行就位道的调整，制造商会在微结构和材料残余应变等方面优化设计。在植入体冶金加工中，常规需要进行立体挤压、冲压、锻造和低温退火等处理。如果在种植体植入过程中连接体发生了弯曲变形，那么在种植体颈部会出现应变集中，应变的大小与植入时发生弯曲变形的严重程度密切相关。基于这一点，加之种植体负荷后的疲劳循环，临床上不建议重复使用种植体。另外，植入过程也会使种植体表面的机械性能发生改变或发生污染。在种植体植入前，应保证其表面机械和化学性能不发生改变。

在口腔种植领域，钛和钛合金的铸造加工具有一定的挑战性，因为一方面钛的熔点非常高，另一方面铸造过程易于发生氧、氮及氢气等的吸收问题，

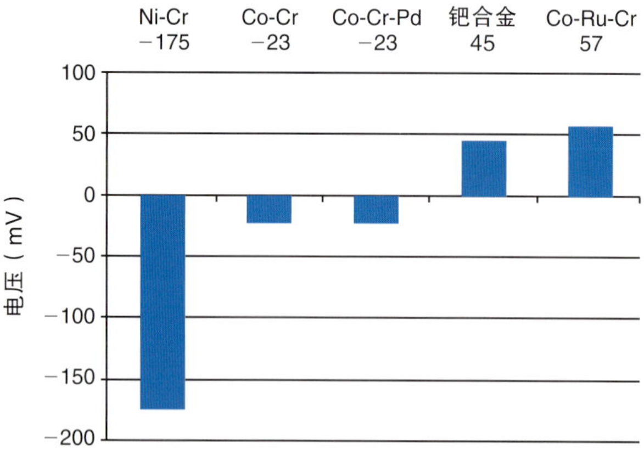

图 3-2　与纯钛耦联后金属的腐蚀情况。贱金属与钛耦联后显示出易腐蚀性能，而贵金属钯合金和 Co-Ru 合金则相对更加稳定

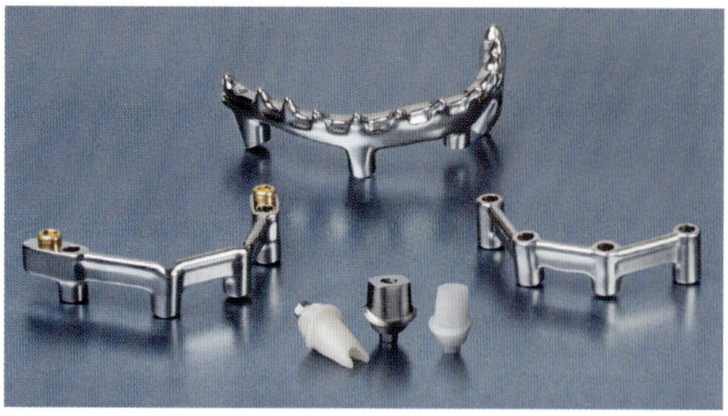

图 3-3　研磨后的种植体上部结构。现代加工中心能够便利地提供各种类型的精密研磨设备。当研磨纯钛时，电化学电位是零，不会产生电流。不论是金属或者瓷材料，亦或是复合材料，种植体基台也能用 CAD/CAM 技术生产

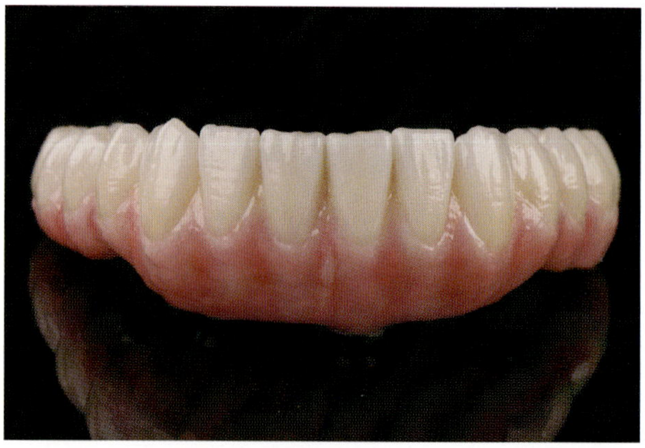

图 3-4　具有整体氧化锆陶瓷结构的固定种植修复体。咬合面与框架是由单块瓷块切削而成。在用金属氧化物液体使牙烧制着色后，用薄的粉红色饰瓷修饰以形成牙龈轮廓与色调

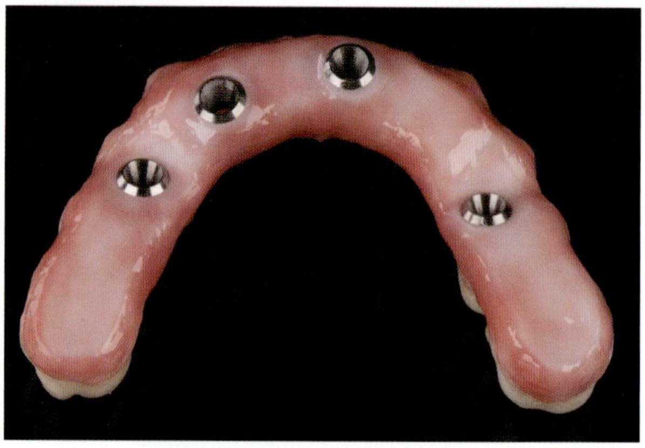

图 3-5　全瓷研磨的修复体与金属连接体。在烧结着色后，用机械加工后的金属连接体与种植平台连接

从而会导致金属脆性或者合金脆性的增加。在高度真空条件下或者超高纯保护性气体环境下，进行铸造会获得不同纯度的钛及其合金材料[79, 80]，尽管所得材料的表面形态会对其机械性能产生不利影响[9, 32]。Ⅱ级铸造商业纯钛和 Ti-6Al-4V 合金在经过热处理和低温退火处理后，其机械强度与锻造钛合金的强度基本相同，可以用于口腔种植体的加工制作[81]。

钴 - 铬 - 钼基合金

钴基合金的最常见应用状态为铸态或铸造退火态合金。经过此类加工的钴基合金材料便于制作个体化骨膜下支架植入体。钴基合金的主要组成元素为钴、铬和钼。钴元素构成了该合金的连续相，决定着合金的主要性能；由钴、铬、钼、镍和碳所构成的第二相与合金的强度和表面抗磨损性能相关（表 3-1）；合金表面氧化层中的铬元素具有抗腐蚀性能，钼不仅能提高合金的强度，而且也具有抗腐蚀性能。由此可见，上述每个元素对钴基合金的性能来说都非常重要。另外，合金的性能也与各元素的组成比例密切相关，因此铸造及加工成形过程对钴 - 铬 - 钼基合金而言是非常重要的环节。钴基合金中往往还有微量的镍、锰和碳元素。在钴基合金的生物降解产物中常可发现镍元素；碳元素的含量与保持钴基合金的机械性能密切相关（例如延展性）。用于可摘义齿的钴基合金与用于植入人体的钴基合金存在着较大的差异，应避免将两者混用。

通常，由铸态钴基合金加工而成的口腔种植体延展性较差，在使用中应避使种植体发生弯曲变形。因为许多技工间可以进行此类合金的加工，将此类合金植入人体时，应严格控制材料的选择、铸造和加工成形等过程，以保证合金种植体的最终质量。按照 ASTM　F4 标准和美国牙科协会（ADA）[19, 21] 有关植入材料的标准，生产单位应从化学分析、机械性能测定和植入体表面分析等方面，对合金材料进行严格的质量控制。严格按照标准加工成形的钴基合金种植体具有良好的生物相容性。

铁 - 铬 - 镍基合金

外科用不锈钢合金（316 低碳合金）在骨科和口腔种植领域具有较长的应用历史。同钛系统一样，在经过锻造和热处理后，此类合金具有强度高、延展性好的特性，因此常常被用于制作下颌升支叶状植入体、升支支架、稳定器以及黏膜下植入体。

ASTM　F4 标准中有关材料表面钝化的规定最早被应用于上述不锈钢合金材料的加工方面[19]，这个规定的目的之一就是最大限度地提高材料的抗腐蚀性能。这类不锈钢合金最易发生点蚀和缝隙腐蚀，因此应用时应注意保持表面钝化层的完整性。镍是此类合金的重要组成元素，镍过敏患者应避免使用。另外，如果在植入前合金被人为塑型（表面钝化层遭破坏），则应重新对合金进行处理，使其能够再次获得表面钝化层，最大限度地减少材料在体内发生生物降解的可能性。

铁基合金具有产生电转电位和发生腐蚀的特性，在与钛、钴、锆和碳等元素接触时，会形成电耦合，出现电腐蚀[82-84]。某些临床情况下，患者单一颌弓内会存在两种以上合金材料。例如，一个是由贵金属或金属合金制作的桥修复体，则其可能会与钛种植体及其上部的不锈钢基台发生接触，此时会通过口腔组织形成微电路。如果，桥修复体和种植修复体不发生接触，就不会产生微电路。铁基合金也具有较长的临床应用历史。长期随访结果证实，只要使用得当，由此类合金制成的植入体可正常行使功能，不会出现在人体断裂等严重并发症。显然，铁基合金优良的机械性能和低廉的价格，是其仍被临床所应用的原因所在。

其他金属和合金

除上述金属、合金以外，还有一些金属、合金被应用于口腔种植系统的制作。早期的螺旋状和笼状种植体多为以下材质：钽、铂、铱、金、钯以及这些金属的合金。最近，人们正在研究将锆、铪、钨等金属用于口腔种植体领域的可能性[15, 85, 86]。尽管由上述活泼金属材料制成的种植体尚没有在美国得到大量应用，但是这些材料所具有一些显著优点已受到了种植界的重视。

金、铂和钯等金属的机械强度相对较低，这大大限制了这几类材料在种植领域的应用。另外，金和铂的价格和密度也制约了其在上颌修复体中的应用。由于上述贵金属及其合金具有较好的耐蚀性，且较容易获得，所以在相当长时间内这些贵金属将仍然是外科植入材料的选择之一。例如，Bosker 骨内种植体就是贵金属合金材料应用的典型代表[87]。

陶瓷和碳材料

陶瓷是经高温烧结、压缩而成的无机、非金

属、非聚合物材料，其组成分为金属氧化物或其他化合物。金氧化物陶瓷的抗生物降解性能良好，强度较高。另外还具有其他优良的物理性质：颜色优良，低热和低电传导性，以及弹性模量变化范围宽等[88，89]。因此被选为口腔种植体用材。但是另一方面，陶瓷材料的延展性较差、脆性相对较大，这极大地限制了陶瓷的临床应用。以往陶瓷材料的应用是被制作成体状植入体。最近，陶瓷常被用于金属和合金材料的涂层材料。

铝、钛和锆氧化物陶瓷

高强度铝、钛和锆氧化物陶瓷常被用于根形、骨内叶状和钉形口腔种植体的制作[90]。表 3-3 罗列了这几类陶瓷材料的总体性能。这些陶瓷材料的抗压、抗张和抗曲强度是密质骨的 3~5 倍。陶瓷种植体的高弹性模量尤其是疲劳破碎强度等机械性能，决定了其在设计上需要进行特殊考量[19，91]。例如，应避免采用陶瓷材料来制作骨膜下植入物，因为骨膜下植入物的制作需要个体化加工，目前尚不可能对陶瓷材料进行个性化加工操作。铝、钛和锆氧化物陶瓷呈透明色、白色或者灰色，是制作前牙基台的理想材料。与其他类合成生物材料相比，氧化物陶瓷具有以下优点：低热，低电传导性，生物降解低，以及与骨组织和软组织几乎不发生反应等。早期口腔科和骨科的动物和临床研究发现，陶瓷材料可与骨组织形成直接的接触界面，这种界面类似于钛和骨组织形成的骨结合界面。动物模型证实，软组织可与由蓝宝石陶瓷材料制作而成的根形植入体发生局部结合[9，92–96]。

尽管陶瓷材料属于化学惰性材料，但是在使用过程中也应遵守一定的操作规范，这是因为：蒸汽灭菌会降低某些陶瓷的机械强度；刮擦损伤可能会引发陶瓷材料的断裂；陶瓷材料在接触化学溶液后，其表面可能会有溶液物质的残留；坚硬的陶瓷材料可能会造成其他材料的直接磨损。陶瓷材料的灭菌一般建议采用干热灭菌法。

有研究发现，20 世纪 70 年代应用于临床的一系列根形和叶片状陶瓷种植体，在经过数年的使用后往往会逐渐出现材料的断裂现象[97]。这种断裂最初出现在陶瓷种植体上曲应力和张应力负荷集中的区域，因此断裂发生的直接原因就是应力疲劳循环的不断累积。虽然，初期的实验认为多晶氧化铝陶瓷具有足够的机械强度[98]，但是长期临床观察结果清楚地证实，这类陶瓷材料存在着与设计和材料本身相关的种种局限性。这些问题说明，对于陶瓷材料的应用，需要进行临床对照研究，将材料的基本性能与临床使用效果联系起来。蓝宝石陶瓷和氧化锆陶瓷材料具有良好的生物相容性，且其机械强度和韧性得到了很大改善，这些优点使得这类高科技陶瓷成为口腔种植体的优秀候选材料。

磷酸钙基生物活性陶瓷和生物可降解陶瓷

骨量扩增和骨替代材料

磷酸钙材料（即磷酸钙陶瓷 $CaPO_4$）常以多种形态被应用于萎缩牙槽骨的外科重建。早期的磷酸钙材料常呈固体、多孔颗粒状，其化学组成与骨组织的矿化成分羟基磷灰石 [$Ca_5(PO_4)_3OH$] 基本相同。通过调整磷酸钙颗粒的微结构和化学组成，可以使磷酸钙材料在植入后继续维持一定的形状。实验室和临床研究的结果证实磷酸钙具有广阔的应用前景，其应用范围也在迅速扩展，其中一些体形较大的磷酸钙植入体（如棒状、锥状、块状和 H 杆状），被应用于承载空间结构的支撑[99，100]。另外，磷酸钙颗粒的尺寸也逐渐变宽，出现了与有机材料联合应用的报告。磷酸钙颗粒与胶原、药物和活性有机物质如骨形成蛋白（BMP）的联合应用极大地扩展了其应用范围。在过去 20 年里，磷酸钙材料的

表 3-3 生物惰性陶瓷的机械性能*

材 料	弹性模量 [GN/m²(psi × 10⁶)]	极限弯曲强度 MPa（ksi）	表 面
多晶氧化铝	372（54）	300~550（43~80）	Al_2O_3
单晶蓝宝石	392（56）	640（93）	Al_2O_3
氧化锆（PSZ）	195~210（28~30）	500~650（72~94）	ZrO_2
氧化钛	280（41）	69~103（10~15）	TiO_2

*这些陶瓷材料发生断裂时的永久形变率为 0%

GN/m^2：千兆牛顿 / 平方米；psi：磅 / 平方英寸；MPa：兆帕；ksi：千磅 / 平方英寸

应用得到了持续、迅猛的发展[100−103]。

骨内和骨膜下植入体

最早出现的具有一定结构形态的磷酸钙材料多为棒状或锥体状，这些材料大多被用于牙槽嵴位点保存[104]，在少数情况下也被用于即刻负荷的种植体周围[105]。在机械性能方面，磷酸钙存在着较多缺点，因此人们常采用机械（中央金属螺钉）或物理化学手段（涂层）来改善磷酸钙材料的机械性能[106，107]。

通过热喷涂、等离子喷涂等方法将磷酸钙陶瓷涂于金属基底材料表面的涂层技术，大大地扩展了磷酸钙陶瓷的应用范围[100]。目前，磷酸钙陶瓷被广泛喷涂于各种不同设计的骨内种植体和骨膜下种植体的表面，该涂层可以改善种植体表面的生物相容性，并能提高种植体的使用寿命（本章后面部分将介绍）[108−110]。

磷酸钙陶瓷的优点和缺点

框图 3-1 总结了磷酸钙陶瓷的优点和缺点。磷酸钙陶瓷公认的优点如下[111]：

1. 化学组成成分纯度高，与骨组织（钙、磷、氧、氢）的无机成分相似。
2. 作为植入材料，在不同组织内均具有出色的生物相容性。
3. 磷酸钙陶瓷可与软、硬组织发生结合。
4. 低热和低电传导性，是金属离子转运的物理和化学屏障（例如金属离子）。
5. 与其他植入材料相比，弹性模量与骨组织更接近。
6. 颜色与骨组织、牙本质和牙釉质接近。
7. 从基础科学、制作技术和应用等方面对磷酸钙陶瓷材料的研究，为整个口腔植入材料的研究提供了坚实的基础。

磷酸钙陶瓷材料可能存在的一些缺点：

1. 某些磷酸钙类陶瓷材料在化学性质和结构上存在变异。
2. 疲劳负荷下的抗张强度和抗剪切强度相对较低。
3. 作为涂层材料时，与一些基底金属材料的结合强度相对较低。
4. 因产品和临床用途不同，磷酸钙类陶瓷材料的溶解性会不同（体内负荷情况下，特别是在张力和剪切力作用下，不同质量的涂层，其结构稳定性和机械稳定性差异很大）。
5. 经某些涂层技术涂层至金属表面，可能会改变金属基底材料的化学和物理性能。
6. 临床应用范围的扩展有时脱离了与材料性能相关的科学基础。

上述生物活性陶瓷材料的基本性能是决定其应用情况的关键因素。表 3-4 罗列了常用生物活性、可降解陶瓷的部分性能。总体上，这些材料的机械强度、硬度和弹性模量等指标低于之前描述的化学惰性材料。微孔生物活性陶瓷材料的疲劳强度会影响种植体外形的设计，因此在某些情况下，这种微孔特性被用于提高材料的性能（例如微粒的降解性能）。

添加有磷酸钙的铝酸钙和钠 - 锂转化玻璃（生物玻璃或高硅钙生物玻璃），以及玻璃陶瓷（AW 玻璃陶瓷）等材料也具有相当广泛的应用[103，107]。

生物活性陶瓷的性能

生物活性陶瓷的物理性能包括：表面性质、材料形态（块状、颗粒状）、孔隙率（致密、大孔和小孔），

框图 3-1 磷酸钙陶瓷的优缺点

优　点	缺　点
化学组成上与骨组织接近（C，P，O，H）	化学性质和结构性质存在变异（其性能受到加工技术和化学成分的影响）
优良的生物相容性	疲劳负荷下的抗张强度和抗剪切强度相对较低
可与软、硬组织发生结合	作为涂层材料时，与一些基底金属材料的结合强度较低
低热和低电传导性	溶解性能存在变异
弹性模量与骨组织更接近	作为涂层材料，在负荷情况下的机械性能不稳定
颜色与骨组织接近	存在过度使用情况
是目前研究最为充分的材料	

以及结晶情况等（晶体或无定形态）；化学性质包括：材料中钙与磷酸根的比例、组成成分、杂质元素的情况（如碳酸盐）、原子结构层面的离子替换以及材料周围局部的 pH 等。上述物理、化学性质和生物力学环境影响着生物活性陶瓷材料的吸收，并决定着这类材料的应用范围。

表 3-5 总结了几种磷酸钙陶瓷的基本元素比例关系、化学计量比和化学名。磷灰石类材料的通用化学分子式如下：

$$M_{10}{}^{2+}(XO_4{}^{3})_6Z_2{}^{1}$$

通常，磷灰石的原子比例不是理想的配比值，1 mol 磷灰石所含的金属离子（M^{2+}）小于 10 mol，阴离子（Z^{-1}）含量小于 2 mol[112]。XO 的个数一般为 6 个。化学式中的金属离子和阴离子可由不同元素离子所替代。磷灰石类材料的最重要特性是：不同化学组成的磷灰石材料的物理、化学和机械性能存在差异[96、102]。另外，每一种磷灰石材料的微结构（实体结构状态或涂层状态）也会影响其基本性能。高密度、高纯度（最多 50 ppm 杂质）单晶羟基磷灰石（HA）（高温烧结陶瓷 $Ca_{10}[PO_4]_6[OH]_2$）是磷灰石类植入物应用的一个参照标准，此材料中的钙磷比为 1.67，且此类陶瓷材料可获得 100% 的晶体化。经高温合成的 HA 与天然生物磷灰石存在较大区别。天然生物磷灰石含有微量碳酸根离子，以及钠、镁、氯等离子，而且这些离子的含量和分布也是变化的。

与其他材料相比，晶体磷酸三钙陶瓷（TCP）属于高纯度（最大杂质限度小于 50 ppm）生物材料。有关 HA 和 TCP 材料性能的国家标准已经颁布[19]。这两种材料被广泛用于骨移植替代材料、有机药物的载体材料，以及骨膜下和骨内种植体的涂层材料等。

磷酸钙陶瓷材料与水发生反应是值得重视的一个问题。例如，水合反应可以将一些化学杂质带入 HA 材料中；当 HA 暴露于水液时，其结构相也会发生变化。因此，对磷酸钙材料进行蒸汽灭菌是不

表 3-4 生物活性陶瓷和生物可降解陶瓷的机械性能 *

材 料	弹性模量 $[GN/m^2(psi \times 10^6)]$	极限弯曲强度 MPa（ksi）	表 面
羟基磷灰石	40～120（6～17）	40～300（6～43）	$Ca_{10}(PO_4)_6(OH)_2$
磷酸三钙	30～120（4～17）	15～120（2～17）	$Ca_3(PO_4)_2$
生物玻璃（高硅钙生物玻璃）	40～140（6～20）	20～350（3～51）	$CaPO_4$
AW 陶瓷	124（18）	213（31）	$CaPO_4$+F
碳陶瓷	25～40（4～6）	150～250（22～36）	C
碳化硅陶瓷（LTI）	25～40（4～6）	200～700（29～101）	CSi

* 这些陶瓷和碳材料发生断裂时的永久形变率为 0%
GN/m^2：千兆牛顿 / 平方米；psi：磅 / 平方英寸；MPa：兆帕；ksi：千磅 / 平方英寸

表 3-5 一些磷酸钙材料的名称、分子式和元素比

名 称	分子式	钙磷比	应用范围
三斜磷钙石（DVP）	$CaHPO_4$	1	非陶瓷类骨替代材料
透磷灰石(DCPD)	$CaHPO_42H_2O$	1	某些 $CaPO_4$ 生物材料的成分相
磷酸八钙（OCP）	$Ca_8(HPO_4)_2(PO_4)5H_2O$	11.33	某些 $CaPO_4$ 生物材料的成分相
白磷钙石（WH）	$Ca_{10}(HPO_4)(PO_4)_6$	1.43	某些 $CaPO_4$ 生物材料的成分相
β－磷酸三钙（β-TCP）	$Ca_3(PO_4)_2$	1.48	生物可降解磷酸钙陶瓷用于骨替代材料和涂层技术；也可是某些 $CaPO_4$ 生物材料的成分相
缺陷羟基磷灰石（DOHA）	$Ca_9(HPO_4)(PO_4)_5(OH)$	1.5	某些 $CaPO_4$ 生物材料的组成之一
羟基磷灰石（HA）	$Ca_{10}(PO_4)_6(OH)_2$	1.67	骨组织的主要矿物质组成；烧结可成陶瓷，称为 HA

恰当的。蒸汽和水会显著影响磷酸钙陶瓷材料（或其他生物活性表面）的基本结构和性能，从而导致种植时形成一种未知的生物材料环境。一般可采用干热或者 γ 射线灭菌，以防改变材料的性能。

形态、微结构和机械性能

颗粒状 HA 材料（非孔隙态、孔隙率＜5%）呈角形或球形颗粒，是高纯度晶体 HA 的典型代表（图 3-6A）。颗粒状 HA 的抗压强度较高（达 500 MPa），而抗拉强度在 50～70 MPa 之间。一般，致密多晶 HA 由微晶体组成，其机械强度较高。陶瓷属于脆性材料，其抗压强度高于抗拉强度。较低的抗拉强度和抗剪切强度，以及外形和体积的限制，使得 HA 不能被用于制作口腔种植体。不可吸收的生物惰性陶瓷材料具有较强的负荷承载能力，这些材料多为致密的单晶 / 多晶氧化铝、氧化锆和氧化钛陶瓷材料。一些孔状 HA 颗粒和 HA 块体材料的实体部分同样具有较高的机械强度。单位体积大孔隙 HA 颗粒（＞ 50 μm）和小孔隙 HA 颗粒（＜ 50 μm）的表面积均较高。表面积的增大，一方面会加速静态环境中材料的溶解和细胞介导的吸收过程；另一方面会显著降低材料的抗压、抗拉强度（图 3-6B、C，图 3-7）。孔状 HA 材料可容许骨组织的长入，并能产生机械制锁作用，因此可以降低界面微动，降低骨结合界面破坏的发生。骨组织长入后，界面处 HA 的强度与 HA 材料自身的强度和界面骨组织的强度等有关[114]。

许多磷酸钙陶瓷材料为不同相 HA 和 TCP 的混合物，然而一些磷酸钙陶瓷来自化学合成，或来自数种材料的机械混合（表 3-5）[100]。表 3-5 中这些生物活性陶瓷，包括玻璃、玻璃陶瓷、陶瓷混合物、金属和陶瓷混合物，以及聚合物和陶瓷的混合物，其材料性质差异较大。总体而言，实验室和临床研究表明这些材料均具有良好的生物相容性。因为机械强度的原因，磷酸钙陶瓷材料不能用于较大外形的植入体，但却是金属种植体的优良涂层材料。

将磷酸钙陶瓷材料涂层于钴基和钛基种植体，已经成为一项成熟的技术。大部分涂层采用的是等

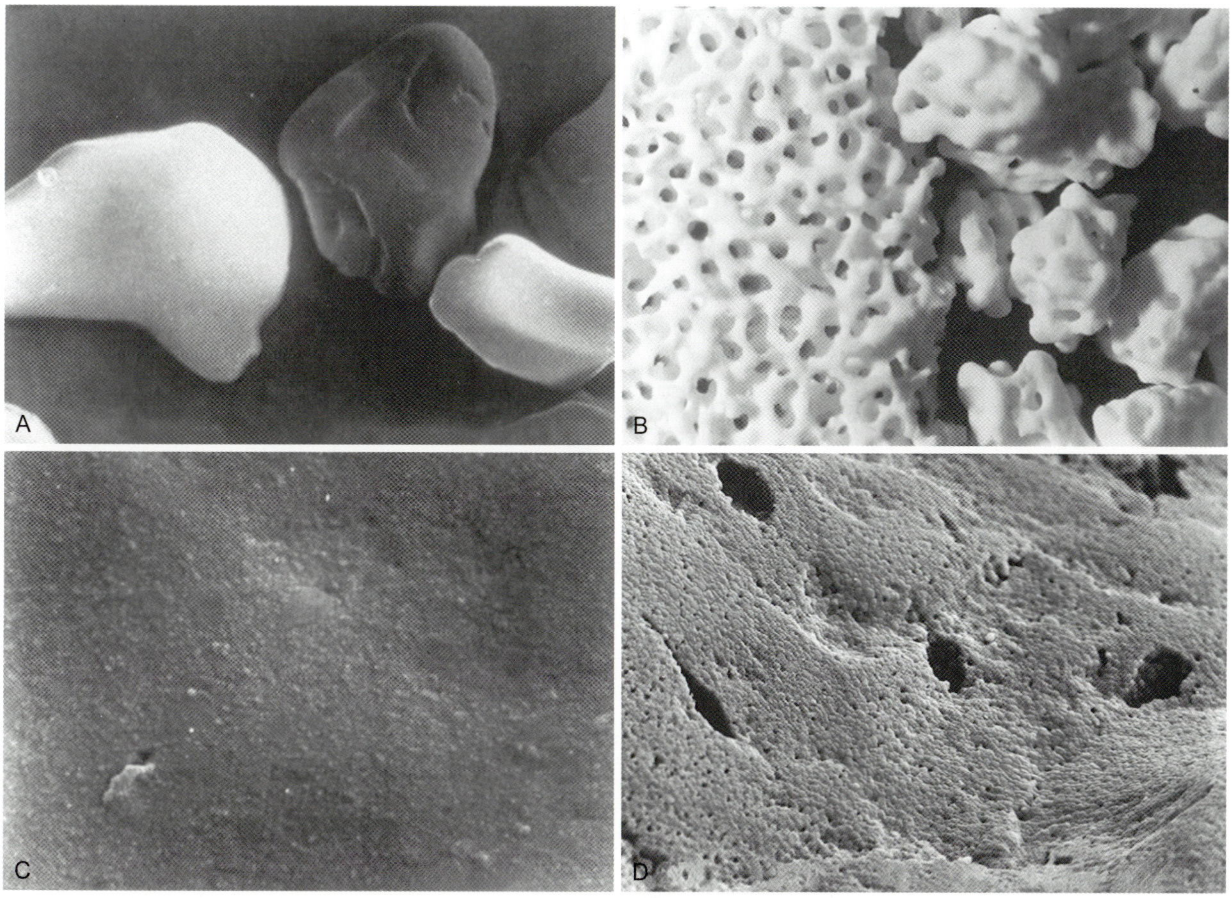

图 3-6　A. 颗粒状致密羟基磷灰石为晶体非多孔样结构，颗粒表面可成角或呈球形；B. 大孔和微孔；C. 颗粒化可增大每单位体积材料的表面积，有利于材料的溶解和被细胞吸收（感谢登士柏种植系统，Waltham, MA.）

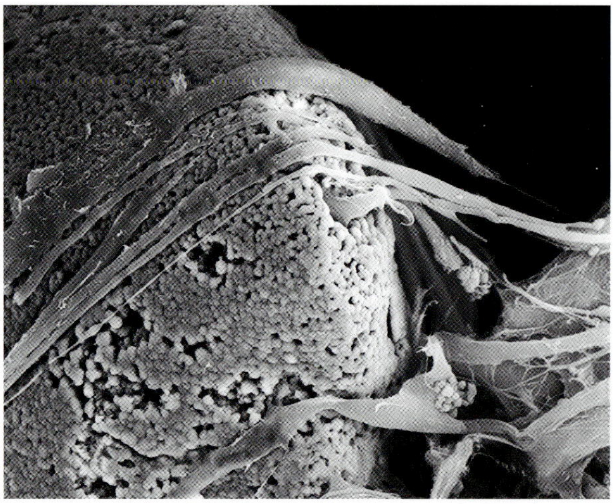

图 3-7 扫描电镜图片显示细胞“内吞”材料微粒（μ1500）（感谢感谢登士柏种植系统，Waltham, MA.）

离子喷涂技术，涂层厚度一般为 50~70μm，涂层多为晶体和无定形相的混合，与实体 HA 颗粒或者 TCP 颗粒相比，涂层颗粒的微结构更为复杂[100, 115]。目前，涂层材料的性质具有较好的一致性，这应归功于制造商严格的质量控制（更多表面处理方法的细节探讨将在下一章描述）。

磷酸钙材料的疲劳强度和涂层界面强度一直都是倍受关注的问题。尽管出现涂层破坏的可能较小，但是已有相关文章报道了由于材料机械断裂引起的涂层丧失情况[96]。鉴于此，一些医生和制造商将磷酸钙涂层置于外形经过改进的种植体上（如粗化、螺纹状、梯台和孔隙等设计），这些外形的改进能降低种植体所承受的剪切力和拉应力。从理论上说，对力学受力最小的部分进行涂层似乎是最理想的。

密度、传导性和溶解性

生物活性陶瓷材料之所以能够在口腔种植领域特别受关注，是因为骨组织的无机化学成分（磷酸钙）与生物活性陶瓷相类似，骨组织可以沉积到生物活性陶瓷材料的表面。生物活性材料包括磷酸钙（如 TCP 和 HA）、碳酸钙（珊瑚），以及硫酸钙类化合物和陶瓷。生物活性材料与骨组织之间可以发生化学－生物化学性结合，该类材料还具有促进骨代谢活动的潜能[102]；而生物活性材料的最大缺点是其机械强度常小于骨组织[102]。

在磷酸钙涂层的制备过程中，相变和冷却中的热膨胀等环节会导致涂层在应用中出现程度不一的吸收情况。因此，对可吸收材料与不可吸收材料的分类标准应慎重把握，因为材料颗粒大小、孔隙率、化学结构和暴露环境水平等均可以影响材料的吸收情况。

有关生物活性材料（颗粒状态或作为涂层）的分解性能，已经有了深入的研究[116, 117]。总体上，TCP 的溶解性大于 HA，当这两种材料的孔隙率增加时，其溶解性会相应增加。磷酸钙陶瓷材料的溶解性能还与材料所处环境的 pH 及材料是否发生松动等有关。

如果材料的化学组成一致性较高，材料的颗粒越大，则材料在骨增量处组织内的存留时间会越长。因此，75μm 颗粒的吸收速度远远快于 3000μm 颗粒的速度。另外，孔隙率也是影响材料颗粒吸收速度的重要因素。Tofe[118] 等研究比较了致密、大孔和微孔磷酸钙颗粒的吸收情况。Tofe 发现一些致密 HA 颗粒几乎不含大孔及微孔状结构；致密非孔状 HA 颗粒的吸收过程最为持久，原因是破骨细胞只能攻击材料颗粒的表层，却不能穿过这种非孔状材料。大孔状磷酸钙材料的孔径为 100~500μm，孔隙体积占材料总体积的 15% 以上。块状 HA 材料的孔隙率最小。微孔磷灰石多数来源于牛骨或人骨，这类材料的孔径约为 5μm 或者更小，孔隙体积占材料总体积的百分比小于 28%。将此类材料植入体内后，血液和人体其他有机成分可以长入微孔之中。植入材料的孔隙率越大，则其发生吸收的速度越快。例如，临床观察证实致密 HA 晶体颗粒在骨组织内可存留 15 年以上，大孔颗粒可存留 5 年，而微孔颗粒则仅仅能存留 6 个月左右（图 3-8）。

HA 结晶度也是影响其吸收速度的因素，结晶度高则材料不易发生吸收。无定形材料化学结构中的原子排列无序性高，而人体软、硬组织对无定形植入材料的吸收降解能力较强。因此，晶体化 HA 在人体正常环境中可以存留较长时间，无定形 HA 则容易发生吸收，在生物酶和细胞的作用下易于被分解破坏[119]。因此，材料结晶度越低则其吸收速度就越快[99, 100, 102, 119, 120]。

纯度也是影响 HA 吸收率的因素之一。吸收可以是细胞介导的，也可以是体液介导的。细胞介导的吸收过程是活的细胞主动吸收材料颗粒的过程，与骨组织的吸收重建过程类似，包含着骨组织的吸收和再沉积。体液介导的吸收主要是指在体液环境中材料发生的化学性降解。生物活性陶瓷材料中的杂质或其他物质（如碳酸钙）可以加速体液介导的吸收过程，客观上这些杂质起到了增加材料孔隙率

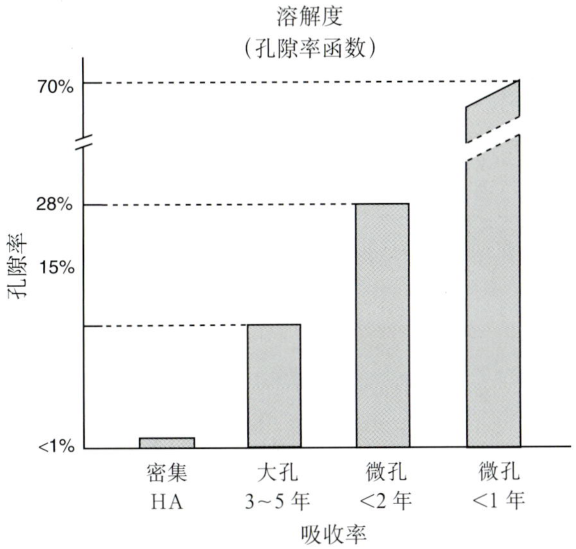

图 3-8　羟基磷灰石（HA）溶解度与孔隙率的关系

的作用。珊瑚来源 HA 的微孔较少，但是其含有的碳酸盐成分可以加速其吸收过程。

材料所处环境的 pH 也可以影响骨替代材料的吸收速率。当 pH 降低时（如慢性炎症或感染），骨组织中的磷酸钙成分会发生体液介导的吸收。

磷酸钙涂层是热和电的不良导体，这一优点允许在涂层种植体进行上部修复的过程中，可同时采用几种传导性不同的材料进行上部修复。加上其颜色呈米白色，上述这些性能是这类材料的优势。

在临床应用中，生物活性陶瓷材料在最初数周内的溶解度较高，随着骨组织在材料上的生长，材料的溶解度会下降[116, 117]。然而，一些研究者发现在特定情况下，破骨细胞介导的吸收会使磷酸钙涂层发生局部剥脱[121]。这引起了人们对磷酸钙涂层长期稳定性的关注。目前，临床随访结果证实磷酸钙涂层的效果是可靠的，更大量的临床应用研究正在进行。

碳和硅碳化合物

碳化合物因具有化学惰性和低延展性，而常被归入陶瓷类材料。碳化合物属于热导体和电导体材料。碳材料被广泛应用于心血管领域，因其具有良好的生物相容性，且弹性模量与骨组织相近，遂逐渐被应用于骨科和口腔种植领域。由碳材料制成的两段式种植体（Vitredent）在 20 世纪 70 年代曾很受欢迎[10]。但是，由于碳材料种植体在设计、材料性能和应用等方面存在严重缺点，出现了大量失败病例，故很快被临床弃用。

碳陶瓷材料仍可作为金属或陶瓷材料的涂层材料。在前面提到，涂层的优点包括：促进组织附着，涂层成分与生理组织成分接近，可阻止元素转移，阻止热和电的传导，可控制改变基体材料的颜色，以及为活性生物分子或合成化合物的附着提供机会等。可能的缺点有：涂层界面的强度可能存在问题，涂层材料的生物降解可能会损伤邻近组织，其物理性质可能会随时间而发生改变，在进行口腔卫生护理时的刮擦等外力作用下易于被破坏，以及在标准处理、常规灭菌和存放方法高度敏感性。众多科研机构研发出不同种类的涂层种植体，而且其临床应用也逐渐增多。

聚合物和复合物

人工合成聚合物和复合物作为生物材料在临床的应用范围不断扩大。纤维增强型聚合物的优点包括：具有骨组织的部分特性，其机械性能具有各向异性的特点，可作为涂层材料用以增加组织的附着，以及造价相对较低等。在被用作应力缓冲装置材料外（IMZ 和 Flexiroot 系统），人工合成材料和生物复合材料的结合为这两类材料在口腔种植领域的应用开辟出了新的途径。

结构性生物医用聚合物

惰性聚合生物材料包括：聚四氟乙烯（PTFE）、聚乙烯对苯二甲酸酯（PET）、聚甲基丙烯酸甲酯（PMMA）、超高分子量聚乙烯（UHMW-PE）、聚丙烯（PP）、聚砜（PSF）和聚二甲硅氧烷［PDS 或硅橡胶（SR）］。上述材料的机械性能见表 3-6。与其他生物材料相比，聚合生物材料强度较低，弹性模量较小，材料在断裂前发生的形变较大。聚合生物材料是热和电的不良导体。当合成高分子量聚合生物材料时，不加增塑剂可以提高材料的抗生物降解性能。聚合生物材料的弹性模量小于骨组织的弹性模量，与人体软组织接近。

聚合生物材料可以被制作成孔状或其他实体形状，在组织附着、组织替代和缺损组织填补等方面具有广阔用途，也可作为软、硬组织界面应力传递的涂层材料。一些聚合材料的冷流性能较差，且蠕变强度和疲劳强度也相对较低（SR 和 PMMA），所以这些材料的应用受到了不同程度的限制。另一些聚合材料（PP、UHMW-PE 和 PTFE）却拥有较高的机械强度和疲劳强度，在满足一定的形态要

表 3-6 一些医用聚合生物材料的机械性能 *

材料	弹性模量 [GN/m^2(psi × 10^6)]	极限弯曲强度 MPa（ksi）	断前伸长率（%）
PTFE	0.5~3（0.07~4.3）	17~28（2.5~4）	200~600
PET	3（4.3）	55（8）	50~300
PMMA	3（4.3）	69（10）	2~15
PE	8（1.2）	48（7）	400~500
PP	9（1.3）	35（5）	500~700
PSF	3.5（5）	69（10）	20~100
SR	0.1（0.014）	5（1.1）	300~900
POM	3（4.3）	70（10.1）	10~75

* 聚合物材料的机械性能会因材料加工处理方法、材料结构类型等的不同而发生变化，表中所列材料的机械性能数值取自通用表格数据

PTFE：聚四氟乙烯；PET：聚乙烯对苯二甲酸酯；PMMA：聚甲基丙烯酸甲酯；PE：聚乙烯；PP：聚丙烯；PSF：聚砜；SR：硅橡胶；POM：聚甲醛

求后，可以被用作承受应力的植入材料。在骨结合种植体方面，聚合生物材料最常被用作种植体系统内部应力传递的承接者，期望其能模拟天然牙的力学传递过程。在过去 10 年中，由于引导组织再生技术的成熟，PTFE 的临床应用得到了迅速发展。但是，PTFE 材料的抗磨损性能较差。

复合物材料

近年来出现了聚合生物材料与其他人工合成生物材料的复合材料。例如，可将某些惰性聚合材料与碳颗粒（碳纤维材料）、Al_2O_3、HA 或玻璃陶瓷等材料复合，制备出新型复合材料。这些复合材料可呈孔状或实体块状结构[122，123]。

在某些情况下，生物可降解类聚合材料，如聚乙烯醇（PVA）、聚乳酸酯或乙交酯、氰基丙烯酸，以及其他水合聚合材料等，可与生物可降解磷酸钙形成新型复合材料[124]。这些新型复合材料可用作结构支架、接骨板和螺钉等。在组织充分改建后，复合材料的生物可降解性有利于骨增量以及组织缺损的修复。

一般来说，聚合材料和聚合物复合材料对灭菌、包装技术的要求较高。用于外科植入的复合材料，不应采用蒸汽灭菌或环氧乙烷灭菌法。大多数聚合生物材料具有表面静电特性，当材料暴露于非洁净空气中，材料表面会吸附灰尘及其他颗粒物质。因为许多聚合材料可采用切割方式进行塑型，或者在体内会发生自发性聚合反应（PMMA），所以在使用过程中应保证材料表面性质稳定。孔隙状聚合材料会因为发生弹性变形，而致使材料中的孔隙关闭，不利于组织的长入。此外，孔隙状聚合材料的灭菌应在实验室环境中进行。应避免生物材料与外科乳胶手套上的滑石粉或淀粉、纱布块，以及其他任何污染物发生接触。

聚复合材料的长期应用效果较好，且具有以下优点：生物相容性好，通过改变复合材料的结构可以达到控制材料性能的目的，材料性能可以适应各种临床需要。上述优点使得聚合材料和复合材料成为公认的优良的生物医学材料。

聚合材料的植入性用途和应力吸收装置用途

聚合材料的延展性较好，其弹性模量相对较低，具有良好的韧性，因此常被用于制作口腔种植体连接装置和咬合空间保持装置。表 3-6 中列有一种常见的可用于植入用途的聚合材料。聚合材料最大的缺点是：在循环负荷下，材料抵抗蠕变破坏的能力较差。一些临床系统回顾发现，聚合材料有时会出现严重的变形和断裂[125]。尽管利用聚合材料制作应力吸收装置是有理论基础的，但是对于此种用途的随访时间较短，加之此类装置的制作维护过程不但费时而且费用较高，这些因素大大限制了聚合材料作为应力吸收装置的用途，现在已经很少使用了。

材料应用展望

用于组织替代的人工合成材料包括一系列符合

技术等级要求的材料，如金属、陶瓷、聚合物和复合材料。随着生物力学的进展，外科植入物的外形和材料不断被优化。人们对生物组织特性的深入了解，以及计算机辅助建模和分析技术的出现，也促进了生物材料学的发展。通过对以下三方面因素的深刻把握和理解，人们已显著地提高了植入物的疗效和使用寿命。这三方面因素为：材料力学性能的各向异性特点；组织界面结合所引起的植入材料化学性质由表及里的梯度变化；植入物制作、包装、运输和保存等环节的科学控制。植入物造价的降低和产量的增加将会使更多患者受益。

对合成材料的表面进行改性使之成为生物活性表面，向植入材料中引入具有诱导组织再生作用的生物活性物质，以及为软组织附着提供稳定的环境条件等技术措施，可以显著优化种植系统。种植体穿出软组织的部分应具有化学和物理屏障的综合作用，至少在理论上，这可以提高植入体的临床寿命。根据临床情况的不同，能从功能上与软组织或硬组织发生结合并能承受负荷的植入体才能成为治疗的选择[9]。

毫无疑问，口腔疾病的保守治疗还将持续，可以预见的是，口腔种植修复将会成为缺失牙修复的首选。因此，口腔种植体的使用值得期待。只有采用临床对照研究方法，对各个种植体系统的10年、20年随访结果进行分析，才能确定每个系统的真正疗效。

表面特征

研究表明，口腔种植体的生物相容性与生物材料、组织和宿主等三方面因素相关。生物材料的特性包括其表面特性和整体特性。一般情况下，生物材料表面的化学性质（纯度和表面张力）、表面形貌（粗糙度），以及材料与组织发生结合的类型（骨结合、纤维性结合及前两种结合的混合）等与宿主的短期和长期反应密切相关。此外，宿主内环境会直接影响材料－组织界面的预后，这些内环境包括种植体愈合期局部的生物化学和生物力学环境，以及后期种植体的负荷情况等。种植体与受体组织发生相互作用的区域仅限于种植体表面和几纳米厚的组织。种植体与软硬组织发生结合的细节，以及种植体所受应力的传递方式（导致种植体处于稳定态或者不稳定态），是影响种植体临床寿命的重要因素。

许多会议的议题都非常关注种植体－组织界面问题，这说明对种植体材料表面特性进行深入研究是非常有价值的。从1978年到1988年有关口腔种植治疗优点和风险的共识研讨会上，专家们均建议应对种植体－组织界面进行不断深入的研究[9, 10, 126]。

用于制作口腔种植体及基台（接触口腔组织的上皮下区域）的人工合成生物材料可大致分为三类：金属类、陶瓷类和表面处理类（涂层、化学反应或离子导入处理）。长期以来，人们一直认为种植体在植入人体之前，不能有应力残留或其他化学物质的残留。本质上，材料性能是由材料表面的化学结构所决定的，具体讲就是原子结构，甚至是亚原子结构。这些原子结构特征可以显著影响材料的表面组成、抗腐蚀能力、表面清洁度和表面能、挠曲性，并能影响材料对组织的作用（如使蛋白质变性的能力等）。

这部分探讨的主要问题是材料的表面特征，材料主要指的是金属、陶瓷和表面处理材料三大类。

材料表面特征化和组织反应

金属和合金材料的表面

在正常温度条件下，标准级α钛、α－β合金钛和β基合金钛材料的表面在与作为氧化媒介的空气、正常生理环境接触后，可被氧化生成氧化钛。薄的表面氧化层的形成是通过其与氧的反应与分解或者其他机制，如氧或金属离子扩散至金属表面，尤其是钛金属。不管是哪种材料制备工艺，钛材表面氧化物主要是TiO_2，也存在少量TiO和Ti_2O_3[127−131]。这层无定形氧化钛在被机械清除后会迅速再次形成。材料的表面特性是由其表面氧化层所决定的，且表面特性与材料内部的整体特性是存在显著差异的[63, 128]。材料表面发生氧化时的参数（温度、氧化元素的类型和浓度，以及是否有污染元素等）会对材料的物理和化学性质产生影响。在正常温度和生理体液条件下，种植体表面氧化物的分子结构主要呈无定形结构，而且这类氧化层具有较强的附着力，厚度较小（< 20nm）。与之相比，在较高温度（>350℃）环境下对α纯钛（Ⅰ～Ⅳ级）钛材进行处理，或者采用有机酸在较高电压（200mV）下对材料进行阳极氧化处理，所产生的氧化钛即呈晶体化的原子结构（锐钛矿型或金红石型钛材），其厚度会增加10～100倍。金属材料的颗粒结构和氧化条件也会对其表面氧化层的微结构和微观形貌产生影响。材料的孔隙率、密度和基底材料的同质性也会对材料表面的氧化过程产生影响。低温条件下形成的氧化层具有良好的均质性，且较为致密[132]。当温度升高时，氧化层的异质性会增加，会出现微小孔隙，甚至出现玻璃样氧化层（半晶质的）[130，132]。

机械抛光和化学／电化学清洗钝化处理将是无定形氧化层和晶体氧化层在微米级水平上表现为光滑表面还是粗糙表面的决定因素。对氧化层下方基底材料进行的机械研磨、喷砂和酸蚀等处理却是影响材料表面宏观粗糙度的因素。由不同表面处理技术加工的种植体，在表面形貌和粗糙度方面往往存在明显的差异[11，133]。在正常温度和环境暴露时，材料粗糙表面的氧化层厚度是相对稳定的（纳米级）。

用于制作口腔种植体的钛合金微观相包括有α相和β相钛，以及室温增稳β相钛。钛合金表面α相钛区域的原子排列结构与纯钛表面的原子结构（密排六方）相类似，然而β相钛的原子结构（体心立方）和元素化学性质则明显不同。合金β相钛区域在氧化层形成动力学、化学性质、厚度以及环境稳定性等方面与α相钛区域具有相似之处。电化学研究表明，α相钛和β相钛的氧化层均对基底钛材（纯钛或者钛合金）具有保护作用（保护层），两者均表现出较强的化学惰性和生物化学惰性[129，134，135]。许多研究证实，钛和Ti-6AL-4V合金的表面氧化层中均含有少量的氮化钛。在钛合金材料的制作过程中，一些离子、碳元素及其他非合金元素的杂质元素会堆积出现在表面氧化层中，这与工业纯钛表面的情况相类似。然而，对于纯钛和钛合金来说，其表面的氧化层具有良好的均质性，是性能稳定的惰性保护层，在组织环境中具有优良的抗腐蚀性能。

大量实验研究了钛合金中各合金元素的作用，以及这些合金元素对钛合金性能和宿主组织相容性产生影响的机制。合金离子对组织细胞产生的毒性大小与合金释放到组织内的离子数量和离子转运的速率相关。一般而言，采用经过完整处理程序加工的钛合金制作而成的各种口腔种植或者其他医用植入体，是完全可以与骨组织和软组织发生正常结合的。

材料表面分析研究证实，钛合金表面氧化层发生骨结合的方式与纯钛表面氧化层发生骨结合的方式基本相同[140]。钛合金种植体同样可以取得满意的骨结合率[141]。另外，通过对腐蚀与离子释放速率的电化学测量分析表明，钛合金具有良好的化学－电化学稳定性。

另有一些学者对钛合金表面氧化层的研究给予了特别的关注，他们发现钛合金氧化层中的合金元素含量较高，且氧化层的形貌和结晶度呈多样性变化[34，142–145]。尤其是铝元素，研究发现在氧化层的最表层和最深层都有铝的聚集。在钛合金氧化层的最深层，α、β混合相颗粒中都有铝的存在[134]。合金氧化层被认为是影响合金骨结合能力的重要因素，而合金中的铝和钒元素则有可能对骨结合过程产生不利影响[146–148]。在骨科和口腔科，有关钛合金植入体的动物和临床研究结果显示，钛合金植入体的长期成功率是满意的，骨组织与钛合金表面的结合方式是紧密的骨性结合[149–156]。

组织交互作用

钛材氧化层在体内环境中会增厚，甚至高达200 nm[157–159]。其中厚度增加最高的区域是与骨髓接触的部位，而与密质骨接触区域的厚度增加量最小。钛材氧化层表面的钙和磷酸根离子浓度较高，提示在此界面区域的离子交换活动较为活跃。过氧化氢可以和钛材发生反应，形成一层复杂的“胶状物质”[160–162]。体外实验发现此“钛胶状态”具有一些值得关注的特性，如低表观毒性性能、低炎症反应性能、低骨改建性能，以及杀菌性能等。相关作者将上述结论的适用范围仅限于工业纯钛，不包括钛合金。

此外钙和磷[163，164]也可以与钛材表面氧化层发生相互作用，在氧化层表面生成$CaPO_4$。然而，钛材表面钙磷元素的量非常少，说明这些元素来自组织液元素的转运和吸附过程，并非是由骨结合过程所带来。

材料表面发生的生物交互作用可以保持较慢的速度，也可以在局部环境的作用下被激活而加速，这种生物交互作用也可引起离子释放和氧化层的改变。许多研究证实，钛材中的离子会在局部组织内和全身各脏器内发生聚集[165，166]。体外实验证实，在纯钛和钛合金材料表面可以测量出由材料内层释放出的元素[23,167]。尤其是在乙二胺四乙酸(EDTA)和柠檬酸钠溶液中，钛材释放离子的概率非常高，原因就是材料在这两种溶液中发生了腐蚀。离子释放意味着钛材表面氧化层厚度的逐渐增加，增厚的氧化层中会出现钙、磷和硫等元素[23，167]。如果离子释放出现在骨科大尺寸种植体和多孔状种植体上，则应引起高度关注，因为这可能是种植体失败和组织发生变态反应的前兆，也有观点认为离子释放是导致局部或者全身它处发生肿瘤的可能原因之一。另外，有研究认为游离的钛离子会抑制 HA 晶体（界面钙化组织的主要成分）的形成[168-170]。

组织与钛和钛合金发生骨结合

尽管通过表面处理，钛表现出良好的抗腐蚀性能，但是临床和动物实验研究发现钛材在植入体内数年后会与组织发生交互作用。即使钛材表面的氧化膜具有热力学稳定性，这种交互作用也会导致微量腐蚀离子的释放。一些实验对钛和钛合金在模拟生物环境中的性能进行了研究。Williams 指出尽管钛材氧化膜具有各种非常出色的性能特点，但是承载钛材尚不能完全抵御负荷所引起的磨损和擦伤；有时会出现金属与金属的直接接触，以及局部粘接等情况[36]。Solar 等[171]认为在静态情况下，钛和钛合金对生理性氯化钠溶液具有良好的耐腐蚀性，但是在机械微动环境中，钛和钛合金氧化膜会发生变化。Bundy 等[172]研究了种植体合金同时暴露在张力与腐蚀环境一段时间后的变化。该动物体内实验先对不锈钢和钛合金试件加载至试件出现裂纹样变化，然后将试件置于实验溶液中 8 周。这样的裂纹样变化在不锈钢和钛合金试件承载至屈服强度极限时同样会出现。随后将其进行电化学极化处理 38 周，结果没有发现有试件出现完全断裂。但是正如之前其他学者所认为的[36, 173]，作者推测，如果将实验时间延长，则会出现完全断裂的情况。Geis-Gestorfer 和 Weber[39]采用线性极化评定法，观察发现钛材在模拟组织液中会出现细微裂痕；在非缓冲溶液中，Ni-Ti 合金的惰性性能会迅速遭到破坏。因此，有学者认为组织液是引起金属表面氧化膜破坏的重要原因[174]。

Lemons[75]利用一段式实心种植体进行了相关研究，结果发现弯曲负荷和切割损伤会增加腐蚀发生的概率。Rostoker 和 Pretzel[175]研究了体外环境中合金材料的电耦腐蚀情况，发现在由不同金属制成的修复体中，钛表面的氧化层不会发生区域性破坏。另有实验在狗椎部肌肉内植入合金材料（无负荷、非骨结合情况）30 周后进行结果分析，研究材料的电耦腐蚀和缝隙腐蚀情况[176]。该实验发现具有较强抗腐蚀性能的金属和可锻钴合金可以与钛合材料一起用于同一修复体的制作，这种不同材料的混合使用在提高修复体机械强度的同时，却没有增加修复体发生腐蚀的概率。然而，在持久的磨损力作用下，材料氧化层将会遭到反复破坏，这会严重损害任何耦合形式形成的合金的抗腐蚀性能。Thompson 等[177]研究发现，在静态条件下钛合金和碳材形成的电耦合并不会加速钛合金的腐蚀进程。

Marshak 等[178]和 Marshak[179]采用体外实验对钛合金和金合金试件的应力腐蚀开裂（SCC）、电耦腐蚀（GC）和微动腐蚀（FC）情况进行了研究，实验环境：将试件置于 37℃模拟组织液中，并对试件施加 10 kg 的侧向负荷。试件中最有可能发生应力腐蚀开裂（SCC）的区域（螺丝－基台连接处）是研究的重点部位。实验结果证实，在设定的环境（负荷）中，金合金和钛合金接触的部位是腐蚀容易发生的区域。

Cohen 和 Burdairon[180]研究认为牙科用氟胶（酸性）可以引起钛材表面氧化层的生物降解，并有可能会阻碍骨结合的实现。有研究表明，在实验金属的不同表面上均能测量出因电耦腐蚀（GC）而产生的元素沉积[181, 182]。Liles 等[183]研究了在 1% 氯化钠溶液中，钛和其他 7 种冠桥用合金之间的电耦腐蚀，发现非贵金属 Ni-Co 合金是最易引起电耦腐蚀的材质。Liles 等的研究结果具有一定的临床意义，若钛种植体表面存在杂质元素，如钛种植体材料的离子，还有在加工过程中沾染了其他污染成分，那么短期内则有可能会引起暴露在腐蚀产物环境中的骨吸收和牙槽嵴顶区域骨结合的丧失。长期持续腐蚀的结果是导致基台甚至种植体本身的断裂破坏。应力和腐蚀同时作用（有时可能会有细菌的参与）才有可能引起种植体的失败，这可以用来解释为什么种植体失败的发生是局部的、散发的，而非普遍现象[184]。实际操作中，对修复体中钛质部件的制作和清洁规范要求没有种植体本身的制作和清洁规范要求那么严格。显然，这样的做法是不妥的，应坚持同样的标准要求。采用电化学相匹配的合金材质进行修复体的制作则可以完全消除电耦腐蚀的破坏作用。

钴基和铁基合金

对钴基（维塔利姆合金）和铁基合金（316L 不锈钢）进行酸蚀和电化学钝化处理，再进行常规表面清洁处理，最终在合金表面会形成氧化铬层（主要是 Cr_2O_3）。与钛材表面的氧化层一样，氧化铬层会显著降低合金的化学反应性和离子转运的发生。常规酸蚀钝化处理所形成的氧化铬层的厚度相对较薄（纳米级），原子结构呈无定形排列。而经高温处理或电化学处理后，氧化铬层原子的空间排列可由无序转为有序的晶体样排列。

在显微水平观察，钴基和铁基合金表面的氧化铬层具有一定的光滑度，对基底合金进行机械打磨、喷砂和酸蚀等处理可以增加合金的粗糙度。同氧化钛类似，氧化铬层非常薄（纳米级），合金颜色主要由氧化层下方基底材料的颜色决定[33]。然而，如前所述，正是由于其表层与氧发生反应后形成的表面层的存在，使钴基、钛基和铁基合金具有化学惰性性质和生物化学惰性性质。

在微结构上，钴基和铁基合金是由初生合金相所组成的混合体，中间夹杂有金属碳化物[33,56,83,84]。氧化铬层位于合金基质相的表层，而碳化物为第二大组成成分，呈小丘样突出于表面。与经均匀化退火处理的合金不同，铸态钴基合金在微观水平上具有多相特征，合金表面被复杂金属碳化物所覆盖的区域面积更大。因此，钴基合金与组织的结合界面由组织－金属氧化物界面和组织－金属碳化物界面所组成。这种界面完全不同于钛植入体和组织的结合界面（主要是组织－氧化钛界面）[83, 84]。

与钴基合金和钛合金相比较，铁基合金中的氧化铬表面和其基底合金易受外界环境的影响而发生腐蚀破坏。关于这一点，许多文献通过不锈钢种植体易于发生裂缝腐蚀和点状腐蚀等证据给予了有力的论证[59, 83, 84]。一般而言，如果不锈钢种植体表面在植入时受到了机械损伤，则在体内环境下铁基合金植体会发生生物降解现象，并且种植体的疲劳强度在腐蚀环境中会显著下降[185]。在某些情况下，这种腐蚀会导致种植体的失败。然而，如果不锈钢种植体表面不发生机械损伤，则其表面的氧化铬层会起到良好的抗腐蚀性能，不锈钢种植体的长期随访结果证实其具有良好的生物相容性。

金合金、钯合金以及 Co-Cr-Ni-Mo 合金也被用于口腔种植体和上部基台等的制作[37]。在金和钯中加入微量其他金属元素而形成的金合金和钯合金的电化学性质呈惰性，这种惰性不是来自合金表面氧化层，而是来自金和钯本身的惰性。贵金属合金的惰性性质来自贵金属本身的惰性。然而，某些钯合金和含有低贵金属合金的化学惰性和电化学惰性来自合金表面的金属氧化物的惰性性质[37]。如前已述，同其他金属基底系统相同，多元钴基合金的惰性性质是由其表面的氧化铬层所决定的。

不同种类的贵金属合金与组织的相互作用是存在差异的，这一点与贱金属合金（钛合金和钴基合金）不同。尽管有研究观察到贵金属合金骨结合界面的存在，但是还需要进一步研究这种界面的超微结构。与其他合金相比较，在口腔内，经过抛光处理的贵金属合金可以有效阻碍软垢的聚积，基于此，贵金属合金常被用于基台的制作。另外，机械处理可以提高贵金属合金的光洁度，而无需担心损伤表面氧化层情况的出现。

陶瓷

有关氧化铝陶瓷的表面特性研究，以及这些特性对组织结合过程的影响研究取得了丰富的结果[99, 100, 111–122]。氧化铝陶瓷材料的表层和其内部在化学组成上是相同的，均为氧化物，这一点有利于氧化铝陶瓷材料－组织界面的研究。已经有实验研究了多晶和单晶氧化铝陶瓷材料的微结构特征。离子转运和电化学性质基本相同的氧化铝陶瓷材料可因结晶的差异而具有不同的表面粗糙度。动物实验和临床研究结果证实，氧化铝陶瓷材料与软、硬组织均能发生可靠的直接结合。陶瓷材料中的金属氧化物不管是氧化钛、氧化钴或者是三氧化二铝（Al_2O_3），均能与骨组织实现紧密的直接结合。前面已经论述，材料表层的性质是决定材料与组织结合能力的关键因素之一，并且与种植体的寿命密切相关。Al_2O_3 陶瓷由内及表均属于晶体材料，所以当材料表面受到机械损伤时，其化学性质不会发生改变（当其表面被破坏时也不会有电化学电荷形成）。对金属种植体（尤其是外科用不锈钢合金、Ni-Cr 和 Co-Cr 合金等）进行陶瓷材料涂层处理可以提高金属材料的抗腐蚀性能和生物相容性[186]。然而，陶瓷涂层不锈钢合金和 Ni-Cr 合金仍可能会出现裂缝腐蚀现象。有研究对患有骨代谢疾病的病例进行了观察，发现在局部高浓度基底材料离子的作用下，Al_2O_3 涂层会造成骨组织脱矿现象的发生[187]。Al_2O_3 涂层种植体的临床效果还需进一步深入研究证实。

羟基磷灰石

除 Al_2O_3 陶瓷材料外，也有将 $CaPO_4$ 陶瓷和陶瓷样材料用作钛和钴基合金种植体的涂层材料，期望能提高基底合金材料的组织愈合能力和生物相容性。目前，人们常采用等离子喷涂方法将晶体 HA 陶瓷粉材涂层于合金种植体表面。有关涂层处理过程、涂层材料的规格和涂层材料的性能等内容，将在后面进行讨论。

材料表面的形貌特征与表面处理过程密切相关，因表面处理过程不同，材料表面（<100μm）的粗糙度和孔隙率会随之发生变化。机械加工表面的粗糙度表现为纳米级的不规则凹槽和嵴[188, 189]。有学者认为，机械加工表面最有利于细胞的附着[127–129]（图 3-9）。

通过不同媒介，微粒的撞击可以获得材料表面的粗糙度。喷砂一般在< 10 mm 的水平范围改变材料的粗糙度，另外喷砂会增加材料表面出现杂质的可能性。钛金属中加入铝和钒元素会形成 Ti-6Al-4V 合金，可以增加钛的机械性能；采用控制性溶解表层材料的电解抛光法可以降低合金表面的粗糙度（在 0.1 mm 水平）[188, 190, 191]。采用硝酸和氢氟酸对钛种植体进行酸蚀处理，可以增加种植体表面粗糙度，并能清除表面杂质（图 3-10）。这两种酸液对非钛金属的酸蚀作用更快速，在本质上这种酸蚀过程属于电化学反应。喷砂加酸蚀处理可以提高种植体的结合能力，表现为骨结合界面骨组织的密度会明显提高（与钛等离子喷涂表面处理相比）[192]。近期，材料表面磨光和喷砂（Al_2O_3 颗粒）处理所导致的部分杂质元素残留问题已成为人们关注的焦点问题之一，因为这些杂质元素可能会造成骨质的吸收[193, 194]。Ricci 等[194]观察发现，在临床失败种植体的表面和其周围组织内有硅、Al_2O_3 颗粒等杂质的残留。因为铝对酸蚀溶解作用有抵抗性，即便在超声清洗、酸蚀钝化、灭菌后，微粒仍然能够嵌入种植体的表面。

为了应对这个问题，一种新的表面处理工艺 RBM-“用可吸收的介质来进行表面蚀刻工艺”被引进来（图 3-11）[195]。这项技术采用氧化铝喷砂技术后可获得相对粗糙的界面，比机械加工、玻璃珠化、酸蚀处理技术要更为粗糙。然而，这项技术处理后的表面同早先的喷砂技术是不一样的，因为所有嵌入种植体表面的微粒都会用化学溶解的方法去除掉。这些微粒包括羟磷灰石、β - 磷酸三钙以及类似的钙磷盐类陶瓷。这些微粒比 Al_2O_3 的生物相容性要好很多，而且更易于从粗糙表面清除。表面粗糙程度的差异性取决于所使用微粒的大小规格。有数据显示，相比较其他表面，RBM 表面能够提高种植体 - 骨结合程度(骨结合)[196,197]。Mueller 等在兔的模型上进行了用 Al_2O_3 和生物陶瓷喷砂的对比试验，实验数据显示使用可吸收的介质喷砂处理能够提高种植体的骨结合率[198]。在一个严格匹配控制的动物实验中，Piattelli 观察到 RBM 界面与机械加工后的界面骨和种植体结合存在较大的差异，骨结合率分别为 62%、55%[197]。这些优势可能源于粗糙表面提高了种植体表面的生物适应性[199, 200]。

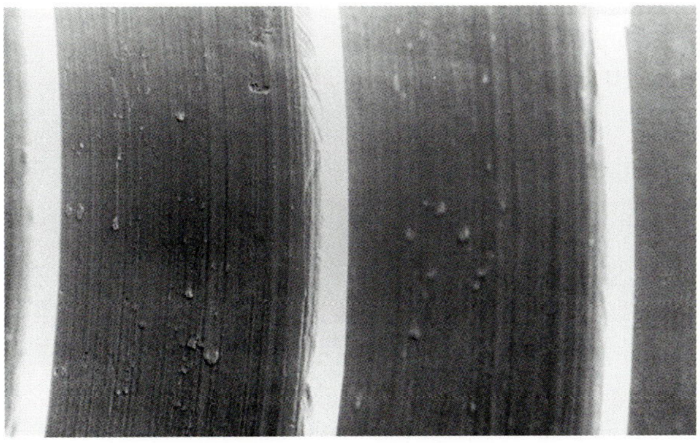

图 3-9　机械加工表面常有纳米级的沟、嵴和小凹槽（Brånemark 种植体，Nobel Biocare）

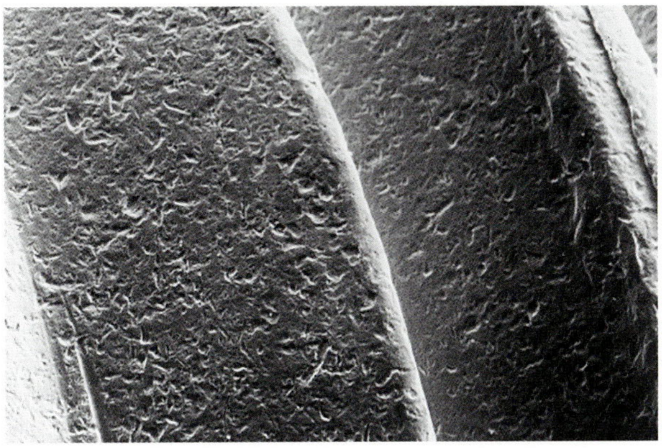

图 3-10　钛种植体表面被硝酸 / 氢氟酸溶液酸蚀后（Screw-Vent 种植体，Zimmer）

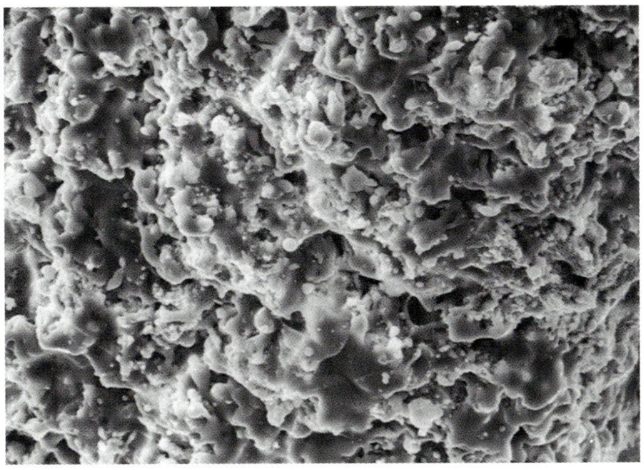

图 3-11　可吸收颗粒进行种植体表面喷砂处理可获得与氧化铝颗粒喷砂相近的粗糙表面，较机械加工或蚀刻的表面要更加粗糙（D2 Maestro 种植体，BioHorizons）

多孔状特殊涂层的处理方法

对种植体表面可以进行特殊处理而形成多孔状涂层；在制作工艺上，可采用钛颗粒或者 HA 颗粒来形成多孔状涂层。下面将论述各种不同涂层的特点及其制作工艺。

钛等离子体喷涂（TPS）

在高温条件下，将熔化态钛等离子体喷涂至种植体表面，可形成多孔状钛涂层。此喷涂过程大致如下：在 15 000℃ 高温下，氩等离子体喷嘴以 600 m/s 的速度将半熔化钛粉粒（直径：0.05～0.1 mm）喷涂至金属或者合金基底材料表面[63,201]。结固后，等离子涂层的厚度在 0.04～0.05 mm 范围。在电子显微镜下，涂层呈现相互有联系的圆形或者不规则孔状粗糙结构（图 3-12）。Hahn 和 Palich[202] 首先制取到这种涂层表面，并通过动物实验证实骨组织可以在涂层表面生长。Karagianes 等[203] 采用小型猪模型，对多孔状钛涂层和钛合金涂层的骨组织结合性能进行了研究，认为多孔状涂层具有三维立体的结构特点。Kirsch[125] 利用狗动物模型，研究了钛等离子火焰喷涂表面种植体的组织愈合情况，结果显示植入后 6 周时，种植体即与骨组织发生完全结合。Schroeder 等[204] 通过组织学和动物实验证实，多孔状粗糙表面的三维立体结构，使其与骨组织发生的结合更为牢靠。另有动物实验认为，各种多孔状涂层表面处理工艺均可增大种植体的表面积（高达数倍），有利于种植体组织界面的离子相互作用，这种多孔状涂层表面与骨组织的结合为物理性和化学性结合，可使种植体的承载能力提高 25%～30%[107，125，205–210]。Lowenberg 等[211] 采用钛合金材料进行的体外实验发现，机械加工表面有利于成纤维细胞的附着，但是附着在多孔状表面上的成纤维细胞的排列方向更为有序。

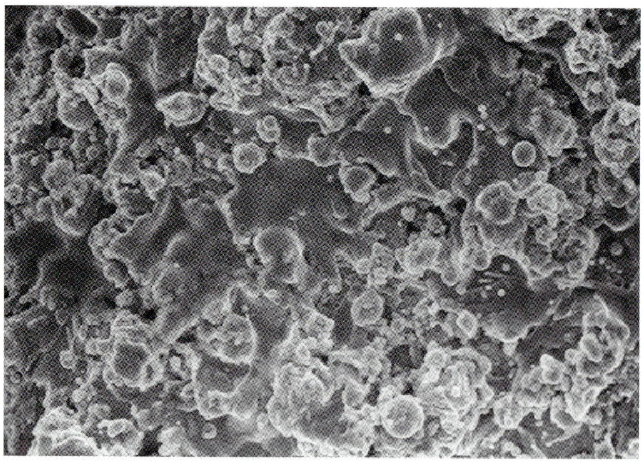

图 3-12　钛等离子体喷涂（TPS）可增大材料表面积，并且喷涂表面的物理和化学性能有助于提高种植体的负荷能力。这是 BioHorizons D3 种植体的扫描电镜图片（×500）

1981 年，Clemow 等[212] 认为骨组织长入种植体表面的速度和百分比与种植体表面大于 100 μm 孔隙的平方根成反比，而界面的剪切强度与生成的骨结合界面的大小成正比。另有实验在狗股骨植入表面为多孔状涂层的钴基合金种植体，通过测量种植体与骨组织的最大结合强度来推算确定最有利于骨愈合的孔隙大小。等离子喷涂工艺所产生的粗糙表面的孔隙大小为 150～400 μm。因骨组织可以长入到多孔状涂层的孔隙内部，所以多孔状涂层被认为可以增加骨界面的抗张强度[213–216]。也有研究认为，多孔状涂层可以提高种植体的旋出扭矩值（增加其抗剪切强度），并有利于将殆力传递至种植体周围的骨组织[217，218]。

在 1985 年布鲁塞尔骨结合会议上，与会者分析了有关基础研究后认为，机械加工表面和粗糙表面（或者多孔状表面）在促进骨愈合方面存在着显著差异。支持种植体表面粗糙处理的学者研究发现，多孔状表面可以加快种植体的初期愈合速度，即使是在微动存在的条件下，骨组织也能沉积到微孔之中。与非涂层种植体相比，长度较短的表面涂层种植体也能成功实现骨结合。根本原因是涂层增大了种植体与骨组织结合的面积。有文献指出，高温处理过程中所产生的应力会导致涂层开裂和剥脱现象的发生。另外，钛等离子喷涂种植体在植入时涂层可能会出现部分剥脱，这样会增加剥脱颗粒在种植体界面区域聚集的风险。因此，建议表面涂层种植体应限制用于骨质较差的病例，因为在这种情况下植入种植体所遭遇的摩擦阻力较小，出现涂层剥脱的概率较小。目前的涂层工艺可以使涂层与基底金属材料实现金属键结合，因此涂层可以抵抗较大的机械破坏力，不易被分离剥脱，许多涂层的测试值已经优于既往发表的文献中的质量要求了[223]。

羟基磷灰石（HA）涂层

deGroot[99] 最先将羟基磷灰石等离子喷涂工艺运用到口腔种植领域。Kay 等采用扫描电镜和频谱分析发现等离子喷涂后的 HA 涂层可表现为晶体形态，其化学、物理性能达到了种植体的临床要求[224]。Block[225] 和 Thomas[226] 等采用狗动物模型发现，

HA 涂层种植体在骨界面愈合速度和愈合质量优于非涂层种植体。有学者认为 HA 涂层可减缓基底金属的腐蚀速度[227]。数位学者对植入动物体内 32 周的 HA 涂层试件进行了测厚分析，结果显示 HA 涂层的厚度没有发生明显变化[19, 96, 228, 229]。HA 涂层种植体界面骨组织的排列结构比非涂层种植体更为有序，且矿化程度较高[230]。此外，许多组织学研究证实，HA 涂层种植体的骨结合率大于非涂层种植体的骨结合率[225, 231, 232]，这提示 HA 种植体骨界面的力学性能优于非涂层种植体。

有关研究还证实 HA 涂层 - 骨组织的结合强度大于 HA 涂层 - 种植体的结合强度[226,228,233]。然而，支持 HA 涂层的学者认为 HA 涂层种植体的效果是非常可靠的[234, 235]。HA 涂层的最大优势在于其可增加骨组织的沉积，有利于种植体和骨组织在初期接触较差情况下的骨愈合[37, 40, 41, 236]。然而，对 HA 涂层的争议仍在持续，不少学者提出应对 HA 涂层种植体的长期效果进行随访研究。

研究证实，固相烧结 HA 涂层种植体容易出现疲劳失效[105, 229, 233]，而 CPC（磷酸钙陶瓷）涂层可改善上述问题。尽管已有数种 CPC 涂层技术，但大部分种植体体系仍采用的是等离子喷涂技术。该技术的大致工艺过程如下：粉末状晶体 HA 先被加热熔化，后从等离子枪中被高速喷出，以部分熔化陶瓷的形态涂于金属种植体的表面（图 4-13）[115, 201]。CPC 和基底金属的结合强度是人们关注的热点问题之一。有研究采用离子束溅射涂层技术将 CPC 和 CPC 样不可吸收陶瓷材料涂于各种基底金属上，结果发现所获涂层具有以下优点：致密、附着牢固和厚度小（数微米）等，该技术可

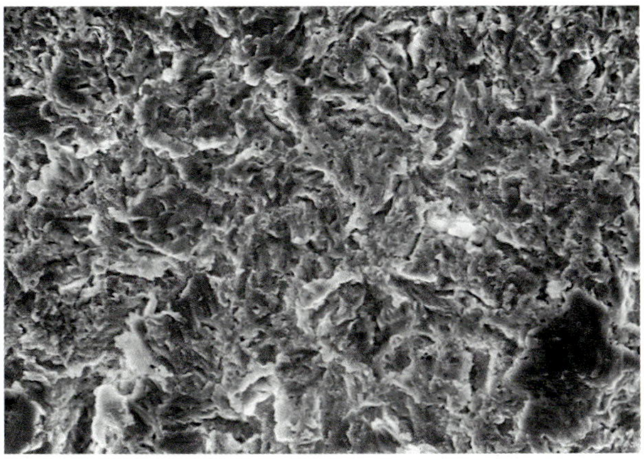

图 3-13 羟基磷灰石（HA）涂层的表面性能源自 HA 具有骨传导作用。这是 BioHorizons D4 种植体扫描电镜图片（×500）

增加涂层 - 基底金属间的剪切强度和疲劳强度[115]。近期有研究介绍了无定形 HA 的涂层效果，但是其应用效果尚未得到体内研究结果的证实[237, 238]。也有学者致力于研发基于 TCP 和氮化钛的新型生物相容性涂层技术[239]。

已经证实等离子喷涂技术会对晶体陶瓷粉末的性能产生影响，并导致少量可吸收无定形相的出现[240]。涂层致密且晶体程度高被认为可以降低涂层在体内的吸收。有文章认为界面骨组织的改建活动可能会导致部分 CPC 涂层被吸收[28, 241, 242]。因此，改善基底材料的力学性能可以弥补 CPC 涂层吸收所带来的负面效果[240, 241]。感染或慢性炎症环境可能会促进 CPC 涂层的吸收。经动物实验发现，种植体在经过一段时间的负荷后，其涂层厚度会变薄[243]。CPC 涂层有两个优点：一是它具有屏障作用，可防止 Ti-6Al-4V 植体表面金属离子的释放；二是钛和钙的相互扩散可形成所谓的化学结合力，可增加涂层和基底金属的结合强度[242, 245–248]。

自从涂层技术于 20 年前被应用于口腔种植领域以来，学者们从未间断过对涂层生物力学稳定性和龈沟区生物化学稳定性的研究。同时，美国国内和国际学术领域一致建议应对研究涂层特性的试验方法进行规范，制定出涂层处理应遵守的国家标准和国际标准。美国材料与检测协会（ASTM）最早为 β-TCP 的外科植入制定了国家标准（标准号：ASTM F4-1088）。此后，ASTM 又陆续制定了其他标准，包括：陶瓷羟基磷灰石的外科植入标准规格（ASTM F4-1185），玻璃、玻璃陶瓷类生物材料的标准规格（ASTM F4-1538），磷酸钙涂层的拉伸测试规范（ASTMF4-1501；F1147-05），植入材料磷酸钙涂层性能的标准化测试规范（ASTM F4-1609），金属基底磷酸钙涂层的弯曲和剪切疲劳试验规范（ASTM F4-1659 1160），以及磷酸钙涂层的标准化剪切测试规范（ASTM F4-1658 1044）[19]。目前，ASTM F4 委员会正在制定的标准规范有：晶体磷酸钙涂层标准、磷酸钙涂层的机械性能标准、磷酸钙涂层的环境稳定性标准（F1926）。另外，ASTM F4 委员会的陶瓷分委会已为无机骨材料（ASTM F4-1581）制定了相关规范标准[19]。

从上述美国国家标准和国际标准（ISO）中，人们可以便捷地找到磷酸钙材料（涂层）的基本性能信息，这些基本信息对种植体材料的生物相容性研究来说是必不可少的。目前，相关组织已制定了

可用于外科植入的合金材料和块体陶瓷材料的国家标准和国际标准，金属类生物材料表面加工的国家标准和国际标准也已制定完毕。

人们对磷酸钙涂层性能的担忧主要有两点：在体内循环负荷情况下，涂层和基底金属界面之间能否维持理想的结合强度；涂层的化学稳定性，这又包括两种情况，一是涂层与龈沟接触时的稳定性问题（尤其当存在炎症时）；二是在骨吸收重建过程中涂层是否能保持理想的化学稳定性。ASTM 研讨会曾对上述问题进行了讨论，有学者根据长期临床研究结果（< 10 年）认为磷酸钙涂层不存在上述力学和化学稳定性问题。然而有学者认为，长达 20 年的临床结果也许会更有说服力。

微沟槽

以往许多的研究将注意力集中在种植体颈部设计上，认为良好的颈部设计有利于牙槽嵴顶的骨量维持。不同厂家根据宏观几何学在颈部区域进行了不同的设计，这些设计在体内实验中被证实在维持骨的稳定性上有一定效果[249, 250]。Bae 等文献表明，在狗动物模型中，相比于传统种植体周围骨丧失速率为每年 1.63 mm，一个颈部为机械加工小螺纹的种植体周围骨丧失速率仅为每年 0.56 mm[250]。尽管在一段时间内人们认识到螺纹的几何形态和它在种植体的部位会影响牙槽骨的保存，由于纯钛及其合金其表面对划痕的高度敏感性以及抗疲劳强度，使种植体的植入在一定程度上受到限制。当种植体植入后，安装了内连接的修复体，螺纹的深度就会受到限制。如果手术中动作粗暴，螺纹将破坏种植体的外部结构，形成导致种植体内部连接易于折断的金属薄弱区。因此，种植体的内部连接体并没有在顶部拧入太深。100～1000 μm 浅的细密螺纹或者 5～50 μm 的微沟槽不会削弱种植体的强度。

人们逐渐发现，微沟槽会产生一种独特的生物反应。与相对较弱的机械加工钛表面与软组织形成的半桥粒连接不同，这种微沟槽有利于形成更加致密的结缔组织界面，能够有效抵抗口腔内生物应力（如细菌的侵袭）。Nevins 等报道人体组织学研究表明结缔组织连接于微沟槽表面，而且该区域的纤维表现出一定的功能定位[251]。这种情况在动物实验中也能观测到[252, 253]。这种结缔组织牢固地附着于微沟槽表面，并频繁地进行自我更新，始终保持着与种植体的紧密附着而不是剥离。有证据表明，这种结缔组织附着能够以某种方式隔离或者保护其下的牙槽骨，以获得种植体周围边缘骨的长期稳定性。Pecora 做了一个左右半口配比对照的人体实验，其实验数据表明，运用激光切割形成微沟槽的种植体边缘骨丧失了 0.59 mm，与之相比对照组边缘骨丧失了 1.94 mm[254]。其他一些报道也记录了类似结果[255–258]。

在种植体表面微沟槽技术获得成功后，种植体基台也应用激光蚀刻技术处理以形成微沟槽。一些分析数据表明结缔组织附着于基台表面，其类似于种植体表面的结缔组织附着。在一项人体研究中，Geurs 等学者证实组织微观图片显示附着于基台表面的结缔组织纤维具有一定的方向性[259]。Nevins 等做的活体狗实验支持上述观察。在显微片上可以看到，骨组织生长覆盖种植体基台界面并与基台表面的微沟槽结合紧密。与没有微沟槽的种植体基台界面设计相比，处理后的基台 - 组织界面周围具有更好的骨高度、更少的结合上皮根向迁移、更健康的结缔组织附着、更活跃的成纤维细胞聚集（图 3-14）。

其他表面处理方法

常见的材料表面处理方法包括控制性氮化反应和表面离子注入技术。氮和钛合金在高温下反应可使钛材表面产生氮化钛化合物，氮化钛呈生物化学惰性性质，氮化处理还可提高材料表面硬度和抗磨损性能。氮化钛表面呈金色，氮化处理已被广泛用于工业器械和外科手术器械的表面处理。离子注入技术也可增加材料的表面硬度，提高材料的耐磨损性能。氮离子是离子注入技术中使用最多的离子，

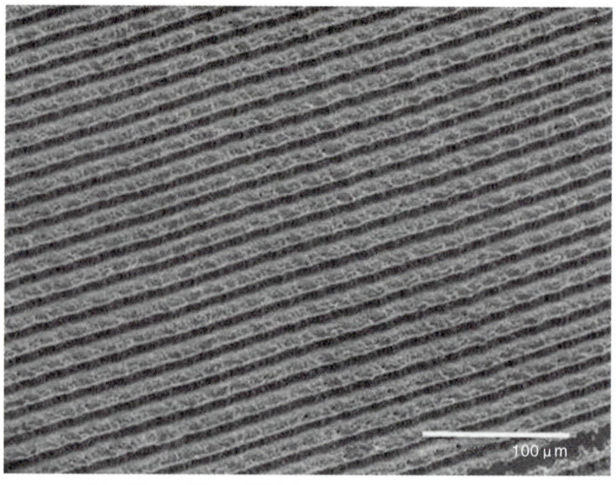

图 3-14 微沟槽表面。激光被用来在种植体表面刻画非常细微的沟槽。比较典型的是，这些沟槽宽度通常为 8~12 μm，与成纤维细胞大小近似

氮化钛与二氧化钛具有相同的电化学性质，因此氮化钛材料表面部分氮化物的脱落并不会引起材料表面电化学性质的变化。当氮化钛材料表面的氮化物被去除后，其钛基底可重新发生氧化反应，生成氧化钛层。氮离子注入和碳掺杂层淀技术被认为可以提高不锈钢的物理性能，而不会降低其生物相容性[261]。同样，这两种处理技术也存在涂层脱落和缝隙腐蚀等问题。

表面清洁度

清洁表面是指材料表面不存在非材料本身元素，材料表面的污染可分为异物颗粒污染、油污和指纹污染，以及其他原子杂质或分子杂质层的污染。即使对污染表面再次进行处理，材料表面也因为会为表面能降低而重新沾染其他元素或分子。材料表面污染层的组成与材料的表面性质密切相关，如高能表面（金属、氧化物及陶瓷材料表面）通常比聚合物和碳材表面会结合更多的杂质。

在口腔种植学发展的早期阶段，没有具体的规范可用于指导种植体的表面处理、清洁、灭菌和包装运输[262]。不同研究人员的独立研究结果证实，错误的种植体表面处理和灭菌、材料表面吸附的杂质气体元素、有机 / 无机杂质的存在均可导致机体组织发生不良反应[127, 128, 142, 263]。Albrektsson[145]认为一些看似可正常行使功能的种植体可能会在数年后发生失败，而失败可能是由错误的超声清洗、不正确的灭菌或包装运输等问题造成的。

目前种植学界尚缺乏对种植体表面污染层的系统性研究。Lausmaa 等[129]的研究显示钛种植体表面的碳污染程度变异较大，碳污染层厚度在 0.3~1 nm 之间。这主要与钛材在空气中的暴露时间、清洁剂的残留及润滑剂的使用等因素有关。另有研究证实钛种植体表面常存在微量 Ca、P、N、Si、S、Cl 和 Na 等异质元素[137,138,263-265]。研究发现，钛表面钝化处理和酸蚀处理可导致氟的残留；而高温灭菌可残留 Ca、Na 和 Cl 等元素；喷砂处理常有 Si 的残留。

表面能

反映种植体与骨组织结合能力的表面性能指标包括液体接触角、局部 pH 和表面形貌等；可用于反映种植体表面清洁度的指标有表面接触角，可湿性以及表面张力；这些指标被认为和骨结合之间存在着直接因果关系[12, 266, 267]。种植体的表面能越高越有利于其骨愈合的发生。研究发现金属、合金和陶瓷等高表面能材料是最适于细胞附着的材料[12]。表面张力大于 40 dyne/cm 是高清洁表面的一个特性，这种水平的表面张力是组织结合的理想微环境[266]。材料表面被疏水性杂质污染可导致表面接触角增大，引起表面张力下降。因为任何生物元素发生附着均需要一个能自发形成的、宿主依赖的薄膜环境，所以建议在植入种植体前采用血液将高表面能种植体的表面浸湿，这样会有利于细胞的附着[266]。

钝化和化学清洁

ASTM（ASTM B600，ASTM F-86）制定了钛种植体的最后表面处理规范，规范要求采用热碱基盐对材料进行除锈处理，然后采用硝酸或氢氟酸处理以降低和消除异质离子的污染。在对钛材料进行机械切割的过程中，可能会有铁离子或其他元素的污染，这些污染可能会导致骨基质的脱矿[268, 269]。然而，这些表面处理方法仍在普遍使用。有关成纤维细胞在种植体表面附着的研究发现，不同表面上的细胞附着存在很大差异。Inoue 等发现成纤维细胞会沿着钛材表面的微沟槽排列生长。酸蚀或冷热水冲洗可极大地改变材料的表面接触角[270]。材料的表面组成受以下因素的影响：机械加工处理、抛光、表面改性处理、化学杂质的残留和合金微结构特点等。另有许多方法可改变种植体的表面组成，包括：喷砂、表面气体或液体化学处理、电镀或气和离子束处理等。Schmidt 和 Grabowski 等研究发现碳氮离子注入处理可改善成纤维细胞在钛材表面的黏附情况。

灭菌

下列几种情况会造成种植体表面的污染：手指直接触摸种植体，用佩戴表面有滑石粉的手套触摸种植体，用自来水冲洗种植体，另外蒸汽灭菌后种植体表面也会有杂质残存。Bauhammers 对种植体表面进行的电镜观察发现，种植体表面附着丙烯酸树脂杂质、乳胶手套外涂粉末和细菌等。目前，种植体生产商均采用先进技术对种植体进行清洁和灭菌处理，医生打开外包装后可直接使用。如果需要对种植体进行二次灭菌，采用常规的灭菌方法往往不能取得理想效果。目前，尚缺乏能适用于所有生物材料和种植体的灭菌培养基。在种植体加工、抛光、清洁、灭菌、包装和储存过程中，金属或合金组分、有机或无机颗粒、材料腐蚀产物、聚合物和沉淀物等均有可能被吸附到种植体表面。Baier 等[12]认为种植体表面的常见污染类型与灭菌技术有关，Baier[266]发现蒸汽灭菌会导致有机物质的残留，从而影响植入后的细胞附着。Doundoulakis[137]采用不同灭菌技术对钛试件进行灭菌处理，结果发现蒸汽灭菌具有明显的负面作用，玻璃珠灭菌法则具有退性作用，而干热灭菌会导致有机杂质的残留。作者认为紫外线灭菌可能会成为理想的灭菌手段。另有研究认为杂质污染会导致钛表面氧化层的增厚，引起材料变色[32, 127, 272]。Keller 等[273]研究发现高压蒸汽灭菌后种植体表面有金属腐蚀产物和薄膜杂质的残留，而液体消毒后种植体表面会有化学毒性物的残留。因此，他们认为改变种植体的灭菌方法可以改善组织细胞在种植体表面的黏附。Schneider 等[274]采用能量色散射线分析法比较了蒸汽灭菌和环氧乙烷灭菌对种植体表面的影响，种植体表面分为钛浆等离子喷涂表面和 HA 涂层表面。结果发现这两种灭菌方法不会改变种植体表面的元素组成。Keller 等[275]比较了高压蒸汽灭菌、环氧乙烷灭菌、普通乙醇消毒和 30% 硝酸钝化处理对成纤维细胞在工业纯钛试件表面生长的影响，结果发现消毒灭菌会抑制细胞的生长，而钝化处理则未影响细胞的生长。

高频辉光放电技术（RFGDT）可以有效清除种植体表面的蛋白质残留，因此被认为适于种植体的最后清洁处理。其基本原理：将种植体放置于控制性低压惰性气体放电环境中，气体离子会持续“轰击”种植体表面，并清除吸附于种植体表面的原子和分子，惰性气体的纯度与清除效果密切相关。Baier 等[276]研究发现 RFGDT 处理不仅具有良好的清洁作用，而且会提高种植体的表面能，可增强细胞附着力。有研究发现 RFGDT 处理可使种植体表面的氧化钛层变得更稳定、更薄、更洁净，同时表面可湿性会得到增强，有利于细胞的附着[276-278]。但也有文章指出 RFGDT 处理不会对种植体表面氧化钛层产生影响[279]。还有学者发现 RFGDT 处理会降低 HA 涂层种植体表面的细菌污染，增加种植体表面对钙和磷酸根的吸附力，因为研究发现在种植体表面出现了无定形磷酸钙化合物[280]。

近期出现了改良紫外线灭菌法，该法可增强种植体的生物反应性，并能有效清除种植体表面的某些生物性污染物。Singh 和 Schaaf[281]对紫外线灭菌法在不规则外形试件灭菌中的应用效果进行了研究，结果显示该法能有效杀灭孢子，可安全快速清洁表面，并能提高表面能。Hartman 等[282]分别对种植体进行 RFGDT 灭菌、紫外线灭菌和高压蒸汽灭菌处理，然后将种植体植入到小型猪体内，发现 RFGDT 和紫外线组种植体的骨愈合速度快于高压蒸汽组，高压蒸汽组种植体表面易于被较厚的胶原纤维层所包裹。而 Carlsson 等[283]采用兔模型对传统灭菌法和 RFGDT 法进行了比较，发现两种处理组种植体的骨愈合基本相同，但是作者强调 RFGDT 法会导致钛表面氧化层变薄，出现氧化硅（来自玻璃外包装）等的残留。

γ 射线可对经清洗、预包装好的种植体和外科器械起到充分的灭菌效果，因此得到了广泛的应用。γ 射线灭菌法是成熟的灭菌方法，超过 2.5 mrad 的辐照剂量可对大部分金属构件（包括其内部结构）起到灭菌效果，该法的优点是在灭菌的全程中外包装一直对种植体起着保护作用，直到手术时种植体才被暴露于手术环境中。使用 γ 射线法对愈合螺丝、转移帽、扭矩扳手和种植体等进行灭菌处理可降低这些种植部件和器械的污染概率。

γ 射线照射可使一些陶瓷材料变色，使某些聚合物材料发生退性变化。这些局限会在某些类型的生物材料中出现，所有类型的生物材料均能够通过这种方法完全灭菌。目前，包括预包装和灭菌在内的质量控制体系已经成为口腔种植治疗获得成功的重要保证。

小 结

在 20 世纪 60 年代，口腔种植曾被认为是一项不成熟的技术，不能获得与骨科手术和心血管手术治疗相同的成功率，这可能与当时种植手术操作、种植体材料以及手术室条件不规范有关（如医师操作时不佩戴手套，骨钻备洞速度过快，以及直接使用自来水等）。20 世纪 70 年代后，生物材料学得到了迅猛发展，一些人工材料在口腔种植领域的应用获得了初步成功。在口腔领域不断出现了许多新的外科重建技术，其中的一些重建技术在今天看来仍是骨骼肌肉恢复重建技术的成功代表。过去的数十年是生物材料学发展最为快速的时期，人工生物材料被广泛用于医疗行业，具有一定力学和化学性能的人工装置按照操作规范被植入人体，并获得了高成功率。本章的几个部分分别探讨了生物材料的本体性能和表面性能，根据已发表的文献重点论述了生物材料性能对发生在组织界面的生物反应的影响。

种植体材料的表面性能、本体性能与植体生物相容性之间的关系是口腔种植外科学研究的重要内容。本章对金属、陶瓷和表面改性材料的表面性能和本体性能进行了综述。我们向读者强烈推荐所列举的文献资料；当然更希望这些研究者在进行生物材料的组织相容性研究时，能提供所研究生物材料的表面性能和本体性能的相关信息。

致　谢

1970 年，Jack E. Lemons 第一次参加美国国际牙科研究协会会议，他被介绍给 Ralph Phillips 教授并参与了关于口腔材料方面的研讨。Ralph Phillips 教授很快发现 Lemons 对牙科知之甚少，但对材料有所专长。Ralph Phillips 非常重视 Lemons，在问题探讨会上与他积极互动，使他能够充分参与进来。同样的情形重复发生在许多年后，Lemons 有了转换角色的机会，他代表美国国际牙科研究协会口腔材料组做了关于生物相容性基础试验的报告，而 Ralph Phillips 是该综述的讨论参与者。这次交流协调并探讨了新兴的材料和生物科学研究进展。随后，与 Phillips 的不断互动交流使 Lemons 有了更多的机会与来自世界各地的同行、学生、朋友开展专业探讨。

本章内容体现了 Lemons 后期研究的成果，Lemons 提供了他关于种植生物材料（作为口腔生物材料的延伸）的书面意见和观点。本章让我们勾起对他的回忆，特别是我们之间长久的友谊。在笔者看来，口腔种植事业受益于科学方法、技术与应用的多学科不断融合发展。

参考文献

[1] Williams DF, editor: Biocompatibility of clinical implant materials (vol 1), Boca Raton, FL, 1981, CRC Press.

[2] Zierold AA: Reaction of bone to various metals, Arch Surg 9:365, 1924.

[3] Menegaux GA: Action cytotoxique de quelques metaux sur le tissu osseux cultive en vie ralentie, Presse Med 42:1, 1935.

[4] Venable CS, Stuck WG, Beach A: The effects on bone of the presence of metals based upon electrolysis, an experimental study, Ann Surg 105:917–938, 1939.

[5] Ludwigson DC: Today's prosthetic metals, J Metals 16:226–231, 1964.

[6] Williams DF, Roaf R: Implants in surgery, London, 1973, WB Saunders.

[7] Weissman SL: Models for systemic effects of implants, Nat Spec Pub 472:28, 1997.

[8] Natiella J, Armitage JJ, Meenaghan M, et al: Current evaluation of dental implants, J Am Dent Assoc 84:1358, 1972.

[9] Rizzo AA, editor: Proceedings of the 1988 Consensus Development Conference on Dental Implants, J Dent Educ 52:678–827, 1988.

[10] Schnitman PA, Shulman LB, editors: Dental implants: benefit and risk, PHS No 81-1531. In Proceedings of the Harvard-National Institute of Dental Research Conference, Boston, 1980.

[11] VonRecuum A, editor: Handbook of biomaterials evaluation, New York, 1986, Macmillan.

[12] Baier R, Meyer A, Natiella J, et al: Surface properties determine bioadhesive outcomes, J Biomed Mater Res 18:337–355, 1984.

[13] Baier R, Shafrin E, Zisman WA: Adhesion: mechanisms that assist or impede it, Science 162:1360, 1968.

[14] Davies JE, editor: The bone-biomaterial interface, Toronto, 1991, University of Toronto Press.

[15] Plenk H, Zitter H: Material considerations. In Watzek G, editor: Endosseous implants: scientific and clinical aspects, Chicago, 1996, Quintessence.

[16] Zitter H, Plenk H: The electrochemical behavior of metallic implant materials as an indicator of their biocompatibility, J Biomed Mater Res 21:881–896, 1987.

[17] Zwicker U, Breme J, Etzold U: Titanwerkstoffe mit niedrigem elastizitatsmodul aus gesinterten titanlegierungspulvern, Vortage der 7. Sitzung d. DVM-Arbeitskreises Implantate am 18.11 1986, Berlin, 1986, Bundesanstalt fur Material Prufung, pp 47–58.

[18] Zitter H, Maurer KL, Gather T, et al: Implantatwerkstoffe, Berg und Hüttenmänn Monatshefte 135:171–181, 1990.

[19] American Society for Testing and Materials: Surgical and medical devices (vol 14.01), Philadelphia, 1996, American Society for Testing and Materials.

[20] International Standards Organization: Standard references, Philadelphia, 1996, ANSI-USA.

[21] American Dental Association: Standards, Chicago, 1996.

[22] Williams DF: Biocompatibility of orthopaedic implants (vol 1), Boca Raton, FL, 1982, CRC Press.

[23] Ducheyne P, Hastings GW, editors: Functional behavior of orthopaedic materials (2 vols), Boca Raton, FL, 1984, CRC Press.

[24] Till T, Wagner G: Uber elektrochemische untersuchungen an verschiedenen metallischen Zahnreparaturmaterialien, ZWR 80:334–339, 1971.

[25] Ferguson AB, Laing PG, Hodge ES: The ionization of metal implants in living tissues, J Bone Joint Surg Am 42A:77–90, 1960.

[26] Mears DC: Electron probe microanalysis of tissues and cells from implant areas, J Bone Joint Surg 48B:567, 1966.

[27] Geis-Gerstorfer J, Weber H, Sauer KH: In vitro substance loss due to galvanic corrosion in Ti implant/Ni-Cr superconstruction systems, Int J Oral Maxillofac Implants 4:119–123, 1989.

[28] Jarcho M: Retrospective analysis of hydroxyapatite development for oral implant applications, Dent Clin North Am 36:19–36, 1992.

[29] Ogus WI: Research report on implantation of metals, Dent Dig 57:58, 1951.
[30] Laing P: The significance of metallic transfer in the corrosion of orthopaedic screws, J Bone Joint Surg Am 40:853–869, 1958.
[31] Willert H, Buchhorn G, Semlitsch M: Particle disease due to wear of metallic alloys. In Morrey B, editor: Biological, material and mechanical considerations of joint replacement, New York, 1993, Raven Press.
[32] Lemons JE: Dental implant retrieval analyses, J Dent Educ 52:748–756, 1988.
[33] Lemons JE: Metals and alloys for devices in musculoskeletal surgery. In Morrey BF, editor: Joint replacement arthroplasty, Edinburgh, 1991, Churchill Livingstone.
[34] Steinemann S: Tissue compatibility of metals from physico-chemical principles. In Kovaks P, Istephanous N, editors: Compatibility of biomechanical implants conference proceedings (vol 94-15), San Francisco, 1994, Electrochemical Society, pp 1–14.
[35] Fontana M, Greene N: Corrosion engineering, New York, 1967, McGraw-Hill.
[36] Williams DF: Titanium as a metal for implantation, J Med Eng Technol 1:195–202, 266–270, 1977.
[37] Lemons JE: Biomaterial considerations for dental implants. I. Metals and alloys, Alabama Academy of General Dentistry Sponsored Symposium on Dental Implants, J Oral Implantol 4:503–515, 1975.
[38] Van Orden A, Fraker A, Ruff AW, et al: Surface preparation and corrosion of titanium alloys for surgical implants. In Luckey H, Kublic F, editors: ASTM STP 796, Philadelphia, 1981, American Society for Testing and Materials.
[39] Geis Gerstorfer J, Weber H: Corrosion resistance of the implant materials Contimet 35, Memory and Vitallium in artificial physiological fluids, Int J Oral Maxillofac Implants 3:135–139, 1988.
[40] Skalak R: Biomechanical considerations in osseointegrated prostheses, J Prosthet Dent 49:843–848, 1983.
[41] Spector M: Biocompatibility in orthopaedic implants. In Williams DF, editor: Biocompatibility of materials, Boca Raton, FL, 1984, CRC Press.
[42] Lemons JE, Lucas LC, Johansson B: Intraoral corrosion resulting from coupling dental implants and restorative metallic systems, Implant Dent 1:107–112, 1992.
[43] Zitter H, Plenk H Jr: The electrochemical behavior of metallic implant materials as an indicator of their biocompatibility, J Biomed Mater Res 21:881–896, 1987.
[44] Newesely H: Der Stand der Normung bei Dentalimplan taten, Vortrage des Arbeitskreises Implantate, Berichsband d. 5 Sitzung d, Dtsch Verb f. Materialforschung u Prufung eV 53–55, 1984.
[45] International Standardization Organization: Dental implants—state of the art survey of materials, ISO Technical Report 1045, Geneva, 1991, International Standardization Organization.
[46] Lautenschlager EP, Sarker NK, Acharaya A, et al: Anodic polarization of porous metal fibers, J Biomed Mater Res 8:189–191, 1974.
[47] Rae T: The biological response to titanium and titanium aluminum vanadium alloy particles, Biomaterials 7:3036, 1986.
[48] Solar RJ, Pellack SR, Korostoff E: In vitro corrosion testing of titanium surgical implant alloys, J Biomed Mater Res 13:217–250, 1979.
[49] Hoar TP, Mears DC: Corrosion-resistant alloys in chlorine solution: materials for surgical implants, Proc R Soc Lond B Biol Sci A294:486, 1966.
[50] Bothe RE, Beaton LE, Davenport HA: Reaction of bone to multiple metallic implants, Surg Gynecol Obstet 71:598–602, 1940.
[51] Leventhal GS: Titanium, a metal for surgery, J Bone Joint Surg 33:473–474, 1951.
[52] Beder OE, Eade G: An investigation on tissue tolerance to titanium metal implants in dogs, Surgery 39:470, 1956.
[53] Gross PP, Gold L: The compatibility of Vitallium and austanium in completely buried implants in dogs, Oral Surg 10:769, 1957.
[54] Clarke EG, Hickman J: An investigation into the correlation between the electrical potential of metals and their behavior in biological fluids, J Bone Joint Surg 35B:467, 1963.
[55] Brettle JA: Survey of the literature on metallic surgical implants, Injury 2:26, 1976.
[56] Lemons JE, Niemann KMW, Weiss AB: Biocompatibility studies on surgical grade Ti, Co and Fe base alloys, J Biomed Mater Res 10:549, 1976.
[57] Lemons JE, editor: Quantitative characterization and performance of porous implants for hard tissue application, ASTM STP 953, Philadelphia, 1987, American Society for Testing and Materials.
[58] Lucas LC, Lemons JE, Lee J, et al: In vitro corrosion characteristics of Co-Cr-Mo/Ti-6Al-4V/Ti alloys. Paper presented at the American Society for Testing Materials, Symposium on Quantitative Characteristics of Porous Materials for Host Tissues, 1978.
[59] Lucas LC, Bearden LF, Lemons JE: Ultrastructural examinations of in vitro and in vivo cells exposed to solutions of 316L stainless steel. In Fraker A, Griffin C, editors: ASTM STP 859, Philadelphia, 1985, American Society for Testing and Materials.
[60] Van Orden AC: Corrosive response of the interface tissue to 316L stainless steel, titanium base alloys and cobalt base alloys. In McKinney RV, Lemons JE, editors: The dental implant, San Diego, 1985, PSG Co.
[61] Lang B, Mossie H, Razzoog M: International workshop: biocompatibility, toxicity and hypersensitivity to alloy systems used in dentistry, Ann Arbor, MI, 1985, University of Michigan Press.
[62] Steinemann S: Corrosion of surgical implants—in vivo and in vitro tests. In Winter GD, Jeray JL, deGroot K, editors: Evaluation of biomaterials, Chichester, England, 1980, Wiley.
[63] Steinemann SG, Perren SM, Muller ME: Titanium alloys as metallic biomaterials. In Lutjering G, Zwicker U, Bunk W, editors: Proceedings of the 5th International Conference on Titanium, Dtsch Gesf Materialkunde eV 2:1327–1334, 1985.
[64] Steinemann SG: Corrosion of titanium and titanium alloys for surgical implants. In Lutering G, Zwicker U, Bunk W, editors: Proceedings of the 5th International Conference on Titanium, Dtsch Gesf Materialkunde eV 2:1373–1379, 1985.
[65] Hillmann G, Donath K: Licht und elektronemikro sko pische untersuchung zur biostabilitat dentaler titanim-plantate, Z Zahnarztl Implantol 7:170–177, 1991.
[66] Schliephake H, Neukam FW, Urban R: Titanbelastung

parenchymatoser organe nach insertion von titanschraubenimplantaten, Z Zahnarztl Implantol 5:180–184, 1989.
[67] Schliephake H, Reiss G, Urban R, et al: Freisetzung von titan aus schraubenimplantaten, Z Zahnarztl Implantol 6:6–10, 1991.
[68] Woodman JL, Jacobs JJ, Galante JO, et al: Metal ion release from titanium-based prosthetic segmental replacement of long bones in baboons. A long-term study, J Orthop Res 1:421–430, 1984.
[69] Ferguson AB, Akahoshi Y, Laing PG, et al: Characteristics of trace ion release from embedded metal implants in the rabbit, J Bone Joint Surg 44:317–336, 1962.
[70] Osborn JF, Willich P, Meenen N: The release of titanium into human bone from a titanium implant coated with plasma-sprayed titanium. In Heimke G, Solesz U, Lee AJC, editors: Advances in biomaterials, Amsterdam, 1990, Elsevier.
[71] Semlitsch M, Staub F, Weber H: Development for biocompatible high strength titanium-aluminum-niobium alloy surgical implants, Biomed Tech (Berl) 30:334–339, 1985.
[72] Gittens RA, Olivares-Navarrete R, Tannenbaum R, et al: Electrical implications of corrosion for osseointegration of titanium implants, J Dent Res 90(12):1389–1397, 2011.
[73] Gilbert JL, Mehta M, Pinder B: Fretting crevice corrosion of stainless steel stem-CoCr femoral head connections: comparisons of materials, initial moisture, and offset length, J Biomed Mater Rest B Appl Biomater 88:162–173, 2009.
[74] Grosgogeat B, Reclaru L, Lissac M, Dalard F: Measurement and evaluation of galvanic corrosion between titanium/Ti6Al4V implants and dental alloys by electrochemical techniques and auger spectrometry, Biomaterials 20:933–941, 1999.
[75] Taher NM, Al Jabab AS: Galvanic corrosion behavior of implant suprastructure dental alloys, Dent Mater 19(1):54–59, 2003.
[76] Lowe LG, Shcherbukhin VM: An implant-supported, cobalt-chromium milled bar and nonflanged attachment-retained overdenture to rehabilitate the edentulous mandible, J Prosthet Dent 102(1):46–51, 2009.
[77] Helldén LB, Ericson G, Olsson CO: The Cresco Bridge and implant concept: presentation of a technology for fabrication of abutment-free, passively fitting superstructures, Int J Periodontics Restorative Dent 25(1):89–94, 2005.
[78] Viennot S, Dalard F, Lissac M, et al: Corrosion resistance of cobalt-chromium and palladium-silver alloys used in fixed prosthetic restorations, Eur J Oral Sci 113(1):90–95, 2005.
[79] Newman JR, Eylon D, Thorne JK: Titanium and titanium alloys. In Stefanescu D, Kurz W, editors: Metals handbook (vol 15), ed 9, Metals Park, OH, 1988, ASM International.
[80] Ott D: Giessen von titan im dentallabor, Metall 44:366–369, 1990.
[81] Soom U: Reines titan in der zahnmedizin und zahntechnik: anwendungsbereiche in der implantologie und der prothetik, Swiss Dent 8:27–32, 1987.
[82] Lemons JE: Surface conditions for surgical implants and biocompatibility, J Oral Implantol 7:362–374, 1977.
[83] Lucas LC, Buchanan RA, Lemons JE: Investigations on the galvanic corrosion of multialloy total hip prostheses, J Biomed Mater Res 15:747–753, 1981.
[84] Lucas LC, Buchanan RA, Lemons JE, et al: Susceptibility of surgical cobalt-base alloy to pitting corrosion, J Biomed Mater Res 16:799–810, 1982.
[85] Proceedings of the Third World Biomaterials Congress 11, Kyoto, Japan, 1988, Society for Biomaterials.
[86] Brown SA, Lemons JE, editors: Medical applications of titanium and its alloys: the material and biological issues, STP 1272, Ann Arbor, MI, 1996, American Society for Testing and Materials.
[87] Bosker H, Kijk L: Het transmandibulaire implantaat, Ned Tijdschr Tandheelkd 90:381–389, 1983.
[88] Hench LL, Ethridge EC: Biomaterials, an interfacial approach, New York, 1982, Academic Press.
[89] Vincenzini P, editor: Ceramics in surgery, Amsterdam, 1983, Elsevier.
[90] Sandhaus S: Nouveaux aspects de l'implantologie, L' Implant CBS Suisse, Lausanne, Switzerland, 1969, Sandhaus.
[91] Heimke G, Schulte W, d'Hoedt B, et al: The influence of fine surface structures on the osseo-integration of implants, Int J Artif Organs 5:207–212, 1982.
[92] McKinney RV Jr, Lemons JE: The dental implant, Littleton, MA, 1985, PSG Publishing.
[93] Steflic D, Sisk A, Parr G, et al: HVEM and conventional electron microscopy of interface between bone and endosteal dental implants, J Biomed Mater Res 26:529–545, 1992.
[94] McKinney R, Steflic D, Koth D, et al: The scientific basis for dental implant therapy, J Dent Educ 52:696–705, 1988.
[95] Koth DL, McKinney RV Jr: The single crystal sapphire endosteal dental implant. In Hardin JF, editor: Clark's clinical dentistry, Philadelphia, 1981, JB Lippincott.
[96] Horowitz F, Parr J, editors: Characterization and performance of calcium phosphate coatings for implants, ASTM STP 1196, Philadelphia, 1994, American Society for Testing and Materials.
[97] Brose M, et al: Six year evaluation of submerged alumina dental root implants in humans (IADR abstract 56), J Dent Res 66:113, 1987.
[98] Driskell TS: Development and application of ceramics and ceramic composites for implant dentistry. In Young FA, Hulbert DF, editors: Materials for implant dentistry, New York, 1970, Gordon & Breach.
[99] deGroot K, editor: Bioceramics of calcium phosphate, Boca Raton, FL, 1983, CRC Press.
[100] Ducheyne P, Lemons JE, editors: Bioceramics: material characteristics versus in vivo behavior, New York, 1988, New York Academy of Science.
[101] Koeneman J: Workshop on characterization of calcium phosphate materials, J Appl Biomater 1:79, 1990.
[102] LeGeros RZ: Calcium phosphate materials in restorative dentistry: a review, J Dent Res 68:164–180, 1988.
[103] Yamamuro T, Hench L, Wilson J, editors: Handbook of bioactive ceramics (vols 1 and 2), Boca Raton, FL, 1990, CRC Press.
[104] Kent J, et al: Augmentation of deficient edentulous alveolar ridges with dense polycrystalline hydroxylapatite (abstract 3.8.2). In Final Program and Book of Abstracts, Vienna, 1980, First World Biomaterials Congress, Society for Biomaterials.
[105] dePutter C, deGroot K, Sillevis-Smitt P: Transmucosal apatite implants in dogs, Trans Soc Biomater 9:115, 1981.
[106] English C: Cylindrical implants, J Calif Dent Assoc 16:17

–40, 1988.

[107] Hench LL, Clark AE: Adhesion to bone. In Williams DF, editor: Biocompatibility of orthopaedic implants (vol 2), Boca Raton, FL, 1982, CRC Press.

[108] Ducheyne P, Healy K, Black J, et al: The effects of HA coatings on the metal ion release from porous titanium and Cr-Co alloys. Paper presented at the Thirteenth Annual Meeting of the Society for Biomaterials, San Francisco, January 19–22, 1987.

[109] Ducheyne P, Martens M: Apatite materials. Clinical and morphological evaluation of custom made bioreactive glass coated canine hip prosthesis, J Biomed Mater Res 18:1017–1030, 1984.

[110] Ducheyne P, Hench LL, Kagan A, et al: Effect of hydroxyapatite impregnation on skeletal bonding of porous coated implants, J Biomed Mater Res 14:225–237, 1987.

[111] Lemons JE: Hydroxylapatite coatings, Clin Orthop Relat Res 235:220–223, 1988.

[112] Driessens F: Formation and stability of calcium phosphates in relation to phase composition of the mineral in calcified tissues. In deGroot K, editor: Bioceramics of calcium phosphates, Boca Raton, FL, 1983, CRC Press.

[113] Jarcho M: Calcium phosphate ceramics as hard tissue prostheses, Clin Orthop Relat Res 157:259–278, 1981.

[114] Hjorting-Hansen E, Worsaae N, Lemons LE: Histological response after implantation of porous hydroxylapatite ceramics in humans, Int J Oral Maxillofac Implants 5:255, 1990.

[115] Lacefield WC: The coating of hydroxylapatite onto metallic and ceramic implants. In Proceedings of the Twelfth Annual Meeting of the Society for Biomaterials, St Paul, MN, 1986.

[116] Cook SD, et al: Variables affecting the interface strength and histology of hydroxylapatite coated implant surfaces, Trans Soc Biomater 9:14, 1986.

[117] Lee DR, Lemons J, LeGeros RZ: Dissolution characterization of commercially available hydroxylapatite particulate, Trans Soc Biomater 12:161, 1989.

[118] Tofe AJ, Watson BA, Bowerman MA: Solution and cell mediated resorption of grafting materials [abstract], J Oral Implantol 17:345, 1991.

[119] Jarcho M, Bolen CH, Thomas MB, et al: Hydroxyapatite synthesis and characterization in dense polycrystalline form, J Mater Sci Mater Med 11:2027–2035, 1976.

[120] Wang S, Lacefield WR, Lemons JE: Interfacial shear strength and histology of plasma sprayed and sintered hydroxyapatite implants in vivo, Biomaterials 17:1965–1970, 1996.

[121] Gross U, et al: Biomechanically optimized surface profiles by coupled bone development and resorption at hydroxylapatite surfaces, Trans Soc Biomater 13:83, 1990.

[122] Hollinger JO, Battistone GC: Biodegradable bone repair materials, Clin Orthop Relat Res 20:290–305, 1986.

[123] Lemons JE: Phase boundary interactions for surgical implants. In Rubin LE, editor: Biomaterials in reconstructive surgery, St Louis, 1983, Mosby.

[124] Andrade JD: The interface between physics, materials, science and biology, Trans Soc Biomater 12:6, 1989.

[125] Kirsch A: The two phase implantation method using IMZ intramobile cylinder implant, J Oral Implantol 11:197–210, 1983.

[126] Albrektsson T, Isidor F: Consensus report of session V. In Lang NP, Karring T, editors: Proceedings of the 1st European Workshop on Periodontology, London, 1993, Quintessence.

[127] Kasemo B: Biocompatibility of titanium implants: surface science aspects, J Prosthet Dent 49:832–837, 1983.

[128] Kasemo B, Lausmaa J: Metal selection and surface characteristics. In Brånemark PI, editor: Tissue integrated prostheses, osseointegration in clinical dentistry, Chicago, 1985, Quintessence.

[129] Lausmaa J, Kasemo B, Mattson H: Surface spectroscopic characterization of titanium implant materials, Appl Surf Sci 44:133–146, 1990.

[130] Samsonov GV: The oxide handbook, New York, 1973, IFI Plenum.

[131] Ong JL, Lucas LC, Connatser RW, et al: Spectroscopic characterization of passivated titanium in a physiological solution, J Mater Sci Mater Med 6:113–119, 1995.

[132] Radegran G, Lausmaa J, Rolander U, et al: Preparation of ultra-thin oxide windows on titanium for TEM analysis, J Electron Miscrosc Tech 19:99–106, 1991.

[133] Smith DC, Piliar RM, Chernecky R: Dental implant materials. I. Some effects of preparative procedures on surface topography, J Biomed Mater Res 25:1045–1068, 1991.

[134] Ask M, Lausmaa J, Kasemo G: Preparation and surface spectroscopic characterization of oxide films Ti6Al4V, Appl Surf Sci 35:283–301, 1988.

[135] Ask M, Rolander U, Lausmaa J, et al: Microstructure and morphology of surface oxide films Ti6Al4V, J Mater Res 5:1662–1667, 1990.

[136] Mausli PA, Block PR, Geret V, et al: Surface characteristics of titanium and titanium alloys. In Christel P, Meunier A, Lee AJC, editors: Biological and biochemical performance of biochemicals, Amsterdam, 1986, Elsevier.

[137] Doundoulakis JH: Surface analysis of titanium after sterilization: role in implant-tissue interface and bioadhesion, J Prosthet Dent 58:471–478, 1987.

[138] Binon P, Weir D, Marshall S: Surface analysis of an original Brånemark implant and three related clones, Int J Oral Maxillofac Implants 7:168–175, 1992.

[139] Kilpadi DV, Lemons JE: Surface energy characterization of unalloyed titanium implants, J Biomed Mater Res 29:1469, 1995.

[140] Parr GR, Gardner LK, Toth RW: Titanium: the mystery metal of implant dentistry, dental material aspects, J Prosthet Dent 54:410–414, 1985.

[141] Anderson G, Gaechter G, Rostoker W: Segmental replacement of long bones in baboons using a fiber implant, J Bone Joint Surg 60:31, 1978.

[142] Kasemo B, Lausmaa J: Biomaterials and implant surface: on the role of cleanliness, contamination and preparation procedures, J Biomed Mater Res B Appl Biomater 22(A2 Suppl):145–158, 1988.

[143] Mausli PA, Simpson JP, Burri G, et al: Constitution of oxides or titanium alloys for surgical implants. In de Putter C, editor: Implant materials in biofunction, Amsterdam, 1988, Elsevier.

[144] Smith DC, Pilliar KM, Mattson JB, et al: Dental implants materials. II. Preparative procedures and spectroscopic studies, J Biomed Mater Res 25:1069–1084, 1991.

[145] Albrektsson T: Bone tissue response. In Brånemark PI, Zarb GA, Albrektsson T, editors: Tissue integrated prostheses—osseointegration in clinical dentistry, Chicago, 1985, Quintessence.

[146] Johansson CB, Albrektsson T, Ericson LE, et al: A qualitative comparison of the cell response to commercially pure titanium and Ti6Al4V implants in the abdominal wall of rats, J Mater Sci Mater Med 3:126–136, 1992.

[147] Johansson C, Hansson HA, Albrektsson T: Qualitative interfacial study of bone and tantalum, niobium or commercially pure titanium, Biomaterials 11:277, 1990.

[148] Johansson C, Lausmaa J, Ask M, et al: Ultrastructural differences of the interface zone between bone and Ti-6Al-4V or commercially pure titanium, J Biomed Eng 11:3, 1989.

[149] Inoue T, Box JE, Pilliar RM, et al: The effect of the surface geometry of smooth and porous coated titanium alloy on the orientation of fibroblasts in vitro, J Biomed Mater Res 21:107–126, 1987.

[150] Brunette DM: The effects of implant surface topography on the behavior of cells, Int J Oral Maxillofac Implants 3:231, 1988.

[151] Lum L, Beirne O, Dillinges M, et al: Osseointegration of two types of implants in non human primates, J Prosthet Dent 60:700–705, 1988.

[152] Small IA, Helfrick IF, Stines AV: The fixed mandibular implant. In Fonseca RJ, Davis WH, editors: Reconstructive preprosthetic oral and maxillofacial surgery, ed 2, Philadelphia, 1995, WB Saunders.

[153] Smith DC, Piliar RM, McIntyre NS: Surface characteristics of dental implant materials. In Kawahara H, editor: Oral implantology and biomaterials, Amsterdam, 1989, Elsevier.

[154] Small IA, Misiek D: A sixteen year evaluation of the mandibular stable bone plate, J Oral Maxillofac Surg 44:60–66, 1986.

[155] Walker C, Aufdemorte TB, McAnear JT, et al: The mandibular staple bone plate, a 5 1/2 year follow-up, J Am Dent Assoc 114:189–192, 1987.

[156] Morris HF, Manz MC, Tarolli JH: Success of multiple endosseous dental implant designs to second stage surgery across study sites, J Oral Maxillofac Surg 55:76–82, 1997.

[157] McQueen D, Sundgren JE, Ivarson B, et al: Auger electron spectroscopy studies of titanium implants. In Lee AJC, Albrektsson T, Brånemark PI, editors: Clinical applications of biomaterials, New York, 1982, John Wiley & Sons.

[158] Sundgren JE, Bodo P, Lundstrom I, et al: Auger electron spectroscopic studies of stainless-steel implants, J Biomed Mater Res 19:663–671, 1985.

[159] Sundgren JE, Bodo P, Lundstrom I: Auger electron spectroscopic studies of the interface between human tissue and implants of titanium and stainless steel, J Colloid Interface Sci 110:9–20, 1986.

[160] Tengvall P, Elwing H, Sjoqvist L, et al: Interaction between hydrogen peroxide and titanium: a possible role in the biocompatibility of titanium, Biomaterials 10:118–120, 1989.

[161] Tengvall P: Titanium-hydrogen peroxide interaction with reference to biomaterial applications [dissertation], Linkoping, Sweden, 1990, University of Linkoping.

[162] Tengvall P, Lindstrom I: Physicochemical considerations of titanium as biomaterial, Clin Mater 9:115–134, 1992.

[163] Hanawa T: Titanium and its oxide film: a substratum for formation of apatite. In Davies JE, editor: The bone-biomaterial interface, Toronto, 1991, Toronto University Press.

[164] Hanawa T, Ota M: Calcium phosphate naturally formed on titanium in electrolyte solution, Biomaterials 12:767–774, 1991.

[165] Jacobs JJ, Skipor AK, Black J, et al: Release and excretion of metal in patients who have total hip-replacement component made of titanium-base alloy, J Bone Joint Surg 73A:1475–1486, 1991.

[166] Lugowski SJ, Smith DC, McHugh AD, et al: Release of metal ions from dental implant materials in vivo: determinations of Al, Co, Cr, Mo, Ni, V, and Ti in organ tissue, J Biomed Mater Res 25:1443–1458, 1991.

[167] Bruneel N, Helsen JA: In vitro stimulation of biocompatibility of Ti-6Al-4V, J Biomed Mater Res 22:203–214, 1988.

[168] Ducheyne P, Williams G, Martens M: In vivo metal-ion release from porous titanium fiber material, J Biomed Mater Res 18:293–308, 1984.

[169] Healy KE, Ducheyne P: The mechanisms of passive dissolution of titanium in a model physiological environment, J Biomed Mater Res 26:319–338, 1992.

[170] Blumenthal NC, Cosma V: Inhibition of apatite formation by titanium and vanadium ions, J Biomed Mater Res 23:13–22, 1989.

[171] Solar RJ, Pollack SR, Korostoff E: In vitro corrosion testing of titanium surgical implant alloys, an approach to understanding titanium release from implants, J Biomed Mater Res 13:217, 1979.

[172] Bundy KJ, Marck M, Hochman RF: In vivo and in vitro studies of stress-corrosion cracking behavior of surgical implant alloys, J Biomed Mater Res 17:467, 1993.

[173] Jones RL, Wing SS, Syrett BC: Stress corrosion cracking and corrosion fatigue of some surgical implant materials in a physiological saline environment, Corrosion 36:226–236, 1978.

[174] Meachim ZG, Williams DF: Changes in nonosseous tissue adjacent to titanium implants, J Biomed Mater Res 7:555–572, 1973.

[175] Rostoker W, Pretzel CW: Coupled corrosion among alloys for skeletal prostheses, J Biomed Mater Res 8:407–419, 1974.

[176] Rostoker W, Galante JO, Lereim P: Evaluation of couple crevice corrosion by prosthetic alloys under in vivo conditions, J Biomed Mater Res 12:823, 1979.

[177] Thompson NG, Buchanan RA, Lemons JE: In vitro corrosion of Ti-6Al-4V and 316 stainless steel when galvanically coupled with carbon, J Biomed Mater Res 13:35, 1979.

[178] Marshak BL, Ismail Y, Blachere J, et al: Corrosion between titanium alloy implant components and substructure alloy [abstract], J Dent Res 71:723, 1992.

[179] Marshak BL: An in vitro study of corrosion at the implant abutment interface [master's thesis], Pittsburgh, 1994, University of Pittsburgh.

[180] Cohen F, Burdairon G: Corrosive properties of odontologic fluoride containing gels against titanium [abstract], J Dent Res 71:525, 1992.

[181] Wig P, Ellingsen JE, Videm K: Corrosion of titanium by

fluoride [abstract], J Dent Res 72:195, 1993.
[182] Rozenbaijer N, Probster L: Titanium surface corrosion caused by topical fluorides [abstract], J Dent Res 72:227, 1993.
[183] Liles A, Salkend S, Sarkar N: Galvanic corrosion between titanium and selected crown and bridge alloys [abstract], J Dent Res 72:195, 1993.
[184] Luthy H, Strub JR, Scharer P: Analysis of plasma flame-sprayed coatings on endosseous oral titanium implants exfoliated in man: preliminary results, Int J Oral Maxillofac Implants 2:197–202, 1987.
[185] Morita M, Hayashi H, Sasada T, et al: The corrosion fatigue properties of surgical implants in a living body. In de Putter C, et al, editors: Implant materials in biofunction (vol 8), Amsterdam, 1988, Elsevier.
[186] Sella C, Martin JC, Lecoeur J, et al: Biocompatibility and corrosion resistance in biological media of hard ceramic coatings sputter deposited on metal implants, Mater Sci Eng A Struct Mater 139:49–57, 1991.
[187] Toni A, Lewis CG, Sudanese A, et al: Bone demineralization induced by cementless alumina coated femoral stems, J Arthrop 9:435–441, 1994.
[188] Baro AM, Garcia N, Miranda A, et al: Characterization of surface roughness in titanium dental implants measured with scanning tunneling microscopy at atmospheric pressure, Biomaterials 17:463–467, 1986.
[189] Olin H, Aronssoid BO, Kasemo B, et al: Scanning tunneling microscopy of oxidized titanium surfaces in air, Ultramicroscopy 42–44:567–571, 1992.
[190] Niznick GA: The Core-Vent implant system, J Oral Implantol 10:379, 1982.
[191] Niznick GA: Comparative surface analysis of Brånemark and Core-Vent implants, J Oral Maxillofac Surg 45, 1987.
[192] Cochran DL, Nummikoski PV, Higginbottom FL, et al: Evaluation of an endosseous titanium implant with a sandblasted and acid etched surface in the canine mandible: radiographic results, Clin Oral Implants Res 7:240–252, 1996.
[193] Clarke A: Particulate debris from medical implants. In St. John KR, editor: ASTM STP 1144, Philadelphia, 1992, American Society for Testing and Materials.
[194] Ricci JL, Kummer FJ, Alexander H, et al: Embedded particulate contaminants in textured metal implant surfaces, J Appl Biomater 3:225–230, 1992.
[195] Technical data on the RBM Surface roughening treatment, Southfield, MI, 1996, Bio-Coat Inc.
[196] Novaes AB Jr, Souza SL, de Oliveira PT, Souza AM: Histomorphometric analysis of the bone-implant contact obtained with 4 different implant surface treatments placed side by side in the dog mandible, Int J Oral Maxillofac Implants 17(3):377–383, 2002.
[197] Piattelli M, Scarano A, Paolantonio M, et al: Bone response to machined and resorbable blast material titanium implants: an experimental study in rabbits, J Oral Implantol 28:2–8, 2002.
[198] Mueller WD, Gross U, Fritz T, et al: Evaluation of the interface between bone and titanium surfaces being blasted by aluminium oxide or bioceramic particles, Clin Oral Implants Res 3:349–356, 2003.
[199] Wennerberg A, Hallgren C, Johansson C, Danelli S: A histomorphometric evaluation of screw-shaped implants each prepared with two surface roughnesses, Clin Oral Implants Res 9:11–19, 1998.
[200] Wennerberg A, Albrektsson T, Albrektsson B, Krol JJ: Histomorphometric and removal torque study of screw-shaped titanium implants with three different surface topographies, Clin Oral Implants Res 6:24–30, 1996.
[201] Hermann H: Plasma spray deposition processes, MRS Bull 60–67, 1988.
[202] Hahn H, Palich W: Preliminary evaluation of porous metal surfaced titanium for orthopaedic implants, J Biomed Mater Res 4:571–577, 1970.
[203] Karagianes MT, Westerman RE: Development and evaluation of porous ceramic and titanium alloy dental anchors implanted in miniature swine, J Biomed Mater Res Symp 8:391–399, 1974.
[204] Schroeder A, Van der Zypen E, Stich H, et al: The reactions of bone, connective tissue and epithelium to endosteal implants with titanium sprayed surfaces, J Maxillofac Surg 9:15–25, 1981.
[205] Young FA, Spector M, Kresch CH: Porous titanium endosseous dental implants in rhesus monkeys: micro-radiography and histological evaluation, J Biomed Mater Res 13:843–856, 1979.
[206] Deporter DA, Watson PA, Pilliar RM, et al: A histological assessment of the initial healing response adjacent to porous surfaced titanium alloy dental implants in dogs, J Dent Res 5:1064–1070, 1986.
[207] Deporter DA, Watson PA, Pilliar RM, et al: A histological evaluation of a functional endosseous, porous-surfaced, titanium alloy dental implant in the dog, J Dent Res 67:1990–1995, 1988.
[208] Deporter DA, Watson PA, Pilliar RM, et al: A histological comparison in the dog of porous-coated versus threaded dental implant, J Dent Res 69:1138–1145, 1990.
[209] Pilliar RM, Deporter DA, Watson PA, et al: Dental implant design effect on bone remodeling, J Biomed Mater Res 25:467–483, 1991.
[210] Deporter DA, Watson PA, Pilliar RM, et al: A prospective clinical study in humans of an endosseous dental implant partially covered with a powder-sintered porous coating: 3 to 4 year results, Int J Oral Maxillofac Implants 11:87–95, 1996.
[211] Lowenberg BF, Pilliar RM, Aubin JE, et al: Migration, attachment and orientation of human gingival fibroblasts to root slices, naked and porous surfaces titanium alloy discs and Zircalloy discs in vitro, J Dent Res 66:1000–1005, 1987.
[212] Clemow AJT, Weinstein AM, Klawitter JJ, et al: Interface mechanics of porous titanium implants, J Biomed Mater Res 1:73–82, 1981.
[213] Hulbert SF, Morrison S, Klawitter JJ: Tissue reactions to three ceramics of porous and nonporous structures, J Biomed Mater Res 6:347–374, 1972.
[214] Hulbert SF, Cooke FW, Klawitter JJ, et al: Attachment of prostheses to the musculoskeletal system by tissue ingrowth, J Biomed Mater Res 7:1–23, 1973.
[215] Bobyn JD, Pilliar RM, Cameron HU, et al: The optimum pore size for the fixation of porous surfaced metal implants by the ingrowth of bone, Clin Orthop Relat Res 150:263–270, 1980.
[216] Predecki P, Auslaender BA, Stephan JE, et al: Attachment of bone to threaded implants by ingrowth and mechanical interlocking, J Biomed Mater Res 6:401–412, 1972.
[217] Claes L, Hutzschenreutet O, Pholer V, et al: Lose-momente von corticaliszugschrauben in abhangigkeit

von implantationszeit und oberflachebeschaffenheit, Arch Orthop Unfallchir 85:155–159, 1976.

[218] Proceedings of an International Congress, Brussels. Tissue integration. In Van Steenberghe D, editor: Oral and maxillofacial reconstruction, Amsterdam, 1985, Excerpta Medica.

[219] Maniatopoulos C, Pilliar RM, Smith DC: Threaded vs porous surface designs for implant stabilization in bone-endodontic implant model, J Biomed Mater Res 20:1309–1333, 1986.

[220] Pilliar RM, Lee J, Maniatopoulos C: Observations on the effect of movement on bone in growth into porous surface implants, Clin Orthop 208:108–113, 1986.

[221] Moser W, Nentwig GH: Zur problematik von titan-spritzbeschich tungen, Z Zahnarztl Implantol 3:282–285, 1987.

[222] Watzek G, Danhel-Mayhauser M, Matejka M, et al: Experimental comparison of Brånemark and TPS dental implants in a sheep model, abstract 50. Paper presented at the UCLA Symposium on Implants in the Partially Edentulous Patient, Palm Springs, CA, 1990.

[223] American Society for Testing and Materials: Standard specification for titanium and titanium 6Al4V alloy powders for coating of surgical implants, ASTM F 1580, Philadelphia, 1995, American Society for Testing and Materials.

[224] Kay JF, Jarcho M, Logan G, et al: The structure and properties of HA coatings on metal. In Proceedings of the Twelfth Annual Meeting of the Society for Biomaterials, 1986.

[225] Block MS, Kent JN, Kay JF: Evaluation of hydroxylapatite-coated titanium dental implants in dogs, J Oral Maxillofac Surg 45:601–607, 1987.

[226] Thomas KA, Kay JF, Cook SD, et al: Effect of surface microtexture and hydroxylapatite coating on the mechanical strengths and histologic profiles of titanium implant materials, J Biomed Mater Res 21:1395–1414, 1987.

[227] Griffin CD, Kay JF, Smith CL: The effect of hydroxylapatite coatings on corrosion of Co-Cr alloy. In Proceedings of the Thirteenth Annual Meeting of the Society for Biomaterials, San Francisco, 1987.

[228] Cook SD, Kay JF, Thomas KA, et al: Interface mechanics and histology of titanium and HA coated titanium for dental implant applications, Int J Oral Maxillofac Implants 2:15–22, 1987.

[229] Geesink RGT, deGroot K, Klein CPAT: Bonding of bone to apatite coated implants, J Bone Joint Surg 70B:17–22, 1988.

[230] Thomas KA, Jay JF, Cook SD, et al: The effect of surface macrotexture and hydroxylapatite coating on the mechanical strengths and histologic profiles of titanium implant materials, J Biomed Mater Res 21:1395–1414, 1987.

[231] Meffert RM, Block MS, Kent JN: What is osseointegration? Int J Periodontics Restorative Dent 4:9–21, 1987.

[232] Block MS, Finger IM, Fontenot MG, et al: Loaded hydroxylapatite coated and grit blasted titanium implants in dogs, Int J Oral Maxillofac Implants 4:219–224, 1989.

[233] deGroot K, Geesink R, Klein C, et al: Plasma sprayed coatings of hydroxyapatite, J Biomed Mater Res 21:1375–1381, 1987.

[234] Kent JN, Block MS, Finger IM, et al: Biointegrated hydroxylapatite coated dental implants. 5 year observations, J Am Dent Assoc 121:138–144, 1990.

[235] Jensen R, Jensen J, Krauser JT, et al: Hydroxylapatite coated dental implants, New Dent 68:14–25, 1989.

[236] Kaufmann J, Ricci JL, Jaffe W, et al: Bone attachment to chemically textured titanium alloy with and without HA coating. In Proceedings of the Twenty-Third Annual Meeting of the Society for Biomaterials, New Orleans, 1997.

[237] Wolke JGC, deGroot K, Jansen JA: Initial wound healing around subperiosteal RF magnetron sputtered Ca-P implants. In Proceedings of the Twenty-Third Annual Meeting of the Society for Biomaterials, New Orleans, 1997.

[238] Kim YK, Kim S, Lee JH: Interfacial shear strength of laser treated hydroxylapatite layer on titanium alloy. In Proceedings of the Twenty-Third Annual Meeting of the Society for Biomaterials, New Orleans, 1997.

[239] Gerner BT, Barth E, Albrektsson T, et al: Comparison of bone reactions to coated tricalcium phosphate and pure titanium dental implants in the canine iliac crest, Scand J Dent Res 96:143–148, 1988.

[240] Kay JF: Calcium phosphate coatings for dental implants: current status and future potential, Dent Clin North Am 36:1–18, 1992.

[241] Klein CPAT, deGroot K: Histology of hydroxylapatite coatings, J Dent Res 68:863, 1989.

[242] Meffert RM: How to treat ailing and failing implants, Implant Dent 1:25–33, 1992.

[243] Caulier H, Vercaigne S, Naert I, et al: The effect of Ca-P plasma sprayed coatings on the initial bone healing of oral implants and experimental study in the goat, J Biomed Mater Res 34:121–128, 1997.

[244] Ducheyne P, Healy KE: The effect of plasma sprayed calcium phosphate ceramic coatings on the metal ion release from porous titanium and cobalt chrome alloys, J Biomed Mater Res 22:1127–1163, 1988.

[245] Filiggi MJ, Coombs NA, Pilliar RM: Characterization of the interface in the plasma sprayed HA coating/Ti6Al4V implant system, J Biomed Mater Res 25:1211–1229, 1991.

[246] Tufecki E, Brantley WA, Mitchell JC, et al: Microstructures of plasma sprayed HA coated Ti6Al4V dental implants, Int J Oral Maxillofac Implants 12:25–31, 1997.

[247] Lewandrowski JA, Johnson CM: Structural failure of osseointegrated implants at the time of restoration, a clinical report, J Prosthet Dent 62:127–129, 1989.

[248] Krauser J, Berthold P, Tamary I, et al: A scanning electron microscopy study of failed endosseous root formed dental implants [abstract], J Dent Res 70:274, 1991.

[249] Shin YK, Han CH, Heo SJ, et al: Radiographic evaluation of marginal bone level around implants with different neck designs after 1 year, Int J Oral Maxillofac Implants 21(5):789–794, 2006.

[250] Bae HEK, Chung MK, Cha IH, Han DH: Marginal tissue response to different implant neck design, J Korean Acad Prosthodont 46(6):602–609, 2008.

[251] Nevins M, Nevins ML, Camelo M, et al: Human histologic evidence of a connective tissue attachment to a dental implant, Int J Periodontics Restorative Dent 28(2):111–121, 2008.

[252] Shin SY, Han DH: Influence of a microgrooved collar design on soft and hard tissue healing of immediate implantation in fresh extraction sites in dogs, Clin Oral Implants Res 21(8):804–814, 2010.
[253] Nevins M, Camelo M, Nevins ML, et al: Connective tissue attachment to laser-microgrooved abutments: a human histologic case report, Int J Periodontics Restorative Dent 32(4):385–392, 2012.
[254] Pecora GE, Ceccarelli R, Bonelli M, et al: Clinical evaluation of laser microtexturing for soft tissue and bone attachment to dental implants, Implant Dent 18(1):57–66, 2009.
[255] Shapoff CA, Lahey B, Wasserlauf PA, Kim DM: Radiographic analysis of crestal bone levels around Laser-Lok collar dental implants, Int J Periodontics Restorative Dent 30(2):129–137, 2010.
[256] Botos S, Yousef H, Zweig B, et al: The effects of laser microtexturing of the dental implant collar on crestal bone levels and peri-implant health, Int J Oral Maxillofac Implants 26(3):492–498, 2011.
[257] Froum SJ, Cho SC, Francisco H, et al: Immediate implant placement and provisionalization—two case reports, Pract Proced Aesthet Dent 19(10):621–628; quiz 630, 2007.
[258] Koh RU, Oh TJ, Rudek I, et al: Hard and soft tissue changes after crestal and subcrestal immediate implant placement, J Periodontol 82(8):1112–1120, 2011.
[259] Geurs NC, Vassilopoulos PJ, Reddy MS: Histologic evidence of connective tissue integration on laser microgrooved abutments in humans, Clin Adv Periodont 1(1), 2011.
[260] Nevins M, Kim DM, Jun SH, et al: Histologic evidence of a connective tissue attachment to laser microgrooved abutments: a canine study, Int J Periodontics Restorative Dent 30(3):245–255, 2010.
[261] Bordji K, Jouzeau JY, Mainand D, et al: Evaluation of the effect of three surface treatments on the biocompatibility of 316 stainless steel using human differentiated cells, Biomaterials 17:491–500, 1996.
[262] Baumhammers A: Scanning electron microscopy of contaminated titanium implants following various cleaning techniques, J Oral Implantol 6:202–209, 1975.
[263] Baier RE, Meyer AE, Akers CK, et al: Degradative effects of conventional steam sterilization on biomaterial surfaces, Biomaterials 3:241–244, 1982.
[264] Grobe GL, Baier RE, Gardella J, et al: Relation of metal interface properties to broad adhesive success. Paper presented at The Third International Conference on Environment Degradation of Engineering Materials, Pennsylvania State University, 1987.
[265] Smith DC: Surface characterization of implant materials. Biological implication. In Davies JB, editor: The bone biomaterial interface, Toronto, 1991, Toronto University Press.
[266] Baier RE, Meyer AE: Implant surface preparation, Int J Oral Maxillofac Implants 3:3–19, 1988.
[267] Baier RE, Meenaghan MA, Hartman LC, et al: Implant surface characteristics and tissue interaction, J Oral Implantol 13:594–605, 1988.
[268] American Society for Testing and Materials: B 600-674, standard recommended practice for descaling and cleaning titanium and titanium alloy surfaces, Philadelphia, 1985, American Society for Testing and Materials.
[269] American Society for Testing and Materials: F-86-84: standard practice for surface preparation and marking of metallic surgical implants, Philadelphia, 1985, American Society for Testing and Materials.
[270] Keller JC, Stanford CM, Wightman JP, et al: Characterization of commercially pure titanium surfaces, J Biomed Mater Res 28:939–946, 1994.
[271] Schmidt FA: Surface modification by ion implantation, Naval Res Lab Rev 69–79, 1985.
[272] Grabowski KS, Gossett CR, Young FA, et al: Cell adhesion to ion implanted surfaces. In Proceedings of the Materials Research Society Symposium, 1987.
[273] Keller JC, Draughn RA, Wightman JP, et al: Characterization of sterilized commercially pure titanium surfaces, Int J Oral Maxillofac Implants 5:360–366, 1990.
[274] Schneider R, Olson RA, Krizan KB: Sterilization effects on the surface of coated implants [abstract], J Dent Res 68, 1989.
[275] Stanford CM, Keller JC, Solvrsh M: Bone cell expression on titanium surfaces is altered by sterilization treatments, J Dent Res 73:1061–1071, 1994.
[276] Baier RE, Glantz PO: Characterization of oral in vivo films formed on different types of solid surfaces, Acta Odontol Scand 36:289–301, 1988.
[277] Baier RE: Improved passivation of implantable biomaterials by glow discharge process. Paper presented at the Surfaces in Biomaterials Symposium, Minneapolis, MN, October 9-11, 1991.
[278] Walivaraza B, Aronsson BO, Rodahl M, et al: Titanium with different oxides: in vitro studies of protein adsorption and contact activation, Biomaterials 15:827–834, 1994.
[279] Kawahara D, Ong JL, Raikar GN, et al: Surface characterization of radio frequency glow discharged and autoclaved titanium surfaces, Int J Oral Maxillofac Implants 11:435–442, 1996.
[280] Moreira M: Radio frequency glow discharge treatment as an alternative for cleaning and sterilizing dental implants [master's thesis], Birmingham, AL, 1993, University of Alabama.
[281] Singh S, Schaaf NG: Dynamic sterilization of titanium implants with UV light, Int J Oral Maxillofac Implants 4:139–146, 1989.
[282] Hartman LC, Meenaghan MA, Schaaf MG, et al: Effects of pretreatment sterilization and cleaning methods on materials properties and osseoinductivity of a threaded implant, Int J Oral Maxillofac Implants 4:11–18, 1989.
[283] Carlsson LV, Albrektsson T, Berman C: Bone response to plasma cleaned titanium implants, Int J Oral Maxillofac Implants 4:199–204, 1989.

第 4 章

口腔种植临床生物力学

Martha Warren Bidez, Carl E. Misch

将工程原理应用于人体组织的生物医学工程学，开启了疾病诊断、治疗和康复的新纪元。作为生物医学工程分支学科之一的生物力学，主要研究生物组织对力学负荷的反应，该学科运用工程力学的工具和方法来研究活体组织结构与功能的关系[1]。机械设计的最优化理论和实践，推动了修复学、口腔种植体和治疗器械设计的发展[2]。本章着重论述与口腔种植体及修复体保持长期成功相关的口腔生物力学基本理论和原则。

口腔种植体负荷

口腔种植体行使功能时承受的聆力，取决于患者咬合的习惯。咬合力在大小、频率和时程上都存在较大变化。在种植体愈合期，因为下颌骨屈曲、一期卫生螺丝和二期愈合基台的接触，口腔种植体会承受被动机械负荷。

舌及口周肌肉会对种植体基台产生高频率较小负荷，在口腔习惯功能或舌肌肌力存在异常时，咬合力幅度会变大。最后，即便是在没有咬合力作用时，种植体上部结构的非被动就位与种植体亦会对种植体基台产生机械应力。影响种植治疗结果的变量因素较多，因此将两种不同的治疗理念放在一起进行比较是不可能的。但是，在对不同种植修复体所受的（生理性和非生理性）负荷进行一致的描述和分析时，基本的机械理念可作为一个工具。两种不同的治疗方法或许可以产生相同的短期疗效，然而借助于生物力学的方法仍可以判断出在哪一种治疗方法远期风险更大。

质量、力和重力

质量是物质的特性之一，可反映物质本身所受引力的程度。以相同大小的羟基磷灰石和纯钛立方体为例，如果将这两个立方体分别置于两个相同的弹簧上，由于两个立方体所受重力不同，两个弹簧所发生的变形也会不同。但是，若适当减小纯钛立方体的大小，可使两个弹簧发生相同的变形。虽然立方体由不同的物质和大小组成，但是可以使它们获得相同的重力。在物理学上，将与物质的量相关的这种固有特性称为质量。质量的公制单位（国际单位系统）是千克（kg），英式单位是磅（1 bm）[3]。

1687 年，艾萨克 · 牛顿爵士在其著名的牛顿定律中描述了力的概念[3]，牛顿第二定律认为物体的加速度与其质量成反比，而与其所受的力成正比，用公式表示如下：

$$F = ma$$

其中 F 是力（N），a 是加速度（m/s^2）。在口腔种植相关文献中，力的单位常常被写成千克。重力加速度（a=9.8 m/s^2）在地球各个地方基本相同，是个常数，因此质量（千克）成为衡量物质所受静态负荷大小的决定因素。

重力被用于描述作用于一特定位置上物体的地球引力，重力的单位也是牛顿或磅（lbf）。假如将纯钛立方体置于月球上，则其所受重力（引力造成）不同于地球上的重力。纯钛立方体的质量并未发生变化，仅仅是月球上的重力加速度改变了。根据牛顿的定律，一个苹果受到的重力近似 1 牛顿（0.225 lbf）[4]。

力

力可以用大小、持续时间、方向、类型以及增幅等因素来描述。作用于口腔种植体上的力为矢量力，这种力具有大小和方向。因此，“作用于远中基台上的75磅力”的描述是不够准确的，改为“作用于远中基台上的与种植体长轴一致的75磅力”更为准确。力的方向对种植体的寿命和骨组织的稳定具有较大的影响，相关内容将在本章后面的部分和其他章中进行详细论述。成人最大殆力与年龄、性别、缺牙情况、咬合位置及口腔异常功能等因素相关[5~9]（表4-1）。

作用于口腔种植体的力很少局限于某一个轴向上，临床上种植体所受负荷往往发生在三个轴向上，包括：近远中向、颊舌向和垂直向（图4-1）。单一的咬合接触大多数会产生三维方向的殆力。重点是，这三维方向的合力可以用其在不同轴向上的分量来描述。例如，如果种植修复体的咬合设计会产生较大的颊舌向殆力分量（横向负荷），则这种设计下的种植体发生疲劳破坏的风险较高（在本章的后面详述）。将三维方向的力分解为不同分量的过程称为矢量分解，临床实践中会经常用到矢量分解的方法以延长种植体的使用寿命。

力的分解

咬合设计是决定种植体受力方向的关键因素，上部修复体的咬合接触位置会直接影响整个种植体系统的受力分配。

医生应该清楚地观察到种植修复体上的咬合接触点。如果一个种植修复体存在早接触现象，那么对此修复体受力进行分解会发现修复体下方的种植体往往承受着较大的有害侧向力。临床上，通过调殆及设计保护殆来消除早接触，以减小对种植体危害较大的水平力。

角度基台的应用会使种植体处于较大的水平负荷之中。种植体的植入方向应尽可能使种植体所受殆力沿种植体的长轴进行传递。角度基台的使用应限于处理美学问题和解决修复体就位问题，不应将其用于改变殆力方向。

框图 4-1 单位换算

质量

1 kg = 2.205 lb

1 lb = 0.45 kg

力

1 N = 1 kg (m/s^2) = 0.225 lb

1 lb = 4.448 N

面积

1 m^2 = 10.764 ft^2

1 ft^2 = 0.093 m^2

1 in^2 = 6.452×10^{-4} m^2

压强

1 lb/in^2(psi) = 144 lb/ft^2 = 6894.8 Pa = 0.0069 MPa

1 Pa = 1 N/m^2 = 1.450×10^{-4} psi = 0.021 lb/ft^2

表 4-1 最大咬合力

参考文献	年龄（年）	数量	切牙	尖牙	前磨牙	磨牙	注释
Braun 等[5]	26~41	142				710 N	在前磨牙和磨牙之间；男性：789 N；女性：596 N
van Eijden[6]	31.1(±4.9)	7		323~485 N	424~583 N	475~749 N	第二前磨牙和第二磨牙，左和右（仅男性）
Dean 等[7]	（成年）	57	150 N			450 N	从图形转换
Bakke 等[8]	21~30	20				572 N	在左右第一磨牙测量
	31~40	20				481 N	
	41~50	20				564 N	
	51~60	17				485 N	
	61~70	8				374 N	
Braun 等[9]	18~20					176 N	第一磨牙或第一前磨牙

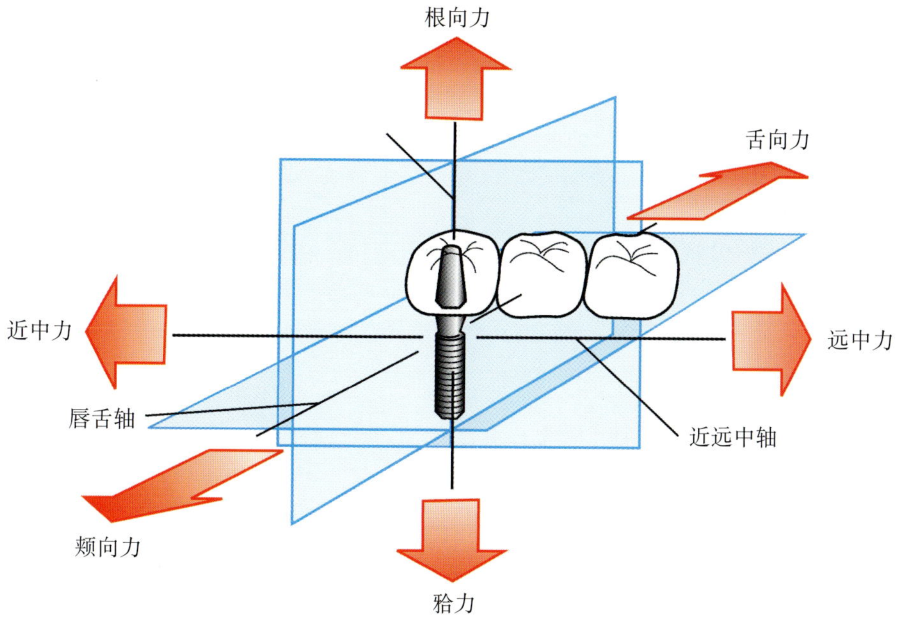

图 4-1　力的方向是三维的，沿着一条或多条临床坐标轴：近远中向、唇舌向和𬌗向（垂直向）

力的三种类型

𬌗力可分为压力、张力和剪切力三类。压力使物体相互挤压，张力使物体分开，而剪切力作用于种植体上可引起滑动错位。因此，压力有利于维持种植体-骨界面的完整性，而张力和剪切力会破坏种植体-骨界面。另外，剪切力比其他应力形式更具有破坏性。总体而言，整个种植修复系统对于压应力的适应性最强。密质骨对压力的抵抗力最强，而抵抗剪切力的能力最弱（表 4-2）。此外，水门汀、固位螺丝、种植体上部结构，以及种植体-骨界面适应压力的能力均强于张力或剪切力。例如，磷酸锌水门汀粘接剂的抗压强度为 83～103 MPa（12 000～15 000 psi），而其抗张强度和抗剪切强度则要低得多（500 psi）（图 4-2）。

种植体体部的设计是将𬌗力传递至骨组织。在单一咬合力作用下，螺纹型或有突起的种植体在种植体骨界面会产生三种联合类型的力。单一𬌗力转化为三种不同类型的力与种植体的外形密切相关，常通过精细的机械设计来合理控制对螺纹或有鳍种植体危害程度大的张力和剪切力。在沿种植体长轴垂直𬌗力作用下，柱状种植体-骨界面会产生较大的剪切力。因此，柱形种植体需要表面涂层，从而使沿种植体长轴的种植体-骨界面结合更均质，以控制剪切应力。边缘骨吸收和涂层剥脱导致柱状种植体产生机械并发症。

表 4-2　在人类标本内的骨皮质强度

加力类型	强度（MPa）*	加载方向
压应力	193.0(13.9)	平等长轴
	173.0(13.8)	与长轴呈 30° 角
	133.0(15.0)	与长轴呈 60° 角
	133.0(10.0)	垂直与长轴
拉应力	133.0(11.7)	平行长轴
	100.0(8.6)	与长轴呈 30° 角
	60.5(4.8)	与长轴呈 60° 角
	51.0(4.4)	垂直与长轴
剪切力	68.0(3.7)	挠曲

* 标准差

引自：Reilly DT, Burstein AH: The elastic and ultimate properties of compact bone tissue, J Biomech 8:393, 1975.

单牙位或多基台修复体偏离轴向的𬌗力会导致弯曲性的负荷（后续在力的分配和失败机械原理上有分析）。结果导致拉应力和剪切力常常增高，因此在种植修复中应尽量使压力成为主导负荷。

在多基台种植修复设计中，尤其有悬臂梁存在时，上部修复体和种植体-骨界面的受力情况更为复杂。这些临床事实更加强调在进行口腔种植体的优化设计时，应尽可能地增大种植体的功能表面积，达到分散𬌗力的目的。

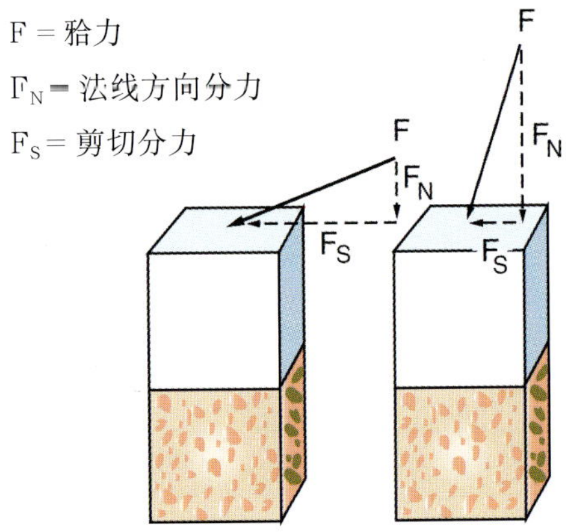

图 4-2 物体所受之力 F 在一个给定平面中可被分解为法线方向分力和剪切分力，不同方向的 F 力所产生的效果取决于力的作用方向

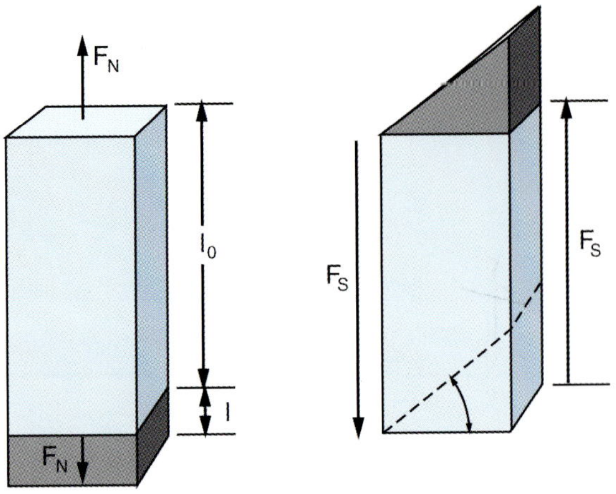

图 4-3 直杆初始长度为 L_0，其所受拉力为 F_N，在此力作用下直杆增加的长度为 Δl；工程应变 ε 为每单位长度的变形量；材料在纯剪切应力 F_S 作用下会发生偏斜，偏斜角的正切即为剪切应变 γ

应力

作用于单位面积上的力称为机械应力，因此，常用公式定义应力

$$\sigma = F/A$$

σ 为应力（磅／英寸^2；帕），F 为力（牛顿；磅力），A 是力作用的面积（英寸^2；米^2）。在体内，口腔种植体及骨界面的内应力对种植体的长期寿命至关重要，口腔种植治疗的一个普遍原则是尽量减小并均匀分布在种植体和骨组织内的应力。

应力的大小取决于两个因素：一是力的大小；二是力分散的横截面积。口腔医生很难完全控制𬌗力的大小，但通过减少悬臂梁长度、侧向力及冠高度这些明显的𬌗力增大因素，可以降低种植体所受力的大小。佩戴夜间咬合保护器（用于降低夜间副功能活动），采用可以降低咬合冲击力的颌面材料，以及采用种植覆盖义齿而不是种植固定修复（夜间可去除），来进一步减小种植体所受力学负荷。但是，只有通过精细的治疗设计才能对作用力分散的功能面进行调控。

功能性横截面是指承担和分散应力的表面。通过增加缺牙区域种植体的数目和选择设计最大化功能性横截面的种植体来有效地利用该区域。应力分量可分为正常应力（垂直于力的作用面，以 σ 表示）和切应力（平行于力的作用面，以 τ 表示）。如果一个垂直向应力和两个切向应力作用于每一个平面（x，y，z），那么下列公式成立：$\tau_{xy}=\tau_{yx}$，$\tau_{yz}=\tau_{zy}$，以及 $\tau_{xz}=\tau_{zx}$。任何一个三维单元的应力状态可以用三个法向应力分量和三个切向应力分量进行描述。

种植体及其周围可能出现的最大应力是哪一种呢？当应力单元位于某一特殊方向（或呈特殊几何构架），且所有剪切应力为 0 时，会出现最大应力，此时的最大应力被称为主应力。主应力用 σ_1、σ_2 和 σ_3 表示。按照惯例，最大主应力 σ_1 代表种植体及其组织区域内最大正应力（最大张应力），最小主应力 σ_3 代表最大负应力（最大压应力），σ_2 应力值位于 σ_1 和 σ_3 之间。测定种植体系统及其周围组织的垂直向应力对于分析种植体材料断裂和骨组织吸收萎缩的可能性具有潜在的重要意义。

变形和应变

加载于种植体的力可引起种植体及其周围组织的形变。这种变形可能会触发骨组织的改建活动。

口腔种植领域的材料，尤其是口腔种植体材料本身的变形和刚性特性会影响种植体－骨界面的组织稳定性、种植体加工的难易性和种植体的寿命。用于口腔种植体的生物材料的延伸率在 0（氧化铝陶瓷）～55（锻造 316L 不锈钢）之间[11]（表 4-3）。张力的概念是与形变相关的，被认为是骨组织活性的关键递质。

在张力 F 的作用下，原长为 l_0 的直杆会发生伸长变形至 $l_0+\Delta l$（图 4-3），形变率是指单位长度的伸长量，是没有单位的，其定义为：

$$\varepsilon = \frac{l - l_0}{l_0} = \frac{\Delta l}{l_0}$$

其中伸长量为 Δl，l_0 是原始长度，l 为最终长度，Δl 是剪切应变，g 表示个体一个直角的改变或者单纯剪切负荷下的一个应力单元。

表 4-3　外科植入材料的机械性能

性能指标	生物材料												
				钴合金（变形）		Fe-Cr-Ni 316-L			Al_2O_3				
	Ti（锻造）	Ti-Al-V（锻造）	Co-Cr-Mo (Cast)	退火处理	冷加工	退火处理	冷加工	C-Si	蓝宝石	矾土	超高分子量聚乙烯	聚甲基丙烯酸甲酯	聚四氟乙烯
密度 (g/ml)	–	4.5	8.3	9.2	9.2	7.9	7.9	1.5～2.0	3.99	3.9	0.94	1.2	2.2
硬度（维氏硬度）	R_b100	–	300	240	450	170～200	300～350	–	–	HV23.000	D65	M60–100	D50–65
屈服强度 (MPa)	170～480 (25～70)	795～827 (115～120)	490 (71)	450 (62)	1050 (152)	240～300 (35～44)	700～800 (102～116)	–	–	–	–	–	–
极限拉伸强度 (MPa)	240～550 (35～80)	860～896 (125～130)	690 (100)	950 (138)	1540 (223)	600～700 (87～102)	1000 (145)	350～517 (51～75)	480 (70)	400 (58)	21～44 (3.0～6.4)	55～85 (8.0～12.3)	14～34 (2～5)
弹性模量 (GPa) (psi × 10^3)	96 (14)	105～117 (15～17)	200 (29)	230 (34)	230 (34)	200 (29)	200 (29)	28～34 (4.0～4.9)	414 (60)	380 (55.1)	1 (0.145)	2.4～3.3 (0.3480～0.479)	0.4 (0.058)
疲劳极限 (MPa) (psi × 10^3)	–	170～240 (24.6～35)	300 (43)	–	240～490 (35～71)	300 (43)	230～280 (33.3～40.6)	–	–	–	–	–	–
延展率 (%)	15～24	10～15	8	30～45	9	35～55	7～22	0	0	0	400	2–7	200～400

引自 Lemons JE, Bidez MW: Biomaterials and biomechanics in implant dentistry. In McKinney RV, editor: Endosteal dental implants, St Louis, 1991, Mosby.

所有生物和非生物材料在达到永久变形或破坏时会出现最大伸长量。另外，生物材料的力学性能具有应变率依赖的特性。具体表现为：材料弹性模量和极限抗张强度会随着力学负荷加载速率的变化而变化。

实验观察证实，纵向加载时物体发生轴向应变的同时会发生横向应变。在弹性范围内，横向应变和轴向应变成正比。张力负荷下材料的泊松比 μ 为：

$$\mu = \frac{横向应变}{轴向应变}$$

以上材料力学的基本概念是建立符合固位力学理论的关系来推测种植体／骨组织应力－应变关系的基础知识[12]。

应力和应变的关系

显然，在进行相关讨论之前需要明确作用于种植体和骨组织的力和其所引起的应变之间的关系。图 4-4A 为弹性材料在负荷力作用下的力－变形曲线图。根据作用于物体表面的力的大小与其引起的物体的形变大小，可描绘出应力－应变曲线图（图 4-4B）。利用应力－应变曲线可以预测在某一应力作用下物体所发生应变的大小。图中直线部分的斜率被称为材料的弹性模量（E），该参数反映的是材料抵抗变形的刚度。

如果种植体的弹性模量越接近邻近的骨组织，则种植体－骨界面发生相对运动的可能性就越小。密质骨的弹性模量仅为纯钛的 1/5，这两种差异会对骨组织产生一定的损害，随着种植体所受应力的增大，这种损害后果将变得明显，而当应力下降时，损害后果将会弱化。也就是说，在应力水平较低状态下，具有黏弹特性的骨组织与相对坚硬的钛种植体结合状态较稳定。就颌骨动力学而言，应考虑到开口时下颌骨会发生趋向中线的弯曲变形，医生应保证种植修复体与之保持相似的动度，从而保持结合界面完整。

选定了某一种植系统（如一种特殊的生物材料）之后，医生控制骨组织内应变大小的方法：控制应力的大小或者改善种植体周围骨组织的密度（图 4-5）。种植体的设计、尺寸、数目、种植体的植入角度和上部修复体的设计等因素均会对这样的应力产生影响。种植体的几何外形设计（承担功能性负荷骨结合面积大小和方向）可对骨界面应力的传递产生显著影响。骨移植可以增加种植体周围骨的质和量，植入大尺寸种植体可获得更多的骨接触。种植上部修复体的设计也会对骨内应力大小产生影响，这些设计具体包括以下几方面：咬合面的大小、是否采用应力中断装置、上部修复体的类型（覆盖义齿或是固定桥设计），以及咬合接触设计等。一般情况下，作用于种植体上的应力越大，种植体内的应变与骨组织内的应变相差越悬殊。在这种情况下，种植体将会很难继续与骨组织保持紧密接触状态，种植体骨界面长入纤维组织的可能性会随之增

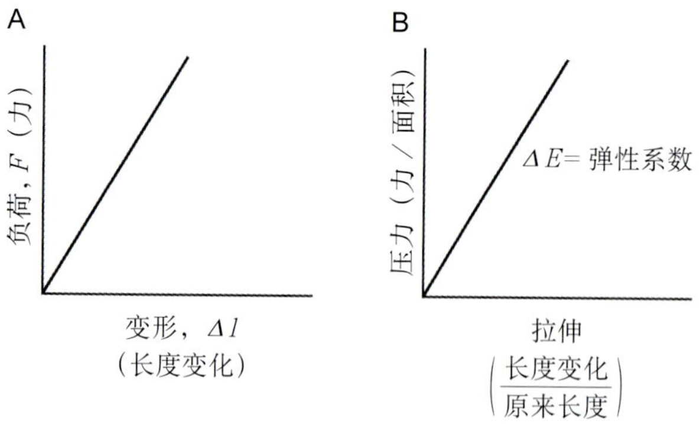

图 4-4 A. 弹性材料受力后产生的应力－变形曲线；B. 力除以面积即为应力值，材料长度变化值除以其初始长度即为应变值。此曲线为应力－应变曲线

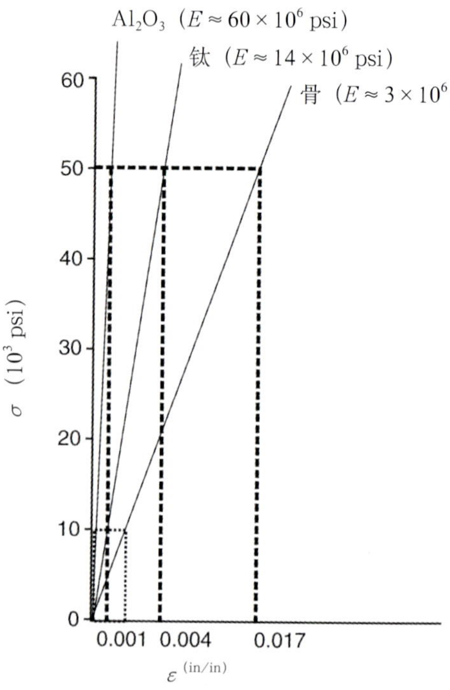

图 4-5 种植体一旦确定，唯一可降低骨组织应变（σ）的方法就是控制应力（ε）的大小；施加于种植体上的应力越大，种植体的应变和骨组织内的应变相差越悬殊。E 为弹性模量

大。骨组织的密度不仅与骨强度有关，而且与其弹性模量（刚度）相关。骨硬度大则骨质坚硬，刚硬度小则骨质松软，易于发生变形。因此，工业纯钛（或钛合金）与 D1 型骨的刚度差值小于 D4 型骨的刚度差值。降低松软骨质内的应力是重要的，其原因有两点：一是可以降低因为种植体与骨组织弹性模量差异引起的骨组织内高应变；二是松软骨组织的极限破坏强度比较低。

Hooke 定律阐述了应力与应变之间的关系，可用下述数学公式表示该定律：

$$\sigma = E\varepsilon$$

公式中 σ 为法向应力（Pa 或 psi），E 为弹性模量（Pa 或 psi），ε 为法向应变（无单位）。剪切应力和剪切应变之间也存在类似这种关系，其刚性模量为一常数，公式表述如下：

$$\tau = G_{\gamma}$$

其中 τ 为剪切应力（Pa 或 psi），G 为刚性模量（Pa 或 psi），γ 为剪切应变（无单位）。

冲击负荷

当两物体在很短时间内发生相撞时（几分之一秒），会出现巨大的反作用力，这种相撞称为冲击。在𬌗力作用下，上部修复体、种植体本身以及骨界面均会发生变形。上述不同组成部分之间刚度的差异决定了整个种植体体系统对冲击负荷的反应。冲击负荷越大，种植体、桥体失败风险越大，骨组织发生骨折裂的风险越高。

与天然牙相比，因缺少牙周组织的缓冲，种植体 - 骨界面在咬合冲击下会产生较大的应力。可摘义齿因为牙龈组织的回弹性，所产生的冲击力较小。𬌗面材料发生崩裂是以天然牙为基牙的固定义齿一个显著的并发症，而种植冠𬌗面崩瓷的发生率更高达 30%。

医生需要采用各种方法来降低种植体冲击负荷的危害。Skalak [13] 认为种植体上部修复体的制作应采用树脂材料。Weiss [14] 认为类似于功能性牙周膜组织的纤维性种植体 - 骨界面有利于缓冲冲击负荷。另外，至少有一种种植系统采用“内部活动组件”来降低种植系统刚度的特殊设计，从而降低冲击负荷的危害 [15]。Misch [16] 建议在初期采用过渡性树脂修复体，在渐进性增大𬌗力的刺激下，种植体 - 骨界面会逐渐成熟，此时再使用永久性修复材料。有关冲击负荷对天然牙列和牙支撑桥体的影响研究相对较少 [17, 18]。

力的传递及失败机制

口腔环境中的力施加到种植修复体上的方式是导致种植失败的重要原因。力的持续时间会影响种植体系统的最终疗效。长时间不断重复相对较小的负荷会导致种植体或上部修复体的疲劳失败。当横截面面积较小时，种植体 - 骨界面会出现应力集中现象，而应力集中常会导致种植体骨结合的失败。如果力作用于种植体或修复体上的某个薄弱部位附近，这时会产生力矩负荷，导致种植修复体弯曲及扭转破坏。深刻理解种植修复体的力学传递规律和失败机制有助于患者避免并发症的额外花费与痛苦。

力矩负荷

作用于某一点的力矩会使物体产生围绕这个点的旋转或弯曲变形。在图 4-6 中，力矩为矢量（M，描述矢量的大小和方向），其大小的计算为：力 × 力臂（从力的作用点到力的作用线的垂直距离）。力矩负荷又被称为转矩负荷或扭矩负荷，它对种植体的危害较大。在长悬臂梁设计情况下，作用于种

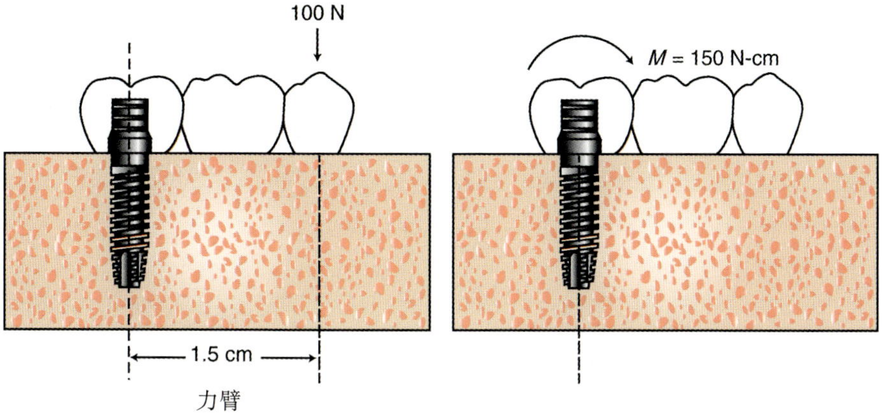

图 4-6　力所产生的力矩是一个矢量值（M），其大小为力乘以力臂

植体的转矩负荷或弯曲负荷会导致骨结合界面的破坏、骨吸收、固位螺丝松动以及连接杆（桥体）的断裂等。早在 30 年前，悬臂梁的破坏作用已经被证实[19, 20]。在进行修复体设计时，医生必须要考虑到力和力所产生的力矩可能产生的危害。

临床力臂

在三维坐标轴中（垂直向、颊舌向、近远中向），共计有 6 种力矩模式（旋转）（图 4-7）。这些力矩负荷会在牙槽嵴处产生微小扭力和应力集中，从而导致边缘骨吸收。

在口腔种植中，有 3 种形式的力臂：①冠高度；②悬臂梁长度；③𬌗面宽度。为了防止修复体脱位、结构断裂、边缘骨吸收以及种植体完全失败的发生，应尽可能缩短上述 3 种力臂的大小。

冠高度

图 4-8A 表明，冠高度是颊舌向力和近远中力（图 4-8C）的力臂，颊舌向力包括工作侧或平衡侧𬌗力、舌体推力和口周肌肉压力等（图 4-8B）。

A 类骨牙槽嵴处的力矩负荷比 C 类和 D 类骨的要小，这是因为后两类骨质条件下的冠高度常常大于 A 类的冠高度。在制订治疗计划时，应充分考虑到 C 类、D 类骨的这种力学弱点（表 4-4）。对垂直向力来讲，冠高度不会对其产生有效力臂。然而，对于偏载咬合接触或侧向力而言，冠高度则会产生显著的力臂效果（图 4-8E）。

悬臂梁长度

当种植修复体中存在悬臂梁设计或偏载负荷远离种植体时，垂直向力会对整个修复体产生较大的力矩负荷；作用于悬臂梁的舌向力会产生围绕种植体颈部的旋转力矩（图 4-8D）。

1 cm、2 cm 和 3 cm 长的近中悬臂梁设计均会对单颗种植体产生较大的力矩负荷。直接作用于种植体上的 100N 力，在没有有效力臂的情况下是不会产生力矩负荷的。但当此力作用于距离种植体 1 cm 处的悬臂梁上时，则会产生 100 N-cm 的力矩负荷。同样，当力作用于距种植体 2 cm 及 3 cm 的位置处时，则会分别产生 200 N-cm 和 300 N-cm 的力矩。比较而言，旋紧种植体基台时所施加的力矩仅仅为 30 N-cm。

带有悬臂梁设计的联体种植体所受的力矩情况较为复杂，但是可将此类情况简单类比为 I 类杠杆。若 2 颗联体种植体（10 mm 间距）带有 20mm 远中悬臂梁设计，将 100 N 力作用于悬臂梁远端，此时近中种植体内会出现 200 N 的张力，而远中种植体处会产生 300 N 的压力（图 4-9A）。若保持力的作用点和大小不变，近中移动远中种植体 5 mm，此时 2 颗种植体所受负荷会发生变化（图 4-9，B）。近中种植体将要承受 500 N 的张力，而支点种植体（远中种植体）需承受 600 N 的压力。也就是说，5 mm 的位置变化导致近中种植体所受张力为之前的 2.5 倍，而远中种植体所受压力增加到之前的 2 倍。骨组织和固位螺丝抵抗张力的能力较弱，因此在这种情况下，2 颗种植体均将处于危险之中。

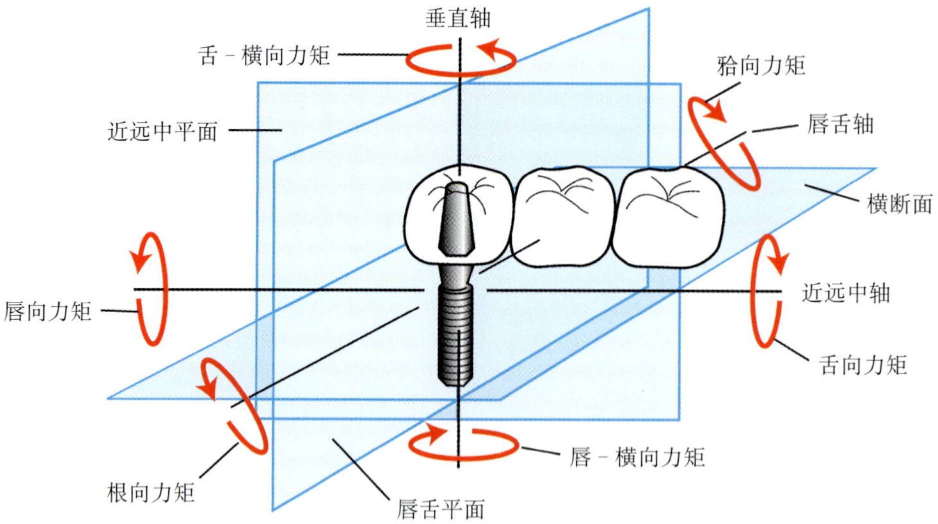

图 4-7　力矩负荷会导致种植义齿在 3 个平面上都发生旋转运动，顺时针和逆时针方向的旋转会导致出现 6 个不同的力矩负荷：舌 - 横向力矩、唇 - 横向力矩、𬌗向力矩、根向力矩、唇向力矩和舌向力矩

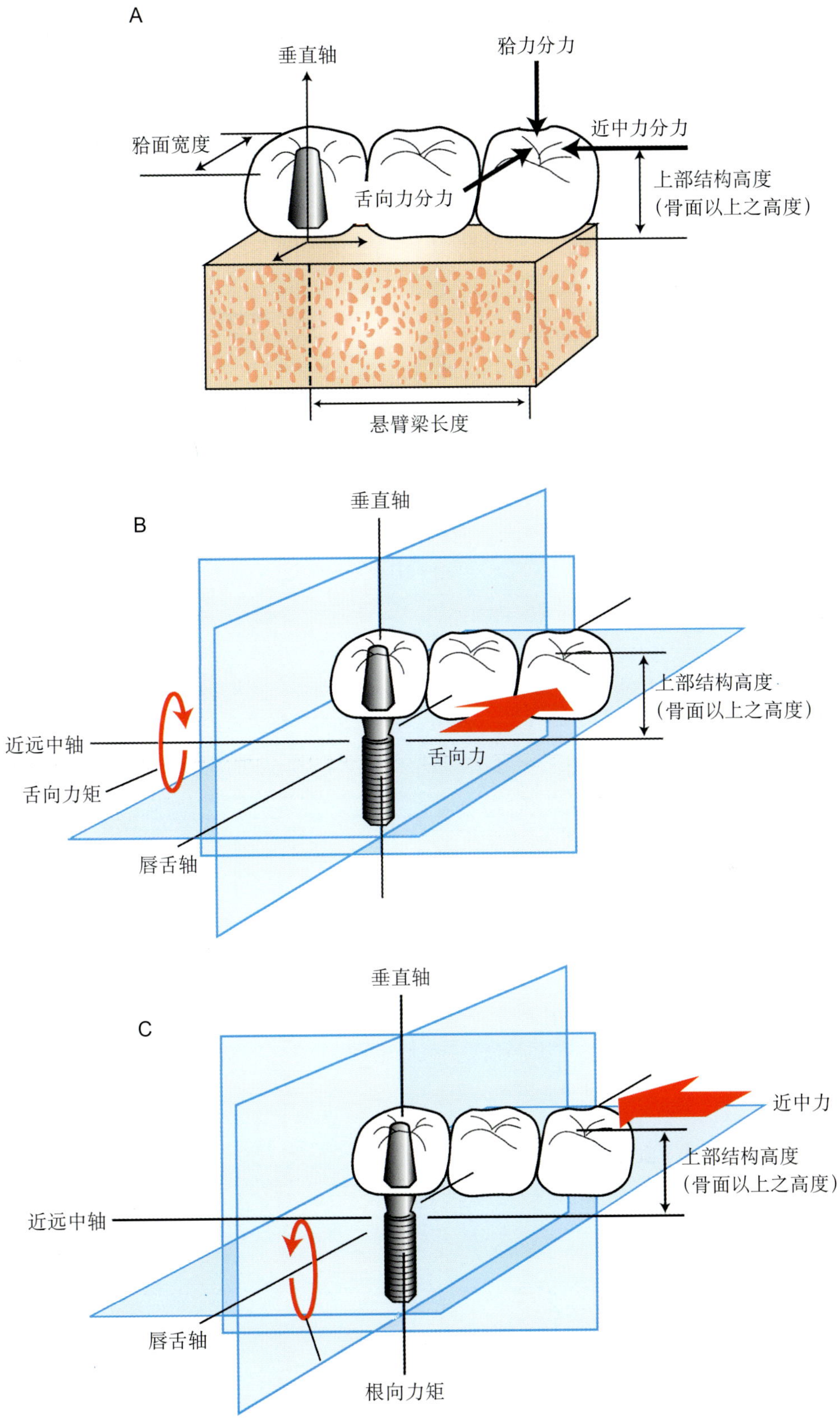

图 4-8　A. 临床上种植体可能会出现三种力臂情况：咬合高度、殆面宽度、悬臂梁设计；B. 咬合高度可成为这两种力的力臂；C. 与唇舌轴线平行的力和与近远中轴线平行的力

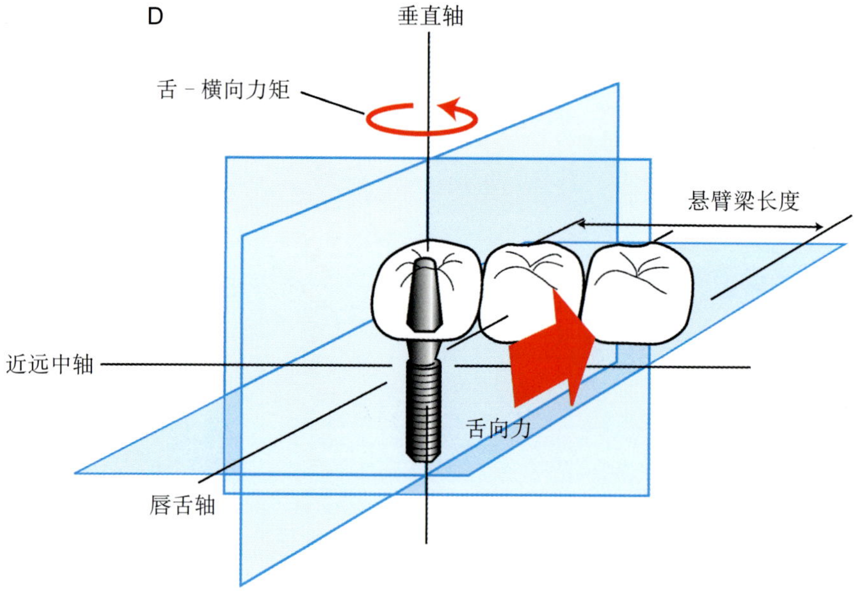

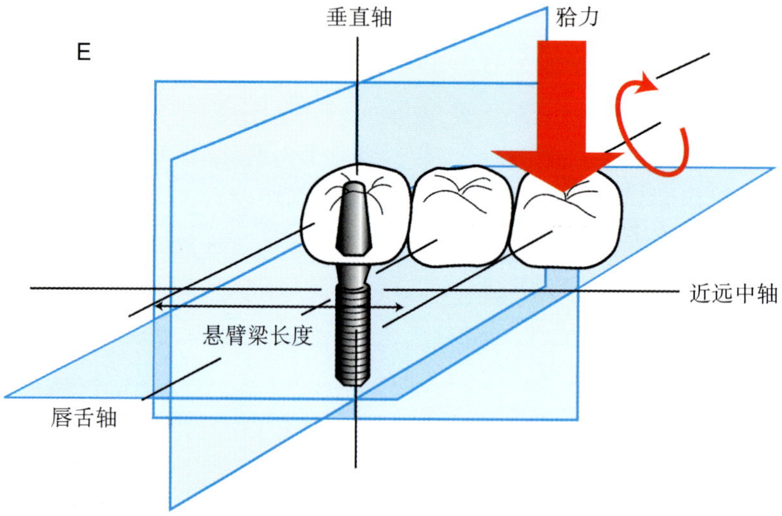

图 4-8（续） D. 舌向力可导致种植体颈部出现扭转力矩；E. 咬合高度不会对经过垂直轴的力矩大小产生影响，因为有效力臂为零

表 4-4　与冠高度相关的悬臂梁受力时牙槽嵴处的力矩

影响力矩因素		在种植体边缘骨界面的力矩（N/mm）					
冠高度	悬臂梁长度	舌侧	唇侧	根尖	咬合	唇侧横截面（mm）	舌侧横截面（mm）
10	10	100	0	50	200	0	100
10	20	100	0	50	400	0	200
10	30	100	0	50	600	0	300
20	10	200	0	100	200	0	100
20	20	200	0	100	400	0	200
20	30	200	0	100	600	0	300

A

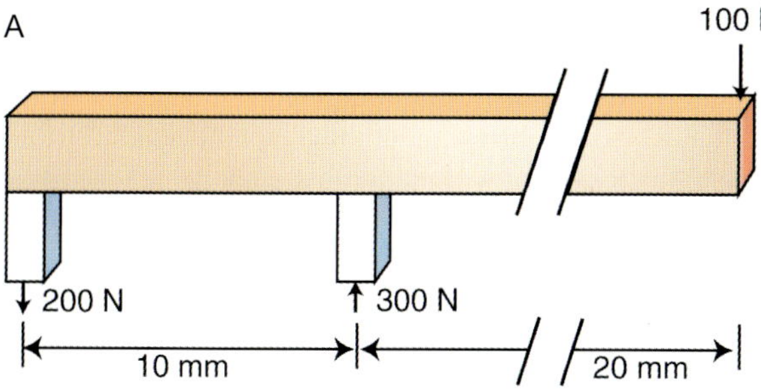

B

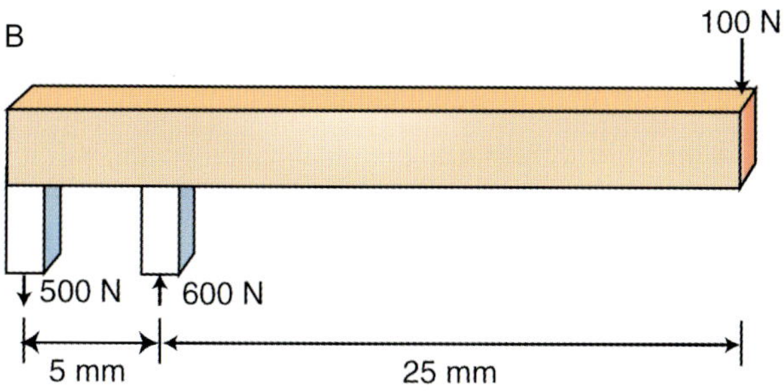

图 4-9 A. 假定 2 颗联接负荷的种植体间距为 10 mm，远中为 20 mm 长的悬臂梁设计，给悬臂梁远中施加 100 N 的垂直力，则近中种植体所受负荷为 200 N，远中种植体起到支点作用，其所受力为 300 N；B. 如果将 2 颗种植体的间距缩至 5 mm，则近中种植体所受力为 500 N，远中种植体为 600 N

颌骨前部夹板式种植修复体呈弧形排列并带有远中悬臂梁时，I 类杠杆的原理同样适用于这种情况。Nobel Biocare 的修复理念建议在下颌骨颏孔之间或双侧上颌窦之间植入 4~6 颗种植体，而种植体上部采用带有悬臂梁的全颌固定修复设计[21-23]。尽管该方法建议悬臂梁的长度可为 2 个或 3 个前磨牙的宽度，但是未明确指出合适的悬臂梁长度究竟是多少。当种植体数目不是 6 颗而是只有 4 颗时[24]或当上颌骨质较松软时[25]，应该尽量缩短悬臂梁的长度。在颌骨双侧远中种植体之间做一连线，这条直线与颌骨最前部种植体之间的点线距离称为前后距离，即 A-P 距[26]。A-P 距具有稳定种植体的效果，因为 A-P 距越大，作用于种植体上的力矩负荷越小。Misch[25]认为远中悬臂梁的长度应由作用于种植修复体的应力大小来决定。种植体所受应力等于受力除以面积，这两方面因素皆应加以考虑。力的大小和方向受以下因素的影响：副功能运动、冠高度、咀嚼肌力、性别、年龄和咬合位点等。功能性表面积与种植体的数目、直径、长度、外形以及骨密度相关，其决定了与种植体骨接触面积和骨强度。临床经验认为，在理想条件下，远中悬臂梁不应超过 A-P 距的 2.5 倍（例如，不存在咬合问题或骨质分类为 A 类）。力的大小是决定悬臂梁长度的最重要的因素之一。不论是否有其他因素存在，当患者有严重夜磨牙病史时，应避免采用悬臂梁设计。

方形牙弓患者的 A-P 距往往较小，因此应相应缩短其悬臂梁长度。尖圆形牙弓患者的 A-P 距较大，可以适当延长悬臂梁。上颌骨骨质松软，且上颌种植覆盖义齿经常会存在上颌前部悬臂梁，因此应增加上颌后牙区种植体的数目，达到增加 A-P 距以对抗前后悬臂梁的目的，必要时行上颌窦提升术以创造后牙种植条件。

殆面宽度

宽殆面会增加偏载负荷的力臂大小。通过缩窄殆面宽度、调殆使正中接触面增大，可大大降低颊舌向扭转力矩。

总之，错误破坏性的循环方式会不断产生力矩导致边缘骨吸收；随着边缘骨吸收的加重，冠高度会随之增大，冠高度的增大意味着扭转负荷力臂的增大，修复体颊舌向的微转动与摇摆会形成更多的应力，进一步加重骨吸收。如果不增加骨密度和强度，这种生物力学状况又不能得到改善，这样的循环持续最终将导致种植体失败。

疲劳破坏

疲劳破坏发生在循环性动力负荷情况下，在口腔种植领域有 4 个因素明显与疲劳破坏密切相关：①生物材料；②种植体宏观外形；③负荷力大小；④负荷循环次数。

生物材料的疲劳破坏过程可用 S-N 曲线（应力 / 负荷循环次数曲线）进行形象地描述（图 4-10A）。如果种植体受到一个较高水平的负荷，那么有限的几次负荷循环就会使种植体发生断裂。相反，如果这个负荷很小，则种植体可承受无数次的负荷循环。将材料经过无穷多次应力负荷循环而不发生破坏时的最大应力值称为疲劳极限。钛合金的疲劳极限大于工业纯钛（图 4-10B）。

种植体外形设计会对种植体抵抗弯曲负荷、扭转负荷和疲劳断裂的能力产生影响。在压力负荷下，种植体很少会出现疲劳断裂。Morgan 等[27]认为在 Brånemark 种植体内弯曲强度较弱的部位（降低惯性矩），会发生由水平方向循环负荷引起的疲劳断裂。试验中有 3 例患者出现种植体体部断裂，

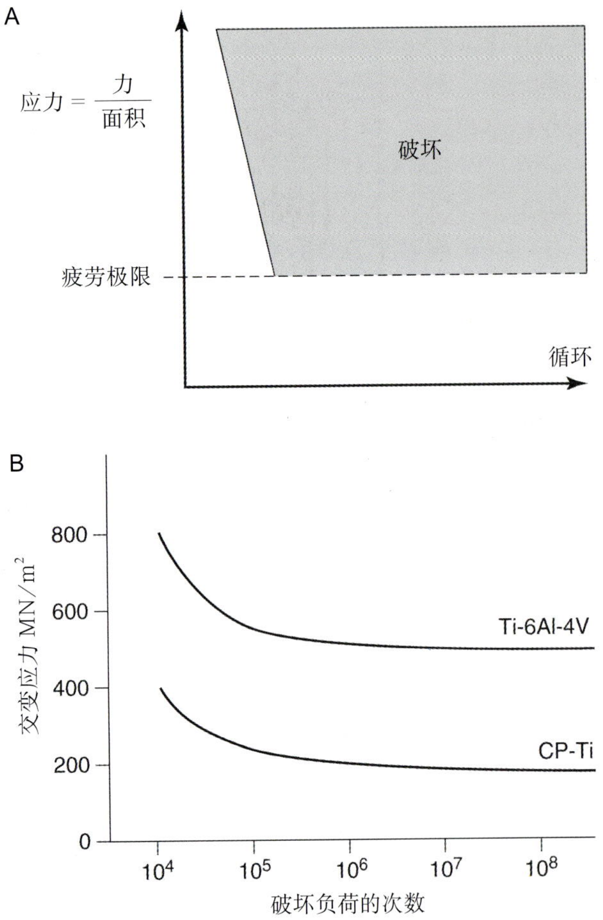

图 4-10 A. 生物材料的抗疲劳性能可由应力 - 负荷循环次数之间的关系图来反映；B. 将生物材料经过无穷多次应力负荷循环而不发生破坏时的最大应力值称为疲劳极限。钛合金的疲劳极限比工业纯钛高出 2~4 倍

Brånemark 种植体只有不到 3 位患者出现了基台固位螺丝的断裂。对种植体支持的 10~20 例固定修复体的 1~5 年随访研究发现，15 个丙烯酸或复合树脂牙冠先后发生了断裂破坏 [28-31]。

种植体外形的考虑应包括种植体或金属部分的厚度。疲劳断裂与厚度差异的 4 次方相关，也就是说，如果某一种材料的壁厚度变为原来的 2 倍，则其抗疲劳断裂的能力将变为原来的 16 倍。因此，即使很小的厚度差异也会引起材料抗疲劳断裂能力的显著变化。种植体内外径的差值和种植体容纳基台固位螺丝的孔隙大小是决定种植体抵抗断裂破坏能力的关键因素 [32]。

尽可能将种植体所受负荷降低至最小水平，则可以使种植体发生疲劳断裂的风险降到最低水平。如前所述，种植体所受负荷可通过细致的种植位点设计（使后牙区承受相对更大的负荷，而不是上、下颌前牙区）、消除力矩负荷、增加受力面积（如优化功能区外形设计或者增加种植体数目）等措施加以减小。

另外，降低负荷循环次数、消除副功能习惯及缩小咬合接触面也可降低疲劳断裂发生率。

惯性矩

惯性矩是分析圆柱状种植体弯曲和扭转变形的一个非常重要的力学指标。圆柱状种植体的弯曲应力 σ 由下列公式决定：

$$\sigma = \frac{MY}{I}$$

M 为力矩（N-cm），Y 为所求应力点到中心轴的距离（cm），I 是惯性矩（cm^4）。

根形种植体不同位置的横截面是不同的。因为种植体中央预留有基台固位螺丝的就位道，所以可将根形种植体简化为中空圆环体，而在种植体根部则变为实体圆环。在一些特殊设计中，种植体根部横截面的连续性会被根方横孔中断。

随着种植体惯性矩的增加，弯曲应力（和弯曲折断类似）会降低。对于横截面为实体圆环和中空圆环的圆柱状体，以下公式成立：

实体圆环的断面惯性矩：$4I = \pi R^4$

中空圆环的断面惯性矩：$4I = \pi\ (R^4 - R_i^{\ 4})$

公式中 R 为种植体外壁半径，R_i 为种植体内壁半径。

小　结

生物力学环境与种植体常见并发症的发生有着密切的联系。过大应力引起的种植体 - 骨界面微动可能会导致种植体愈合失败。早期边缘骨吸收可能与过大的𬌗力有关。在弯曲应力、力矩的作用下，修复体或基台固位螺丝会出现松动现象。在疲劳负荷情况下，种植体或组件会出现断裂。上述提及的因素或抗弯折力可能会导致修复体失败。此外，作用于种植体的生物学负荷（应力、应变和力矩）是决定种植体 - 骨界面长期稳定的关键因素。生物力学原理的基本知识是口腔医生需要掌握的。

参考文献

[1] Schmid-Schonbein GW, Woo SL-Y, Zweifack BW, editors: Frontiers in biomechanics, New York, 1986, Springer-Verlag.

[2] National Institutes of Health Consensus Development Conference Statement on Dental Implants, J Dent Educ 52:824–827, 13-15, 1988.

[3] Higdon A: Engineering mechanics, vol 2, Dynamics, Englewood Cliffs, NJ, 1976, Prentice-Hall.

[4] Baumeister T, Avallone EA, Baumeister T, editors: Marks' standard handbook for mechanical engineers, ed 8, New York, 1978, McGraw-Hill.

[5] Braun S, Bantleon H-P, Hnat WP, et al: A study of bite force. I. Relationship to various physical characteristics, Angle Orthod 65:367–372, 1995.

[6] van Eijden TMGJ: Three-dimensional analyses of human bite-force magnitude and moment, Arch Oral Biol 36:535–539, 1991.

[7] Dean JS, Throckmorton GS, Ellis EE, et al: A preliminary study of maximum voluntary bite force and jaw muscle efficiency in preorthognathic surgery patients, J Oral Maxillofac Surg 50:1284–1288, 1992.

[8] Bakke M, Holm B, Jensen L, et al: Unilateral, isometric bite force in eight- to eighty-eight year old women and men related to occlusal factors, Scand J Dent Res 98:149–158, 1990.

[9] Braun S, Hnat WP, Freudenthaler JW, et al: A study of maximum bite force during growth and development, Angle Orthod 66:261–264, 1996.

[10] Reilly DT, Burstein AH: The elastic and ultimate properties of compact bone tissue, J Biomech 8:393, 1975.

[11] Lemons JE, Bidez MW: Biomaterials and biomechanics in implant dentistry. In McKinney RV, editor: Endosteal dental implants, St Louis, 1991, Mosby.

[12] Timoshenko SP, Goodier JN: Theory of elasticity, ed 3, New York, 1970, McGraw-Hill.

[13] Skalak R: Biomedical considerations in osseointegrated prostheses, J Prosthet Dent 49:843–848, 1983.

[14] Weiss CW: Fibro-osteal and osteal integration: a comparative analysis of blade and fixture type dental implants supported by clinical trials, J Dent Educ 52:706–711, 1988.

[15] Kirsch A: The two-phase implantation method using IMZ intramobile cylinder implants, J Oral Implantol 11:197–210, 1983.

[16] Misch CE: Progressive bone loading, Pract Periodontics Esthetic Dent 2:27–30, 1990.

[17] Salis SG, Hood JA, Stokes AN, et al: Impact-fracture energy of human premolar teeth, J Prosthet Dent 58:43–48, 1987.

[18] Saunders WP: The effects of fatigue impact forces upon the retention of various designs of resin-retained bridgework, Dent Mater 3:85–89, 1986.

[19] Schweitzer JM, Schweitzer RD, Schweitzer J: Free end pontics used on fixed partial dentures, J Prosthet Dent 20:120–138, 1968.

[20] Crabb HSM: A reappraisal of cantilever bridgework, J Oral Rehabil 1:3–17, 1974.

[21] Brånemark PI, Zarb GA, Albrektsson T: Tissue integrated prostheses, Chicago, 1985, Quintessence.

[22] Zarb GA, Schmitt A: The longitudental clinical effectiveness of osseointegrated dental implants, the Toronto study. III. Problems and complications encountered, J Prosthet Dent 64:185–194, 1990.

[23] Taylor R, Bergman G: Laboratory techniques for the Brånemark system, Chicago, 1990, Quintessence.

[24] Rangert B, Jemt T, Jorneus L: Forces and moments on Brånemark implants, Int J Oral Maxillofac Implants 4:241–247, 1989.

[25] Misch CE: Cantilever length and its relationship to biomechanical stress. In Misch Implant Institute manual, Dearborn, Mich, 1990, Misch International Implant Institute.

[26] English C: The critical A-P spread, Implant Soc 1:2-3, 1990.

[27] Morgan MJ, James DF, Pilliar RM: Fractures of the fixture component of an osseointegrated implant, Int J Oral Maxillofac Implants 8:409–413, 1993.

[28] Lekholm U, Adell R, Brånemark PI: Complications. In Brånemark PI, Zarb GA, Albrektsson T, editors: Tissue integrated prostheses, Chicago, 1985, Quintessence.

[29] Lekholm U, van Steenberghe D, Herman D: Osseointegrated implants in the treatment of partially edentulous jaws: a prospective 5-year multicenter study, Int J Oral Maxillofac Implants 9:627–635, 1994.

[30] Quirynen M, Naert I, van Steenberghe D, et al: The cumulative failure rate of the Brånemark system in the overdenture, the fixed partial, and the fixed full prosthesis design: a prospective study in 1,273 fixtures, J Head Neck Pathol 10:43–53, 1991.

[31] Naert I, Quirynen M, van Steenberghe D, et al: A six-year prosthodontic study of 509 consecutively inserted implants for the treatment of partial edentulism, J Prosthet Dent 67:236–245, 1992.

[32] Boggan RS, Strong JT, Misch CE, et al: Influences of hex geometry and geometric table width on static and fatigue strength of dental implants, J Prosthet Dent 82:436–440, 1999.

第 5 章

骨对力学负荷的反应

Girish Ramaswamy, Martha Warren Bidez, Carl E. Misch

种植体－骨界面是众多学者的研究重点，种植体－骨界面所发生的反应具有非常重要的意义[1-19]。种植体与骨组织所发生的复杂的相互作用涉及生物材料学、生物相容性等各个方面的内容，其中包括因种植体植入而引起的力学微环境的改变，这些改变具体表现在骨组织应力分布、骨液分布和细胞通信等方面。本章将重点阐述骨组织对机械负荷的生物学和生物力学反应，尤其是种植体－骨界面区域所发生的骨反应。

生物学反应

种植体－骨界面是一个动态的、不断发生着相互作用的界面。从种植体植入初期到与骨组织愈合完成，其界面性质始终是变化的。种植体－骨界面所处的生物力学环境对界面的愈合具有直接影响作用。例如，大量研究结果表明，如果种植体植入后具有良好的初期稳定性，则种植体－骨界面越容易发生骨结合[15, 20]。相反，植入后种植体与骨出现相对微动则易出现纤维性愈合[11, 18]。种植体－骨界面的早期愈合阶段仅仅是界面环境动态变化的开始。功能性负荷会对种植体产生额外的生物力学影响，这种影响决定着种植体与骨组织结合界面的形态特点。

一直以来，众多学者对功能负荷下种植体－骨界面的反应信号是如何引发骨组织改建的机制进行了大量研究。目前已经证实，骨组织会对激素和生物力学（功能负荷）调节发生组织反应。通常情况下，这两种调节机制是相反的。有研究表明，即使在一些情况下，机体需要释放更多的游离钙（主要是激素调节的作用），而功能性负荷会拮抗激素的作用，并能维持骨量的稳定。研究者从理论角度阐明了骨组织中的应变是引发骨组织发生一系列生物反应的启动因子。应变能够对种植体－骨界面组织的改建产生影响，说明应变一定是引发了骨组织发生某种化学或生物学变化。有假说认为，骨细胞和细胞外基质对应变的反应较为敏感，且两者均会对骨改建产生影响。因此，种植体设计的一个基本原则就是：该设计能够有利于使种植体－骨界面和邻近骨组织中的应变值控制在合理范围内，有利于骨结合界面的保持。

骨的力学信号传导

骨的力学信号传导过程包括以下几个步骤：①力耦联（感觉细胞接收到机械力学信号）；②生物化学耦联（力信号被转化为生物化学信号，并引发细胞反应，如基因被激活等）；③感觉细胞将信号传递给效应细胞；④效应细胞做出反应[22]。当前的研究结果表明位于骨基质陷窝中的骨细胞如同力学信号感受器，能将机械刺激转换为生物化学信号[23-25]。骨细胞数量丰富，能通过分布广泛的骨陷窝－骨小管网络与其他骨细胞以及骨外膜和骨内膜部位的成骨细胞进行细胞信号交流[24-26]。而且，骨细胞对机械刺激的敏感度要高于成骨细胞[27-29]。

有研究认为，人体正常活动时骨组织所承受的应变为0.04%～0.3%，此应变水平远低于可引发骨细胞做出反应的应变范围（1%～10%）[30, 31]。起初，骨小管中的骨液流引起的剪切应力被认为是骨组织发生生物化学耦联的主要刺激因素[23, 32]。You 等[33]提出了一个模型，可将生理性应变放大至骨细胞内生物化学反应被启动时的水平，其模型认为骨组织间隙（在骨细胞膜与微管壁之间充满的基质）中的液体流动会给纤维横断面产生牵拉应力[34, 35]，并最终使骨细胞的肌动蛋白支架部位产生环向应变，此应变值的大小比骨组织中的应变高出两个数量级。随着在骨细胞骨支架、横向纤维超微结构和它们的结构硬度等方面研究的不断深入，有学者对 You 等人的模型进行了改进[36]。Cowin[37]采用 You 等人的模型和改进模型研究了骨组织微结构和骨细胞感受机械负荷引起的骨液流动之间的关系。另外，有数个研究小组对骨细胞中可能存在的机械感受器，骨细胞感知机械刺激引起细胞内信号通道的机制进行了研究[38–40]。有研究认为，骨细胞的缝隙连接[41–44]参与了成骨细胞活性的调节过程，而且是由前列腺素 E_2 介导的[45–49]。

外部负荷可以降低骨细胞凋亡的发生，而失用和低于生理水平的应变会促使细胞凋亡和哈弗系统的重建[50–52]。骨组织的失用（即使是短暂的失用）会迅速导致骨细胞陷入缺氧状态，当缺氧程度进一步加重则会引起细胞凋亡。骨细胞的缺氧状态可通过短期生理性负荷得到纠正，这说明生理性机械负荷对于骨细胞活性的维持是至关重要的[53]。骨细胞缺氧会使骨组织的强度降低，即使骨量并没有减少[54]。骨细胞的缺氧状态还可使骨桥蛋白的表达增加，引起失用性骨吸收[55]。

骨重建的生物力学理论

深刻理解骨重建的生物力学理论，是为了实现将种植体 - 骨界面的应变效应控制在最有利于骨整合的范围内。Meier[56]于 1887 年描述了股骨头骨松质的系统结构。Wolff[57]于 1892 年提出在功能性负荷作用下骨松质会发生骨沉积或移位。Roux[58]在 1895 年指出骨组织在负荷作用下所发生的变化是细胞调节的结果。之后，Frost[59]提出了骨的力学调控理论，他认为骨量是骨骼受到机械负荷的直接结果，此理论与 Wolff 法则[57]是一致的，即“功能塑造外形”。另外，Frost 还创建了机械刺激 - 骨重建图表，并将微负荷、生理性负荷、过负荷和病理性负荷等概念和微应变范围联系在一起（图 5-1）。Frost 的研究表明 50～1500（mε）大小的应力可以增加密质骨量，直到减小到临界值或低于最小有效应变值，该作用消失。Frost 认为骨的力学调控能有效地使骨重建活动开启或关闭。据此，Frost 又提出了长骨的弯曲漂移假说，即长骨（如股骨）可通过形态上的弯曲来降低其所承受的应变值[60]，长骨的弯曲变形还可抵消肌肉组织对长骨的异常推力所引发的弯曲变形作用。骨可以通过一些内部调整或者骨吸收来降低它所承受的应变值，例如利用新骨形成或骨吸收，或者通过调节骨矿物质含量改变弹性模量和硬度[61–63]。但是，骨细胞的坏死则说明骨所承受的应变已达到其所能调节的上限。当应力值超过 $6.9\times10\,N/mm^2$ 时，骨细胞会凋亡，而 $2.48\times10\,N/mm^2$ 大小的应力值具有促进骨生长的作用[64]。

Turner 等[23,65]对骨重建调控因素进行了总结：①动态负荷决定着骨重建的进程；②短期负荷具有促进骨组织进行合成代谢的作用，而负荷持续时间加长会降低骨重建活性；③非生理性应变会引发骨重建活动加速，但是骨组织会逐渐对所受应变产生“习惯性适应”，且重建活性会降低。

一直以来，动态负荷被认为比静态负荷更具有促进骨生成的作用[66]。有实验结果显示，如果给予短期动态的轴向负荷，并且这种负荷产生的应变值加上正常活动所产生的应变值所得在生理性范围内，则能观察到生长期大鼠尺骨有发生适应性变直的倾向。另有实验观察显示，中等和偏高峰值应变可分别降低和增加骨膜成骨的速度[67]。其他类似实验发现，适应性成骨反应与骨组织所受应变率大小和局部表面应变大小是成比例的[68, 69]。

与前面所提及大鼠尺骨会发生成骨反应相反，有研究表明静态和动态轴向负荷均能抑制骨的纵向生长[70, 71]。例如，在实验组中给生长期雄性大鼠[70]

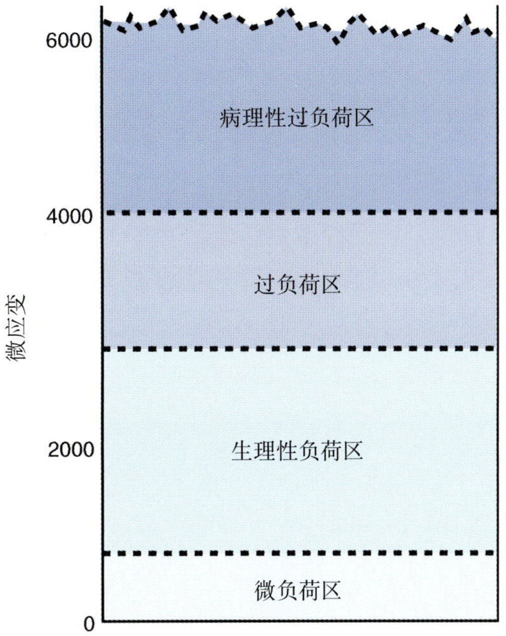

图 5-1　图示骨的“力学调控系统”理论（引自：Frost HM. Bone“mass”and the“mechanostat”: a proposal. Anat Rec, 1987, 219: 1–9.）

分别施加静态负荷（10分/次，17N/次；10分/次，8.5N/次）和动态负荷（17N），结果发现实验组大鼠的骨生长长度较对照组短。这种骨生长受到抑制的现象主要出现在骨的膨大区，且抑制的程度与所受负荷是成正比的。随后有一项实验[71]研究了大鼠尺骨生长盘部位在外力作用下的生物学反应，所加负荷为3种不同大小的压应力（分别为4N、8.5N和17N），每日加载10min，持续8天。结果发现17N组尺骨的纵向矿化速度完全受到抑制，且未能恢复；其余各组亦表现为显著的矿化抑制，但在卸载1周后矿化现象可重新启动。笔者认为即使是较低水平的压应力也会抑制骨的生长（图5-2），这些结果与Hert的理论[72]相一致，而与Frost提出的软骨生长应力反应曲线相偏离[73]。

研究表明，在连续性循环加载实施数个周期后骨的适应性成骨反应即达到平台饱和期，即使加大负荷和增加负荷的施加次数也不会增加成骨反应的强度[74]。动态循环加载(每次加载期间均有间歇期)不仅会增加破骨细胞的数量、增强其活性[75, 76]，而且能增强正常活动（如行走）情况下正常和老化的骨骼[76–79]成骨活性。最终，动态负荷会增强骨骼的生物力学性能，尽管骨矿密度和量的提高幅度可能会较小[80]。间歇性加载会降低板层骨形成所需的刺激阈值[81]，降低引发骨形成所需的加载次数，并能在刺激骨组织在任何量级的负荷下增强成骨反应的能力（图5-3）[82]。

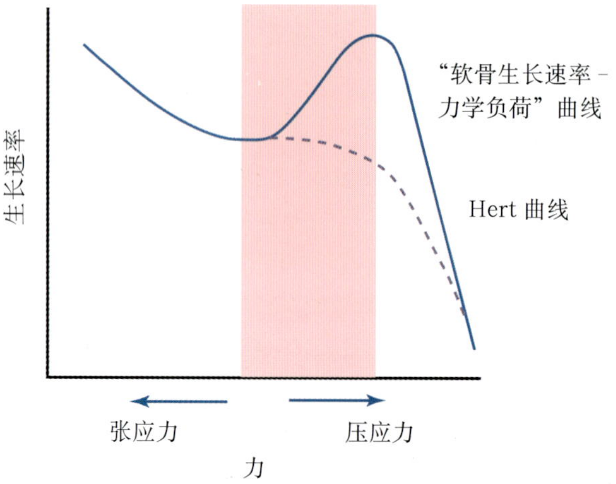

图5-2 Frost“软骨生长速率-力学负荷”曲线与Hert曲线的比较；图中阴影部分（红色）代表正常活动时骨骼所受的力学负荷（引自：Ohashi N, Robling AG, Burr DB, et al. The effects of dynamic axial loading on the rot growth plate, J Bone Miner Res, 2002, 17: 284–292.）

近期，Gross等人[82]提出假说，认为在循环加载的间歇期骨小管网络中的骨液流动会明显增强，使骨细胞之间通过信号分子进行的信号传递得以加强，另外这种间歇性加载可以使不同骨细胞的生物反应活性同步。

不同解剖位点和同一骨骼内不同区域的骨组织的成骨反应是存在差异的。有研究给成年雌大鼠尺骨施加轴向压应力性动态负荷，结果发现尺骨远端的骨膜板层骨成骨强于尺骨中段，而尺骨近端的成骨反应弱于尺骨中段，这说明骨组织的应变阈值和骨膜板层骨成骨是与大鼠尺骨所受的峰值应变相关的，即尺骨远端的峰值应变高于近端，而尺骨中段应变值介于两端之间[83]。曾有一项研究发现，跑步机锻炼可显著增加胫骨远端骨松质的强度（与近端相比），然而在脊椎骨部位并未发现上述变化[84]。最近有研究利用鼠动物模型发现，股骨远端干骺端的成骨反应要强于股骨干密质骨的成骨反应[85]。另有研究发现对膝关节进行负荷后，胫骨干内侧的骨生成和骨矿化比胫骨干外侧和远中要显著[86]。

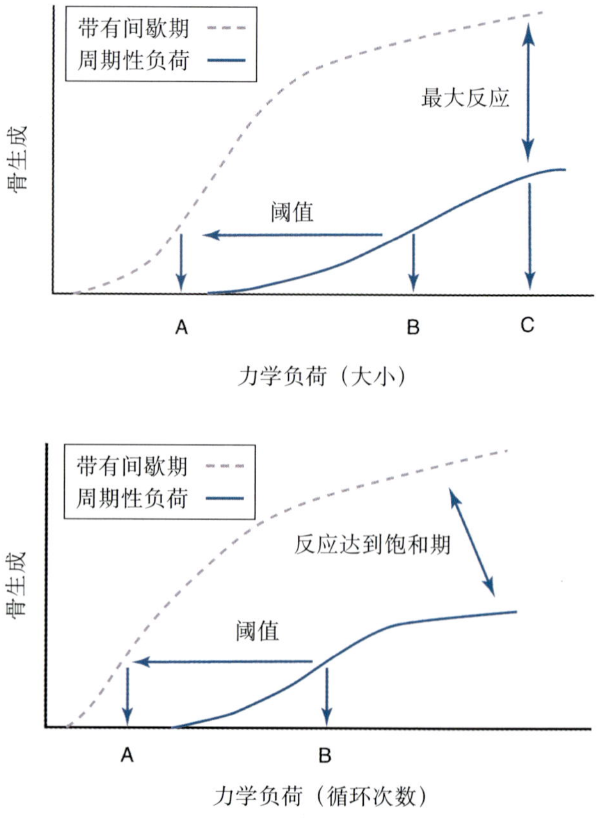

图5-3 给循环性负荷引入一个间歇期，可以促进骨组织的合成代谢（引自：Gross TS, Poliachik SL, Ausk BJ, et al: Why rest stimulates bone formation: a hypothesis based on complex adaptive phenomenon, Exerc Sport Sci Rev 32: 9–13, 2004.）

轻度增加这些机械信号，即轻度增加机体正常活动（如正常站立等）的强度会引起局部（而非全身系统）骨松质发生适应性合成代谢反应，而密质骨则不会受到影响[87, 88]。骨松质的合成代谢反应表现为矿物质含量和骨小梁数量的增加，而骨小梁间隙变小说明有新的骨小梁形成或原有骨小梁改建变粗。此外，学者们还发现骨小梁会发生形态学改变，即在负荷轴方向上骨小梁会由棒状改建为板状，并且其强度和硬度会相应增强[89]。短期的突发性负荷会抑制破骨细胞的活性，促进骨形成，保持骨基质的性能，从而起到阻碍骨吸收的作用[90]。这种合成性反应不受骨基质中应变大小的控制，而与外来负荷的施加频率有关[91]。有动物实验给兔股骨外侧髁远中施加压应力负荷，负荷峰值为 1 MPa，每日加载次数分 3 个级别：10、25 和 50 次，加载频率为 0.5 Hz，持续加载 1 个月后发现加载侧股骨的骨体积分数、骨小梁厚度、平均截距长度和骨矿沉积速率等指标值均大于非加载侧[92]。上述这种小应力、高频率机械信号（整体振动）具有治疗骨质疏松的潜能。

外部机械刺激被认为具有促进骨折愈合的作用，人体研究证实，在短期延迟之后给骨痂部位施加低强度的动态轴向压应力可增加骨痂的强度，而即刻负荷和剪切应力会阻碍、延迟骨痂愈合过程[94, 95]。轴向压应力和牵张力的交替加载（称之为动态化）比单纯施加压应力或牵张力更能促进新骨的形成；有动物实验通过对大鼠胫骨闭合性横断骨折模型的研究，发现交替加载可同时促进骨折线中央（牵张力作用区）和四周区域（压应力作用区）的成骨作用[96]。

骨生物反应标志物

对由细胞变形引起的生物反应的描述会因所采用的方法不同而存在差异。生物反应所引起的变化包括细胞内介质的聚集和细胞的增殖。

细胞内介质的聚集

许多学者都报道了细胞内第二信使分子浓度变化的现象[97–112]。通常细胞表面受体可通过一系列的细胞事件改变一种或多种细胞内信号分子（常被称为第二信使或细胞内介质）的浓度，从而达到传递信息的目的。这些信使分子选择性地作用于某些细胞蛋白，将外来信号传递至细胞内。环磷酸腺苷（cAMP）、Ca^{2+} 和环磷酸鸟苷（cGMP）等是常见的细胞内介质[113]。$PPGE_2$ 和环前列腺素属于副分泌素，它们是由成骨细胞在机械应变刺激下释放的[97, 104–108]。它们在骨形成过程中发挥着非常重要的作用，机械负荷[114–119]和流体剪切应力[120–125]可增加两者的浓度，且外部负荷越大，它们的含量越高。体内研究发现，吲哚美辛可通过降低前列腺素（PG）的产生而抑制机械负荷所引起的骨组织合成代谢。有实验以大鼠第Ⅷ尾椎为模型，研究发现周期性压应力可立即引起骨细胞内 c-fos 蛋白信使 RNA（mRNA）和胰岛素样生长因子 -1（IGF-1）含量的增高。当分别加入吲哚美辛和单甲基 -L- 精氨酸（L-NMMA）、PG 和一氧化氮（NO）抑制剂后，骨细胞内的 c-fos 蛋白（骨细胞对机械刺激发生生物反应的标志物）的含量会部分下降，而联合应用吲哚美辛和L-NMMA 会导致c-fos的显著下降[126]。

这些结果提示 PG 的含量可能是由 NO 依赖的和非 NO 依赖的途径所控制的。注射 NO 的大鼠只有在受到机械负荷时才表现出成骨反应的增强，这一现象说明 NO 要发挥作用需要与机械刺激有关的其他分子（如 PG）共同参与[117]。给骨质疏松患者的骨细胞施加振动流体刺激的实验研究发现，这些骨细胞的 PGE_2 分泌量会长时间下降，说明此类骨细胞对机械刺激的长期适应性反应已发生了改变[127]。

Harrell 和 Binderman[99]观察发现，散在的成骨细胞（在聚苯乙烯盘上生长，盘底粘有正畸螺旋器）在持续性应变作用下会分泌 PGE_2，之后数分钟内 cAMP 的浓度也会升高。Rodan 等[100]认为机械应变会影响第二信使 cAMP，而且 cGMP 和 Ca^{2+} 也同样受外来应变的影响。Yeh 和 Rodan[97]推测 PGS 可能参与了机械应变的信号传递过程，但该实验在设计中未将生理水平的应力作用于试验样本。Reich 和 Frangos[101]进行的流体剪切实验和 Brighton 等[98]进行的周期性双轴力学应变实验证实外部负荷可引起成骨细胞发生生物学反应，表现为细胞水平三磷酸肌醇的升高。

成骨细胞的成骨作用是通过分泌大量的细胞外基质蛋白来实现的，其中包括 I 型胶原、骨桥蛋白、骨钙蛋白、骨粘连蛋白、二聚糖和核心蛋白多糖等。骨桥蛋白最初是从大鼠骨基质中分离纯化的，该蛋白被认为在骨基质形成过程中具有重要的作用[110]。体外研究发现，成骨细胞对流体应力的成骨反应比机械应变所引发的成骨反应更强，这体现在流体应力值越大则成骨细胞分泌的骨桥蛋白越多，而机械应变大小和应变率的变化几乎不会对骨桥蛋白的分泌产生影响。有实验建立了兔股骨干骺研究模型，结果发现周期性负荷会通过促进次级骨化中心的形成、增加RUNX2（成骨细胞的一个重要转录子）的表达和增加细胞外基质蛋白（骨桥蛋白、X型胶原和核心蛋白多糖）的分泌，而加速软骨内成骨过程[129]。骨钙蛋白是骨代谢研究中广泛应用的一个标志物，体内[112]及体外[113]研究证实机械应力刺激可促进骨钙蛋白的分泌。对骨髓基质细胞的实验研究发现流体剪切应力可促进成骨细胞的成熟分化，表现为骨钙蛋白[130]、骨桥蛋白和骨涎蛋白[131]分泌量的增加，而流体力对骨髓基质细胞的增殖无明显影响。

甲状旁腺激素（PTH）在骨对机械刺激发生适应性改建活动中发挥着重要的作用。给切除了甲状腺－甲状旁腺的大鼠椎骨[132]施加机械负荷的实验发现，大鼠基本丧失了成骨反应能力，但在加载前给大鼠单纯注射PTH，大鼠的成骨反应即可得到恢复。然而，在施加机械负荷后3天给大鼠注射PTH却未能观察到明显的成骨反应。注射PTH后，大鼠在机械刺激下其体内c-fos蛋白的表达上升[132]，这一现象进一步说明PTH在骨对机械刺激发生适应性改建中具有重要作用。许多体外实验利用小鼠成骨细胞模型，对PTH和振动流刺激与PGE_2和NO之间的关系进行了深入研究，结果发现流体刺激会使PGE_2和NO浓度上升2倍，而PTH在增加PGE_2分泌量的同时却会通过降低NO合成酶的活性而减少NO分泌量[133]。因此，当同时施加PTH和流体刺激时，两者的效果会抵消，研究人员认为PTH可促进非NO依赖的PGE_2合成，并通过降低NO合成酶的活性而起到抑制应力诱导NO合成的效果，最终使NO依赖的PGE_2合成下降[133]。另有研究对低渗环境下骨细胞的观察发现PTH可能会通过影响细胞外钙离子的流入而参与调节力学信号的传导过程[134]。

细胞增殖方面的变化

如前所述，成骨细胞样细胞对机械应变的生物学反应不是固定不变的。许多研究均发现机械应变可促进细胞增殖[98, 102, 135-137]，增加蛋白和DNA的合成量[135, 136, 138, 139]。Burger和Veldhuijzen发表综述文章认为高应变刺激下成骨细胞在增殖分裂的同时，其细胞表型标志物（碱性磷酸酶和骨基质蛋白）的含量却会下降；降低应变值，成骨样细胞的分化程度会增高，其碱性磷酸酶和基质蛋白的含量会上升，而增殖速度会下降。给人成骨细胞施加周期性动态牵张应变（生理性应变，大小为1000με）刺激的体外实验发现，此类应变可促进细胞的增殖，增强细胞活性（基质分泌增多），而碱性磷酸酶和骨钙蛋白的合成会受到抑制[140-142]。加载应变的频率和周期对骨细胞增殖和基因表达的影响存在差异[143, 144]。在加载频率保持恒定的单轴向应变作用下，细胞增殖循环数可达1800次。在负荷周期数保持恒定的情况下，不同的加载应变频率对细胞增殖的影响仅存在细微差异，频率为1 Hz、周期数为300的应变负荷被认为是最有利于细胞增殖的加载条件[144]。

除上述研究不同水平应变刺激对细胞增殖影响的实验之外，一些学者将他们的研究重点放在细胞增殖反应的时相上。Lanyon[145]发现在加载后的最初数分钟内细胞代谢活动即被激活。Raabcullen等[146]采用控制性体内负荷实验，对负荷后短期内胫骨骨膜的基因表达规律进行了研究，他们发现负荷后2小时内的mRNA表达即发生了改变，特定mRNA的表达提示细胞增殖和分化已被启动。有实验给体外培养了7天的成骨细胞施加周期性等双轴牵张应变负荷[147]，结果发现细胞凋亡数增多。不管所加应变的大小（0.4%~2.5%），而对培养了2周的成骨细胞的加载实验却发现外来应变可促进细胞的增殖。上述结果说明，成骨细胞的分化阶段对其在机械刺激条件下的生物反应是具有重要影响作用的。

长骨骨膜部位的软骨形成包含两方面内容，即骨生成和软骨生成，这一点在关节软骨损伤修复和骨折愈合过程中具有重要的临床意义[148-151]。动态流体压力可促进幼兔骨膜软骨细胞的体外增殖[152]。关节成形术后，将动态流体负荷施加于关节，将会引起关节的被动运动，有实验采用混悬于琼脂的骨膜外植入物模型，研究了上述被动运动对关节软骨成骨的影响，结果发现低水平流体负荷可促进软骨成骨和Ⅱ型胶原的分泌（呈剂量依赖性），而高水平流体负荷会完全抑制软骨细胞的活性[153]。

细胞形态和细胞排列方面的变化

Ives等[154]对人和牛的内皮细胞进行了研究，发现细胞对不同类型应变的反应是不同的。在流体负荷的剪切应变作用下，细胞的排列方向与其所受应变的方向相平行，而在周期性扩张的聚氨基甲酸乙酯膜上，细胞的排列方向与膜发生变形的长轴垂直。Buckley 等[136]对成骨细胞样细胞施加周期性机械应变，结果同样发现细胞的排列与所受应变的方向相垂直。这种垂直排列在负荷后 4 小时即开始显现，12 小时时最为明显。细胞排列呈现出的方向性规律被认为是成骨细胞对机械刺激的一种反应。其机制是：细胞间的黏附在最大应变方向上会受到破坏，而在最小应变方向上细胞间的黏附才可能发生、存在。另有假说认为发生黏附的细胞会自行“溶解”它们之间的黏着斑，发生移动，来使其所受应变降至最小。

Carvalho[155]等研究了机械应变作用下成骨细胞样细胞骨架结构的变化情况，其骨细胞取自 Sprague-Dawley 大鼠的牙槽突，结果在加载 30 分钟后即可观察到细胞骨架的变化情况。另外，细胞的排列方向与应变长轴相垂直。

有体外实验对成骨细胞和骨细胞分别施加单向和往复流体剪切应力，结果发现在单向剪切应力作用 1 小时后成骨细胞中即有应力纤维的合成，而往复剪切应力组中的应力纤维合成明显滞后；单向负荷可使骨细胞的排列更有序，而往复负荷作用后 24 小时骨细胞的外形才呈树突样改变[156]。

成骨细胞整合素的表达和重组

尽管已有实验对机械应变作用下细胞骨架的变化情况进行了研究，但是学术界尚不清楚机械应力信号被细胞侦测到、并被转换为生物信号的确切机制。细胞外基质 - 整合素 - 细胞骨架径路被认为是一个可能的信号传递通道[22, 155, 157]。在探讨细胞与细胞外基质相互作用的机制时，首先需要明了细胞黏附的本质问题。

整合素是动物细胞与细胞外基质发生黏附的主要受体[158]，整合素起着穿膜连接器的作用，它们介导着细胞外基质和肌动蛋白骨架之间的双向交互作用。整合素由两个非共价的穿膜糖蛋白亚单位组成，称为 α 和 β 亚单位，两者均可与基质蛋白相结合。整合素电镜图显示该分子的球形头部穿过细胞膜脂质双层，约 20 nm 长。整合素与细胞外基质中的配体结合后，其 β 链的尾部可与踝蛋白和 α - 辅肌动蛋白在胞质内发生结合，从而会启动细胞内一系列黏附蛋白的装配，最终使整合素与肌动蛋白丝相连接[37, 158]（图 5-4），此即细胞与细胞外基质发生接触的过程图。去除整合素 β 链的胞质

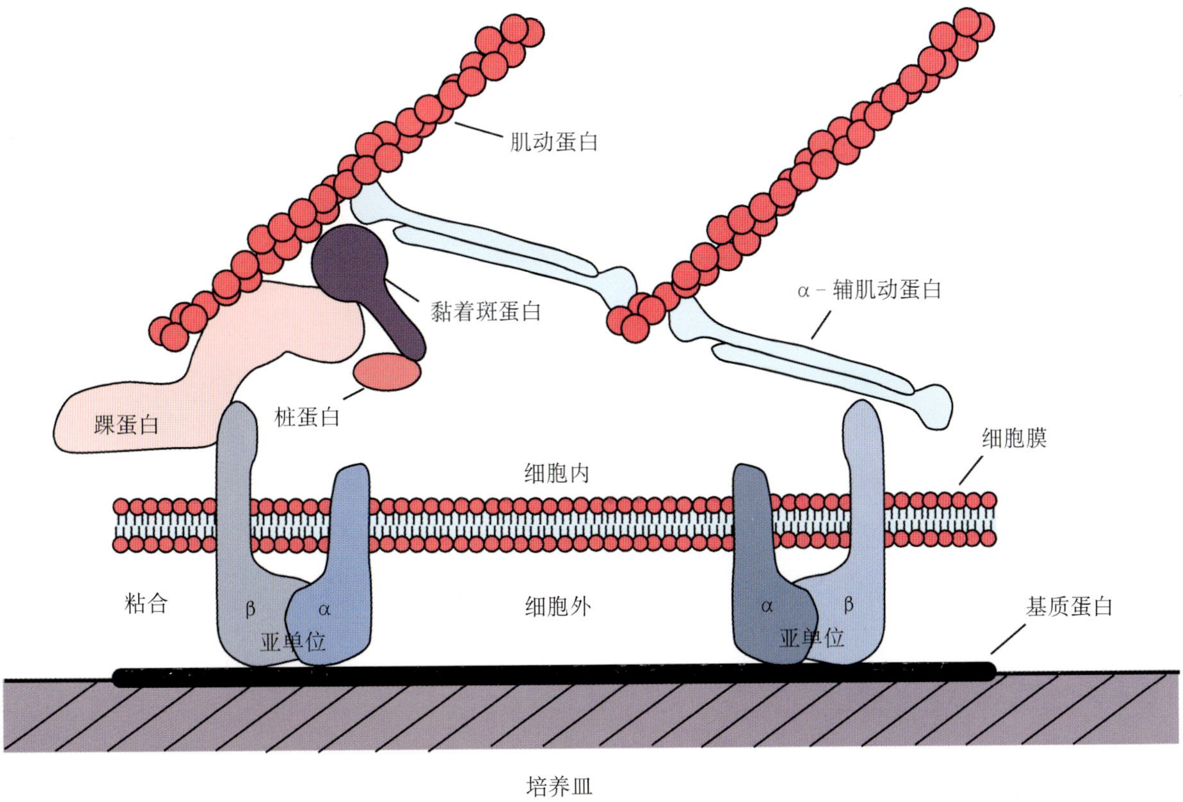

图 5-4 细胞骨架与细胞外基质发生黏附结合的体外示意图（引自：Duncan RL, Turner CH: Mechanotransduction and the functional response of bone to mechanical strain, Calcif. Tissue Int 57: 344-358, 1995.）

尾部或采用DNA重组技术使其发生突变，此时整合素虽然仍能与细胞外基质发生粘接，但其结合强度会下降，且整合素不会在黏着斑处发生聚集[158]。

整合素与肌动蛋白细胞骨架之间的联系被认为是骨细胞感知力学信号和产生生物学反应的可能途径之一[159-161]。由整合素介导的细胞外基质和细胞骨架之间的相互作用在调节细胞形态、排列方向和移动方面具有重要意义[162]。Schwartz和Ingber[163]认为力学应变信号和细胞反应之间可能存在直接联系。实验发现在流体剪切应力作用下，内皮细胞中的整合素会顺应流体方向而调整其位置状态，提示力学应变作用下的细胞黏附是一种动态过程。Wang等[165]采用磁摆装置直接对整合素分子施以应变负荷，发现细胞骨架会对外来应变产生“对抗”反应。Pavalko等[161]采用MC3T3-El成骨细胞体外模型研究了力学负荷作用下肌动蛋白和肌动蛋白-膜之间的相互作用对相关基因表达的影响。结果显示：肌动蛋白丝发生重组成为可收缩的应力纤维；黏着斑随之形成；β_1-整合素和α-辅肌动蛋白加入黏着斑。上述现象说明成骨细胞肌动蛋白细胞骨架在细胞对流体剪切应力做出反应的过程中扮演了重要角色——改变了相关基因表达（上调cox-2和c-fos蛋白）。力学应变可引起应力纤维、黏着斑的数量和尺寸的增大，这说明细胞骨架和细胞外基质所发生的变化有利于使成骨细胞与细胞外基质发生更紧密的黏着[160]。细胞黏附和力学刺激均可诱导成骨细胞整合素结合蛋白（骨桥蛋白、纤黏蛋白和骨涎蛋白）的表达，但其中的机制可能不尽相同。尽管有研究发现由应变（动态双轴应变，大小1.3%，频率0.25 Hz）诱导的骨桥蛋白表达依赖于细胞骨架的完整性，而细胞黏附却不依赖于细胞骨架[166-168]。这些现象说明细胞外基质-整合素-细胞骨架系统可能是细胞将力学应变转化为生物信号并做出反应这一过程中的一环。

一些研究结果表明某些细胞内信号传递通道的激活恰好与黏着斑部位整合素的聚集同时发生。整合素的聚集可能会促使浆膜上的信号传递系统（与生长因子受体相类似）进行装配，从而将信号传入细胞内部。许多研究证实体外培养的细胞不会对生长因子做出反应，除非这些细胞通过整合素黏附于细胞外基质上[158, 169]。近期的研究认为细胞外信号调节激酶（ERK）通道（经鉴定为一种促分裂原活化蛋白激酶）与成骨细胞的生长分化[170]，间充质干细胞向成骨细胞系的分化[171]，以及力学信号传递等过程有关[172-179]。有关体外培养的人成骨细胞的研究发现，生理水平的流体应变可迅速诱导细胞发生ERK磷酸化，并能促进$\alpha v\beta_3$整合素的聚集[176]。力学负荷引起骨细胞凋亡调节机制的启动需要整合素-细胞骨架-Src-ERK通道的激活[179]。上述研究结果指向一个假说，即力学（流体或周期性牵张）和化学（激素或生长因子）刺激可能是通过相同的细胞内信号传递通道将刺激信号传递至细胞内的[176, 179]。

有关整合素亚单位的研究发现α和β亚单位的各种不同组合扮演着诸多细胞外蛋白受体的角色[180, 181]。体内外研究均发现，骨细胞上常常会有β_1亚单位的表达。[181] Carvalho等[155]证实在外部负荷作用4小时后β_1亚单位即可发生结构变化。此外，作者还就应变负荷组和非负荷组细胞上β_1亚单位mRNA表达的差异进行了比较研究。

基因表达的变化

为深入了解成骨样细胞对力学负荷的生物学反应，许多学者研究了应变对成骨细胞基因表达的影响。一些研究发现在应变负荷作用下，初始阶段成骨细胞c-fos mRNA的表达会迅速上升，说明细胞开始增殖。另外，编码骨基质蛋白的mRNA水平会快速下降，这些蛋白包括Ⅰ型胶原、骨桥蛋白和骨钙蛋白等[146,182]。当细胞增殖速度逐渐减缓时，上述基因表达的趋势会出现反弹或逆转，即基质蛋白的表达会上升[146, 182-184]。

基质蛋白包括胶原和非胶原蛋白，Ⅰ型胶原是骨有机基质中含量最多的蛋白质，其分子由一条α_2链和两条α_1链组成，这三条链最初在细胞内组成一个三重螺旋结构，当被分泌至细胞外时，其结构会发生变化并聚集成原纤维束。细胞外的原纤维发生特定的重复性排列会形成典型的带状外形。胶原分子之间发生的绞锁连接具有稳定纤维结构的作用，并最终形成一种多孔隙的、重复性三维结构[21]。当细胞的成骨活性被激活时，Ⅰ型胶原蛋白的基因表达会增强[184]。因此，Ⅰ型胶原分子被认为是一种重要的反映成骨细胞活性差别的标记分子。周期性压应力可增加Ⅰ型胶原蛋白mRNA的表达，并能在不改变细胞数目的情况下通过提高成骨细胞功能而使Ca^{2+}离子浓度上升[185]。大小为500$\mu\varepsilon$的周期性牵张应变可使鼠颅骨成骨细胞的胶原分泌增强，而1500$\mu\varepsilon$的高应变负荷会抑制胶原的分泌[186]。

在过去 20 年，非胶原蛋白的研究逐渐受到学界的重视。学者们认为这些有机骨基质蛋白可能在骨功能调节、基因表达和骨转换等方面具有重要意义。

骨钙蛋白是一种与 Ca^{2+} 结合的非胶原蛋白，从骨组织、牙齿组织和其他矿化组织中可分离出骨钙蛋白。该蛋白是由分化成熟的成骨细胞所合成的，因此骨钙蛋白是鉴别成骨细胞表型的理想标记物。

另一个引起人们兴趣的非胶原蛋白是骨桥蛋白，该蛋白由前成骨细胞所合成，在细胞黏附和延展过程中具有重要作用。骨桥蛋白中的一个结合序列可以被细胞表面受体所识别[187]。

骨钙蛋白和骨桥蛋白均受几种相关激素和生长因子的调节。1，25- 二羟基维生素 D_3［1，25(OH)$_2$D$_3$］是最常见的促骨钙蛋白和骨桥蛋白表达与分泌的激素，它可直接影响这两种蛋白的基因表达。这是因为两种蛋白的基因序列中均含能被维生素 D 识别的位点[183]。Harter 等[183]对人成骨样骨肉瘤细胞在接受 1~4 天的缓慢间断性力学应变后的基质蛋白表达问题进行了研究，结果发现加载 48 小时后 I 型胶原的分泌即有增加，这一结果也被免疫荧光标记法证实。当缺乏维生素 D 时，单纯力学负荷可使骨桥蛋白的合成增加数倍；而加用维生素 D 后，骨桥蛋白的合成量会比单纯施加力学负荷时的合成量多出 1 倍。

周期性应变亦可增加骨钙蛋白的分泌。在未加维生素 D 的对照组中，负荷后并未立即检测到有骨钙蛋白的分泌，而 4 天后培养基中骨钙蛋白的分泌会出现显著上升。在加用维生素 D 的实验组中，加载可使培养基中骨钙蛋白的浓度增加 3 倍（与未加载相比）。上述实验结果证实在没有激素作用的情况下，力学应变足以通过力学信号传递的方式促使成骨样细胞进行基质蛋白的转录和分泌[183]。对来自小鼠牙周组织的成骨细胞进行力学负荷的实验发现，骨钙蛋白、I 型胶原和碱性磷酸酶的表达均是增强的[188]。其中，骨钙蛋白和 I 型胶原的表达更为明显，在负荷后的短期内，这些蛋白的合成即被激活。有学者认为力学刺激可以加速定向成骨细胞前体细胞的分化，使骨组织的适应性改建进入合成代谢状态[189]。对尚未进入发育期的雏鸡进行的负荷实验发现，雏鸡骨骼生长受到抑制而显得短小，并且骨骼生长板比较狭小；但是骨的矿化程度有增强，血管较为丰富，骨桥蛋白和基质金属蛋白酶（MMP9 和 MMP13）的分泌也有增加。该实验的作者推测 MMP 可使雏鸡骨组织中的血管数量增加，有助于成骨细胞和破骨细胞的输送过程，而骨桥蛋白具有增加破骨细胞数量的作用，因此生长板区域的骨吸收会增强[190]。

基因中断技术可改变骨组织对力学刺激的反应，有一项凝血栓蛋白 2 缺乏小鼠模型研究[191]发现，与野生型小鼠相比，在骨外膜表面有较高应变存在的情况下，模型小鼠的密质骨内膜的骨形成作用仍有明显增强。

Frost[59]认为成骨细胞的生物力学反应机制不是独立存在的；白细胞介素 -1（IL-1）可刺激成骨细胞的活性。Frost 将骨组织中的多种功能细胞称为基本多细胞单位（BMUs），骨内膜是 BMUs 细胞密集的区域，骨外膜 BMUs 细胞对生物力学刺激最为敏感。

以往研究的局限性

尽管前面所引述的诸多细胞培养研究从定量的角度描述了在力学刺激下骨细胞的生物反应情况，但是由于这些实验模型都具有一定的局限性，所以应以审慎的态度对待这些结果。实际上，所有模型都是采用聚乙烯膜、胶原带或硅胶板作为细胞生长和进行力学刺激的载体。在人体内部，生物材料和宿主组织之间发生的相互作用是非常复杂的，体外培养的骨细胞（如生长在聚乙烯膜、胶原带载体）所发生的生物反应与种植生物材料（如纯钛或钛合金）密切接触的人体骨细胞发生的生物反应是存在显著差异的。目前，已有研究对其实验模型进行了改良，希望能使成骨细胞样细胞可在真实植入材料表面上生长，用于研究力学应变对植入物界面的影响[192]。

以往研究在方法学上也存在一定的局限性，例如许多实验并未对其所加应变进行量化，而有些虽然有量化，但所加应变超出了生理范围：有的高于生理水平（$> 7000\mu\varepsilon$）[22]，有的低于生理水平（$< 1500\mu\varepsilon$）[22]。

目前研究所采用的技术手段（应变器、器官培养和细胞培养等）虽然可以提供不少有价值的信息，但是这些手段均有其各自的缺点，存在误差。应变器的应用对操作者的技术要求非常高，在诸如潮湿、高热或不规则表面等生物组织环境中的操作难度大，因此有时很难达到要求。动物行为的不可控性也会使这些技术在动物模型上的应用受到限制。例如，动物麻醉后人为的移动或负荷可能会影响实验数据的准确性，而动物苏醒时往往会挣脱实验器材，导致实验无法正常进行。

器官培养分析模型可能会提高应变测试的空间准确性，而这项技术需要进行组织灌注，遗憾的是器官组织的存活时间往往较短，因此经常出现的情况是组织灌注还未完成而器官已失去活性。独立细胞培养模型可用于分析细胞外环境改变时相关介质浓度变化的有效信息。然而，在解释所获细胞培养实验结果时，一定要明了实验中细胞所处的环境与体内环境是大不相同的。

尽管所有这些实验技术都有其缺点，但是这些技术手段仍是具有价值的。这些技术的综合应用(注意降低各自局限性的影响）会在细胞对功能性负荷的生物反应研究中发挥更大的作用。

骨的生物力学反应

骨组织对力学负荷的生物学反应已成为生物力学研究的重点之一，其中的一个重要研究内容是：种植体 - 骨界面的应变大小受什么因素的控制?

广义应变通常涉及形变与外加应力的关系。在讨论应变概念时，有必要将其概念范畴扩展至生物结构领域。颌骨骨松质和密质骨力学性能的差异幅度较大，这与骨组织所受负荷的方向、速率和持续时间等有关。颌骨的结构密度是影响其硬度和极限强度的一个重要因素。严格来讲，骨组织所受的力学应变与骨密度之间存在着某种函数关系。

力学负荷方向

密质骨的力学性能随其结构变化而变化的特点被称为密质骨的各向异性性能，图 5-5 描述的是颌骨密质骨的力学性能随测量方向不同而不同这一现象（各向异性)。正交各向异性是指材料力学性能在三个互相垂直方向上互不相同，如果三个方向上的力学性能相同则称为各向同性，横观各向同性是指在三个方向中的两个方向上材料的力学性能是相同的。

Reilly 和 Burstein [193]、Yoon 和 Katz [193] 等人报道认为颌骨属横观各向同性材料（图 5-5 中 E_1 和 E_2 方向上的力学性能相同)，而 Knets 和 Malmeister [195]、Ashman 等 [196] 却认为属于正交各向异性材料（也就是 E_1=E_2=E_3)。下颌骨被认为是横观各向同性材料，其中硬度最大的方向为图 5-5 所示的下颌骨牙弓方向 [197]。这些学者们认为，下颌骨弯曲成弓形，其功能与人体长骨的功能相近，且弓形方向相当于胫骨或股骨的长轴方向。

早期的研究认为，下颌骨和眶上骨的密质骨在三个方向上的力学性能是不同的。比较上述两部位的骨质可见，下颌骨在纵向上的硬度要高于眶上骨的硬度，这可能与颌骨的功能负荷有关 [198]。下颌骨松质属于横观各向同性材料，且以上下方向为对称轴。有研究发现下颌骨骨松质在近远中向上的弹性模量最大（907 MPa)，在上下（龈）方向上最小（114 MPa)，颊舌向介于中间（511 MPa）[199]。有下颌骨种植体有限元分析表明，由于各向异性导致种植体周围应力、应变值增大。密质骨的压缩、剪切性能各向异性为 3%、1%，而骨松质分别为 40%、38%，牙槽嵴部位密质骨区域的应力可增加 20%~30%。颌骨舌侧骨松质中的张应力和径向剪切应力可增加 3~4 倍，颊侧种植体根方骨松质的剪切应力下降 40% [200]。

随着研究的深入，下颌骨所受的殆力和张闭口时所受的弯曲负荷逐渐成为研究的热点。以临床经验可知下颌骨下缘密质骨的厚度大于嵴顶密质骨的厚度，下颌骨松质的骨质一般优于上颌骨松质，尤其是下颌两颏孔之间的骨质被认为是最好的。牙齿的存在和种植体的植入可以显著增加剩余牙槽骨骨松质的骨量和密度。已有研究分析了加载方向对下颌骨种植体周围骨组织中应力的影响 [201, 202]。另有研究发现，咬合力引起的非轴向负荷会增大种植体颈部骨组织内的应变，导致边缘骨吸收，牙齿颈部缺损，甚至骨结合的失败 [203-205]。利用犬动物模型进行的有限元分析研究发现 [206, 207]，非轴向负荷会诱使种植体周围骨组织发生适应性改建，并且轴向

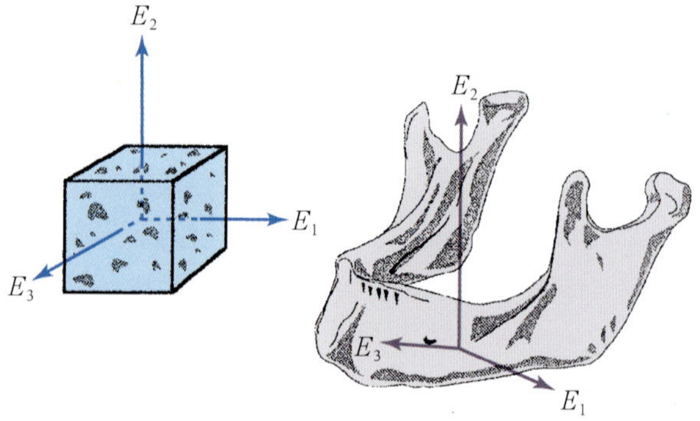

图 5-5 人下颌骨密质骨板被认为属于横观各向同性材料，其最大硬度方向为图中 E_3 方向（引自：Ashman RB, Van Buskirk WC: The elastic properties of a human mandible, Adv Dent Res 1: 64-67, 1987.）

和非轴向负荷所引起的骨改建存在显著差异：轴向负荷引起轻微的、均一性的骨改建活动，从种植体颈部至根尖部骨改建呈减弱趋势；非轴向负荷会引起种植体颈部密质骨较为活跃的动态骨改建活动，并且骨松质的改建更为明显[206]。使用有限元模型（合并瞬时水平、垂直负荷）进行的研究发现：犬动物模型中骨改建的差异是由所加负荷的水平分量不同而引起的；在同一位点，由水平压应力所引发的骨改建要强于拉应力所引发的骨改建；从骨外膜至密质骨骨内膜，骨应力呈下降趋势，沿骨松质向种植体根方应力则呈上升趋势[207]。

纳米压痕是新出现的从微结构水平测量骨组织力学性能（硬度与压痕模量）的方法[208–210]。以人胫骨密质骨为试件的纳米压痕测量结果证实在板层骨结构水平密质骨的弹性性能呈各向异性[211]；该实验还从骨单位和间骨板的三个主平面上的 12 个不同方向对试件进行了压痕测试，结果发现各个方向上骨组织的压痕弹性模量是不同的[211]。

在低应变值情况下，骨松质的力学性能会因解剖位点和负荷类型的不同而发生变化，呈非线性的特点。这种非线性通过切线模量来测量，它会因负荷类型（拉应力或压应力）的不同而发生变化。长骨骨松质在压应力作用下的屈服应变要高于拉应力下的屈服应变[212, 213]。相关研究发现骨松质在发生材料屈服之前其内部即已有微小损伤的出现。88～121 MPa 的压应力或 35～43 MPa 的拉应力即可导致骨松质发生屈服，发生屈服时骨组织内的主应变分别为 0.46%～0.63%（压应变）和 0.18%～0.24%（拉应变）。有作者建立了股骨颈局部有限元模型，利用模型比较了骨松质表观屈服应变和微观组织水平屈服应变的大小。结果发现，在拉应力作用下，两种屈服应变基本相当。作者推测这种相当是由骨松质骨小梁排列的高度一致性所决定的[214]；而压应力下的两种屈服应变存在差异。有文章指出压应力所产生的组织水平的屈服应变比表观屈服应变高约 17%，这会引起应变残余、局部组织屈服和损伤的积累，最终则会导致骨松质表观力学性能的下降[215]。压应变和剪切应变增大会导致骨组织微裂纹的增多，但不会影响平均长度；负荷类型的改变可使裂纹范围扩展，超出微结构屏障的限制[216]。

加载速率

如果某种材料的力学性能与所加负荷的速率有关，则这种材料属于黏弹性材料。McElhaney[217]对骨组织力学性能的应变速率相关问题进行了研究（图 5-6），从图中可知骨组织的极限拉伸强度和弹性模量会依不同的应变加载率而发生显著变化，在高应变率下，骨组织的硬度和强度均较高。以高应变率方式引起骨失效破坏则需要给骨施加较大的负荷，且失效前骨骼发生的伸长变形幅度较小。也就是说在高应变率情况下，骨骼的脆性性质表现得更为明显。有研究发现动态负荷下牛密质骨的脆性为准静态负荷下的 4～5 倍；高速负荷下骨纤维承受的剪切应力是骨组织脆性增加的原因所在[218]。有研究通过对飞驰马匹的观察发现高应变率下马骨骼的脆性会增加，容易发生骨折[219]。人胫骨近端[220]和椎骨[221]骨松质力学性能（刚性、强度和极限应变等）发生变化可以用与应变率相关的线性函数和幂函数来解释表达。与压应力相比，剪切应力情况下应变率变化所导致的骨松质力学性能的变化更为明显[222]。

Carter 和 Hayes[223]发现人体骨骼的强度和弹性模量与应变率的 0.06 次幂成比例关系。人慢走时骨骼所受应变的应变率为 0.001/s，而人高强度活动时的应变率可高达 0.01/s。尽管有作者报道了人体开闭口速度的快慢[224]，但是目前尚未见下颌骨或上颌骨所受应变率大小的报道。

在微结构水平，人密质骨（骨单位与间充质骨组织）的纳米压痕弹性模量会随加载速度的增大而增大[225]。一系列研究表明，不同负荷速率下骨组织弹性模量的变异度大于早期单轴拉伸或压缩试验所获得的弹性模量的变异度[220, 226]。曾有研究认为密质骨的弹性模量与应变率之间存在着与应变率的 0.06 次幂函数关系[227]，此结论与早期的大体研究

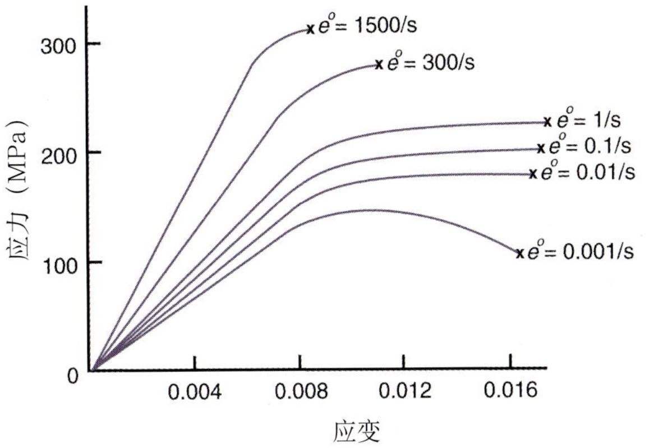

图 5-6　骨组织的力学性能随加载应变率的变化而不同（引自：McElhaney JH. Dynamic response of bone and muscle tissue. J Appl Physiol, 1966, 21: 123）

结果相吻合[226]。另有实验以人股骨内外侧密质骨为研究对象，同样发现骨组织的力学性能会随其所受应变率的增大而增强[228]。

负荷持续时间

Carter 和 Caler[229]认为应力引起的骨损伤是蠕变（随时间变化的负荷）损伤和周期性负荷（疲劳负荷）损伤相互作用的结果。

蠕变是指材料在恒定负荷作用下应变随时间延长而增加的现象。Carter 和 Caler[230]曾绘制出了成人骨骼在 60 MPa 恒定应力下的蠕变 - 骨折曲线图（图 5-7），他们的研究发现约在 6 小时后，骨骼应变增加了约 3 倍。这项研究结果引出一个问题，即磨牙症患者的骨吸收（骨折）是否部分或完全是由骨组织蠕变损伤的积累所导致的？

有关蠕变在骨松质疲劳损伤中的作用，相关研究得出了不同的结果。尽管 Moore 等[231]认为蠕变不会引起牛骨松质的疲劳破坏，除非存在骨质疏松症。但是近期有实验研究发现人尸体椎骨骨松质发生蠕变变形后不能完全复原[232]，残余应变完全消失所需时间为加载时间的 20 倍以上，且蠕变过程中可能伴有非创伤性的骨折，该实验还发现动态负荷和周期性负荷均能引起相似大小的残余应变，且与初始所加应变的大小在量级上是相当的[232]。

材料的疲劳强度是指材料经过无限次循环负荷后仍不被破坏时所对应的极限强度。Carter 等[233, 234]对人密质骨的疲劳性能进行过深入的研究。据报道，人的体骨经过相对有限的 10^4 ~ 10^8 次循环负荷后会发生疲劳破坏[235−237]。人类颌骨进行功能运动时所承受的负荷循环次数却要远高于上述循环次数，但是颌骨却很少出现疲劳破坏，这说明颌骨可通过正常的骨重建来对抗循环负荷可能引发的疲劳破坏。

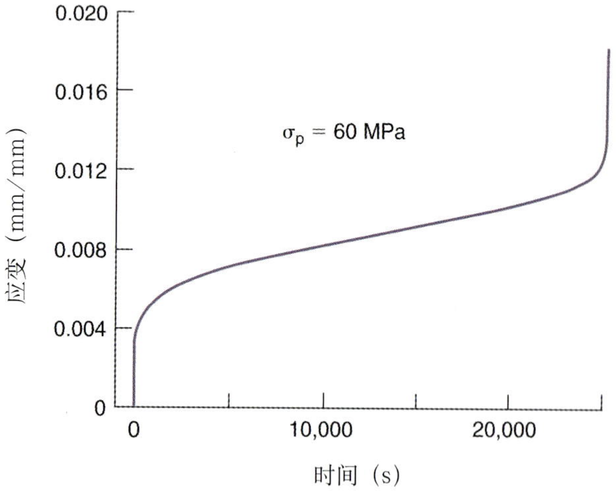

图 5-7 在恒定应力（60 MPa）作用下，人密质骨的蠕变曲线（引自：Carter DR, Caler WE. Cycle dependent and time dependent bone fracture with repeated loading, J Biomech Eng, 1983,105: 166）

过大的周期性负荷被认为会引起骨组织内微裂纹的扩张，导致骨折发生率的上升[238, 239]。密质骨和骨松质发生疲劳破坏时的特征性变化是骨组织弹性模量随负荷循环次数的增加而持续性下降，当接近骨破坏时会出现显著的下降，此时骨的塑性形变也会增大[229, 230, 240−242]。

疲劳实验发现密质骨的疲劳特性呈非线性，即其内部周期性能量消散会随着负荷（不管是拉应力还是压应力负荷）循环次数的增加而增强[240, 243−245]。压应变低于 2500 με 这一阈值时，骨组织呈黏弹性，而大于 4000 με 的压应变会引起微损伤的积累[240]。对抗骨折的发生在本质上就是要对抗微裂纹的发生和扩张。骨单位、哈弗斯小管和 Volkmann 小管在结构上的非连续性被认为可以起到阻止或减缓微裂纹扩张的微屏障作用[245, 246−252]。密质骨中的板层骨在防止微裂纹扩张中具有非常重要的作用。而当出现较长裂纹时，板层骨可能会成为骨折发生的薄弱区域[253, 254]。在周期性负荷作用下，密质骨力学性能表现出典型的周期性降低的现象，即密质骨在经过数个周期性负荷后其非弹性应变振幅会大于零，同时伴有应变振幅的增加（图 5-8）。因为骨的力学性能呈黏弹性，加上裂纹的出现，在最初加载的数个周期内，上述应力应变值会相对稳定，但当宏观裂纹扩张导致骨折破坏时，应力应变值会突然显著增加[245]。

已有研究建立了相关模型用于探讨骨组织弹性模量下降与微裂纹扩张之间的关系[255−257]。体外实验证实基于应变的骨破坏标准同样适用于牛骨松质，在周期性负荷过程中出现的最大应变是更能反映骨法线模量的一个指标，且与割线模量、残余应变呈线性相关[258]。有研究发现在周期性单轴压应力负荷作用下，当骨组织中的应变超过 0.5% 时，骨组织即进入塑性变形阶段，骨的力学性能将发生改变，且其内部的微损伤将开始聚集增多[259, 260]。

有研究分别在白天和夜间给大鼠牙齿施以正畸力，使其发生移动，结果发现白天大鼠移位牙齿张应力侧的新骨形成和压应力侧破骨细胞数的增加均比夜间更明显。另有观察发现下颌骨在后退力作用

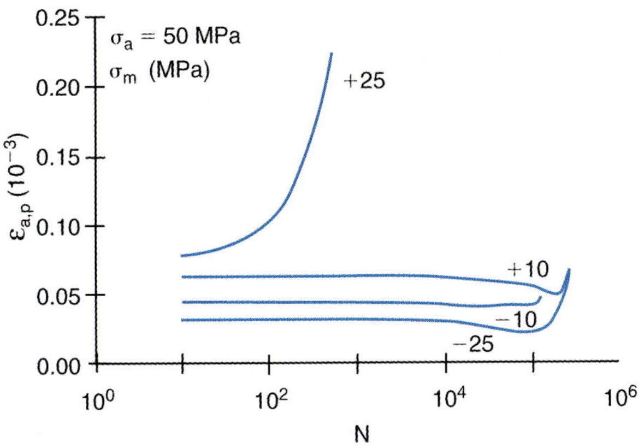

图 5-8　非弹性应变振幅会随着平均应力值和负荷次数的增加而增加（引自：Fleck C, Eifler D. Deformation behaviour and damage accumulation of cortical bone specimens from the equine tibia under cyclic loading. J Biomech, 2003, 36: 179–189.）

下，其软骨细胞的增殖和分化会受到抑制，且这种抑制在白天时更明显。基于上述研究，有学者推测认为在休息状态下骨和软骨的代谢活性强于活动状态下的活性；在休息时间施加正畸力比非休息状态下更能有效地达到移动牙齿的目的[261−263]。

种属和解剖位点两因素对骨生物力学性能的影响

以往研究发现骨松质的弹性模量和极限压缩强度变异较大。有研究证实人下颌骨骨松质的强度[264]低于股骨近端骨松质的强度[265]。股骨外层密质骨的厚度从股骨干向干骺端方向呈逐渐变薄的趋势，至股骨头密质骨成一非薄的外壳，此部位可见三束明显的骨松质板层骨的排列，骨松质网络由承受压应力的薄片状结构和承受拉应力的支柱型结构所组成。干骺端骨松质的结构特点是其分散和传递负荷的物质基础。

不同解剖位置的骨小梁结构是有差异的，一般可分为杆形（支柱形）和板形两类[266]。椎骨骨小梁呈杆形结构，而股骨颈和股骨近端骨小梁呈板形结构[267]。实验数据显示在弯曲或扭转外力作用下杆形结构比板形结构能承受更大的变形。有研究比较了椎骨、股骨近端、股骨颈和股骨大转子等部位骨松质的压缩和拉伸屈服应变，结果发现股骨颈和椎骨骨松质的屈服应变相对较大，尽管在上述各解剖位点内部骨松质的弹性模量和屈服应力存在较大差异[266, 269−271]，但其屈服应变差别不大[266, 268]。骨体积分数（密度）和骨结构对其表观屈服应变的变异影响较小，组织屈服应变是影响表观屈服应变变异的主要因素[213]。

有研究发现，人椎骨、胫骨近端、股骨近端以及牛胫骨近端骨松质的力学性能（应变为 0.2% 和 0.4% 时测量骨组织切线模量的下降百分数）均表现为非线性的特点。但又有区别，在 0.4% 应变情况下，所有骨试件在拉应力下的切线模量的下降百分数均高于压应力下的下降百分数，而 0.2% 应变下仅牛胫骨试件的测量结果与之相似[272]。在偶尔过负荷殆力（应变高达 3%）作用下，骨松质的力学性能会下降，发生骨折的风险会增大[273]。主要由骨松质组成的腰椎骨和胸椎骨同样存在椎骨骨折的风险[274]。有实验比较了不同解剖区域骨松质在拉应力和剪切应力作用下的力学性能，结果发现股骨颈骨松质抵抗骨折发生的能力最强，而股骨干骨松质最弱，胫骨干骨松质介于前两者之间[275]。

下颌牙列缺失后，其骨松质将与密质骨外壳的内表面完全连接在一起，而当下牙列存在时，下颌骨松质被较厚的密质骨外壳和较致密的牙槽骨所包绕。下颌骨有限元模型[276, 277]分析发现下颌密质骨在分散传递殆力中起着重要作用。下颌骨松质所受负荷的类型和骨松质自身的微结构特点是决定下颌骨力学性能区别于其他部位骨骼力学性能的主要原因。由于种植体根端一般不会与密质骨发生接触，所以包绕种植体的骨松质的力学性能成为临床关注重点之一。

下颌骨所承受的负荷与长骨所受负荷存在着区别，长骨（股骨和胫骨）所受负荷主要为轴向负荷，而下颌骨所受的肌肉负荷较为复杂，一方面表现为力值较大，另一方面是负荷类型较复杂，包括背腹性的剪切力、绕下颌长轴的扭曲力以及横向力等，其大小由后向前逐渐增大[278]。下颌骨不同部位力学性能的差异在很大程度上反映了各个部位受力情况的差异性。由于下颌骨的肌肉附丽主要在其后段，因此即使在非咬合状态下，下颌骨前部也会受到一个较大的力矩负荷，使下颌骨发生颊舌向的弯曲变形。力矩负荷作用的结果使得下颌前部骨密度明显高于后部。对牙列完整的上、下颌骨的研究发现，不同区域和不同方向上颌骨组织的力学性能存在着差异[279, 280]。在下颌骨体部[279]，下颌骨的最大硬度方向与殆平面平行；在升支区域，下颌骨的最大硬度方向与殆平面垂直。在下颌骨体部、颏联合和升支三个部位中，颏联合部位的密质骨相对最厚，各向异性程度最弱，密度和硬度也相对最差，而升支部位的力学性能和颏联合刚好相反，体部骨组织的力学性能介于前两者之间。下颌骨力学性能的这种区域性差异促使人们不断对颌骨力学性能和其功能之间的关系进行研究。牙齿的脱落会导致下颌骨力学性能的变化[281]。上颌骨[280]牙槽部位的骨质较厚，密度和硬度相对较低；而上颌骨体部的密质骨厚度较薄，密度和硬度相对较高。上颌骨弹性性能的变异程度远大于下颌骨的变异程度。对下颌骨不同方向以及工作侧和平衡侧的应力／应变传递规律的认识可以更好地理解下颌骨的功能，也是对以往研究结果的丰富。在咀嚼运动中，下颌骨平衡侧会发生弯曲和扭转变形，而工作侧则主要是扭转变形。下颌骨舌侧骨质的硬度比颊侧高[282]。

尽管下颌骨后部所承受的𬌗力为前部的2～3倍，但是下颌骨后部骨松质的表观密度和极限压缩强度却是最低的[283]，这主要与下颌磨牙的特殊形态结构有关，即磨牙的多根结构可有效地分散𬌗力，而无需颌骨本身强度的提高来应对磨牙区较大的力。目前，用于下颌前部和后部的种植体在直径和外形方面基本相同，而这一点与下颌骨前后部的强度存在差异是相矛盾的。

边界约束

下颌骨松质的生物力学反应高度依赖于其表层密质骨板的约束作用。Qu[264]研究发现当存在密质骨板的约束时，下颌骨松质的硬度比没有密质骨板的情况高出65%（图5-9）。在其实验中，没有密质骨板约束时骨试件内部的液体会流出，导致骨松质硬度下降。Linde和Hvid的研究结果[284]也支持Qu的结论，他们发现有约束时，胫骨近端骨松质的硬度可提高19%。

口腔种植体患者的局部骨床可能会存在颊侧或舌侧密质骨板的缺失，甚至有时颊舌侧密质骨板都会缺失，在为这些患者进行种植设计时，应充分将密质骨板缺失会使局部骨松质硬度下降这一因素考虑在内。

结构密度

骨松质属于多孔状骨，具有各向异性和非均质等性能特点。近25年来，大量研究者[285-296]对骨组织弹性模量和结构密度之间的数学关系、极限强度和结构密度之间的关系进行了深入的体外实验研究。椎骨骨松质呈高度各向异性，其硬度在纵轴（上下）方向上最大[297]，不应将其视为横观各向同性

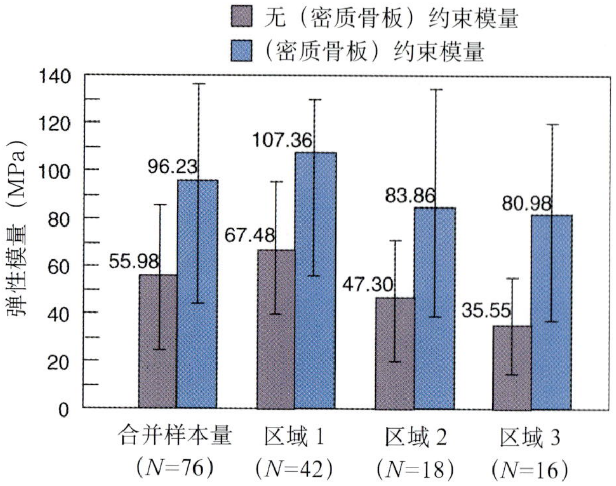

图5-9 人下颌骨松质的极限压缩强度

材料。有作者认为骨组织的各向异性程度会随着其密度的下降而增高，这样有利于骨骼在负荷方向上保持足够的硬度。另外，三个方向的杨氏弹性模量均与骨的表观密度密切相关。人椎骨骨松质的压缩屈服应变由其表观密度的大小所决定，而拉伸屈服应变则不受其表观密度的影响[298-300]。当骨密度较低时，骨的轴向压缩破坏主要表现为骨小梁被压折断，而骨密度较高时，则表现为骨的轴向屈服[298]。

Qu[264]对下颌骨松质的力学性能进行了专门研究，其实验对象为人下颌骨骨松质柱状试件（直径5 mm，高5 mm），实验负荷方向与𬌗面－根尖方向一致（应变率恒定为0.01／秒），该研究分两组即非破坏组和破坏组，非破坏组骨松质试件的颊舌面有密质骨板包绕，加载前测量所有试件的表观（结构）密度。

Qu发现人下颌骨骨松质的弹性模量和极限压缩强度存在解剖区域上的差异，与下颌后部相比，下颌前部（区域1）骨松质的平均值可高出47%～68%（表5-1），而下颌前磨牙区和磨牙区（区域2和3）骨松质的弹性模量和极限压缩强度无明显差异（图5-10）。整体而言，压缩强度和表观密度呈显著相关关系（$r=0.88$，$P < 0.0001$），两者存在3次方函数关系。

Misch[285]根据临床经验将上、下颌骨松质分为两类：①下颌前部的粗壮型（D2型）骨松质；②下颌后部的纤细型（D3型）。Qu[264]认为区域1（下颌前部）的骨松质密度明显不同于区域2、3（下颌后部），区域2、3之间骨松质的表观密度几乎无差别；Qu的实验结果和Misch的分类标准是相吻合的。

表 5-1 人下颌骨骨松质的密度与其压缩强度之间的关系

样本区域	压缩强度
合并样本	$S=153.4-401.6\rho+340\rho^2-90.9\rho^3$ ($r=0.88$, $P<0.0001$)
区域 1	$S=139.0-366.6\rho+135.7\rho^2-85.9\rho^3$ ($r=0.91$, $P<0.0001$)
区域 2	$S=129.6+390.3\rho+392.7\rho^2$ ($r=0.90$, $P<0.0001$)
区域 3	不相关

ρ：密度；r：相关系数；S：压缩强度

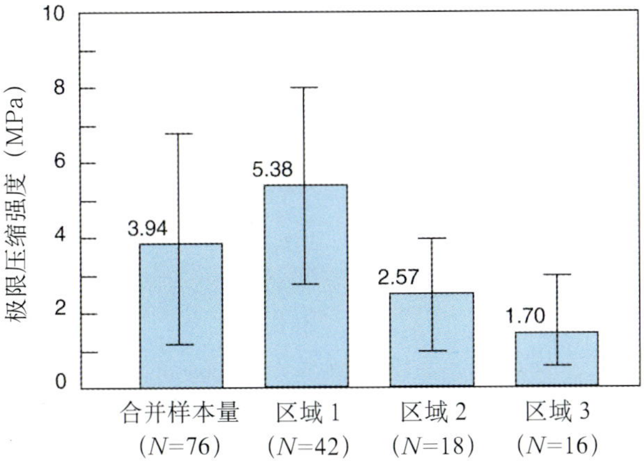

图 5-10 人下颌骨松质的弹性模量（分“密质骨板约束样本组”和“无密质骨板约束样本组”）

参考文献

[1] Dattilo DJ, Misch CM, Arena S: Interface analysis of hydroxylapatite-coated implants in a human vascularized iliac bone graft, Int J Oral Maxillofac Implants 10:405–409, 1995.

[2] Ericsson I, Johansson CB, Bystedt H, et al: A histomorphometric evaluation of bone-to-implant contact on machine-prepared and roughened titanium dental implants: a pilot study in the dog, Clin Oral Implants Res 5:202–206, 1994.

[3] Cook SD, Salkeld SL, Gaisser DM, et al: The effect of surface macrotexture on the mechanical and histologic characteristics of hydroxylapatite-coated dental implants, J Oral Implantol 19:288–294, 1993.

[4] Clift SE, Fisher J, Watson CJ: Stress and strain distribution in the bone surrounding a new design of dental implant: a comparison with a threaded Brånemark type implant. Proceedings of the Institute of Mechanical Engineers, J Med Eng Technol 207:133–138, 1993.

[5] De Lange G, De Putter C: Structure of the bone interface to dental implants in vivo, J Oral Implantol 19:123–135, 1993.

[6] Weber HP, Fiorellini JP: The biology and morphology of the implant-tissue interface, Alpha Omegan 85:61–64, 1992.

[7] Sisk AL, Steflik DE, Parr GR, et al: A light and electron microscopic comparison of osseointegration of six implant types, J Oral Maxillofac Surg 50:709–716, 1992.

[8] Pilliar RM, Lee JM, Davies JE: Interface zone—factors influencing its structure for cementless implants. In Morrey BF, editor: Biological, material, and mechanical considerations of joint replacement, New York, 1993, Raven Press.

[9] Clemow AJ, Weinstein AM, Klawitter JJ, et al: Interface mechanics of porous titanium implants, J Biomed Mater Res 15:73–82, 1981.

[10] Sadegh AM, Luo GM, Cowin SC: Bone ingrowth: an application of the boundary element method to bone remodeling at the implant interface, J Biomech 26:167–182, 1992.

[11] Soballe K, Hansen ES, B-Rasmussen H, et al: Tissue ingrowth into titanium and hydroxyapatite-coated implants during stable and unstable mechanical conditions, J Orthop Res 10:285–299, 1992.

[12] Schwartz Z, Boyan BD: Underlying mechanisms at the bone-biomaterial interface, J Cell Biochem 56:340–347, 1994.

[13] Linder L, Albrektsson T, Brånemark PI, et al: Electron microscopic analysis of the bone-titanium interface, Acta Orthop Scand 54:45–52, 1983.

[14] Ravaglioli A, Krajewski A, Biasini V, et al: Interface between hydroxyapatite and mandibular human bone tissue, Biomaterials 13:162–167, 1992.

[15] Brunski JB, Moccia AF Jr, Pollack SR, et al: The influence of functional use of endosseous dental implants on the tissue-implant interface. II. Clinical aspects, J Dent Res 58:1970–1980, 1979.

[16] Brunski JB: The influence of force, motion, and related quantities on the response of bone to implants. In Fitzgerald JR, editor: Non-cemented total hip arthroplasty, New York, 1988, Raven Press.

[17] Albrektsson T: Direct bone anchorage of dental implants, J Prosthet Dent 50:255–261, 1983.

[18] Boss JH, Shajrawi I, Mendes DG: The nature of the bone-implant interface, Med Prog Technol 20:119–142, 1994.

[19] Albrektsson T, Brånemark PI, Hansson H-A: The interface zone of inorganic implants in vivo: titanium implants in bone, Ann Biomed Eng 11:1–27, 1983.

[20] Pilliar RM, Lee JM, Maniatopoulos C: Observations on the effect of movement on bone ingrowth into porous-surfaced implants, Clin Orthop Relat Res 208:108, 1986.

[21] Marks SC, Popoff SN: Bone cell biology: the regulation of development, structure and function in the skeleton, Am J Anat 183:1–44, 1988.

[22] Duncan RL, Turner CH: Mechanotransduction and the functional response of bone to mechanical strain, Calcif Tissue Int 57:344–358, 1995.

[23] Turner CH, Pavalko FM: Mechanotransduction and functional response of the skeleton to physical stress: the mechanisms and mechanics of bone adaptation, J Orthop Sci 3:346–355, 1998.

[24] Cowin SC, Moss-Salentijn L, Moss ML: Candidates for the mechanosensory system in bone, J Biomech Eng 113:191–197, 1991.

[25] Burger EH, Klein-Nulend J: Mechanotransduction in bone—role of the lacunocanalicular network, FASEB J 13: S101–S112, 1999.

[26] Burger EH, Klein-Nulend J, van der Plas A, et al: Function of osteocytes in bone—their role in mechanotransduction, J Nutr 125(suppl 7):2020S–2023S, 1995.
[27] Klein-Nulend J, van der Plas A, Semeins CM, et al: Sensitivity of osteocytes to biomechanical stress in vitro, FASEB J 9:441–445, 1995.
[28] Westbroek I, Ajubi NE, Alblas MJ, et al: Differential stimulation of prostaglandin G/H synthase-2 in osteocytes and other osteogenic cells by pulsating fluid flow, Biochem Biophys Res Commun 268:414–419, 2000.
[29] Vezeridis PS, Semeins CM, Chen Q, et al: Osteocytes subjected to pulsating fluid flow regulate osteoblast proliferation and differentiation, Biochem Biophys Res Commun 348:1082–1088, 2006.
[30] You J, Yellowley CE, Donahue HJ, et al: Substrate deformation levels associated with routine physical activity are less stimulatory to bone cells relative to loading-induced oscillatory fluid flow, J Biomech Eng 122:387–393, 2000.
[31] Burger EH, Veldhuijzen JP: Influence of mechanical factors on bone formation, resorption and growth in vitro. In Hall K, editor: Bone growth, Melbourne, 1993, CRC Press.
[32] Weinbaum S, Cowin SC, Zeng Y: A model for the excitation of osteocytes by mechanical loading-induced bone fluid shear stresses, J Biomech 27:339–360, 1994.
[33] You L, Cowin SC, Schaffler MB, et al: A model for strain amplification in the actin cytoskeleton of osteocytes due to fluid drag on pericellular matrix, J Biomech 34:1375–1386, 2001.
[34] Shapiro F, Cahill C, Malatantis G, et al: Transmission electron microscopic demonstration of vimentin in rat osteoblast and osteocyte cell bodies and processes using the immunogold technique, Anat Rec 241:39–48, 1995.
[35] You LD, Weinbaum S, Cowin SC, et al: Ultrastructure of the osteocyte process and its pericellular matrix, Anat Rec A Discov Mol Cell Evol Biol 278A:505–513, 2004.
[36] Han Y, Cowin SC, Schaffler MB, et al: Mechanotransduction and strain amplification in osteocyte cell processes, Proc Natl Acad Sci U S A 101:16689–16694, 2004.
[37] Cowin SC: The significance of bone microstructure in mechanotransduction, J Biomech 40(suppl 1):S105–S109, 2007.
[38] Rubin J, Rubin C, Jacobs CR: Molecular pathways mediating mechanical signaling in bone, Gene 367:1–16, 2006.
[39] Liedert A, Kaspar D, Blakytny R, et al: Signal transduction pathways involved in mechanotransduction in bone cells, Biochem Biophys Res Commun 349:1–5, 2006.
[40] Bonewald LF: Mechanosensation and transduction in osteocytes, Bonekey Osteovision 3:7–15, 2006.
[41] Yellowley CE, Li Z, Zhou Z, et al: Functional gap junctions between osteocytic and osteoblastic cells, J Bone Miner Res 15:209–217, 2000.
[42] Cheng B, Zhao S, Luo J, et al: Expression of functional gap junctions and regulation by fluid flow in osteocyte-like MLO-Y4 cells, J Bone Miner Res 16:249–259, 2001.
[43] Alford AI, Jacobs CR, Donahue HJ: Oscillating fluid flow regulates gap junction communication in osteocytic MLO-Y4 cells by an ERK1/2 MAP kinase-dependent mechanism, Bone 33:64–70, 2003.
[44] Taylor AF, Saunders MM, Shingle DL, et al: Mechanically stimulated osteocytes regulate osteoblastic activity via gap junctions, Am J Physiol Cell Physiol 292:C545–C552, 2007.
[45] Hakeda Y, Arakawa T, Ogasawara A, et al: Recent progress in studies on osteocytes—osteocytes and mechanical stress, Kaibogaku Zasshi 75:451–456, 2000.
[46] Jiang JX, Cheng B: Mechanical stimulation of gap junctions in bone osteocytes is mediated by prostaglandin E2, Cell Commun Adhes 8:283–288, 2001.
[47] Cheng B, Kato Y, Zhao S, et al: PGE(2) is essential for gap junction-mediated intercellular communication between osteocyte-like MLO-Y4 cells in response to mechanical strain, Endocrinology 142:3464–3473, 2001.
[48] Saunders MM, You J, Zhou Z, et al: Fluid flow-induced prostaglandin E2 response of osteoblastic ROS 17/2.8 cells is gap junction-mediated and independent of cytosolic calcium, Bone 32:350–356, 2003.
[49] Cherian PP, Cheng B, Gu S, et al: Effects of mechanical strain on the function of gap junctions in osteocytes are mediated through the prostaglandin EP2 receptor, J Biol Chem 278:43146–43156, 2003.
[50] Noble BS, Peet N, Stevens HY, et al: Mechanical loading: biphasic osteocyte survival and targeting of osteoclasts for bone destruction in rat cortical bone, Am J Physiol Cell Physiol 284:C934–C943, 2003.
[51] Bakker A, Klein-Nulend J, Burger E: Shear stress inhibits while disuse promotes osteocyte apoptosis, Biochem Biophys Res Commun 320:1163–1168, 2004.
[52] Tan SD, Kuijpers-Jagtman AM, Semeins CM, et al: Fluid shear stress inhibits TNF alpha-induced osteocyte apoptosis, J Dent Res 85:905–909, 2006.
[53] Dodd JS, Raleigh JA, Gross TS: Osteocyte hypoxia: a novel mechanotransduction pathway, Am J Physiol 277(3 pt 1):C598–C602, 1999.
[54] O'Brien CA, Jia D, Plotkin LI, et al: Glucocorticoids act directly on osteoblasts and osteocytes to induce their apoptosis and reduce bone formation and strength, Endocrinology 145:1835–1841, 2004.
[55] Gross TS, King KA, Rabaia NA, et al: Upregulation of osteopontin by osteocytes deprived of mechanical loading or oxygen, J Bone Miner Res 20:250–256, 2005.
[56] Meier GH: Die architekture der spongiosa, Arch Anat Physiol Wiss Med 34:615–628, 1887.
[57] Wolff J: Das gesetz der transformation der knochen, Berlin, 1892, August Hirschwald.
[58] Roux W: Gesammelte abhandlungen uber die entwicklungsmechanik der organismen, 1895.
[59] Frost HM: Bone "mass" and the "mechanostat": a proposal, Anat Rec 219:1–9, 1987.
[60] Lanyon LE: Biomechanical properties and response in bone matrix and bone specific products. In Hall BK, editor: Bone, vol 3, Boca Raton, FL, 1991, CRC Press.
[61] Cowin SC, Hegedus DH: Bone remodeling I: theory of adaptive elasticity, J Elast 6:313–326, 1976.
[62] Cowin SC, Hegedus DH: Bone remodeling II: small strain adaptive elasticity, J Elast 6:337–352, 1976.
[63] Cowin SC, Nachlinger RR: Bone remodeling, II: Uniqueness and stability in adaptive elasticity theory, J Elast 8:285–295, 1978.
[64] Hassler CR, Rylicky EF, Cummings KD, et al: Quantification of bone stress during remodeling, J Biomech 13:185–190, 1980.
[65] Turner CH: Three rules for bone adaptation to mechanical stimuli, Bone 23:399–407, 1998.

[66] Akuz E, Braun JT, Brown NA, et al: Static versus dynamic loading in the mechanical modulation of vertebral growth, Spine 31:E952–E958, 2006.

[67] Mosley JR, March BM, Lynch J, et al: Strain magnitude related changes in whole bone architecture in growing rats, Bone 20:191–198, 1997.

[68] Torrance AG, Mosley JR, Suswillo RF, et al: Noninvasive loading of the rat ulna in vivo induces a strain-related modeling response uncomplicated by trauma or periosteal pressure, Calcif Tissue Int 54:241–247, 1994.

[69] Mosley JR, Lanyon LE: Strain rate as a controlling influence on adaptive modeling in response to dynamic loading of the ulna in growing male rats, Bone 23:313–318, 1998.

[70] Robling AG, Duijvelaar KM, Geevers JV, et al: Modulation of appositional and longitudinal bone growth in the rat ulna by applied static and dynamic force, Bone 29:105–113, 2001.

[71] Ohashi N, Robling AG, Burr DB, et al: The effects of dynamic axial loading on the rat growth plate, J Bone Miner Res 17:284–292, 2002.

[72] Hert J: Acceleration of the growth after decrease of load on epiphyseal plates by means of spring distractors, Folia Morphol (Praha) 17:194–203, 1969.

[73] Frost HM: Skeletal structural adaptations to mechanical usage (SATMU): 3. The hyaline cartilage modeling problem, Anat Rec 226:423–432, 1990.

[74] Rubin CT, Lanyon LE: Regulation of bone formation by applied dynamic loads, J Bone Joint Surg Am 66:397–402, 1984.

[75] Robling AG, Burr DB, Turner CH: Partitioning a daily mechanical stimulus into discrete loading bouts improves the osteogenic response to loading, J Bone Miner Res 15:1596–1602, 2000.

[76] Srinivasan S, Weimer DA, Agans SC, et al: Low-magnitude mechanical loading becomes osteogenic when rest is inserted between each load cycle, J Bone Miner Res 17:1613–1620, 2002.

[77] Srinivasan S, Agans SC, King KA, et al: Enabling bone formation in the aged skeleton via rest-inserted mechanical loading, Bone 33:946–955, 2003.

[78] LaMothe JM, Zernicke RF: Rest insertion combined with high-frequency loading enhances osteogenesis, J Appl Physiol 96:1788–1793, 2004.

[79] Srinivasan S, Ausk BJ, Poliachik SL, et al: Rest-inserted loading rapidly amplifies the response of bone to small increases in strain and load cycles, J Appl Physiol 102:1945–1952, 2007.

[80] Robling AG, Hinant FM, Burr DB, et al: Improved bone structure and strength after long-term mechanical loading is greatest if loading is separated into short bouts, J Bone Miner Res 17:1545–1554, 2002.

[81] Turner CH, Forwood MR, Rho JY, et al: Mechanical loading thresholds for lamellar and woven bone formation, J Bone Miner Res 9:87–97, 1994.

[82] Gross TS, Poliachik SL, Ausk BJ, et al: Why rest stimulates bone formation: a hypothesis based on complex adaptive phenomenon, Exerc Sport Sci Rev 32:9–13, 2004.

[83] Hsieh Y-F, Robling A, Ambrosius W, et al: Mechanical loading of diaphyseal bone in vivo: the strain threshold for an osteogenic response varies with location, J Bone Miner Res 16:2291–2297, 2001.

[84] Iwamoto J, Yeh J, Aloia J: Differential effect of treadmill exercise on three cancellous bone sites in the young growing rat, Bone 24:163–169, 1999.

[85] Hamrick MW, Skedros JG, Pennington C, et al: Increased osteogenic response to exercise in metaphyseal versus diaphyseal cortical bone, J Musculoskelet Neuronal Interact 6:258–263, 2006.

[86] Zhang P, Tanaka SM, Jiang H, et al: Diaphyseal bone formation in murine tibiae in response to knee loading, J Appl Physiol 100:1452–1459, 2006.

[87] Rubin C, Turner AS, Mallinckrodt C, et al: Mechanical strain, induced noninvasively in the high-frequency domain, is anabolic to cancellous bone, but not cortical [illegible], Bone 30:445–452, 2002.

[88] [illegible]ex S, Boyd S, Qin YX, et al: Adaptations of trabecular [illegible]ne to low magnitude vibrations result in more uniform stress and strain under load, Ann Biomed Eng 31:12–20, 2003.

[89] Rubin C, Turner AS, Muller R, et al: Quantity and quality of trabecular bone in the femur are enhanced by a strongly anabolic, noninvasive mechanical intervention, J Bone Miner Res 17:349–357, 2002.

[90] Xie L, Jacobson JM, Choi ES, et al: Low-level mechanical vibrations can influence bone resorption and bone formation in the growing skeleton, Bone 39:1059–1066, 2006.

[91] Judex S, Lei X, Han D, et al: Low-magnitude mechanical signals that stimulate bone formation in the ovariectomized rat are dependent on the applied frequency but not on the strain magnitude, J Biomech 40:1333–1339, 2007.

[92] van der Meulen MC, Morgan TG, Yang X, et al: Cancellous bone adaptation to in vivo loading in a rabbit model, Bone 38:871–877, 2006.

[93] Rubin C, Judex S, Qin YX: Low-level mechanical signals and their potential as a non-pharmacological intervention for osteoporosis, Age Ageing 35(Suppl 2):ii32–ii36, 2006.

[94] Gardner MJ, van der Meulen MC, Demetrakopoulos D, et al: In vivo cyclic axial compression affects bone healing in the mouse tibia, J Orthop Res 24:1679–1686, 2006.

[95] Augat P, Burger J, Schorlemmer S, et al: Shear movement at the fracture site delays healing in a diaphyseal fracture model, J Orthop Res 21:1011–1017, 2003.

[96] Takeda T, Narita T, Ito H: Experimental study on the effect of mechanical stimulation on the early stage of fracture healing, J Nippon Med Sch 71:252–262, 2004.

[97] Yeh CK, Rodan GA: Tensile forces enhance prostaglandin synthesis in osteoblastic cells grown on collagen ribbons, Calcif Tissue Int 36:67–71, 1984.

[98] Brighton CT, Sennett BJ, Farmer JC, et al: The inositol phosphate pathway as a mediator in the proliferative response of rat calvarial bone cells to cyclical biaxial mechanical strain, J Orthop Res 10:385–393, 1992.

[99] Harrell A, Binderman DS: Biochemical effect of mechanical stress on cultured bone cells, Calcif Tissue Res 22(Suppl):202–209, 1977.

[100] Rodan GA, Bourret LA, Harvey A, et al: Cyclic AMP and cyclic GMP mediators of the mechanical effects in bone remodeling, Science 198:467–469, 1975.

[101] Reich KM, Frangos JA: Effect of flow on prostaglandin E2 and inositol triphosphate levels in osteoblasts, Am J Physiol 261:C428–C432, 1991.

[102] Jones DB, Nolte H, Scholubbers JG, et al: Biochemical signal transduction of mechanical strain in osteoblast-like cells, Biointeractions, Oxford, 1990, Oxford University

Press.
[103] Alberts B, Bray D, Lewis J, et al: Cell signaling. In Alberts B, Bray D, Lewis J, et al, editors: Molecular biology of the cell, New York, 1994, Garland.
[104] Somjen D, Binderman I, Berger E, et al: Bone remodeling induced by physical stress is prostaglandin E2 mediated, Biochem Biophys Acta 627:91–100, 1980.
[105] Ozawa H, Imamura K, Abe E, et al: Effect of a continuously applied compressive pressure on mouse osteoblast-like-cells (MC3T3-E1) in vitro, J Cell Physiol 142:177–185, 1990.
[106] Murray DW, Rushton N: The effect of strain on bone cell prostaglandin E2 release: a new experimental method, Calcif Tissue Int 47:35–39, 1990.
[107] Rawlinson SCF, el-Haj AJ, Minter SL, et al: Loading-related increases in prostaglandin production in cores of adult canine cancellous bone in vitro: a role for prostacyclin in adaptive bone remodeling? J Bone Miner Res 6:1345–1351, 1991.
[108] Rawlinson SC, Mohan S, Baylink DJ, et al: Exogenous prostacyclin, but not prostaglandin E2 produces similar responses in both G6PD activity and RNA production as mechanical loading, and increases IGF-II release, in adult cancellous bone in culture, Calcif Tissue Int 53:324–329, 1993.
[109] Chow JWM, Chambers TJ: Indomethacin has distinct early and late actions on bone formation induced by mechanical stimulation, Am J Physiol 267:E287–E292, 1994.
[110] Butler WT: The nature and significance of osteopontin, Connect Tissue Res 23:123–136, 1989.
[111] Sodek J, Chen J, Nagata T, et al: Regulation of osteopontin expression in osteoblasts, Ann N Y Acad Sci 760:223–241, 1995.
[112] Patterson-Buckendahl P, Globus RK, Bikle DD, et al: Effects of simulated weightlessness on rat osteocalcin and bone calcium, Am J Physiol 257:R1103–R1109, 1989.
[113] Miyajima K, Suzuki S, Iwata T, et al: Mechanical stress as a stimulant to the production of osteocalcin in osteoblast-like cells, Aichi Gakuin Dent Sci 4:1–5, 1991.
[114] Forwood MR: Inducible cyclo-oxygenase (COX-2) mediates the induction of bone formation by mechanical loading in vivo, J Bone Miner Res 11:1688–1693, 1996.
[115] Fox SW, Chambers TJ, Chow JWM: Nitric oxide is an early mediator of the increase in bone formation by mechanical stimulation, Am J Physiol 270:E955–E960, 1996.
[116] Turner CH, Takano Y, Owan I, et al: Nitric oxide inhibitor L-NAME suppresses mechanically induced bone formation in rats, Am J Physiol 270:E634–E639, 1996.
[117] Chow JW, Fox SW, Lean JM, et al: Role of nitric oxide and prostaglandins in mechanically induced bone formation, J Bone Miner Res 13:1039–1044, 1998.
[118] Chambers TJ, Fox S, Jagger CJ, et al: The role of prostaglandins and nitric oxide in the response of bone to mechanical forces, Osteoarthritis Cartilage 7:422–433, 1999.
[119] Chow JW: Role of nitric oxide and prostaglandins in the bone formation response to mechanical loading, Exerc Sport Sci Rev 28:185–188, 2000.
[120] Klein-Nulend J, Semeins CM, Ajubi NE, et al: Pulsating fluid flow increases nitric oxide (NO) synthesis by osteocytes but not periosteal fibroblasts—correlation with prostaglandin upregulation, Biochem Biophys Res Commun 217:640–648, 1995.
[121] Ajubi NE, Klein-Nulend J, Nijweide PJ, et al: Pulsating fluid flow increases prostaglandin production by cultured chicken osteocytes—a cytoskeleton-dependent process, Biochem Biophys Res Commun 225:62–68, 1996.
[122] Klein-Nulend J, Burger EH, Semeins CM, et al: Pulsating fluid flow stimulates prostaglandin release and inducible prostaglandin G/H synthase mRNA expression in primary mouse bone cells, J Bone Miner Res 12:45–51, 1997.
[123] Smalt R, Mitchell FT, Howard RL, et al: Induction of NO and prostaglandin E2 in osteoblasts by wall-shear stress but not mechanical strain, Am J Physiol 273(4 pt 1):E751–E758, 1997.
[124] Bakker AD, Soejima K, Klein-Nulend J, et al: The production of nitric oxide and prostaglandin E(2) by primary bone cells is shear stress dependent, J Biomech 34:671–677, 2001.
[125] Bacabac RG, Smit TH, Mullender MG, et al: Nitric oxide production by bone cells is fluid shear stress rate dependent, Biochem Biophys Res Commun 315:823–829, 2004.
[126] Fox SW, Chambers TJ, Chow JW: Nitric oxide is an early mediator of the increase in bone formation by mechanical stimulation, Am J Physiol 270(6 pt 1):E955–E960, 1996.
[127] Sterck JG, Klein-Nulend J, Lips P, et al: Response of normal and osteoporotic human bone cells to mechanical stress in vitro, Am J Physiol 274(6 pt 1):E1113–E1120, 1998.
[128] Owan I, Burr DB, Turner CH, et al: Mechanotransduction in bone: osteoblasts are more responsive to fluid forces than mechanical strain, Am J Physiol 273(3 pt 1):C810–C815, 1997.
[129] Sundaramurthy S, Mao JJ: Modulation of endochondral development of the distal femoral condyle by mechanical loading, J Orthop Res 24:229–241, 2006.
[130] Kreke MR, Goldstein AS: Hydrodynamic shear stimulates osteocalcin expression but not proliferation of bone marrow stromal cells, Tissue Eng 10:780–788, 2004.
[131] Kreke MR, Huckle WR, Goldstein AS: Fluid flow stimulates expression of osteopontin and bone sialoprotein by bone marrow stromal cells in a temporally dependent manner, Bone 36:1047–1055, 2005.
[132] Chow JW, Fox S, Jagger CJ, et al: Role for parathyroid hormone in mechanical responsiveness of rat bone, Am J Physiol 274(1 pt 1):E146–E154, 1998.
[133] Bakker AD, Joldersma M, Klein-Nulend J, et al: Interactive effects of PTH and mechanical stress on nitric oxide and PGE2 production by primary mouse osteoblastic cells, Am J Physiol Endocrinol Metab 285: E608–E613, 2003.
[134] Miyauchi A, Notoya K, Mikuni-Takagaki Y, et al: Parathyroid hormone-activated volume-sensitive calcium influx pathways in mechanically loaded osteocytes, J Biol Chem 275:3335–3342, 2000.
[135] Hasegawa S, Sato S, Saito S, et al: Mechanical stretching increases the number of cultured bone cells synthesizing DNA and alters their pattern of protein synthesis, Calcif Tissue Int 37:431–436, 1985.
[136] Buckley MJ, Banes AJ, Levin LG, et al: Osteoblasts increase their rate of division and align in response to cyclic, mechanical tension in vitro, Bone Miner 4:225–236, 1988.

[137] Meyer U, et al: Influence of mechanical strain on osteoblast behavior, J Dent Res 75:29, 1996.
[138] Binderman I, Zor U, Kaye AM, et al: The transduction of mechanical force into biochemical events in bone cells may involve activation of phospholipase A2, Calcif Tissue Int 42:261–266, 1988.
[139] Rodan GA, Mensi T, Harvey A: A quantitative method for the application of compressive forces to bone in tissue culture, Calcif Tissue Res 18:125, 1975.
[140] Kaspar D, Seidl W, Neidlinger-Wilke C, et al: Dynamic cell stretching increases human osteoblast proliferation and CICP synthesis but decreases osteocalcin synthesis and alkaline phosphatase activity, J Biomech 33:45–51, 2000.
[141] Kaspar D, Seidl W, Ignatius A, et al: In vitro cell behavior of human osteoblasts after physiological dynamic stretching, Orthopade 29:85–90, 2000.
[142] Kaspar D, Seidl W, Neidlinger-Wilke C, et al: In vitro effects of dynamic strain on the proliferative and metabolic activity of human osteoblasts, J Musculoskelet Neuronal Interact 1:161–164, 2000.
[143] Nagatomi J, Arulanandam BP, Metzger DW, et al: Frequency- and duration-dependent effects of cyclic pressure on select bone cell functions, Tissue Eng 7:717–728, 2001.
[144] Kaspar D, Seidl W, Neidlinger-Wilke C, et al: Proliferation of human-derived osteoblast-like cells depends on the cycle number and frequency of uniaxial strain, J Biomech 35:873–880, 2002.
[145] Lanyon L: Control of bone architecture by functional load bearing, J Bone Miner Res 7:369–375, 1992.
[146] Raab-Cullen DM, Thiede MA, Petersen DN, et al: Mechanical loading stimulates rapid changes in periosteal gene expression, Calcif Tissue Int 55:473–478, 1994.
[147] Weyts FA, Bosmans B, Niesing R, et al: Mechanical control of human osteoblast apoptosis and proliferation in relation to differentiation, Calcif Tissue Int 72:505–512, 2003.
[148] O'Driscoll SW: Articular cartilage regeneration using periosteum, Clin Orthop Relat Res (Suppl 367):S186–S203, 1999.
[149] Ito Y, Sanyal A, Fitzsimmons JS, et al: Histomorphological and proliferative characterization of developing periosteal neochondrocytes in vitro, J Orthop Res 19:405–413, 2001.
[150] O'Driscoll SW, Saris DB, Ito Y, et al: The chondrogenic potential of periosteum decreases with age, J Orthop Res 19:95–103, 2001.
[151] O'Driscoll SW, Fitzsimmons JS: The role of periosteum in cartilage repair, Clin Orthop Relat Res (Suppl 391):S190–S207, 2001.
[152] Saris DB, Sanyal A, An KN, et al: Periosteum responds to dynamic fluid pressure by proliferating in vitro, J Orthop Res 17:668–677, 1999.
[153] Mukherjee N, Saris DB, Schultz FM, et al: The enhancement of periosteal chondrogenesis in organ culture by dynamic fluid pressure, J Orthop Res 19:524–530, 2001.
[154] Ives D, Eskin S, McIntire C: Mechanical effects on endothelial cell morphology: in vitro assessment, In Vitro Cell Dev Biol 22:500, 1986.
[155] Carvalho RS, Scott JE, Suga DM, et al: Stimulation of signal transduction pathways in osteoblasts by mechanical strain potentiated by parathyroid hormone, J Bone Miner Res 9:999–1011, 1994.
[156] Ponik SM, Triplett JW, Pavalko FM: Osteoblasts and osteocytes respond differently to oscillatory and unidirectional fluid flow profiles, J Cell Biochem 100:794–807, 2007.
[157] Ingber D: Integrins as mechanochemical transducers, Curr Opin Cell Biol 3:841–848, 1991.
[158] Alberts B, Bray D, Lewis J, et al: Extracellular matrix receptors on animals' cells: the integrins. In Alberts B, Bray D, Lewis J, et al, editors: Molecular biology of the cell, New York, 1994, Garland.
[159] Salter DM, Robb JE, Wright MO: Electrophysiological responses of human bone cells to mechanical stimulation: evidence for specific integrin function in mechanotransduction, J Bone Miner Res 12:1133–1141, 1997.
[160] Meazzini MC, Toma CD, Schaffer JL, et al: Osteoblast cytoskeletal modulation in response to mechanical strain in vitro, J Orthop Res 16:170–180, 1998.
[161] Pavalko FM, Chen NX, Turner CH, et al: Fluid shear-induced mechanical signaling in MC3T3-E1 osteoblasts requires cytoskeleton-integrin interactions, Am J Physiol 275(6 pt 1):C1591–C1601, 1998.
[162] Sastry SK, Horwitz AF: Integrin cytoplasmic domains: mediators of cytoskeletal linkages and extra- and intercellular initiated transmembrane signaling, Curr Opin Cell Biol 5:831–853, 1993.
[163] Schwartz MA, Ingber DE: Integrating with integrins, Mol Biol Cell 5:389–393, 1994.
[164] Davies PF, Robotewskyj A, Griem ML: Quantitative studies of endothelial cell adhesion: directional remodeling of focal adhesion sites in response to flow forces, J Clin Invest 93:2031–2038, 1994.
[165] Wang N, Butler JP, Ingber DE: Mechanotransduction across the cell surface and through the cytoskeleton, Science 260:1124–1127, 1993.
[166] Toma CD, Ashkar S, Gray ML, et al: Signal transduction of mechanical stimuli is dependent on microfilament integrity: identification of osteopontin as a mechanically induced gene in osteoblasts, J Bone Miner Res 12:1626–1636, 1997.
[167] Carvalho RS, Schaffer JL, Gerstenfeld LC: Osteoblasts induce osteopontin expression in response to attachment on fibronectin: demonstration of a common role for integrin receptors in the signal transduction processes of cell attachment and mechanical stimulation, J Cell Biochem 70:376–390, 1998.
[168] Carvalho RS, Bumann A, Schaffer JL, et al: Predominant integrin ligands expressed by osteoblasts show preferential regulation in response to both cell adhesion and mechanical perturbation, J Cell Biochem 84:497–508, 2002.
[169] Damsky CH, Werb Z: Signal transduction by integrin receptors for extracellular matrix: cooperative processing of extracellular information, Curr Opin Cell Biol 5:772–781, 1992.
[170] Jaiswal RK, Jaiswal N, Bruder SP, et al: Adult human mesenchymal stem cell differentiation to the osteogenic or adipogenic lineage is regulated by mitogen-activated protein kinase, J Biol Chem 275:9645–9652, 2000.
[171] Lai CF, Chaudhary L, Fausto A, et al: ERK is essential for growth, differentiation, integrin expression, and

cell function in human osteoblastic cells, J Biol Chem 276:14443–14450, 2001.
[172] Ogata T: Fluid flow-induced tyrosine phosphorylation and participation of growth factor signaling pathway in osteoblast-like cells, J Cell Biochem 76:529–538, 2000.
[173] You J, Reilly GC, Zhen X, et al: Osteopontin gene regulation by oscillatory fluid flow via intracellular calcium mobilization and activation of mitogen-activated protein kinase in MC3T3-E1 osteoblasts, J Biol Chem 276:13365–13671, 2001.
[174] Wadhwa S, Godwin SL, Peterson DR, et al: Fluid flow induction of cyclo-oxygenase 2 gene expression in osteoblasts is dependent on an extracellular signal-regulated kinase signaling pathway, J Bone Miner Res 17:266–274, 2002.
[175] Ziros PG, Gil AP, Georgakopoulos T, et al: The bone-specific transcriptional regulator Cbfa1 is a target of mechanical signals in osteoblastic cells, J Biol Chem 277:23934–23941, 2002.
[176] Weyts FA, Li YS, van Leeuwen J, et al: ERK activation and alpha v beta 3 integrin signaling through Shc recruitment in response to mechanical stimulation in human osteoblasts, J Cell Biochem 87:85–92, 2002.
[177] Kapur S, Baylink DJ, Lau KH: Fluid flow shear stress stimulates human osteoblast proliferation and differentiation through multiple interacting and competing signal transduction pathways, Bone 32:241–251, 2003.
[178] Boutahar N, Guignandon A, Vico L, et al: Mechanical strain on osteoblasts activates autophosphorylation of focal adhesion kinase and proline-rich tyrosine kinase 2 tyrosine sites involved in ERK activation, J Biol Chem 279:30588–30599, 2004.
[179] Plotkin LI, Mathov I, Aguirre JI, et al: Mechanical stimulation prevents osteocyte apoptosis: requirement of integrins, Src kinases, and ERKs, Am J Physiol Cell Physiol 289:C633–C643, 2005.
[180] Hynes RO: Integrins: versatility, modulation and signaling in cell adhesion, Cell 69:11–25, 1992.
[181] Clover J, Dodds RA, Gowen M: Integrin subunit expression by human osteoblasts and osteoclasts in situ and in culture, J Cell Sci 103:267–271, 1992.
[182] Buckley MJ, Banes AJ, Levin LG, et al: Osteoblasts increase their rate of division and align in response to cyclic, mechanical tension in vitro, Bone Miner 4:225–236, 1988.
[183] Harter LV, Hruska KA, Duncan RL: Human osteoblast-like cells respond to mechanical strain with increased bone matrix protein production independent of hormonal regulation, Endocrinology 136:528–535, 1995.
[184] Zaman G, Dallas SL, Lanyon LE: Cultured embryonic bone shafts show osteogenic responses to mechanical loading, Calcif Tissue Int 51:132–136, 1992.
[185] Nagatomi J, Arulanandam BP, Metzger DW, et al: Cyclic pressure affects osteoblast functions pertinent to osteogenesis, Ann Biomed Eng 31:917–923, 2003.
[186] Tang LL, Wang YL, Pan J, et al: The effect of step-wise increased stretching on rat calvarial osteoblast collagen production, J Biomech 37:157–161, 2004.
[187] Stanford CM, Keller JC: The concept of osseointegration and bone matrix expression, Crit Rev Oral Biol Med 2:83–101, 1991.
[188] Pavlin D, Dove SB, Zadro R, et al: Mechanical loading stimulates differentiation of periodontal osteoblasts in a mouse osteoinduction model: effect on type I collagen and alkaline phosphatase genes, Calcif Tissue Int 67:163–172, 2000.
[189] Pavlin D, Zadro R, Gluhak-Heinrich J: Temporal pattern of stimulation of osteoblast-associated genes during mechanically induced osteogenesis in vivo: early responses of osteocalcin and type I collagen, Connect Tissue Res 42:135–148, 2001.
[190] Reich A, Jaffe N, Tong A, et al: Weight loading young chicks inhibits bone elongation and promotes growth plate ossification and vascularization, J Appl Physiol 98:2381–2389, 2005.
[191] Hankenson KD, Ausk BJ, Bain SD, et al: Mice lacking thrombospondin 2 show an atypical pattern of endocortical and periosteal bone formation in response to mechanical loading, Bone 38:310–316, 2006.
[192] Rigsby DF: Analysis of the metabolic and morphologic response of osteoblasts cultured on Ti-6A1-4V to dynamic, uniaxial stress [doctoral thesis], Birmingham, AL, 1997, University of Alabama.
[193] Reilly DT, Burstein AH: The elastic and ultimate properties of compact bone tissue, J Biomech 8:393, 1975.
[194] Yoon HS, Katz JL: Ultrasonic wave propagation in human cortical bone, II: Measurements of elastic properties and micro-hardness, J Biomech 9:459, 1976.
[195] Knets I, Malmeister A: Deformability and strength of human compact bone tissue. In Brankov G, editor: Mechanics of biological solids 1977. Proceedings of the Euromechanic Colloquium 68, Sofia, 1977, Bulgarian Academy of Sciences.
[196] Ashman RB, Cowin SC, Van Buskirk WC, et al: A continuous wave technique for the measurement of the elastic properties of bone, J Biomech 17:349–361, 1984.
[197] Ashman RB, Van Buskirk WC: The elastic properties of a human mandible, Adv Dent Res 1:64–67, 1987.
[198] Dechow PC, Nail GA, Schwartz-Dabney CL, et al: Elastic properties of human supraorbital and mandibular bone, Am J Phys Anthropol 90:291–306, 1993.
[199] O'Mahony AM, Williams JL, Katz JO, et al: Anisotropic elastic properties of cancellous bone from a human edentulous mandible, Clin Oral Implants Res 11:415–421, 2000.
[200] O'Mahony AM, Williams JL, Spencer P: Anisotropic elasticity of cortical and cancellous bone in the posterior mandible increases peri-implant stress and strain under oblique loading, Clin Oral Implants Res 12:648–657, 2001.
[201] Simsek B, Erkmen E, Yilmaz D, et al: Effects of different inter-implant distances on the stress distribution around endosseous implants in posterior mandible: a 3D finite element analysis, Med Phys Eng 28:199–213, 2006.
[202] Holmgren EP, Seckinger RJ, Kilgren LM, et al: Evaluating parameters of osseointegrated dental implants using finite element analysis—a two-dimensional comparative study examining the effects of implant diameter, implant shape, and load direction, J Oral Implantol 24:80–88, 1998.
[203] Rees JS: The effect of variation in occlusal loading on the development of abfraction lesions: a finite element study, J Oral Rehabil 29:188–193, 2002.
[204] Nohl FS, McCabe JF, Walls AWG: The effect of load angle on strains induced in maxillary premolars in vitro [abstract], Leeds, England, 1999, British Society of

Dental Research Meeting.
[205] O'Mahony A, Bowles Q, Woolsey G, et al: Stress distribution in the single-unit osseointegrated dental implant: finite element analyses of axial and off-axial loading, Implant Dent 9:207–218, 2000.
[206] Barbier L, Schepers E: Adaptive bone remodeling around oral implants under axial and nonaxial loading conditions in the dog mandible, Int J Oral Maxillofac Implants 12:215–223, 1997.
[207] Barbier L, Vander Sloten J, Krzesinski G, et al: Finite element analysis of non-axial versus axial loading of oral implants in the mandible of the dog, J Oral Rehabil 25:847–858, 1998.
[208] Rho JY, Roy ME II, Tsui TY, et al: Elastic properties of micro-structural components of human bone tissue as measured by nanoindentation, J Biomed Mater Res 45:48–54, 1999.
[209] Rho JY, Zioupos P, Currey JD, et al: Variations in the individual thick lamellar properties within osteons by nanoindentation, Bone 25:295–300, 1999.
[210] Zysset KP, Guo XD, Hoffler CE, et al: Elastic modulus and hardness of cortical and trabecular bone lamellae measured by nanoindentation in the human femur, J Biomech 32:1005–1012, 1999.
[211] Fan Z, Swadener JG, Rho JY, et al: Anisotropic properties of human tibial cortical bone as measured by nanoindentation, J Orthop Res 20:806–810, 2002.
[212] Morgan EF, Keaveny TM: Dependence of yield strain of human trabecular bone on anatomic site, J Biomech 34:569–577, 2001.
[213] Nagaraja S, Couse TL, Guldberg RE: Trabecular bone microdamage and microstructural stresses under uniaxial compression, J Biomech 38:707–716, 2005.
[214] Bayraktar HH, Keaveny TM: Mechanisms of uniformity of yield strains for trabecular bone, J Biomech 37:1671–1678, 2004.
[215] Morgan EF, Yeh OC, Keaveny TM: Damage in trabecular bone at small strains, Eur J Morphol 42:13–21, 2005.
[216] Wang X, Niebur GL: Microdamage propagation in trabecular bone due to changes in loading mode, J Biomech 39:781–790, 2006.
[217] McElhaney JH: Dynamic response of bone and muscle tissue, J Appl Physiol 21:1231, 1966.
[218] Evans GP, Behiri JC, Vaughan LC, et al: The response of equine cortical bone to loading at strain rates experienced in vivo by galloping horse, Equine Vet J 24:125–128, 1992.
[219] Pithioux M, Subit D, Chabrand P: Comparison of compact bone failure under two different loading rates: experimental and modeling approaches, Med Eng Phys 26:647–653, 2004.
[220] Linde F, Norgaard P, Hvid I, et al: Mechanical properties of trabecular bone: dependency on strain rate, J Biomech 24:803–809, 1991.
[221] Ouyang J, Yang GT, Wu WZ, et al: Biomechanical characteristics of human trabecular bone, Clin Biomech (Bristol, Avon) 12:522–524, 1997.
[222] Kasra M, Grynpas MD: On shear properties of trabecular bone under torsional loading: effects of bone marrow and strain rate, J Biomech, 40(13):2898–2903, 2007.
[223] Carter DR, Hayes WC: The compressive behavior of bone as a two-phase porous structure, J Bone Joint Surg 59A:954, 1977.
[224] Harrison A, Lewis TT: The development of an abrasion testing machine, J Biomed Mater Res 9:341, 1975.
[225] Hoffler CE, Guo XE, Zysset PK, et al: An application of nanoindentation technique to measure bone tissue lamellae properties, J Biomech Eng 127:1047–1053, 2005.
[226] Carter DR, Hayes WC: Bones' compressive strength: the influence of density and strain rate, Science 194:1174, 1976.
[227] Fan Z, Rho JY: Effects of viscoelasticity and time-dependent plasticity on nanoindentation measurements of human cortical bone, J Biomed Mater Res 67A:208–214, 2003.
[228] Vanleele M, Mazeran PE, Ho Ba Tho MC: Influence of strain rate on the mechanical behavior of cortical interstitial lamellae at the micrometer scale, J Mater Res 21:2093–2097, 2006.
[229] Carter DR, Caler WE: A cumulative damage model for bone fracture, J Orthop Res 3:84, 1985.
[230] Carter DR, Caler WE: Cycle dependent and time dependent bone fracture with repeated loading, J Biomech Eng 105:166, 1983.
[231] Moore TLA, O'Brien FJ, Gibson LJ: Creep does not contribute to fatigue in bovine trabecular bone, J Biomech Eng 126:321–329, 2004.
[232] Yamamoto E, Paul Crawford R, Chan DD, et al: Development of residual strains in human vertebral trabecular bone after prolonged static and cyclic loading at low load levels, J Biomech 39:1812–1818, 2006.
[233] Carter DR, Caler WE, Spengler DM, et al: Fatigue behavior of adult cortical bone—the influence of mean strain and strain range, Acta Orthop Scand 52:481–490, 1981.
[234] Carter DR, Caler WE, Spengler DM, et al: Uniaxial fatigue of human cortical bone—the influence of tissue physical characteristics, J Biomech 14:461–470, 1981.
[235] Gray RJ, Korbacher GK: Compressive fatigue behavior of bovine compact bone, J Biomech 14:461, 1981.
[236] Swanson SAV, Freeman MAR, Day WH: The fatigue properties of human cortical bone, Med Biol Eng 101:112, 1979.
[237] Lafferty JF, Raju PVV: The influence of stress frequency on fatigue strength of cortical bone, J Biomed Eng 101:112, 1979.
[238] Schaffler MB, Choi K, Milgrom C: Aging and matrix microdamage accumulation in human compact bone, Bone 17:521–525, 1995.
[239] Burr DB, Forwood MR, Fyhrie DP, et al: Bone microdamage and skeletal fragility in osteoporotic and stress fractures, J Bone Miner Res 12:6–15, 1997.
[240] Pattin CA, Caler WE, Carter DR: Cyclic mechanical property degradation during fatigue loading of cortical bone, J Biomech 29:69–79, 1996.
[241] Zioupos P, Wang XT, Currey JD: Experimental and theoretical quantification of the development of damage in bone and antler, J Biomech 29:989–1002, 1996.
[242] O'Brien FJ: Microcracks and the fatigue behavior of compact bone [doctoral thesis], Dublin, 2001, Trinity College and Royal College of Surgeons in Ireland.
[243] Fleck C, Eifler D: Microstructure and fatigue behaviour of cortical bone. In Proceedings of the Second World Congress of Biomechanics, vol 2, Amsterdam, 1994.
[244] Pattin CA, Carter DR, Caler WE: Cortical bone

modulus reduction in tensile and compressive fatigue. In Transactions of the 36th Annual Meeting of the Orthopaedic Research Society, New Orleans, 1990.
[245] Fleck C, Eifler D: Deformation behaviour and damage accumulation of cortical bone specimens from the equine tibia under cyclic loading, J Biomech 36:179–189, 2003.
[246] Zioupos P, Currey JD: The extent of microcracking and the morphology of microcracks in damaged bone, J Mater Sci 29:978–986, 1994.
[247] Schaffler MB, Choi K, Milgrom C: Microcracks and aging in human femoral compact bone, J Orthop Res 19:190, 1994.
[248] Boyce TM, Fyhrie DP, Glotkowski MC, et al: Damage type and strain mode associations in human compact bone bending fatigue, J Orthop Res 16:322–329, 1998.
[249] Jepsen KJ, Davy DT, Krzypow DJ: The role of the lamellar interface during torsional yielding of human cortical bone, J Biomech 32:303–310, 1999.
[250] O'Brien FJ, Taylor D, Lee TC: Microcrack accumulation at different intervals during fatigue testing of compact bone, J Biomech 36:973–980, 2003.
[251] Hazenberg JG, Taylor D, Clive Lee T: Mechanisms of short crack growth at constant stress in bone, Biomaterials 27:2114–2122, 2006.
[252] Mohsin S, O'Brien FJ, Lee TC: Osteonal crack barriers in ovine compact bone, J Anat 208:81–89, 2006.
[253] Forwood MR, Parker AW: Microdamage in response to repetitive torsional loading in the rat tibia, Calcif Tissue Int 45:47–53, 1989.
[254] O'Brien FJ, Taylor D, Clive Lee T: The effect of bone microstructure on the initiation and growth of microcracks, J Orthop Res 23:475–480, 2005.
[255] Guo XE, McMahon TA, Keaveny TM, et al: Finite element modeling of damage accumulation in trabecular bone under cyclic loading, J Biomech 27:145–155, 1994.
[256] Schaffner G, Guo XE, Silva MJ, et al: Modeling fatigue damage accumulation in two-dimensional Voronoi honeycombs, Int J Med Sci 42:645–656, 2000.
[257] Makiyama AM, Vajjala S, Gibson LJ: Analysis of crack growth in a 3D Voronoi structure: a model for fatigue in low density trabecular bone, J Biomech Eng 124:512–520, 2002.
[258] Moore TL, Gibson LJ: Fatigue of bovine trabecular bone, J Biomech Eng 125:761–768, 2003.
[259] Moore TL, Gibson LJ: Fatigue microdamage in bovine trabecular bone, J Biomech Eng 125:769–776, 2003.
[260] Moore TL, Gibson LJ: Microdamage accumulation in bovine trabecular bone in uniaxial compression, J Biomech Eng 124:63–71, 2002.
[261] Igarashi K, Miyoshi K, Shinoda H, et al: Diurnal variation in tooth movement in response to orthodontic force in rats, Am J Orthod Dentofacial Orthop 114:8–14, 1998.
[262] Miyoshi K, Igarashi K, Saeki S, et al: Tooth movement and changes in periodontal tissue in response to orthodontic force in rats vary depending on the time of day the force is applied, Eur J Orthod 23:329–338, 2001.
[263] Yamada S, Saeki S, Takahashi I, et al: Diurnal variation in the response of the mandible to orthopedic force, J Dent Res 81:711–715, 2002.
[264] Qu Z: Mechanical properties of trabecular bone in the human mandible [master's thesis], Birmingham, AL, 1994, University of Alabama.
[265] Martens M, Van Audekercke R, Delport P, et al: The mechanical characteristics of cancellous bone at the upper femoral region, J Biomech 16:971–983, 1983.
[266] Morgan EF, Keaveny TM: Dependence of yield strain of human trabecular bone on anatomic site, J Biomech 34:569–577, 2001.
[267] Hildebrand T, Laib A, Muller R, et al: Direct three-dimensional morphometric analysis of human cancellous bone: microstructural data from spine, femur, iliac crest, and calcaneus, J Bone Miner Res 14:1167–1174, 1999.
[268] Kopperdahl DL, Keaveny TM: Yield strain behavior of trabecular bone, J Biomech 31:601–608, 1998.
[269] Linde F, Hvid I, Pongsoipetch B: Energy absorptive properties of human trabecular bone specimens during axial compression, J Orthop Res 7:432–439, 1989.
[270] Lotz JC, Gerhart TN, Hayes WC: Mechanical properties of trabecular bone from the proximal femur: a quantitative CT study, J Comput Assist Tomogr 14:107–114, 1990.
[271] Mosekilde L, Mosekilde L, Danielsen CC: Biomechanical competence of vertebral trabecular bone in relation to ash density and age in normal individuals, Bone 8:79–85, 1987.
[272] Morgan EF, Yeh OC, Chang WC, et al: Nonlinear behavior of trabecular bone at small strains, J Biomech Eng 123:1–9, 2001.
[273] Keaveny TM, Wachtel EF, Kopperdahl DL: Mechanical behavior of human trabecular bone after overloading, J Orthop Res 17:346–353, 1999.
[274] Kopperdahl DL, Pearlman JL, Keaveny TM: Biomechanical consequences of an isolated overload on the human vertebral body, J Orthop Res 18:685–690, 2000.
[275] Brown CU, Yeni YN, Norman TL: Fracture toughness is dependent on bone location—a study of the femoral neck, femoral shaft, and the tibial shaft, J Biomed Mater Res 49:380–389, 2000.
[276] Bidez MW, et al: A finite element model of an edentulous human mandible. In Proceedings of the American Society of Mechanical Engineers Winter Annual Meeting, Dallas, 1990.
[277] Hart RT, Hennebel VV, Thongpreda N, et al: Modeling the biomechanics of the mandible: a three dimensional finite element study, J Biomech 3:261–286, 1992.
[278] Hylander WL: In vivo bone strain as a predictor of masticatory bite force in Macaca fascicularis, Arch Oral Biol 31:149–157, 1986.
[279] Schwartz-Dabney CL, Dechow PC: Variations in cortical material properties throughout the human dentate mandible, Am J Phys Anthropol 120:252–277, 2003.
[280] Peterson J, Wang Q, Dechow PC: Material properties of the dentate maxilla, Anat Rec A Discov Mol Cell Evol Biol 288:962–972, 2006.
[281] Schwartz-Dabney CL, Dechow PC: Edentulation alters material properties of cortical bone in the human mandible, J Dent Res 81:613–617, 2002.
[282] Dechow PC, Hylander WL: Elastic properties and masticatory bone stress in the macaque mandible, Am J Phys Anthropol 112:553–574, 2000.
[283] Bidez MW, Misch CE: Issues in bone mechanics related to oral implants, Implant Dent 1:289–294, 1992.
[284] Linde F, Hvid I: The effect of constraint on the mechanical behavior of trabecular bone specimens, J Biomech 22:485–490, 1989.
[285] Misch CE: Bone density: its effect on treatment

planning—surgical approach, healing and progressive bone loading, Int J Oral Implantol 6:23–31, 1990.
[286] Runkle JC, Pugh JW: The micromechanics of cancellous bone. II. Determination of the elastic modulus of individual trabeculae by a buckling analysis, Bull Hosp Joint Dis Orthop Inst 36:2, 1975.
[287] Wright TM, Hayes WC: Tensile testing of bone over a wide range of strain rates: effects of strain rate, microstructure and density, Med Biol Eng 14:671, 1976.
[288] Brown TD, Ferguson AB: Mechanical property distributions in the cancellous bone of the human proximal femur, Acta Orthop Scand 51:429, 1980.
[289] Carter DR, Schwab GH, Spengler DM: Tensile fracture of cancellous bone, Acta Orthop Scand 5:733, 1980.
[290] Williams JL, Lewis JL: Properties and an anisotropic model of cancellous bone from the proximal tibial epiphysis, J Biomech Eng 104:50, 1982.
[291] Stone JL, Beaupre GS, Hayes WC: Multiaxial strength characteristics of trabecular bone, J Biomech 16:743, 1983.
[292] Goldstein SA, Wilson DL, Sonstegard DA, et al: The mechanical properties of human tibial trabecular bone as a function of metaphyseal location, J Biomech 16:965, 1983.
[293] Ryand SD, Williams JL: Tensile testing of individual bovine trabeculae. Proceedings of the Twelfth NE Bio-Engineering Conference, New Haven, CT, March 13–14, 1986.
[294] Kuhn JL, Goldstein SA, Choi K: The mechanical properties of single trabeculae, Trans Orthop Res Soc 12:48, 1987.
[295] Mete PL, Lewis JL: Young's modulus of trabecular bone tissue, J Orthop Res 12:49, 1987.
[296] Rice JC, Cowin SC, Bowan JA: On the dependence of the elasticity and strength of cancellous bone on apparent density, J Biomech 21:155, 1988.
[297] Nicholson PH, Cheng XG, Lowet G, et al: Structural and material mechanical properties of human vertebral cancellous bone, Med Eng Phys 19:729–737, 1997.
[298] Kopperdahl DL, Keaveny TM: Yield strain behavior of trabecular bone, J Biomech 31:601–608, 1998.
[299] Keaveny TM, Wachtel EF, Ford CM, et al: Differences between the tensile and compressive strengths of bovine tibial trabecular bone depend on modulus, J Biomech 27:1137–1146, 1994.
[300] Rohl L, Larsen E, Linde F, et al: Tensile and compressive properties of cancellous bone, J Biomech 24:1143–1149, 1991.

第 6 章

种植体组件的常用术语

Carl E. Misch

骨内种植体（endosteal）是一种异体材料，经手术植入剩余牙槽骨内，主要是作为修复体的基础[1]。前缀 endo 指“在……内部”，osteal 指“骨”[2]。本书中所提到的骨内种植体都指的是根形种植体。文献中也有用 endosseous，这是因为 osseous 也有骨的意思，所以这两个术语都可接受。然而，endosteal、periosteal 和 transosteal 这三个术语更常为人们所使用。过去曾使用过许多种骨内种植体，包括锥形桩、针形根和碟形种植体[3, 4]。目前，局部和全口无牙颌患者修复中最常用的骨内种植体是仿牙根外形的设计形式。

口腔种植学是牙科领域中第二古老的学科［口内手术（拔牙术）是最古老学科］。根形种植体的历史可以追溯到数千年以前。4000 年前，远古的中国文明中就将竹棒雕刻成钉子形状，凿入颌骨内替代缺失牙齿。2000 年前的埃及人使用类似钉子设计的贵金属植入物替代缺失牙齿。欧洲曾发现一个头颅骨，其上植入有一颗牙根形状的黑色金属牙齿，这个可以追溯到公元纪年时期。公元 600 年前后，印加人从中美洲带来一片片海螺壳，他们同远古的中国人一样，将其雕刻成锥形植入骨内替代缺失牙[5]（图 6-1）。也就是说，历史上已证明利用类似牙齿外形的种植体来替代缺失牙是有意义的。事实上，如果让公众做选择，是使用种植体修复缺失牙齿，还是预备数个缺牙区相邻牙齿，并用固定桥修复体连接这些牙齿，同时试图恢复这些牙齿预备前的外形轮廓，公众显然会选择种植修复。

1809 年 Maggiolo 报道的牙根外形的黄金植入物是近代口腔种植学的开始[6]。1887 年，Harris 报道了将陶瓷喷涂到含铅涂层的铂金桩上进行缺牙修复的病例[7]。随后，研究者又测试了许多种材料，在 20 世纪早期，Lambotte 使用铝、银、黄铜、紫铜、镁、黄金，以及含有金、镍成分的低碳钢材料来制作种植体[8]。他指出这些材料中的一部分会在体内因电解作用发生腐蚀。最早于 1909 年出现的、明显不同于天然牙根形状的种植体是由铱铂合金制作，由 Greenfield latticed-cage 设计[9]（图 6-2）。这也是最早的分体式种植体，基台与最初植入骨内的种植体是分开的。手术使用带刻度的环钻，保留种植体内部的骨质。数周后，种植修复体利用一种抗旋转的内连接结构与种植体体部相连接。文献报道这种设计的种植体有少量的成功案例。75 年后，这种种植体设计再次被 Straumann 公司引入欧洲，其后美国 Core-Vent 公司也采用这种设计形式[10, 11]。

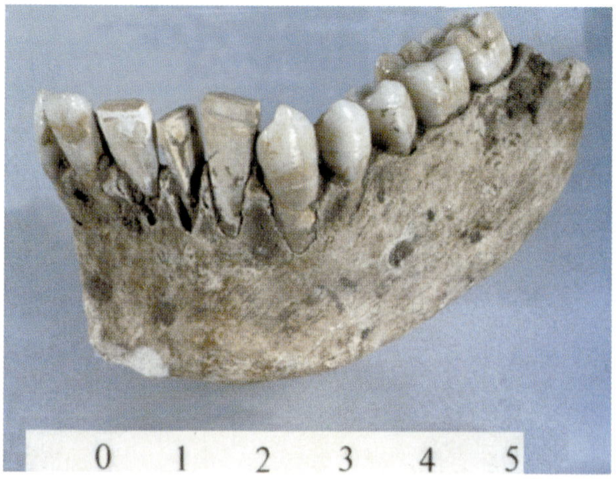

图 6-1　图中下颌骨可以追溯到公元 600 年前后，在美洲中部发现。印加人颌骨内有 3 颗海螺壳雕刻而成的切牙。在这 3 颗种植牙上出现的牙石提示这不是在葬礼仪式中植入的，而是具有功能的、美学修复的固定修复体（引自：the Peabody Museum of Archaeology and Ethnology, Harvard University, 33-19-20/254.0, 95240002.）

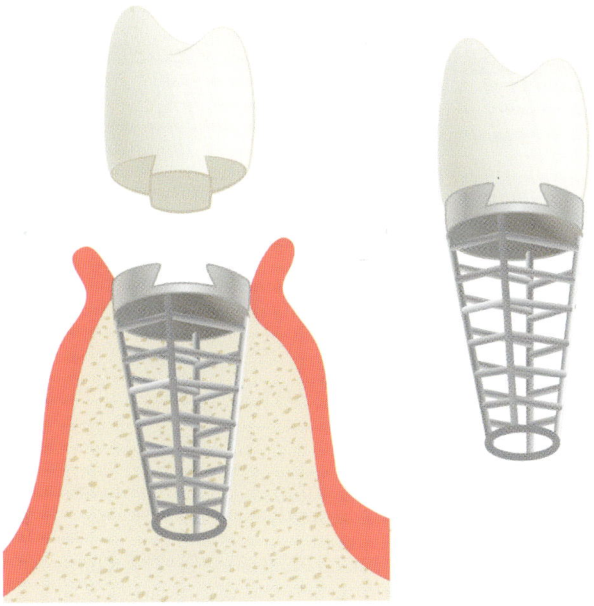

图 6-2 Greenfield （Kansas City, KS）发明了一种两段式植入体，这也是第一种抗旋转基台设计

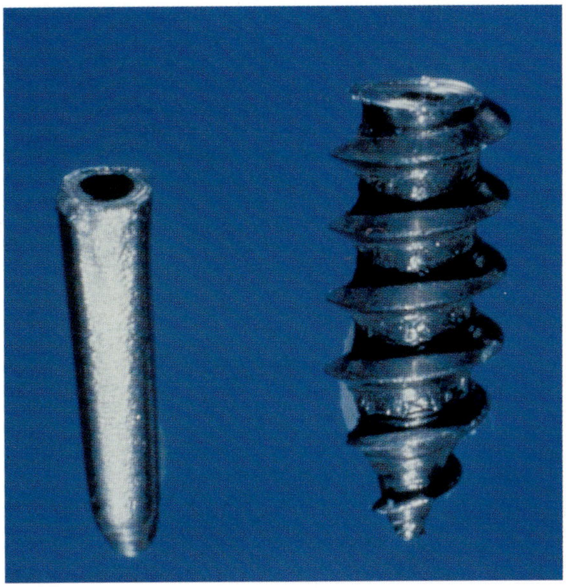

图 6-3 Al Strock（Boston, MA）在 1938 年设计了最早的两段式柱状及两段式带螺纹的种植体

1938 年，Strock（Boston，MA.）将手术用钴铬钼合金引入口腔种植领域。他用一颗根形一体式种植体修复左上颌中切牙[12]，患者使用了 15 年以上。与钛直接接触的种植体－骨界面最初被称为“骨融合”，这最早由 Bothe 及其同事在 1940 年提出[13]。1938 年，Strock 设计了最早的分体式、带螺纹的钛种植体，种植体最初植入时没有穿黏膜的基桩(图 6-3)。基台和单冠在完全愈合后再安装[14]。Strock 将获得的种植体界面描述为一种直接的种植体－骨连接，并称为骨性黏连（ankylosis）。Strock 植入的第一颗潜入式愈合种植体在 40 年后仍在行使功能[15]。

1952 年，Brånemark 开始用大量的实验来研究骨髓愈合的微循环情况。在 20 世纪 60 年代早期这些实验催生了口腔种植体的使用，并在实验犬体内实现了 10 年的种植体结合，且没有对软硬组织产生明显的不良影响。1965 年人们开始利用 Brånemark 的理念在人体进行种植体的临床试验，经过 10 年的随访，试验结果于 1977 年公布[16]。Brånemark 提出用骨结合（osseointegration）(而不是骨融合或骨性黏连）来定义在光学显微放大镜下活体骨组织与种植体表面的直接接触[17]（图 6-4）。骨融合(bonefusing)、骨性黏连(ankylosis)和骨结合（osseointegration）最初是可以互换的，以描述显微镜下的种植体－骨界面。最初并没有涉及种植体－骨的直接接触率，目前已经证实这种接触率差异很大。

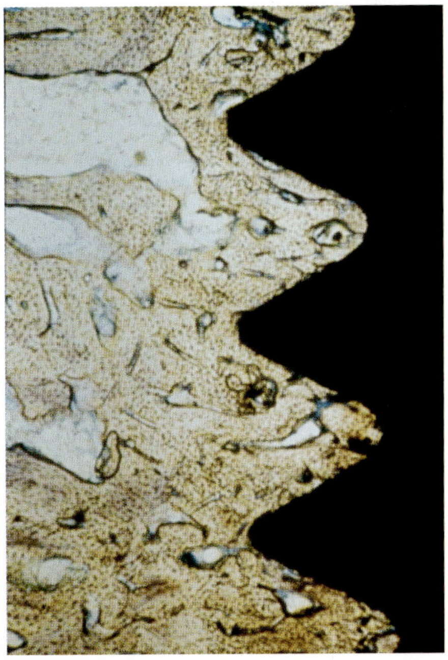

图 6-4 Brånemark 教授提出“骨结合”的概念，描述了光学显微镜下的种植体－骨界面的直接结合

临床上，刚性固定出现于骨界面，但也有报道其存在于纤维组织界面[18]。“刚性固定”是一个临床术语，指种植体在 1～500 g 外力作用下不会出现植入物可察觉的动度。现在，术语“骨结合”已经在口腔种植学领域得到一致认可，不但用于描述微观状态，而且还用于描述刚性固定的临床状态。前缀“osteo”(如 osteoblast，osteotomy）也被专

业人士广泛使用，描述这种状态为骨结合。

Brånemark 所提出的骨结合定义在口腔医学的专业领域获得了更多的认可。Brånemark 实验室发表了很多的临床病例研究，以及手术、骨生理学、软硬组织愈合和修复体应用等研究。1981 年，Adell 等发表了 Brånemark 在全口无牙颌患者中使用种植体的 15 年临床病例系列报道[17]。近 90% 的研究指出，患者口内下颌前部种植体经过 1 年的负荷后，仍能继续使用 5～12 年之久，上颌前部种植体的存留率稍低。在 Brånemark 的早期临床报道中，没有将种植体植入上、下颌后牙区，并且所有报道的修复体都是带有悬臂的固定修复体（图 6-5）。

在口腔修复学中，使用种植体修复牙列缺损或牙列缺失已经成为一个完整的治疗模式[19-21]。1988 年，美国国立卫生研究院（NIH）在关于口腔种植修复的意见中指出，使用种植体的修复步骤不同于传统的口腔修复，并强调继续教育的必要性[22]。在过去的 15 年，口腔种植已经成为一种常规修复缺失牙齿的方法。

许多执业医生只接受了厂家提供的专项种植体系统的使用培训，而没有经过口腔种植学的理论学习和系统培训。越来越多的厂家进入这个领域，并对自己的种植系统组件命名（常常一个系统一个命名），这些名称多到了混乱的程度，目前一些不同的术语或简称都用于描述相似的基本组成部件[23-28]。

更为糟糕的是，在种植治疗团队小组内，逐渐增多的医疗机构常常要求修复医生掌握许多种植系统。而且，由于存在多个种植系统，其组件名称也不统一，所以厂家、口腔医生、工作人员、技工、学生和研究者之间交流存在障碍。口腔种植学已被列入大多数医疗课程体系中，这进一步强调了口腔种植学的术语和组件名称标准化的必要性[29]。

通用修复体组件术语

1992 年，Misch 提出了骨内种植体的标准术语[30]。这些术语是根据种植体植入到修复体的时间顺序排列的。为了规范这些名称，参考了美国境内常用的 5 个种植系统。15 年后，美国种植体市场的巨大进步推动了几乎所有种植体及其构件设计的变化。2000 年，仅美国市场上就出现 1300 种以上不同的种植体设计和 1500 种以上的基台，其材料、外形、尺寸、直径、长度、表面形态和连接体各不相同。显然，一个通用的称谓是必须的。在药理学领域，通过商品名称来描述多样的药物成分是不可能的，但是可以通过药物类别来进行描述。同样，种植体构件仍然能够根据应用类别来归类，执业医生应该能够识别某一类别的组件，了解其适应证和禁忌证。

本书使用了一套标准化术语，最初由 Misch 引入，对骨内种植体进行了命名。这套术语将许多种植系统与口腔图解字典（Illustrated Dictionary of Dentistry）中已有的词条定义以及修复学会（The Academy of Prosthodontics）、美国种植学会（American Academy of Implant Dentistry）和国际种植专科医师协会（International Congress of Oral Implantologist）所用术语相结合。

通用种植体术语

根形种植体是骨内种植体的一类，这类种植体与天然牙牙根类似，围绕着一段垂直的圆柱形骨块。尽管曾经使用过许多名称，但在 1988 年美国国立卫生研究院对口腔种植体做出一致性表述后，美国种植学会确定其术语为“根形”（root form）。

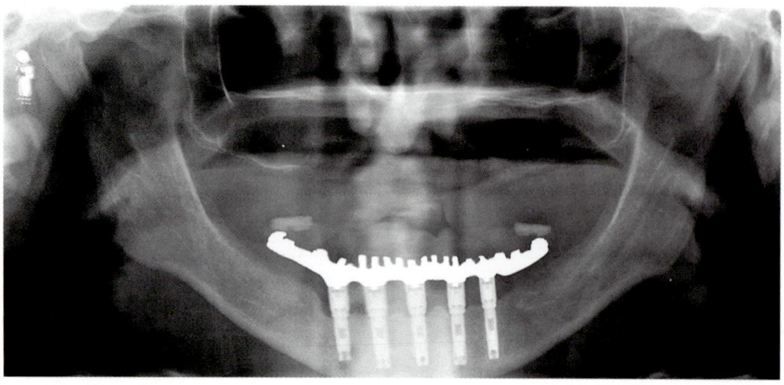

图 6-5 Brånemark 教授的治疗方法是使用前牙区 4~6 颗种植体来支持悬臂梁设计的固定修复义齿

最常见的根形种植体包含独立的种植体体部和基台，这样的设计允许在骨愈合期间，仅仅只有种植体体部保留在骨组织内（图 6-6）。需要第二次手术安装种植体基台。这种设计和外科思路是为了获得种植体与牙槽骨之间的刚性固定，这与显微镜下的种植体 - 骨界面的直接接触相对应，能有效防止纤维组织在修复治疗前长入种植体部的重要部位内。

多年来，两段式种植系统已经形成了 3 种不同的外科方法：一期手术、二期手术和即刻修复（负荷）（图 6-7）。二期手术方法是将种植体植入软组织下方骨质内，骨愈合期间，软组织完全封闭。二期手术时，将软组织翻起，安装一个穿黏膜装置或愈合基台。在一期手术方法中，种植体体部和软组织上的穿龈基台是在骨愈合前同时植入的。随后用种植体基台替换这种穿龈部件而不需要第二次的软组织手术。即刻修复是将种植体体部和基台在最初的手术中安装好，之后在 2 周内复诊时将修复体（通常为过渡义齿）安装到在基台上（牙列缺损患者不形成咬合接触）

也可以选择特别为一期手术方法设计的种植体体部。譬如，穿龈部件可由厂家事先安装在种植体体部上，从而有利于一期手术方法的进行。种植体体部也可含有一个修复基台，这种基台可以是体部的一部分，就如同一段式种植体在一期手术中植入并修复。后者是最初提出的原始概念。

目前的种植体主要有 3 种体部设计类型：圆柱形、螺纹形和两者的联合型[30]（图 6-8），圆柱形种植体依靠体部涂层或表面处理以获得与骨组织的微观固位。多数情况下，表面覆盖一层粗糙的材料（像羟基磷灰石、钛等离子喷涂）或者一种较大的固位结构（如烧结固位球）。圆柱形种植体常常通过挤压或敲击进入预备种植窝洞内。它们的体部可以是平行圆壁或锥形外壁设计。螺纹形种植体可以旋入预备直径稍小的种植窝洞内，利用螺纹的宏观固位设计达到最初的骨性固位。这些种植体体部可以是机械加工、表面粗化或者表面涂层。种植体的螺纹有 3 种基本设计：V 形螺纹、锯齿螺纹（或者倒锯齿螺纹）和方形螺纹[36]。螺纹形种植体主要是平行圆柱或锥形圆柱设计。宏观和微观的螺纹特征、不同的螺距、深度和角度，以及自攻设计，在这个分类下可以组合为多种种植体的设计。源自这样的表面形态，螺纹形种植体与骨可能在微观上会存在直接连接。联合型种植体具有圆柱形和螺纹形根形种植体的宏观特征。联合型种植体也可利用不同的表面处理（机械加工、粗化和涂覆）而获得的宏观骨性固位[37-45]。通常，联合型种植体外科就位方法设计为挤压式就位（同圆柱形根形种植体），其种植体宏观上能承载咬合负荷（因为其体部有许多突出或孔洞）。种植体也可通过植入方式、骨愈合、手术需要、表面特征和界面特征来描述[28, 46]。

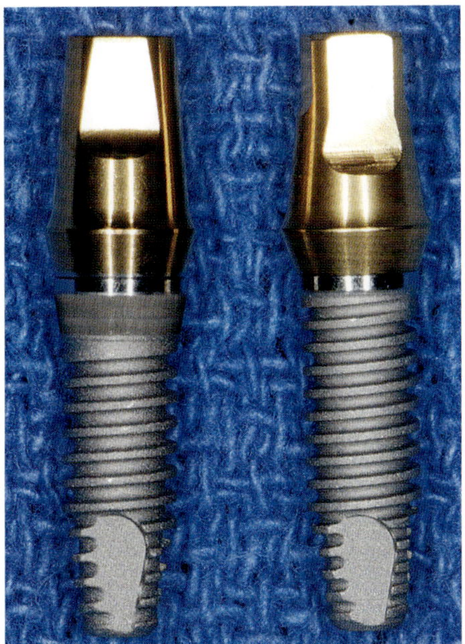

图 6-6　种植体体部（灰色）通常与种植体基台（金色）是分离的。它们最常见的是通过基台螺丝相连接（左，内六角 BioHorizons 种植体；右，外六角 BioHorizons 种植体）

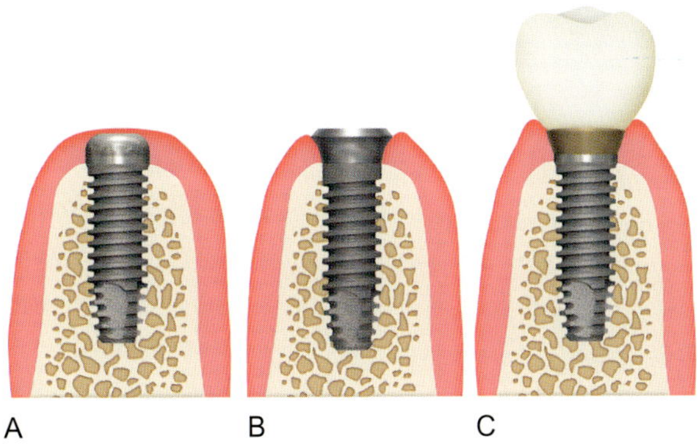

图 6-7　两段式种植系统有 3 种不同的手术方法。A. 二期手术（潜入式愈合，二期显露手术）；B. 一期手术（种植体穿黏膜愈合，不需要二期显露手术）；C. 即刻修复（修复体在种植体植入时戴入口内）

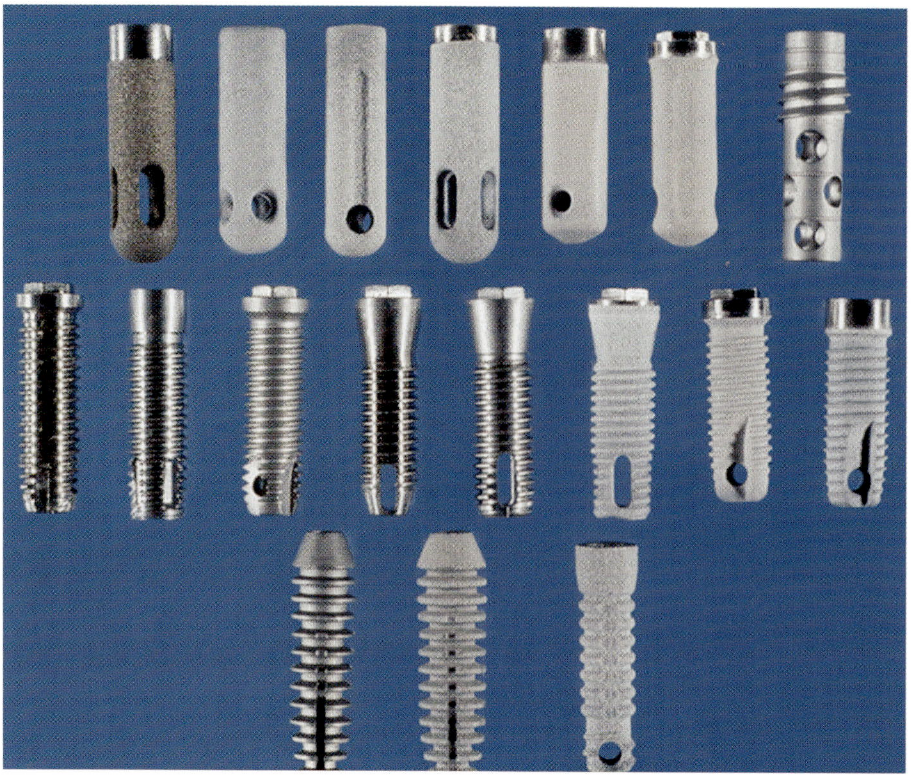

图 6-8 种植体体部一般有 3 种不同种类：圆柱形种植体（最上一行 1~6）、螺纹种植体（中间一行）、两种形态结合种植体（最底下一行），后者通常是按压就位，其体部宏观设计与螺纹种植体相似（感谢 Charles English 提供图片）

种植体

种植体可以分为嵴顶部（颈部结构）、体部和根尖部（图 6-9）。种植体的每个部分都有相应的特征，这有利于种植外科和修复操作。

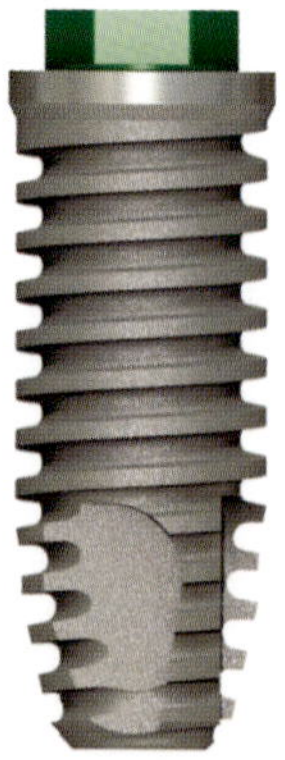

图 6-9 种植体体部是口腔种植体的一部分，其植入骨内并与修复部件相结合。种植体体部可分为嵴顶部、体部和根尖部

种植体体部

种植体体部设计要利于外科植入，或承受种植体 - 骨界面的修复负荷。多年前，种植体体部是主要的设计部位，圆柱形的种植体允许用圆柱形的外科钻预备骨面。外壁光滑的柱形或复合种植体允许压入或敲入种植窝洞内，就如同一颗钉子钉入木头中。圆锥形种植体为了利于种植体的植入，要对窝洞的上部进行修整。

即使在器械较难进入的区域，圆柱或挤压就位型的种植体设计也有利于种植体的植入。种植体的覆盖螺丝也可在种植体植入前安装到种植体上。例如，对于上颌后牙区很松软的 D4 型骨质，医生必须将螺纹形种植体旋入骨内。非常松软的骨质有可能在螺纹形种植体植入过程中发生折裂。这就会导致种植体初期稳定性不够，种植体不牢固。圆锥形种植体可以通过手压入松软骨质中，更易达到初期固定。对于挤压就位的圆柱形种植体来说，种植体植入的转速和松软骨质时根尖受力的关系不大。圆柱形系统对于单颗缺牙的种植也存在一些优势，尤其当邻牙的临床冠较高的时候。在这些情况下，螺纹形种植体的植入需要螺纹扩张器，也需要额外的工具安装种植体的覆盖螺丝。对于致密骨质，圆柱形种植系统的植入也较容易、更快速，这是因为不需要进行骨攻丝操作。

大多数圆柱形种植体本身就是侧壁光滑的子弹

状结构，这就需要利用具有生物活性的或者能增加表面积的外部涂层以增加骨内固位力。当这些材料用于种植体后，与骨接触的表面积增加 30% 以上。种种植体 - 骨接触的功能表面积越多，修复体的支持就越好。

文献报道最多的是体部为实心螺纹的种植体。实心螺纹设计是指种植体的圆形横断面没有孔和洞。许多厂商都提供这种设计（如 Nobel Biocare，Biomet，Zimmer，ITI，BioHorizons，LifeCore，Bio-Lok）。螺纹的外形设计有 V 形、锯齿形、倒锯齿形或者方形。V 形螺纹设计在临床上使用时间最长。最常见螺纹的外直径为 3.75 mm，螺纹深度为 0.38 mm，螺距为 0.6 mm。尽管长度在 5~56 mm 都是可行的，但是种植体体部的长度通常在 7~16 mm。每种体部设计都有多种直径（窄、标准、宽）以适应口内不同部位的机械、美学和解剖结构的需求。

实心螺纹形种植体允许医生在致密的骨皮质和健康的骨松质上预备种植窝洞和植入种植体，但是外科手术方法需要调整以适应不同的骨密度。比如，最坚硬的骨质需要进行攻丝。当实心螺纹形种植体植入不理想时，可以在术中取出。同样，当种植体角度不合理或嵴顶骨外形不适合后期修复时，这种设计也方便二期手术时取出种植体。实心螺纹种植体可以是机械加工的光滑表面，也可以将其表面进行粗化处理以增加功能表面积，或者利用其表面涂覆层（如骨黏结因子或骨生长因子）的生物化学特性来增加骨结合率。

与圆柱形种植体相比，螺纹形种植体设计主要用来增加种种植体 - 骨接触面积，降低咬合负荷下的界面应力。螺纹形种植体比圆柱形种植体的功能表面积增加了至少 30%，甚至能超过 500%，这与螺纹的外形结构有关 [36]。增加种植体功能表面积能够降低种植体 - 骨界面的应力。螺纹形种植体体部设计也增大了种植体植入初期的机械固位力，当种植体长度不足 10 cm 或者位于松软骨质时，这点尤为重要。

嵴顶部

种植体的嵴顶部是指一段式或两段式种植系统中用来固位修复体的部分。它也是种植体体部向牙槽嵴顶穿出的过渡区。基台连接区域通常具有一个平台，基台可以安装在其上，这个平台可以提供对轴向咬合力的对抗力。平台上含有抗旋转结构，在外面的如外的六角结构，或者向种植体体内延伸的结构，如内六角结构、内八角结构、莫氏锥度或锥度螺丝，内部凹槽或凸轮管，以及针槽。种植体体部有一种设计能够在咬合负荷时向周围骨质传导应力 / 应变（如螺纹结构或大固位球），然而嵴顶部分常常设计来减少细菌的入侵（如果发生嵴顶骨吸收，光滑的嵴顶可以阻止牙菌斑附着）。不同种植系统的这个光滑区域的尺寸不同（0.5~5 mm）。如果嵴顶部分为高度抛光的金属，这个部分常被称为颈环。

外部或内部的抗旋转结构（平面 - 平面对接）高精度配备性对于种植体体部与基台连接的稳定性至关重要 [47−49]。种植体上部修复结构与嵴顶部件是通过平面或斜面对接的滑配或摩擦就位。所有的修复连接部分旨在为两个衔接部件提供最小误差的精确匹配。

种植体根尖部

种植体根尖部多呈锥形，更利于种植体初期植入到位点上。种植体的另一个抗旋转结构也可以包括侧平面、沿着种植体体部根尖区的凹槽或根尖区的孔洞。当骨生长入这个平面、凹槽区域或者孔内，在旋转力的作用下，周边骨质被压实。比如，当基台螺丝拧入嵴顶部分以固定基台时，会产生一个大小为 30 N 的旋转力作用在整个种植系统上。这种旋转力将对骨质产生一种剪切力，而骨骼对剪切力的抵抗是最弱的。因此，它会沿着种植体体部破坏种植体 - 骨界面，导致种植体植入后的稳定性差。抵抗旋转力的种植体尖端平面或顶孔的设计，导致压应力沿种植体长轴向下传导。

种植体的尖端是平的而不能是尖的。这能让整个种植体都具有这些设计结构，从而获得最大的应变分布。此外，如果种植体尖端处的骨皮质板发生穿孔，颌骨在任何一种运动下（如下颌的边缘运动），尖锐的结构、V 形尖端结构会激惹或引起软组织炎症。

种植流程

种植手术：一期手术

当植入两段式种植体时（一期手术），一期手术使用的覆盖螺丝置于种植体嵴顶部防止骨、软组织或食物残渣在愈合期进入基台连接区（图 6-10 ~图 6-12）。

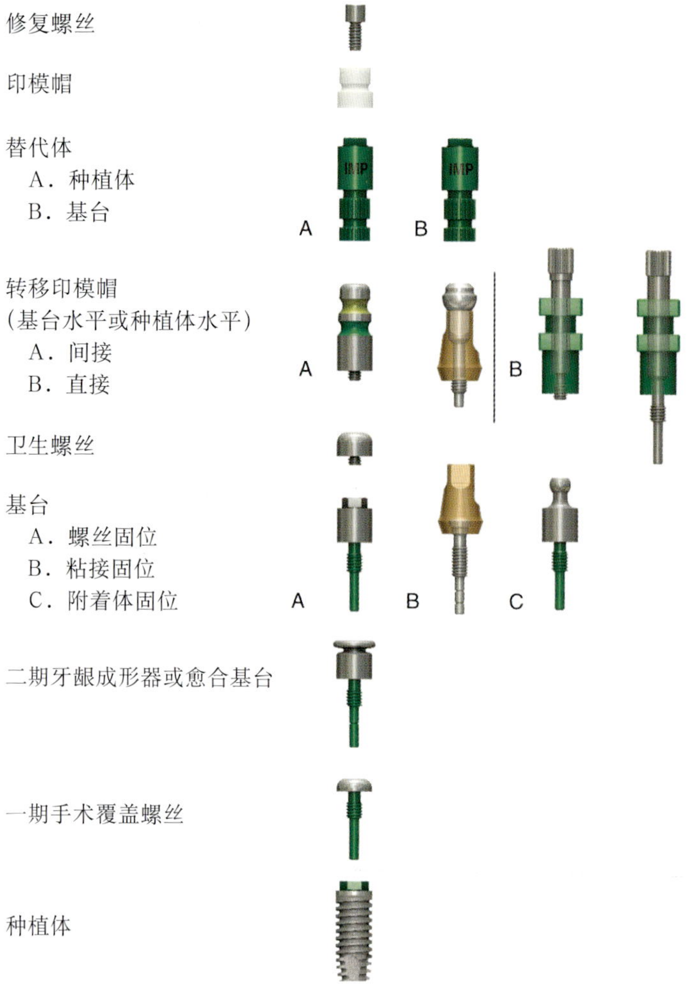

图 6-10　每家公司的种植体部件通常都有不同的名称，但是仍有通用术语可适用于这些产品。这种通用术语促进了相关医生与技师之间的交流，他们必须熟悉多种种植系统。这些专用名词按照使用顺序自上而下依次排列

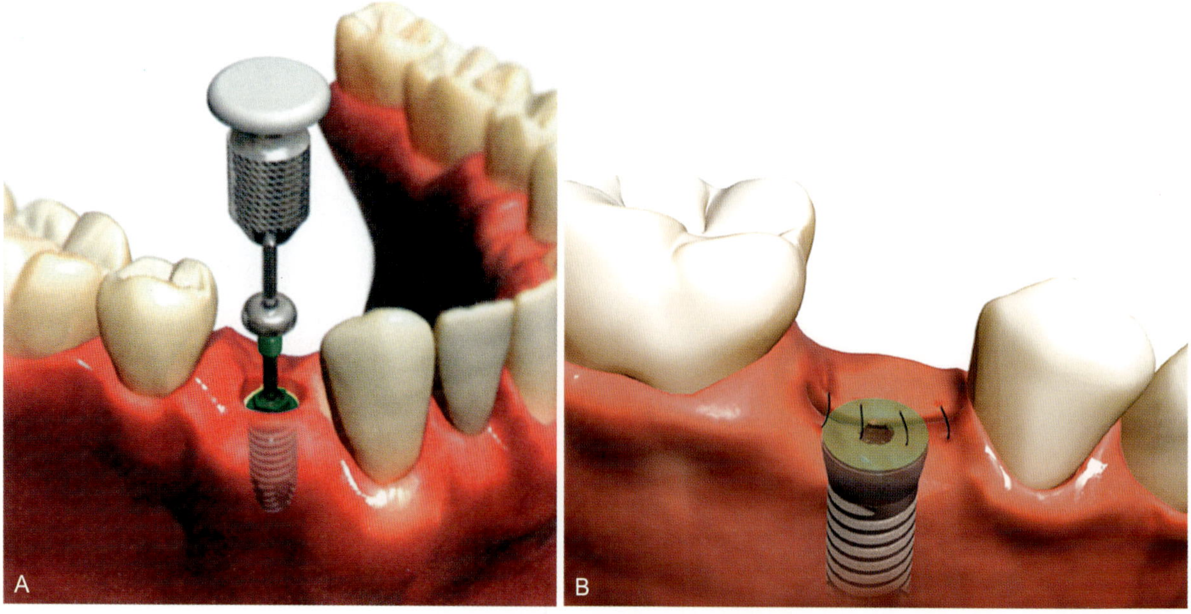

图 6-11　A. 一期手术时，在软组织初次缝合前将一期卫生螺丝置入种植体体部；B. 在种植体骨结合过程中，软组织覆盖了一期卫生螺丝

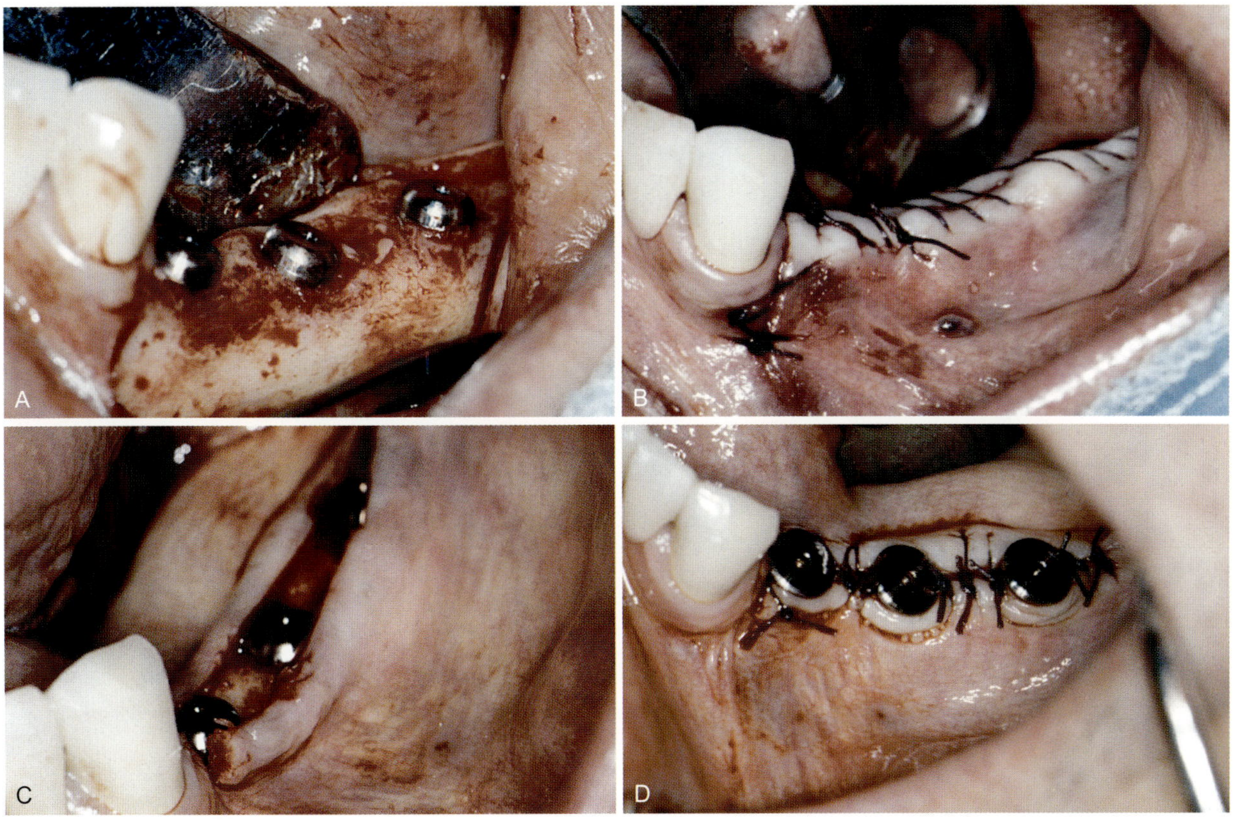

图 6-12　A. 下颌后牙区一期卫生螺丝固定在 3 颗种植体上；B. 一期种植手术时软组织的初期愈合能够降低术后感染的风险以及种植体的移动；C. 初期骨结合后二期手术暴露种植体；D. 牙龈成型器置入种植体体部并缝合

种植手术：二期手术

经过充分的愈合后，种植体骨界面得以形成，此时可以进行二期手术暴露种植体，安装一种穿龈部件（图 6-13）[35]。这种部件称为牙龈成型器，这是由于它将种植体延长到软组织上，形成种植体周围的黏膜封闭。该种植体组件也被称为愈合基台，这是由于二期手术显露种植体时常常使用这种装置以促进最初的软组织愈合。牙龈成型器具有多种高度以适应软组织厚度的变化。它可以是直的、喇叭口形或是牙解剖外形，这有助于软组织形成最初的外形轮廓。

在一期手术中，外科医生可以在种植体植入时安装牙龈成型器，或者选择具有高颈环设计的种植体，这样的种植体顶端能够穿过牙龈（图 6-14）。用这种方法可以避免二期手术，在骨结合的同时软组织也能愈合（图 6-15）。

在即刻修复案例中，在初次手术时就可以将基台置入，同时安装修复体（图 6-16）。因此，可以不使用牙龈成型器了。

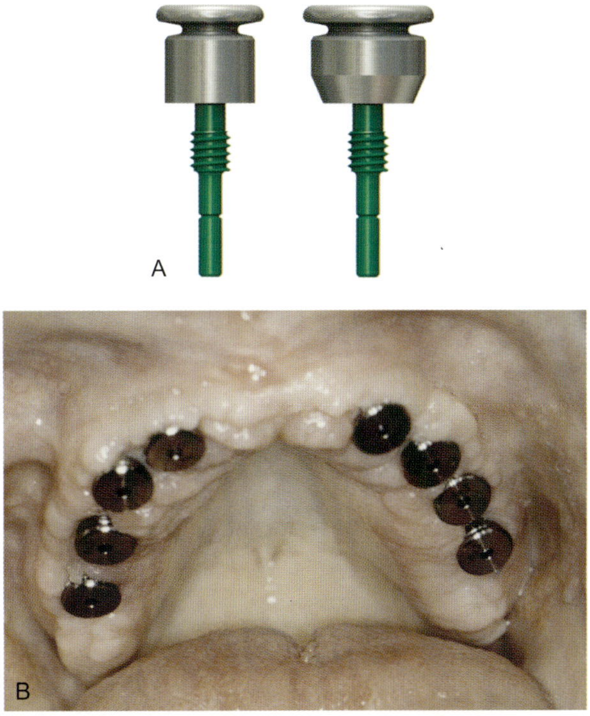

图 6-13　牙龈成型器（PME）装在种植体体部上，允许软组织在将来的种植体基台周围愈合并成形。PME 可以和体部的嵴顶部件一样大小（左）或者稍微大一些（右），有助于形成种植冠的软组织穿龈轮廓

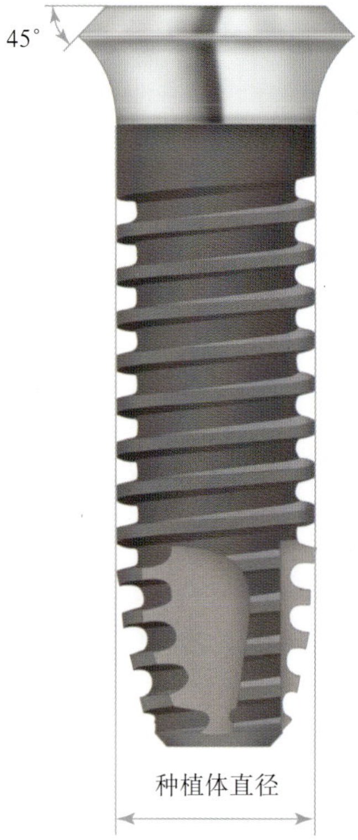

图 6-14 软组织水平种植体体部设计有扩大的嵴顶部件，能在初次手术时撑开软组织。这种设计不需要再使用单独的牙龈成型器（BioHorizons Dental Implants, Birmingham, AL.）

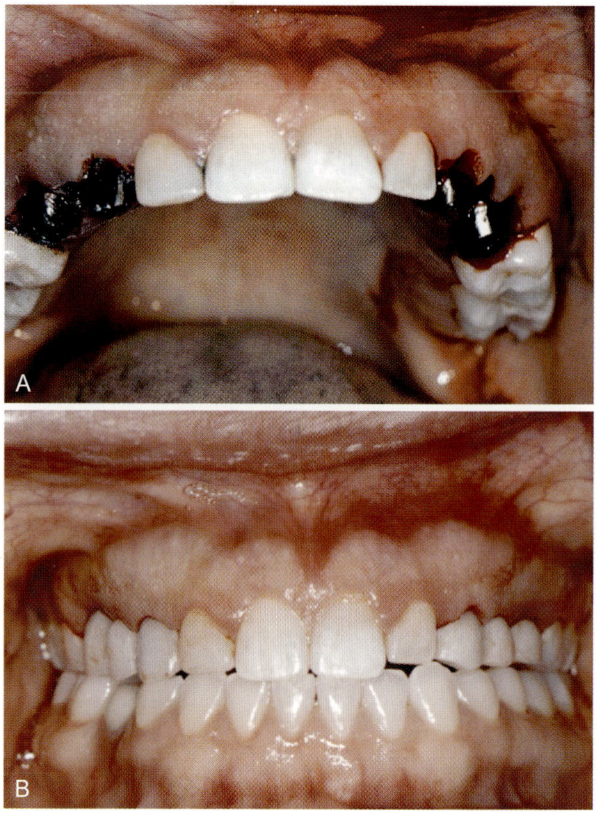

图 6-16 A. 初期手术中将修复体基台置入种植体体部；B. 在初期手术时将过渡修复体（在部分牙列缺损的患者中通常使之无咬合关系）粘接到基台上

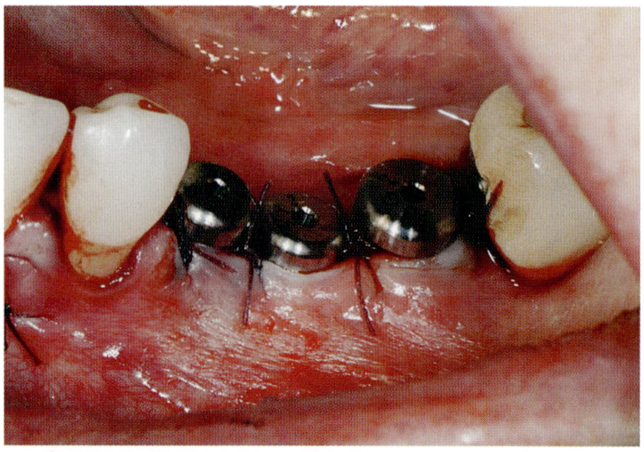

图 6-15 软组织水平种植体设计多用在一期种植手术，这样骨组织与种植体周围软组织同期愈合

修复组件

基台是种植系统中用来支持或固定修复体或种植体上部结构的部分[35]。上部结构是指安装到单个或数个种植体基台上的一种金属支架，其为可摘修复体提供固位[1]（如一种铸造杆利用附着体固位覆盖义齿），或者成为固定修复体的支架。目前，可供选择的基台设计及材料有许多种。口腔种植学的快速发展，口腔美学区域的需求，以及众多生产商的创造，今天出现了大量的各种类型的种植体基台。

根据修复体或上部结构固位到基台上的方法，可以将种植体基台主要分为 3 种：①利用螺丝固定修复体或上部结构的基台（图 6-17A）；②使用牙科粘接剂固定修复体或上部结构的基台（图 6-17B）；③使用附着体装置固定可摘义齿的基台（如一种 O 形附着体）（图 6-17C）。粘接、螺丝固位以及附着固位的基台都可以通过螺丝固定到种植体体部，但这方面不能划定在通用术语中。

3 种类型基台中的每一种都可以进一步分为直基台和角度基台，其体现了体部和基台间的轴向关系。螺丝固位基台使用卫生螺丝封闭，以防止修复体制作到戴牙复诊期间杂物和牙结石侵入基台内的螺纹部位。

对于粘接固位基台，医生可以选择一段式或两段式基台、UCLA 基台（可铸造塑料，机械加工或可铸造塑料，可铸造金套筒）、两段式美学基台、两段式解剖基台、两段式带肩台基台、预成角度基台（多种角度）、瓷基台、氧化锆基台或计算机辅

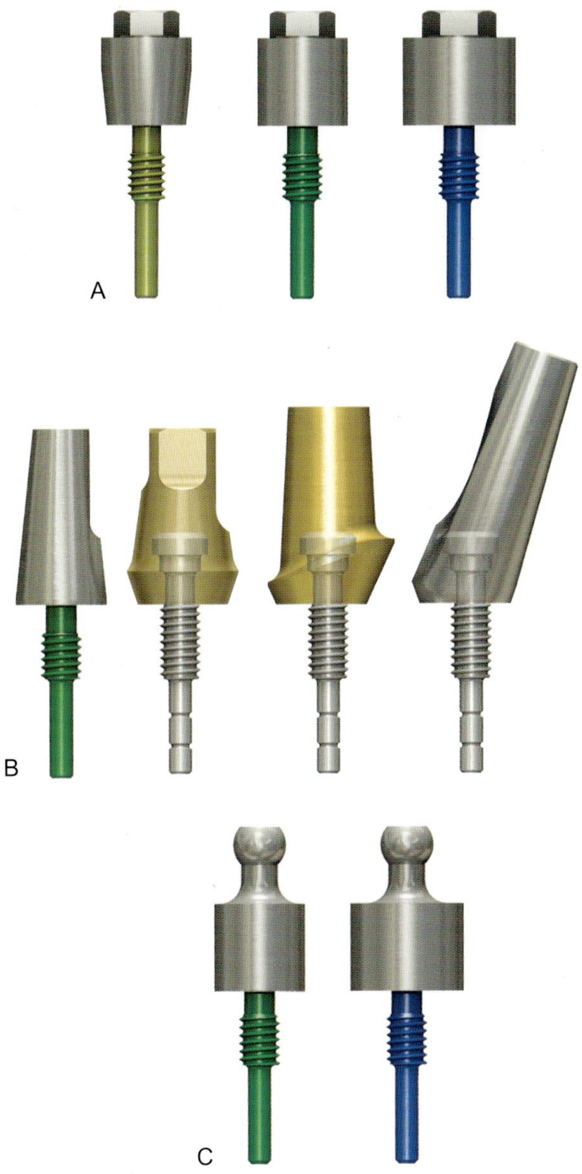

图 6-17 A. 螺丝固位的基台用于固位杆式结构或固定修复体；B. 粘接固位基台可以是一段式（最左边）或两段式，后者是通过一独立的基台螺丝固定；C. 附着体基台用于种植体支持式局部可摘义齿。这些基台可用于全口义齿或局部可摘义齿

助设计的个性化基台（图 6-18）。螺丝固定基台中也出现了具有不同外形和高度的一段或两段式覆盖义齿基台。

许多厂商把修复体划分为 3 类，凡使用水门汀固定修复体的叫做“固定式”，使用螺丝固定修复体的叫做“半固定／半活动式”，患者可以自行取下的修复体叫做“可摘式”。这一概念似乎暗示着，只有螺丝固位的修复体是可以取出的，但这并非精确定义。因为水门汀固定的修复体也可以被牙医取下来(特别是使用临时粘接水门汀的时候)。在本章节中，按照传统的方法分为固定修复体和可摘修复体。

修复体的制作

直接修复

种植体基台如同天然基牙一样修复。基台（通常是预成基台）置入至种植体体部（通常是螺丝固位而不是像根管治疗后牙齿的桩那样粘接固位）。当基台在口内安装后，制取基台印模，灌注好石膏模型后，修整基台的个别代型，按照缺失的牙齿形态制作修复体。这种修复方法称为直接修复（图 6-19，图 6-20）。

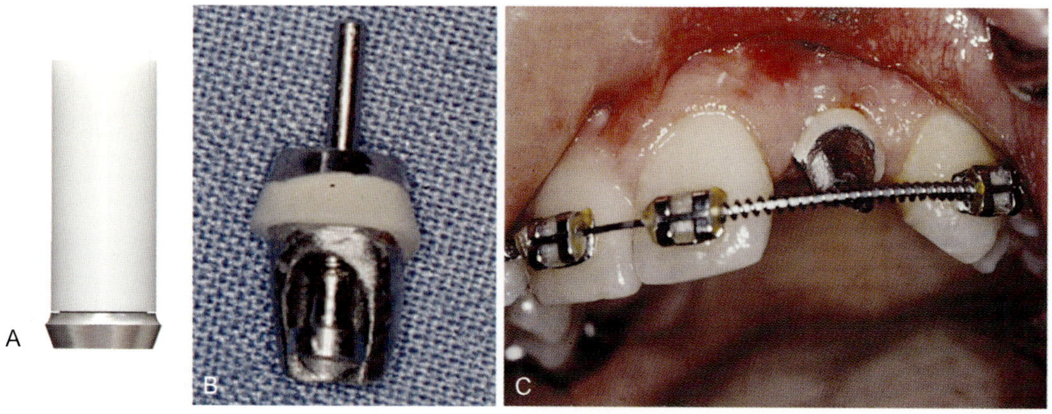

图 6-18 A. 制作个性化基台来满足特殊角度或美观要求。B. 在个性化基台上，瓷层可以堆在冠边缘与基台 - 种植体接缝之间。这种技术使得冠边缘处于骨质之上，而龈下区域具有粉色或牙色瓷层。而且，个性化制作的外形有助于提高软组织美观。C. 个性化基台带有龈瓷，种植体体部以上形成理想的软组织外形轮廓。如果未来软组织收缩，牙冠会显得较长，但是基台的钛金属色不会被看见

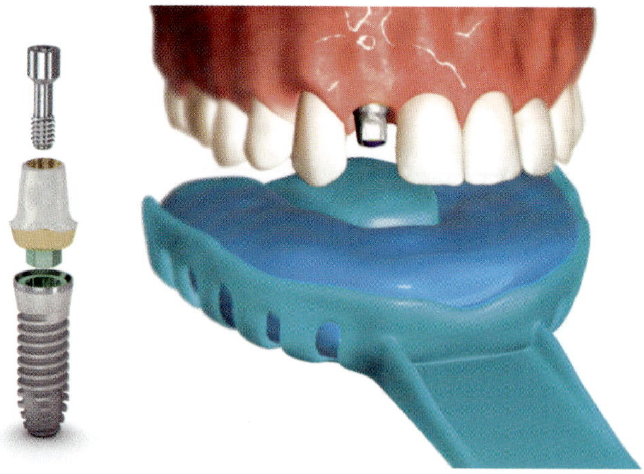

图 6-19 直接修复方式是将最终基台置入种植体体部，并做预备，按照天然牙修复类似的方式用闭口印模技术取终印模

直接修复的优点有：①被修复医生所熟悉；②不需要技工间提供替代体；③由于不要求替代体的制作精度，也不需要使用转移帽，制作联冠更简便（图 6-21）；④不使用基台替代体降低了加工费用，从而使整体费用下降。

直接修复的有以下几方面缺点：①这些基台预备都是在口内完成；②美学区需要排龈或需要额外增加基台高度以利于修复体的固位；③由于安装了基台，在种植体体部愈合期间常需要制作不同的过渡义齿。

间接修复

有两种基本种植间接修复技术被用来制作工作印模，每种方法都使用了基于不同转移方法的转移帽。为了制作种植修复体，必须利用印模将种植体体部和基台位置与设计转移至工作模型。传统修复体使用转移帽在印模中定位代型[35]。大多数厂商使用转移帽来描述这个在终印模中用于种植体体部内的部件。因此，转移帽被用于定位替代体在印模或模型内的位置，可分为种植体转移帽或基台转移帽（图 6-22）。

用于间接转移帽的印模材料要有弹性。用螺丝将间接转移帽连接于基台或种植体体部以保持位置，制取传统闭口式印模后，将间接转移帽从口内取出，连接种植体替代体后，插入闭合式印模内。因此，转移帽是“间接”的。间接转移帽通常有倒凹，且具有轻微锥度，以利于从印模中脱出。间接转移帽其侧边平坦，倒凹光滑以利于口内取出后再就位于有弹性的印模材料内（图 6-23～图 6-25）。

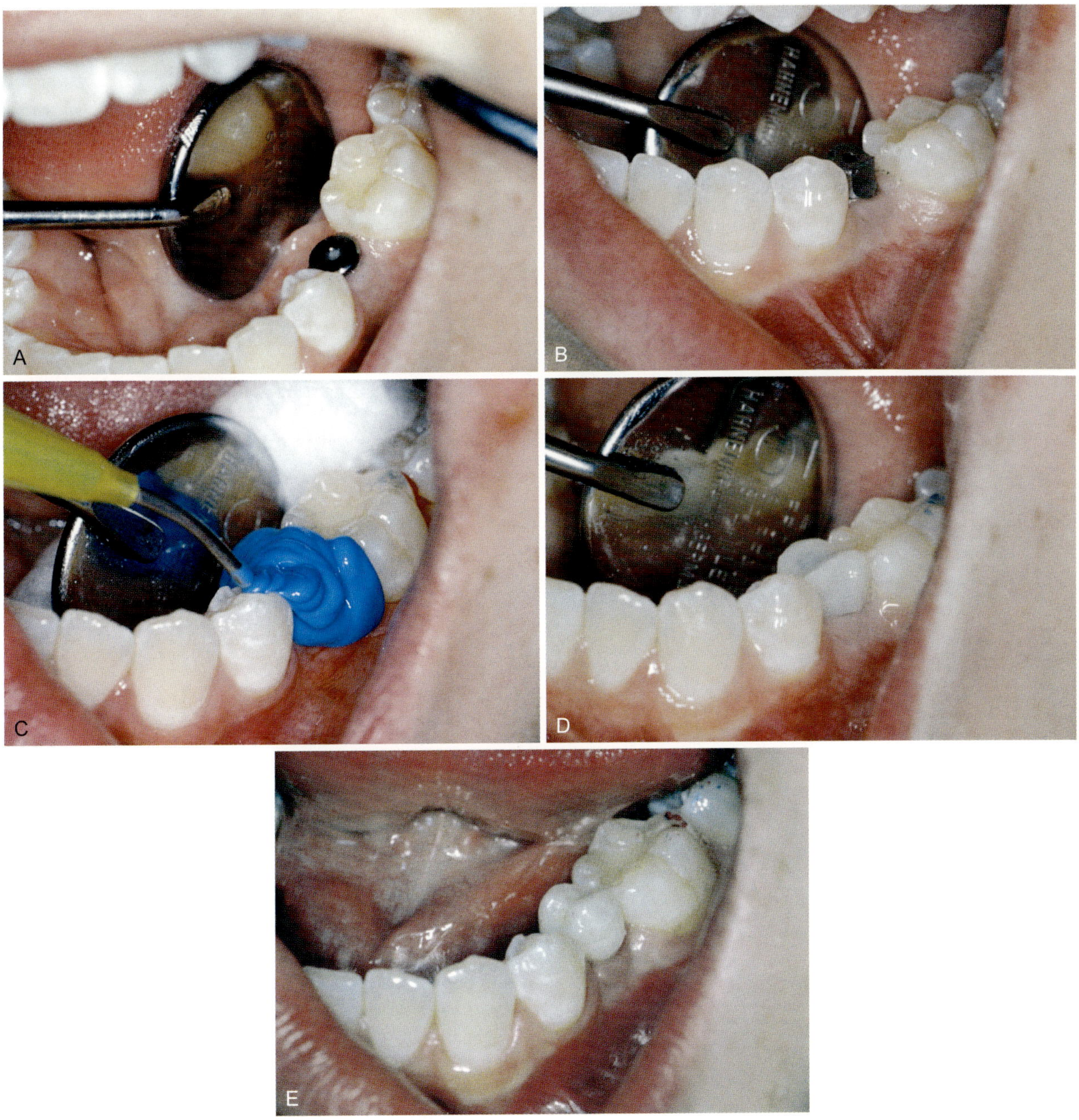

图 6-20　A. 修复（缺失的）下颌第二前磨牙的种植体愈合基台；B. 已装入种植体，并为最终冠修复预备后的粘接固位基台；C. 制取带有基台及其他天然牙的终印模；D. 制作过渡修复体；E. 最终修复体粘接就位后

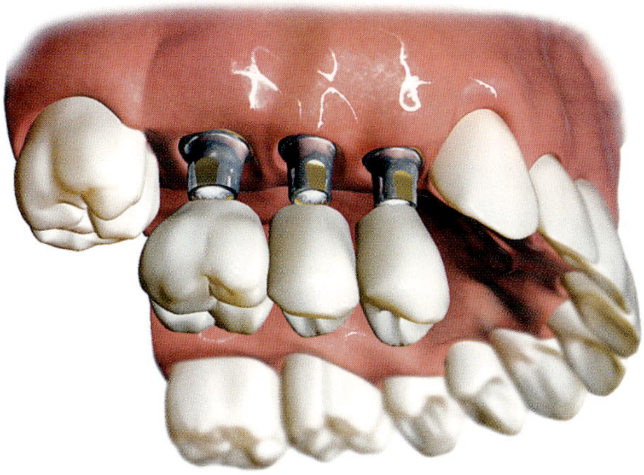

图 6-21　当最终修复体是种植体联冠时，运用直接修复方式优势明显

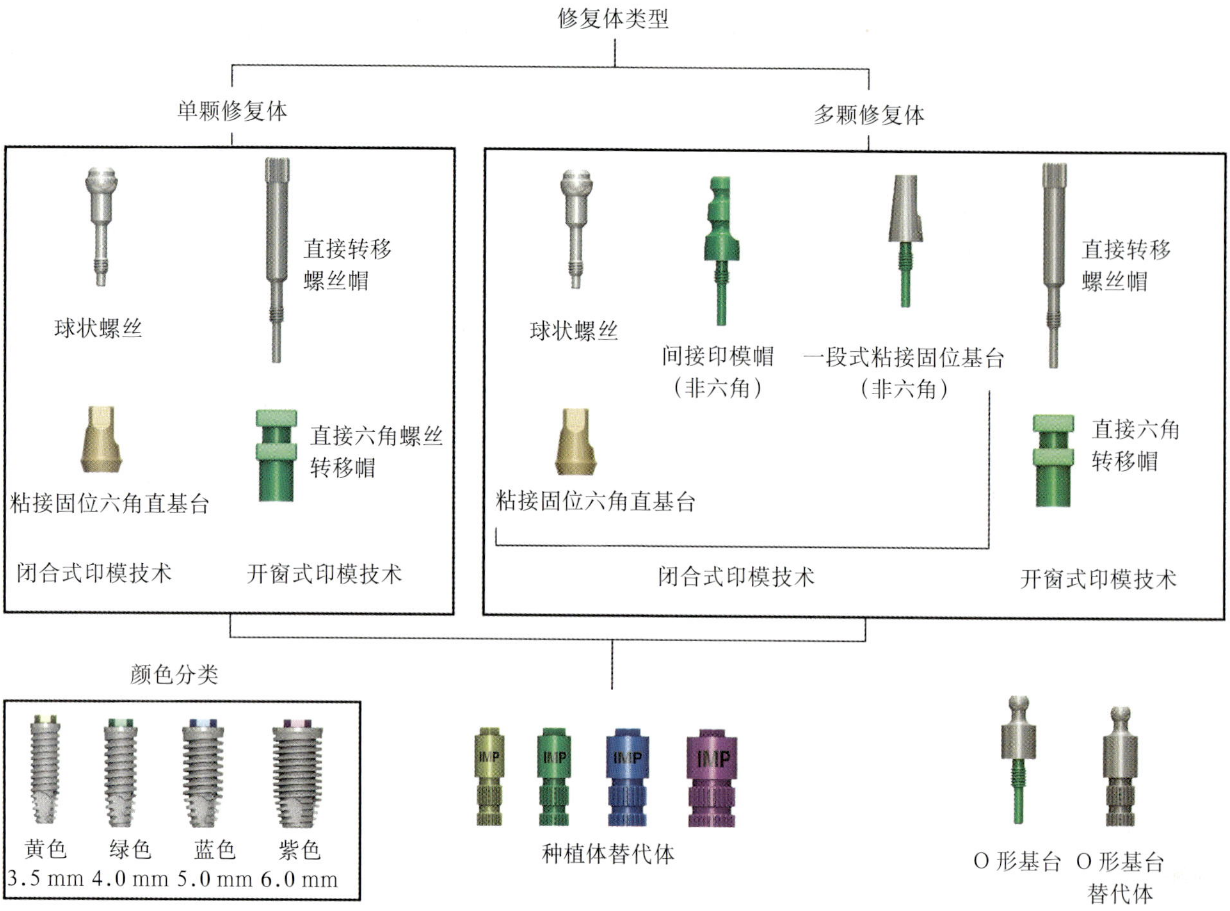

图 6-22　间接转移帽（最左边和中间）利用螺丝固位接入种植体体部或基台内，闭合式取模。印模口内取出后，转移帽连接替代体，在印模中就位。直接印模转移帽（最右边）使用开窗式托盘制取印模。直接转移帽的螺丝必须在印模从口内取出前拧下来

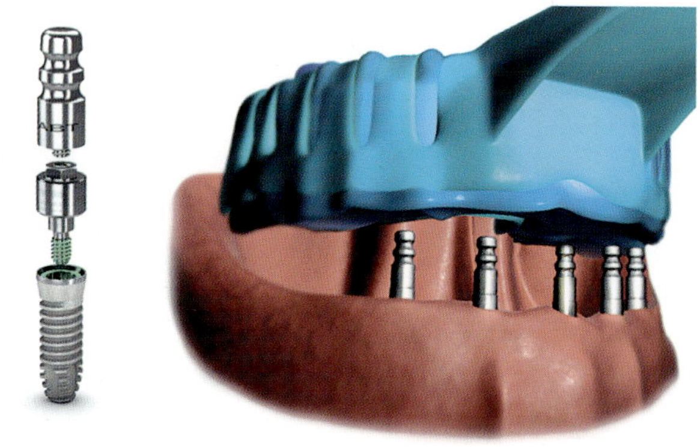

图 6-23　间接印模转移帽（左）通常设计有倒凹，用于将其替代体再次置入印模时能够确保其位于正确的位置上。它可以用螺丝（如图）置入基台或者种植体体部。制取转移帽印模采用闭合式取模方法

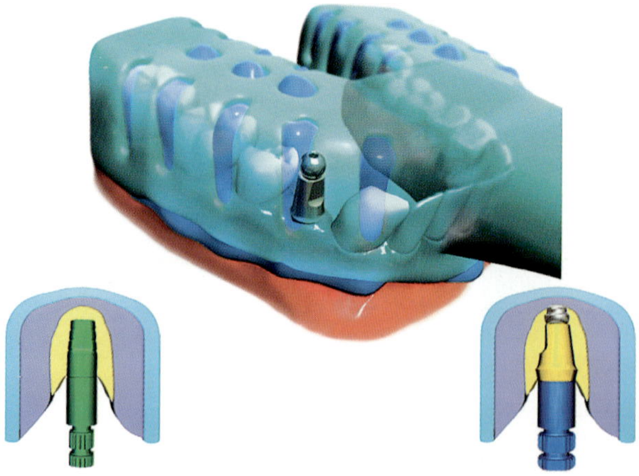

图 6-24　闭合式印模（上图）用于制取带有终末基台和一个长的顶部球状固定螺丝的间接修复。这样能够将种植体嵴顶部的抗旋转六角结构进行转移。当印模从口内取出后，将转移帽取出并连接到替代体上，在灌注石膏模型前再次就位于印模中。一段式间接转移帽不具有抗旋转嵴顶部件，不能将这个部件转移到种植体替代体上

直接转移帽通常由两部分组成，包括一个中空的转移帽（方形居多），利用一个长的中央螺丝固定到基台或种植体体部。开窗印模托盘使用较长的中央螺丝固定直接转移帽。印模材料结固后，直接转移帽螺丝被拧下，使得印模可以从口内取出。这样转移帽可以保留在印模中。因此，这种转移方法称之为“直接转移”。直接转移帽利用印模材料的刚性优势，消除了长期形变的误差，因为它一直保留在印模中直至灌制工作模型，然后分离（图 6-26）。同间接转移技术相比，在模型制作过程中直接转移帽旋转或移动的可能性更小（框图 6-1）。

框图 6-1

间接转移帽

- 从种植体体部移出，然后再置入印模材料中（间接转移帽）
- 通常有平面和倒凹区，使之能够从口腔内移出后再次（准确）定位到印模中

直接转移帽

- 由两部分组成
  - 中空的转移组件
  - 长的中央螺丝
- 很少出现就位困难或在模型制作过程中移位
- 方形帽保留在印模内（直接转移帽）

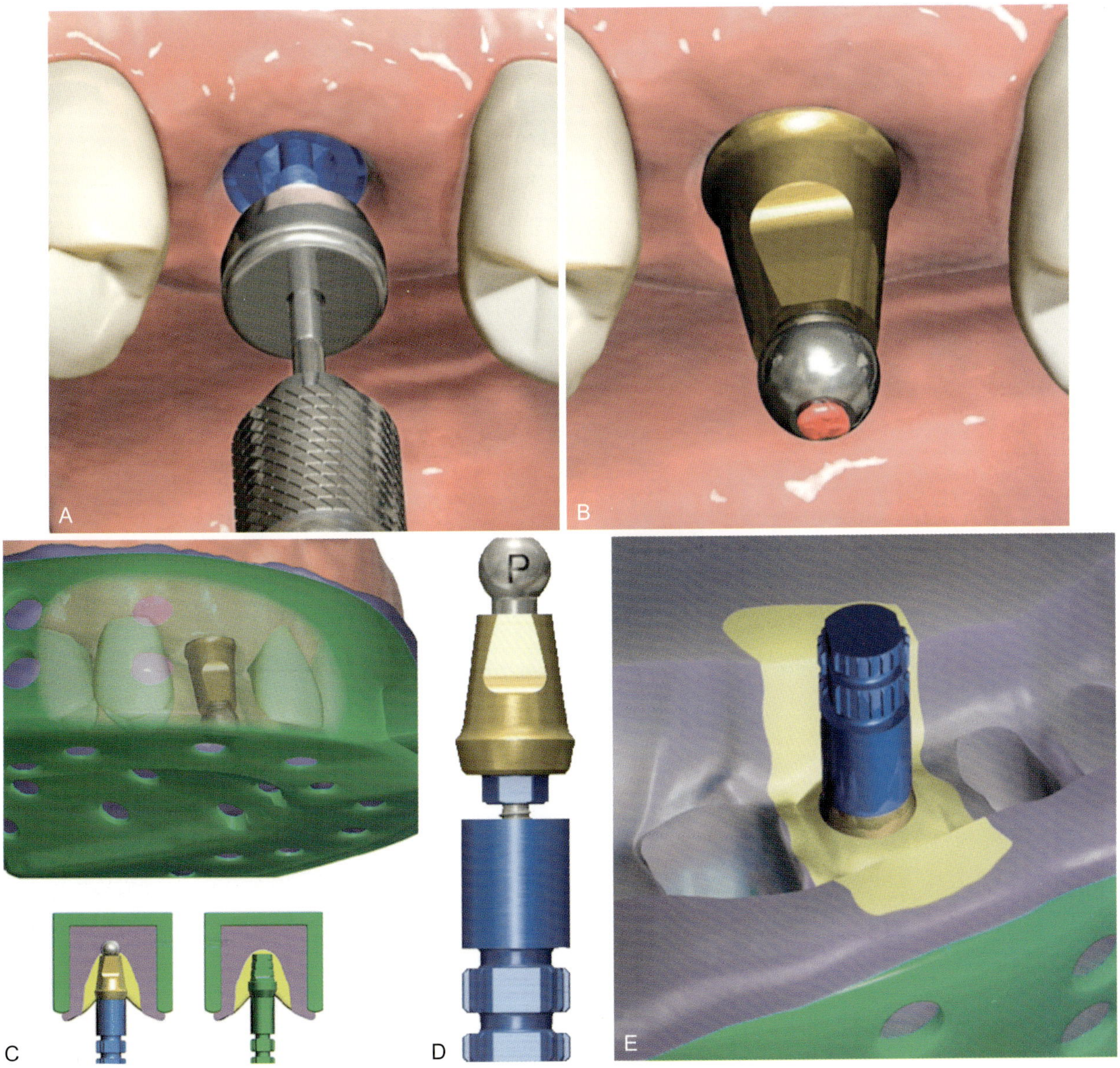

图 6-25　A. 软组织愈合后，去除牙龈成型器；B. 安装间接印模转移帽；C. 进行闭合式印模；D. 从口内取出印模帽，连接替代体；E. 将间接印模帽 - 替代体复合体插入印模

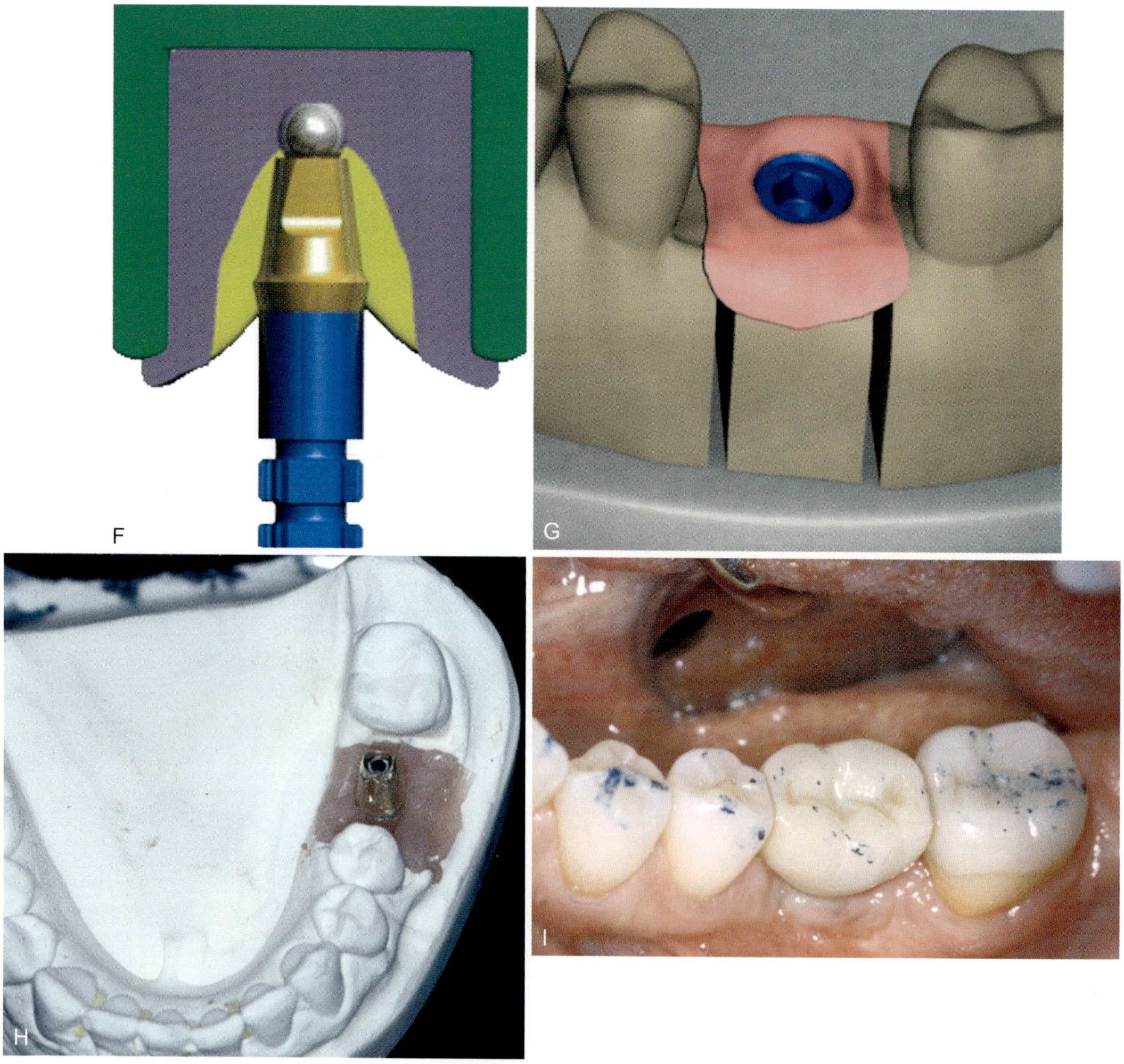

图 6-25（续） F. 间接印模转移帽重新插入；G. 用超硬石膏灌注后的工作模型，替代体周围使用软组织替代材料；H. 患者工作模型上与第一磨牙种植替代体连接的基台；I 修复体制作完成并安装就位

技工间制作

替代体是指另一种东西的替代品或相似物[35]。种植体替代体用于制作工作模型，复制种植体体部或基台（种植体体部替代体、种植基台替代体）的固位部分。种植印模取好后，相应的替代体（如种植体体部、螺丝固位基台）与转移帽连接，再灌注石膏制作工作模型（图 6-25D～图 6-25I）。

修复基底是一种薄型覆盖物，与安装螺丝固位的种植基台配套使用[35]。它用来连接基台与修复体或上部结构。预制基底通常为一种精确加工的金属部件，可精确安装于基台上。铸造基底通常是一种塑料代型，然后铸造成与上部结构或修复体一致的金属结构。螺丝固位修复体或上部结构是通过修复螺丝固定到种植体体部或种植体基台上（图 6-27）。

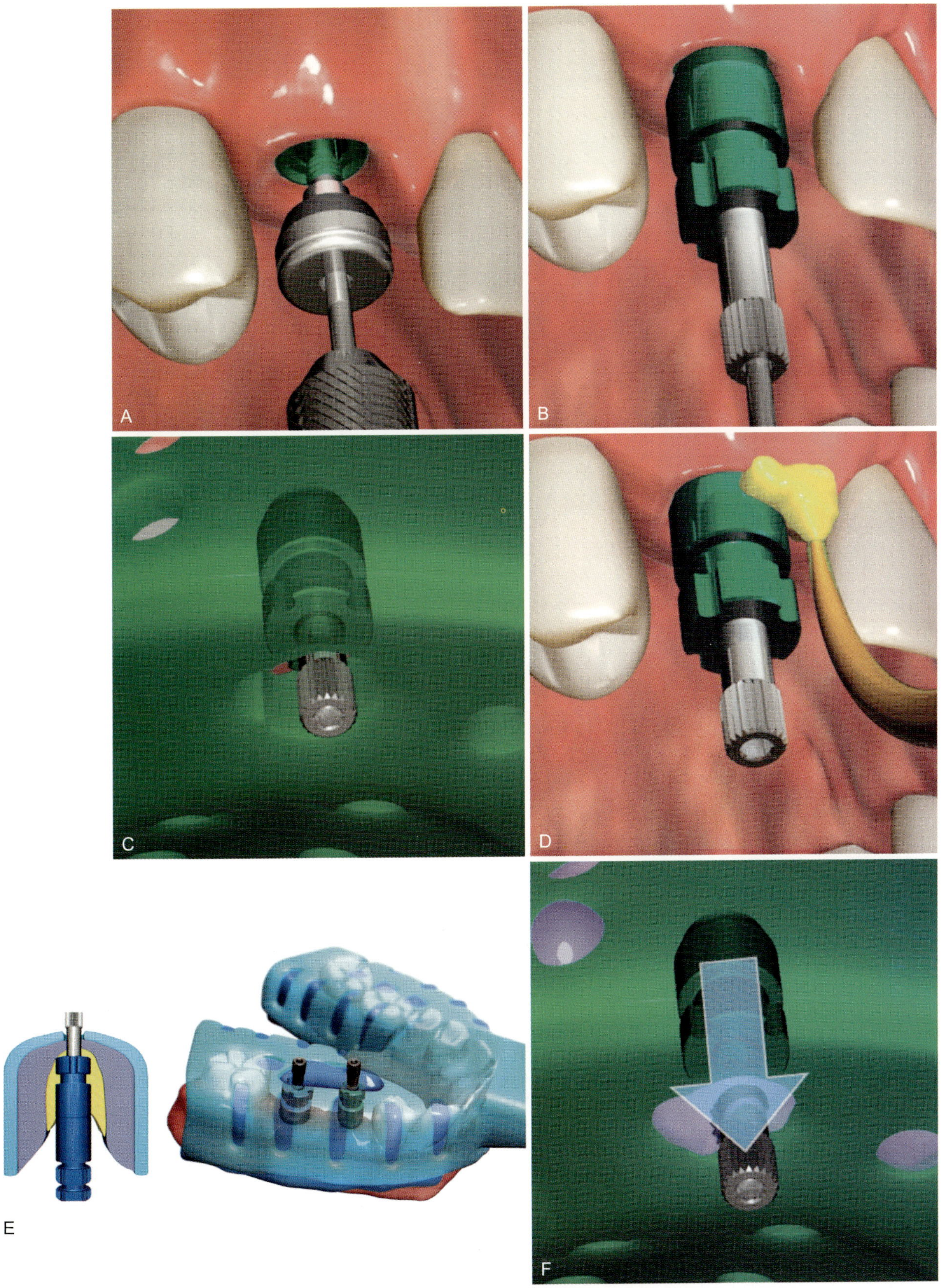

图 6-26　A. 软组织初期愈合后取出牙龈成型器；B. 直接印模转移帽就位于种植体体部；C. 在托盘上位于种植体转移帽的部位开窗，然后用托盘取模，确保种植体的位置正对开窗处；D. 制取带印模转移帽印模；E. 待印模材料固化；F. 当印模材料固化后，将螺丝拧松并从转移帽上取出

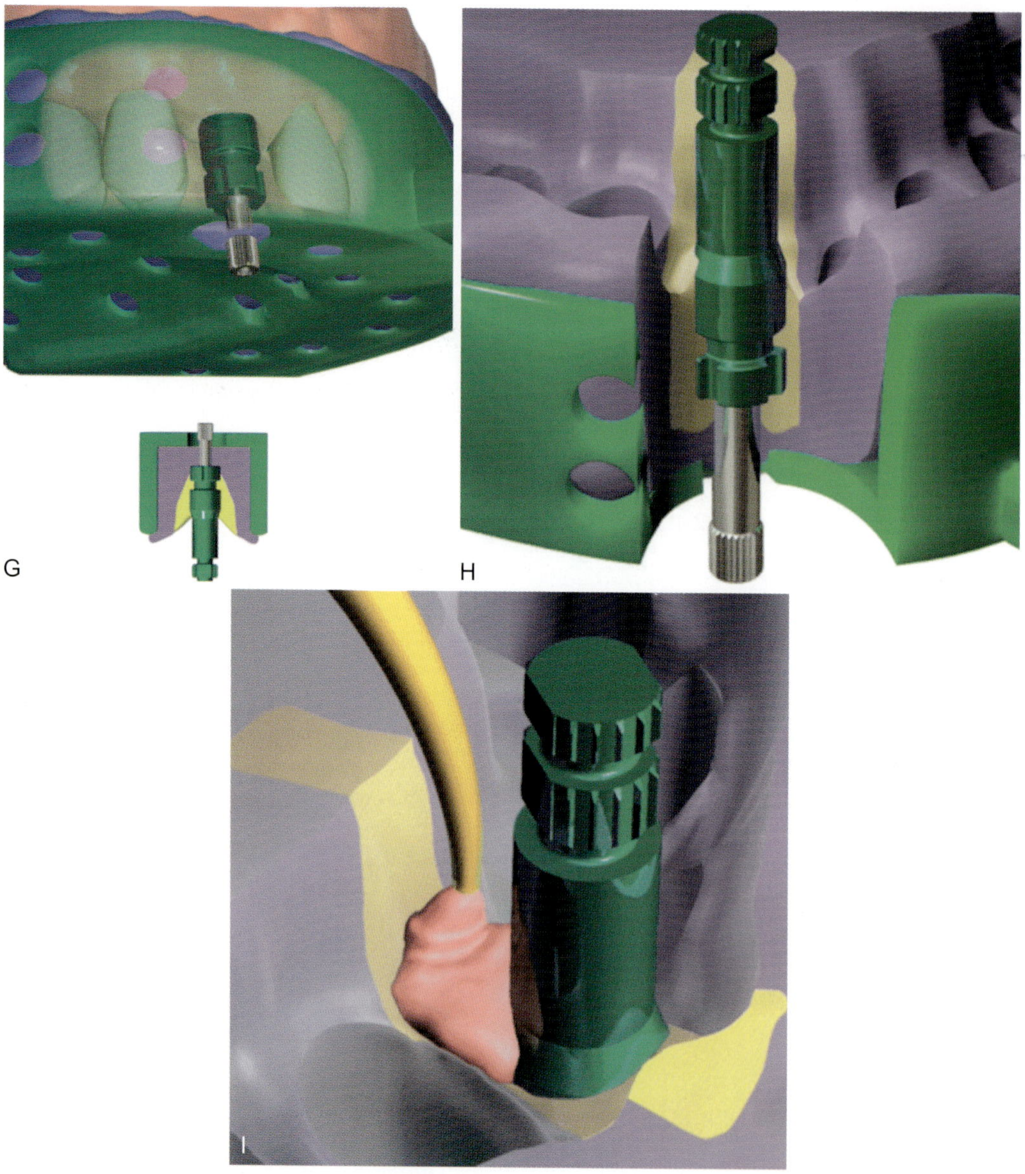

图 6-26（续） G. 将转移帽保持在印模中，连接种植体替代体；H. 种植体体部替代体是直接转移帽，因为转移帽没有从印模材料中取出；I. 在灌注超硬石膏模型前转移帽周围使用软组织替代材料

小　结

通用术语的推出方便了种植团队成员间的交流。不管使用何种种植系统，通用名称描述了组成部件的功能，而不是其特有名称。种植手术大多使用带有一期覆盖螺丝的种植体。二期手术去除一期覆盖螺丝，换上牙龈成型器。修复医生去除牙龈成型器，安装基台或者制取种植体的印模。制取种植工作印模可以使用直接或间接印模技术。技工间使用替代体制作上部修复体。牙列缺损患者多使用粘接固位型基台，将种植修复体粘固到口内。无论何种种植系统，临床工作人员和技工都应当熟悉通用的描述性术语。

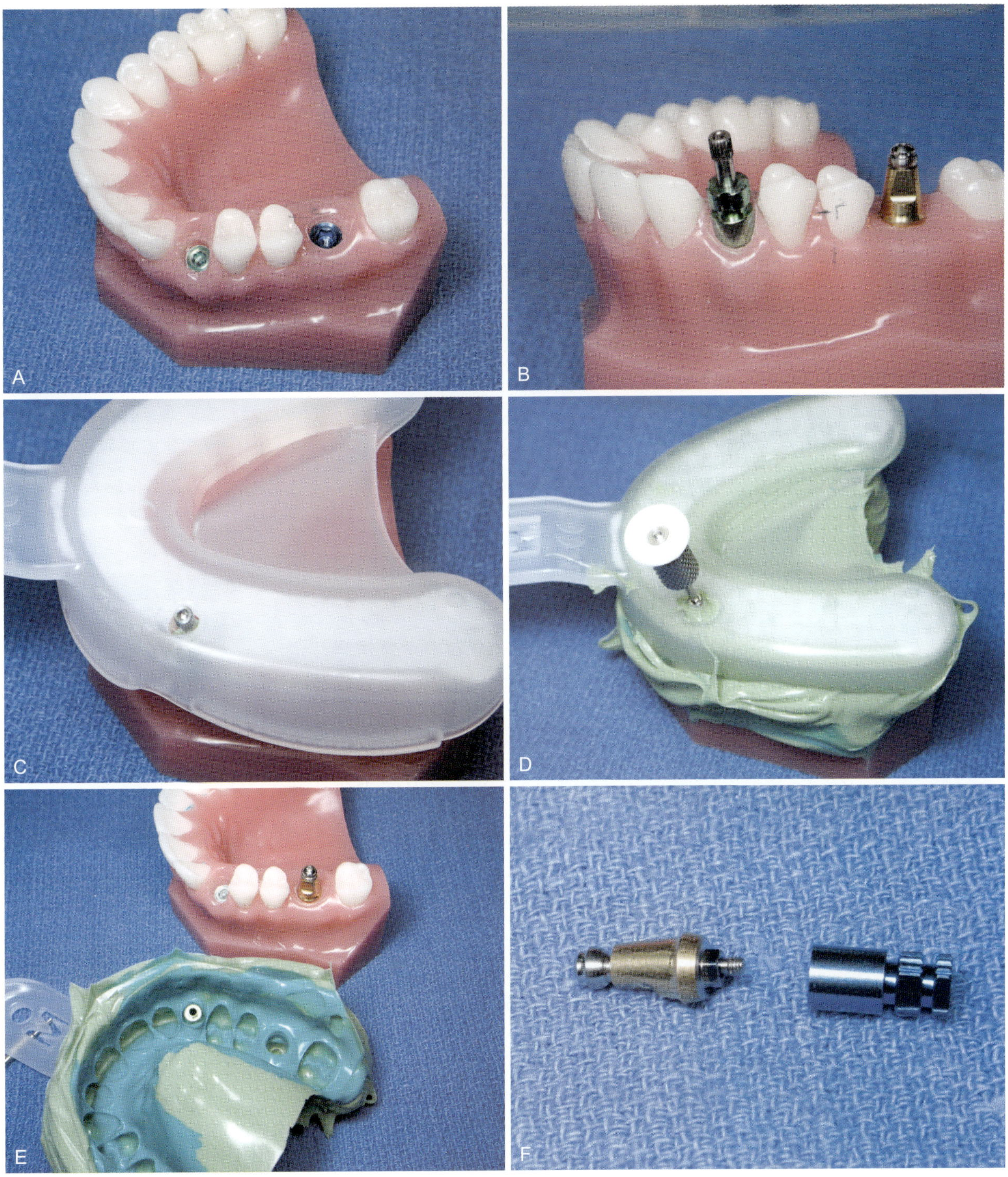

图 6-27　A. 在第一磨牙与尖牙位点分别植入 5 mm、4 mm 种植体的演示模型；B. 1 颗间接印模转移帽就位于第一磨牙位点种植体（两段式，顶部球状螺丝）；1 颗直接印模转移帽就位于尖牙位点种植体；C. 托盘修整后采用直接开窗式印模方法取尖牙区种植印模，采用间接闭合式印模法取磨牙区种植印模；D. 取印模待其固化。从尖牙区印模转移帽上取下直接转移帽螺丝；E. 从患者模型上可以看出，间接印模转移帽仍然在模型里，而直接印模转移帽位于印模材料内；F. 间接转移帽从患者模型上取出后连接到种植体体部替代体上

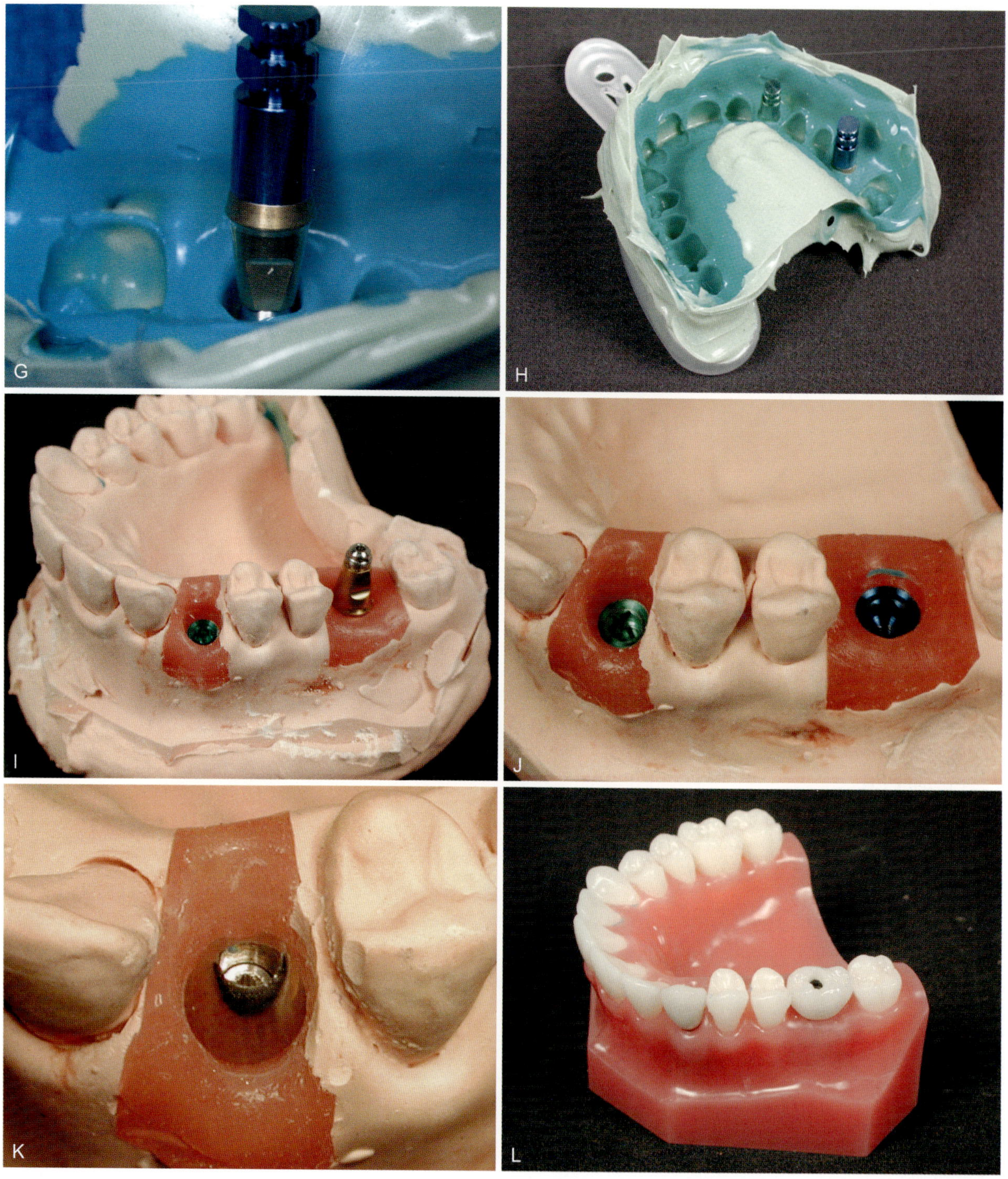

图 6-27（续） G. 间接转移帽和连接的种植体替代体再次就位到磨牙种植体区域的印模中；H. 磨牙间接转移帽、种植体替代体与尖牙直接印模转移帽、种植体体部替代体就位后的印模照片；I. 从印模中取出工作模型。磨牙区的间接转移帽位于工作模型里；J. 工作模型上有软组织替代物、超硬石膏模型和就位的种植体替代体；K. 将基台就位到种植体体部替代体上，并按最终修复体要求预备；L. 最终修复体制作完成。磨牙采用螺丝固位，尖牙采用粘接固位

参考文献

[1] Cranin AN: Glossary of implant terms, J Oral Implant 16:57–63, 1990.

[2] Soblonsky S, editor: Illustrated dictionary of dentistry, Philadelphia, 1982, WB Saunders.

[3] Chercheve R: Endosseous implantology. In Cranin AN, editor: Oral implantology, Springfield, IL, 1970, Thomas.

[4] Linkow LI: Endosseous oral implantology: a 7-year progress report, Dent Clin North Am 14:185–199, 1970.

[5] Anjard R: Mayan dental wonders, Oral Implant 9:423, 1981.

[6] Maggiolo N: Manuel de l'art dentaire [Manual of dental art], Nancy, France, 1809, C Le Seure.
[7] Harris LM: An artificial crown on a leaden root, Dent Cosmos 55:433, 1887.
[8] Lambotte A: New instruction for the banding of bone: "banding with a screw", J C Ann Soc Belge Chir 9:113, 1909.
[9] Greenfield EJ: Implantation of artificial crowns and bridge abutments, Dent Cosmos 55:364–430, 1913.
[10] Schroeder A, Sutter F, Krekeler G, editors: Orale Implantologie. Allgemeine Grundlagen und ITI Hohlzlindersystem, Stuttgart, 1988, Thieme.
[11] Niznick GA: The Core-Vent implant system, Oral Health 73:13–17, 1983.
[12] Strock AE: Experimental work on dental implantation in the alveolus, Am J Orthod Oral Surg 25:5, 1939.
[13] Bothe RT, Beaton LE, Davenport HA: Reaction of bone to multiple metallic implants, Surg Gynecol Obstet 71:598–602, 1940.
[14] Strock AE, Strock MS: Further studies on inert metal implantation for replacement, Alpha Omega, Sept 1949.
[15] Shulman L: Personal communication, 1990.
[16] Brånemark PI, Hansson BO, Adell R, et al: Osseointegrated implants in the treatment of the edentulous jaw: experience from a 10-year period, Scand J Plast Reconstr Surg Suppl 16:1–132, 1977.
[17] Adell R, Lekholm U, Rockler B, et al: A 15-year study of osseointegrated implants in the treatment of the edentulous jaw, Int J Oral Surg 6:387, 1981.
[18] Koth DL, McKinney RV: The single crystal sapphire endosteal dental implant. In Hardin JF, editor: Clark's clinical dentistry, Philadelphia, 1981, JB Lippincott.
[19] Adell R, Ericsson B, Lekholm U, et al: A long-term follow-up study of osseointegrated implants in the treatment of totally edentulous jaws, Int J Oral Maxillofac Impl 5:347–359, 1990.
[20] van Steenberghe D, Lekholm U, Bolender C, et al: The applicability of osseointegrated oral implants in the rehabilitation of partial edentulism: a prospective multi-center study on 558 fixtures, Int J Oral Maxillofac Impl 3:272–281, 1990.
[21] Kline R, Hoar JE, Beck GH, et al: A prospective multicenter clinical investigation of bone quality-based dental implant system, Implant Dent 11:224–234, 2002.
[22] National Institutes of Health consensus development conference statement on dental implants, J Dent Educ 52:824–827, 1988.
[23] 3i, Osseotite, Certain and external hex restorative and surgical manuals, Palm Beach Garden, FL, 2005.
[24] Straumann Dental Implants Product Catalog, Andover, MA, 2005.
[25] Maestro and Prodigy surgical and prosthetic manuals, Birmingham, AL, 2005, BioHorizons Implant Systems.
[26] Nobel Perfect Implant Placement/Restorative manual, Goteburg, Sweden, 2005, Nobelbiocare AB.
[27] Screw-Vent and Advent surgical and prosthetic manuals, Carlsbad, CA, 2005, Zimmer Dental.
[28] English CE: Implants—part three: an overview, CDA J 16:34–38, 1988.
[29] Misch CE: Dental education: meeting the demands of implant dentistry, J Am Dent Assoc 121:334–338, 1990.
[30] Misch CE, Misch CM: Generic terminology for endosseous implant prosthodontics, J Prosthet Dent 68:809–812, 1992.
[31] Binon PP: Implants and components: entering the new millennium, Int J Oral Maxillofac Surg 15:76–94, 2000.
[32] Millennium Research Group: U.S. markets for dental implants, 2003, USDI 03, Toronto, January 2003.
[33] English CE: Externally hexed implants, abutments, and transfer devices: a comprehensive overview, Implant Dent 1:273–282, 1992.
[34] Jalbout Z, Tabourina G: International Congress of Oral Implantologists: glossary of implant terms, Upper Montclair, NJ, 2003, ICOI/NYU.
[35] The glossary of prosthodontic terms, J Prosthet Dent 94:10–92, 2005.
[36] Strong TJ, Misch CE, Bidez NW, et al: Functional surface area: thread-form parameter optimization for implant body design, Compend Contin Educ Dent 19:4–9, 1998.
[37] Brunette DM: The effects of implant surface topography on the behavior of cells, Int J Oral Maxillofac Implants 3(4):231–246, 1988.
[38] Kieswetter K, Schwartz Z, Dean DD, et al: The role of implant surface characteristics in the healing of bone, Crit Rev Oral Biol Med 7:329–345, 1996.
[39] Buser D, Schenk RK, Steinemann S, et al: Influence of surface characteristics on bone integration of titanium implants: a histomorphometric study in miniature pigs, J Biomet Mater Res 25:889–902, 1991.
[40] Cochran DL, Schenk RK, Lussi A, et al: Bone response to unloaded and loaded titanium implants with sand-blasted and acid-etched surfaces: a histometric study in the canine mandible, J Biomed Mater Res 40:1–11, 1998.
[41] Wennerberg A, Albrektsson T, Andersson B: Bone tissue response to commercially pure titanium implant blasted with fine and coarse particles of aluminum oxide, Int J Oral Maxillofac Implants 11:38–45, 1996.
[42] Klokkevold PR, Nishimura RD, Adachi M, et al: Osseointegration enhanced by chemical etching of titanium surface: a torque removal study on the rabbit, Clin Oral Implants Res 8:442–447, 1997.
[43] Lazzara RJ, Testori T, Trisi P, et al: A human histologic analysis of osseotite and machined surfaces using implants with 2 opposing surfaces, Int J Periodontics Restorative Dent 19:117–129, 1999.
[44] de Groot K, Geesink R, Klein CP, et al: Plasma sprayed coatings of hydroxylapatite, J Biomed Mater Res 21:1375–1381, 1987.
[45] Cook SD, Kay JF, Thomas KA, et al: Interface mechanics and histology of titanium and hydroxylapatite coated titanium for dental implant applications, Int J Oral Maxillofac Implants 2:15–22, 1987.
[46] English CE: Implants—part I: cylindrical implants, CDA J 16:17–26, 1988.
[47] Binon PP: Evaluation of three slip-fit hexagonal implant, Implant Dent 5:235–248, 1996.
[48] Binon PP: The evolution and evaluation of two interference-fit implant interfaces, Postgraduate Dent 2:1–15, 1996.
[49] Boggan RS, Strong JT, Misch CE, et al: Influence of hex geometry and prosthetic table width on static and fatigue strength of dental implants, J Prosthet Dent 82:436–440, 1999.

第 7 章

种植体设计的科学原理

Carl E. Misch, J. Todd Strong, Martha Warren Bidez

种植的治疗计划开始于最终修复体的设计[1]。将要替换的牙齿的位置和数目以及修复体的类型确定后，就要评估患者的作用力因素[2，3]。作用力因素越大，对种植体支持力的要求越大。随后考虑种植基牙区域的骨密度，较差的骨密度需要较多的种植体支持[4]。关键种植位点和增加种植体数目是接下来要考虑的因素，然后是理想的种植体尺寸[5]，接着需要评估缺牙区的可用骨[6]。当可用骨适合于设计的修复体所用的种植体尺寸、数目和位置，治疗计划的进行几乎没有问题。

当这样的可用骨不存在时，治疗计划的修改很有必要。这些修改包括：①骨扩增术以满足理想的治疗计划；②考虑可供选择的种植体位置，③增加种植体数目；④加大种植体尺寸；⑤将种植体的设计最优化（表 7-1）。良好的种植体设计可以弥补殆力超过正常值的风险、较差的骨密度、种植体位点和数目不理想，以及种植体尺寸不理想的情况[7]。

种植义齿有各种不同的种植体体部设计。它们可以分为圆柱形、螺纹形、压配设计或多种特点的联合（图 7-1）。口腔种植体的设计理念往往需要解决的首要问题，即种植体失败可能的原因：①种植外科手术；②细菌菌斑的危害；③生物学宽度破坏导致骨丧失；④负荷条件。

表 7-1　可用骨量不足时的治疗计划

骨增量
种植位点的最优化
增加种植体数量
增加种植体尺寸
最优化种植体设计

种植体设计

手术方面

过去种植体体部的设计主要考虑利于外科植入。这种外科式思路会形成一种锥形的短种植体体部或压配植入形式。这些特征让种植窝洞预备和种植体植入都更加便于外科操作。圆柱形或压配就位种植体是通过摩擦就位方式植入，可以降低植入压力过大所致的骨压缩坏死的风险。该种植体不需要攻丝（甚至对于骨密质），且可能已经有卫生螺丝在其上了，因此不需要旋转力来植入这种种植体。圆柱形或压配就位种植体是最容易植入的，其流行于 20 世纪 80 年代，且文献报道其具有较高的早期成功率[8，9]。Scortecci 等人报道，压配式圆柱形粗糙表面设计的种植体 3 年种植体成功率为 100%，而经过 10 年的负荷后，种植体失败率为 50%[10]（图 7-2）。然而，在负荷 5 年后，关于圆柱形种植体的嵴顶骨吸收和种植体失败的报道也很多见。大多数人认为，这主要与有害剪切力导致的较大的骨更新率、最终减少的种植体－骨接触率和较高的过度负荷有关。

种植体最可靠的就是外科手术的成功。经过多年临床研究和评价，若不考虑种植体设计和尺寸因素，从种植体植入到显露阶段的手术成功率通常超过 98%[8，9，11-14]。因此，设计利于外科操作的种植体并不是种植修复相关过程中减少并发症发生率的最重要方面。

种植体嵴顶部设计

种植体可被分为种植体嵴顶部、体部和根尖区。种植体嵴顶部是穿骨区域，其从种植体体部延伸，往往与种植体基台连接处的抗旋转结构相结合

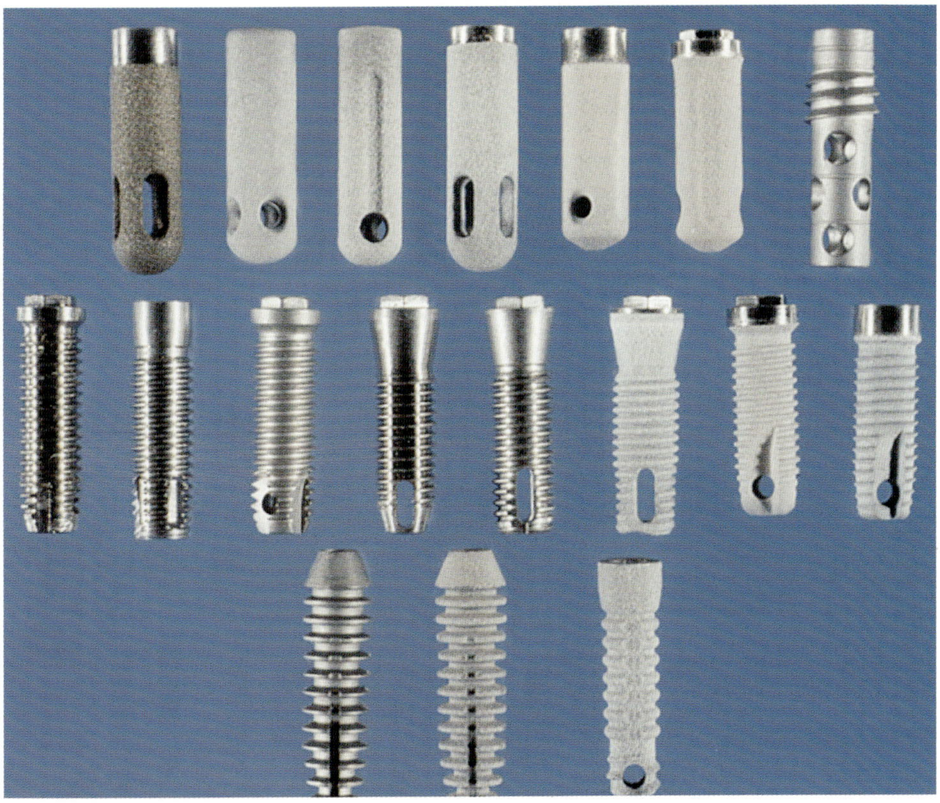

图 7-1 种植体体部根据设计不同分类为圆柱形（第一排），螺纹形（中间排），压配设计（第三排）或各种特点联合

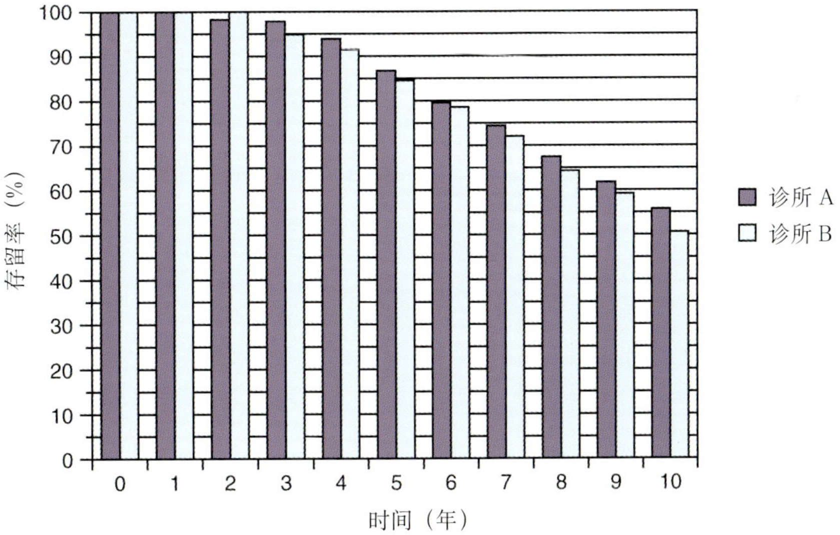

图 7-2 在最初的 3 年内，2 个诊所报道的羟基磷灰石涂覆圆柱形种植体的存留率为 100%。5 年后，失败率达到 20%；10 年后，几乎 50% 的种植体失败

（图 7-3）。种植体嵴顶部影响外科手术、生物学宽度、外力分布（其特征为机械应力高度集中的区域）及修复体，若骨丧失发生则影响菌斑附着。因此，该区域是种植体总体设计的关键部分。

手术方面

在外科手术阶段，嵴顶部设计主要有利于嵴顶区种植体界面。种植体嵴顶部应当稍宽于种植体体部外径。这样，嵴顶部能够完全封闭种植窝洞开口，形成屏障防止最初愈合阶段细菌或纤维组织的侵入。较大嵴顶部产生的封闭性也为种植体植入提供了较好的初期稳定性，尤其在较为松软的骨质区域，这是由于嵴顶骨区域受到了挤压的缘故[15]。

生物学宽度设计

至少有 6 种原因导致种植体嵴顶区域出现边缘骨吸收，其中包括“生物学宽度”的形成和种植体行使功能时的咬合过度负荷[16, 17]。种植体周围生物学宽度与边缘骨丧失相关，可以发生在种植体负荷之前，作为导致边缘骨丧失的独立因素。当光滑的金属颈环植入骨内时，这些因素会增加骨吸收的风险。

Herrman 将具有 1.5 mm 光滑嵴顶部的一段式种植体植入骨内，并与粗糙嵴顶部的相似种植体对比，研究犬骨嵴顶水平的差别[18]（图 7-4）。这两种设计在种植体植入后保持 6 个月不负荷。种植体植入骨内并显露在软组织外 1 个月，此光滑区域出现骨吸收至种植体嵴顶部以下 1.5 mm。当种植体嵴顶部较为粗糙且位于嵴顶骨高度的时候，没有出现边缘骨吸收现象（图 7-5）。Hämmerle 等在患者口内植入相似的种植体，发现光滑金属颈环在骨下发生了相似的嵴顶骨吸收[19]。Hanggi 等也在患者口内比较了两种不同嵴顶部设计，发现较长的光滑金属颈环会产生更多的嵴顶骨吸收[20]。生物学宽度所致早期的骨吸收与植入位于骨下的光滑金属颈环深度直接相关。因此，种植体嵴顶部分不应当将光滑的表面延伸至骨水平以下。

无论种植体嵴顶部的设计如何，基台与种植体连接处根方至少具有 0.5 mm 的生物学宽度。0.5 mm 的颈环长度可以提供毗邻龈周区域所需的光滑表面，同时保留了种植体嵴顶区剩余部分的生物力学性能（图 7-6）。当两个高度抛光的表面相互接近时，种植体嵴顶部与基台间的微间隙也得以减小。

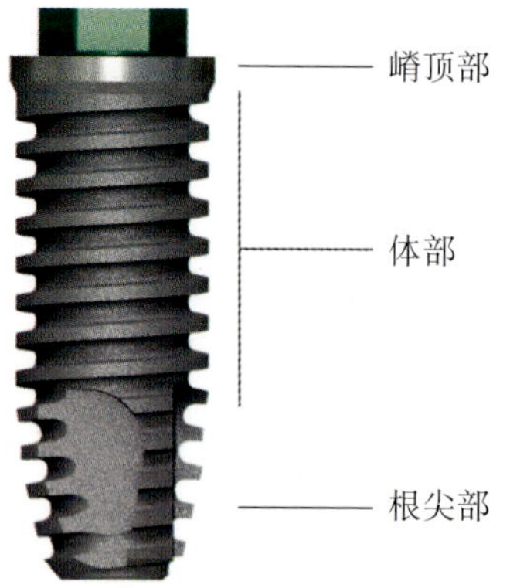

图 7-3 种植体可分为嵴顶部，体部和根尖部

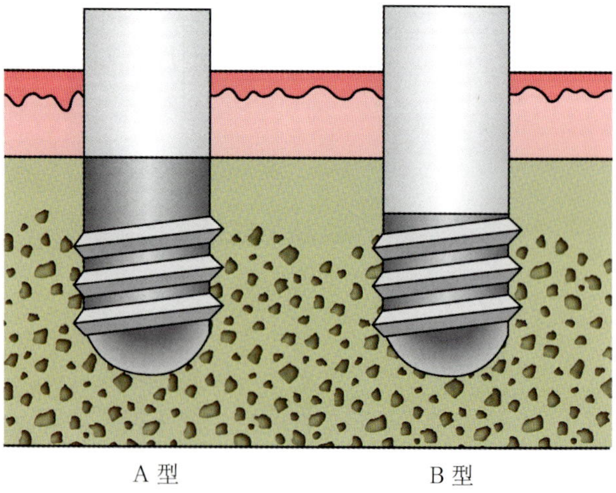

图 7-4 Herman 在犬体内植入 12 颗一段式穿龈种植体，且最初骨愈合期间不受力。左侧的种植体（A 型）在嵴顶骨区域具有粗糙的金属表面，右边的种植体（B 型）在嵴顶骨下具有 1.5 mm 的光滑金属颈环[18]

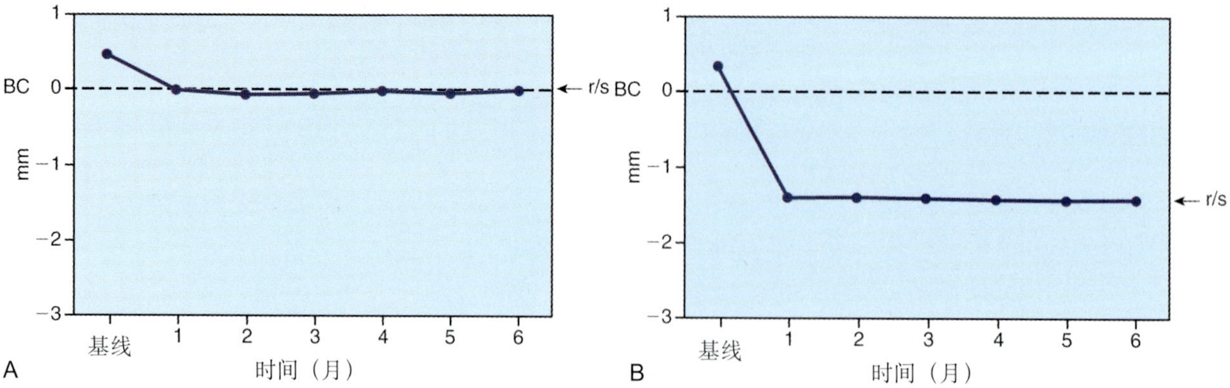

图 7-5 A. 嵴顶骨区域具有粗糙表面的种植体在此 6 个月间没有骨吸收；B. 不受力的 6 个月期间，嵴顶骨下具有 1.5 mm 光滑金属颈环的种植体在最初的 1 个月内丧失了 1.5 mm 的骨质

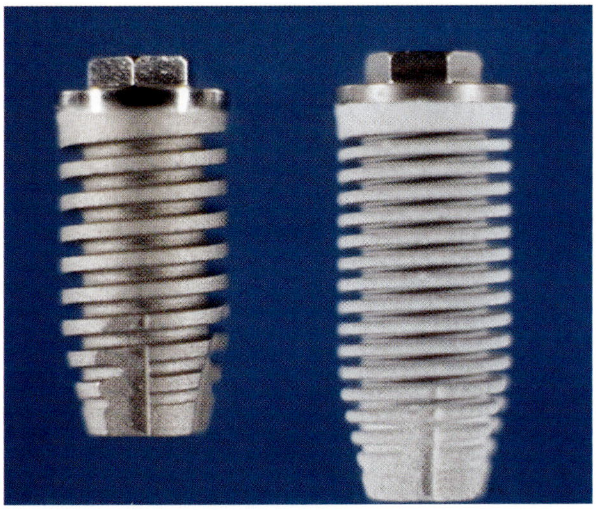

图 7-6　种植体的嵴顶部件可能有 0.5 mm 光滑金属颈环，这是为了实现更为紧密的基台 - 嵴顶部分连接（BioHorizons, Birmingham, AL.）

口腔种植体周围软组织在一些方面与天然牙是相似的。两者在龈沟下方都有上皮附着。这种附着实际上是通过一层黏多糖和半桥粒实现的。菌斑可以破坏这种附着，口内探诊也能穿透这层区域，所以它不是一种真正的附着。然而，在健康状态下，上皮附着能够阻止龈沟内的细菌侵入其下的组织。在天然牙中，这个区域下方是结缔组织（CT）附着区域。这种结缔组织附着可以作为一种物理屏障，因为其间有沙比纤维（Sharpey's fibers）穿插于牙骨质中。而对于种植体而言，一般没有这种附着方式（图 7-7）。

种植体嵴顶部的光滑表面促进成纤维细胞的生长和扩散，形成纤维袖套抑制骨组织的形成。此外，沟槽的宽度与细胞尺寸相近能引导细胞的迁移和分化[21]。一项体外研究观察得到 8 μm 和 12 μm 的微沟槽结构影响细胞的附着、迁移、分化，影响成纤维表型细胞和成骨表型细胞的生长。8 μm 微沟槽可以作为细胞迁移屏障，能非常有效地抑制细胞在沟槽间迁移。12 μm 的微沟槽可抑制纤维组织而允许骨细胞的生长。

动物和人的组织学研究证实连接软组织与微沟槽间的胶原纤维具有三维结构[22, 23]。软组织附着区抑制牙龈上皮细胞的根向迁移和微沟槽间成纤维细胞的迁移，允许骨组织与更大的微结构表面接触。根据这些研究结果，8 μm 和 12 μm 的微沟槽被用于种植体的嵴顶部（或基台）（Laser-Lok, BioHorizons Dental Implants），在种植体 - 骨界面的冠方获得结缔组织的机械附着（图 7-8）。通过计算机控制的激光蚀刻技术形成这种三维微结构（图 7-9）。其中的一种优势是获得与天然牙类似的软组织附着（图 7-10）。结缔组织可与种植体表面形成机械附着（图 7-11）。因此，种植体周围的软组织形态（包括种植体间牙龈乳头）更加稳定，从而改善美学区修复体周围软组织的美学效果。尤其在美学区重建种植体间牙龈乳头更具优势（图 7-12）。

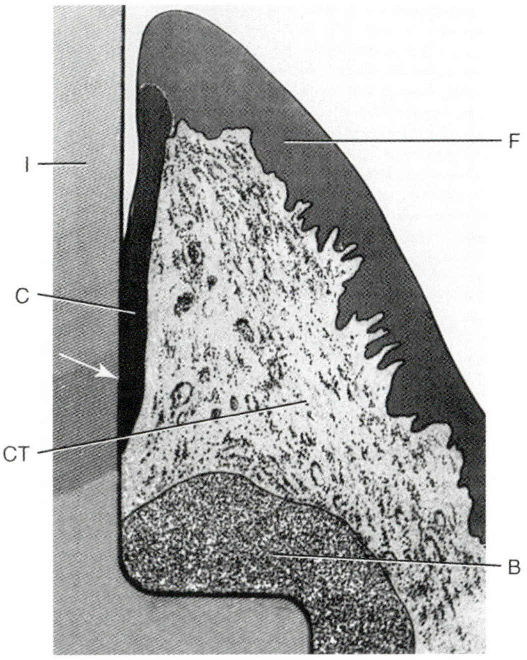

图 7-7　种植体不像天然牙那样具有结缔组织（CT）连接。因此，软组织与种植体间通过类似于半桥粒的方式连接。B：骨，C：半桥粒，F：游离龈边缘

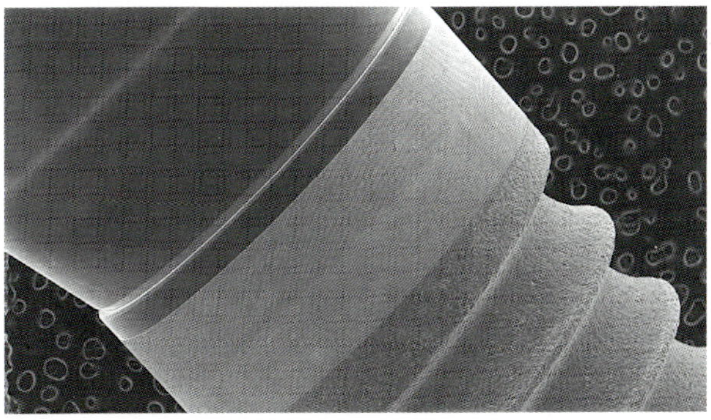

图 7-8　在种植体的颈部设计微螺纹（8 μm 和 12 μm）来引导软、硬组织的附着（Laser-Lok, BioHorizons Dental Implants, Birmingham, AL.）

殆力负荷设计

种植体嵴顶部设计的另一项考虑是种植体的殆力负荷[17]。大部分的咬合应力集中在种植体的嵴顶部[16, 24]。与种植体体部相比，较大直径的嵴顶部

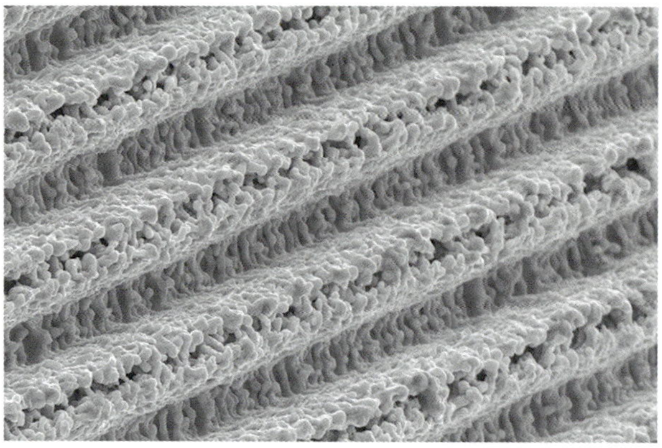

图 7-9 这些三维的微螺纹是通过计算机控制的激光蚀刻技术获得的

增加了表面积，能进一步降低嵴顶区所受应力。嵴顶部高 2 mm 时，4.2 mm 直径的种植体比 3.75 mm 直径的表面积增加了 9%（π × 直径 × 高度）[5]。因为此区域的应力最高，所以较大表面积能够降低骨组织所受应力并增加种植体体部的强度。种植体的抗弯曲强度与颈部直径的 4 次方相关，因此增加种植体嵴顶部直径对增加种植体强度比增加种植体表面积的作用更明显[7]。

在负荷之前，除了生物学宽度所致骨丧失，与粗糙表面种植体相比，光滑金属表面种植体在负荷后骨细胞接触也减少[25]。当种植体表面粗糙，种植体 - 骨接触率（BIC）在早期愈合阶段也会增加。作用于种植体 - 骨界面的应力与 BIC 相关，因为应力通过与种植体接触的骨发生分散。反向扭力试验观察到，粗糙表面与机械加工或抛光后的光滑表面比较时，粗糙表面种植体具有较高的数值[25]。机械加工（光滑）冠部区域的种植体会出现显著的嵴顶骨吸收，骨吸收量与光滑嵴顶部分的长度直接相关[26]。

不管表面为何种形式，柱状嵴顶部（或种植体）设计增加了种植体 - 骨界面在负荷后的剪切力[27]（图 7-13）。骨在压缩力作用下强度最大，受拉伸力作用时强度下降 30%，受剪切力作用时强度下降 65%[28]（图 7-14）。因此，应当设计一种种植体其嵴顶部可限制骨所受的剪切力。粗糙表面圆柱形种植体的嵴顶部，在愈合阶段保留了通过生物学宽度的嵴顶骨。然而，在负荷后，常发生边缘骨丧失的现象，这是因为这种设计对骨组织产生了剪切力。

粗糙表面和剪切力是两种不同的概念，但是能同时发挥作用。尽管在早期愈合阶段，更多的骨接触发生在圆柱形粗糙表面的种植体，然而种植体

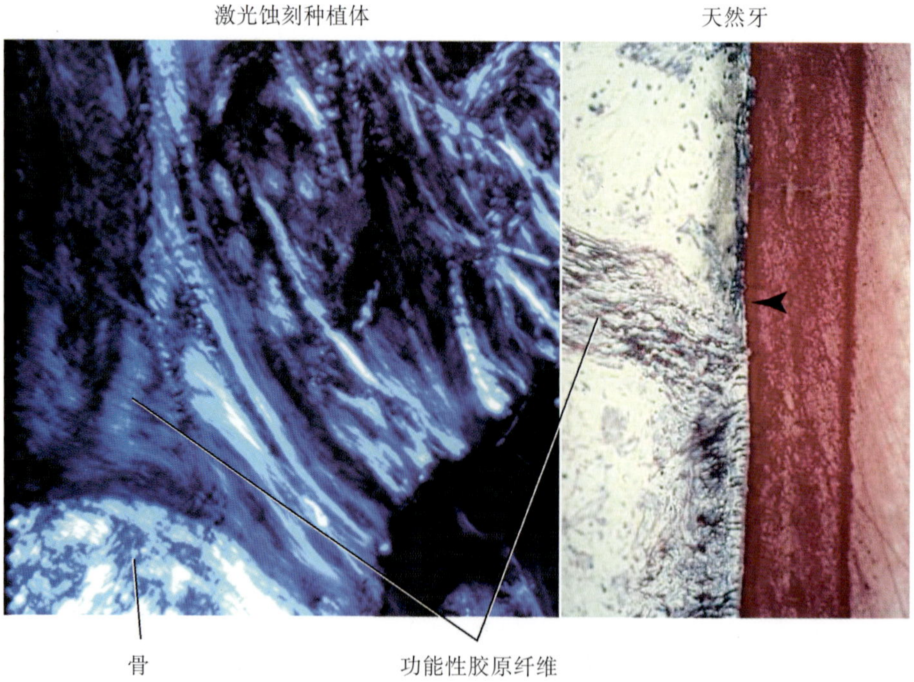

图 7-10 天然牙（右侧）具有与其表面垂直的沙比纤维，一端埋入牙骨质。激光蚀刻种植体（左侧）在骨组织的上方也能形成软组织与种植体间的垂直机械连接（引自：Nevins M, Nevins ML, Camelo M, et al: Human histologic evidence of a connective tissue attachment to a dental implant, Int J Periodontics Rest Dent 28: 111–121, 2008.）

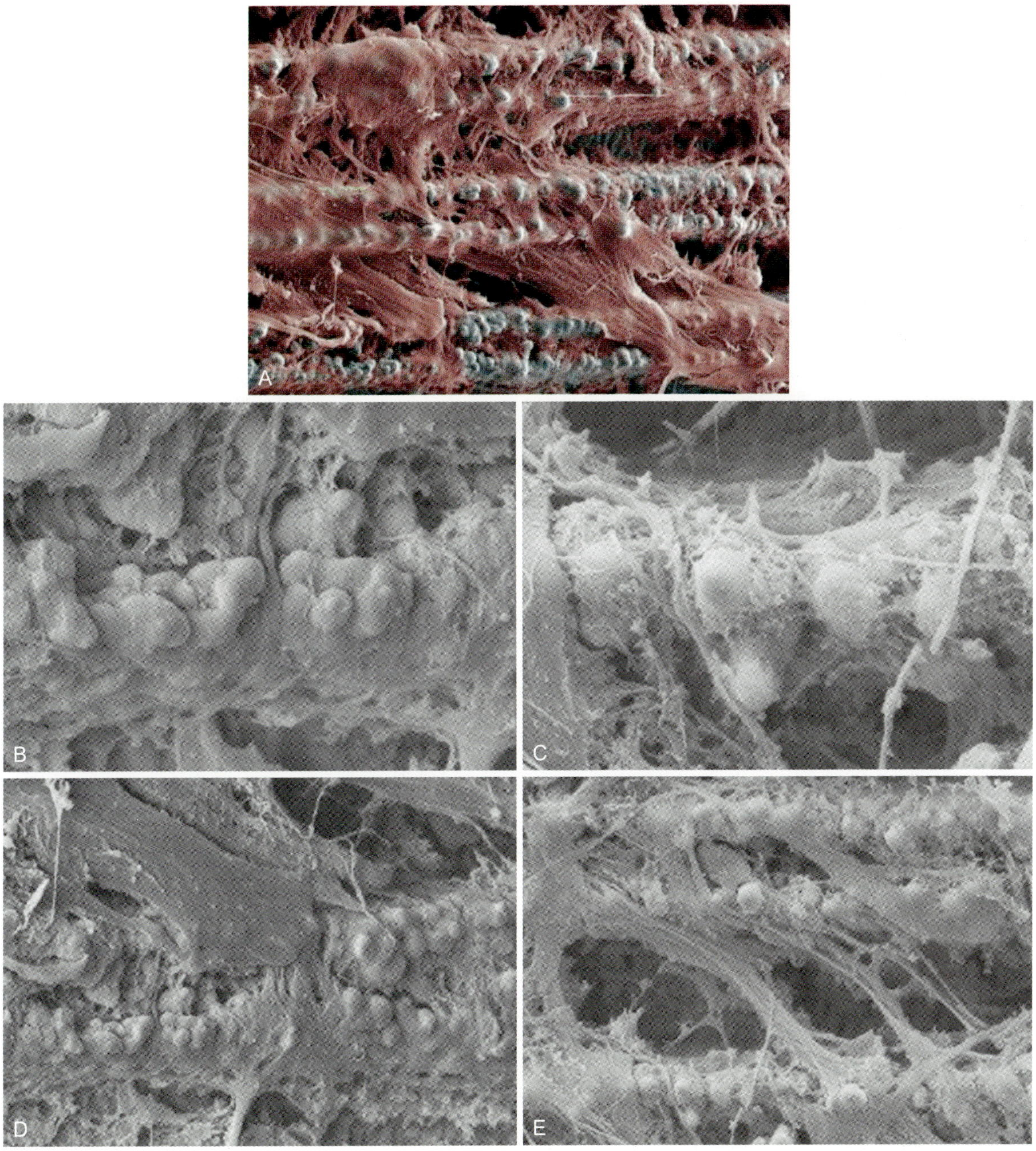

图 7-11　结缔组织与激光蚀刻的微沟槽间很可能存在机械连接方式（引自：Nevins M, Nevins ML, Camelo M, et al: Human histologic evidence of a connective tissue attachment to a dental implant, Int J Periodontics Rest Dent 28: 111–121, 2008.）

在负荷后，传递至种植体 - 骨界面的应力仍为剪切力。例如，Straumann 种植体具有粗糙的嵴顶部件，其处于骨内的部分是圆柱形。负荷后最初骨吸收也最少。然而，一项患者的临床报道证实有 26% 的种植体丧失了 5 mm 以上骨质，在一项长达 10 年的前瞻性研究中有 22% 的种植体丧失了 6 mm 以上边缘骨[29]（表 7-2）。DeBruyn 等人随访了一种具有内六角和较长的粗糙圆柱形嵴顶部件种植体的临床结果：至少产生到达第一个螺纹的嵴顶骨吸收，这意味着产生了超过 2 mm 的骨丧失[30]。换而言之，一旦种植体开始负荷，粗糙的嵴顶部件设计也不足以阻止骨吸收。

临床上可以观察到，无论何种设计，种植体在负荷后其周围骨丧失常到达至第一个螺纹。在早期愈合阶段，骨组织生长至螺纹以上，但是在修复体负荷后，常常发生骨丧失。然而，不同的种植体设计嵴顶骨吸收的量不同，这与种植体嵴顶部的长度相关。例如，在 Nobel Biocare Mark Ⅳ种植体，

表 7-2 使用最低 5 mm 长度的种植体成功率和临床存留率

种植体类型（临床成功率）	植入种植体数目	骨丧失 <5 mm
中空螺纹形（95.4%）	112	101（74%）
中空圆柱形（85.7%）	9	7（63%）
有角度的中空圆柱形（91.7%）	18	6（61%）
所有种植体（92.4%）	179	154（69.8%）

数据引自：Karoussis IK, Bragger U, Salvi GE, et al: Effect of implant design on survival and success rates of titanium oral implants: a 10-year prospective cohort study of the ITI Dental Implant System, Clin Oral Implants Res 15:8–17, 2004.

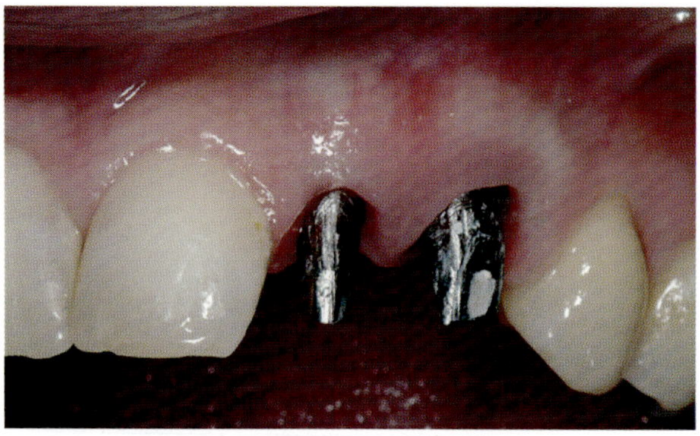

图 7-12 在美学区 2 颗相邻种植体间的牙龈乳头

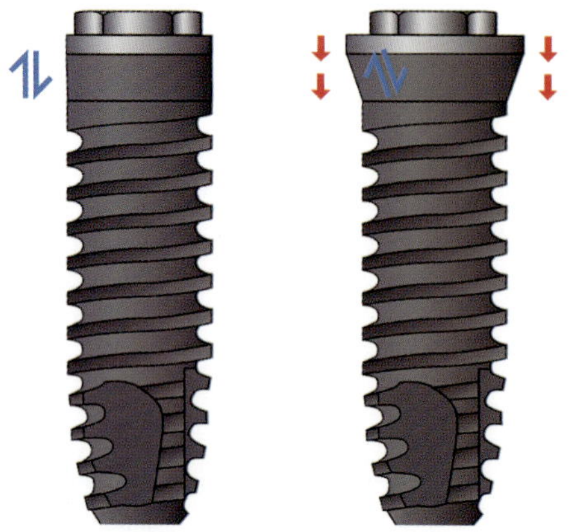

图 7-13 圆柱形种植体嵴顶部件中柱状的领环传递剪切力至骨组织（⇅）（左侧）。成角度的或有沟槽设计的嵴顶部件传递压力至骨组织（⬇）（右侧）

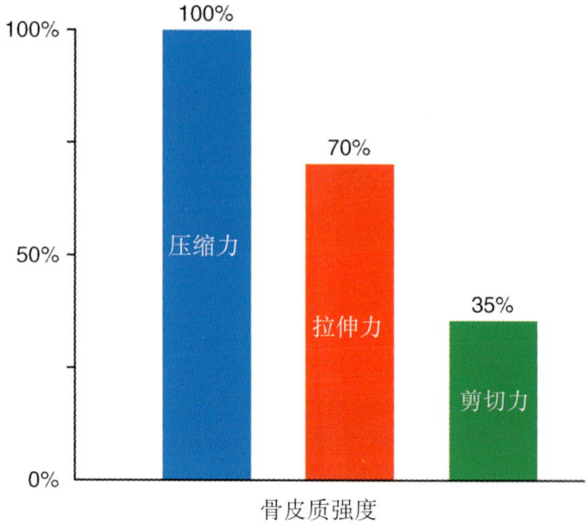

图 7-14 骨皮质在压缩力作用下强度最大，对拉伸力强度减少 30%，剪切力减少 65%[53]

第一条螺纹在种植体平台下 1.2 mm，在内六角设计的 Zimmer 种植体这一数值为 3.5 mm。嵴顶骨吸收的量通常与种植体嵴顶部与第一条螺纹间的距离直接相关（无论在螺纹上方其表面是光滑还是粗糙的）（图 7-15）。因此，骨丧失不是由于特定的生物学宽度引起，很可能是与种植体嵴顶部的设计相关。骨丧失常止于第一条螺纹，这是因为在第一条螺纹下方，原来在圆柱形颈部表面产生的剪切力转变为压缩应力（骨强度增大 65%）。所以，一种嵴顶部改良设计是将剪切应力转变为压缩应力，以减少在功能负荷后发生嵴顶骨丧失的风险。

修复体连接设计

起初 Brånemark Nobel Pharma 的外六角设计是让植入部件利用颈部的六角，将种植体旋入骨内[12]。修复部件并未利用六角结构，它们仅固定于种植体嵴顶部件的外围（图 7-16）。当种植体相互联合来支持全牙弓修复体时，这种设计是有利的，因为种植体不需要完全相互平行。然而，当种植体用于单牙修复或新开发的角度基台让基台相互之间更加平行（1986 年标准），嵴顶部的六角部件被基台利用起来，通过基台螺丝将两者固定在一起。

一般来讲，基台通过内连接（通常是六角或三角设计）或外连接（外六角）与种植体相连（图 7-17）。当这些附件通过基台螺丝与种植体固定在一起时，种植体颈部部件、基台以及它们之间的连接，无论是外六角连接还是内六角连接，在总体上是相似的（图 7-18）。因此，关于美学、存留率等修复结果也是类似的。然而，连接方式影响种植体嵴顶部的设计。

在大多数的内六角设计中，基台的抗旋转结构被设计在嵴顶部件中。对于内六角结构的种植体，基台的抗旋转特点设计在种植体体部。因此，当种植体植入于牙槽嵴顶水平应该植入更深，且容易在外科手术中使用软组织覆盖。而且，与外六角结构高度相比，这种抗旋转结构往往处于体部的更深处。六角结构越深（或越高），在负荷后基台螺丝的受力越小，基台螺丝松动发生率也随之降低。

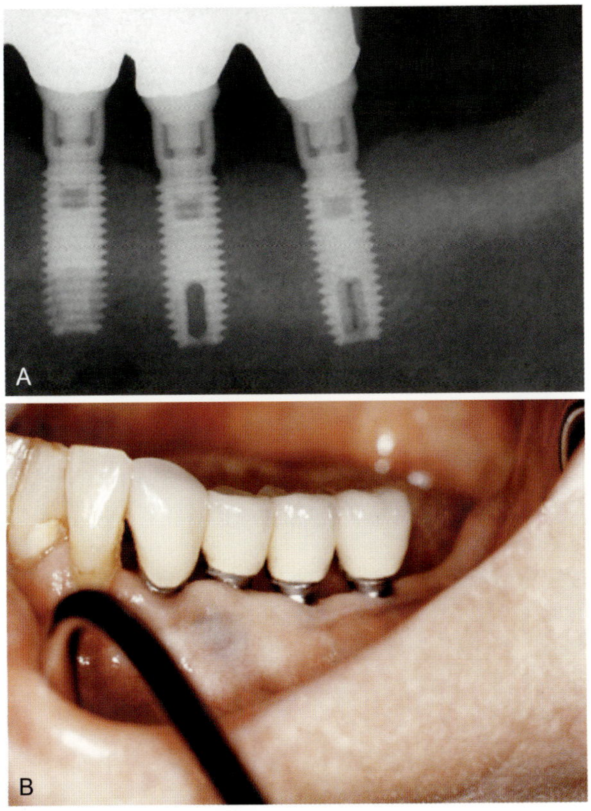

图 7-15　A. 3 颗种植体的第一个螺纹上有 4 mm 酸蚀颈环。咬合负荷后，这 3 颗种植体周围骨吸收都达到第一个螺纹处。B. 此患者骨吸收的临床表现为软组织退缩和种植体嵴顶部分的暴露

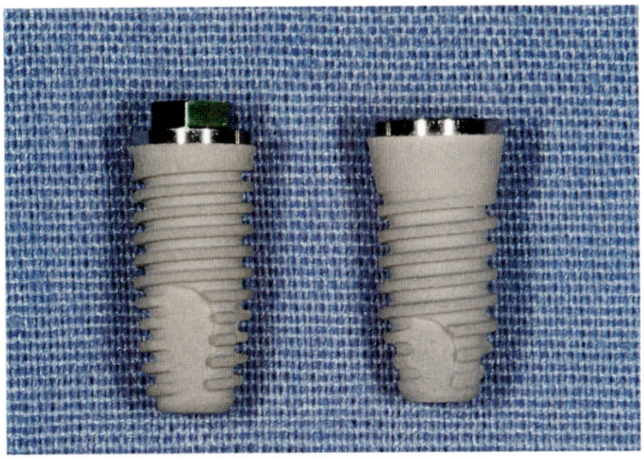

图 7-17　左侧的种植体具有外六角结构连接修复部件；右侧的种植体具有内六角结构。外六角结构允许螺纹结构更接近种植体的嵴顶区域

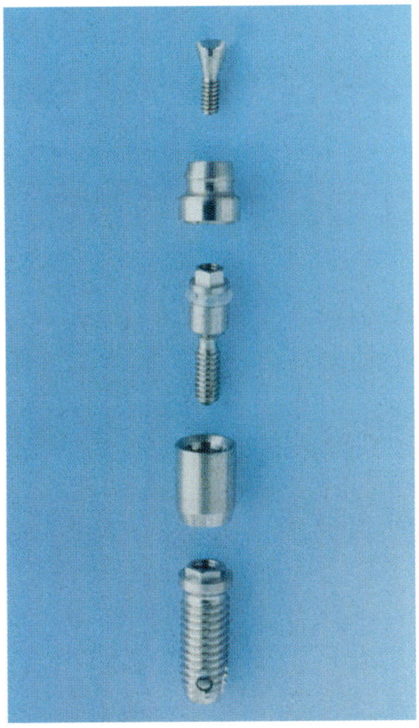

图 7-16　最初的 Nobel Pharma Brånemark 种植体具有外六角部件。该外六角并不包含在修复部件中而是位于种植体颈部部件的外部

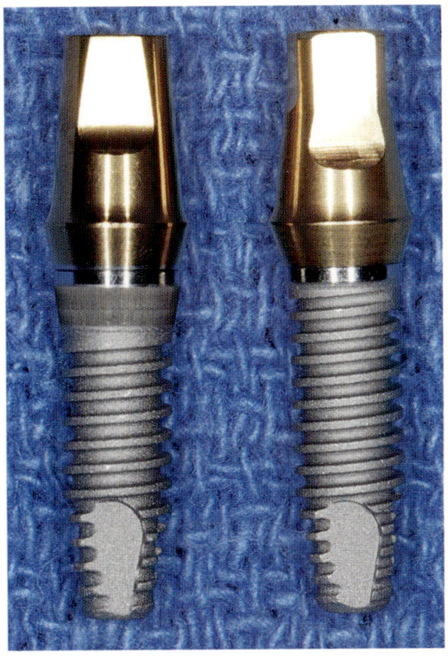

图 7-18　当基台与种植体嵴顶部件连接时，抗旋转的六角结构（左侧为内六角，右侧为外六角）被覆盖，基台边缘的位置是一致的。因此，两种种植体的牙冠在美观方面并没有明显的区别

值得注意的是，当外六角高度与内六角深度相同时，基台螺丝所受的应力类似。

种植体嵴顶部直径增加也增大了基台连接的平台面积，从而降低了侧向力作用下基台螺丝所受应力。事实上，平台的尺寸对于降低基台螺丝所受应力要比伸入种植体体部连接处的抗旋转六角结构的高度大小更为重要[31]。

由于内六角抗旋结构比基台螺丝宽，所以嵴顶部分的宽度可以减少。因而种植体体部外面的螺纹不能设计在位于或高于种植体抗旋转结构的位置。内六角种植体常采用圆柱形的颈部设计，剪切力存在于种植体第一个螺纹的上方。因为外六角种植体的基台螺丝直径比内六角的种植体小，所以种植体的外壁更厚，因此靠近种植体嵴顶部的螺纹可以更深（图 7-17）。

总体而言，种植体嵴顶部的设计包括成角度的几何形态或沟槽，通过表面结构增加骨接触，将应力更多地转换为压缩应力，减少种植体负荷后骨丧失的风险。例如，在临床报道中有应力转换设计的种植体（如 Astra，BioHorizons 等）常表现出更少的骨丧失[14]（图 7-19）。

菌斑相关的种植体颈部设计

种植体设计中另一个焦点是减少与菌斑相关的并发症。菌斑在釉质上的聚集比在粗糙牙根面的要少，与这种情况类似，菌斑在种植体上更加容易附着在粗糙金属表面[32]。根据这种规律，种植体嵴顶部设计为光滑的金属表面（图 7-20）。种植体光滑的嵴顶部（指种植体体部和修复平台之间区域）比粗糙的表面更易于卫生清理且菌斑附着更少。因此，一个总的原则就是：如果种植体嵴顶边缘区域骨吸收出现，那么光滑的种植体表面不利于菌斑附着且更易清理。

光滑的嵴顶部件最初处于嵴顶骨以下的位置，因此，除非嵴顶骨发生了吸收，日常的口腔卫生维护和菌斑控制与这种设计无关。起初牙槽骨以上的龈沟软组织厚度接近 3 mm，日常卫生护理过程中，牙刷刷毛仅伸入龈沟 0.5～1 mm。因此，除非牙龈软组织退缩，否则嵴顶骨吸收后卫生护理操作很难达到龈沟深度，尤其当边缘骨吸收后，龈沟深度才得以增加。

减少菌斑聚集理论的矛盾点在于光滑的嵴顶区常被植入骨下，而种植体暴露于口腔后，由于保持生物学宽度以及功能负荷之后的剪切应力导致了边缘骨丧失[16, 17]。因此，这种减少菌斑的设计反而

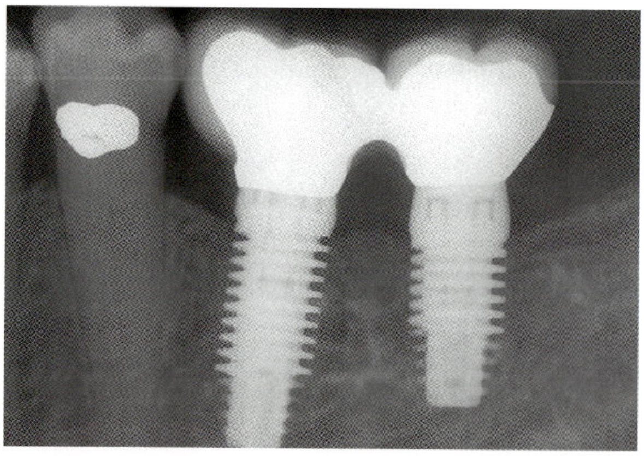

图 7-19　螺纹更接近牙槽嵴嵴顶区，嵴顶部件更宽的种植体被报道负荷后的骨吸收更少（BioHorizons, Birmingham, AL.）

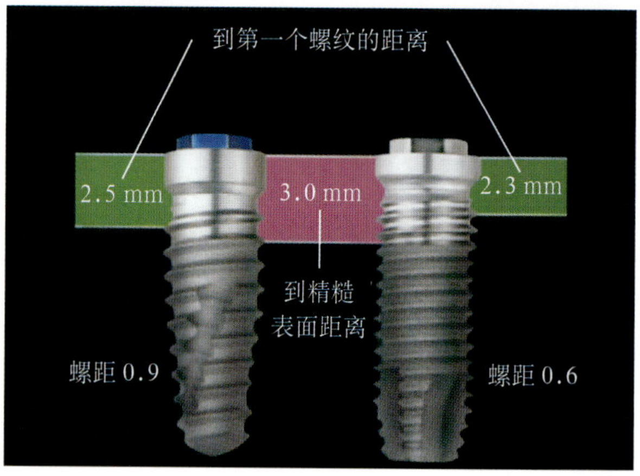

图 7-20　一些厂商设计了机械切削的光滑颈部种植体来减少手术后骨丧失发生时菌斑的聚集（Biomet 3i implants）

加深了种植体周围的龈沟深度。当龈沟深度或牙周袋超过 5 mm 时，厌氧菌的数量增加，原来为了减少细菌相关并发症的设计反而会增加这种风险。牙周袋深度的增加很可能会导致软组织的退缩，暴露种植体的颈部部件，较差的软组织形态更会引起美学相关并发症。

种植体体部设计

文献报道的大多数种植体并发症与负荷后早期种植体失败、种植体 - 骨界面受力后的边缘骨吸收有关。种植体失败大多发生于较软骨质或较短种植体植入后的早期负荷失败。Goodacre 等在 1981—2003 年的文献回顾发现，种植体负荷后，松软骨质中种植体失败率平均为 16%[33]。Misch 对 1981—2004 年的文献回顾显示，短于 10 mm 的种植体总体失败率为 18%[34]。譬如，Weng 等在一项

为期 6 年的多中心研究中指出，种植体最初骨愈合存留率超过 98%，但是 7 mm 长的种植体在负荷的 18 个月内失败率为 25%，上颌后牙区的短种植体是口内所有区域中早期负荷失败最高的[35]。因此，种植体体部设计应当力争解决主要的并发症（如种植体行使功能后影响种植体受力情况的因素）。

许多口腔医生认为“所有种植体的骨结合和使用效果是一样的”。由于存在这种观念，种植体的价格成为选择何种种植体的主要因素。尽管几乎所有的种植体在愈合阶段骨结合良好，而在负荷之后种植系统之间的骨吸收并非一致。有文献报道，不同种植体体部设计具有不同的存留率和负荷后骨吸收情况。Zechner 等围绕功能负荷、机械加工表面光滑的 V 形螺纹和表面喷砂、酸蚀的方形螺纹两种螺纹形种植体等方面研究了植入后 3~7 年种植体周围骨质的情况[36]。这些种植体都有相似的嵴顶区部件和外六角连接，均植入下颌前牙区（图 7-21A）。本研究中，就骨吸收的范围来说，机械加工表面光滑的 V 形螺纹种植体为 0.1~8.5 mm，表面粗糙的方形螺纹种植体则为 0.2~4.8 mm。约 1/3 的 V 形螺纹种植体丧失了 4 mm 以上骨质，相比之下，仅有不到 10% 方形螺纹种植体会丧失如此多的骨质。骨吸收不超过 1 mm 的种植体中，一半为表面粗糙的种植体，而表面光滑的种植体仅有 5%（图 7-21B）。骨吸收范围和发生率都提示种植体设计和表面状态是产生不同研究结果的原因。

Karoussis 等进行的前瞻性研究也提示不同的种植体设计会导致种植体不同的存留率和嵴顶骨的丧失[29]。这项前瞻性研究对同一厂家种植体（Straumann ITI Dental Implant Systems, Basel, Switzerland）的 3 种不同设计进行了 10 年以上的调查（表 7-2）。这段时间内每种设计种植体存留率分别为 95.4%、85.7% 和 91.2%。存留率最高的种植体（中空螺纹设计）中有 26% 的种植体丧失了 5 mm 以上骨质，然而其他两种设计分别有 37% 和 39% 的种植体丧失 5mm 以上骨质。第一种设计中有 22% 的种植体丧失 6 mm 以上边缘骨，其他两种设计分为 35% 和 33%。

一些研究发现种植体的存留率和负荷后边缘骨吸收与种植体的设计相关。种植体的设计并不影响外科愈合阶段（当植入两段式种植体）。然而，种植体的设计不仅影响种植体的存留率，也影响负荷后早期嵴顶骨吸收量。种植体嵴顶部和体部的设计会影响种植体获得临床最佳健康状态的成功率。

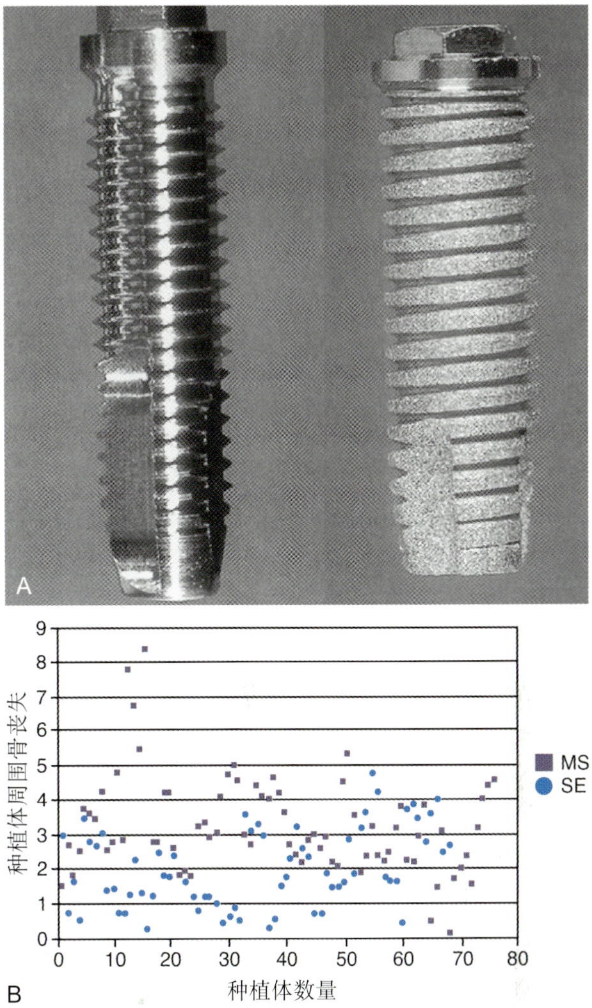

图 7-21 A. 评价了 2 种不同设计的种植体在下颌骨前部使用 3~7 年的情况[36]。种植体嵴顶部结构和螺距相似。左侧种植体具有机械加工表面光滑的 V 形螺纹，右边的具有粗糙的方形螺纹设计。B. 约 1/3 的 V 形螺纹种植体（MS）在 3~7 年间丧失 4 mm 以上骨质。对于方形螺纹种植体（SE），同样的时间内约一半的种植体骨吸收不超过 1 mm，而在 V 形螺纹种植体（MS）只有 5%

功能表面积与理论表面积

种植体的体部和嵴顶部的设计影响骨丧失量，这有可能与生物机械应力相关[17]。因此，理解影响种植体表面积和骨组织负荷类型的因素，有利于减少生物力学并发症的发生。

作用力加载的种植体表面积与骨丧失、种植体存留率相关，与种植体内部应力成反比关系（应力 = 作用力 / 表面积）。从这个工程力学基本公式中可以明确看出，为了降低应力，必须降低作用力或增加表面积。文献报道短种植体存留率更低，同样支持上述观点。

在骨量一定的时候，种植体表面积必须最佳化以适应功能负荷。因此，种植体的理论总表面积和功能表面积存在重要的区别。因为骨组织在剪切力下强度下降 65%，在拉伸力下强度下降 35%，所以功能表面积被定义为能将压缩力传递到种植体 - 骨界面的实际面积[42]。因此，功能螺纹表面积是螺纹中参与轴向（或近轴向）咬合运动中传递压缩力的部分。

表面处理与设计

与功能表面积相对的是总体理论表面积，后者包括种植体表面积中的无用区域，其不参与作用力传递或与其接触的骨质过小而不能适应外力的传递。种植体具有宏观体部设计和微观设计。两种设计特点（尽管相互独立）都与种植体的临床表现相关联。微观设计特征在最初种植体骨愈合和最初负荷阶段至关重要。宏观体部设计在早期负荷和种植体骨成熟期负荷期间至关重要。例如，等离子喷涂常常能增加高达 600% 的总表面积，从而增加了种植体 - 骨接触率[38, 39]。粗糙表面在愈合阶段增加早期的种植体 - 骨接触率。然而，单个等离子喷涂粒子尺寸不超过 8 μm，120 μm 大小的骨细胞不能接受到如此特点的表面所传递的机械应力。所以，能够传递压缩力的实际 BIC 值可能不到总体理论表面积（微观）的 30%（图 7-22）。

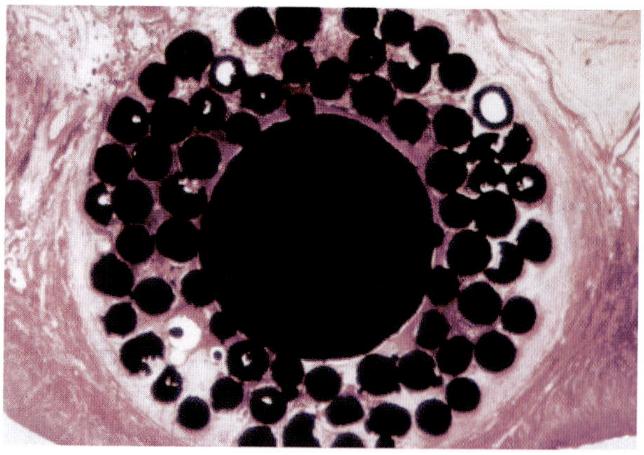

图 7-22　种植体设计中功能表面积不包括那些空间体积太小而骨细胞不能长入的部分，功能表面积的作用好似一种应力传递介质（引自：Steflik D, Corpe RS, Young TRet al: Light microscopic and scanning electron microscopyretrieval analysis of implants biomaterials retrieved fromhumans and experimental animals, J Oral Implantol, 2001, 27: 5-15.

光滑或粗糙表面的柱形种植体，外科植入方便。然而，种植体 - 骨界面会受到相当大的剪切力作用。在负荷后，柱状的嵴顶部件或柱状种植体具有类似的传递至骨组织的应力类型。圆柱形种植体最终会导致种植体 - 骨界面受到剪切力。在最初的愈合阶段，骨组织会朝圆柱形种植体生长。然而，体部这种几何结构在最初的负荷阶段必须依赖微观固位系统，譬如表面粗化或涂覆（化学酸蚀、机械蚀刻，或者表面涂覆羟基磷灰石或钛熔浆喷涂表面）[40]。因此，最初负荷阶段种植体界面与骨组织的整合依赖于种植体 - 骨结合的抗剪切强度。此时，表面涂层的质量（如 HA）至关重要[41]。如果种植体的 HA 涂层受到外科植入过程的摩擦、感染、种植体周围炎治疗过程中的机械移动而发生变化，或者使用多年后的骨改建而发生变化，剩余光滑圆柱形种植体会因为传递到周围组织的正常生理性外力而产生严重后果[42]（图 7-23）。

种植体的表面状态可以增加种植体 - 骨接触率（BIC）和最初愈合阶段种植体 - 骨界面的粘接力。然而，圆柱形种植体的表面涂层不能有效地将压缩力传递到骨细胞，这是由于涂层的微观结构太小而不能对骨细胞产生压缩力[43]。因此，种植体 - 骨接触率在愈合早期较大，但是影响周围骨质的长期受力，能有效消散外力的功能表面积主要依赖于种植体体部的宏观设计。例如，Watzek 等利用狒狒评价了机械加工和粗糙表面的螺纹形和圆柱形种植体在 18 个月的咬合负荷后的组织学和组织形态测定分析结果[44]。两者的 BIC 存在显著性差异，螺纹形种植体在上颌和下颌都具有较高的 BIC 值（图

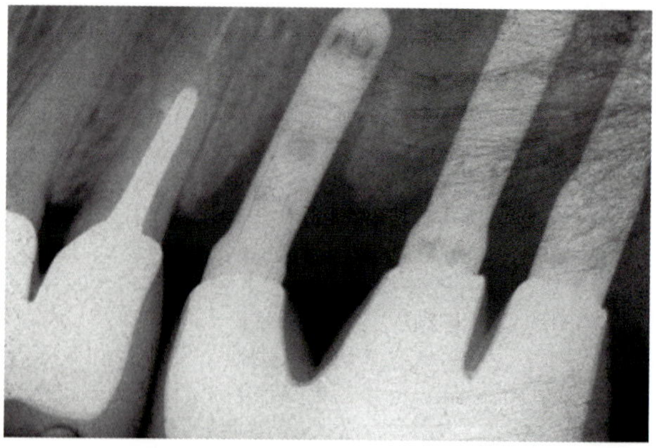

图 7-23　圆柱形种植体的微观设计会对骨界面产生剪切力。因此，表面必须进行粗化处理以补偿种植体的外形设计。当种植体表面涂覆层的完整性受到破坏，这种设计承受外力的能力也会大为降低，从而导致骨丧失

7-24)。粗糙表面螺纹种植体比机械加工螺纹种植体的 BIC 稍高。而且，骨小梁在圆柱形种植体周围显得不规则，而在螺纹形种植体周围骨组织则垂直于螺纹排列（图 7-25）。因此，骨小梁排列形式和较高的 BIC 使得螺纹形种植体成为更好的种植系统。

Bolind 等进行了一项种植体回收的临床研究，评价了圆柱形种植体与螺纹形种植体[45]。从 117 位患者中取出 170 颗种植体，包括 85 颗圆柱形种植体和 85 颗螺纹形种植体，螺纹形种植体周围 BIC 较大，圆柱形种植体周围边缘骨吸收较多（图 7-26）。需要指出的是，本研究中圆柱形种植体表面经过粗化处理，而螺纹形种植体仅有机械加工光滑表面。大量研究证实粗化的表面比光滑的表面具有更大的 BIC。因此，这项研究证明，种植体体部设计比种植体表面处理对于嵴顶骨吸收和负荷后总的 BIC 值更为重要。在图 7-27 中，HA 涂覆圆柱形种植体与 2 颗 HA 涂覆的螺纹形种植体联合固定在一起。经过 5 年负荷，圆柱形种植体出现较多的嵴顶骨吸收。因此，在负荷后，种植体体部设计很可能比表面处理更为重要。

由于负荷传递不充分的缘故，种植体体部的光滑剪切面会增加骨吸收的风险[25]。图 7-28 描绘了 2 颗种植体（Core-Vent/Paragon 种植体）较长的光滑面周围大量嵴顶骨吸收的现象。嵴顶骨吸收导致冠高度的增加（这进一步放大了弯曲力矩的应力值）和 2 颗种植体基台的断裂。毗邻这 2 颗圆柱状种植体的 1 颗种植体支持相同的修复体，然而，经过多年的负荷后，宽平台种植体设计（这是一种压缩负荷设计）保持了骨高度。

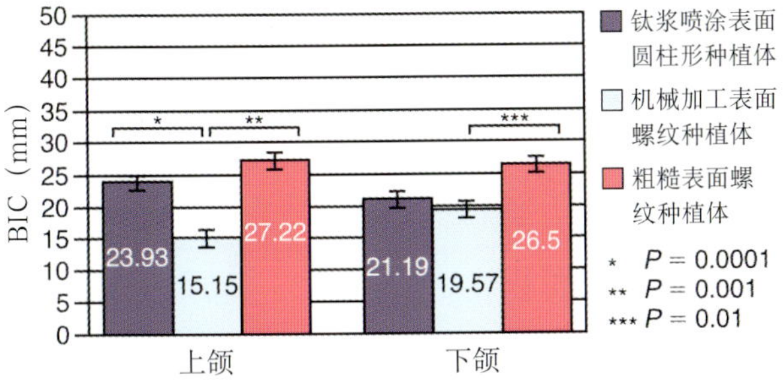

图 7-24 使用狒狒比较一种圆柱形和两种螺纹形种植体设计。螺纹形设计的种植体 - 骨接触率（BIC）在上颌和下颌都较高[44]。粗糙表面螺纹种植体（GBAE）比机械加工光滑表面螺纹种植体的 BIC 更高

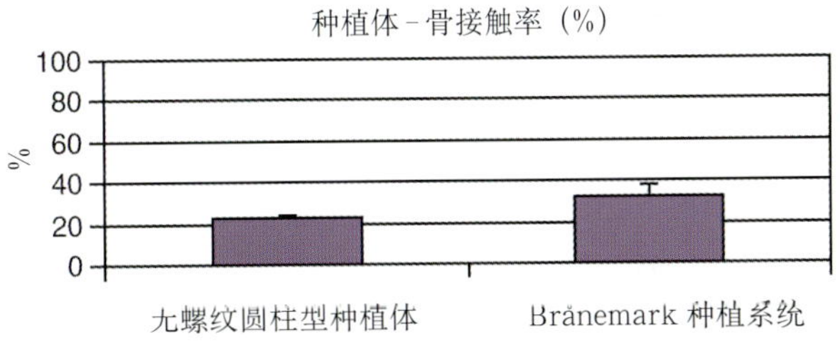

图 7-26 对患者口内取出的 85 颗粗糙表面圆柱形和 85 颗螺纹形光滑表面种植体进行评价[45]。螺纹形种植体 - 骨接触率（BIC）较大（Brånemark 系统）

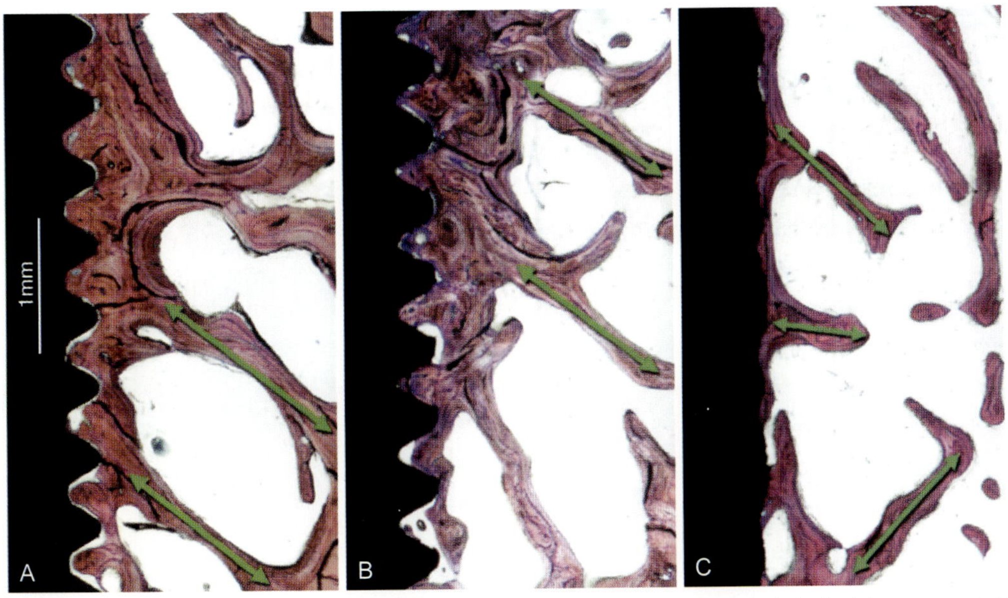

图 7-25 与圆柱形种植体相比，螺纹形种植体周围的骨小梁更为有序能够抵抗咬合应力（引自：Watzek G, Zechner W, Ulm C, et al: Histologic and histomorphometric analysis of three types of dental implants following 18 months of occlusal loading: a preliminary study in baboons, Clin Oral Implants Res 16: 408-416, 2005.）

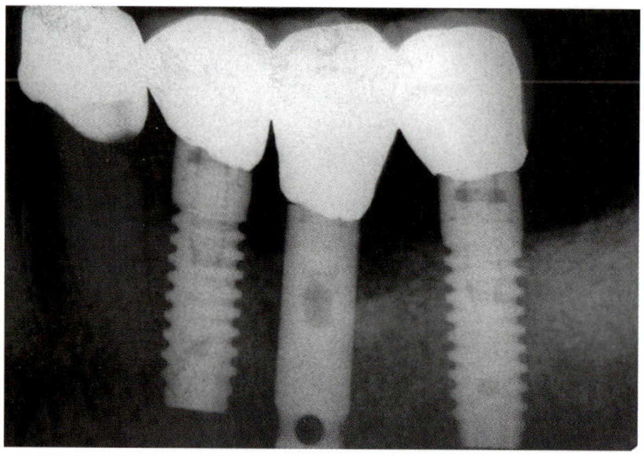

图 7-27　1 颗粗糙羟基磷灰石（HA）涂覆圆柱形种植体与 2 颗 HA 涂覆的螺纹形种植体联合固定在一起。经过 5 年，圆柱形种植体出现较多的嵴顶骨吸收

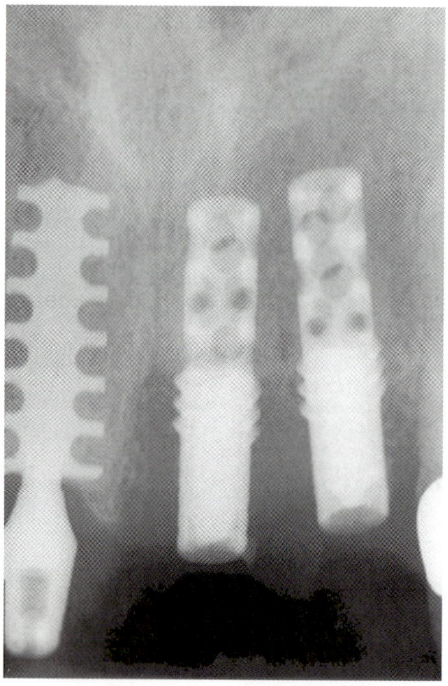

图 7-28　2 颗圆柱形颈部设计种植体和 1 颗高平台设计种植体联合固定在一起。多年的咬合负荷后，圆柱形颈部设计种植体周围嵴顶骨吸收导致种植体基台断裂

种植体功能尺寸

关于种植体功能表面积的另一个理论认为种植体的长度与其相关。种植体每个单位长度功能表面积的改善（不同于总表面积）有利于减少骨组织所受应力。D1～D2 型骨质中的种植体 - 骨界面所受大部分应力集中于种植体嵴顶 5～9 mm 区域内。因此，种植体体部冠方 9 mm 的设计对于合理地分散骨组织所受咬合应力至关重要[35, 37]。具有恒定螺纹深度传统的 20 mm 的 V 形螺纹或倒锯齿形螺纹种植体比 13 mm 的长方形或台阶形螺纹种植体具有更多的总表面积。然而，由于螺纹几何形态的缘故，13 mm 的种植体拥有更多处于 BIC 最高应力区域中的功能表面积，能更好抵抗种植体冠方 5～9 mm 区域压缩性生物机械力。

种植体的直径影响功能表面积，这是由于直径可影响种植体体部的长度需求[46]。然而，较高的𬌗力和较低的后牙区骨密度不能仅通过增加种植体直径就能完善处理。例如，Ivanoff 等在 1999 年发现长 6 mm、直径 5 mm 的种植体在下颌骨和上颌骨的失败率分别为 33% 和 10%[47]。长 8 mm、直径 5 mm 的种植体在下颌和上颌的失败率分别为 33% 和 25%。另一方面，直径同样为 5 mm，而长度增加到 10 mm 和 12 mm 的种植体在下颌骨失败率为 0，在上颌骨的失败率仅为 10%。换句话说，仅增加种植体直径来提高种植体的存留率是不够的。因此，在此项研究中，5 mm 直径种植体并不能完全弥补较短种植体的劣势。

功能表面积

在早期负荷阶段与骨密度相关不断变化的 BIC 影响功能表面积。D1 型骨是颌骨内最致密的骨质，也是强度最高的，具有最大的弹性模量和最高达 80% 的 BIC 百分率。D2、D3 和 D4 型骨质早期种植体界面的骨接触率逐渐下降，其中 D4 型骨在早期愈合阶段的 BIC 接触率在 25% 左右，暴露出机械加工钛种植体[4, 48]。

此外，传递至种植体体部的应力受到骨密度的影响。在 D1 和 D2 型骨中，当较大的咬合力加载在种植体上，嵴顶区的应力最大，沿着种植体 5～9 mm 逐渐减小。在 D3 型骨中，在较大的咬合力作用下，嵴顶区的高应力沿着种植体分布长达 12 mm 并逐渐减小应变大小。D4 型骨具有更高的应变水平，在高咬合力作用下，应力可延伸至 12～15 mm（图 7-29）。

因此，骨密度与种植体的功能表面积相关。例如，在更差的骨质位置（如 D4 型骨）上，由于悬臂梁结构、咬合不当或副功能运动的缘故，需要植入较长的种植体以抵抗侧向力和弯矩负荷[37]。机械应力等于作用力除以作用力得以消散的表面积。D4 型骨的力学强度最差，种植体 - 骨界面消散外力的 BIC 面积最小。种植体功能表面积的需求在 D1 型骨中最小，在 D4 型骨最大[7]。

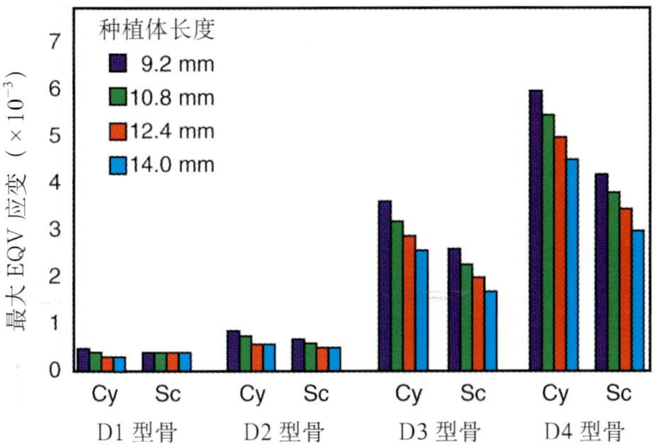

图 7-29　D1 型骨中种植体（最左侧）所需功能表面积最少，而 D4 型骨所需最多（最右边）。螺纹形种植体具有更多的功能表面积，尤其对于松软骨质是种优势之处。Cy：圆柱形；Cs：螺纹形（引自：Tada S, Stegiaroiu R, Kitamura E et al: Influence of Implant design and bone quality on stress/strain distribution in bone around implants: a 3-dimensional finite element analysis, Int J Oral Maxillofac Implants, 2003, 18: 357–368.）

总的来说，骨密度、种植体的直径、种植体长度和种植体表面处理均会影响种植体的功能表面积。然而，综合的种植体设计对于减少生物力学相关的并发症最有效。理想的治疗方法中应当包括 12 mm 或以上长度的种植体，或者大部分前牙种植体位点直径超过 4 mm 的种植体和磨牙区直径为 5 mm 或以上的种植体 [5]。当理想种植体尺寸因为骨量不足而不能植入时，为了增加功能表面积，除了骨增量，也可以增加种植体数目或改良种植体体部设计。

与殆力相关的种植体 - 骨接触率

不同的存留率和边缘骨吸收量与不同种植体体部设计所产生的不同种植体 - 骨接触率（BIC）直接相关。种植体宏观设计在总表面积上有着重要的骨负荷承受能力。种植体表面的突出结构，或螺纹边缘可相当于外力作用到骨的应力传递者。Hoshaw 等使用拉伸力作用于植入犬胫骨骨皮质区的 V 形螺纹钛种植体（Nobel Biocare Brånemark）[49]（图 7-30）。为了支撑动物的体重，胫骨内骨单位通常平行于骨长轴定向排列。然而，轴向拉力作用下的种植体周围，骨单位环绕于种植体周围且继发骨看似定向环绕于种植体螺纹深部。种植体体部周围定向环绕的骨有 3~4 mm 宽。因此，

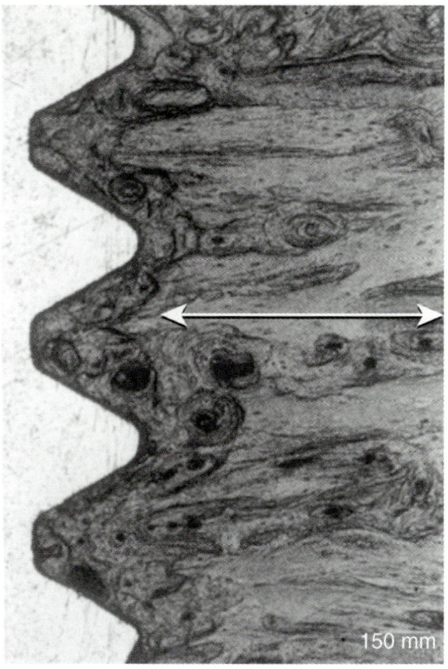

图 7-30　Hoshaw 等拉伸犬胫骨内植入的种植体。犬胫骨内骨单位平行于种植体长轴排列以抵抗动物的体重和轴向力。当种植体垂直长轴植入且受拉伸力达 5 天，种植体周围 4~5 mm 的骨单位重新排列环绕种植体而不是继续平行于胫骨长轴以抵抗拉伸力（引自：Hoshaw SJ, Brunski JB, Cochran GVB: Mechanical loading of Brånemark fixtures affects interfacial bone modeling and remodeling, Int J Oral Maxillofac Implants, 1999, 14: 173-180.）

骨内种植体周围观察到的骨皮质改建可能是试图根据功能负荷改善骨组织的应变方向。

在一项动物实验中，使用了方形螺纹种植体，显微镜下发现骨组织没有完全占据螺纹空隙，方形螺纹下表面比上表面的骨量多 [50]（图 7-31）。另外，可以观察到一个方形螺纹到另一个之间形成了骨桥。实验种植体的方形螺纹设计目的是增加传递到种植体界面的压缩力，降低剪切力。Duyck 等在一项动物模型中也发现最初骨愈合后，骨密度平均地分布于螺纹种植体的上部和下部 [51]。然而，动态加载后，骨种植体密度在螺纹断面角底部较高（压力侧），在螺纹的顶部较低（张力侧）（图 7-32）。Kohn 和 Hollister 证实，当 Nobel Biocare Brånemark 种植体受到侧向力的时候，螺纹的尖端无骨组织存在，两个螺纹深部会形成骨桥 [52]（图 7-33）。这种条件下种植体 - 骨界面内的局部应变区是不均匀的。侧向力作用时，应变更多地集中于螺纹的尖部，且应变从螺纹的外部向内部区域降低。Kohn 和 Hollister 推测由于应变在每个螺纹的尖端最高，

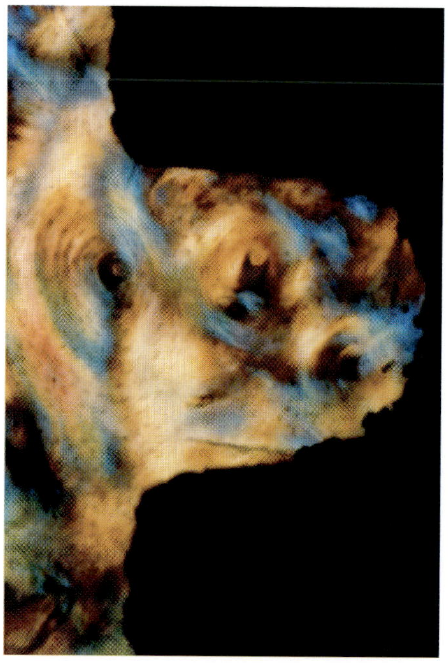

图 7-31　一个螺纹到一个螺纹间形成骨桥，方形螺纹底部具有较高的种植体 - 骨接触率，这会对骨组织产生压缩力

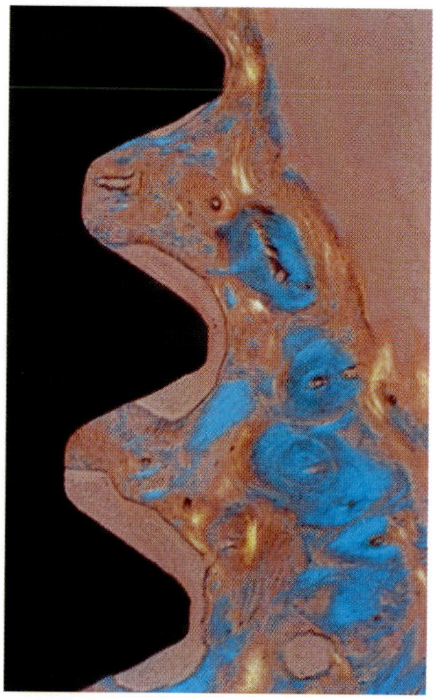

图 7-33　侧向力作用到 V 形种植体，2 个螺纹间隙深部可见骨桥形成。因为应变在螺纹尖部最高，深部最低，所以骨接触点与较低应变区域相连

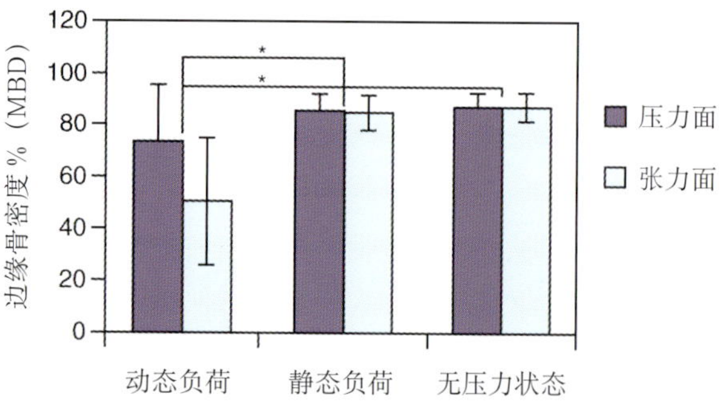

图 7-32　对于动态负荷下的种植体，V 形螺纹种植体的螺纹底部（压力面）比螺纹表面（张力面）的骨量多。静态负荷下和无压力状态下的种植体在螺纹的顶部和底部骨密度近似[51]

所以骨吸收发生，而应变降低的螺纹深部区域，骨质得以保持。

Bolind 等给出的检索报告中证实了人类 BIC 分布的固定模式[45]。骨接触在每个螺纹尖端（此处应变最高）最少，在螺纹断面角下（此处骨组织受到更多的压缩力）最高。因此，种植体设计不仅控制着种植体的初期稳定性，而且同样重要的是，其决定着 BIC 百分率，发生骨接触的部位并能有效地传递力到骨组织。

与殆力因素相关的种植体体部设计

口腔种植体的功能是传递负荷到周围生物组织中。因此，主要的功能设计目标是处理（消散和分配）生物力学负荷以优化种植体支持修复体的功能。生物力学负荷的处理依赖以下两个因素：外力的特性和消散外力的功能表面积。目前，共有 90 种以上的种植体体部设计。利用口腔种植体设计的生物力学原理，根据其处理生物负荷的效率来评估这些设计。利用应力和表面积（作用力／表面积）的科学理论结合工程学原理设计种植体以获得期望的临床效果。

作用力类型及对种植体体部设计的影响

在口内环境中，种植体受到 3 种类型外力：压缩力、拉伸力和剪切力。如上所述，骨在压缩力作用下强度最大，受拉伸力作用时强度下降 30%，受剪切力作用时强度下降 65%[53]（图 7-14）。应当设法限制骨所受剪切力大小，这是由于骨组织在这种受力状态下抗断裂能力最差。因为骨强度直接与骨密度相关联，所以在骨密度下降的区域，这种外力作用最为重要[54]。

与圆柱形（侧面光滑）种植体相比，侧面光滑的圆锥形种植体则会对种植体 - 骨界面产生一种压缩力，这取决于体部锥度大小[38]。锥度越大，界面受到的压缩分力越大。不过，此锥度不能超过 30°，否则种植体体部长度显著缩短，同时最初骨愈合所需初期稳定性也会受影响。这种设计的一项缺点是，光滑侧面种植体的锥度越大，体部受力时总表面积越小，即刻种植时种植体的初期稳定也越差。

与锥形光滑种植体不同，锥形螺纹种植体没有功能表面积上的优势，这是由于体部的螺纹承受着传递到骨组织的压缩力和拉伸力。锥形螺纹种植体在最初植入时具有手术优势，原因是该种植体在进入骨组织时随着自身对骨组织的切割能够顺利地向下植入骨内。然而，三维有限元研究已经证实，表面积越小的锥形种植体会增加嵴顶部的应力值[46]。而且，锥形螺纹种植体的尖端部螺纹往往深度不够，主要是由于种植体的外层直径向根尖方向一直在缩小（图 7-34）。这使得种植体的初期稳定性受限，进一步减小功能表面积。

外力方向及其对种植体体部设计的影响

骨在成角度的外力作用下较为脆弱[55]。外力角度越大，种植体 - 骨界面受到的应力越大。由于骨组织的各向异性，角度负荷对骨组织的有害作用会进一步加剧[56]。各向异性指的是包括极限强度在内的骨组织力学性能如何依赖于骨组织所受外力的方向而变化。30° 的外力比沿长轴的外力增加了 50% 的总体应力，尤其在种植体嵴顶部位[57]。因此，理想情况下，种植体体部长轴应当与 Wilson 曲线和 Spee 曲线垂直，以便在正中𬌗（此时力往往最大）时将𬌗力沿长轴传递给种植体。随着种植体 - 骨界面受力角度增大，种植体周围应力增加。因此，实际上所有种植体都设计成垂直于𬌗面植入骨内。而且，轴向排列对整个种植体系统（如瓷层、粘接剂、基台、基台螺丝、嵴顶骨、种植体体部和种植体 - 骨界面）的剪切应力较少，并且降低了发生并发症的风险，譬如螺丝松动和疲劳断裂。

带螺纹设计的种植体体部能够将𬌗力转化成对骨界面或多或少的压缩力、拉伸力或剪切力。因此，当考虑传递到种植体 - 骨界面的长期外力，这种螺纹外形设计就显得十分重要。种植体受到轴向力时，V 形螺纹（以 Zimmer、LifeCore、3i 和部分 Nobel Biocare 为代表）产生的应力形成 30° 的角（图 7-35A），导致更多的剪切力传递至骨组织。反矩形螺纹（以 Nobel BioCare 的一些设计

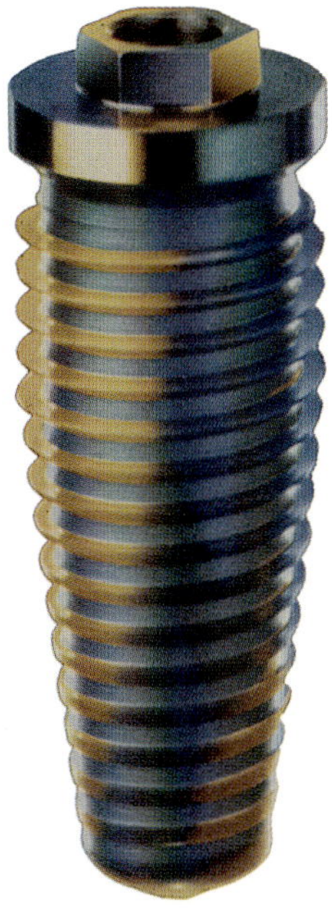

图 7-34 锥形种植体体部在根尖区螺纹深度变浅(Nobel Biocare)。这会使初期稳定性和总表面积减少

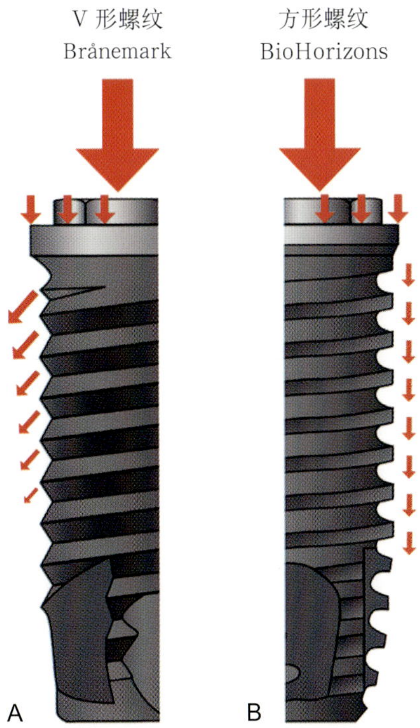

图 7-35 A. 修复体所受轴向力会导致种植体平台受轴向力。然而，种植体体部设计会改变修复体所受的主要压缩力，会在骨种植体 - 骨界面形成 30° 角，在种植体 - 骨界面产生更多的拉伸和剪切力 (左图)。B. 高平台或方形螺纹设计能够将种植体所受轴向力转变成对骨组织的压缩力。种植体体部设计决定了种植体 - 骨界面的受力类型

为代表）与 V 形螺纹断面下方相类似。当轴向力作用到种植体 - 骨界面，锯齿螺纹或方形螺纹（以 BioHorizons、Biocon、Ankylos 为代表）能够传递压缩力到骨组织（图 7-35B）。

剪切力的降低及随后种植体螺纹 - 骨界面的剪切应力的减小，会降低骨失败和种植体 - 骨接触率的风险，前提是所有其他因素不变，这种情况在骨密度较差或种植体长度较短的时候尤其重要[37]。螺纹外形（宏观设计）与表面涂覆（微观设计）是相互独立的。譬如，任何螺纹形种植体表面可以进行 HA 涂覆或其他表面粗化处理以增加骨整合和初期愈合时的种植体 - 骨接触率。

骨细胞对种植体体部设计的反应

骨皮质和骨小梁可以通过塑形和改建进行调整[58]。骨塑形是独立位点的骨形成和吸收而改变外形和尺寸的结果，骨改建是相同位置的骨吸收和形成来替换之前已存在骨质的过程，它主要引起骨质量或骨组织承受咬合力能力的变化。骨的塑形和改建主要受到应变的力学环境的调控。

骨组织的组织学形态包括板层骨、编织骨、复合骨和束状骨[59]。前两种骨类型常常在紧邻骨整合的种植体周围见到。板层骨是最有序、高度矿化且强度最高的骨类型。它被称为承重骨，在种植体周围最希望见到这种骨。编织骨也被称为未成熟骨，这是由于其排列无序，矿化程度低，强度也比其他类型骨质低。在骨组织修复中常见到此种骨类型。这些组织学术语可用于描述显微镜下骨质类型，大体上它们被称之为骨皮质或骨小梁。

Nicolella 等发现骨样本发生 0.15% 形变可能会导致胞状结构内各区域的显微结构水平应变值增加 3.5%[60, 61]。因为骨细胞膜能够作为骨组织内的一种力学感觉系统，所以不到骨组织极限强度 1/100 的微应变水平可能改变骨结构的改建速率[62]。换而言之，骨细胞的细胞行为主要由骨细胞的应变或形变的力学环境决定[63–65]。可以推测打开骨细胞膜离子通道的能量来源于外力作用于骨组织而产生的骨细胞微应变[66, 67]。

Frost 描述了骨密质的 4 种微应变区域，以及相关的每种类型对应变的力学适应性[68]。这 4 种微应变区域包括病理性过负荷区、轻微过负荷区、适应区和急性失用区（图 7-36）。简而言之，病理性过负荷区和急性失用区是骨组织对应变环境的两种极端反应。然而，上述每种环境均有可能导致骨量不足的类似结果。病理性过负荷区能够导致微骨折，这就需要骨修复并造成网状骨吸收。急性失用区也会增加骨改建，降低了骨量。

骨改建速率或者骨更新率是新骨替代已有骨质，且允许骨适应新环境（如紧邻种植体的区域）

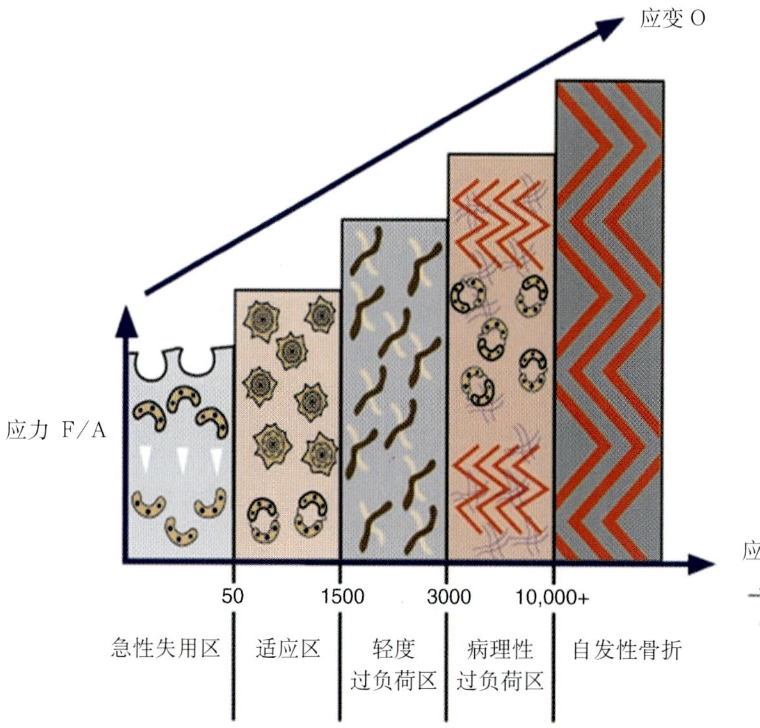

图 7-36　与细胞反应相关的 4 种骨组织微应变区域（在断裂前）。骨组织的应力越大，应变越大。适应窗区域具有理想的种植体 - 骨的应力 - 应变关系。F：应力；A：面积；D：应变

的所需时间[69]。骨改建速率（BRR）也可以表达为特定时间内新骨所占百分比或体积比。板层骨以每天 1～5 μm 的速率形成，而编织骨形成速率可以达到每天 60 μm 以上[70, 71]。因此，较高的 BRR 直接与编织骨形成量的增加相关。为了生成和维持骨量以回应增加的机械外力，轻微过负荷区更可能具有高于适应窗的 BRR 和更多的反应性编织骨形成（有序性较低、矿化低、强度弱）[28]。适应区最有可能形成有序的、高度矿化的板层骨。Misch 等说明适应区是毗邻种植体的理想应变环境，该区域的骨质更为成熟且更能抵抗应变环境中的周期性变化[72]。因此，BRR 可能直接关联于种植体界面的强度和种植体 - 骨界面的风险度。较高的风险与较高的骨更新速率相关，这是由于高骨更新速率的骨矿化、有序性及界面强度较低。

界面改建使得种植体植入后在种植体和原有骨质间形成一活性骨界面层[71]。种植体植入前，骨质通常是成熟的板层骨。外科手术创伤使得骨组织产生修复，主要形成编织骨。4 个月的骨成熟期结束后，在毗邻种植体的界面处成骨细胞会沉积成熟活性骨 70% 的矿物质，改建板层骨。在后续的 8 个月，在骨组织次级矿化活动中完成剩余 30% 的矿物质沉积[59]。

在骨质已经愈合且种植体负荷后，界面再次进行改建，其主要受局部应变环境的影响[58]。如果编织骨是由于力学负荷的缘故而形成，称之为反应性编织骨，其结构和性能与手术创伤形成的修复性编织骨十分相似。种植体的长期留存包括界面的持续改建。这使得新骨能够代替旧骨，从而经受住周期性负荷导致的微裂纹或疲劳现象。Frost 用活体实验证实了升高的骨改建速率可修复骨组织的微损伤区域[73]。直到今天，人类颌骨骨组织的 BRR 也没有完全确定，然而，它似乎接近以每年 40% 的速率改建[74]。

有报道称螺纹形种植体周围的骨皮质在种植体植入和拔除力作用下会出现微损伤，且微损伤量与种植体螺纹设计形式相关[75]。微损伤是一个关键步骤，暗示骨骼组织的改建和替换速率增加，这同其他组织对物理损伤反应而产生的局部改建相似[76]。Mori 和 Burr 也证实疲劳损伤导致的微骨折区域 BRR 的增加[77]。Verborgt 等发现在大鼠的尺骨中，疲劳负荷产生了大量末端 dUTP 缺口，标志着微裂隙周围骨组织中出现凋亡细胞（TUNEL）阳性的骨细胞[78]。骨皮质内吸收几乎达到了对照组的 3 倍之多。因此，作者认为微损伤、骨细胞凋亡和随后的骨改建之间存在十分密切的联系。

除了种植体植入手术中创伤导致的界面较高的 BRR，还需要高度重视种植体负荷后手术界面以外一定范围内的骨改建[49]。Hoshaw 等发现犬胫骨在螺纹形种植体最初愈合 12 个月后，连续负荷 5 天，毗邻种植体区域的骨改建增加。Hoshaw 等也发现螺纹形钛种植体在轴向拉力作用下，骨改建速率较高，且矿化骨少于对照组中骨愈合后不受力的种植体[79]。Frost 过负荷区中发现的 BRR 增加和微断裂导致的 BRR 增加直接相关。

Barbier 和 Schaper 研究了非轴向力和轴向力作用下的种植体支持修复体[80]。与轴向负荷相比，较高的细胞反应，包括成骨细胞和炎症细胞，在非轴向剪切力环境下的种植体周围出现（图 7-37）。这些作者指出非轴向力作用的种植体比动物实验中相同设计的、受轴向力作用的种植体具有较高的 BRR。看起来种植体设计、受力方向或两者的共同作用可能影响种植体界面的骨组织，从而改变了种植体界面的骨更新速率。因为，颌骨内骨组织通常每年改建 40%，这主要代表了适应窗区域。BRR 越高，骨组织越像处于过度负荷环境中。

螺纹几何学和功能表面积

螺纹设计是为了获得最大的初期稳定性和骨接触，增加表面积，利于种植体 - 骨界面的受力分布[37]。种植体单位长度内的功能表面积可以通过改变 9 种不同的螺纹参数而调整，其中包括 3 种几何学螺纹参数：螺距、螺纹外形和螺纹深度[15, 37]（图 7-38）。

螺　距

螺距是种植体相邻两螺纹间平行测量距离[37]。种植体体部螺纹部分的高度除以螺距等于单位长度的螺纹数目。螺距越小（或越细），一定单位长度的种植体体部螺纹越多。如果其他因素相同，种植体体部单位长度具有更多表面积。也就是说，螺纹间距离缩短，每单位长度的螺纹数增加。螺纹数目增加，表面积增加，前提是其他因素不变（图 7-39）。因为应力与外力数值正相关，与外力作用面积负相关，所以当外力大小超过正常值的时候，种植体螺距可以制作得更小[37]。Roberts 在动物模型中观察到螺纹数目可影响种植体 - 骨接触率[71]。

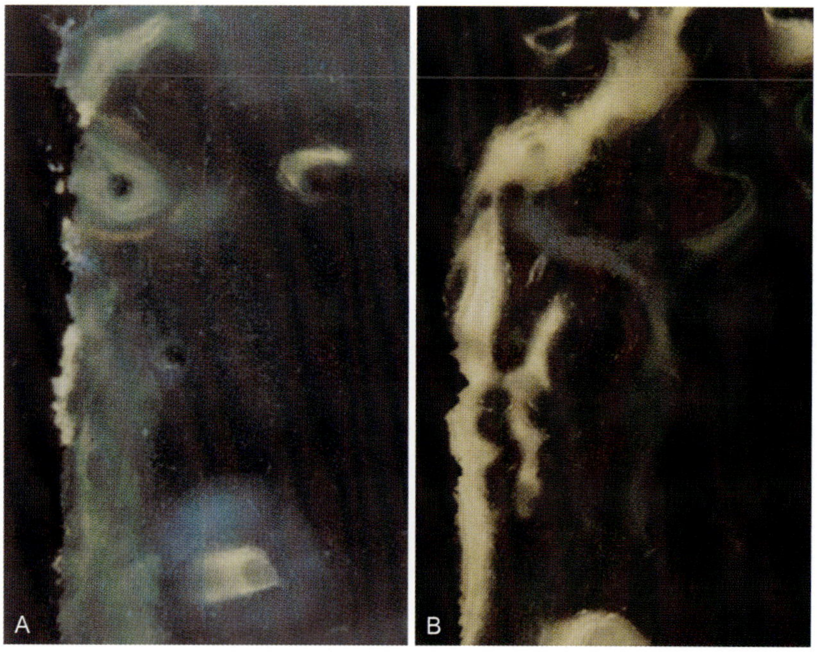

图 7-37 A. 在动物（犬）体内种植体受力的实验中，轴向受力种植体大多在界面出现板层骨；B. 非轴向受力的种植体在界面主要出现编织骨，有较高的骨改建速率、更多的破骨细胞和炎症细胞（引自：Barbier L, SchepersE: Adaptive bone remodeling around oral implants under axial and nonaxial loading conditions in the dog mandible, Int J Oral Maxillofac Implants, 1997, 12: 215-223.）

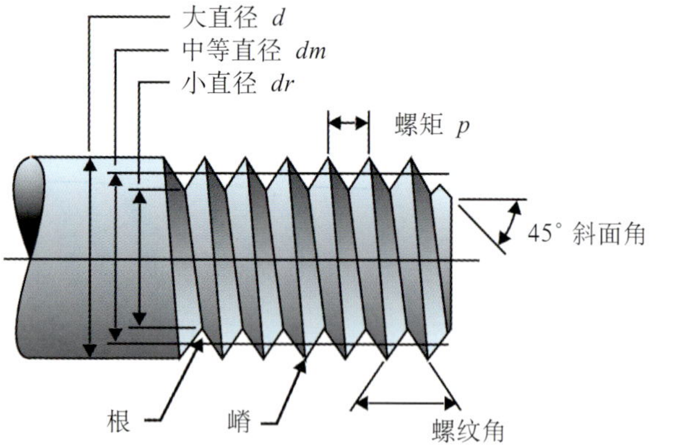

图 7-38 种植体的 9 种螺纹参数能够改变功能表面积。其中 3 种包括：螺距、螺纹外形和螺纹深度[37]

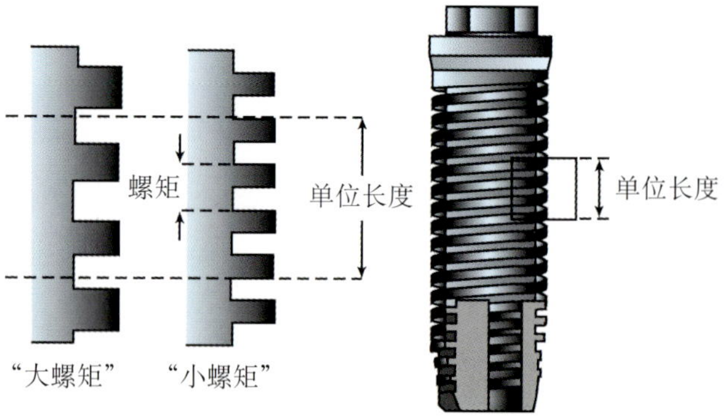

图 7-39 螺距可以描述种植体单位长度的螺纹数目。右侧种植体螺距较小、表面积较大；左侧种植体螺距最大、表面积小

当两种不同螺距设计种植体植入同一动物内，螺纹数较多的种植体出现较大的 BIC（图 7-40）。

有趣的是，在所有设计变量中，螺距是改变螺纹形种植体表面积的最重要因素。当发现口内环境中出现解剖尺寸限制，这个方面需要重点考虑。例如，当不进行复杂的骨扩增术就不能设计理想长度的种植体的时候，螺纹数目较多的种植体可以改善功能表面积，以弥补骨高度的不足[25]。

螺距有助于质量较差的骨质抵抗受力[37]。因为最松软的骨质比理想骨质的强度低 58% 以上，所以增加种植体的螺纹数可以加大总表面积，减少脆弱骨小梁所受的应力。因此，如果外力增大，种植体长度缩短或者骨密度降低，可以缩短螺距以增加螺纹数从而增大功能表面积。

如不考虑种植体尺寸，外力性质或解剖位置的骨密度，大多数厂家生产的种植体的螺距是固定的，每单位长度表面积也是固定的。然而，常见的种植体往往具有不同的螺距。例如，种植体设计中有螺纹间距为 1.5 mm（Straumann ITI），也有螺距为 0.6 mm 的（Zimmer Screw-Vent，Biomet 3I），前面种植体的螺纹数目不到后面种植体的一半。每颗种植体螺距值，对应着不同的单位长度螺纹数和功能表面积。因此，当不能使用理想长度和直径的种植体支持修复体时，可以采用具有更多螺纹的种植体来减少过负荷所带来的风险。

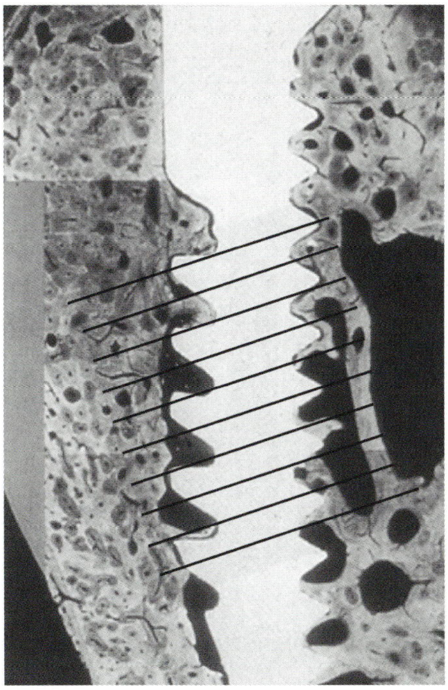

图 7-40　螺纹数较多的种植体的种植体 - 骨接触率（BIC）比螺纹数少的种植体高。图示右侧种植体比左侧种植体具有更高的 BIC

螺纹数对于短种植体尤为重要。例如，Straumann ITI 的 6 mm 和 8 mm 种植体可能仅有 3 个螺纹承载压缩力（图 7-41）。相反，其他种植体的螺距设计可能在近似长度内有 7~10 个螺纹（图 7-42）。螺纹数越多，初期稳定性越好且负荷后总表面积越大。

螺纹数目可能受种植体嵴顶部设计的影响。当种植体体部含有一突出的光滑嵴顶部时，承受力的螺纹数目会减少。例如，一些种植体设计中含有 3 mm 或更长的光滑嵴顶区，而其他的设计中在第一个螺纹上仅有 0.7 mm 长光滑嵴顶部。螺距为 0.5 mm 时，光滑嵴顶部增加 2 mm，螺纹会减少 4 个。因此，7 mm 长种植体可能由于延长的光滑嵴顶部，螺纹将减少 28%（图 7-43）。

一些制造商推出了具有双线或三线螺纹的种植体（如 Zimmer，Nobel Biocare）。这些术语源于不同的制作过程，但是并不增加功能表面积。不同于使用切削装置一次切出一个螺纹，双线螺纹使用 2 个切削刀片，三线螺纹使用 3 个切削刀片。因此，当单螺纹引导种植体旋转 1 圈，种植体深入 1 个螺纹深度；双线螺纹种植体旋转 1 圈，深入骨内 2 个螺纹深度。如果单线螺纹的每分钟转速加倍（如 30 rpm 相比 15 rpm），两种螺纹的种植体以一样的

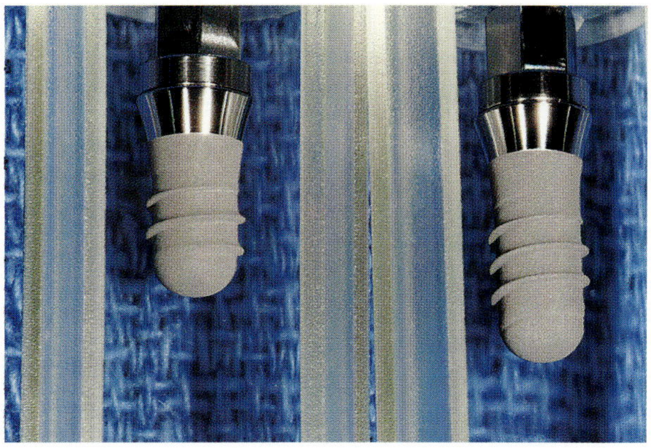

图 7-41　Straumann ITI 种植体，左侧为 6 mm 长，右侧为 8 mm 长。每颗种植体仅有 3 个螺纹用于外科固定和愈合后的负荷

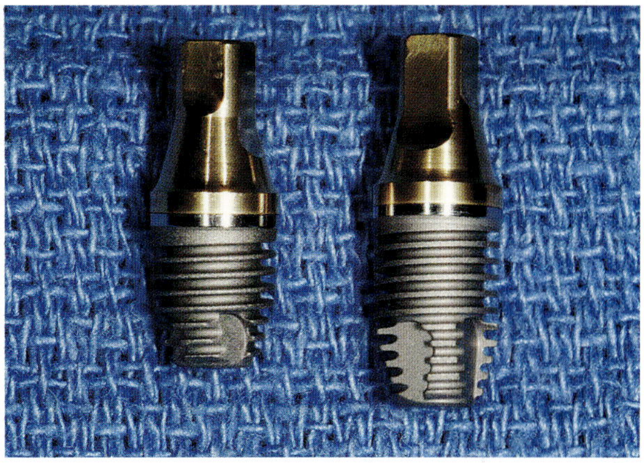

图 7-42　左侧的 BioHorizons Maestro 种植体（7 mm 长）有 7 个螺纹。右侧（9 mm 长）有 10 个螺纹。螺纹数目越多，功能表面积越大

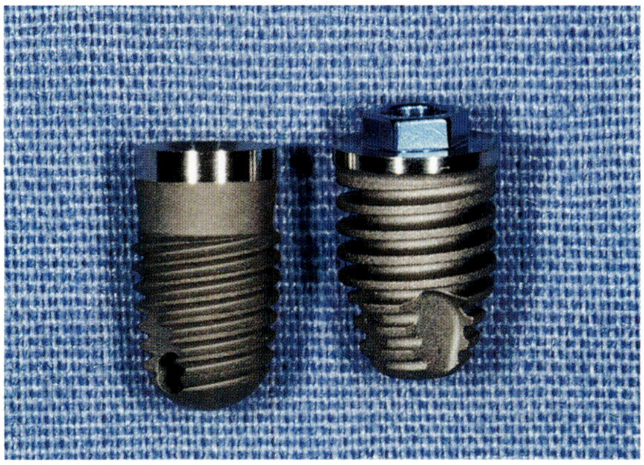

图 7-43　左侧内六角种植体设计（Zimmer ScrewVent）的特点是其具有内六角抗旋结构。右侧的种植体（BioHorizons Maestro）具有外六角嵴顶部件。左侧的种植体长度多 1 mm，但是螺纹却少于右侧种植体。左侧的种植体制作成三线螺纹，右侧的种植体具有单线螺纹。然而，总表面积不受螺纹的影响

速率植入骨内。任何情况下，没有发现单线、双线和三线螺纹种植体间的功能表面积存在差别。

种植体植入的外科手术便利性与螺纹数目相关。螺纹越少，种植体越容易植入。如果较致密骨质中使用较少螺纹种植体，种植体植入的便利程度提高；与光滑圆柱形种植体相比，螺纹种植体较难在坚硬骨质中攻丝并旋入。

螺纹深度

螺纹深度是指种植体螺纹处内外直径间的距离[37]（图 7-44）。传统的种植体在种植体全长具有一致的螺纹深度。每种螺纹形种植体几乎都有不变的内径，沿着外壁平行的种植体全长具有一致的横截面。锥形种植体往往具有相似的内径，但是外径随着直径变细而减小，因而螺纹深度也朝根尖方向降低。因此，这种种植体具有更少的表面积，而表面积对于较短种植体尤为重要。锥形螺纹种植体初期植入时，种植体尖端区域骨固定能力较弱，且功能表面积较少。种植体体部逐渐变细可导致较高的应力，对于长度较短的种植体尤其如此[46, 81]。

如果其他因素不变，螺纹深度越大，种植体表面积越大。不同的厂家使用不同的螺纹深度。一些螺纹种植体（Nobel Replace）具有 0.24 mm 的螺纹深度，Straumann ITI 种植体的螺纹深度为 0.3 mm，许多 V 形螺纹种植体（Biomet 3I 和 Zimmer Screw-Vent）的深度为 0.375 mm。4 mm 直径 BioHorizons 种植体体部的方形螺纹深度为 0.42 mm。因此，如果其他因素不变，以上这些不同类型种植体会有不同的、与螺纹深度直接相关的功能表面积。其中，BioHorizons 种植体具有最大的表面积，NobelReplace 的表面积最小（表 7-3）。

种植体螺纹深度越浅，越容易将种植体植入致密的骨质中，且种植体植入前进行攻丝的可能性越低。因为医生往往根据植入的便利来决定要植入何种种植体，所以一般情况下，医生会选择螺纹较少且深度较浅的种植体，这样的种植体利于外科植入。然而，当种植体植入骨内后，这些便于外科植入的条件会产生较少的功能表面积，并会增加施加于种植体 - 骨界面的殆力过负荷的风险。

传统的种植体设计中，在不考虑种植体直径的前提下，种植体体部设计保持一致。因此，直径每增加 1 mm，种植体增加 15%～25% 的表面积[5]。然而，当种植体变宽后，可在不降低种植体轴壁厚度和影响种植体内基台螺丝空间的前提下增加螺纹深度。例如：4 mm 直径的 BioHorizons 种植体螺纹深度为 0.42 mm，5 mm 直径种植体的螺纹深度为 0.8 mm。因此，螺纹深度可根据种植体直径而改变，且直径每增加 1 mm，总表面积增加 150%～200%（图 7-45）。例如，Biomet 3I 的 4 mm 直径种植体体部具有 200 mm^2 表面积，5.5 mm 直径种植体具有 245 mm^2 表面积（种植体长度为 12 mm）。4 mm 直径 BioHorizons 种植体具有 215 mm^2 表面积，5 mm 直径种植体具有 356 mm^2 表面积[15, 37]。

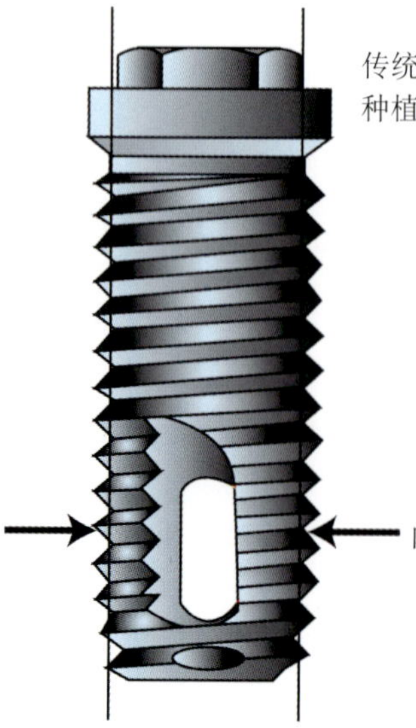

图 7-44 种植体螺纹深度等于外径和内径之间的距离。螺纹深度越大，功能表面积越大

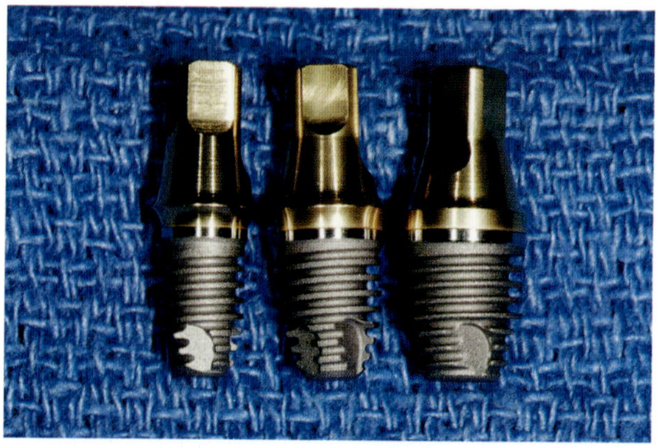

图 7-45 左侧 BioHorizons 种植体具有 4 mm 直径，螺纹深度为 0.42 mm。中间和右侧的种植体直径分别为 5 mm 和 6 mm，螺纹深度均为 0.78 mm。因此，右侧的两个种植体较左侧种植体增加了种植体直径和螺纹深度，从而增加了 200% 的表面积

表 7-3 种植体设计的表面积 (4 mm 直径)*

种植体类型	种植体尺寸	表面积 (mm^2)
BioHorizons (外连接)	4×12	214.9
BioHorizons (内连接)	4×12	206.5
Replace Select	4×12	167.1
Straumann ITI	4×12	161.3

* 螺纹的螺距越小 (螺纹更多),螺纹深度越大,功能表面积越大

表 7-4 种植体设计的表面积 (5 mm 直径)

种植体类型	种植体尺寸	表面积 (mm^2)
BioHorizons (外连接)	5×13	356.2
BioHorizons (内连接)	5×12	332.5
3i	5×12	245.4
Straumann ITI	5×12	207.1
Replace Select	5×12	193.6

因此,种植体体部的总体功能表面积与螺距、螺纹外形和螺纹深度相关。表 7-3 和表 7-4 给出了种植体体部为 12 mm 长时,一些常见种植体设计的差别。注意 4 mm 和 5 mm 直径种植体间的差别。有趣的是,天然磨牙比前磨牙多 200% 的表面积。天然牙不仅增加直径,而且改变其外形以适应后牙区较高的 力。然而,大多数种植体仅仅随着体部直径的增大而增加 10%~30% 的表面积。

螺纹外形

螺纹外形是另一个重要的总体螺纹几何特征[37]。如前所述,种植体的螺纹外形设计包括:方形、V 形、锯齿形和倒锯齿形 (图 7-46)。在传统的工程学用途中,V 形螺纹设计被称为“固定物”,其主要用于固定金属部件[82]。V 形螺纹角度为 30°,能加载拉伸力和剪切力至金属并能延伸使各组件契合得更加紧密。这种螺纹形状在工业当中最为常用 (如 Nobel BioCare,Biomet,Zimmer,Astra)。有趣的是,Nobel BioCare 最初的 Brånemark 种植体被称为”固定物”,而不是种植体。

锯齿形螺纹一开始是由 Krupp 设计出来抵抗拔出的力量[82]。这种锯齿形螺纹被用来防止大炮与混凝土底座分离,防止大炮在发射的时候将螺丝从底座中拔出。因此,这种螺纹设计利于抵抗拔出力量。然而,咬合负荷传递至骨的应力与 V 形螺纹

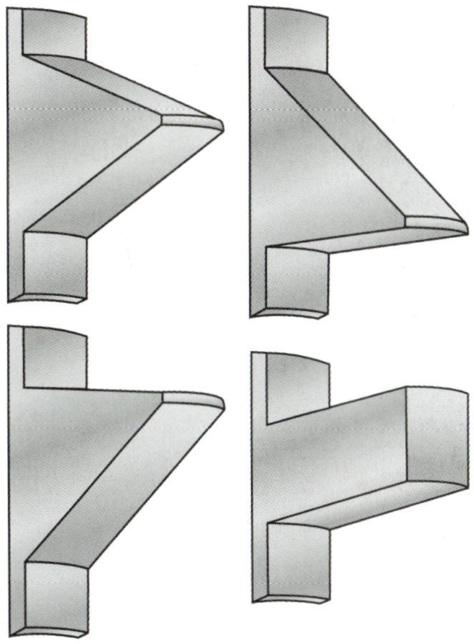

图 7-46 4 种基本种植体螺纹设计:V 形螺纹 (A),倒锯齿螺纹 (B),锯齿螺纹 (C) 和方形螺纹 (D)

类似。在种植体制造中 (Nobel BioCare),这种螺纹设计应用得越来越少。

种植体修复需要最优化设计的螺纹外形以适应 力方向向下及向内深入负荷方向 (拔出力的反方向) 的长期功能活动 (负荷传递)。方形螺纹提供了适合向内深入的、压缩力传递的最佳表面积[82]。大多数汽车千斤顶或承受负荷的工程设计都使用方形螺纹设计。然而,仅有很少的种植体设计采用方形螺纹设计 (BioHorizons,Ankylos)。锯齿形螺纹外形也可主要传递压缩力到骨组织 (如 BioHorizons,BioLok,Straumann)。

尽管螺纹外形为主要的负荷设计,但是它同样也有利于种植体直接接触的骨界面的早期愈合。Steigenga 等进行的一项动物实验比较了具有一致种植体宽度、长度、螺纹数目、螺纹深度和表面状态的三种螺纹外形[83, 84] (图 7-47)。V 形和倒锯齿形螺纹种植体具有相似的 BIC 百分率和种植体早期愈合后旋出扭矩 (表 7-5)。方形螺纹设计具有较高的 BIC 百分率和较大的旋出扭矩 (表 7-6)。因此,螺纹外形也可以成为骨结合最初愈合阶段的一项种植体设计参数。

一致性负荷分布方法在口腔种植修复中是有根据的。一般来说,材料在压缩力作用下强度最大,在剪切力下强度最弱。这种现象适用于瓷、牙科粘接剂、种植材料、固位螺丝和骨[38]。因此,压缩力应当作用于所有这些部件,并尽可能消除或降低剪切力。

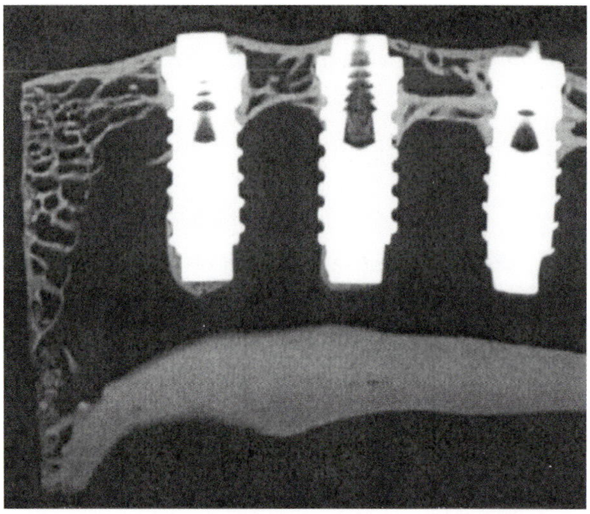

图 7-47 在此项动物实验中，评价了 3 种不同螺纹设计的最初骨愈合情况。螺纹数目、深度和表面状态（可吸收喷砂媒介，RBM）保持一致。种植体的长度和直径也是相同的。种植体嵴顶部件的设计也是相似的[83, 84]。方形螺纹具有更高的种植体 - 骨接触率和更高的旋出扭矩测量值

表 7-5 V 形，倒锯齿形和方形螺纹种植体设计的种植体 - 骨接触率 (N=12, n=69)

方形螺纹	V 形螺纹	倒锯齿形螺纹
74.37	65.46	63.05

n，种植体数目；N，兔子的数目

表 7-6 V 形，倒锯齿形，和方形螺纹种植体设计的逆向力矩值 (N=12, n=36)

V 形螺纹	倒锯齿形	方形螺纹
15.58	15.46	23.17

N，兔子的数目；n，种植体数目

种植体体部的螺纹或上部平台的剖面角能够调整作用于修复体和基台连接体的𬌗力方向至骨界面上的另一个方向。V 形螺纹的剖面角偏离轴向 30°，然而方形螺纹垂直于长轴方向。因此，当种植体体部具有方形螺纹和顶部平台设计时，沿种植体轴向的𬌗力可能对骨界面产生压缩力，但是当种植体体部为 V 形螺纹设计时，此时可能对骨界面产生较大的剪切力[37]（图 7-35）。

30° 剖面角的 V 形螺纹（以 Nobel BioCare，Zimmer Screw-Vent 和 Biomet 3I 为代表）所产生的剪切力是方形螺纹所产生的 10 倍[15]。在𬌗力

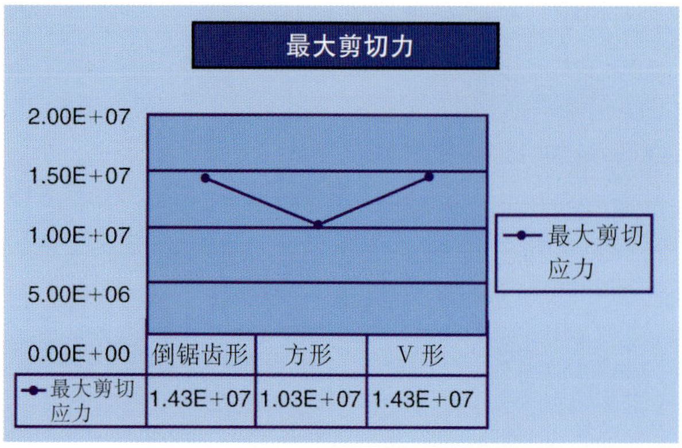

图 7-48 使用三维有限元分析方法研究具有相似直径和长度、螺纹数目和深度的 3 种不同螺纹类型的种植体。比较了总体应力和剪切应力。方形螺纹种植体具有较低的总体应力和剪切应力。V 形螺纹和倒锯齿形螺纹数值接近（引自 Kim WT, Cha YF, Oh SJ, et al: The three dimensional finite element analysis of stress according to implant thread design under the axial load, Korean J Oral Surg 27: 3–8, 2001.）

作用下，倒锯齿形螺纹每单位长度剪切分力与 V 形螺纹设计相似。15° 剖面角（Straumann ITI 种植体）的剪切分力是方形螺纹剪切力的 5 倍。螺纹 - 骨界面剪切力的降低能够传递更多的压缩力，这对于骨密度欠佳、种植体长度短或外力数值较大的情况尤为重要。

与种植体成 30° 的外力对种植体 - 骨界面的作用力较长轴方向的作用力增大 50%，作用力的剪切分力也得以增加[53]。与种植体 - 骨界面成 30° 的外力传递到骨界面的作用力成 30° 角，且降低界面的压缩和拉伸力。骨受到 30° 的外力时会降低骨组织 11% 的压缩强度和 26% 的拉伸强度[53]。因此，当沿长轴的外力作用于种植牙冠的时候，种植体体部螺纹的剖面角能够将轴向𬌗力调整为有角度的种植体 - 骨受力。当轴向力作用于种植牙冠的时候，方形螺纹能对骨界面产生压缩力。

Kim 等使用三维有限元分析方法来研究螺纹外形[85]。对具有相同螺纹数目和螺纹深度的 3 种不同螺纹外形（V 形、倒锯齿形和方形）的种植体进行了研究（图 7-48）。V 形和倒锯齿螺纹具有相似数值。方形螺纹的压缩应力和更为重要的剪切力都较低。Chun 等也使用有限元分析评价了骨整合种植体的设计参数[27]。他们也得出结论，方形螺纹设计比其他的螺纹设计具有更为有利的外形以适应𬌗力。因此，螺纹外形能够改变功能负荷环境，并影响传递至骨组织的作用力类型。有文献回顾研究提

示方形螺纹种植体能够在上、下颌的较大范围骨密度区域内获得相似的种植成功率[14, 86–88]。

种植体设计与骨组织反应

最近研究发现，当种植体作为修复体的功能单元时，增高的 BRR 是毗邻许多种植体的一种连续反应[89]。在紧邻（5 mm 以内）V 形螺纹种植体的周围骨质中，观察到每年高于 500% 的 BRR，但是，远离界面的骨区域的 BRR 仅接近 50%。这些发现提示种植体界面的骨质可能处于轻度过负荷区（图 7-49）。Cooper 列举了 Roberts 等发表的组织学报道，其研究了从患者上颌前磨牙区取出的毗邻大球面设计种植体（Endopore Sybron Corp）的骨质更新率[90]。这种种植体每年的 BRR 在 400%～908%。有趣的是，该种植体设计者们认为骨吸收往往是如骨科髋关节修复体中的应力屏障所致，而不是过负荷所致。因此，他们相信更多的应力应当施加于种植体界面。至少在这个已报道患者中，他的 BRR 看起来提示与已报道的其他种植体或条件相比，这种设计存在较大的应变环境。

Roberts 等观察到不对称种植体螺纹设计（Nobel Biocare，SteriOss，Yorba Linda，CA.）和对称的螺纹表面（Nobel BioCare，Brånemark，Gothenburg，Sweden）间存在不同的界面接触率[91]。Brånemark 的 V 形螺纹与螺纹数减少的倒锯齿螺纹外形（Steri-Oss 种植体，具有 680% 的 BRR）相比，具有较高的骨接触率和更低的骨更新率（500%）（图 7-50）。BRR 越高意味着编织骨的形成越活跃，种植体骨界面处于病理性过负荷区的风险越大（导致种植体的纤维性愈合）。因此，这 3 种不同设计的种植体的 BRR 不同。BRR 与种植体表面积直接相关，种植体体部的表面积越大，BRR 越低。

外力的大小也能影响种植体界面的 BRR。Roberts 评价了人体内成功地用作正畸支抗 3 年或更久的种植体[92]。正畸力的作用时间是不变的，这种用于移动牙齿的作用力（<5N）远小于功能活动和副功能活动时的作用力（达到 100～1000 N）。这些种植体的种植体 - 骨界面骨改建速率每年在 30% 以内。由于加载的力量类型不同（连续的 VS 动态的），加载的力量较小，在种植支抗的种植体 - 骨界面具有较低的骨更新率，这意味着在其界面拉伸应力减小，使骨组织处于生理性负荷区。

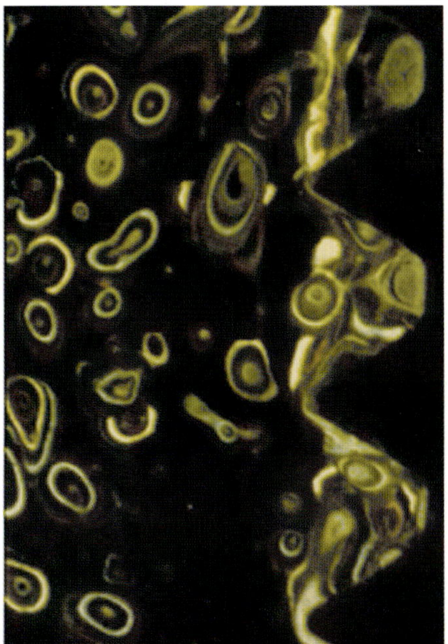

图 7-49 在一个动物模型（犬）中，远离种植体的骨质改建速率为每年 40%（生理性或适应区）。毗邻 Brånemark 种植体（Nobel Biocare）的骨改建速率为每年 500%（轻度过负荷区）

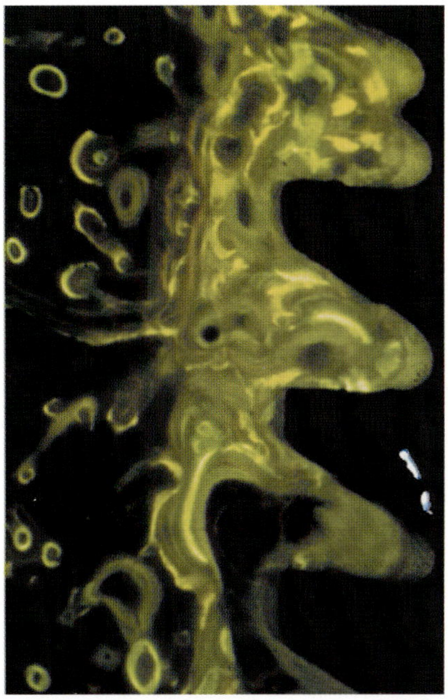

图 7-50 Garetto 等在动物模型（犬）中评价了毗邻 SteriOss 种植体（Nobel Biocare）的骨改建速率（BRR）[89]。远离种植体几毫米的骨质具有每年 40% 的 BRR。种植体周围区域的 BRR 达到每年 680%（轻度到病理性过负荷）。因此，SteriOss 种植体与 Brånemark 种植体设计相比具有较低的种植体 - 骨接触率

有一些研究和报道证实种植体的修复体负荷环境能导致种植体失败、嵴顶骨吸收或种植体断裂[93]。因此，Misch 等人认为种植体界面 BRR 高于相距界面数毫米的区域，这种现象可以提示用于支持的种植体 - 骨界面的生物力学风险的增高，而这与特殊临床环境相关联或者由其所产生[72]。

Brunski 等在动物模型上对 V 形螺纹钛种植体施加负荷[94]。在下颌骨和桡骨内的种植体允许骨愈合 4~7 个月，随后对下颌骨种植体施加循环轴向压力，对桡骨种植体施加轴向拉力。结果发现对照组和实验组骨界面没有显著性差异。Brunski 等相信这最有可能是作用力大小没能到达产生显著差别水平的结果。相似的结果也与螺纹外形有关，V 形螺纹产生相似的压缩和拉伸应力分布。Hoshaw 等进行的一项随访研究，使用犬胫骨并在较长骨愈合时间后施加较大的轴向拉力，结果发现受力的种植体周围嵴顶骨吸收较多，骨皮质内 BRR 较高，出现骨膜表面的吸收再塑形[75]。因此，力量的大小与类型与骨细胞的反应相关。

如果种植体的设计和力量的加载符合生物工程学原则，种植体所受的负荷能在适应区内产生微应变，种植体 - 骨界面的 BRB 与远离种植体界面的骨质区域相似，这就说明在负荷期间维持了种植体 - 骨界面的板层骨。因此，Misch 等人提出了一个可预期的目标：种植体的设计工程应当包括改良在细胞水平影响种植体周围骨组织反应的种植体设计参数[95]。

为了降低骨所受剪切力，适应轴向力的方形螺纹可用于种植体体部设计中[75, 84, 85]。犬实验和患者临床实验报道中使用的 BioHorizons Maestro D2 和 D3 种植体，其螺纹内的骨更新速率在 40%~50%，这个数值与远离种植体界面的骨质区域相似（图 7-51，图 7-52）[50, 72]。这个速率相当于处于适应窗内的板层骨改建速率。这种条件使得界面的生物力学风险大为降低，这是由于板层骨矿化程度较高，硬度更大，且比处于轻度过负荷区的反应性编织骨的强度高。

本章提出的概念并不意味着合适的应变水平可能仅仅由一种种植体设计而获得，或者理想的应变水平对于保持长期的骨结合是必要的。骨内种植体周围的应变环境相当复杂，诸如骨密度、骨体积和骨外形等变量最具影响作用，但是到目前还没有完全搞清楚。未来的实验模型应当评价种植体设计、表面状态、外力强度、外力频率、作用力方向和骨密度等如何影响种植体的长期成功率。建议将骨更新速率作为研究这些条件的一种方法。

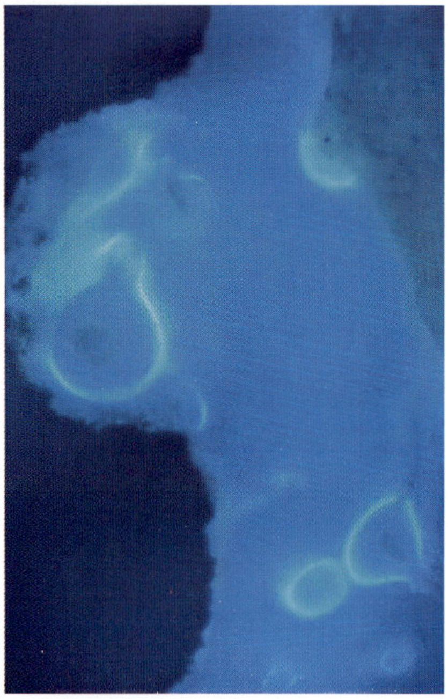

图 7-51 方形螺纹种植体（BioHorizons，Birmingham，AL）植入动物模型负荷后，可以观察到骨改建速率为每年 40%~50%，这与距离种植体界面数毫米的骨质区域的骨改建速率相似

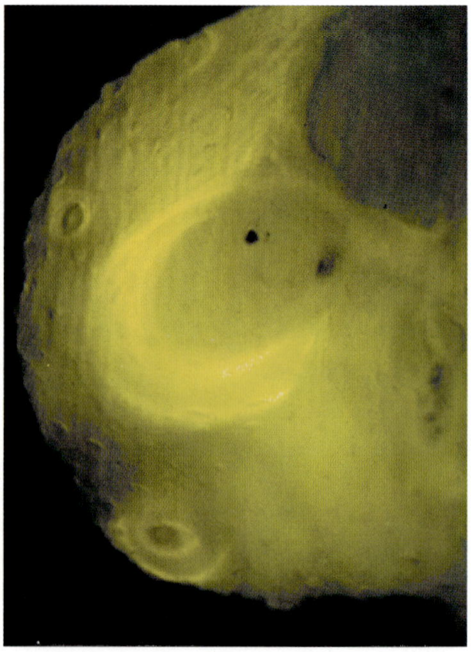

图 7-52 在一位患者的双侧上颌第一前磨牙区域植入方形螺纹种植体咬合负荷 1 年后的骨改建速率。骨改建速率为每年 40%~50%，这个数值与远离种植体界面的骨质相似

种植体根尖部设计考量

根形种植体根尖部通常呈锥形，其目的是为使种植体体部与侧壁骨区域啮合前通过根尖部分切削骨质以便于种植体更好地植入（图 7-53）。因此，患者不需要张口过大，特别是对于后牙缺失的患者受益更大。这种尖端设计特点有益于植入时的攻丝阶段。植入毗邻牙根弯曲或牙根分叉度大的天然牙区或有骨凹陷区域，锥形尖端设计同样也是有益的。

大多数种植体根部横截面是圆形的，使用圆钻可制备出圆形的窝洞，并且与种植体体部精密地匹配。但是，当基台螺丝拧紧时或单牙种植体受到旋转力（扭力）时，圆形的横截面无法抵抗扭转力 / 剪切力。因此，通常将尖端部分设计成一种抗旋转的形式与种植体体部相结合。最常见的是设计一个洞或内部设计为中空。从理论上讲，骨质可以长入尖端的洞内并且抵抗作用在种植体上的扭转力。这种尖端中空设计同时还能够增加种植体与周围骨质的接触面积从而更好地将压缩力传递到骨组织。

当种植体穿出上颌窦底或从骨皮质板处暴露出来的时候，这种尖端洞形设计存在一些缺点。尖端洞内会充满黏液并成为逆行性感染的来源，或者更容易被纤维组织充填（图 7-54）。如果尖端洞型的直径为数毫米，被纤维组织充填的区域将会降低种植体根尖区域的骨接触率。种植体具有花篮形体部设计时，最需要考虑到这一点，其次是具有 4 mm 垂直洞形设计，最后是具有 1 mm 圆形尖端孔设计的时候。实心种植体的尖端部分（没有根尖孔）可轻微穿孔于对侧骨皮质板，并像一个楔子封闭穿孔处。

另外一种种植体体部的抗旋转设计方式为种植体的体部或尖端区域设计有平面或沟。骨质靠着平面或沟槽区域生长，同时有助于抵抗旋转扭力。另外，种植体尖端部分的沟槽或凹陷结构能够增加种植体设计中的自攻能力。这种现象常以多种方式出现。首先，尖端部分的凹槽区域被切削螺纹产生的骨充填物充满。否则这些骨碎片会积于尖端底部阻止种植体完全就位或压入骨小梁中，并且有助于形成压力或抵抗种植体的旋转植入。其次，尖端部的凹槽区域设计可减小沿着种植体尖端部分的切削螺纹的角度。因此，仅需较小的扭力就可将种植体旋入骨内。

每个种植体的尖端末端应该是一个平面而不是一个点。点状尖端的几何形态具有较少的表面积，在局部骨质区域形成过高的应力水平。另外，如果相对的骨皮质板已穿孔，锋利的、V 形根尖可能会刺激软组织或一旦发生移动会引起软组织的炎症（如下颌骨下缘）。

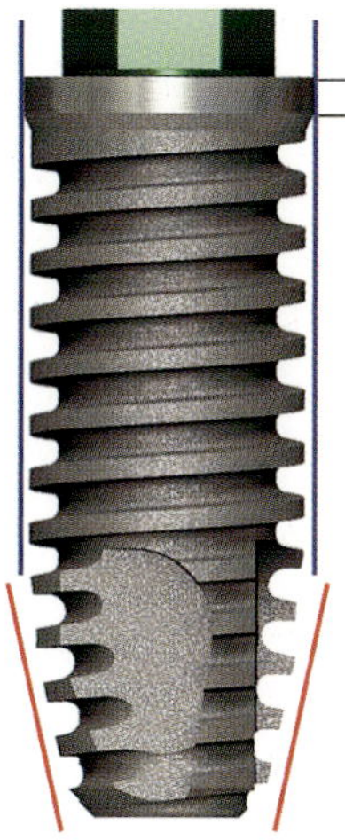

图 7-53　0.5 mm 光滑金属颈环比粗糙的表面连接具有更为紧密的基台 - 嵴顶部分连接。种植体的尖端部分往往呈锥形以利于外科植入，这是由于这样的结构利于其在种植体体部啮合骨壁之前配合骨钻孔。在种植体植入毗邻牙根弯曲或牙根分叉度较大的区域，或可用骨具有骨凹陷区，这种设计也是有利的（BioHorizons，Birmingham，AL.）

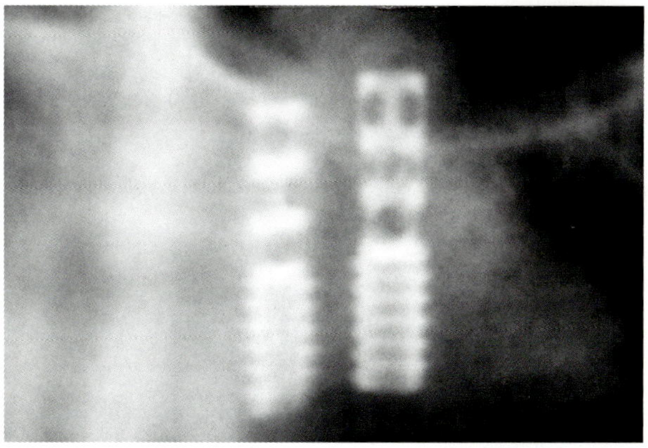

图 7-54　当种植体进入上颌窦内，根尖孔内或中空的圆柱形体部内可充满黏液并且在种植体周围形成逆行性感染

种植体体部的断裂

种植体体部和各个组成部件都有发生断裂的风险，大多发生在中长期负荷条件下。根据 Goodacre 等的报道，直径为 3.75 mm 的种植体体部在负荷早期到中期之间断裂的概率是 1%，基

台螺丝断裂的概率是2%，修复螺丝断裂的概率是4%[33]。但是，当外力条件增高或接受循环负荷次数增加时，断裂的发生率显著增高。悬梁臂、倾斜负荷和副功能活动都可以增加断裂概率。使用时间长也会增加断裂概率，因为随着使用时间延长，种植体受到循环负荷的次数增加。Rangret报道在长期负荷条件下，80%的种植体失败是与种植体体部断裂有关[96]。影响断裂概率的种植体体部因素主要包括生物材料种类、种植体尺寸和设计。

作用力大小和种植体体部设计

正常生理功能限制了作用力大小，即其必须符合口腔环境下的工程学设计。𬌗力的大小因解剖部位的功能和牙列状态而不同。平均𬌗力的范围为10～350磅[97]。磨牙区𬌗力较大（200磅），尖牙𬌗力较小（100磅），颌骨前部切牙区最小（25～35磅）。这些平均𬌗力可因副功能活动而增大，在后牙区可接近1000磅[98]。

植入具有较高作用力的口内后牙区域的种植体应该有特殊的形态设计，以使其不易受较高应力分布的损害，因此进一步降低断裂风险。种植体及其组成部件（基台螺丝）抵抗弯曲力所致断裂的能力与其内部构件的转动惯量（或抗弯曲断裂系数）直接相关。下面这个参数是内部构件横截面几何尺寸中的一个函数。实心圆柱体的断裂抗力等于其半径的4次方。

I（转动惯量）$_{\text{实心圆柱体}}=1/4\times\pi\times$ 半径^4

因此，如果一个种植体或部件直径增大2倍，那么它的断裂抗力就增大16倍。所以，当偏载力（悬臂梁）或较高的应力环境（如副功能活动，磨牙区）存在时，可使用较大直径的种植体。

考虑到同样的等式，基台螺丝的横截面比种植体小（一般小2mm左右），因而更容易断裂。当基台螺丝松脱或承受较大的不成比例的横向负荷时，更易断裂。

一些研究学者认为螺丝断裂的现象是种植体的一项长期优势。再次重申，螺丝断裂比种植体断裂要好，这是因为螺丝是可以更换的，而种植体无法更换。尽管这个观点有一定价值，但它却是一个失败的安全因素。大多数的种植修复体拥有不止一个种植体基台。只要一个螺丝松脱或折断，应力会增加到剩余的种植体及其部件和骨界面上。导致螺丝断裂的额外偏载力会增加整个种植系统的应力，并导致骨吸收或剩余的固定修复单元中的种植体部件断裂。因此，当应力很大时，与其依赖基台螺丝断裂这个安全措施，还不如在螺丝即将断裂之前识别横向负荷接触并通过设计缩短的悬臂梁或咬合调整来纠正。

s代表应力，M代表正中咬合和悬臂梁结构受力所产生的偏载力。γ是内部构件的中心点，I是转动惯量。因此，从此公式可以看出，通过增大I，其依赖于内部构件的几何尺寸，可以降低应力。也就是说，在颌骨解剖结构限制范围内最优化种植体体部的几何尺寸，就有可能降低种植体的总体应力。

断裂抗力与转动惯量之间的关系可用以下机械工程学公式表达：

$$s=M\gamma/I$$

种植体体部设计也会增加长期负荷断裂的风险。基台螺丝长度短于种植体内的螺孔深度。这允许种植体内的螺孔进行机械加工，同时允许基台螺丝能够将基台紧固在种植体上，并防止完全紧固前发生“底穿”。这部分种植体的横截面可制作成环形或中空柱体，像一个管道那样。基台螺丝以下种植体体部区域的体壁厚度决定了疲劳断裂抗力。因此，种植体这个环形区应该在种植体内尽量向尖端延伸，这就要求更长的基台螺丝（图7-55）。

Morgan等报道了Brånemark种植体在弯曲负荷下的种植体疲劳断裂失败[99]。断面扫描电镜加上已知种植体在口内的位置让作者确定了负荷方向是颊舌向弯曲。和预计的一样，种植体的折断发生于具有缩窄的环形横截面特征的种植体区域。当基台螺丝只有6mm长，且牙槽嵴吸收6mm，种植体环形部分（也是种植体最薄弱的部分）正处于增高的弯曲力矩导致的最高应力区域。这样，种植体体部断裂只是时间问题。因此，基台螺丝长度是一个重要的种植体设计因素，基台螺丝应该尽可能的长。

环形部位弯曲断裂抗力公式与种植体外半径4次方减去内半径4次方之差有关。譬如，一个直径3.75mm的种植体有0.4mm的螺纹深度，那么与体部断裂有关的外直径为2.95mm（3.75减去两边各0.4mm或者2.95mm的半径为1.475mm）。如果这个种植体的基台螺丝孔为2.5mm，其转动惯量或螺丝末端的弯曲断裂抗力可以表示为：

$$I_{\text{中空圆柱体}}=(1/4)\times\pi\times(1.475^4-1.25^4)$$

即使种植体壁厚度的微小变化都会导致弯曲断裂抗力的显著改变，这是由于尺寸的变化经过4次方的放大（图7-56）。

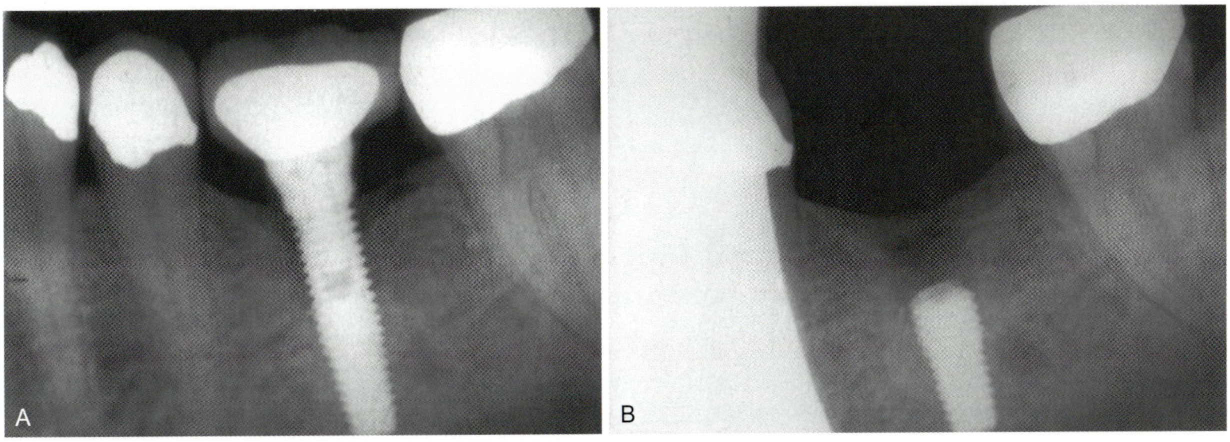

图 7-55　环形部位是种植体内部基台螺丝下面的一个空间。在该种植体设计中，环形部位位于嵴顶部件下只有几毫米，当周围骨吸收达到环形部位时，中空式设计的种植体易于折断

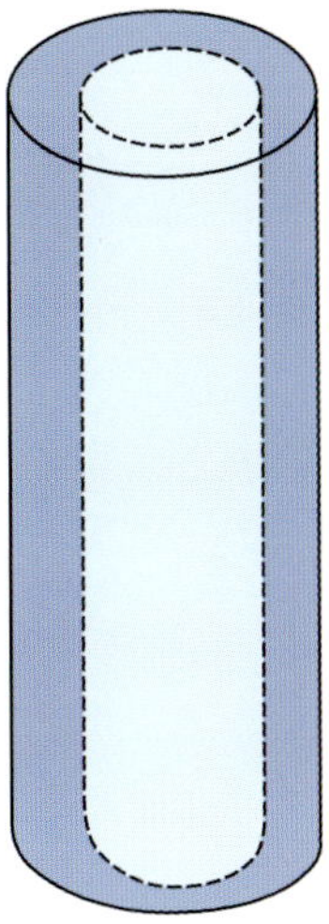

$$I_{\text{中空圆柱体}} = \frac{1}{4} \times \pi \times (r_{\text{外半径}}{}^4 - r_{\text{内半径}}{}^4)$$

$$I_{\text{中空圆柱体}} = \frac{1}{4} \times \pi \times (1.475^4 - 1.25^4)$$

$$\text{or } I = 1.799\ \text{mm}^4$$

图 7-56　决定疲劳断裂抗力的公式主要受种植体体壁厚度的影响

当外部直径增加 0.1 mm，内部直径保持不变，转动惯量增加 2.329 mm^4 或者强度增加 30%。当外部直径保持不变，内部直径减少 0.1 mm，转动惯量增加 2.087 mm^4 或者强度增加 16%。因此，外部直径的增加对种植体壁的强度更为重要，即使两种情况下金属厚度一样。4 mm 直径种植体与直径为 3.75 mm 的种植体相比，强度有了很大的提高，特别是在环形部位。随着转动惯量（弯曲断裂抗力系数）的增加，总体弯曲应力（和断裂可能性）呈指数下降（图 7-57）。

一项很有趣的研究比较了实心、一段式种植体和两段式、传统根形种植体。1.23 mm 直径实心种植体的弯曲断裂抗力与 3.75 mm 直径传统根形种植体接近，这是由于后者环形部分的缘故。而且，实心 3 mm 种植体在环形部位的转动惯量比 3.75 mm 传统设计两段式种植体增加了近 340%。

种植体体部的嵴顶部分可以围绕基台螺丝设计一定间隙。这个间隙增加了这个部位折断的风险。外六角结构种植体在体部上方有一空间，而内六角结构种植体在内部有一空间。因此，外六角结构种植体发生基台内断裂的风险稍微高一些，内六角结构种植体在种植体嵴顶部分发生折断的风险稍高一些。种植体的强度在嵴顶部分的降低并没有基台螺丝末端环形处来得显著。然而，金属的延续中断发生于牙槽骨嵴顶处，此处受力最大。因此，种植体直径降低或倾斜外力会增加牙槽嵴顶处断裂的风险（图 7-58）。

由于抗旋转结构比基台螺丝的宽度大，内六角种植体的体壁厚度会减小。结果是具有内六角或内三角设计的小直径种植体可能在种植体植入阶段就发生断裂。当锥形种植体用于密质骨中时，这个问题尤其要引起注意，因为此时的扭矩非常大（图 7-59）。

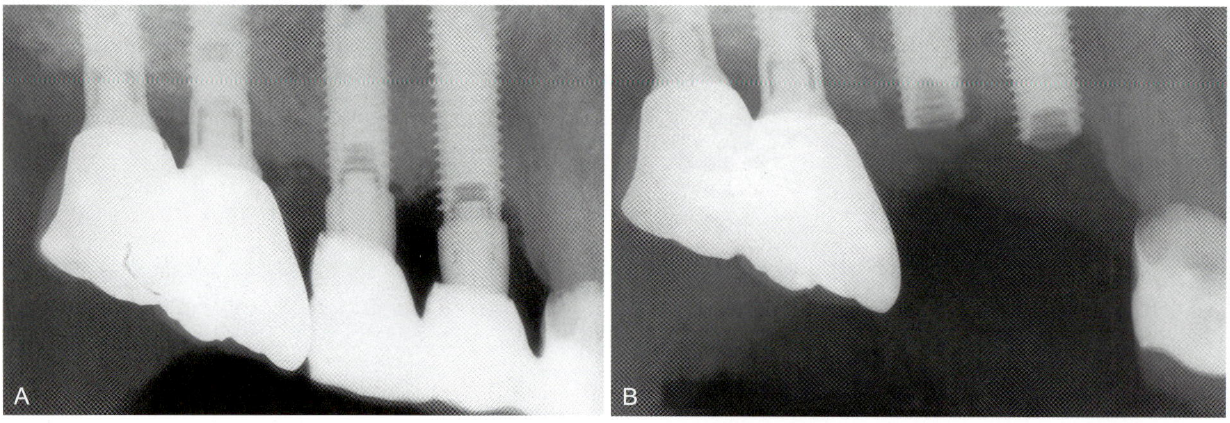

图 7-57 A. 在第一前磨牙区的种植体发生了 4 mm 的骨丧失，延伸至种植体环形区域的第 7 个螺纹；B. 种植体在环形区域非常薄弱并发生了折断

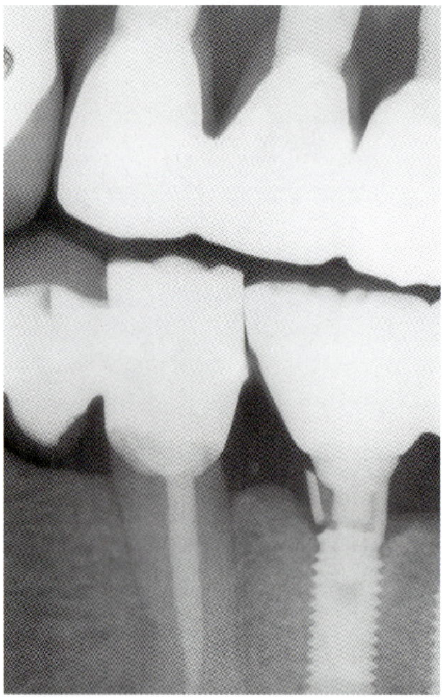

图 7-58 由于疲劳应力和种植体设计问题，图中的内六角结构种植体 (Screw Vent，Zimmer，Encino，CA.) 在嵴顶部分处发生断裂

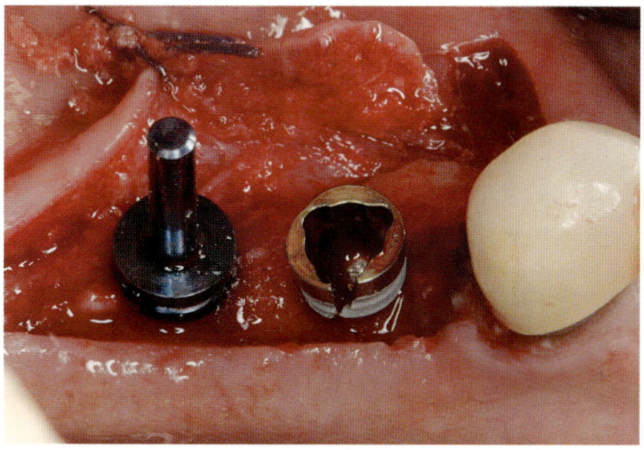

图 7-59 1 颗三通道内六角锥形种植体在嵴顶区种植体外壁较薄，过大的扭矩导致种植体外壁的断裂 (Nobel BioCare，CA.)

种植体体部生物材料相关的折断

许多生物相容性材料并不能承受加载于种植体上的副功能运动所产生的各种类型和大小的负荷。例如：陶瓷是一种具有极佳的生物相容性的材料，在拉伸力和弯曲力作用下非常脆弱。而这些负荷常被加载于种植体上，所以这种材料并不适用于作为种植体体部的材料。此外，某些材料例如羟基磷灰石与生物组织间具有良好的生物相容性，但缺少机械性能来抵抗加载于种植体上的负荷。目前，这些材料被考虑用作具有更高强度基底材料的涂层。

钛及钛合金在口腔科及整形外科中成功运用的时间较长。文献证明了钛及钛合金有着良好的生物相容性[100]。4 种工业纯钛（1～4 级）和 1 种钛合金（5 级）被应用于口腔领域。无论哪种级别的钛及钛合金，与骨组织接触的表面状态都是类似的（如氧化钛）。高活性的氧化钛层使得这些材料与局部组织极好地相容。

钛－铝－钒合金（Ti-6Al-4V）在所有金属的生物材料中显示出同时具有良好的物理和机械性能，耐腐蚀性和生物相容性[96]。与其他各级别的钛相比，钛合金的首要优势是它的强度。如表 7-7 所示，钛合金的机械性能要强于工业纯钛[101–103]。钛合金比一级工业纯钛的强度高 4 倍，是四级工业纯钛强度的 2 倍。考虑到种植体所承受的反复负荷及因材料的强度较差或种植体设计的问题，可能发生种植部件的断裂，极限强度和疲劳强度是主要考量的内容。

表 7-7 不同级别钛的机械性能

性 能	一级	二级	三级	四级	Ti-6A1-4V
最小抗拉强度（MPa）	240	345	450	550	930
最小屈服强度，0.2% 偏移（MPa）	170	275	380	483	860
弹性模量（GPa）	103	103	103	103	113

一级到四级为纯钛；Ti-6Al-4V, 钛 – 铝 – 钒合金

4 种工业纯钛的弹性模量（刚度）类似（103 GPa），钛合金的稍高（113 GPa）。在强度上 4 种工业纯钛和钛合金有明显的差异，但它们的弹性模量类似。尽管钛及钛合金的弹性模量是密质骨的 6 倍，但是在所有的被用于替代骨骼组织的手术级别金属中，钛及钛合金表现出与骨组织最接近的弹性模量。然而，由于种植体几何形态和功能的需要，弹性模量并不具有与钛合金所表现出的高相容性和高强度同等的重要性。因此，在生物力学强度、生物相容性和种植体 – 骨界面相对运动的可能性（由于弹性模量不匹配）方面，钛合金表现出了最好的综合性能（在目前生物材料技术条件下）。

与生物材料和作用力大小相关的种植体失败设计

因生物材料的选择导致种植体失败的 2 个例子出现在以往的种植体文献中。玻璃碳种植体最优化了生物材料（碳）的弹性模量（硬度），但却未考虑其极限强度。相反地，氧化铝种植体最优化了极限强度，但又没充分考虑弹性模量或在功能异常时加载于种植体的作用力种类。

玻璃碳种植体设计由光滑、锥形碳制体部和内部 316-L 型不锈钢桩组成。碳的硬度与周围骨组织相匹配；然而，碳质种植体体部无法承受口腔环境中的生理性作用力[102,104]。由于体部微裂痕的发展，因此一条生物液体的通道深入内部的不锈钢核。随后，核逐渐被腐蚀释放出金属离子到界面组织。大量组织炎症伴种植体失败并最终被拔除。单纯的生物材料与骨组织硬度相匹配无法带来临床上的成功。

全瓷种植体，作为一种分类，与碳种植体是截然相反的。极限压缩强度得到优化是以牺牲与骨组织硬度匹配性得到的。此外，瓷的本身脆性和易受拉伸、剪切力影响的性能特点需要种植体的几何外形设计，这可能与颌骨解剖形态不相符（如可用骨宽度和高度）。瓷的弹性模量比骨皮质坚硬近 33 倍[105]。因此，会出现明显的界面骨质应力屏障现象。生理负荷区的骨质必须承受超过 50 的微应变[106]。由于坚硬的瓷种植体常常带来不成比例的作用力，从而使界面的骨组织出现废用性萎缩。

最近，氧化锆种植体由于其呈现出的颜色（白色）和生物相容性的表面被引入市场。然而，这种材料的弹性模量和铝及其他陶瓷材料类似。因此，会发生应力屏障导致骨丧失和种植体的失败（图 7-60）。

力的作用时间与种植体体部设计

牙列承受力的作用时间范围广。在理想条件下，吞咽和进食物时牙齿接近并仅有短时间的接触。每天像这样短时间接触的总时间不超过 30 分钟[107]。然而对于有夜磨牙症、紧咬牙或副功能运动的患者，他们的牙齿接触时间每天达到数个小时。像这样长的作用力持续时间肯定会对种植体产生疲劳负荷。

对种植体体部设计的影响

种植体体部及其组成部件易于疲劳断裂，据报道使用 5～10 年后的发生率是 1%～4%[33]。使用一级纯钛种植体时，导致种植体长期失败最常见的种植体断裂因素会出现，加之不理想的治疗计划使种植体处于较高的应力条件下，试验证明经过 15 年，80% Brånemark 种植体的失败源于种植体的断裂[97]。当悬臂梁的负荷力作用于种植体体部时，具有副功能运动的患者，其口内种植体发生断裂的风险增大[99]。包括种植体材料、作用力类型、作用力方向以及整体几何外形设计在内的多种因素能够影响因疲劳负荷导致种植体断裂的发生率。

典型的机械力学失败归因于静态负荷或疲劳负荷。静态负荷失败（如一个作用力周期）造成

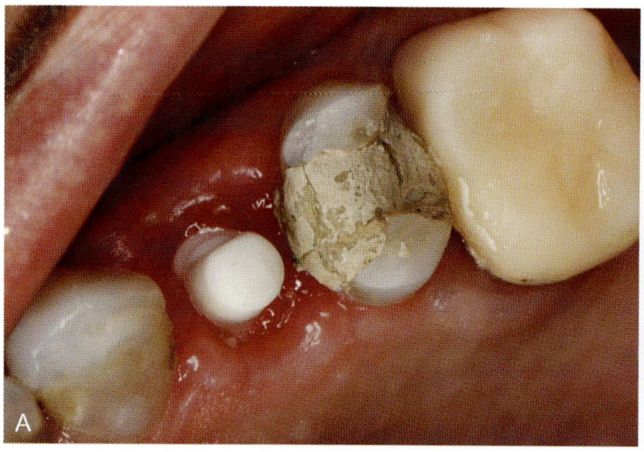

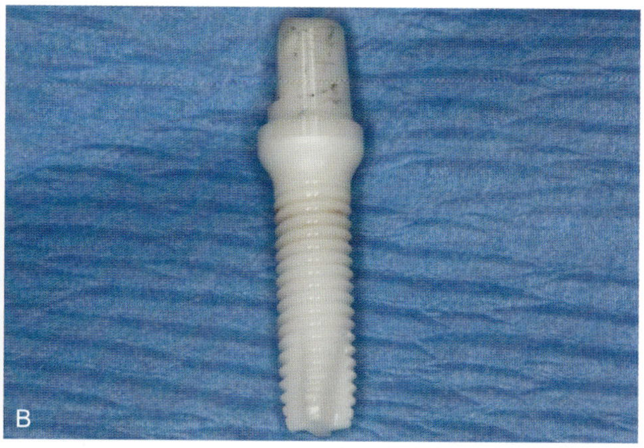

图 7-60 A. 1 颗氧化锆种植体的弹性模量与铝类似（比骨组织刚度高 30 倍），因此会产生应力屏障而导致骨丧失；B. 图中的种植体发生了骨丧失并在负荷后出现了动度

材料内部应力在一个作用力周期完成后，超出其极限强度。如果种植体材料承受较低外力但作用力周期不断重复时，疲劳负荷失败常常会发生。疲劳极限或疲劳强度是材料可不断承受负荷而不发生断裂的最高应力水平。材料的疲劳极限通常不超过极限拉伸强度的一半。因此，疲劳强度和极限强度有相关性，但疲劳强度是更加重要的因素，特别是对于患有副功能运动的患者，这是因为它们对种植体可产生更高的应力和更多的应力循环。不同的材料对于反复负荷和其后疲劳相关断裂有着不同的抗断裂度。钛合金（Ti-6Al-4V）的疲劳强度是一级纯钛的 4 倍（且更为安全），几乎是四级纯钛的 2 倍[101]（图 7-60）。因此，使用钛合金要比其他任何级别商品化纯钛，能更显著降低种植体及其组成部件的长期断裂率。因此，无论在何种情况下，与钛合金（五级）相比一至四级纯钛及其部件均有较高种植体体部断裂的风险。

小　结

种植体体部设计对修复体的咬合应力传递至其下骨组织起着重要的作用。种植团队使用的产品可能会增加或减少发生螺丝松动、嵴顶骨吸收、种植体周围骨吸收、种植体周围炎、软组织覆盖的美观问题、种植体失败和种植体体部断裂的风险。因此，需要基于科学原理，而不是根据广告或市场营销，谨慎地选择种植体。当外力因素高于正常值、骨密度低于正常值，或种植体体部直径减小的时候，这种选择就显得尤为重要。

参考文献

[1] Misch CE: Considerations of biomechanical stress in treatment with dental implants, Dent Today 25:80–85, 2006.
[2] Misch CE: Prosthetic options for implant dentistry, Dent Today 8:39–44, 1989.
[3] Misch CE, Palattella A: Bruxism and its effect on implant treatment plans, Int Mag Oral Implantol 2:6–16, 2002.
[4] Misch CE: Bone density: effect on treatment planning, surgical approach and progressive loading, Int J Oral Implantol 6:23–31, 1990.
[5] Misch CE: Wide-diameter implant: surgical, loading, and prosthetic considerations, Dent Today 25:66–71, 2005.
[6] Misch CE: Divisions of available bone. In Misch CE, editor: Contemporary implant dentistry, St Louis, 1993, Mosby.
[7] Misch CE, Bidez MW: A scientific rationale for dental implant design. In Misch CE, editor: Contemporary implant dentistry, ed 2, St Louis, 1999, Mosby.
[8] Golec TS, Krauser JT: Long-term retrospective studies on hydroxyapatite coated endosteal and subperiosteal implants, Dent Clin North Am 36:39–65, 1992.
[9] McGlumphy EA, Peterson LJ, Larsen PE, et al: Prospective study of 429 hydroxyapatite-coated cylindric Omniloc implants placed in 121 patients, Int J Oral Maxillofac Implants 18:82–92, 2003.
[10] Scortecci GM, Bert M, Leclercq P: Complications, prevention, correction and maintenance. In Scortecci GM, Misch CE, Brenner KU, editors: Implant and restorative dentistry, New York, 2000, Martin Dunitz.
[11] Winkler S, Morris HF, Ochi S: Implant survival to 36 months as related to length and diameter, Am Periodontol 5:22–31, 2000.
[12] Lekholm U, Gunne J, Henry P, et al: Survival of the Brånemark implant in partially edentulous jaws: a 10-year prospective multicenter study, Int J Oral Maxollofac Implants 14:639–645, 1999.
[13] Buser D, Mericske-Stern R, Bernard JP, et al: Long-term evaluation of non-submerged ITI implants. Part 1: 8-year life table analysis of a prospective multi-center study with 2359 implants, Clin Oral Implants Res 8:161–172, 1997.

[14] Misch CE, Hoar JE, Beck G, et al: A bone quality-based implant system: a preliminary report of Stage I and Stage II, Implant Dent 7:35–41, 1998.
[15] Misch CE, Bidez MW: A scientific rationale for dental implant design. In Misch CE, editor: Contemporary implant dentistry, ed 2, St Louis, 1999, Mosby.
[16] Misch CE: Early crestal bone loss etiology and its effect on treatment planning for implants, Dental Learning Systems Co, Inc, Postgrad Dent 3:3–17, 1995.
[17] Misch CE, Suzuki JB, Misch-Dietsh FM, et al: A positive correlation between occlusal trauma and peri-implant bone loss: literature support, Implant Dent 14:108–116, 2005.
[18] Hermann JS, Buser D, Schenk RK, et al: Biologic width around one- and two-piece titanium implants, Clin Oral Implants Res 12:559–571, 2001.
[19] Hammerle CH, Bragger U, Burgin W, et al: The effect of subcrestal placement of the polished surface of ITI implants on marginal soft and hard tissues, Clin Oral Implants Res 7:111–119, 1996.
[20] Hanggi MP, Hanggi DC, Schoolfield JD, et al: Crestal bone changes around titanium implants. Part I: A retrospective radiographic evaluation in humans comparing two non-submerged implant designs with different machined collar lengths, J Periodontol 76:791–802, 2005.
[21] Weiner S, Simon J, Shrenberg DS, et al: The effects of laser microtexured collars upon crestal bone levels of dental implants, Implant Dent 17(2):217–228, 2008.
[22] Nevins M, Nevins ML, Camelo M, et al: Human histologic evidence of a connective tissue attachment to a dental implant, Int J Periodontics Restorative Dent 28(2):111–121, 2008.
[23] Nevins M, Kim DM, June SH: Histologic evidence of a connective tissue attachment to laser microgrooved abutment. A canine study, Int J Periodontics Restorative Dent 30(3):245–255, 2010.
[24] Hansson S: The implant neck: smooth or provided with retention elements—a biomechanical approach, Clin Oral Implants Res 10:394–405, 1999.
[25] Rasmusson L, Kahnberg KE, Tan A: Effects of implant design and surface on bone regeneration and implant stability: an experimental study in the dog mandible, Clin Implant Dent Relat Res 3:2–8, 2001.
[26] Jung YC, Han CH, Lee KW: A 1-year radiographic evaluation of marginal bone around dental implants, Int J Oral Maxillofac Implants 11:811–818, 1996.
[27] Chun HS, Cheong SY, Han JH, et al: Evaluation of design parameters of osseointegrated dental implants using finite element analysis, J Oral Rehabil 29:565–574, 2002.
[28] Martin RB, Burr DB: Structure, function, and adaption of compact bone, New York, 1989, Raven Press.
[29] Karoussis IK, Bragger U, Salvi GE, et al: Effect of implant design on survival and success rates of titanium oral implants: a 10-year prospective cohort study of the ITI Dental Implant System, Clin Oral Implants Res 15:8–17, 2004.
[30] DeBruyn H, Collaert B, Linden U, et al: Clinical outcome of screw vent implants. A 7-year prospective follow-up study, Clin Oral Implant Res 10:139–148, 1999.
[31] Boggan S, Strong JT, Misch CE, et al: Influence of hex geometry and prosthetic table width on static and fatigue strength of dental implants, J Prosthetic Dent 82:436–440, 1999.
[32] Yukna RA: Optimizing clinical success with implants: maintenance and care, Compend Suppl 15(Suppl):554, 561, 1993.
[33] Goodacre CJ, Bernal G, Runcharassaeng K, et al: Clinical complications with implants and implant prostheses, J Prosthet Dent 90:121, 2003.
[34] Misch CE: Short dental implants: a literature review and rationale for use, Dent Today 24:64–68, 2005.
[35] Weng D, Jacobson Z, Tarnow D, et al: A prospective multicenter clinical trial of 3i machined-surface implants: results after 6 years of follow-up, Int J Oral Maxillofac Implants 18:417–423, 2003.
[36] Zechner W, Trinkl N, Watzek G, et al: Radiologic follow-up of peri-implant bone loss around machine-surfaced and rough-surfaced interforaminal implants in the mandible functionally loading for 3 to 7 years, Int J Oral Maxillofac Implants 19:216–221, 2004.
[37] Strong JT, Misch CE, Bidez MW, et al: Functional surface area: thread form parameter optimization for implant body design, Compend Contin Educ Dent 19:4–9, 1998.
[38] Lemons J: Biomaterials in implant dentistry. In Misch CE, editor: Contemporary implant dentistry, St Louis, 1993, Mosby.
[39] Steflik D, Corpe RS, Young TR, et al: Light microscopic and scanning electron microscopy retrieval analysis of implant biomaterials retrieved from humans and experimental animals, J Oral Implantol 27:5–15, 2001.
[40] Burr DB, Mori S, Boyd RD, et al: Histomorphometric assessment of the mechanics for rapid ingrowth of bone to HA/TCP coated implants, J Biomed Mater Res 27:645–653, 1993.
[41] Thomas KA, Kay JF, Cook SD, et al: The effect of surface macrotexture and hydroxylapatite coating on the mechanical strengths and histologic profiles of titanium implant materials, J Biomed Mater Res 21L:1395–1414, 1987.
[42] Baltag I, Watanabe K, Kusakari H, et al: Long term changes in hydroxylapatite coated dental implants, J Biomed Mater Res 53:76–85, 2000.
[43] Cook SD, Kay JF, Thomas KA, et al: Interface mechanics and histology of titanium and HA coated titanium for dental implant applications, Int J Oral Maxillofac Implants 2:15–22, 1987.
[44] Watzek G, Zechner W, Ulm C, et al: Histologic and histomorphometric analysis of three types of dental implants following 18 months of occlusal loading: a preliminary study in baboons, Clin Oral Implants Res 16:408–416, 2005.
[45] Bolind PK, Johansson CB, Becker W, et al: A descriptive study on retrieved non-threaded and threaded implant designs, Clin Oral Implants Res 18:447–455, 2005.
[46] Petrie CS, Williams JL: Comparative evaluation of implant design: influence on diameter, length and taper on strains in the alveolar crest. A three-dimensional finite element analysis, Clin Oral Implants Res 16:486–494, 2005.
[47] Ivanoff CJ, Gronhahl K, Sennerby L, et al: Influence of variations in implant diameters: a 3- to 5-year retrospective clinical report, Int J Oral Maxillofac Implants 14:173–180, 1999.
[48] Misch CE: Bone character: second vital implant criterion, Dent Today 7:39–40, 1988.
[49] Hoshaw SJ, Brunski JB, Cochran GVB: Mechanical loading of Brånemark fixtures affects interfacial bone modeling and remodeling, Int J Oral Maxillofac Implants

9:345–360, 1994.
[50] Baumgardner JD, Boring G, Cooper RC, et al: Preliminary evaluation of a new dental implant design in canine models, Implant Dent 9:252–260, 2000.
[51] Duyck J, Rønold HJ, Van Oosterwyck H, et al: The influence of static and dynamic loading in marginal bone reactions around osseointegrated implants: an animal study, Clin Oral Implant Res 12:207–218, 2001.
[52] Kohn DH, Hollister JP: Overview of factors important in implant design, J Oral Implantol 18:204–219, 1992.
[53] Reilly DT, Burstein AH: The elastic and ultimate properties of compact bone tissue, J Biomech 8:393, 1975.
[54] Misch CE, Qu Z, Bidez MW: Mechanical properties of trabecular bone in the human mandible: implications for dental implant treatment planning and surgical placement, J Oral Maxillofac Surg 57:700–706, 1999.
[55] Bidez MW, Misch CE: Issues in bone mechanics related to oral implants, Implant Dent 1:289–294, 1992.
[56] Cowin SC: Bone mechanics, Boca Raton, FL, 1989, CRC Press.
[57] Misch CE, Bidez MW: Implant-protected occlusion: a biomechanical rationale, Compend Cont Educ Dent 15:1330–1343, 1994.
[58] Currey JD: The mechanical adaptations of bones, Princeton, NJ, 1984, Princeton University Press.
[59] Roberts WE, Turley PK, Brezniak N, et al: Bone physiology and metabolism, Calif Dent Assoc J 15:54–61, 1987.
[60] Nicolella DP, Lankford J, Jepsen K, et al: Correlation of physical damage development with micro-structure and strain localization in bone. In Chandrin KB, Vanderby R Jr, Hefzy MS, editors: Bioengineering conference (vol 35), New York, 1997, American Society of Mechanical Engineers.
[61] Nicolella DP, Nicholls AE, Lankford J: Micromechanics of creep in cortical bone. In Transactions of the 44th Orthopedic Research Society, New Orleans, March 16–19, 1998, Chicago, 1998, Orthopedic Research Society.
[62] Cowin SC, Moss-Salentyin L, Moss MC: Candidates for mechanosensory system in bone, J Biomech Eng 113:191–197, 1991.
[63] Rubin CT, Hausman MR: The cellular basis of Wolff's law: transduction of physical stimuli to skeletal adaption, Rheum Dis Clin North Am 14:503–517, 1988.
[64] Brighton CT, Strafford B, Gross SB, et al: The proliferative and synthetic response of isolated calvarial bone cells of rats to cyclic biaxial mechanical strain, J Bone Joint Surg 73:320–331, 1991.
[65] Jones DB, Nolte H, Scholubbers JG, et al: Biomechanical signal transduction of mechanical strain in osteoblast like cells, Biomaterials 12:101–110, 1991.
[66] Sachs F: Mechanical transduction in biological systems, Crit Rev Biomed Eng 16:141–169, 1988.
[67] Sachs F: Mechanical transduction by membrane ion channels: a mini review, Mol Cell Biochem 104:57–60, 1991.
[68] Frost HM: Mechanical adaptation: Frost's mechanostat theory. In Martin RB, Burr DB, editors: Structure, function and adaption of compact bone, New York, 1989, Raven Press.
[69] Parfitt AM: The physiological and clinical significance of bone histomorphometric data. In Reck RR, editor: Bone histomorphometry: techniques and interpretation, Boca Raton, FL, 1983, CRC Press.
[70] Roberts WE, Garetto LP, De Castro RA: Remodeling of devitalized bone threatens periosteal margin integrity of endosseous titanium implants with threaded or smooth surfaces: indications for provisional loading and axially directed occlusion, Indiana Dent J 68:19–24, 1989.
[71] Roberts WE, Smith RK, Zilerman Y, et al: Osseous adaptation to continuous loading of rigid endosseous implants, Am J Orthod 86:95–111, 1984.
[72] Misch CE, Bidez MW, Sharawy M: A bioengineered implant for a predetermined bone cellular response to loading forces—a literature review and case report, J Periodontol 72:1276–1286, 2001.
[73] Frost HM: Presence of microscopic cracks in vivo in bone, Henry Ford Hosp Med Bull 8:25–35, 1960.
[74] Tricker ND, Garetto LP: Cortical bone turnover and mineral apposition in dentate dog mandible [abstract], J Dent Res 76 (suppl I):201, 1977.
[75] Hoshaw SJ, Schaffler MB, Fyhrie DP: Effect of thread design on microdamage creation in cortical bone, Trans Orthopaed Res Soc 19:537, 1994.
[76] Qiui SJ, Hoshaw SJ, Gibson GJ, et al: Osteocyte apoptosis after acute matrix injury in compact bone [abstract], 43rd Annual Meeting, Orthopedic Research Society, Feb 9–13, 1997, San Francisco.
[77] Mori S, Burr DB: Increased intracortical remodeling following fatigue damage, Bone 14:103–109, 1993.
[78] Verborgt O, Gibson GJ, Schaffler MB: Loss of osteocyte integrity in association with microdamage and bone remodeling after fatigue in vivo, J Bone Miner Res 15:60–67, 2000.
[79] Hoshaw SJ: Investigation of bone modeling and remodeling at a loaded bone-implant interface [dissertation], Troy, NY, 1992, Rensselaer Polytechnic Institute.
[80] Barbier L, Schaper E: Adaptive bone remodeling around oral implants under axial and nonaxial loading conditions in the dog mandible, Int J Oral Maxillofac Implants 12:215–223, 1997.
[81] Rieger MR, Mayberry M, Brose MO: Finite element analysis of six endosseous implants, J Prosthet Dent 63:671–676, 1990.
[82] Singley JE, Mischke CR: Mechanical engineering design, ed 5, New York, 1989, McGraw-Hill.
[83] Steigenga JT: The effect of implant thread geometry on strength of osseointegration and the bone implant contact [master's thesis], Ann Arbor, MI, 2003, University of Michigan.
[84] Steigenga J, Al-Shammari K, Misch CE, et al: Effects of implant thread geometry on percentage of osseointegration and resistance to reverse torque in the tibia of rabbits, J Periodontol 75:1233–1241, 2004.
[85] Kim WT, Cha YF, Oh SJ, et al: The three dimensional finite element analysis of stress according to implant thread design under the axial load, Korean J Oral Surg 27:3–8, 2001.
[86] Misch CE, Dietsh-Misch F, Hoar J, et al: A bone quality-based implant system (BioHorizons Maestro dental implants): a prospective study of the first year of prosthetic loading, J Oral Implantol 25:185–197, 1999.
[87] Misch CE, Steigenga J, Barboza E, et al: Short dental implants in posterior partial edentulism: a multicenter retrospective 6-year case series study, J Periodontol 77:1340–1347, 2006.

[88] Hoar JE, Beck GH, Crawford EA, et al: Prospective evaluation of crestal bone remodeling of a bone density-based dental implant system, Compend Contin Educ Dent 19:17–24, 1998.

[89] Garetto LP, Chen J, Parr JA, et al: Remodeling dynamics of bone supporting rigidly fixed titanium implants: a histomorphometric comparison in four species including humans, Implant Dent 4:235–243, 1995.

[90] Cooper C: Advantages of a short implant design, Am Acad Implant Dent, San Diego, 1998.

[91] Roberts WE: Bone dynamics of osseointegration, ankylosis, and tooth movement, J Indiana Dent Assoc 78:24–32, 1997.

[92] Roberts WE, Marshall KJ, Mosary PG: Rigid endosseous implants utilized as anchorage to protract molars and close an atrophic extraction site, Angle Orthod 60:135–152, 1990.

[93] Scurria MS, Morgan V, Gucher AD, et al: Prognostic variables associates with implant failure: a retrospective effectiveness study, Int J Oral Maxollofac Implants 13:400–406, 1998.

[94] Brunski JD, Hipp JA, Cochran GVB: The influence of biomechanical factors at the tissue-biomaterial interface. In Hanker JS, Girnmara BC, editors: Biomechanical materials and devices, Pittsburgh, 1989, Materials Research Society.

[95] Misch CE, Bidez MW, Strong JT: Design process for skeletal implants to optimize cellular response, patent 5,628,630, issued May 13, 1997.

[96] Rangert B, Krogh PH, Langer B, et al: Bending overload and implant fracture: a retrospective clinical analysis, Int J Oral Maxillofac Implants 10:326–334, 1995.

[97] Gibbs CH, Mahan PE, Mauderli A, et al: Limits of human bite strength, J Prosthet Dent 56:226–229, 1986.

[98] Scott I, Ash MM Jr: A six channel intraoral transmitter for measuring occlusal forces, J Prosthet Dent 16:56, 1966.

[99] Morgan MJ, James DF, Pilliar RM: Fractures of the fixture component of an osseointegrated implant, Int J Oral Maxillofac Implants 8:409–413, 1993.

[100] Williams DF: Biocompatibility of clinical implant materials, vol 1, Boca Raton, FL, 1981, CRC Press.

[101] ASTM F 1472 93: Standard specification for wrought Ti 6Al 4V alloy for surgical implant applications, Philadelphia, 1993, American Society for Testing and Materials.

[102] ASTM F 136 96: Standard specification for wrought titanium 6Al 4V ELI alloy for surgical implant applications, Philadelphia, 1996, American Society for Testing and Materials.

[103] Brown SA, Lemons JE: Medical applications of titanium and its alloys, ASTM STP 1272, 103, Philadelphia, 1996.

[104] Schnitman PA, Schulman LB, editors: Dental implants: benefit and risk. In Proceedings of NIH—Harvard Consensus Development Conference, June 1978, Washington, DC, 1978, US Department of Health and Human Services.

[105] Lemons J: Biomaterials in implant dentistry. In Misch CE, editor: Contemporary implant dentistry, St Louis, 1993, Mosby.

[106] Frost HM: The mechanostat: a proposed pathogenetic mechanism of osteoporosis and bone mass effects of mechanical and nonmechanical agents, Bone Miner 2:73–85, 1988.

[107] Graf H: Bruxism, Dent Clin North Am 13:659–665, 1969.

第 8 章

放射学影像技术在口腔种植中的应用

Randolph R. Resnik, Carl E. Misch

多年以来，影像学诊断技术在口腔种植领域的应用已经发生了巨大的变化。全面、准确的放射学评估是制订口腔种植治疗计划的重要方面。多种影像学技术已经被用于对拟种植区的骨质、骨量和邻近解剖结构的评估。口腔种植医生曾经依赖于二维的放射成像技术，但是，随着计算机断层扫描技术（CT）的出现，使得对种植患者的多个阶段的影像学成像成为可能。影像技术上的进展显著提高了医生在口腔种植的诊断、治疗设计、手术及修复阶段对患者细节信息的掌握。此章节回顾了多种放射学影像技术及其在口腔种植的术前评估、治疗计划及术后评价方面的诊断价值。

放射学影像技术的分类

在口腔种植中应用放射学影像技术的目的是在口腔种植治疗的不同阶段获得最实用、最全面的信息。口腔种植团队需要通过影像学技术评估每位患者，且必须依据实际、可靠的信息做决策。

第一阶段

第一阶段被称为种植术前成像阶段，它包括能够协助种植团队制订患者最终治疗计划的所有既往及新实施的影像学检查。这一阶段影像学检查的目的是获得所有外科、修复相关的信息，以评价骨质、骨量，确认重要的解剖结构、修复的需求及拟种植的位点，获知疾病存在与否。

第二阶段

第二阶段被称为外科和种植术中的成像阶段，集中辅助对患者外科和修复治疗的干预。这一阶段的目的是在术中或术后即刻评估种植手术位点，辅助种植体被植入到理想的位置及轴向，评估种植手术的愈合及骨结合阶段，确认修复基台的位置及准确制作最终修复体。

第三阶段

第三阶段被称为种植修复后成像阶段。这个阶段从修复体被戴入开始，并无限期地延续。这个阶段成像的目的是协助种植体的长期维护、骨结合及行使功能，包括评估种植体及其配件以及种植体周围的骨水平。

成像的方法

对患者影像学成像形式的选择应基于该患者的临床需求。为了获得感兴趣区的影像学信息，应选择能为患者提供外科及修复相关的必要诊断信息的成像形式。影像学的最基本原则是利益 / 风险的最大化。能够达到这一效果的影像学检查方法未必是最便宜的，而应是最接近医生需求的，或是放射剂量最低的[1-3]。尽管如此，能够帮助种植团队获取必要的信息对于种植体的成功至关重要。

文献中曾报道过很多种用于口腔种植的成像方法，包括近年来发展的专门用于口腔种植成像的设备（框图 8-1）[4, 5]。这些成像方法可以分为模拟的或数码的，二维的或三维的。在过去，影像学成像局限于模拟的二维成像。模拟成像形式是二维的成像，需要以放射胶片或增感屏作为图像接受器。但是，这些系统的成像会受到很多因素的干扰，例如分辨率质量、受限的视野（FOV）、耗时、过量的辐射暴露及对拍摄者经验的高度依赖。

在过去，曲面断层片被作为进行口腔种植诊断和治疗计划的唯一影像学依据。二维成像技术应用

框图 8-1　影像学方法的类型

- 根尖片
- 曲面断层片
- 咬翼片
- 头颅定位片
- 传统层析成像片
- CT（三维的）
- CBCT
- 医学 CT
- MRI（三维的）
- 交互式 CT（三维的）

CBCT，锥形束计算机断层扫描；CT，计算机断层扫描；MRI，磁共振成像

于口腔领域存在一些固有的缺点，且会出现假阴性及假阳性的图像[9-11]。随着影像学技术的发展，现如今出现了多种三维的成像系统，可为种植团队的医生提供大量的诊断信息。

手术前的诊断性成像（第一阶段）

种植手术前影像学评估的目标是评估可用骨的骨质、骨量、骨的角度，从而选择拟种植的位点并确认是否存在异常的病理性改变。然而，没有哪一种放射学成像技术可以满足所有口腔种植患者的需求。当选择某一种影像学方法来进行术前评估时，需要针对每个患者的需求仔细评估该成像方法。在口腔医学影像学中，选择合适影像学方法的原则应基于该方法的放射剂量，应始终遵守"可获得合理信息的最低剂量"（ALARA）的原则，它指的是诊断性的成像技术应对患者产生最小的放射剂量。但同时，患者的治疗设计不应因为放射剂量的控制而受到影响。近年来技术的发展使得在降低放射剂量的同时还可得到高质量的放射学影像，这显著减少了人们对于这一问题的忧虑。

框图 8-1 内列出了文献报道的被用于第一阶段的放射学方法[4, 5]。但是，所选择的影像学检查方法应能够为种植术前的诊断提供拟种植位点的高分辨率以及高尺寸精准度的三维信息。

框图 8-1 中列出的放射学检查方法可进一步分为平面的二维成像及三维成像两类。平面的二维成像方法包括根尖片、咬翼片、𬌗片和头影测量片，可简单的二维投射患者的解剖形态。三维的成像技术包括 CT、锥形束 CT（CBCT）、磁共振（MRI），它们可向医生呈现患者大量的解剖信息。这些技术可以准确地定量，也可以将图像信息通过三维重建技术形成患者的三维解剖模型，并可用于制作立体成型的手术导板及修复体上部结构。

框图 8-2　修复前成像的目的

- 识别病理性改变
- 判断骨质
- 判断骨量
- 判断理想的种植位点
- 判断理想的种植方向

这一阶段的成像是为了评估患者牙齿及颌骨的当前状态，以完善患者的治疗计划。种植团队成员对患者的评估是通过回顾患者既往史、全面的临床检查及对患者的放射学检查来完成。种植团队需要排除任何可能存在的病理变化，并制订一个可以满足患者功能及美学需求的临床目标。

这个治疗阶段的目的是制订一个治疗方案，可以通过对种植体的准确预定位来实现对患者功能及美学的修复。患者的功能及美学需求可以被转化为一个三维的诊断性模板，它可以帮助种植团队在影像学检查中确定未来种植位点的特定位置。框图 8-2 列出了修复前影像学检查的目的。

根尖片

技术

根尖片可以提供高分辨率的图像，展示局限范围内的下颌或上颌牙槽骨情况[12]。根尖片的拍摄可采用两种口内投照技术：平行投照技术和分角投照技术。虽然现在这两种方法均被应用于口腔领域，但在口腔种植中平行投照技术更受青睐，这是由于它具备更小的失真和放大率。平行投照技术要求胶片或传感器与被拍摄的种植体、牙或有问题的骨结构的长轴平行。此外，X 线的中心射线需与胶片或传感器的方向垂直。在口腔种植中应用时，这项技术会减小几何失真率及放大率。当在获取图像的过程中使用了分角投照技术或低质量的投照技术，获得的图像会影响对垂直方向和水平方向测量的准确性[13]。平行投照技术可消除失真，通常能将放大率控制在 10% 以内。但有时，由于周围一些解剖结

构的限制，也需要采用分角投照技术来观察种植体尖端的骨情况。

近年来，在口腔影像学领域最有意义的发展之一是数字化技术的出现，它减少了传统口内影像技术的诸多局限。文献中有很多关于数字化影像技术的优点及它们在口腔种植学中应用的报道[14, 15]（表8-1）。在数字化影像技术的帮助下，种植外科及修复程序得以简化，从而提高了工作效率。

数字化的影像技术不再需要胶片，而是通过传感器来采集数据。获得的模拟数据将会被一些特殊的软件所解译，并在电脑屏幕上呈现为图像。可以多方位对获得的图像进行调改，包括灰度、亮度、对比度及反转。彩色的图像可转化为增强的数字影像，更加有利于诊断。电脑软件（如Dexis Implant）目前可用于校准放大后的图像，以保证图像测量的准确性（图8-1）。

与传统的影像学技术相比，数字化放射系统具有显著减小的放射剂量[16, 17]及更优越的分辨率[15]。尽管如此，在口腔种植方面数字化影像技术的最优越之处在于它瞬时的成像速度，这在种植体植入时及确认修复配件是否就位时非常有帮助。

表8-1 胶片和数码片的比较

	胶 片	数码片
图像	模拟	模拟-数字
成本	胶片，化学冲洗	前期投入
放射剂量	高	减少50%～90%
读片时间	延迟	即刻
分辨率	14～18 Ln/mm	12～20 Ln/mm
灰度值	16阶	256阶
底片	薄、易弯曲	薄、不变形
优化	不可校正	可大范围校正
存储	底质	计算机

资料源自：Park ET, Williamson GF: Digital radiography: an overview, J Contemp Dent Pract 3:1–13, 2002.

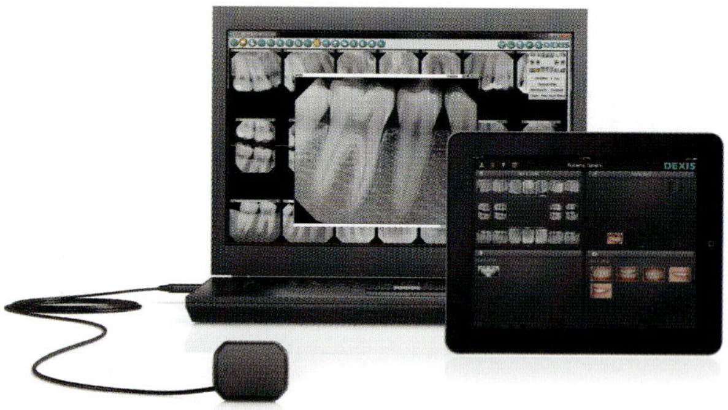

图8-1 数字放射系统包含数字传感器和电脑（感谢Dexis, LLC提供图片）

优 点

根尖片是一种非常好的放射检查方法，在口腔种植中，与其他放射学方法相比较有很多优势。根尖片放射剂量极低，尤其是当采用数字化拍摄技术时。它的成像分辨率高，且可进行多方位的调整，包括灰度、亮度、对比度和反转。也可生成彩色的图像，以便于进一步诊断和获取骨密度值。大多数的电脑软件程序都可用于校准放大后的图像，以保证测量的准确性。

缺 点

根尖片检查技术存在一些缺点。由于下颌的骨皮质板较厚，较难评估下牙槽神经管和骨的密度。另外，可能出现图像的变形和放大。以上情况出现在被拍摄区域（如牙槽骨、种植体）的焦点－物体的距离不同的情况下。当X线束垂直于被拍摄物体，但物体与胶片不平行时，将会出现透视缩短效应。当X线束垂直于被拍摄物体但不垂直于胶片时，将出现伸长效应。这些基本但重要的概念有助于我们在利用口内放射技术时降低图像变形及放大[18]（图8-2）。

可以将一个已知直径的放射标记物（如一个5 mm直径的钢球）放置在拟种植位点的冠方，以此来评估该放射片的放大率大小。当标记被拉长时，说明种植位点也同样被拉长。例如，如果在放射片中测量钢球的直径是8 mm，则其放大率为62%（5 mm/8 mm=62%）。因此，钢球所在的图像应呈现60%的直径放大率。大多数的数字化放射系统内部安装有相应的放大率程序，可以测定图像的失真（图8-3）。

造成根尖片图像失真的最大问题是胶片放置困难。在某些情况下，口腔种植可用骨的解剖标志超出了下颌的舌肌附着或上颌的腭穹隆，因此图像经常必须通过透视缩短才能显示对应的骨皮质板，所以真实的可用骨高度可能很难确定。

嵴顶的骨密度也是通过影像学指标评价嵴顶骨丧失的一个因素。在Ⅳ类骨中，骨嵴顶处看不到骨皮质，而主要呈现的是纤细的骨小梁。当采用标准的千伏（kVp）和毫安（mA）条件时通常会出现

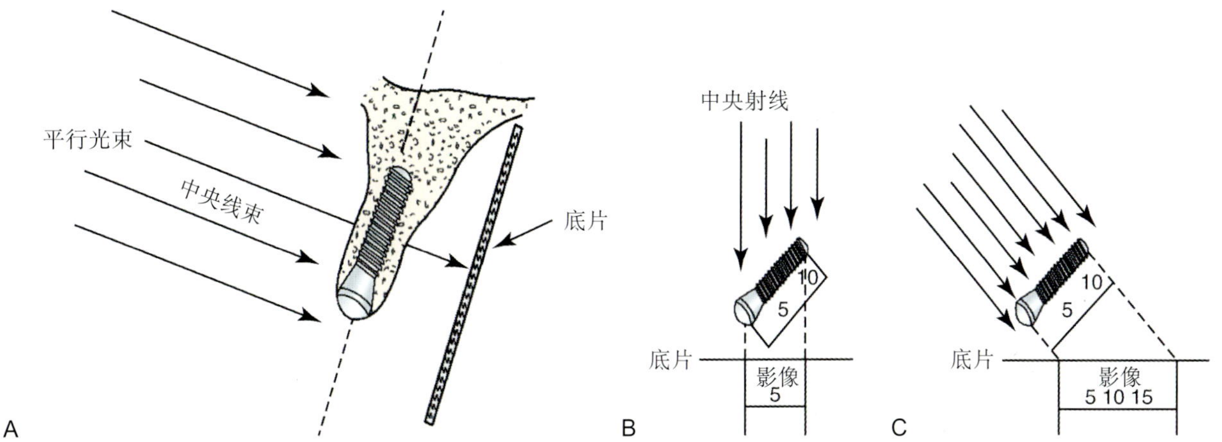

图 8-2 胶片定位。A. 当中央射线垂直于骨和胶片时不会出现图像变形；B. 当中央射线与胶片垂直但不垂直于种植体时，会出现图像的缩短；C. 当中央射线与被摄物体垂直但不垂直于胶片时，会出现图像的拉长

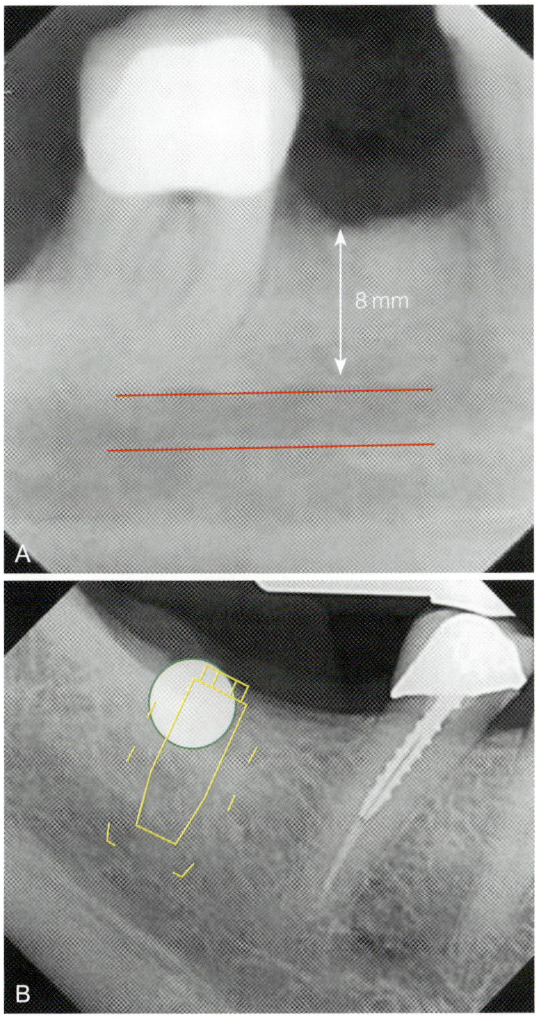

图 8-3 A. 对重要结构的测量一般在标准的数字影像上直接进行。研究表明 50% 的口内平片不能清晰显示下颌神经管和颏孔。但是，随着数字成像技术的发展，这一缺点得以克服；B. 图像的放大率可以通过对一个已知直径的放射标记进行成像而测算，之后则可选择合适尺寸的种植体（计入放大率）并植入

燃尽效应，而通过口内数字系统来评估牙槽骨嵴顶的骨丧失则会有一定的优势[19, 20]（框图 8-3）。

阶段一和阶段二

根尖片通常被用于第一阶段和第二阶段的治疗。根尖片可评估较小的缺牙间隙、手术时种植体的方向与位点，并确认术中种植体没有侵犯邻牙牙根或下牙槽神经管。如有可能，最好种植术后即刻拍数字根尖片，作为评估骨水平及愈合情况的基线。

框图 8-3 根尖片

优点

- 放射剂量低
- 定位准确的情况下放大率较小
- 分辨率高
- 费用低

缺点

- 变形和放大
- 视野较小
- 胶片放置困难
- 技术敏感性较高
- 无法显示横断面图像

适应证

- 评估小的缺牙间隙
- 在术中确认位置和方向
- 复查和维护时的评估

基台及修复组件的放射学检查

当使用转移帽取印模和两段式基台就位时，需拍摄放射片来确认组件是否完全就位。应采用口内放射片，因为它们具有高的分辨率可更好地评估任何就位不良。尽管如此，需要注意的是 X 线束应与种植体的长轴成正确的角度。即使是一个很小的角度也可能造成无法观察到组件间的微小间隙。当放置根尖片胶片比较困难时，应采用咬翼片或曲面断层片（图 8-4，图 7-5）。

修复后的成像（第三阶段治疗）

理想的修复后放射片应能作为未来评估组件就位情况和边缘骨水平的一个基线，必须非常小心以确保所有组件的充分就位。此外，必须确定边缘骨的水平为将来的评估做准备。另外，修复后的放射片还用于确认是否有粘接剂的残留，粘接剂可刺激组织，导致骨丧失和感染。

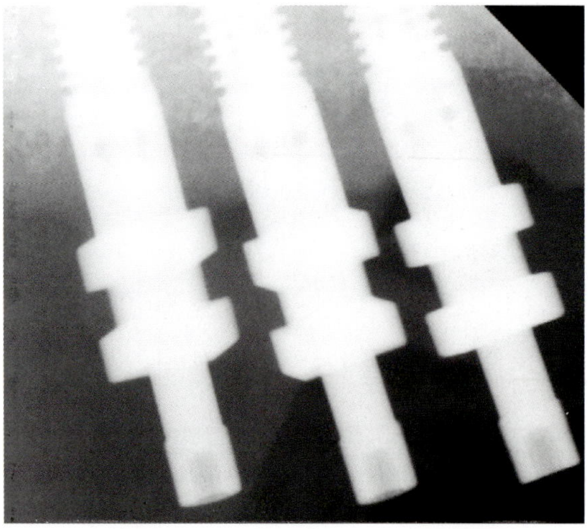

图 8-4 在最终取模前确认转移帽是否完全就位。注意需要通过种植体的螺纹影像判断投照角度是否理想

复查和维护阶段的成像

评估种植成功时，种植体不松动及种植体周围骨的影像学证据是评价种植成功的两个最准确的诊断依据。应在功能负荷后的 1 年及前 3 年中的每一年进行随访、复查并拍摄放射线片[21]。多个研究已表明在第一年可看到边缘性骨丧失和高的失败率。

在放射线片中骨结合不足或丧失通常表现为种植体周围的透射线。但是，当种植体周围的软组织宽度较窄，无法被放射检查的分辨率识别时，可能会得出假阴性的诊断。当低密度区域邻接高密度区域（种植体）时，会出现比真实情况明显的放射透射，这就是“马赫带效应”，这也可能造成假阳性结果[22]。然而，研究已经表明采用数字成像方法可以显著降低出现马赫带的可能性。此外，相较于传统的放射技术，数字放射线片可采用“边缘增强技术”检测种植体与周围骨之间的间隙。为了避免不同拍摄者操作的不确定性，需要执行严格的操作流程来保证理想的成像质量。合适的位置以及千伏和毫安设定数值应被记录在案以备将来参考。

在复查的放射学检查中，边缘骨水平应与修复后即刻的放射线片相对比。因此，放射片在几何形态、密度、对比度上的相似性是非常重要的。为保证准确性，标准化的根尖片拍摄是重要的；但是要达到（胶片或传感器）放置的可重复性非常困难

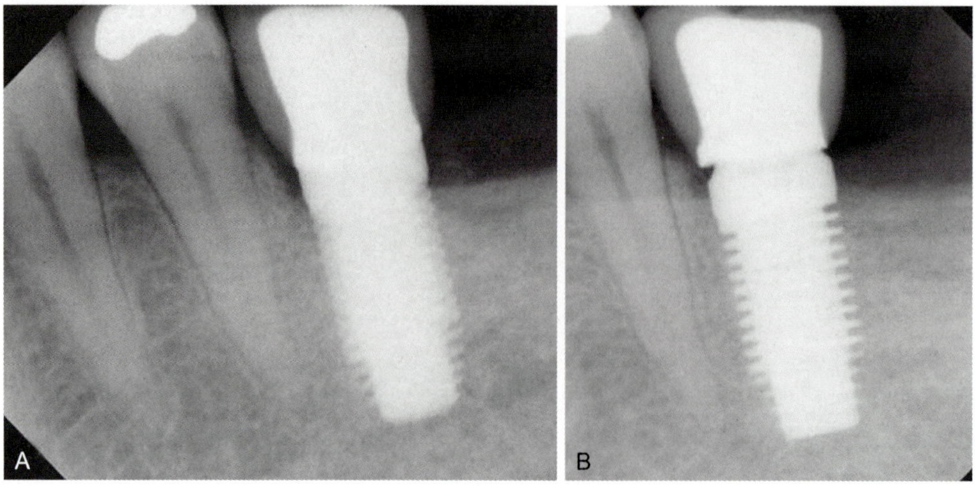

图 8-5 永久修复体就位。A. X 线投照角度不理想，不能显示修复体就位不良的问题；B. 调整后的投照角度可显示修复体的就位问题

[24]。有文献报道了很多种可被连接到种植体、基台或修复体上的持片器，以使成像的形态达到标准化。当达到了良好的投照后，种植体两侧的螺纹形态可被很好地呈现。如果在放射线片中不能看清螺纹，则需要调整放射线束的角度。如果种植体右侧的螺纹形态分散不清，则代表放射线束的角度过于向上。当种植体左侧的螺纹形态分散不清，则代表放射线束的角度过于向下（图 8-7）。在数字增强放射线片中，有很多技术可用于测量种植体周围的骨水平。计算机辅助的测量、直尺、卡尺工具和骨上种植体螺纹的评估被认为可产生可复制的结果[29，30]。

关于根尖片的总结如下：

- 是一项有用的、高效益的初步检查方法，可用于评估局部的骨或牙科疾病。
- 具有低放射剂量、瞬时的成像速度和较高的分辨率。
- 在评估骨量方面有局限性，因为图像可能存在变形且不能提供骨的三维信息（骨宽度）。
- 在检测骨密度或矿化程度方面有局限（侧面的骨皮质板会妨碍准确的评估且不能辨别微小的骨小梁改变）。
- 能够识别关键解剖结构，但在确认解剖结构与种植位点的空间位置关系中几乎没有价值。
- 可用于修复和维护治疗阶段（图 8-8）。

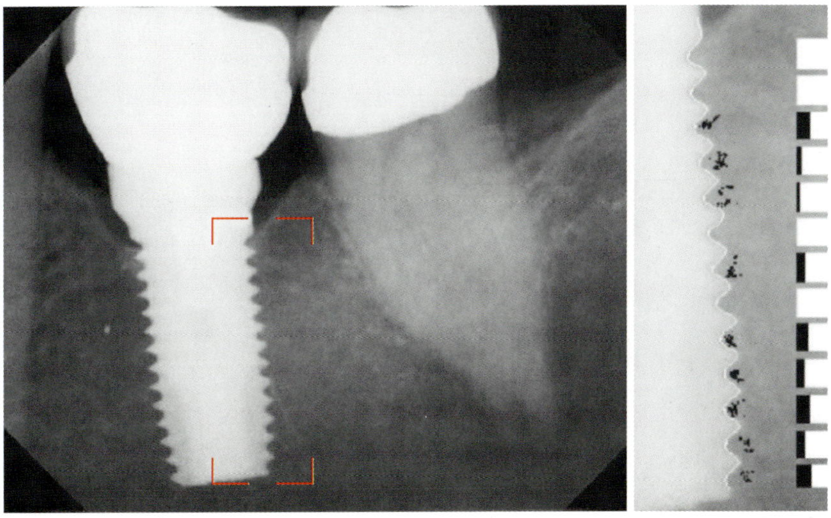

图 8-6　通过特定的数字影像调整程序（例如，DexBone; Dexis），可以观察种植周围骨密度的微小变化

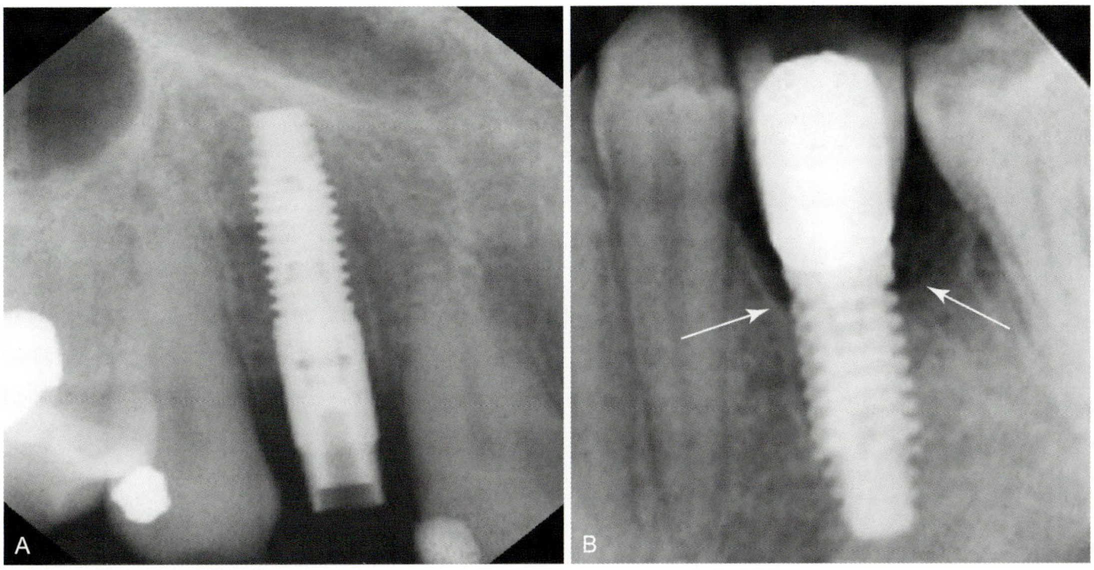

图 8-7　牙槽骨水平的评估。A. 理想的定位显示理想的螺纹形态；B. 不恰当的角度则显示弥散的螺纹

咬合片

咬合片是一种二维平片，胶片在口内平行咬合平面放置，中央X线束在下颌的成像中垂直于胶片而在上颌的成像中倾斜于（通常为45°）胶片。咬合片会呈现下颌或上颌骨体的高分辨率图像[12]。但是由于上颌咬合片是倾斜的，会发生图像的变形，不能定量确定种植位点的几何形态或矿化程度。此外，虽然可以显示一些重要结构（如上颌窦、鼻腔、鼻腭神经管），但在这种投照角度下，它们与种植位点之间的空间关系不能准确确定（框图8-4）。

由于下颌的咬合片是垂直投射，因而比上颌的咬合片变形小。但由于下颌牙槽骨在前部向前展开而在后部向舌侧倾斜，因此显示出下颌牙槽骨倾斜、变形，使得咬合片很少应用于口腔种植领域。另外，下颌𬌗片展示的是最宽的骨厚度（如正中联合），而不是诊断中最需要的骨嵴顶的宽度（图8-9）。同时，这种投照方式也不能用于检测骨松质的矿化程度以及重要解剖结构（如下牙槽神经管及颏孔）与种植位点的空间位置关系。因此，咬合片在很少被应用于口腔种植的术前诊断。

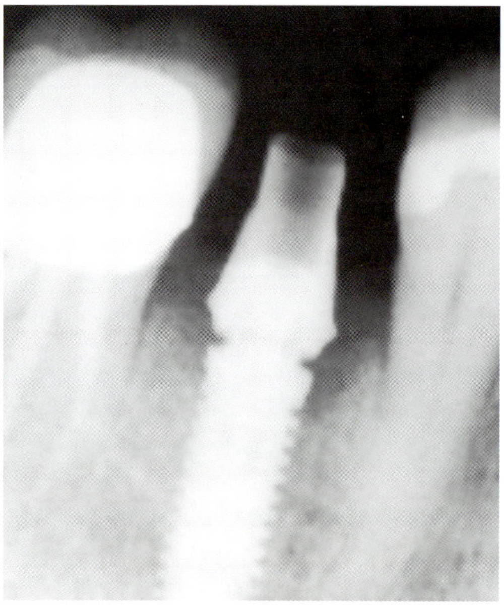

图8-8 根尖片显示两段式修复基台就位不良

框图8-4 咬合片

优点

- 评估病理性改变（下颌下腺结石）

缺点

- 不能显示下颌真实的颊舌向宽度
- 定位困难

适应证

- 无

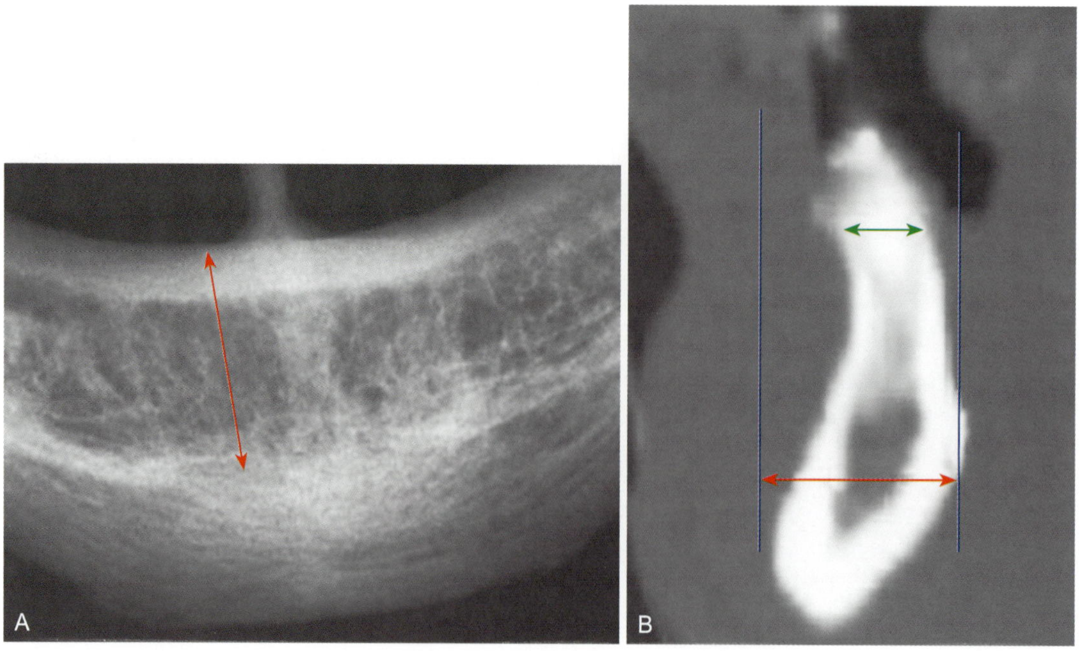

图8-9 A. 咬合片曾被认为可用于测量颌骨前部的骨宽度；B. 但是实际上咬合片显示的是不同平面最宽的颊舌向距离（红箭头）。实际的骨宽度（绿箭头）

头影测量 X 线片

头影测量 X 线片是头颅的二维影像。将头颅定位器的突出部分插入外耳道固定头颅位置，使其定位于 X 线装置和图像接收器。当物距为 60 英寸，焦点到底片距离为 6 英寸时，头影测量 X 线片会产生 10% 的放大率[12]。

头颅侧位片是使患者的正中矢状面平行于图像接收器拍摄而成。这种图像会显示下颌及上颌牙槽骨在正中矢状面的横断面。轻微旋转头颅定位器，就可显示下颌或上颌在侧切牙或尖牙区的横断面。不同于曲面断层片或根尖片，牙槽骨的横断面图像可以展现咬合与美学的空间位置关系、牙槽骨的长度、宽度、角度及形状，也可更准确地评估骨量。在前牙区种植体常必须植入在邻近舌侧骨板的位点上。

头颅侧位片非常实用，因为它可以展现牙槽骨在前部正中区的形状，以及舌侧骨板与患者颅骨结构的关系（图 8-10，图 8-11）。当需要骨增量时，在取骨前也可拍摄头颅侧位片以确定正中联合区骨宽度、颏侧骨皮质与前牙牙根的关系。联合应用根尖片时，还可评估定量的空间信息，包括种植位点与重要结构（鼻底、上颌窦前壁、鼻腭神经管）的空间关系。头颅侧位片也可帮助评估垂直高度的丧失、骨与牙弓的关系、前牙区的冠 - 种植体比、软组织形态、前牙在修复体中的位置以及力矩大小。因此，头颅片是协助制订种植治疗计划的实用工具，尤其是对于全口无牙颌的患者。但是，此技术不能体现骨质信息，只能获得 X 线装置中央射线与牙槽骨面垂直时的断面图像。

头影测量 X 线片的缺点包括可获得的断面信息仅局限在中线区域，且投照仪器不易获得。任何不在中线的结构都会与对侧的影像重叠。这种放射检查对操作者的技术要求高，一旦定位不准确将会得到一个变形的图像。由于头颅侧位片采用的是增感屏，因而分辨率和清晰度不如口内的放射学影像技术（框图 8-5）。

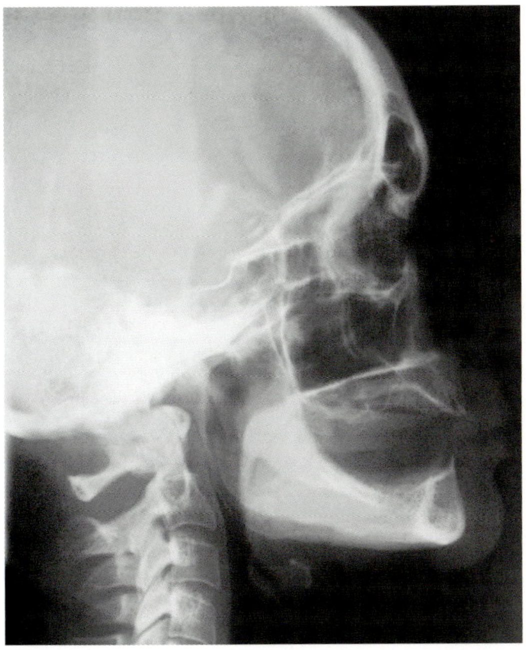

图 8-10　对下颌正中联合区的投照可用于术前对正中联合区骨宽度进行评估。也可用于判断颌间垂直距离

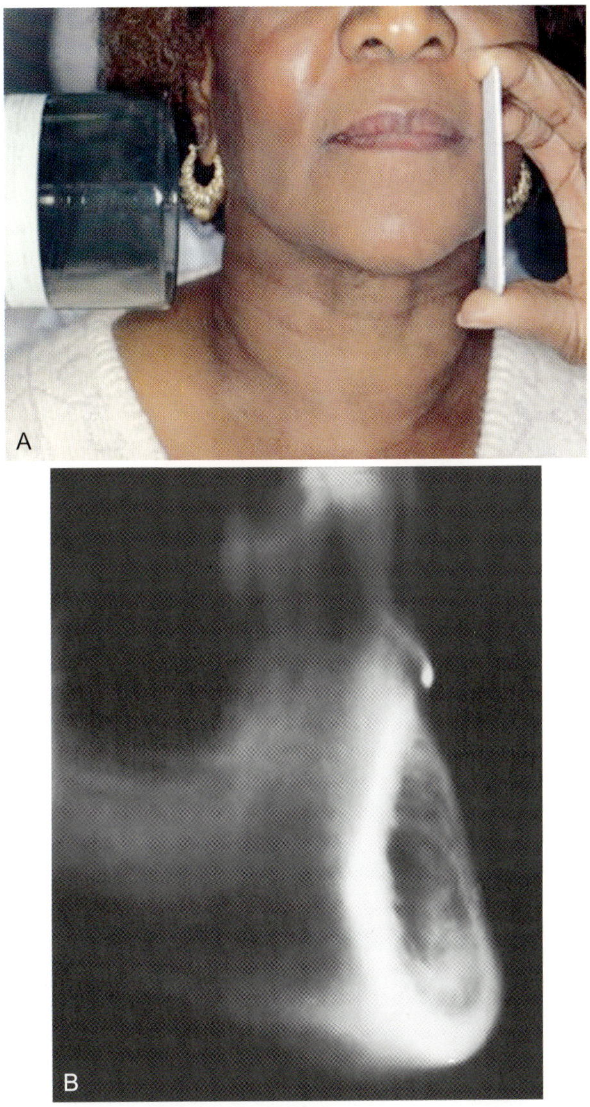

图 8-11　A. 可替代标准头颅侧位片的另一种技术是患者手持咬合片胶片（2 号），用标准的口内放射装置进行拍摄；B. 获取影像

框图 8-5 头颅侧位片

优点
- 前部的高度和宽度
- 放大率较低
- 骨的位置关系
- 冠-种植体比（前牙区）
- 牙在修复体中的位置
- 在正中联合处取骨前对下颌骨前部的骨量进行评估

缺点
- 可获得性
- 仅能显示中线区的图像信息
- 分辨率及清晰度较低
- 技术要求高

适应证
- 在前牙区种植中与其他放射学技术联合使用
- 正中联合区骨移植的评估

曲面断层片

曲面断层片可用于显示下颌骨体、上颌骨及上颌窦。过去，这种放射技术可能是口腔种植领域最常用的诊断方法。但是如果要做种植术前的定量分析，曲面断层技术并不是最好的诊断方式。这种放射学技术可展现不同厚度和放大率的颌骨的截面。其成像接收器曾经是传统的放射胶片，也可能是数字存储荧光板或数字电荷耦合装置[20, 31, 32]。尽管如此，曲面断层片依然具备很多优点（框图 8-6）。

曲面断层片的局限性可以分为两类：①曲面断层系统本身固有的图像失真；②患者定位的错误。曲面断层技术的特点是将上、下颌骨在一个片子中呈现，但存在垂直方向和水平方向的放大率，断层的截面厚度在不同的解剖位置会有所不同。X 线源与颌骨成一个负角（8%～9%），因而将产生固有的放大率。水平方向的放大是不一致的而且不能准确判断，这是因为患者位置、焦点-被摄物之间距离和 X 线系统旋转中心的位置在不断变化。临床研究显示放大率范围可能为 15%～220%[33-35]。当被摄物-胶片间的距离增加而被摄物-X 线源间距离减小时，颌骨结构被放大的程度会更显著。当投照的解剖结构倾斜于种植体接收器时，与成像接收器的距离越远放大率越大，与接收器距离越近放大率越小[36-38]。统一放大率的成像会产生图像失真，这

框图 8-6 曲面断层片

优点
- 容易识别解剖标志
- 对垂直骨高度进行初步评估
- 方便、简单、快捷，可在多数牙科诊所进行拍摄
- 可评估颌骨的大体解剖及相关的病理改变

缺点
- 曲面断层机存在固有的变形
- 患者定位误差
- 不能显示骨质
- 不是三维图像且存在放大率，测量结果具有误导性
- 不能显示结构之间的空间关系

种失真在进行治疗设计时不可弥补。上颌骨的后部通常是曲面断层片图像失真最小的区域。断层的截面厚度或焦距在后牙区较厚（约为 20 mm），而在前牙区较薄（6 mm）[38]。

传统的曲面断层技术在诊断牙及颌骨疾病时非常常用。但是曲面断层片不能用于评估骨质或矿化程度，而且由于存在放大率会产生定量错误。同时，由于无法展示三维的断层信息，因而不能精确评估重要结构与种植位点的空间位置关系。

曲面断层技术在口腔领域被广泛应用，医生们发明了多种方法来弥补它的不足。种植体公司常会销售一种绘有放大 25% 的种植体形态的透明模板，可以覆盖在曲面断层片上，以此来比较种植体尺寸与重要结构的位置。但它不应作为术前种植设计的唯一评估方法。由于曲面断层片的固有缺陷，多数临床研究已经证实其直接测量的不准确性[39, 40]。

患者定位不良也是造成曲面断层片不准确的一个因素，会造成图像变形。如果有相关知识，大多数患者定位错误是可以被纠正的（表 8-2）。但是在一个给定的平面，水平向的变形是无法判断的，因而测量结果也是完全不可靠的。水平向尺寸受波束旋转中心的影响，而旋转中心会因为被摄物-胶片距离的改变而发生变化[16]（图 8-12）。

垂直向尺寸主要受 X 线源影响，变形的量取决于患者牙弓与胶片之间的距离。尽管如此，垂直向的放大可以通过一个已知直径、并靠近牙槽嵴顶的物体而得以判断。放大率等于物体的真实直径除以在片子中的测量直径。让患者在拍摄曲面断层片时佩戴一个包含有 5 mm 钢球的模板，可以帮助医

表 8-2　曲面断层片普遍的定位问题和纠正方法

问　题	原　因	纠正方法
模糊 放大	患者位置太靠后	确保前牙在托架上
模糊 前牙区域缩窄	患者位置太靠前	确保前牙在托架上
Spee 曲线过大 前牙区的透视缩短 无法显示髁突 脊柱形态表现为“阳台”效应	患者颏部过于向下倾斜	正确摆放鼻翼耳屏线
Spee 曲线过于平坦 硬腭重叠影	患者颏部过于向上倾斜	正确摆放鼻翼耳屏线
前牙区出现放射线阻射影	患者头部过于向前	伸直颈部
一侧升支更大 不均匀的模糊影像	患者头部在机器内旋转	患者的正中矢状面应与地面垂直
上颌出现大范围放射线透射影	患者舌体未放置于口底	患者将舌放于口底位置并吞咽

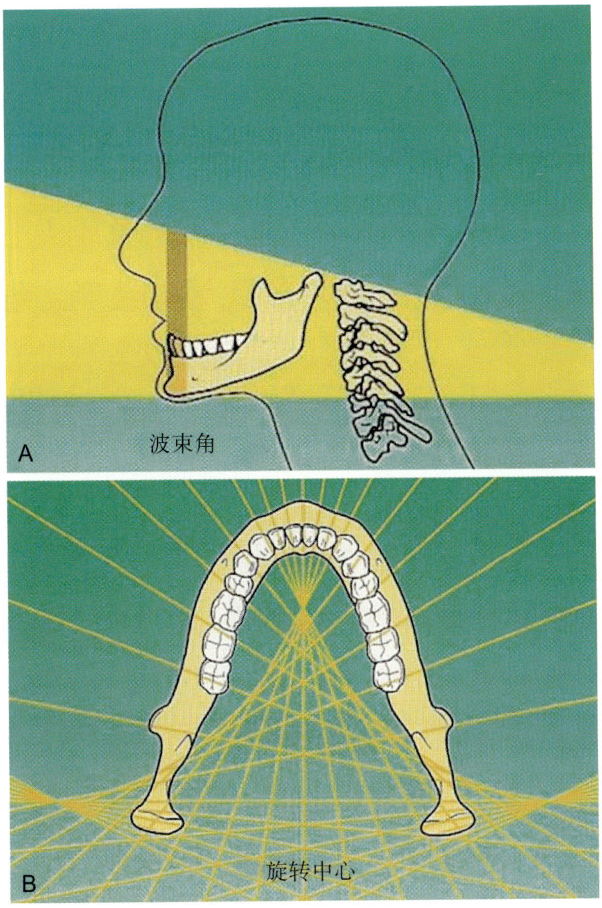

图 8-12　A. 所有曲面断层片的波束角大概为 8°，这会带来固有的图像放大；B. 由于牙弓存在曲度，因而曲面断层机需要改变旋转中心

生判断放射线片的放大率（图 8-13）。

有一种方法，可以通过测量颏孔及下牙槽神经管后部延伸，来评估下颌后牙区的种植，并在术中与临床情况相比较[41]。但是，一些研究表明 30% 的曲面断层片不能显示或准确定位下颌颏孔[42-45]。上颌前部的缺牙区一般与底片呈倾斜关系，且牙槽嵴的弧度、倾斜度较大，因此是最难通过曲面断层片进行评估的区域。倾斜的解剖结构在曲面断层片中显现的尺寸是不可靠的。关于曲面断层 X 线设备的研究表明，处于焦点区以外的图像都是模糊的，图像被放大、缩小，甚至出现难以辨识的形变。

曲面断层片的 X 线源在低于下颌骨的位置，因此显示的下牙槽神经管与牙槽嵴顶之间的位置关系取决于下牙槽神经管在下颌骨体中颊舌向的位置。换而言之，偏下颌骨体舌侧走行的下牙槽神经管显示的位置会比偏颊侧走行的神经管显得更靠牙槽嵴顶，即使它们与骨嵴顶的垂直距离是一样的。因此，虽然一个偏舌侧的下牙槽神经管可能有足够的种植骨高度，但在曲面断层片上可能显示为骨高度不足。

曲面断层片首要优势是可以作为评估硬组织病理改变的筛选工具。也可用于确保牙根尖和其他结构不在手术位点内。一般情况下，上颌窦的病理改变很难在曲面断层片上判断，常需要借助其他诊断工具（如 CT）。

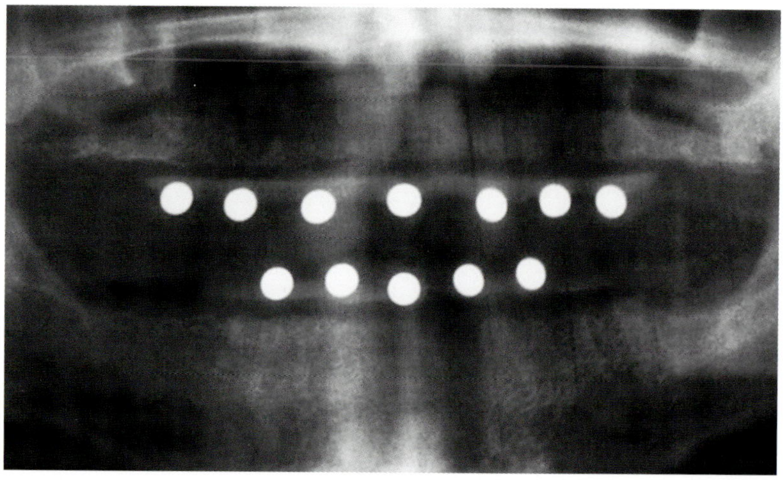

图 8-13 在 A 类下颌骨牙槽嵴顶放置 5 mm 直径的钢球拍摄曲面断层片

当曲面断层片的平均放大率是 25%，可以将患者分成三组：①植入种植体，骨高度充足；②植入种植体，骨高度明显不足；③植入种植体，骨高度是否充足不明确。

第一类患者可能可以植入种植体，但曲面断层片不能提供骨厚度和骨的角度信息。最好术中翻开软组织并目测一些必要的解剖标志（如颏孔）。第二类患者需要进行骨增量或选择其他修复方式，而不能在骨量不足的情况下植入种植体。第三类患者则需要进一步判断是否能进行种植或是否需要进行骨增量。

计算机断层扫描（CT）

计算机断层扫描是一种数字影像学方法，它为放射学成像带来了革命性的改变。通过 CT 数据，临床医生可以在不同的断面观察感兴趣的组织，不会出现影像模糊及与邻近组织的重叠。它采用平行的 X 线束，得到的数据经过数学算法被重定格式进而转化为图像。

历　史

CT 扫描是 1972 年一位叫 Godfrey Hounsfield 的电器工程师发明的[46]。第一台 CT 扫描仪出现在 20 世纪的 70 年代中期，用于医学影像领域，因其成功使用，在 20 世纪 80 年代早期，大范围取代了复杂的体层成像术。

20 世纪 90 年代，CT 扫描仪被引入口腔领域，因其大受欢迎，很大程度上取代了医生在过去一直依赖的二维影像学技术。

成像的发展

计算机断层扫描成像的数据是由 CT 扫描仪中的多个探测器和电离室收集的。探测器所收集的数据是对应于成像组织和结构的综合吸收特性。这些数据被转化为图像（原始数据），并进一步形成可评估和分析的体素。

数字化成像系统在口腔种植领域的应用大大提高了临床医生的诊断能力。数字的二维图像通过图像矩阵的方式被展现，而图像矩阵由各个图像元素（也称像素）组成。我们可以通过宽、高和像素（如 512 × 512）来描述一个数字图像。较大的数字图像（如 1.2 M × 1.2 M，M 代表“兆”）也可被表述为 1.5 M 大小。每个图像元素（或像素）有一个离散的数值，以描述该点的图像强度。像素的数值被称为像素阶度，对于黑白的图像其像素阶度最低为 8 位元（即 2 的 8 次方，共 256 个阶度），最高为 12 位元（即 2 的 12 次方，共 4096 个阶度），对于彩色图像的像素阶度有 36 次元（即 650 亿个阶度）[9-11]。黑白的数字图像最好用专用的黑白显示屏显示。通常情况下，8 位元或 256 阶度的图像可以有效地在显示器上显示。而三维的数字图像的图像矩阵是由各个体素组成的。对三维数字图像的描述不仅仅是像素宽度和高度（如 512 × 512），还包括深度或厚度。患者图像体积或三维尺寸是由一系列连续图像组成，从而构成了由体积元素组成的三维结构［如 CT、MRI 和交互式 CT（ICT）］。

每个体素包含一个数值来代表它的图像强度。典型的三维图像有 12 位元或 4096 个阶度的图像强度。二维的数字图像由像素（2-D）和体素（3-D）组成。像素和体素的属性包括大小、位置和灰阶值。

每个体素和像素显示的数值代表该组织的密度，它被称作 CT 值。每个灰度和密度值会与一个特定的 CT 值相对应，组成图像（图 8-14）。

CT 图像是三维的图像，其特点是 512×512 像素及层厚（可描述为成像系统的层间距）。每个体素包含一个数值，该数值的单位是亨斯菲尔德单位（HU），可描述每个图像的密度。CT 值的范围是从 −1000 HU（空气）到 +3000 HU（釉质）（框图 8-7）。大多数 CT 扫描仪将水的 CT 值标定为 0 HU。CT 值是一个量值，可用于辨识和区分不同的结构和组织（框图 8-8）。

CT 扫描仪的种类

医学 CT

在医学影像领域，CT 扫描是评价软、硬组织的最常用的影像学方法。20 世纪 90 年代早期，螺旋 CT 在成像速度和成像质量方面显现了明显的优势。但是随着 1998 年多层螺旋 CT（多排检测器 CT）的出现给医学 CT 带来了革命性改变。CT 扫描仪是层析成像的，可分为 4-、8-、12-、16-、32- 或 64- 层不同种类。该层数相当于在获取 CT 数据的过程中 X 线束绕患者头部旋转的次数。

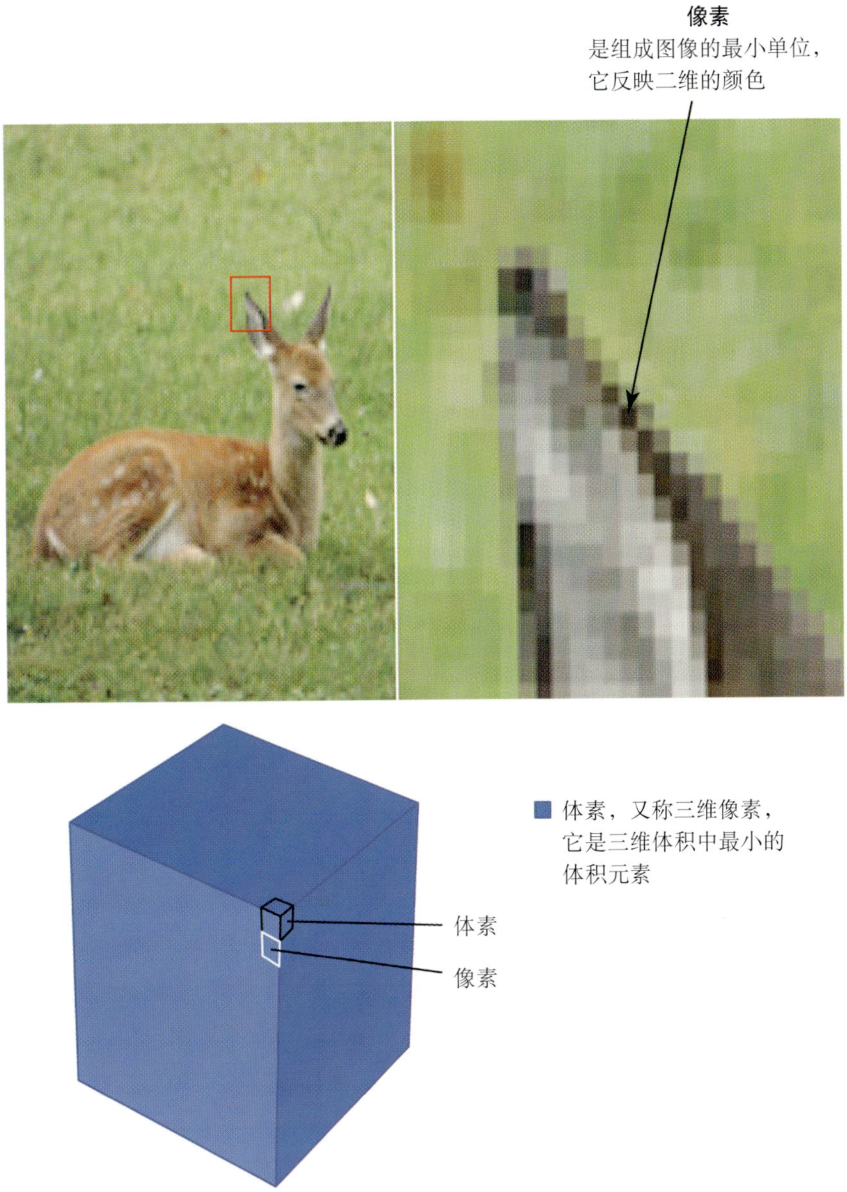

图 8-14 计算机断层扫描的最终影像取决于像素大小［二维的（2D）］和体素［三维的（3D）］

框图 8-7 骨质

骨密度	HU 值
D1	1250
D2	850~1250
D3	350~850
D4	150~350
D5	<150

框图 8-8 组织特征

物　质	HU 值
空气	1000
水	0
肌肉	35~70
纤维组织	60~90
软骨	80~130
骨松质	150~900
骨皮质	900~1800
牙本质	1600~2400
牙釉质	2500~3000

接下来 CT 值或 HU 值将会经过数学重建并转化为图像。但是，由于这些图像是由一系列成组的增量图像构成，因此螺旋 CT 会根据穿过扫描区域的多条 X 线重建一个“平均的”图像。这些图像的重建会造成每一层之间的微小间隙，导致医学 CT 的内部误差。

在 20 世纪 80 年代，CT 图像的断层重建显著提高了口腔种植诊断和治疗的能力。这些重建图像可以实现对重要结构及相关解剖的三维评估[47-50]。虽然它提高了诊断的能力，但将医学 CT 扫描仪应用于口腔领域仍然存在内在缺陷。由于医学扫描仪并不是为口腔的重建而设计的，会出现诸如变形、放大和定位问题等一系列内部误差，导致成像的不准确[51]。此外，缺乏修复相关信息，不能用于预测最终的修复效果。随着精准的扫描仪的发展、立体成型树脂骨模型[52]、交互软件、计算机辅助制作的外科导板以及以 CT 为基础的图像导航体系的出现，这些问题迎刃而解，这些都为实现理想的种植体植入和修复效果提供了帮助。

虽然医学 CT 扫描仪的临床问题可以得到解决，但仍存在一些缺陷，包括放射剂量大和设备普及率不高。医学 CT 扫描仪的放射剂量多年来一直是个有争议的话题，有研究表明存在放射剂量过大的问题。近年来，锥形束 CT 的发展已经显著提高了其普及率（框图 8-9，图 8-15A）。

框图 8-9 计算机断层扫描（CT）

优点

- 放大率可以忽略
- 较高对比度的图像
- 不同的视图
- 三维骨模型
- 交互式治疗计划
- 交叉参照

缺点

- 费用
- 技术敏感性高
- 适应证
- 交互式治疗计划
- 判断骨密度
- 重要解剖结构的位置
- 骨膜下种植体的定位
- 判断病理改变
- 骨增量术的预先设计

锥形束 CT（CBCT）

近年来出现了一种专门为口腔应用设计的新型 CT 扫描仪，它克服了传统医学 CT 扫描仪的一些缺陷[53, 54]（表 8-3）。这种新型的断层技术被称为锥形束容积断层技术（CBVT）（图 8-15B）或锥形束 CT（CBCT）。由于传统的 CT 涉及放射剂量的问题，将它应用于种植治疗方案制订一直遭到诟病。但是锥形束 CT 技术的出现克服了医学 CT 的这些缺陷[55]。近年来，锥形束 CT 得到了美国食品及药品监督管理局（FDA）的认可，它可以提供更加准确的诊断性成像以及比传统 CT 显著减小的放射剂量，并可做到坚守 ALARA 原则[56]。锥形束 CT 扫描仪可以在诊所内安装、使用，医生和患者可以方便地进行现场扫描（图 8-16）。

锥形束 CT 扫描仪使用的是一个旋转的 X 线源，它可以产生一个可调整的圆锥形态的射线束来获取感兴趣区的信息。衰减的 X 线束由一个收集器收集。这些数据将被转化为不同的灰阶值并显示在计算机显示屏上。通过简单的重组图像或体素信

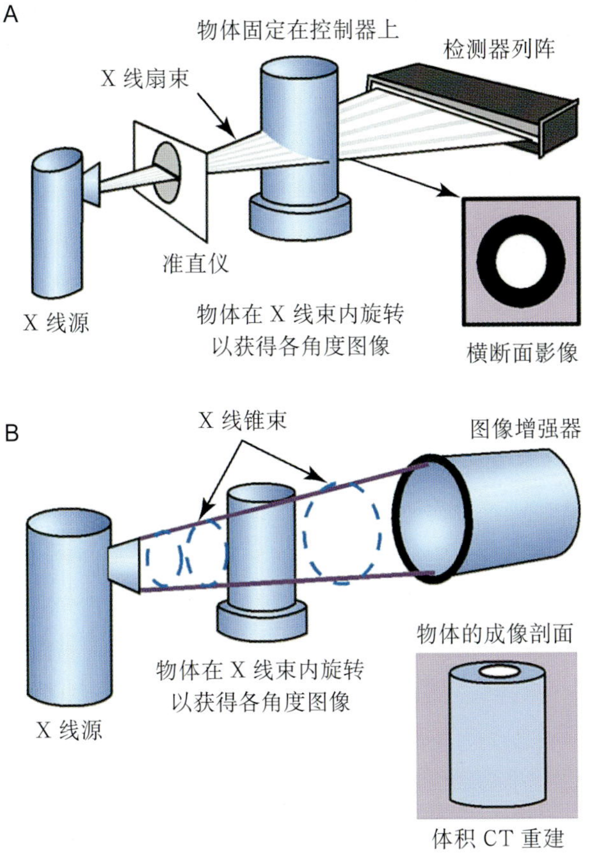

图 8-15　A. 传统的计算机断层(CT)扫描使用狭窄的"扇形射线束"，该射线束绕患者旋转，每旋转一周获得一薄层影像。因为需要旋转多次，所以会增加放射剂量。B. 锥形束容积断层成像可在一次旋转中获取所有数据，因此可减小放射剂量并避免影像生成过程中产生的变形和误差

表 8-3　医学螺旋 CT 与锥形束 CT 的比较

	医学螺旋 CT	锥形束 CT
扫描时间	将近 10 分钟	将近 36 秒
放射剂量	较多	较少
扫描方式	多层	一圈
曝光区域	一次一个牙弓	可同时上下两个牙弓
散射	较多	较少
定位	技术敏感性高	技术敏感性较低

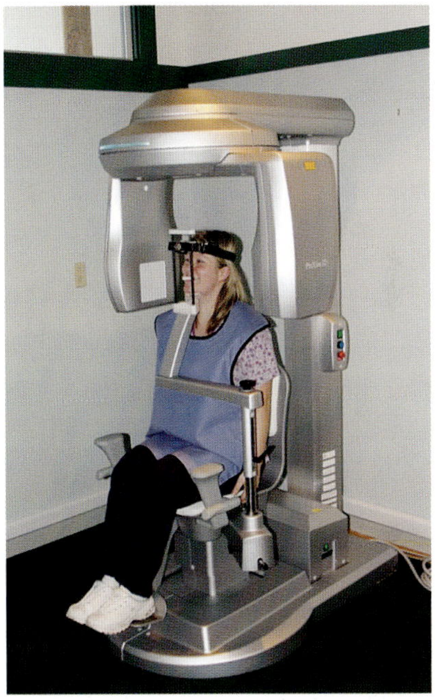

图 8-16　诊所内锥形束计算机断层扫描机（Prexion）。扫描可在不到 20 秒内完成

息，可以在任一平面进行图像的重建。可以在轴面、矢状面、冠状面、曲面断层界面、三维重建界面和软组织界面分别进行观察（图 8-17）。

焦　斑

CT 扫描图像的清晰度并不取决于体素大小。实际上，CBCT 的体素很小，但是图像的质量可能会因为一个大的焦斑而被降低。焦斑是指 X 线管发射 X 线的区域。一般来说，焦斑越小则最终的影像越清晰。大的射线源或焦斑将产生扫描区域的投射阴影。边缘的模糊、界限不清将产生阴影，从而降低图形的质量和清晰度。现今的 CBCT 扫描仪的焦斑一般在 0.15~0.7 mm（图 8-18）。

视　野

锥形束 CT 的感兴趣区或在放射学中通常称的"视野"会有所不同。视野（FOV）描述的是扫描的体积，它由很多因素决定，包括探测器的尺寸、形状、射线束投照形状和射线的瞄准。射线束的瞄准可保证射线束只照射到感兴趣区涉及的范围，从而降低患者的射线暴露。通常更小的扫描体积会获得更高的图像分辨率。现今，CBCT 机可分为小视野、中视野或大视野（图 8-19）。

CBCT 扫描仪的有效剂量范围

由于市面上出现了越来越多的 CBCT 扫描仪，因而很难总结概括 CBCT 的放射剂量。这些 CBCT 扫描仪呈现了多种不同的放射线辐射参数，包括 X 线的光谱（电压峰值和过滤）、X 线的暴露（mA 和投照数量）及视野。因此，不同的 CT 机和成像流程会造成不同的射线吸收剂量。

大家普遍认可通过测量有效放射剂量的微西弗数来确定患者的放射线暴露风险。有很多研究采用热释发光剂量计（TLD）和体模来检测牙科 CBCT

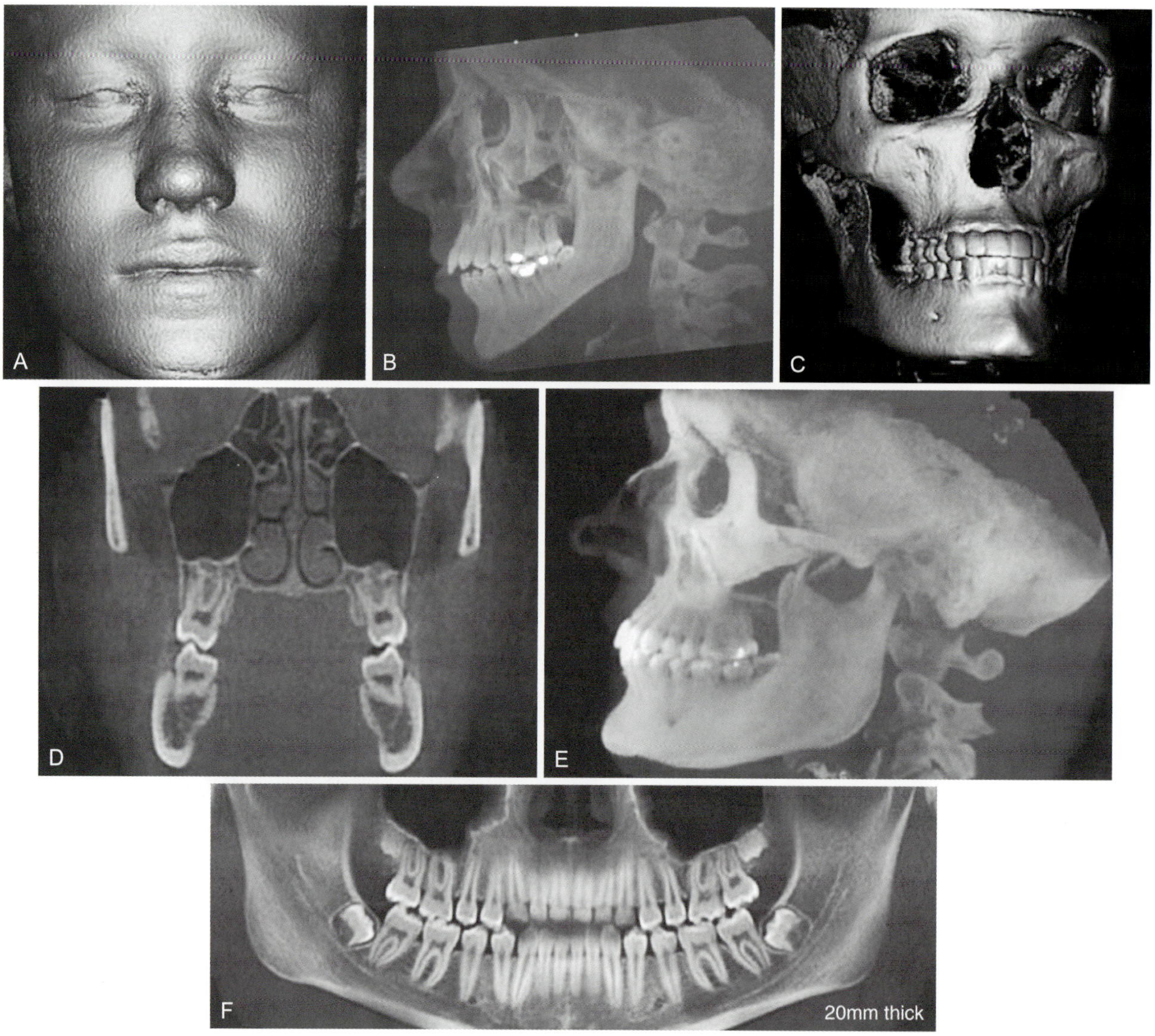

图 8-17 锥形束 CT 影像（Prexion）。A. 三维的软组织视图；B. 头颅侧位视图；C. 三维骨视图；D. 冠状位视图；E. 侧位骨视图；F. 曲面断层视图

扫描仪的有效放射剂量。体模会被沿着轴面的方向放入很多层，以能够接近内部的解剖结构。将TLD放置在那些放射线敏感的区域进行检测（例如，下颌升支、正中联合、甲状腺、腮腺）。操作者可以通过控制视野、千伏特、毫安和扫描时间来减小有效放射剂量，但是会造成信号的减弱和图像质量变差（图 8-20）。

交互性诊断成像

CT 最有意义的进展是 ICT 或交互性诊断成像，它解决了 CT 存在的诸多局陷[57-60]。ICT 是衔接从获取 CT 数据到完成诊断及种植治疗计划的桥梁。如今医生可以在个人电脑上完成 CT 片的读取和交互诊断（图 8-21）。

图像的形成

CT 数据会被输出为统一的 DICOM 格式（医学数字影像和通信），这一格式由美国放射学会提出。通过这些数据文件可生成、重建图像，并显示在不同的视图中。标准的视图由一系列不同断层的二维图像组成，包括轴面、冠状面、矢状面和横断面。当使用者在任一平面上沿着上颌或下颌的曲线选择一系列连续的体素，即可得到一个曲面断层的图像。如果只选择表面的体素，则可生成一个三维的图像。

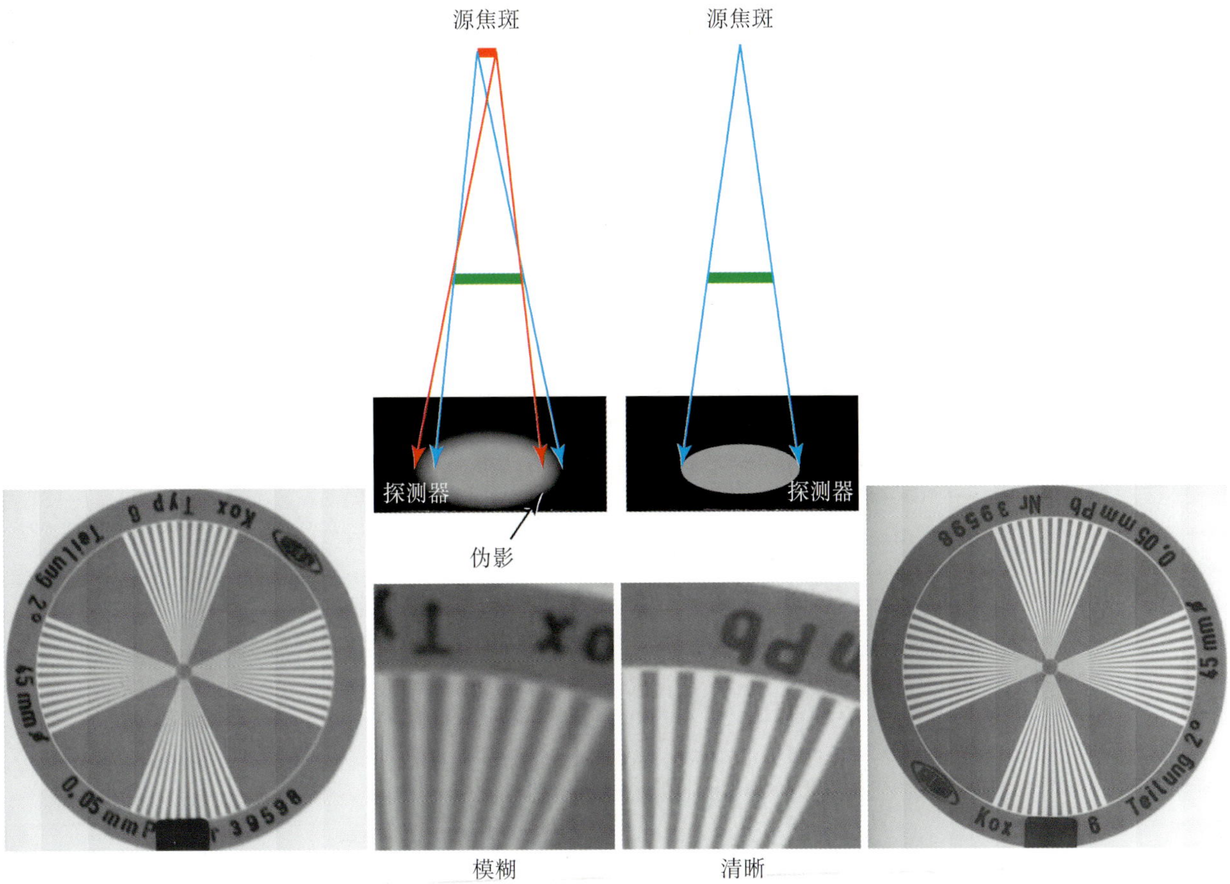

图 8-18　更小的焦斑会产生更清晰的图像

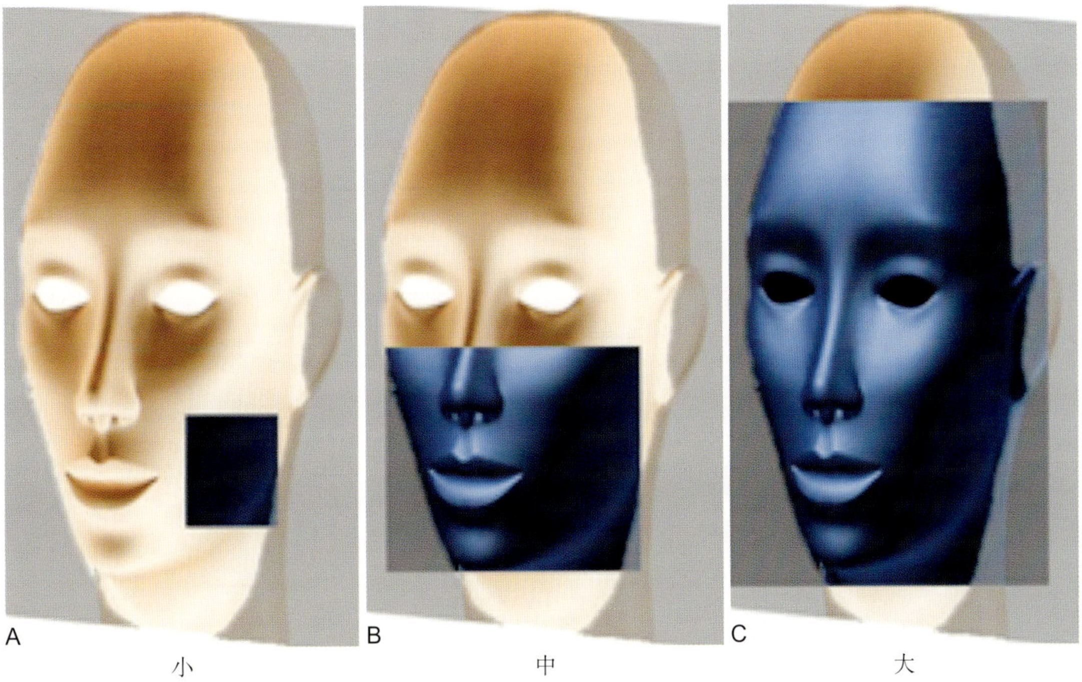

图 8-19　锥形束计算机断层扫描仪的视野：小（A），中（B）和大（C）

种植前评估：诊断和治疗设计的制订

种植前评估的第一个阶段就是评估缺牙区的骨质和骨量。目前，大多数的专业软件可以为医生提供多种重建图像，包括横断面、轴面、曲面断层、矢状面和三维重建（图 8-22）。在这些重建图像中可使用一系列的交互工具，包括测量工具、骨密度、角度（修复空间）、虚拟排牙和描计重要解剖结构（下牙槽神经管）（图 8-23）。

有效剂量	12" FOV	9" FOV
NewTom 3G	44.7 μSv	36.9 μSv
i-CAT	134.8 μSv	68.7 μSv
Hitachi	476.6 μSv	288.9 μSv
曲面断层片：	6.3 μSv	
全口根尖片：	150 μSv	
医学 CT，上、下颌：	2100 μSv	
医学 CT，下颌：	1400 μSv	

* 自然环境下的平均辐射量
（宇宙射线、氡等）3000 微西弗 / 每年

图 8-20　放射线暴露以微西弗计量。锥形束 CT 的放射线剂量是全口根尖片的 1/3。FOV：视野（Data from Ludlow JB, Davies-Ludlow LE, Brooks SL, Howerton WB: Dosimetry of 3 CBCT devices for oral and maxillofacial radiology: NewTom 3G and i-CAT, Dentomaxillofac Radiol 35:219-226, 2006.）

种植前评估：种植位点的评估

当评估了骨质和骨量之后，一些特殊的软件程序还可帮助医生在感兴趣区域模拟种植体的放置。医生可通过这些程序从种植体库中选择种植体品牌、型号、尺寸和修复的基台。软件还具有平行放置功能，可将几个种植体放置在完全平行的方向上，因此可用于制作在种植手术中导向种植体植入的外科导板。如果想把种植体植入到一个成角度的方向上，利用软件可很容易地确定想要的角度，甚至可在手术前就确定最终的基台（图 8-24）。

大多数现有的专用软件使用相似的修复和外科流程。第一个步骤包括对牙列缺损的患者制作诊断性蜡型。对于牙列缺失的患者，则需要复制现有的义齿或重新制作新义齿。接着医生将制订理想的修复治疗计划，包括将预期的修复体放置在理想的美学及功能位置。

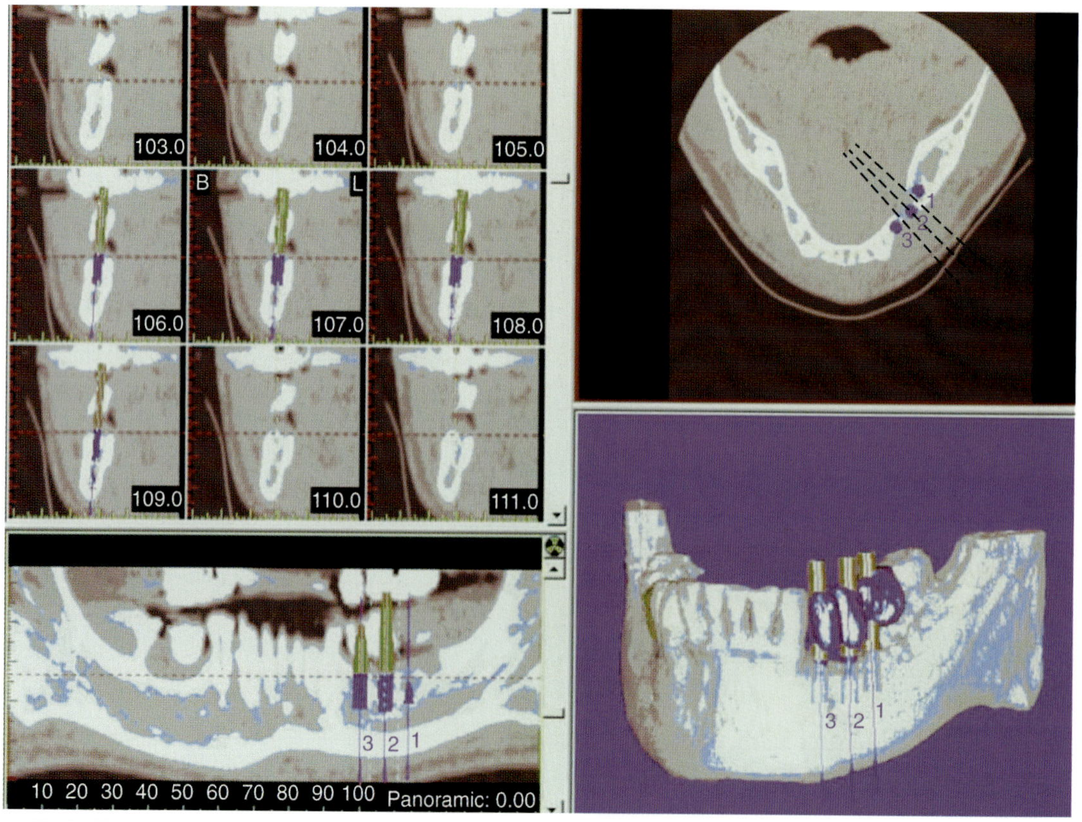

图 8-21　CT 扫描成像可以显示模拟植入种植体与放射线阻射导板的相对位置关系。注意每个位置都可以通过刻度线参照

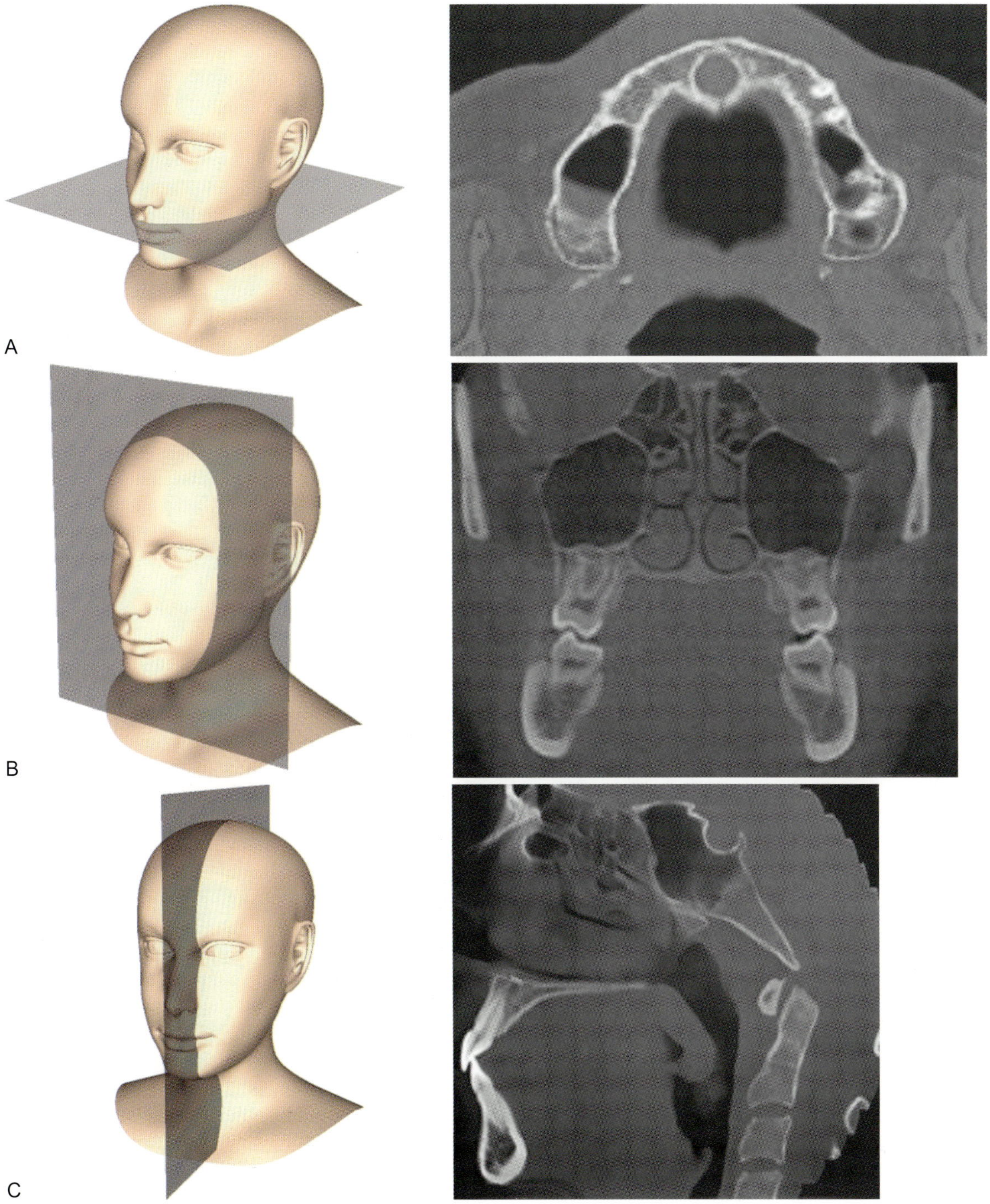

图 8-22　锥形束 CT 成像的影像。A. 轴面；B. 冠状面；C. 矢状面

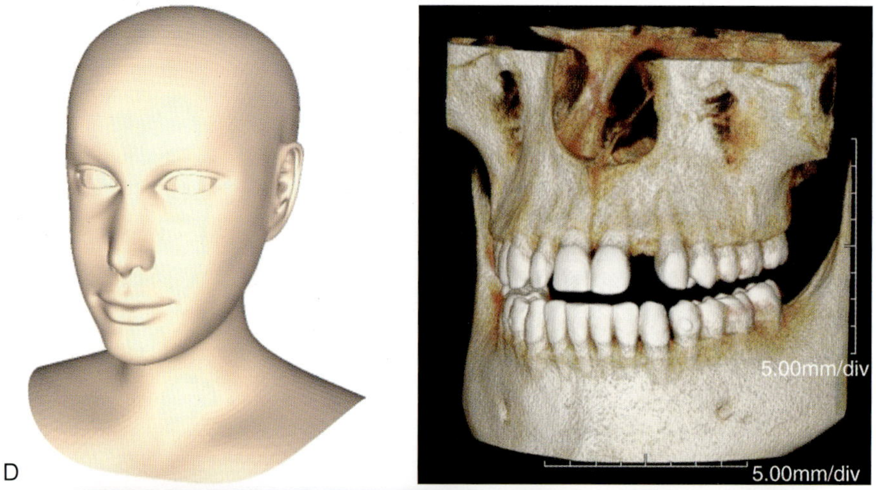

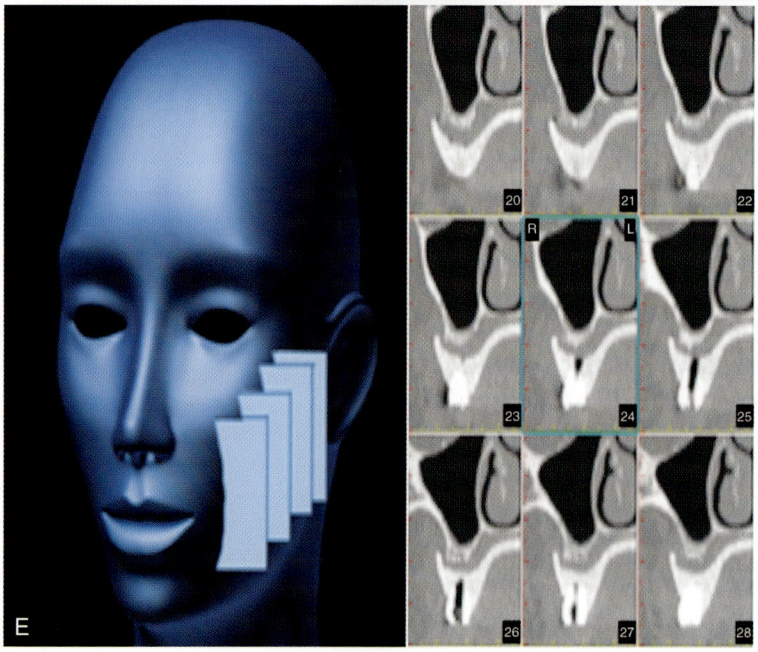

图 8-22（续） D. 三维视图；E. 横断面

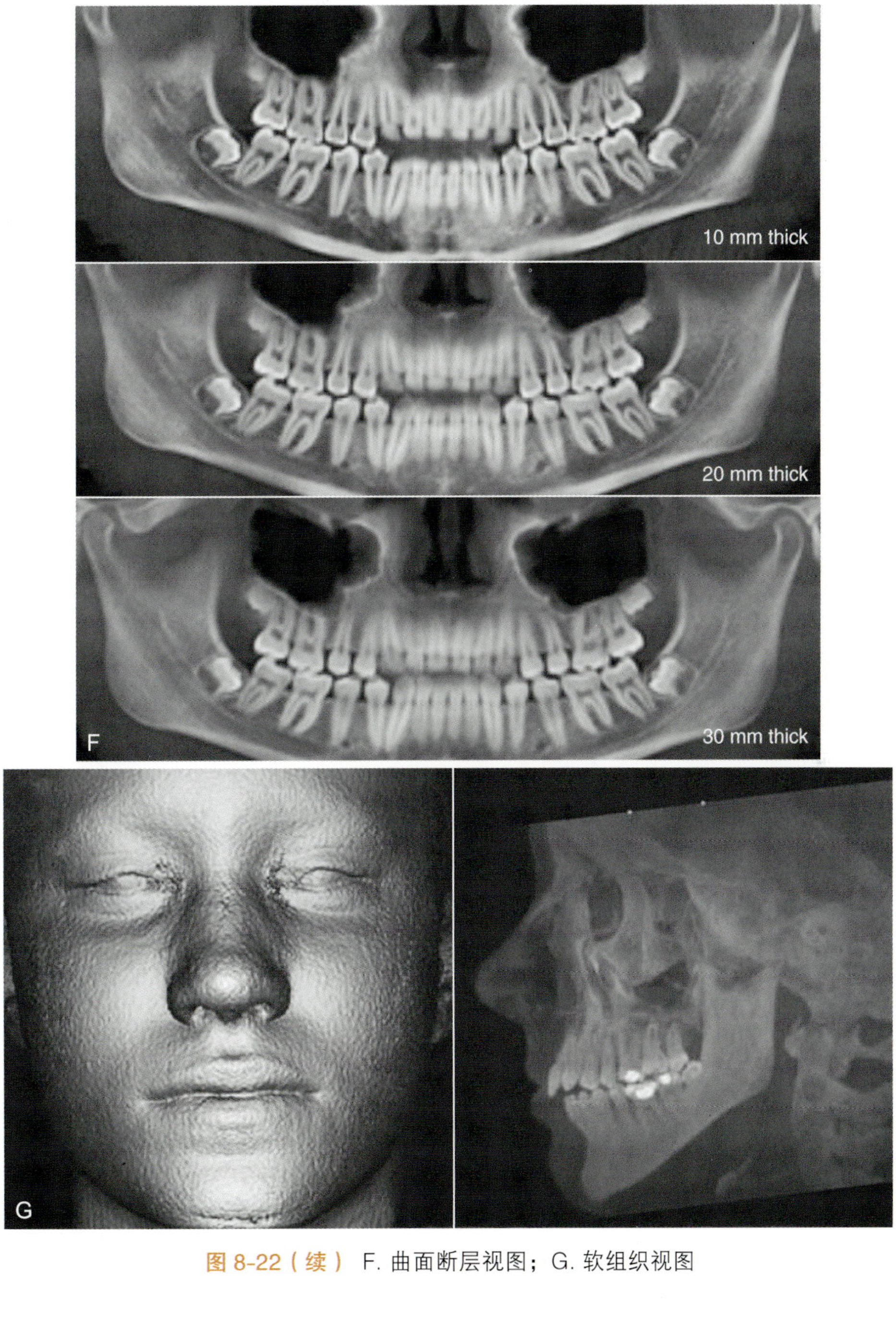

图 8-22（续） F. 曲面断层视图；G. 软组织视图

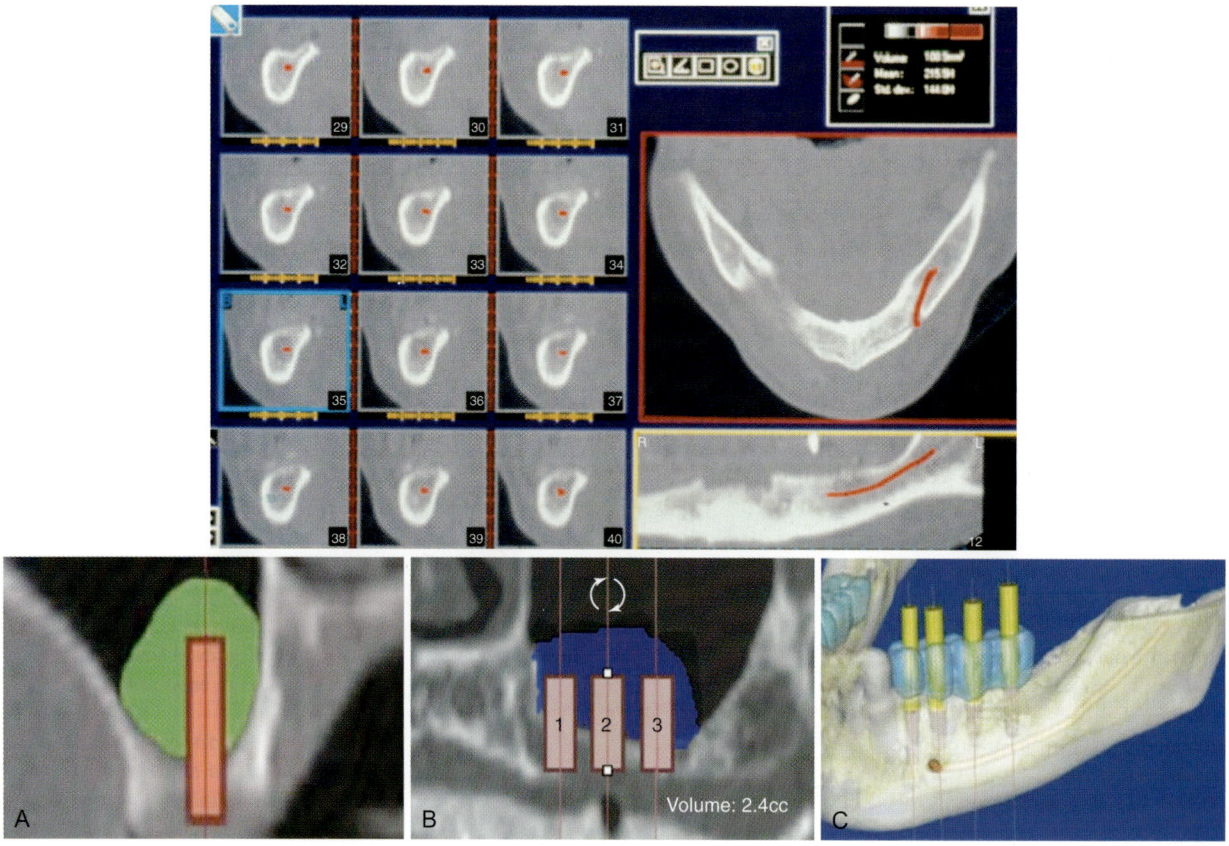

图 8-23 A. 可标记下牙槽神经管和颏孔，其位置可在多个视图内显示；B. 在可用骨量不足的位置，如上颌窦，可用于判断需要植骨的量；C. 种植体位置与下颌神经管和颏孔的关系；所有影像之间可以相互参照。同一 CT 影像还可三维分析与重要结构的距离

种植前评估：扫描修复体

在交互性 CT 的设计程序中，第一步就是取印模并灌制诊断性模型。对于牙列缺损的患者，根据缺失牙的最终修复体的理想位点制作诊断蜡型。对于牙列缺失的患者，如果现有义齿有良好的美学及功能不需加以调整，则可复制现有义齿。如果现有义齿需要调改，则需要制作新的义齿。根据诊断性蜡型或义齿可制作放射线阻射导板，患者需佩戴它进行 CT 扫描。诊断性放射导板的作用是将理想的修复体的位置转移到放射学检查中[60, 61]（图 8-25）。

使用不同的放射线阻射材料可以将人工牙的位点和最终修复体的轮廓导入放射导板中。可以在树脂导板上做硫酸钡涂层、牙胶标记或放射线阻射人工牙[62, 63]。注意：修复体在扫描过程中必须完全稳定。如果义齿存在固位问题，则需要使用义齿粘接剂，因为不稳定的放射导板将得到不正确的信息（图 8-26）。

CT 使用的体素是各向同性的（在所有维度相等），因此测量结果是完全准确的且是 1∶1 真实比例，因而可准确地制造研究模型和快速立体成型外科导板。这些放射导板可被调改用作外科手术导板（图 8-27）。

种植前评估：计算机辅助设计的外科导板

种植体的理想植入对功能和美学效果至关重要。为了达到理想的植入效果，医生有时需要根据在软件中制订的治疗方案制作一个外科手术导板。这种手术导板通过计算机辅助快速立体成型技术制造，并可将电脑内设计的种植方案转化到手术中。使用此种导板可以规避重要的解剖结构（神经、上颌窦）并可完成种植体的准确植入。第三方公司可根据术前在软件中制订的种植体理想位点的方案制造手术导板［如 Materialise NV；Glen Burnie，MD 和 Virtual Implant Placement（VIP）；

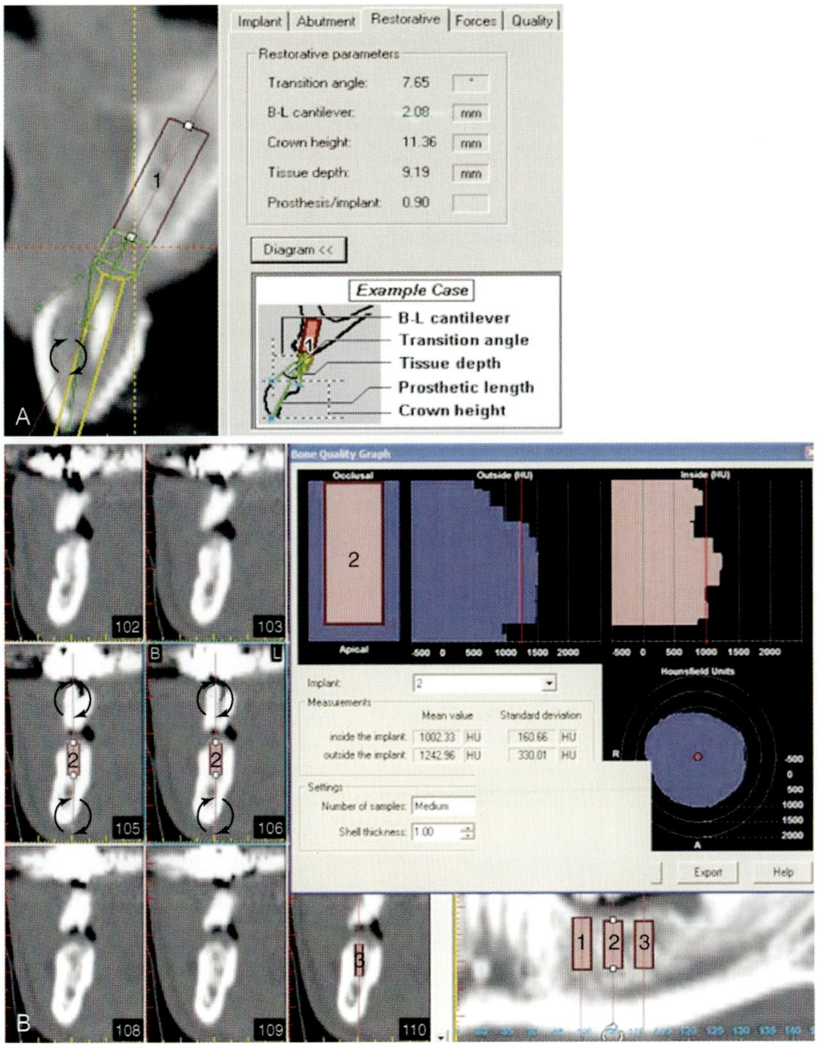

图 8-24　A. 在交互性 CT 中可根据种植体的位点获得有价值的修复体信息；B. 在种植体内和种植体外分别计算骨密度值，并对应不同的骨密度

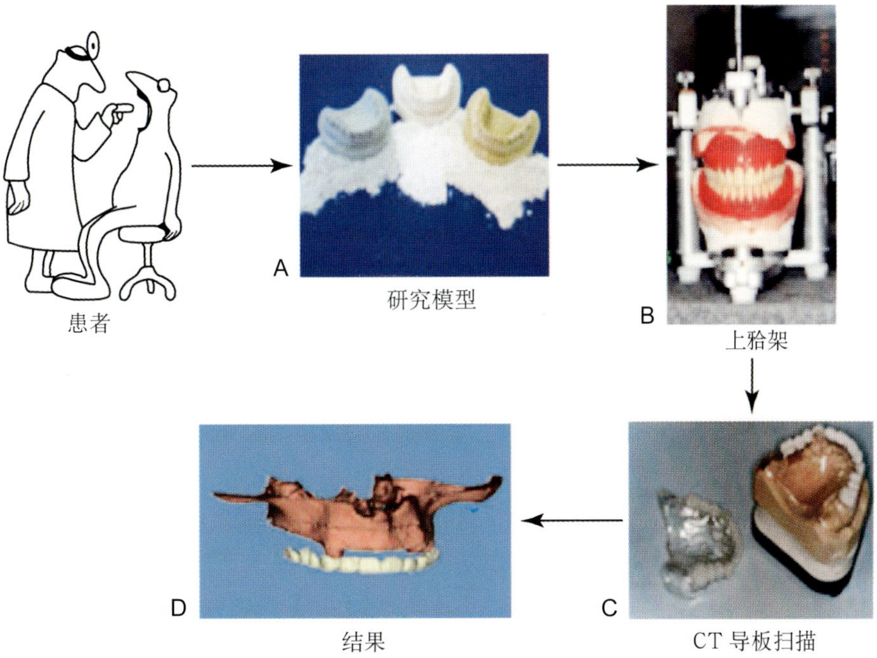

图 8-25　制作放射导板的修复流程。A. 研究模型；B. 上𬌗架；C. 技工室制作导板；D. 患者佩戴导板进行扫描。CT：计算机断层扫描

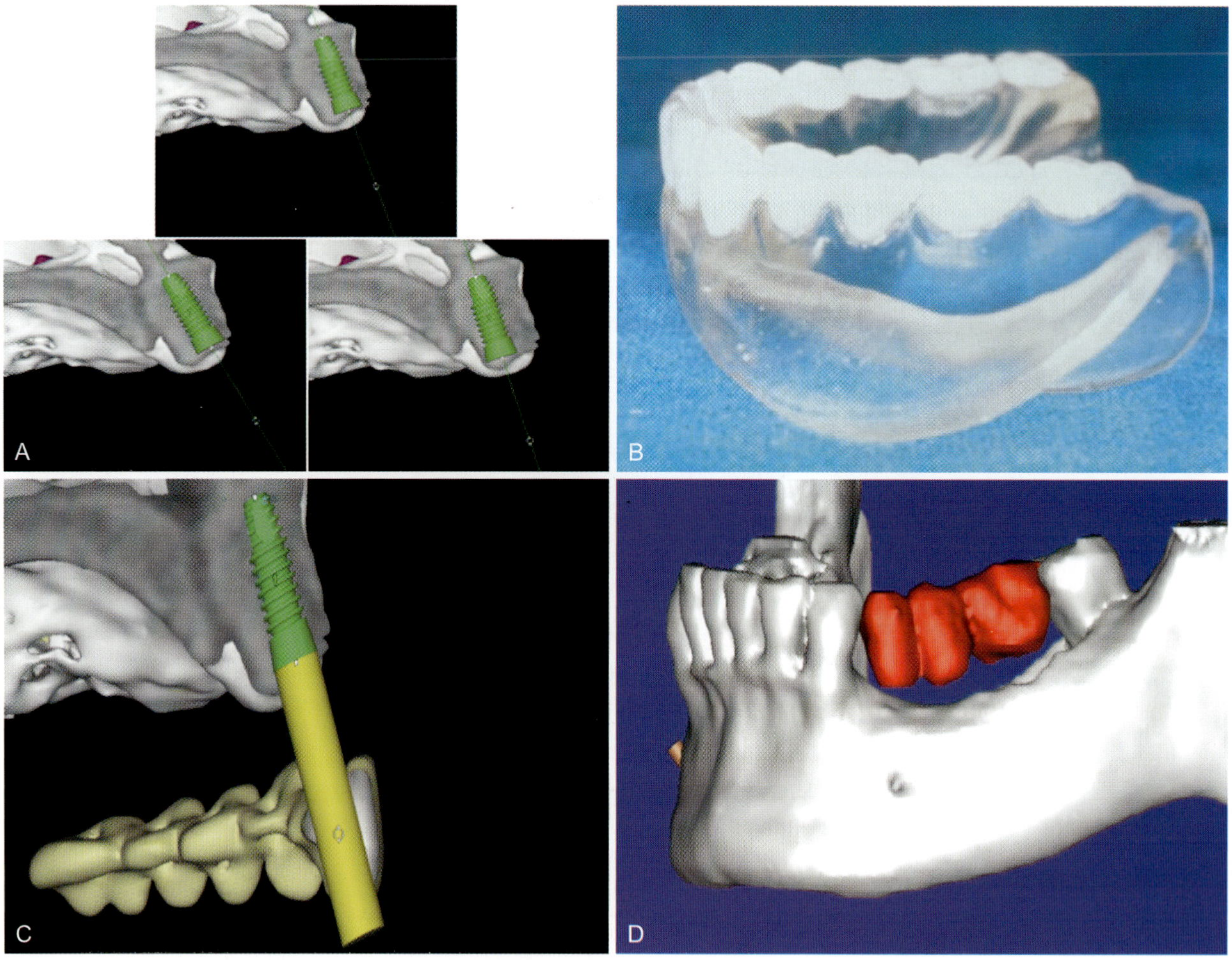

图 8-26 A. 如果没有放射导板则无法选择正确的植入角度；B. 在诊断模型上制作的放射导板；C 和 D. 重建影像显示种植的理想位点

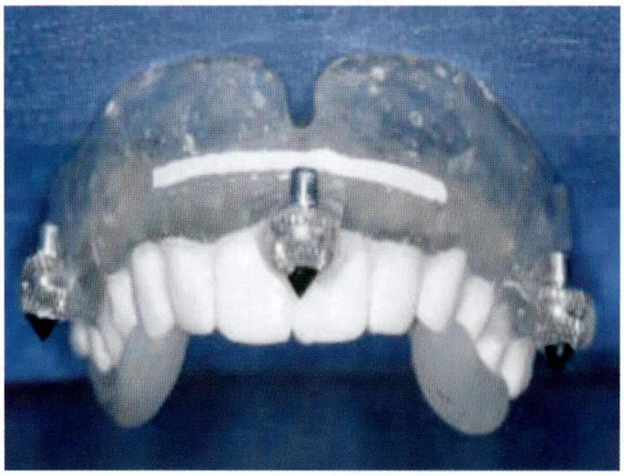

图 8-27 放射导板可调改后作为手术导板

BioHorizons Implant System，Birmingham，AL]。这些外科导板使用钻针导向环对逐级备洞的骨预备钻进行导向，导板可以是骨支持式、牙支持式或黏膜支持式的。外科手术导板包含金属的圆柱状导向环，对应拟进行的骨预备及特殊钻针的直径。导向环的直径通常比相应的钻针直径大 0.2 mm，几乎不会产生角度偏差。

临床资料和研究结果显示，这种计算机辅助立体快速成型外科导板提升了种植体植入的准确性，并可将预先制订的治疗方案直接、准确地转化到手术中[64, 65]（图 8-28～图 8-30）。

以 CT 数据为基础的外科导板的适应证

外科导板可提高种植体植入的精准性。但是医生需要对每个病例的复杂性、成本、耗时和导板带来的收益进行评估。由于制作导板会增加患者等待时间、制订治疗计划的时间及额外的放射剂量，对于某些病例有可能会超过临床收益。最常见的适应证包括医生缺乏经验、种植位点邻近重要解剖结构、种植位点对修复计划很关键，以及美学区需植入多个种植体的情况。

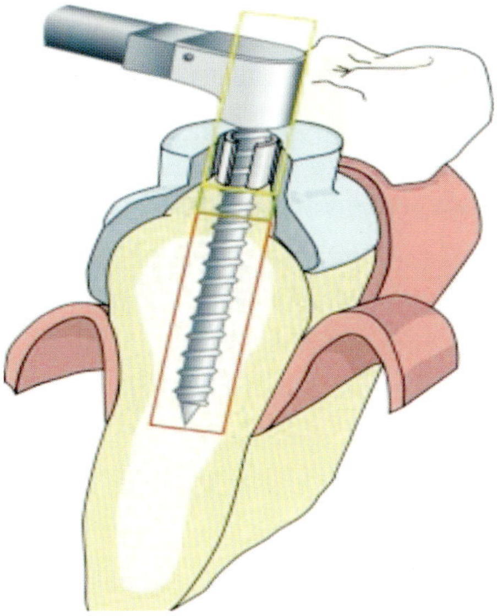
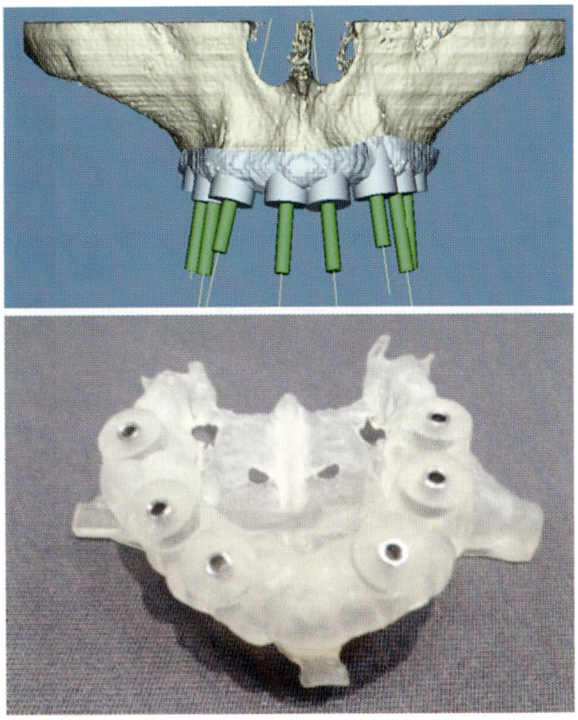

图 8-28　骨支持式的手术导板

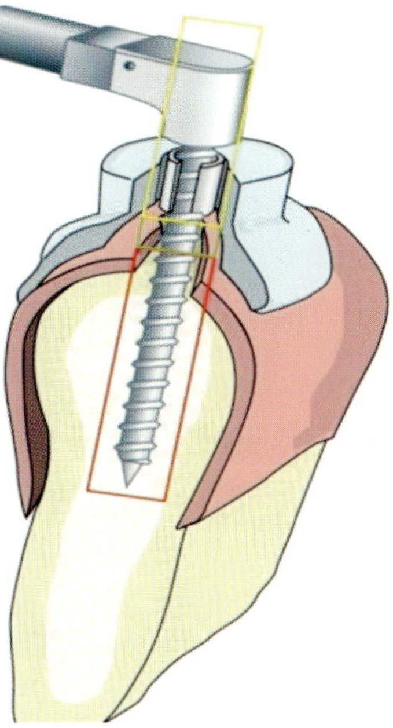
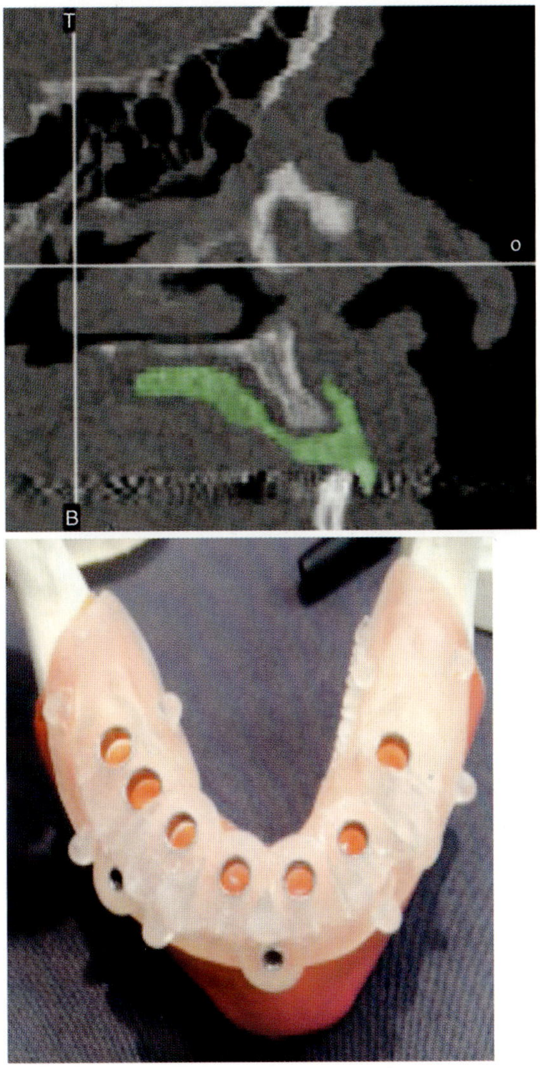

图 8-29　软组织支持式的手术导板

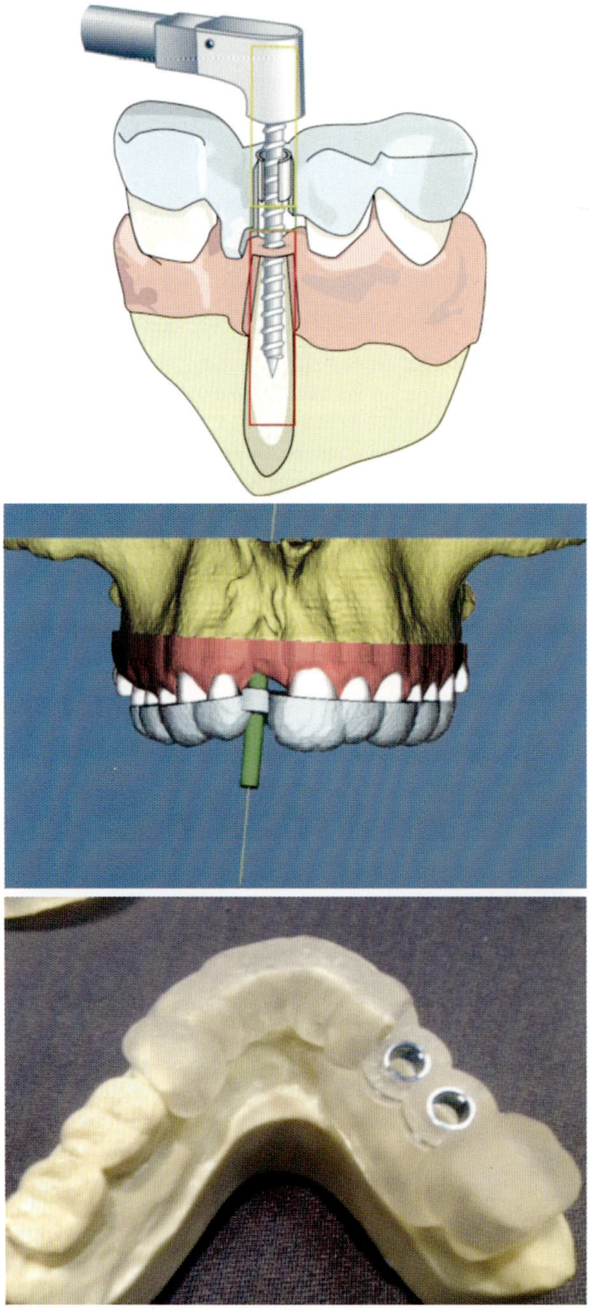

图 8-30 牙支持式的手术导板

即刻负荷修复体

CT 导向的外科手术的最新进展是能够制作可在术中即刻佩戴的临时修复体。当种植团队制定完虚拟的治疗方案后，厂家将根据虚拟治疗方案制造计算机辅助快速立体成型导板。之后技工间会使用外科导板和研究模型制作可种植手术后即刻戴入的临时或永久修复体。专用软件公司也可以根据术前的方案制作临时或永久修复体（图 8-31）。

计算机断层扫描图像是三维的。连续的 CT 图像由体素的三维结构组成。成像的电脑可以通过对原始的三维体素数据进行重建得到几乎所有投照角度的二级图像。如使用第二台电脑形成或者处理原始 CT 数据生成图像，该系统被称为工作站。

在 20 世纪 80 年代高分辨率的 CT 出现以后，CT 在颌面部成像和诊断中的作用及能力表现非常突出。CT 可用于颞下颌关节的成像，评价牙 - 骨病损，评估颌面部畸形及颌面部的术前、术后评估[66]。CT 可以通过重建图像生成种植位点切面及横断面图像，对拟手术或种植位点进行分析。当今的 CT 扫描仪可生成层厚为 1 个像素（0.25 mm）、平面分辨率为 1 个像素、扫描间距（0.5~1.5 mm）的重建图像，可提供与二维平片相似的几何分辨率。图像中解剖结构的密度是绝对的、可定量的，可用于区分区域内的不同组织及划分骨质分类[10, 11, 57, 58, 67-70]。

CT 可评估拟种植位点，并提供其他单一影像学方法或数个影像学方法联合都无法提供的诊断性信息。CT 在制订种植治疗方案中的作用[47, 71-76]是显而易见的，但是这种影像学技术的实施也受限制。获取这种诊断信息需要放射医生与转诊医生交流拟进行手术的各个细节，之后在成像的电脑或工作站花相当长的时间进行重建工作，解读结果图像，并将拷贝图像发给转诊医生。

这类成像方法的优点很显著，但是图像传递的局限也很明显，因此催生了一系列技术的发展，通常是指 CBVT。CBVT 通过累加绕患者头部 360° 旋转的数据来避免医学 CT 的误差。由于 CBVT 避免了任何的“间隙”，消除了变形和放大，其算法非常具有可预期性。CBVT 的误差范围小于 0.1 mm。很多研究表明锥形束 CT 比传统的医学 CT 更加准确。

磁共振成像（MRI）

磁共振成像是一种 CT 成像技术，可产生薄层的组织影像和极好的空间分辨率。这种成像方法由 Lauterbur 在 1972 年提出[78]，它使用一个联合的磁场来产生人体组织的图像，而无需使用电离辐射[79]。MRI 可非常灵活附在不同位置及角度进行图像断层，并可同时产生多层图像。数字的 MR 图像表达为体素，其平面分辨率以像素（512 × 512）和毫米计量，其断层厚度以毫米（2~3 mm）计量，可得到高分辨率的影像。通过改变成像序列，磁共振成像可获得脂肪、水，或者患者解剖结构的平衡影像。

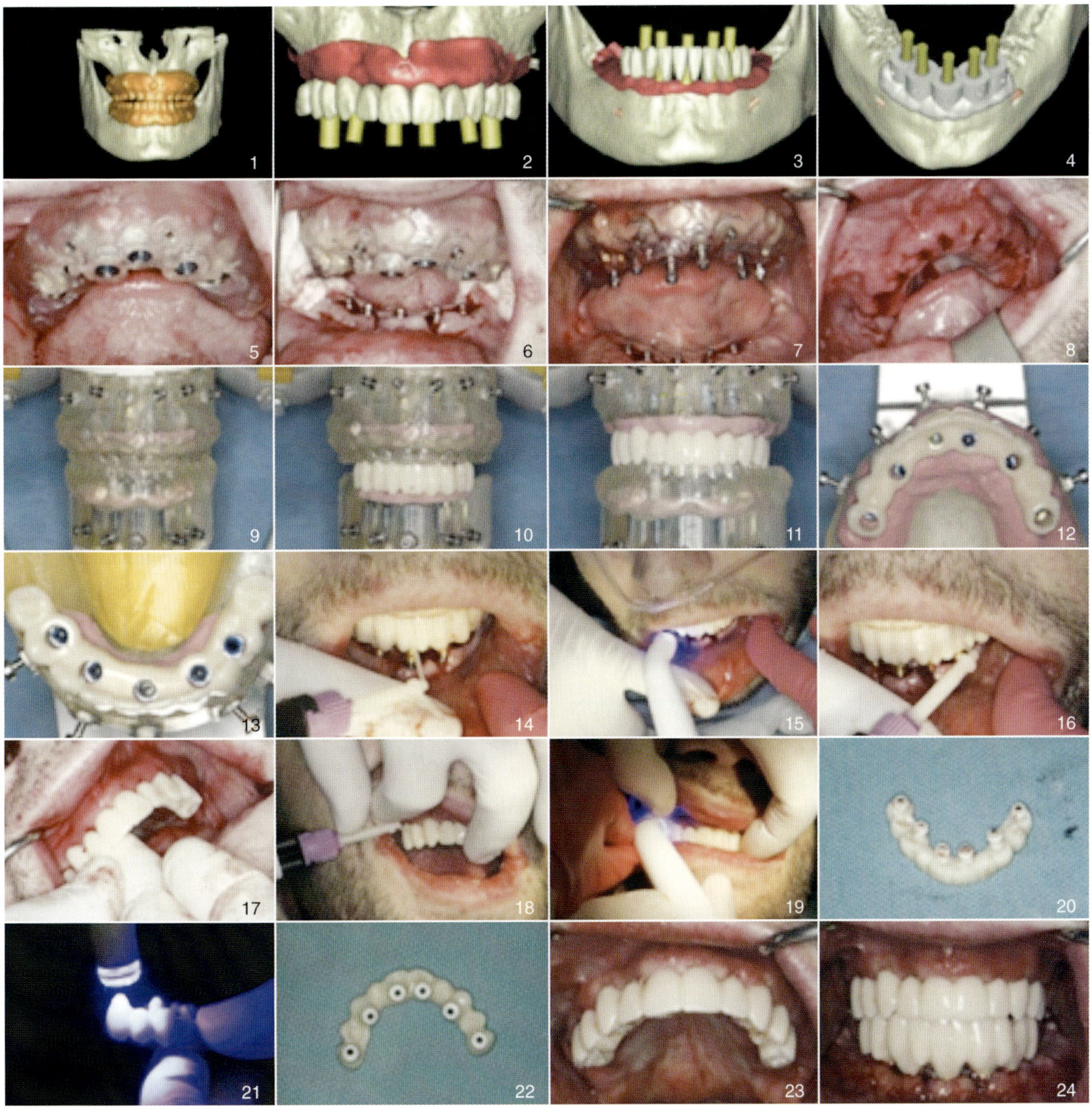

图 8-31　即刻修复技术

MRI 的图像信号由水或脂肪内的氢质子产生，因而骨皮质显示为黑色（透射）影像或没有信号。骨松质由于含有脂肪性骨髓，可产生信号并显示为白色影像。金属修复体由于不产生散射，因而表现为黑色影像。因此，MRI 对金属修复体、义齿和种植体产生伪影的趋势要小于 CT [80]。MRI 同 CT 一样，也是一种定量准确的技术，可形成准确的断层成像而不发生变形 [81]。

很多的作者建议使用 MRI 来进行种植的评估和治疗方案的制订 [82, 83]。此外，MRI 更容易观察重要解剖结构，例如下牙槽神经管和上颌窦。当传统的 CT 不能分辨下牙槽神经管时，MRI 不失为一种可行的方法，因为骨松质可以很容易与下牙槽神经管区分开。当存在神经损伤或感染（骨髓炎）时，由于其额外的优势可应用 MRI，它相对于 CT 更容易区分软组织。一些研究表明 MRI 显示的下牙槽神经管的几何精度与 CT 相似，是一种可用于种植治疗设计的准确成像方法 [84]。

当首选的影像方法如复合断层成像、CT 或 ICT 成像不理想时，磁共振成像可作为种植影像检查的第二种选择（框图 8-10）[83, 85]。复合断层成像在 60% 的种植病例中不能分辨下牙槽神经管，

框图 8-10 推荐用于种植治疗计划的影像学方法

1. A 类骨：可用骨附近没有重要结构
   曲面断层片
   需要时附加根尖片
2. A 类骨：可用骨有邻近的重要结构
3. B 类骨：可用骨
4. C 类骨：可用骨
5. D 类骨：可用骨（同种异体骨，自体骨，上颌窦骨移植）
   曲面断层片
   传统层析成像或计算机断层扫描
   附加根尖片
6. A、B、C、D 类骨：CT 无法清晰显示下颌神经管或颏孔的可用骨
7. 感染（骨髓炎）
   磁共振成像

框图 8-11 磁共振成像

优点
- 无放射线辐射
- 容易观察到重要解剖结构（下牙槽神经管，上颌窦）

局限
- 费用
- 技术敏感性
- 没有重建软件
- 可获得性
- 骨皮质无信号

应用
- 当 CT 显示结果不确定时，用于评估重要结构
- 评估感染（骨髓炎）

CT 在 2% 的种植病例中不能分辨下牙槽神经管。不能分辨下牙槽神经管的原因可能是骨松质的骨质疏松和下牙槽神经管骨皮质骨质较差。MRI 可显影骨松质内的脂肪，因此可分辨下牙槽神经管和邻近的骨松质内发出的血管神经束。双探测 MRI 方法有对下颌骨容积和定向横断面成像的特点，可产生种植区正交变换的定量化连续影像。下颌后部的定向 MRI 可以进行尺寸的定量，并且可以辨别重要解剖结构和种植位点的空间位置关系。但是将 MRI 应用于口腔种植领域仍存在一些缺陷。MRI 不能用于评价骨的矿化程度，且不能有效地诊断骨及牙疾病。目前没有商业的重建程序可以作为参考点。框图 8-11 中列出了其他一些缺点。

口腔种植学中重要解剖结构的放射学成像

颏孔和下牙槽神经管

当评估下颌后部的种植时，必须辨识下颌神经管及颏孔的位置以避免对下牙槽神经的损伤。在口腔种植领域仍常规使用二维放射片（如根尖片和曲面断层片）来作为判别重要结构的唯一方式。但是这些图像有很多缺陷，其中最重要的缺陷是不能提供颊舌方向的信息。当采用二维影像来评估与重要结构的距离时，定位对重要结构的口内成像的影响最大[86]。由于下颌骨存在曲度，因而进行口内成像时必须注意 X 线束的角度。在颏孔之间的前牙区，X 线束必须与成像区域的切线相垂直。如果拍摄角度偏向近中，则图像会出现透视缩短；当拍摄角度偏向远中，则图像会被拉长（图 8-32）。

当采用二维影像来评估颏孔的正确位置时，必须仔细判断真实的颏孔开口位置。有研究表明一些二维放射片由于放射影像密度过大而无法辨别[44]。这个研究认为在低的放射影像密度时更容易观察到颏孔。但是，如果放射影像密度大于 2.8，颏孔区将很难显现。其他研究则表明下颌神经管骨皮质壁缺失是无法显示的原因。有研究表明 50% 的根尖片不能显示颏孔[87]。另有研究（包括尸体颅骨研究）表明 12% 的曲面断层片不能显示颏孔[44]。

总之，根尖片和曲面断层片所显示的颏孔位置是不准确的。虽然曲面断层片中颏孔的检出率高于根尖片，但颏孔在放射片中显现的位置与下颌在曲面断层机中的定位有关。此外，在曲面断层片中显示的颏孔并不是真正的颏孔，而是颏神经管离开下颌神经管的部分。在下无牙颌病例中，当牙槽嵴的吸收严重时误差的风险也会相应增加。

很多研究表明最精确的影像学方法是 CT。观察下颌神经管和颏孔最精确的方法是三维影像方法。其影像可以改变对比度、亮度、灰阶值，有助于更好地显示这些结构。因此，CT 被认为是最准确的，强烈推荐用于需要对下牙槽神经管和颏孔进行准确定位和测量的情况[14, 76, 80]。

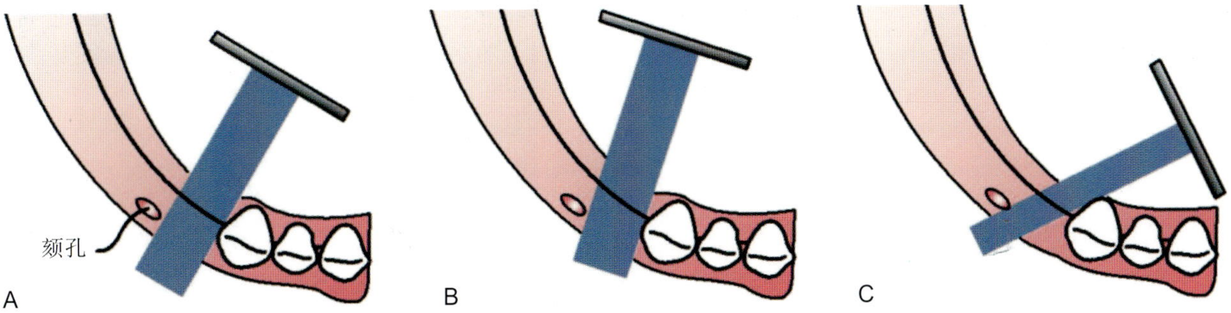

图 8-32　X 线束的正确水平向角度对于牙 - 重要结构（颏孔）之间距离的准确测量至关重要。A. 正确的定位；B. 不正确的定位造成距离的测量值变大；C. 不正确的定位造成距离的测量值变小

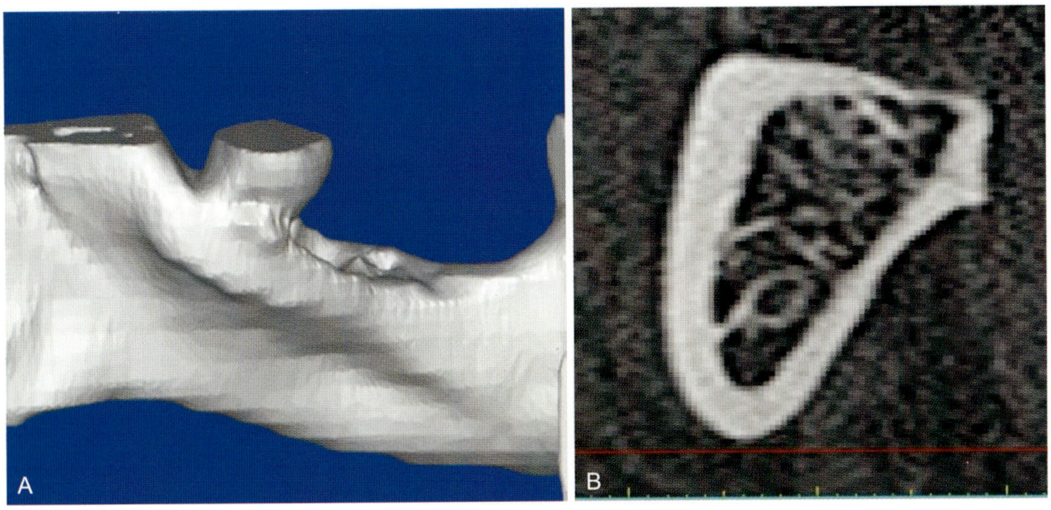

图 8-33　A 和 B 图像中显示的舌下倒凹

当影像中看不到下牙槽神经管或颏孔，通常是由于与对侧结构的影像发生重叠或神经管周围的骨皮质壁缺失[88]。研究表明，如果神经管或颏孔不可见，将患者的头部以眶耳平面为参考向下倾斜 5°，则可在 91% 的放射影像中显现这些结构[89]。

下颌舌侧凹

当依靠二维影像评价种植位点骨量时，可能会因为高估了骨量而造成明显的并发症。如果下颌后部存在明显的萎缩，则可能出现舌侧的凹陷（图 8-33），即使在二维影像上显示有足够骨量，这可能产生误导作用。Quirynen 等人的研究[90]表明下颌舌侧凹的发生率是 2.4%，平均深度为 6 mm（± 2.6 mm）。在这些舌侧凹陷或颌下腺隐窝内，可能走行着面动脉的分支。过高估计骨量可能在预备窝洞时造成舌侧骨板的穿孔，可能造成舌侧出血，甚至可能威胁生命[91–94]。当评估下颌后牙区时，推荐使用横断面断层影像技术。

下颌骨升支（自体骨移植的供区）

下颌骨升支是 onlay 自体骨移植的常用供骨区。下颌骨这个区域的骨量变异较大。为了做术前预评估，包括曲面断层片在内的标准放射片应该能清楚地显示外斜线和下颌神经管的位置。但是通过二维影像很难对骨量做充分判断。断层影像会得到更准确的结果，尤其是 CT。颌骨在 CT 内的三维重建模型可展现特定的解剖形态，提供更准确的测量结果（图 8-34）。

下颌正中联合

下颌的正中联合区是一个对口腔种植非常重要的区域。它不仅是下颌无牙颌患者进行种植的常用位点，也是自体骨移植的常用供骨区。由于舌侧隐窝的存在，二维影像可能形成固有误差。在曲面断层片中常见的问题是在前牙区高估可用骨高度。因此，推荐使用能够显示颊舌向真实骨量的成像技术，包括头颅侧位片和传统 CT（图 8-35）。

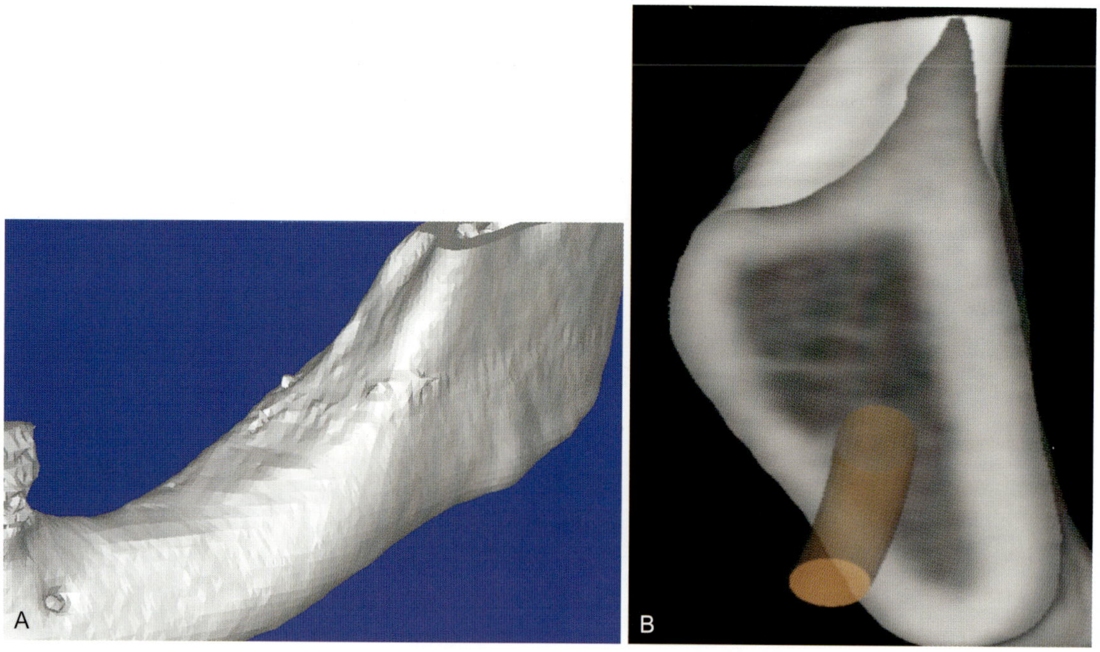

图 8-34 外斜线越明显，下颌升支越是好的供骨区。三维成像的 CT 影像可最好地展示下颌升支区域，并可进行 360° 的评估

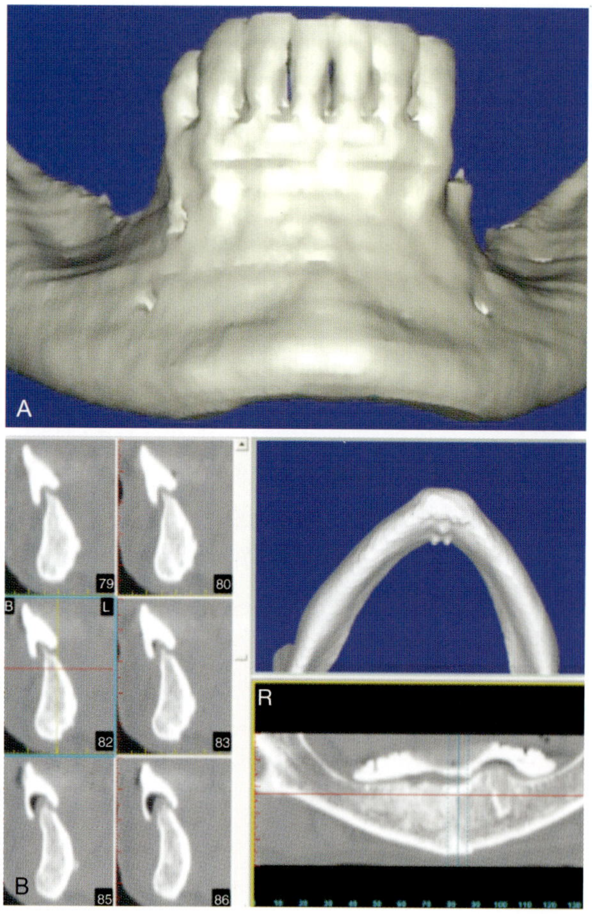

图 8-35 下颌正中联合。A. CT 图像显示了下颌前部的多个视图；B. 头颅侧位片仅能显示中线区的骨信息

上颌窦

迄今为止，没有哪种影像学方法能够比 CT 提供更多的有关鼻旁窦的信息，CT 是观察骨结构和评估上颌窦病损的金标准，与平片相比，它可提供有关上颌窦间隔的位置、发生率[95]和上颌窦解剖的细节信息，并可检出上颌窦的病变（图 8-36，图 8-37）。

推荐的术前治疗计划

在过去，曲面断层片是制订种植治疗计划的金标准。曲面断层片和根尖片有很多之前提到过的缺点，而最显著的缺点是它们都是二维影像，对于一些复杂病例，或需要准确呈现重要结构位置的情况，需要将 CT 融入术前治疗计划过程中。

在 CT 技术和交互软件的帮助下，医生可以为种植手术制订准确的治疗方案。要在理想的位点上植入种植体具有一定的挑战性，专用的交互软件和计算机辅助生成的导板可以辅助将种植体植入正确位置。根据影像学技术得到的信息，推荐在治疗前进行影像学评估，如框图 7-10 所列。

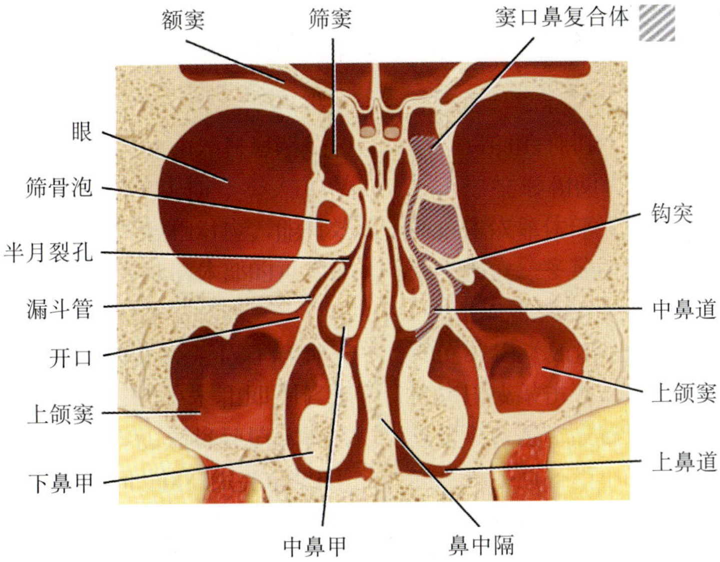

图 8-36 上颌窦的正常解剖

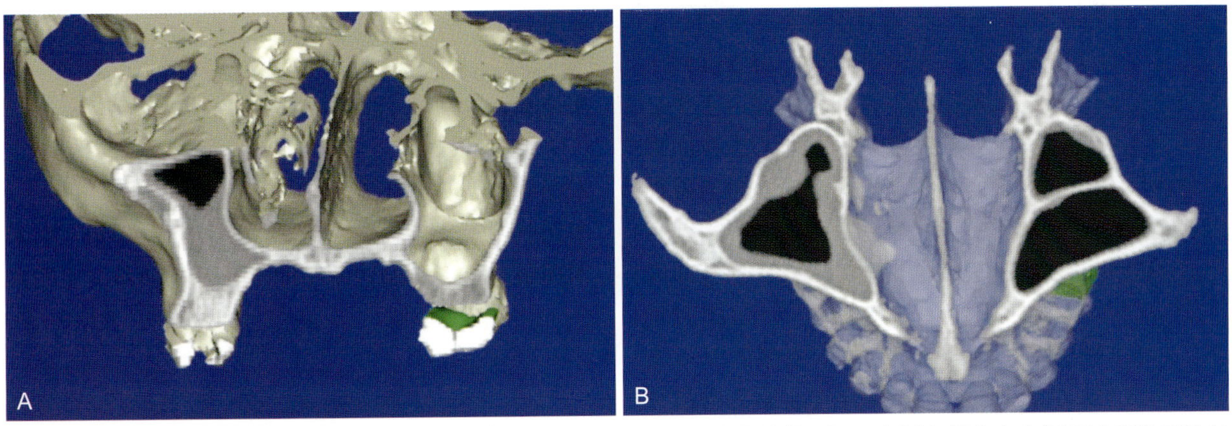

图 8-37 左侧上颌窦存在黏膜增厚，未处理该病理状态则是上颌窦植骨的禁忌证。右侧上颌窦在中间区域出现不常见的中隔

计算机断层扫描（CT）

二维影像（根尖片和曲面断层片）的缺陷在于不能提供牙槽骨颊舌向的信息。而 CT 可以提供种植体周围骨的三维信息。分辨率和散射问题常常影响对种植体的评估，但是随着锥形束 CT 技术的出现，这一问题得以改善。

CT 对评估上颌窦骨增量的预后非常有帮助。其优点在于以 HU 值评价骨密度能得到关于骨成熟度的重要信息。同时 CT 也可用于评估上颌窦的感染或术后的上颌窦炎并发症（图 8-38）。

诊断性导板的制作

制作诊断性放射导板的目的是将患者的治疗计划合并到放射检查中[60-63]。进行影像学检查之前需要制订尝试性治疗计划。理想情况下，需要诊断模型上殆架、制作诊断蜡型、医生之间达成共识确认种植数量和位置，与患者沟通治疗计划并得到患者术前的认可，这些都使得诊断性导板成为一种非常有用的工具，并在很多情况下成为确定最终治疗计划的决定性因素。通过带有放射标记的导板进行修复前的影像学检查，可以评估拟种植的种植体是否在理想的位置和方向上。

计算机断层扫描（CT）

CT 的高精确度能够保证复杂而精确的诊断导板的应用。虽然 CT 可以准确地展现拟种植区的可用骨高度和宽度。但是，种植体的确切定位和方向却常常由修复体所决定，而种植体的确切定位和方

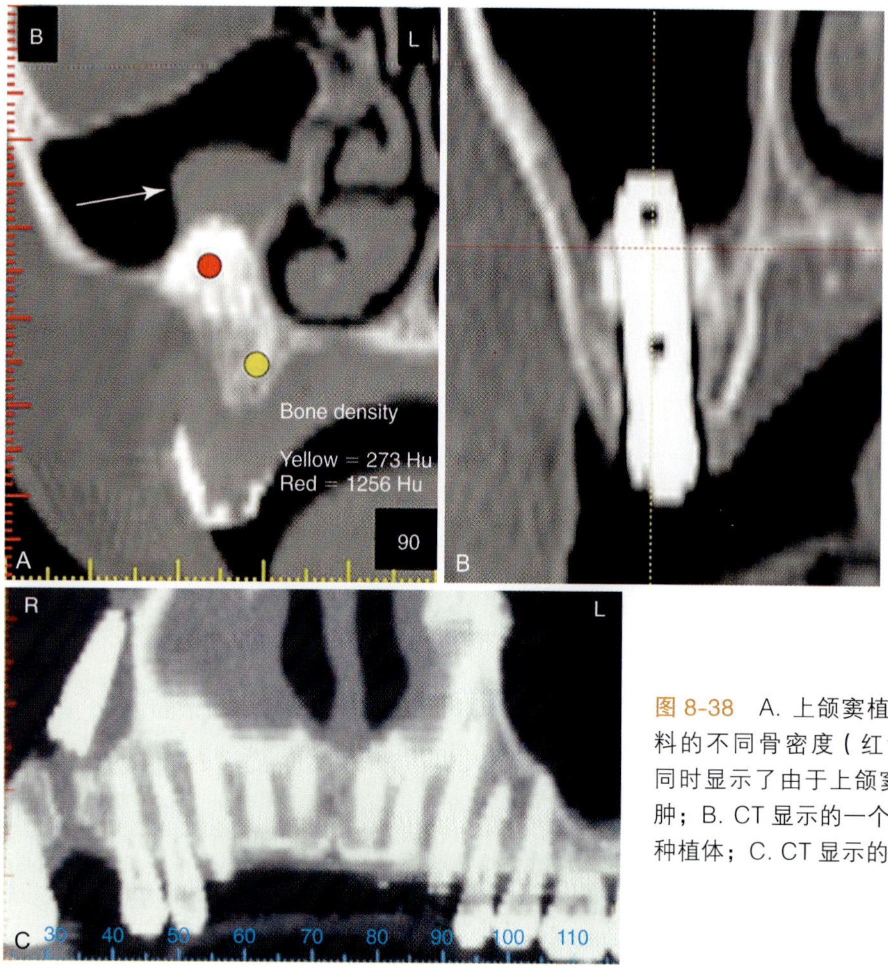

图 8-38 A. 上颌窦植骨后的 CT 扫描展示了骨移植材料的不同骨密度（红色 =1256 HU；黄色 =273 HU），同时显示了由于上颌窦植骨阻塞上颌窦口而产生的囊肿；B. CT 显示的一个在种植体界面缺乏骨结合的失败种植体；C. CT 显示的移位至上颌窦内的种植体

向又决定了种植体的实际长度和直径。因此，在成像过程中使用诊断导板是极为有益的。诊断性放射导板需要包含未来修复体的外形及每个种植体的准确位置和方向信息。诊断性放射导板的设计已经从简单的真空压膜复制诊断蜡型，发展到了复制诊断蜡型的热凝树脂，并发展到了更加复杂的类型，如使用放射线阻射性人工牙[62, 63]。对树脂导板的加工可以是在修复体表面涂布硫酸钡涂层，或是在修复体的颌面钻孔并置入牙胶。在 CT 成像时，预制的修复体表面是放射线阻射的，而种植体的位点和方向会根据预制修复体内牙胶的位置而确定。

真空压膜导板有不同的种类。一种设计是在预制的修复体表面涂布硫酸钡的涂层。虽然预制的修复体形态在 CT 内可见，但是这种方式不能展现种植体的理想位置和方向。另一种设计是在蜡型的真空压膜阴模内对应修复体的位置注入 10% 硫酸钡和 90% 自凝树脂。在 CT 检查中，预制的修复体会呈现出放射线阻射的牙形态，其放射密度与天然牙的牙釉质和牙本质是一致的，但仍不能展示种植体的准确位置和方向。第三种设计是在修复体的[U+29C7]面对应种植体的理想位置和方向以先锋钻预备 2 mm 的钻孔。此种设计会在 CT 中显示出与天然牙密度相似的修复体形态，所有的修复体表面清晰可见且在修复体中可见 2 mm 的放射线透射性通道，这些通道可精确地展现种植体的位点和方向[62]。

近年来，出现了专门为制作诊断性导板而设计的放射线阻射人工牙，可适用于种植体支持的固定或可摘式修复体。CT 扫描人工牙内含有放射线阻射（硫酸钡）材料（66%~67%）。使用预成的人工牙的优势是省时、放置简单、可提供高且均质的放射线阻射影像、具有最终修复体的牙的形态及易于与导板材料粘接。诊断性导板可以被调改为手术导板[74]。

种植影像学的展望

种植影像学的目的是要帮助种植团队修复患者的咬合和功能，这需要获知拟种植位点解剖结构的准确、可靠的诊断性信息。CT 的使用（尤其是 CBCT 的出现）已经改变了医生进行诊断和制订治疗方案的方式。CBCT 可以提供颌面部三维方向上可靠且准确的影像。这种技术还在不断的发展，未来必将进一步缩短扫描时间、减小放射暴露剂量并进一步提高分辨率。这种技术给临床医生提供了广泛的颌面部影像检查的适用范围，不仅可以进行诊断，还可对修复和外科进行引导。

参考文献

[1] International Commission on Radiological Protection: Radiation protection, ICRP publication 26, New York, 1977, Pergamon Press.

[2] Richards A, Colquitt W: Reduction in dental x-ray exposure during the past 60 years, J Am Dent Assoc 103:713–718, 1981.

[3] Clark DE, Danforth RA, Barnes RW, et al: Radiation absorbed from dental implant radiography: a comparison of linear tomography, CT scan, and panoramic and intra-oral techniques, J Oral Implantol 3:156–164, 1990.

[4] Engelman MJ, Sorensen JA, Moy P: Optimum placement of osseointegrated implants, J Prosthet Dent 59:467–473, 1988.

[5] Kircos LT: Preprosthetic imaging in prospective, Chicago, 1990, University of Chicago Press.

[6] Curry TS, Dowdy JE, Murry RC: Christensen's physics of diagnostic radiology, Philadelphia, 1989, Lea & Febiger.

[7] Doi K, Rossman K: Measurement of optical and noise properties of screen film systems in radiography, SPIE, medical x-ray photo optical systems evaluation, Radiology 56:45, 1975.

[8] Rossman K, Lubberts G: Some characteristics of the line spread option and modulation transfer option of medical radiographic films and screen film systems, Radiology 86:235, 1966.

[9] Kantor ML, Zeichner SJ, Valachovic RW: Efficacy of dental radiographic practices: options for image receptors, examination selection, and patient selection, J Am Dent Assoc 119:259–268, 1989.

[10] Sunden S, Grondahl K, Grundahl HG: Accuracy and precision in the radiographic diagnosis of clinical instability in Brånemark dental implants, Clin Oral Implants Res 6:220–226, 1995.

[11] Zeichner SJ, Ruttiman UE, Webber RL: Dental radiography: efficacy in the assessment of intraosseous lesions of the face and jaws in the asymptomatic patients, Radiology 162:691–695, 1987.

[12] Goaz PW, White SC: Oral radiology: principles and interpretation, St Louis, 1992, Mosby.

[13] McCormack FW: A plea for a standardized technique for oral radiology with an illustrated classification of findings and their verified interpretations, J Dent Res 2:467–510, 1920.

[14] Parks ET: Digital radiographic imaging: guidelines for implementation, Pract Proceed Aesthet Dent 18:173–183, 2006.

[15] Van der Stelt PF: Filmless images: the uses of digital radiography in dental practice, J Am Dent Assoc 136:1379–1387, 2005.

[16] Wenzel A, Grondahl H-G: Direct digital radiography in the dental office, Int Dent J 45:27–34, 1995.

[17] Borg E, Grondahl, HG: On the dynamic range of different x-ray photon detectors in intra-oral radiography. A comparison of image quality in film, charge-coupled device and storage phosphor systems, Dentomaxillofac Radiol 25:82–88, 1996.

[18] Resnik R: Digital implant plans, Dent Prod Rep 42(October), 2005.

[19] Fernandes RJ, Azarbal M, Ismail YH: A cephalometric tomographic technique to visualize the buccolingual and vertical dimensions of the mandible, J Prosthet Dent 58:466–470, 1987.

[20] Grondahl K, Ekestubbe A, Grondahl HG: Technical considerations for intraoral radiography in postoperative examination, Nobel Biocare Global Forum 10:10–11, 1996.

[21] Grondahl K, Lekholm U: The predictive value of radiographic diagnosis of implant instability, Int J Oral Maxillofac Implants 12:59–64, 1997.

[22] Sunden S, Grondahl K: Accuracy and precision in the radiographic diagnosis of clinical instability in Brånemark dental implants, Clin Oral Implants Res 6:220–226, 1995.

[23] Borg E, Grondahl K, Persson LG: Marginal bone level around implants assessed in digital and film radiographs: in vivo study in the dog, Clin Implant Dent Related Res 2:10–17, 2000.

[24] De Smet E, Jacobs R, Gijbels F, et al: The accuracy and reliability of radiographic methods for the assessment of marginal bone level around oral implants, Dentomaxillofac Radiol 31:176–181, 2002.

[25] Cox JF, Pharoah M: An alternate holder for radiographic evaluation of tissue integrated prostheses, J Prosthet Dent 56:338–341, 1986.

[26] Duckworth JE, Judy PF, Goodson JM, et al: A method for geometric and densitometric standardization of intraoral radiographs, J Periodontol 54:435–440, 1983.

[27] Meijer HJA, Steen WHA, Bosman F: Aiming device for standardized intraoral radiographs of the alveolar crest around implants in the lower jaw, J Prosthet Dent 68:318–321, 1992.

[28] Jeffcoat MK, Reddy MS, Webber RL, et al: Extraoral control of geometry for digital subtraction radiography, J Periodontol Res 22:396–402, 1987.

[29] Wouters FR, Jon-And C, Frithiof L, et al: A computerized system to measure interproximal alveolar bone levels in epidemiologic, radiographic investigations. I. Methodologic study, Acta Odontol Scand 46:25–31, 1988.

[30] Reddy MS, Mayfield-Donahoo TL, Jeffcoat MK: A seminal automated computer assisted method for measuring bone loss adjacent to dental implants, Clin Oral Implants Res 3:28–31, 1992.

[31] Brettle DS, Workman A, Ellwood RP, et al: The imaging performance of a storage phosphor system for dental radiography, Br J Radiol 69:256–261, 1996.

[32] Dove SB, McDavid WD: Digital panoramic and extra oral imaging, Dent Clin North Am 37:541–551, 1993.

[33] SanGiacomo TR: Topics in implantology. III. Radiographic treatment planning, R I Dent J 23:5–11, 1990.

[34] Gratt B: Panoramic radiograph/oral radiology: principles and interpretation. In Goaz P, White S, editors: Oral radiology, St Louis, 1987, Mosby.

[35] Sanfors K, Welander U: Angle distortion in narrow beam rotation radiology, Acta Radiol Diagn 15:570–576, 1974.
[36] Welander U, Tronje G, McDavid D: Theory of rotational panoramic radiography. In Langland OE, editor: Panoramic radiology, ed 2, Philadelphia, 1989, Lea & Febiger.
[37] Langland OE, editor: Panoramic radiology, ed 2, Philadelphia, 1989, Lea & Febiger.
[38] Lund TM, Manson-Hing LR: A study of the focal troughs of three panoramic dental x-ray machines. I. The area of sharpness, Oral Surg Oral Med Oral Pathol 39:318–328, 1975.
[39] Bolin A, Eliaasson S: Radiographic evaluation of mandibular implant sites: correlation between panoramic and tomographic determinations, Clin Oral Implants Res 7:354–359, 1996.
[40] Reddy MS, Mayfield-Donahoo T: A comparison of the diagnostic advantages of panoramic radiology and computed tomography scanning for placement of root form implants, Clin Oral Implants Res 5:229–238, 1994.
[41] Misch CE, Crawford EA: Predictable mandibular nerve location: a clinical zone of safety, Int J Oral Implantol 7:37–40, 1990.
[42] Klinge B, Petersson A, Maly P: Location of the mandibular canal: comparison of macroscopic findings, conventional radiography, and computed tomography, Int J Oral Maxillofac Implants 4:327–331, 1989.
[43] Sarment D, Sukovic P, Clinthorne N: Accuracy of implant placement with a stereolithographic surgical guide, Int J Oral Maxillofac Implants 18:571–577, 2003.
[44] Yosue T, Brooks SL: The appearance of mental foramina on panoramic and periapical radiographs, Oral Surg Oral Med Oral Pathol 68:488–492, 1989.
[45] Sonick M, Abrahams J, Faiella RA: A comparison of the accuracy of periapical, panoramic, and computerized tomographic radiographs in locating the mandibular canal, Int J Oral Maxillofac Implants 9:455–460, 1994.
[46] Hounsfield GN: Computerized transverse axial scanning (tomography), Br J Radiol 46:1016–1022, 1973.
[47] Andersson L, Kurol M: CT scan prior to installation of osseointegrated implants in the maxilla, Int J Oral Maxillofac Surg 16:50–55, 1987.
[48] Swartz MS, Rothman SLG, Rhodes ML, et al: Computed tomography. 1. Preoperative assessment of the mandible for endosseous implant surgery, Int J Oral Maxillofac Implants 2:137–141, 1987.
[49] Schwartz M, Rothman S, Chaftez N, et al: Computerized tomography. Part II. Preoperative assessment of the mandible for endosseous implant surgery, Int J Oral Maxillofac Implants 2:138–148, 1987.
[50] Schwartz MS, Rothman SLG, Chafetz N, et al: Computed tomography in dental implant surgery, Dent Clin North Am 33:555–597, 1989.
[51] Kim KD, Jeong HG, Choi SH, et al: Effect of mandibular positioning on pre-implant site measurement of the mandible in reformatted CT, Int J Periodont Rest Dent 23:177–183, 2003.
[52] Sarment D, Sukovic P, Clinthorne N: Accuracy of implant placement with a stereolithographic surgical guide, Int J Oral Maxillofac Implants 18:571–577, 2003.
[53] Mozzo P, Procacci C, Tacconi A: A new volumetric CT machine for dental imaging based on the cone-beam technique: preliminary results, Eur Radiol 8:1558–1564, 1998.
[54] Aral Y, Tammiasalo E, Iwai K: Development of a compact computed tomographic apparatus for dental use, Dentomaxillofac Radiol 28(suppl A):245–248, 1999.
[55] Harris D, Buser D, Dula K: E.A.O. guidelines for the use of diagnostic imaging in implant dentistry, Clin Oral Implants Res 13:566–570, 2002.
[56] Winter A, Pollack A: Cone beam volumetric tomography vs. medical CT scanners: expanding dental applications, N Y State Dent J 71:28–33, 2005.
[57] Kircos LT: Quantitative implant imaging with a focus on interactive computed tomography: successful implant cases. Are they possible? For how long [lecture]? Loma Linda, CA, March 13–14, 1994, Loma Linda University.
[58] Kircos LT: Implant imaging in perspective with a focus on interactive computed tomography and electronic surgery [lecture]. In International Congress of Oral Implantologists, Winter Meeting, March 15-16, 1995.
[59] Gher ME, Richardson AC: The accuracy of dental radiographic techniques used for evaluation of implant fixture placement, Int J Periodontics Restorative Dent 15:269–285, 1996.
[60] Israelson H, Plemons JM, Watkins P, et al: Barium-coated surgical stent and computer-assisted tomography in the preoperative assessment of dental implant patients, Int J Periodontics Restorative Dent 12:52–61, 1992.
[61] Monson ML: Diagnostic and surgical guides for placement of dental implants, J Maxillofac Surg 52:642–645, 1994.
[62] Fondriest JF, McClenahan DC: Fabricating radiographic stents in implant treatment planning, Chicago Dent Soc Rev 90:40–43, 1997.
[63] Borrow JW, Smith JP: Stent marker materials for computerized tomography assisted implant planning, Int J Periodontics Restorative Dent 16:60–67, 1996.
[64] Giovanni AP, Di Giacomo P, Cury P, et al: Clinical application of stereolithographic surgical guides for implant placement: preliminary results, J Periodontol 76:503–507, 2005.
[65] Sarment DP, Al-Shammari K, Kazor CE: Stereolithographic surgical templates for placement of dental implants in complex cases, Int J Periodontics Restorative Dent 23:287–295, 2003.
[66] Helms C, Morrish R, Kircos LT: Computed tomography of the TMJ: preliminary considerations, Radiology 141:718–724, 1982.
[67] Genant HK: Quantitative computed tomography: update, Calcif Tissue Int 41:179–186, 1987.
[68] Cann CE: Quantitative CT for determination of bone mineral density: a review, Radiology 166:509–522, 1988.
[69] Norton MR, Gamble C: Bone classification: an objective scale of bone density using the computerized tomography scan, Clin Oral Implants Res 12:79–84, 2001.
[70] Shahlaie M, Gantes B, Schulz E, et al: Bone density assessments of dental implant sites: quantitative computed tomography, Int J Oral Maxillofac Implants 18:224–231, 2003.
[71] Engstrom H, Svendsen P: Computed tomography of the maxilla in edentulous patients, Oral Surg Oral Med Oral Pathol 52:557–560, 1981.
[72] McGivney GP, Haughton V, Strandt IE, et al: A comparison of computer-assisted tomography and data-gathering modalities in prosthodontics, Int J Oral Maxillofac Implants 1:55–58, 1986.
[73] Fjellstrom C-A, Strom C: CT of the edentulous maxilla

intended for osseointegrated implants, J Craniomaxillofac Surg 15:45–46, 1987.
[74] Andersson J-E, Svartz K: CT-scanning in the preoperative planning of osseointegrated implants in the maxilla, Int J Oral Maxillofac Surg 17:33–35, 1988.
[75] Casselman L, Quirynen M, Lemahieu S, et al: Computed tomography in the determination of anatomical landmarks in the perspective of endosseous oral implant installation, J Head Neck Pathol 7:255–264, 1988.
[76] Stella JP, Tharanon W: A precise radiographic method to determine the location of the inferior alveolar canal in the posterior edentulous mandible: implications for dental implants. 2. Clinical applications, Int J Oral Maxillofac Implants 5:23–29, 1990.
[77] Hashimoto K, Kawashima W: Comparison of image performance between cone-beam CT for dental use and four row multidetector helical CT, J Oral Sci 48:27–34, 2006.
[78] Lauterbur PC: Image formation by induced local interactions: example employing nuclear magnetic resonance, Nature 242:190, 1973.
[79] Stark DD, Bradley WG: Magnetic resonance imaging, St Louis, 1988, Mosby.
[80] Gray CF, Redpath TW, Smith FW, et al: Advanced imaging: magnetic resonance imaging in implant dentistry, Clin Oral Implants Res 14:18–27, 2003.
[81] Kircos LT: Magnetic resonance imaging of the temporomandibular joint. In del Baso A, editor: Advances in maxillofacial imaging, Philadelphia, 1990, WB Saunders.
[82] Gray CF, Redpath TW, Smith FW, et al: Advanced imaging: magnetic resonance imaging in implant dentistry, Clin Oral Implants Res 14:18–27, 2003.
[83] Zabalegui J, Gil JA, Zabalegui B: Magnetic resonance imaging as an adjunctive diagnostic aid in patient selection for endosseous implants: preliminary study, Int J Oral Maxillofac Implants 5:283–288, 1991.
[84] Eggers G, Rieker M, Fiebach J, et al: Geometric accuracy of magnetic resonance imaging of the mandibular nerve, Dentomaxillofac Radiol 34:285–291, 2005.
[85] Kircos LT: Magnetic resonance imaging of the mandible utilizing a double scout technique for preprosthetic imaging, J Magn Reson Med 7:190–194, 1993.
[86] Wical KF, Swoope CC: Studies of residual ridge resorption: Part 1: Use of panoramic radiographs for evaluation and classification of mandibular resorption, J Prosthet Dent 32:7–12, 1974.
[87] Fishel D, Buchner A, Hershkowith A, et al: Roentgenologic study of the mental foramen, Oral Surg Oral Med Oral Pathol 41:682–686, 1976.
[88] Rosenquist B: Is there an anterior loop of the inferior alveolar nerve? Int J Periodontics Restorative Dent 16:41–45, 1996.
[89] Dharmar S: Locating the mandibular canal in panoramic radiographs, Int J Oral Maxillofac Implants 12:113–117, 1997.
[90] Quirynen M, Mraiwa N, van Steenberghe D, et al: Morphology and dimensions of the mandibular jaw bone in the interforaminal region in patients requiring implants in the distal areas, Clin Oral Implants Res 14:280–285, 2003.
[91] Darriba MA, Mendonca-Caridad JJ: Profuse bleeding and life-threatening airway obstruction after placement of mandibular dental implants, Int J Oral Maxillofac Surg 55:1328–1330, 1997.
[92] Laboda G: Life-threatening hemorrhage after placement of an endosseous implant: report of case, J Am Dent Assoc 121:599–600, 1990.
[93] Niamtu J: Near-fatal airway obstruction after routine implant placement, Oral Surg Oral Med Oral Path Oral Radiol Endod 92:597–600, 2001.
[94] Ten Bruggenkate CM, Krekeler G, Kraajenhagen HA, et al: Hemorrhage of the floor of the mouth resulting from lingual perforation during implant placement: a clinical report, Int J Oral Maxillofac Implants 8:329–334, 1993.
[95] Kasabah S, Slezak R, Simunek A, et al: Evaluation of the accuracy of panoramic radiograph in the definition of maxillary sinus septa, Acta Medica (Hradec Kralove) 45:173–175, 2002.

第 9 章

口腔种植修复体的选择

Carl E. Misch

口腔种植修复与临床其他学科一样，治疗的开始阶段要对患者的病情进行初步诊断。许多的治疗设计源自患者的诊断信息。传统的口腔治疗对无牙颌患者治疗方法非常有限，全口义齿可能是唯一的选择。对于牙列缺损患者，有更多的修复方案供选择，但这些方案因为医生不能够增加基牙而受到种种限制，所以修复体的设计与患者尚存的口腔条件密切相关。相反，口腔种植治疗能够为上述两类患者提供一定数量的基牙。骨增量术可以进一步改善局部缺牙或全口无牙颌患者的骨质骨量条件，从而影响最终修复方案的设计。所以，随着口腔种植技术的发展，大多数牙列缺损或全口无牙颌患者拥有了多种治疗方案。因此，在现有的口腔系统疾病诊断完成后，种植治疗方案其实在某种程度上是基于患者意愿和口内病情的综合选择。所以即使口腔状况相似的患者，也不一定都选择同样的修复方案。

几乎所有的人造物，无论艺术品、建筑物或修复体，都需要将最后的产品可视化，并精确设计以获得最佳结果。在任何施工前都应当制作设计蓝图用以显示建筑物最精细的细节，最后建成的效果应当在项目开始前就应得到确认，然而很多医生往往忽视了这一浅显却很基本的原则。

过去的口腔种植，往往根据种植体植入区的可用骨量来决定种植体的数目和位点，修复方案往往只能在种植体的位点和数目确定后才能确定（图 9-1）。这一传统观念随着 CT 技术的发展和应用得以重新定义。口腔种植治疗的理想目标绝非仅仅限于植入种植体，更重要的是无论患者口颌系统的组织萎缩、疾病或损伤情况如何，都能恢复患者的正常牙列，从而获得舒适、功能、美观、发音和健康。能够完成这一目标的只有最终修复体，而不是种植体。

为了满足患者的需求和愿望，必须要有以修复为导向的口腔种植理念。按照生物力学的规律，最先设计出最终修复体，就如同建筑师在建筑物打地基之前就设计好建筑物一样[1]。这一规则同样也适用于口腔种植学。只有当修复方案制订后，支持预定修复体的骨位置、种植体和基台才能够确定[2]。

全口无牙颌修复体的设计

对于全口无牙颌患者，患者的经济状况往往是首要决定因素。所以，医生和工作人员应当了解患者的意愿[3]。有些患者强烈希望进行类似天然牙的固定修复，而也有一些患者并不关心是固定修复还是可摘修复，只要能够解决缺牙问题就可以了。为

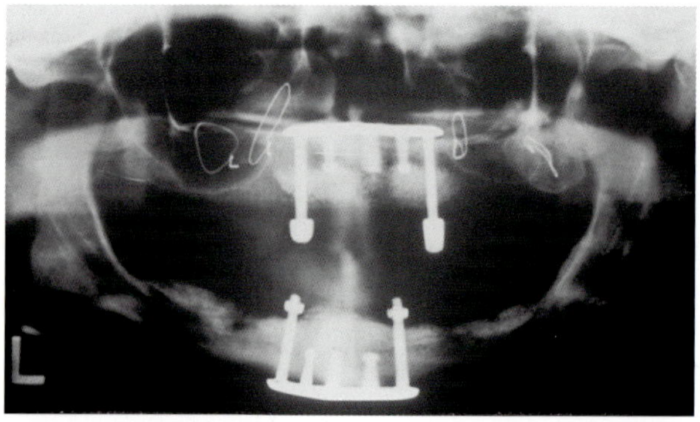

图 9-1　医生应当在决定修复体设计后选择种植体的类型和位点。最先确定的是修复体，而不是种植体的类型和位点。图中患者需要上、下颌的固定义齿修复。医生仅仅使用了一种种植体类型（一种下颌钉板型种植体）。结果，患者不得不接受下后牙区的软组织支持覆盖义齿（羟基磷灰石骨移植增加了软组织创伤和下颌感觉异常的风险）。上颌也使用了种植钉板，这需要 LeFort I 截骨手术。上颌种植基牙在种植板的中间。这种上颌修复的结果是出现软组织塌陷和颌骨吸收

了拥有理想的最终修复体设计，医生首先应该确定采用固定修复体还是可摘修复体，然后再对口内现有的解剖结构进行评估。种植治疗的一项基本原则是从患者的解剖结构和个人意愿出发，为患者提供具有最佳预后的、最经济有效的治疗方案。

对于全口无牙颌患者，很多治疗方案偏重于种植体支持的覆盖义齿。它不仅费用较低，而且往往比固定种植修复体具有多种优势。由于软组织也能够起到支撑修复体的作用，所以可以减少必需的种植体数目，进而减少费用。在全口无牙颌病例中，种植体植入在前牙区，主要为修复体增强固位和维持稳定。正因为种植体植入颌骨前方使得需要植骨的比例大幅减少。颌骨前区比后区拥有更好的骨高度，此外无牙颌后区颌骨吸收的速度是前区的 4 倍以上。由于通常可避免骨增量手术，所以节省了骨移植后 4 个月或者更长的恢复时间，从而大幅缩短了整个治疗时间。全口无牙颌患者通过全口义齿修复能够获得更好的面部美学效果，上颌的改善尤为明显。全口覆盖义齿的唇侧基板能够恢复缺损颌骨的宽度和高度，支撑唇侧和面部软组织，同时由于其可摘戴，不会影响卫生维护。并且这种修复体能够在夜间取下，防止夜间口腔副功能活动。另外，修复体可摘下并能由口腔技师进行维护和调整，使得后期并发症的处理变得更加容易（框图 9-1）。

当然，种植固定修复体与可摘修复体相比也具有许多优点。种植固定修复方案对于牙列缺损和全口无牙颌的患者都适用。为患者带来心理上的满足是固定修复体的主要优势，因为无牙颌患者常常会认为种植固定义齿要比他们之前存在种种问题的天然牙要好得多。从这些方面来看，种植固定义齿对口腔颌面功能的恢复要比可摘义齿好得多。由于某些全口无牙颌患者的口腔条件限制，种植体支持的可摘修复体效果不佳，则需要改为固定修复。例如，种植体植入骨量充足的患者口内，不足的冠部空间就不适合可摘义齿修复。

固定义齿通常比可摘义齿使用更长久，同时引发的并发症也更少，固定义齿的连接部分无需更换，丙烯酸树脂牙也没有烤瓷冠耐磨耗。此外，可摘义齿由于软组织的退让性，较固定义齿更容易嵌塞食物，而且必须延期负荷。

全颌种植体支持式覆盖义齿需要植入和固定修复体相同数目的种植体。这样，对于固定或可摘式修复设计而言，种植外科手术花费接近。固定修复体的加工费与可摘覆盖义齿的修复杆、帽状附着体和覆盖义齿的总体费用相当。但是由于全口义齿或可摘局部义齿的总体费用远低于固定修复体，所以许多的医生会推荐患者使用总体费用较低的可摘黏膜支持式覆盖义齿。然而，其椅旁操作时间和技工费往往与完全由种植体支持的固定可摘动修复体相同，医生应当考虑将进行覆盖义齿修复设计的患者的花费增加到与固定修复设计相同的水平（框图 9-2）。

全口无牙颌患者的治疗方法大多是上颌全口义齿，下颌由 2 颗种植体支持的覆盖义齿。但从长久效果来看，这种治疗方法会对患者产生危害。下颌后牙区由于缺乏种植体支持，会导致该部位牙槽骨持续吸收。感觉异常、面型改变、上颌修复体后牙区咬合力下降都可能会出现，结果导致上颌全口义齿稳定性丧失，上颌牙弓的骨量继续丧失，并且上颌前部的骨吸收会加速（框图 9-3）。一旦牙槽骨吸收，修复体在上、下颌获得固位和稳定将更加困

框图 9-1　种植覆盖义齿修复全口无牙颌患者的优势

1. 患者的治疗费用较少
2. 需要更少的种植体
3. 种植体植入前要求骨增量少
4. 如果不需要骨增量术，可使治疗时间缩短
5. 与个别制作的金属或烤瓷牙相比，可摘义齿的唇侧翼缘和树脂牙能增加患者的唇侧美观。可摘义齿的唇侧基板能够恢复缺损骨宽度和高度，支撑唇侧软组织，不会影响卫生维护
6. 易于日常的家庭维护
7. 这种修复体能够在夜间取下，防止夜间口腔副功能活动
8. 使并发症的长期治疗变得容易

框图 9-2　种植固定义齿修复全口无牙颌患者和牙列缺损患者的优势

1. 心理优势（感觉更像天然牙）
2. 在患者骨量充足但又不能满足可摘覆盖义齿修复空间的情况下
3. 使用寿命（延长了种植体的寿命）
4. 维护费用减少（不需要对附着体进行更换或调整）
5. 食物嵌塞减少
6. 与全种植体支持覆盖义齿相近的种植体数目
7. 与全种植体支持覆盖义齿相近的加工费用

框图 9-3 下颌后牙区软组织支持的覆盖义齿和上颌全口义齿修复的不良影响

- 后牙区牙槽骨持续性吸收
- 感觉异常
- 面型改变
- 下颌后牙区与上颌修复体的咬合力减弱（稳定性降低）
- 上颌牙弓持续性骨吸收

难。医生应当诊断骨吸收量及其对面部美观、功能、心理和患者总体健康的影响。患者应当被告知由于未植入种植体牙槽骨的吸收问题在这种保守的方案中无法得到解决，该区域将出现骨吸收的危害及其相关联的问题。

进行种植固定修复前就应当预见到最终的修复结果，这一点十分重要。在这一步骤完成后，再对理想的种植位点和关键的基台支持形式进行设计和评估，观察这些位置能否植入种植体并支持最终的修复体。最后，才对患者的口腔进行力学、种植位点的骨密度进行分析。再决定是否需要增加种植体以增加修复体的抗力，并根据种植区受力和局部解剖条件确定种植体的大小和设计形式。其后才是对可用骨的评价以确定是否可以植入种植体来支持所设计的修复体。当患者口内条件或种植体基台不理想的时候，要么改善患者的口内条件，要么改变患者的治疗需求。换而言之，要么通过骨增量术改变口内颌骨状况使种植体能植入恰当的解剖位置，要么改变患者的想法，让其接受不同的修复设计，并告知其不足之处。

牙列缺损的修复设计

传统口腔修复中，对牙列缺损患者往往进行固定义齿修复。天然牙齿缺失越少，越适合进行固定义齿修复。这个治疗原则也适用于需种植体修复的牙列缺损患者。理想情况是，局部固定义齿全部由种植体支持，而不是种植体和牙齿联合支持，这就要求种植治疗时要使用更多的种植体。尽管治疗费用上升，但是口腔健康状况能够得到显著改善：缺牙区增加的种植体增加了修复体的固位基牙，减少了桥体的数目和支持骨所受的应力。由此便可将并发症降到最低，种植体和修复体的使用寿命进而得以延长。

修复体的设计

1989 年，Misch 提出了口腔种植的 5 种修复体设计[12]（表 9-1）。其中前三类是固定修复体（FP），这 3 种修复体通过粘接或螺纹固位能够修复牙列缺损（单颗牙或数颗牙齿）或全牙列缺失。最终方案的选择须经医生、技工间和患者就最终修复效果共同商讨后决定。这些治疗方案依赖于软、硬组织修复量和美学区修复要求。与所有固定修复一样，患者不能自行取下修复体。后两类是可摘修复体（RP），它们的设计形式取决于种植体的支持量，而不是修复体的外观。

固定修复体（FP）

FP-1

FP-1 固定修复体，仅仅修复患者缺失牙齿的解剖牙冠。这一类修复体，软、硬组织量要充足，只允许很少量的缺损（图 9-2）。剩余牙槽骨的骨量和位置必须允许种植体类似天然牙根那样的植入（图 9-3）。最终修复体在大小和形态上与修复天然牙冠的传统固定修复体相似。

FP-1 修复体最常用于上颌前牙区域，尤其是当微笑和讲话时所显露的美学区（图 9-4）。最终的 FP-1 修复体需要与天然牙冠相似。当然种植体基台不能完全等同于全冠修复的天然基牙。天然前牙的颈部直径介于 6.5~10.5 mm，横截面为椭圆三角形。然而，种植体基台通常直径为 4 mm，

表 9-1 修复体分类

类型	定 义
FP-1	固定修复体；仅修复牙冠部分；外观似有天然牙齿
FP-2	固定修复体；修复牙冠和部分牙根；修复体𬌗向轮廓似天然牙，龈向外形加长，倒凹明显
FP-3	固定修复体；修复缺失牙冠，部分牙龈和牙槽骨；修复体大多使用树脂牙和丙烯酸树脂牙龈，也可使用烤瓷牙
RP-4	可摘修复体；种植体支持式覆盖义齿
RP-5	可摘修复体；软组织和种植体共同支持覆盖义齿

引自：Misch CE: Bone classification training keys, Dent Today 8: 39-44, 1989.

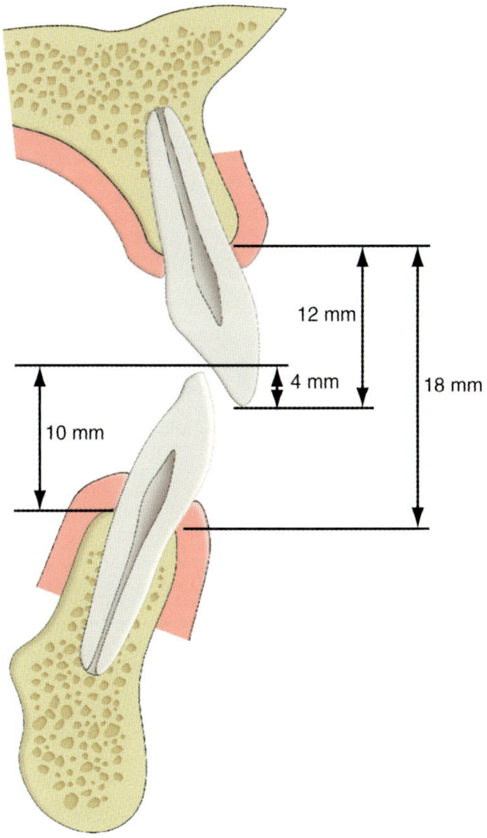

图 9-2 健康的天然牙拥有充足的骨量和理想的软组织条件，这些理想的软、硬组织呈现完美的美学效果

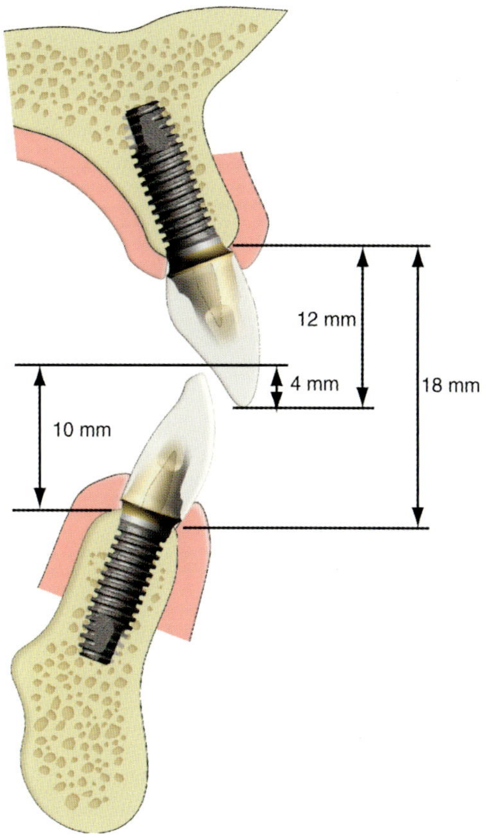

图 9-3 牙槽骨和软组织必须有理想的体积和位置以获得最终修复体的 FP-1 型外观。当缺失多颗牙齿时，通常需要骨和软组织移植以获得 FP-1 修复体

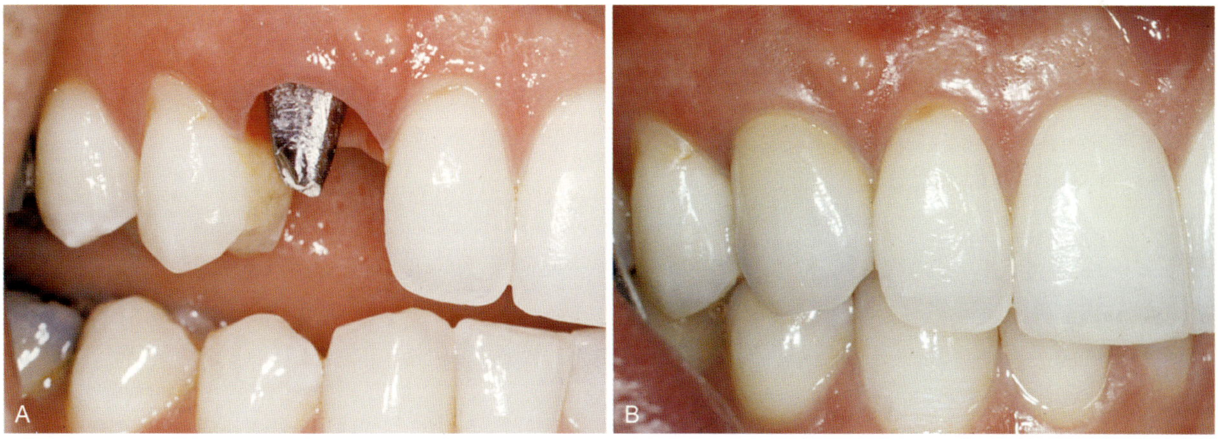

图 9-4 A. 种植体位于右上颌尖牙区。软、硬组织条件十分理想，适合正常外形和大小的牙冠修复；B. 右上颌尖牙种植体牙冠就位后。软组织外形和牙冠外形都与天然牙相似。这是 FP-1 修复体的目标

横截面为圆形。而且，种植体的植入很少正好达到原来牙齿的冠－根位置。上颌前牙牙根唇侧的薄层牙槽骨板在牙齿缺失后发生改建，牙槽嵴顶向腭板转变，其宽度在最初的 2 年内减少 40%。

非美学区的牙冠𬌗面形态也需根据种植体的尺寸和位置进行调整，以便种植体体部能够垂直受力。譬如，下颌后牙区种植修复体具有较窄的𬌗面外形，这是由于种植体直径小，并于牙齿的中央窝处植入的缘故，所以牺牲了修复体的颊侧外形。而上颌后牙颌面通常在腭侧减径，这是由于其颊尖常暴露在美学区内（图 9-5）。

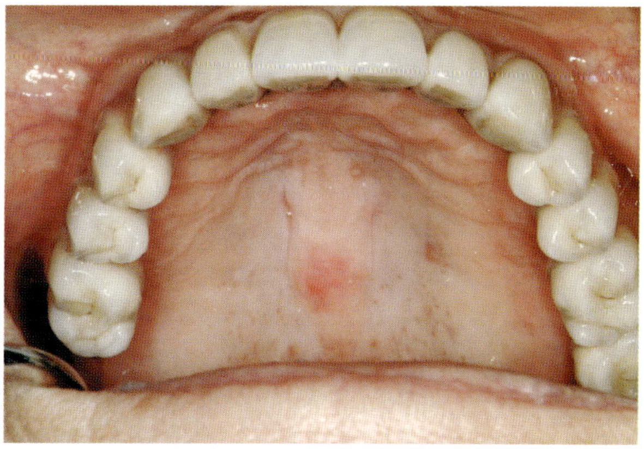

图 9-5 全牙列 FP-1 修复体的后牙牙冠外形较天然牙缩窄，这是由于种植体较天然牙根窄。一般来讲，上颌牙弓减少了舌侧外形轮廓，下颌后牙区减少了颊侧外形轮廓

当毗邻的多颗牙齿缺失后，嵴顶骨的宽度和高度常常降低，种植体植入前通常进行骨增量术以获得最终修复体颈部出现类似天然牙冠的外形。无牙颌牙槽嵴没有牙间乳头，所以常需要通过软组织手术以改善邻间隙牙龈外形。忽视了这一步骤，当患者微笑的时候，将会出现黑三角外形（应当由牙龈乳头充填的区域）。当超过两颗相邻牙齿缺失时，FP-1 修复体很难获得成功。牙槽骨吸收和牙间软组织的缺乏将影响最终的美学效果，尤其是牙冠颈部的美观。

FP-1 修复体所用的修复材料是贵金属烤瓷。当金属基底层不能达到被动就位时，贵金属桥架易于分离和焊接。另外，与种植体接触的贵金属较非贵金属腐蚀少。龈下基底层金属边缘周围出现渗露将会显著增加种植体和基底层金属间的腐蚀作用。FP-1 型单冠可以制作成氧化铝基底 + 全瓷冠，或者使用瓷基台 + 全瓷冠。然而，由于种植体所受冲击力大于天然牙齿，所以后一种情况修复体发生断裂的风险加大。

FP-2

FP-2 固定修复体恢复天然牙的牙冠解剖外形和部分牙根外形。此时牙槽骨水平与天然牙根的牙槽骨水平（釉牙骨质界下 1~2 mm）相比，向根方移动；与 FP-1 修复体相比，种植体更向根尖方。因此，牙冠切缘位置正常，但是颈 1/3 部分过度延长，通常在天然牙的根向和舌侧。这些修复体与牙周病骨吸收和牙龈退缩时的牙齿相似（图 9-6）。

患者和医生应当从治疗开始时就意识到最终修复体要比没有骨吸收的天然牙齿长。通过微笑确定

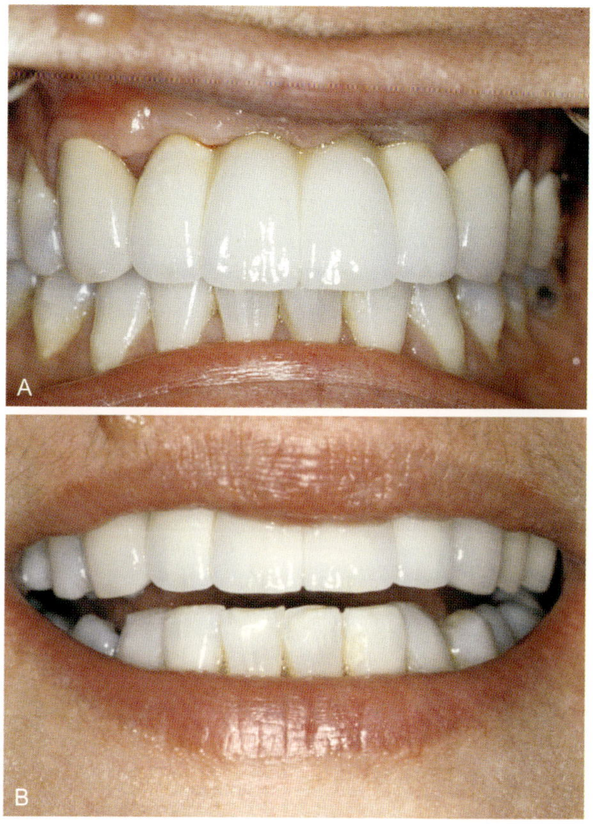

图 9-6 A. FP-2 修复体比健康的天然牙齿具有更长的临床牙冠。修复体牙冠周围的软组织外形也会缩窄。B. FP-2 修复体在患者微笑和发音时能保证美学区内显露正常的形态

患者上颌的美学区域。正常人微笑时上颌暴露的牙齿数目不定：不足 10% 的人微笑时只露出切牙和尖牙，将近 50% 的人会露出第一前磨牙，微笑时会暴露出上颌全部牙齿的只占 4%（图 9-7）。如果在说话和微笑时牙齿不会（完全）暴露，FP-2 修复体就不会出现问题。

下唇的功能位置通过发“嗞”声来评定（例如：Mississippi）。在微笑时露出下前牙少于上前牙的情况并不少见，尤其在年轻患者中更为常见。老年患者倾向于在讲话时暴露出前牙和软组织，这种情况在男性患者中更多见（图 9-8）。

所以如果上唇线在微笑和下唇线在发音时都不暴露牙颈部区域，加长的牙冠就不会造成美学缺陷。而这一情况应当在治疗前就向患者阐明（图 9-9）。

随着患者年龄的增长，上颌美学区域也发生改变。仅 10% 的年轻患者微笑时不会显露软组织，然而 30% 的 60 岁人群和 50% 的 80 岁人群将不会在微笑时显露牙龈（图 9-10）。

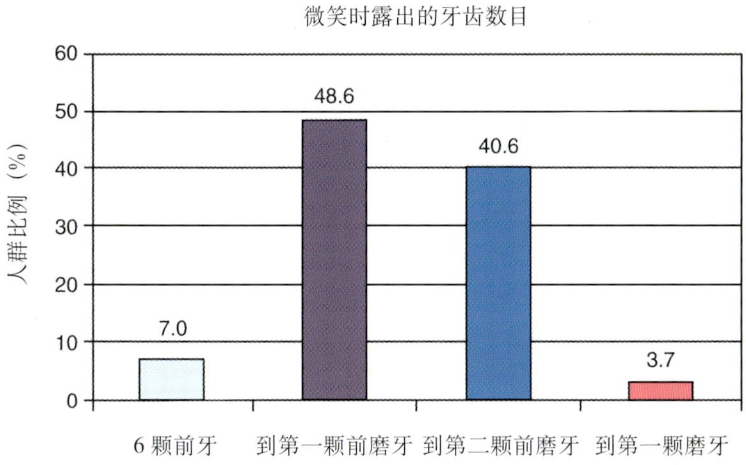

图 9-7 微笑时患者上唇线露出牙齿数目不同。几乎 50% 的患者显露到第一前磨牙。仅有不足 4% 的患者上颌显露到第一磨牙（引自：Tjan AH, Miller GD, The JG: Some esthetic factors in a smile, J Prosthet Dent 51: 24-28, 1984.）

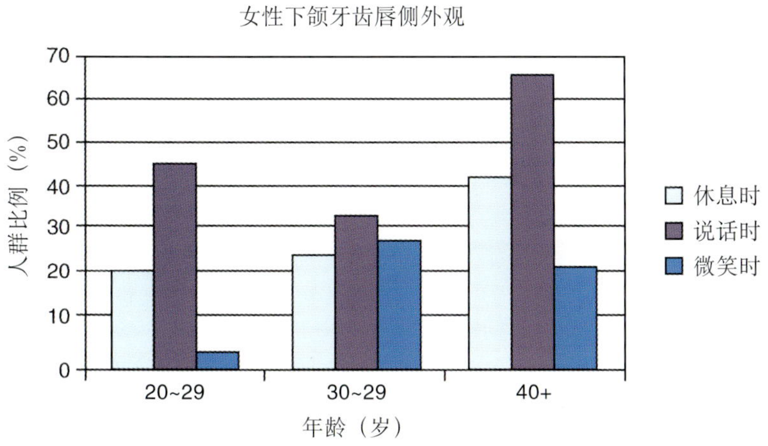

图 9-8 发“嗞嗞”音时可显露美学区的下颌牙齿，老年患者比年轻患者显露更多的牙齿

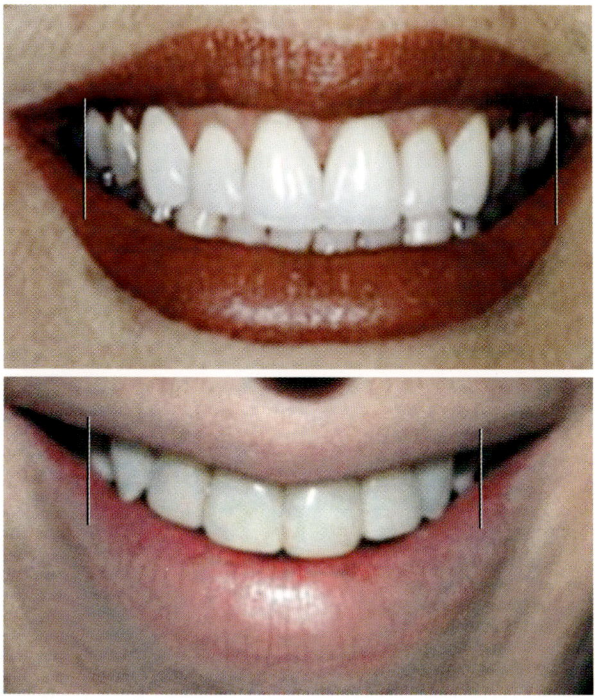

图 9-9 微笑时显露的牙齿可能到第一磨牙（最多）或只到第一前磨牙（最少），牙周软组织往往也能观察到

发音时，下唇位置不像上唇笑线受的影响大。青年人和中年人极少存在发音时显露下颌牙龈的情况，老年患者也仅有 10% 在发音时显露下颌软组织（图 9-11）。

多单位 FP-2 修复体不必像 FP-1 那样对种植体近远中的位点要求那么苛刻，这是由于颈部外形在行使功能时并不会显露。种植体的位点可依据骨宽度、角度或卫生来考量，而不必完全依赖美观需求来选择（与 FP-1 修复体相比）。有时，种植体甚至可以植入在 2 颗牙之间的外展隙位置。这种情况常出现于全牙列固定修复的下颌前牙区。在这种情况下，美学区通常只需要保证显露出的 2 颗牙冠切 2/3 宽度像正常的天然牙列，受到影响的也仅仅是修复体的颈部外形。尽管种植体不在理想的近远中位点植入，但是其唇舌向植入位点应当正确，以确保不会对外形、卫生和受力方向产生不利影响（图 9-12）。

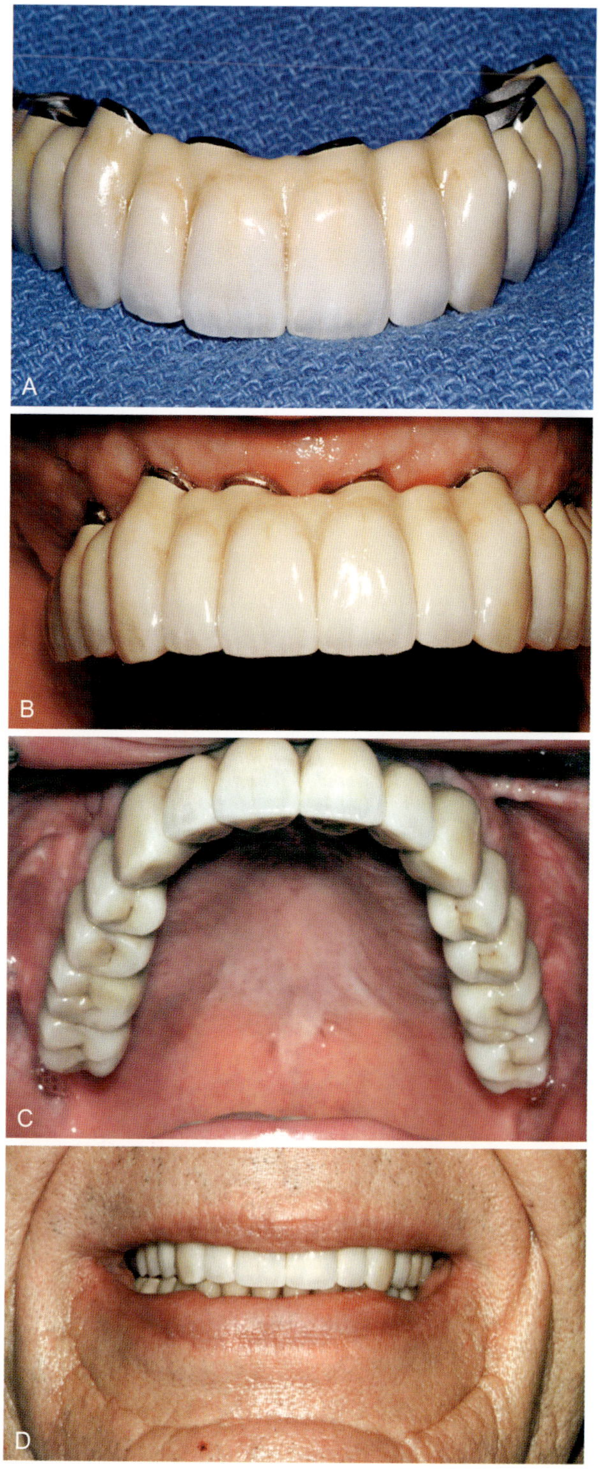

图 9-10 A. 全牙弓上颌种植修复体，注意：上颌右前方种植体位于外展隙区域；B. 上颌全牙弓的 FP-2 修复体位于适当位置；C. FP-2 修复体在美学区显露部分与天然牙别无二致；D. 同一患者的高笑线。上唇微笑时位置低，允许制作 FP-2 修复体

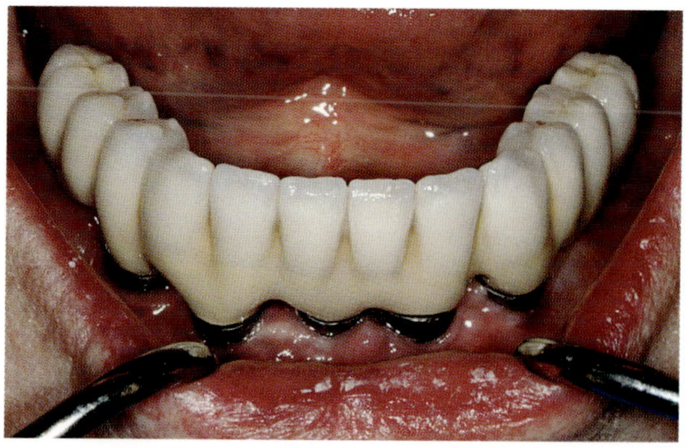

图 9-11 下颌全口 FP-2 固定修复体殆面观。前牙外形在宽度和轮廓上都很理想

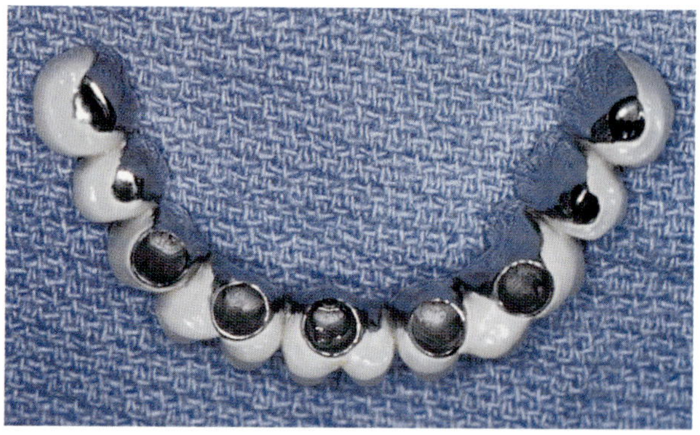

图 9-12 几乎每颗种植体都在邻间外展隙处。技师制作这个修复体时并不需要考虑种植体的近远中位置

FP-2 修复体的材料可选用贵金属烤瓷。金属部分的体积和外形不同于 FP-1 修复体。FP-2 修复体中金属用量较多，这是因为若金属桥架的外形过小，且位于牙外形高点以下时，会增加最终修复体中无支持瓷层发生崩裂的风险。

FP-3

FP-3 固定修复体修复天然牙冠，并使用粉红色修复材料替代龈乳头等部分软组织。同 FP-2 修复体一样，原有牙槽骨高度由于骨吸收或种植体植入时的修整而降低。为了将牙齿的切缘恢复到合适的位置满足美观、功能、支持口颊和发音的需求，必须增加牙冠的长度以适应过高的垂直距离。然而，与 FP-2 修复体不同的是，患者可能具有正常或较高的上颌微笑唇线，或者发音时下唇线较低。这样一来，软组织也应当进行修复，这种软组织修复的效果在多颗连续牙缺失时的效果最佳（图 9-13）。

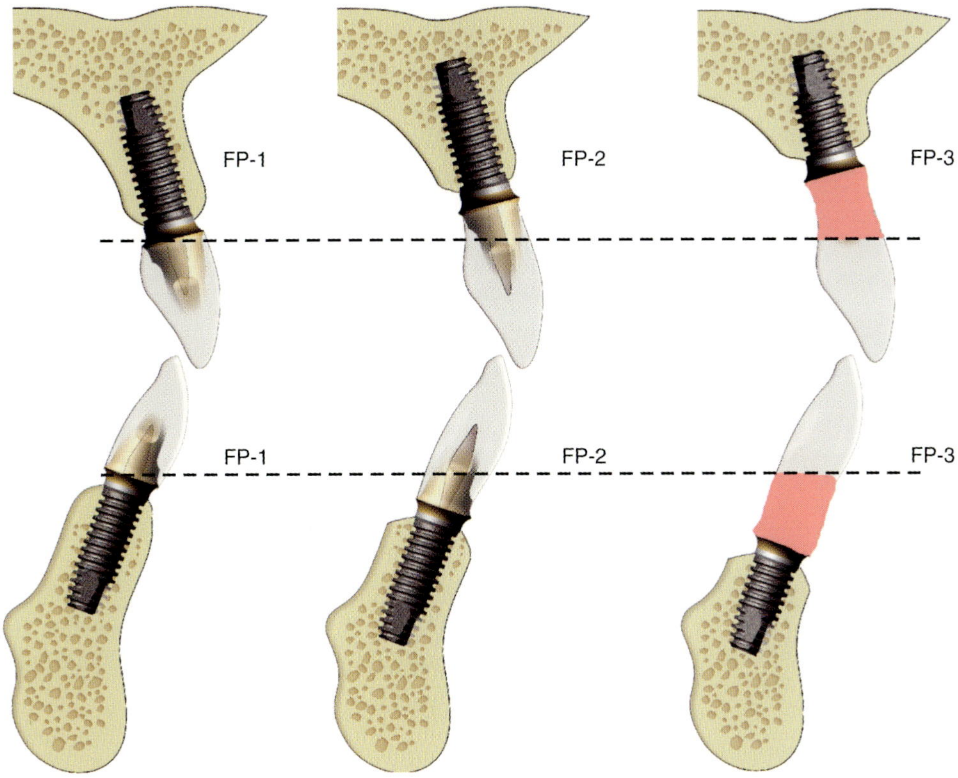

图 9-13　固定修复体有 3 种类型：FP-1、FP-2 和 FP-3。修复体类型同其外形轮廓有关联（FP-1 较理想，FP-2 外形轮廓较长，FP-3 使用龈瓷或丙烯酸树脂修复牙龈外形）。FP-2 和 FP-3 之间的差别主要依赖于微笑时上唇笑线或发“嗞”音时下唇的位置。FP-2 和 FP-3 修复体常需要通过增加种植体数目或尺寸来获得更多的种植体表面积

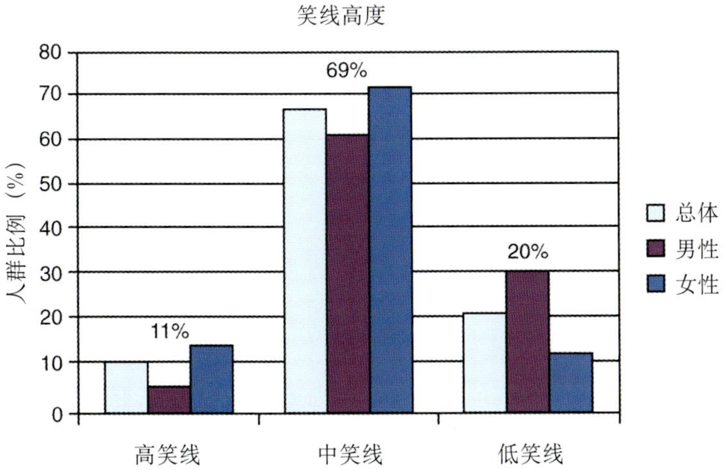

图 9-14　微笑时出现龈乳头，不露出颈部组织是较为理想的，70% 的患者属于该类型。20% 的患者（男性多于女性）微笑时笑线低不露出软组织。11% 的患者（女性多于男性）高笑线显示出龈乳头和颈部组织（引自：Tjan AH, Miller GD, The JG: Some esthetic factors in a smile, J Prosthet Dent 51: 24-28, 1984.）

70% 的人拥有理想的上唇笑线，即显露出上颌前牙的龈乳头，但是不会显露牙冠正中颈部以上的软组织（图 9-14）。有将近 7% 的男性和 14% 的女性上唇笑线高，或出现“露龈笑”，能够暴露龈乳头和牙齿游离龈边缘以上的软组织。这两种情况导致上唇线过高的患者都应当考虑用修复体或自体组织对（暴露出的）软组织进行修复（图 9-15，图 9-16）。

即使缺失牙不在美学区内或发音区域内，患者也可能有较高的美观要求。即便患者必须大幅度抬高或移动他们的唇部到不正常的位置才能看见牙齿被唇部覆盖的区域，他们也可能会抱怨牙齿太长不自然。由于 FP-3 修复体具有牙龈修复部分，可以使义齿具有更为自然的尺寸和外形，并且粉红色修复材料能够很好地模拟龈乳头和颈部外展隙（图 9-17）。使用牙龈质感的丙烯酸树脂或烤瓷的，

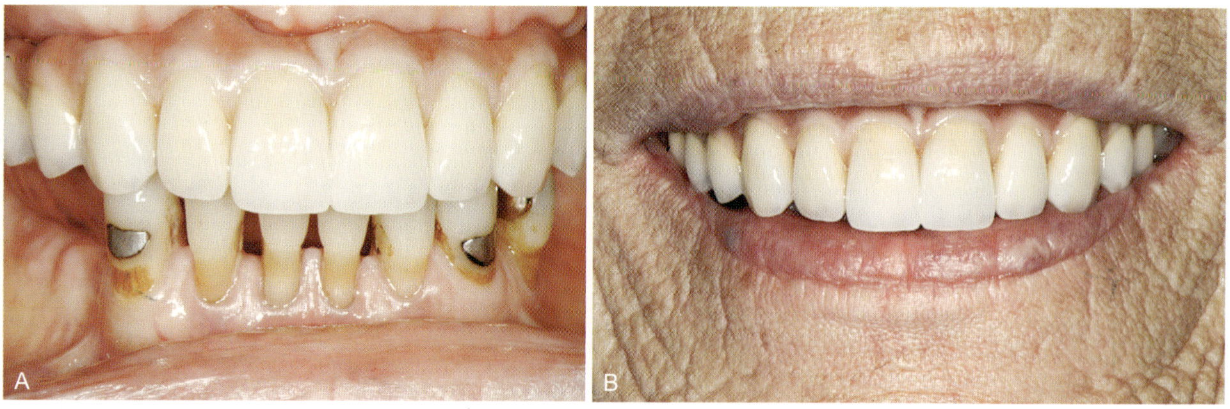

图 9-15 A. FP-3 修复体口内观显示其使用牙龈瓷恢复龈乳头。B. 微笑时上唇线显露出上颌前牙区的龈乳头区域。固定修复时应当通过软组织移植或 FP-3 最终修复体恢复美学区的牙龈组织

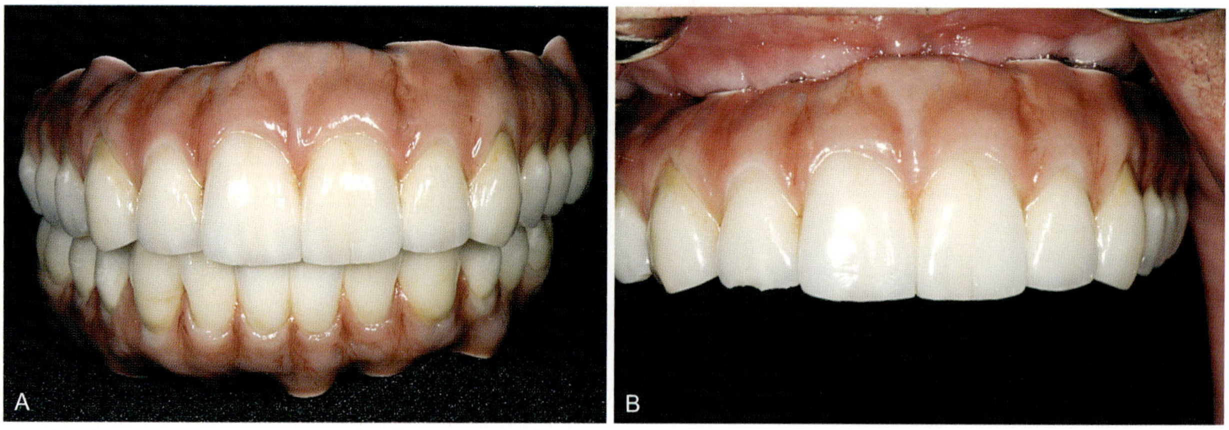

图 9-16 A. 上、下颌 FP-3 烤瓷修复体上的粉色牙龈瓷；B. 上颌 FP-3 修复体口内观：粉色牙龈瓷使义齿像正常牙齿一样大小

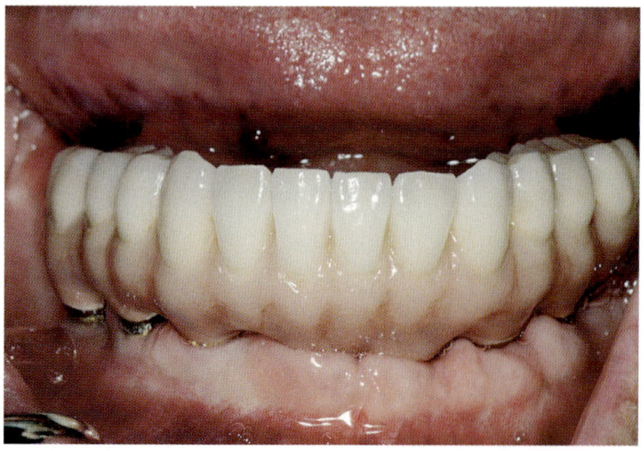

图 9-17 FP-3 型下颌全口固定修复体的牙齿大小同天然牙一致，即便发音时也不会暴露软组织皱襞，患者往往也倾向选择这种修复方案

使得固定修复体外观更为逼真，常用于多单位种植修复。因为这种情况下骨吸收很常见，通常软组织皱襞的形态也不理想（图 9-18）。

有两种方法制作 FP-3 修复体：①由树脂牙、丙烯酸树脂连同金属支架组成的混合型修复体；②烤瓷修复体（图 9-19）。对加工中心的技师来说，FP-3 烤瓷修复体比 FP-2 型更难制作，牙龈瓷模仿软组织外形的难度更大并且需要更多次的烘烤过程，会增加烤瓷穿孔和折裂的风险。

决定修复体所用材料的首要因素是冠高空间数值（the amount of crown height space）。过大的冠高空间（crown height space，CHS）意味着传统的烤瓷修复体必须制作很厚的金属结构，否则瓷层厚度就会超过 2 mm，增加了崩瓷的风险。

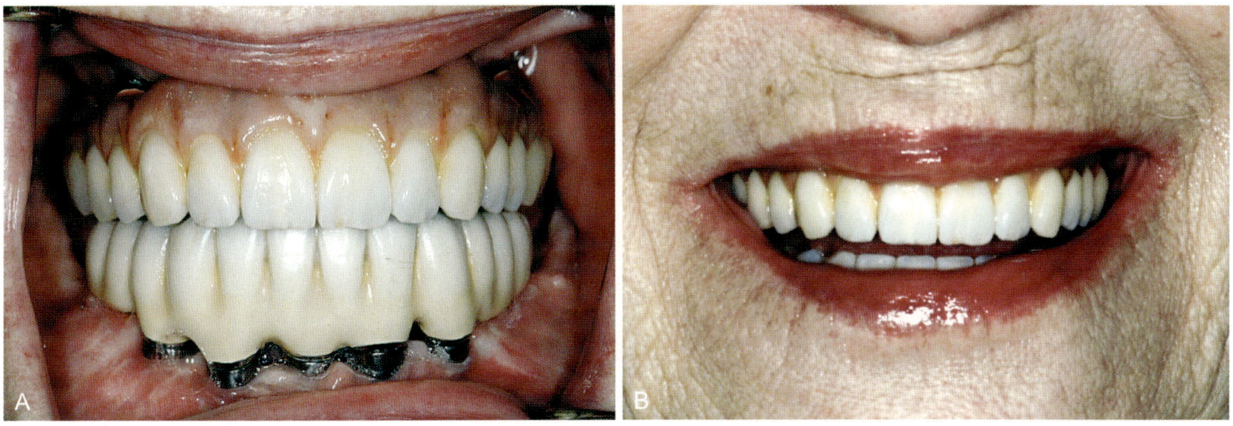

图 9-18　A. 两种烤瓷固定修复体：上颌为带有粉色牙龈瓷的 FP-3 修复体，下颌为全牙弓 FP-2 修复体；B. 通过微笑评估上唇位置后，上颌采用带有牙龈瓷的 FP-3 烤瓷固定修复体，下颌选择 FP-2 修复体

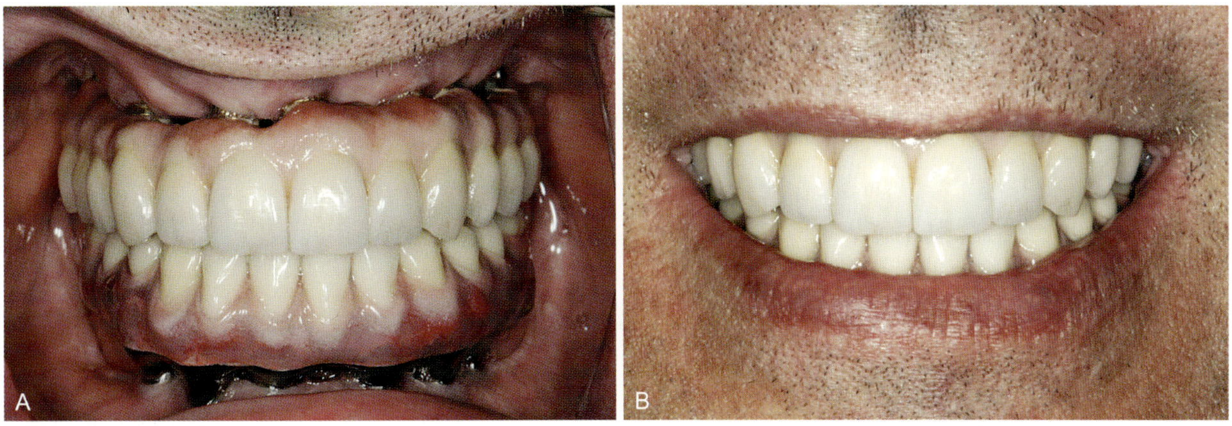

图 9-19　A. 上颌为 FP-3 金属烤瓷修复体，下颌为 FP-3 树脂 - 金属支架混合型修复体；B. 上颌 FP-3 金属烤瓷修复体和下颌 FP-3 混合型修复体在患者微笑时的效果

由于非贵金属在铸造过程中收缩更严重，所以推荐贵金属用于种植修复体，以降低腐蚀风险，改善铸造精确度。然而，桥架结构中大量金属具有良好的导热性，使得修复体制作过程中瓷层的应用变得复杂。另外，铸造后金属薄弱部分先冷却会导致铸件中出现微孔结构，这会导致咬合负荷后金属结构发生断裂。另外，当铸件再次返回烤瓷炉烤制瓷层时，铸件内热量存贮数率不同，导致瓷层的冷却速率不一致，增加了崩瓷的概率。而且，铸件中贵金属用量增加了修复体的重量和费用。

除了传统的烤瓷固定修复体，还有另外一种混合型修复体。这种修复体由较小的金属支架、硬质树脂牙和丙烯酸树脂共同组成，制作成本较低，由于使用了粉色丙烯酸树脂恢复软组织和成品的硬质树脂牙，因而美观性较高。而且，在硬质树脂牙和金属支架之间的树脂能够降低动态咬合负荷的冲击力。这种混合型修复体的修理比烤瓷修复体的崩瓷处理容易很多，这是因为硬质树脂牙的替换要比传统烤瓷修复体的瓷修补风险小。不过，丙烯酸树脂的抗疲劳强度要弱于传统烤瓷修复体，所以这种修复体的修补次数更多。

与烤瓷修复体相比，混合型修复体所需的冠高空间是从牙槽骨至䅣平面为 15 mm。当不足这个高度时，建议使用金属烤瓷修复体。冠高空间较大的时候，常常建议制作这种混合型修复体。

当垂直骨高度丧失，且设计 FP-2 或 FP-3 修复体时，种植体即使偏唇侧、颊侧或位于外展隙植入也较容易修复。这是由于，即使上唇笑线再高也不易暴露种植体基台。较大的冠高空间允许纠正切缘位置。然而，FP-2 或 FP-3 修复体比 FP-1 型固定修复体冠高空间大，所以种植体颈部受侧向力的力矩较大（如下颌前伸或悬臂梁结构修复体）。因此，这些修复体设计中应当增加种植体基牙或缩短悬臂梁长度。

由于FP-2或FP-3修复体是当患者具有较大的冠高空间且口唇不会显露软组织区域的时候才使用，所以这些修复体很少恢复患者的龈乳头或理想的牙冠周围的软组织外形。在上颌牙弓，较宽的种植体之间的外展隙可导致食物嵌塞或发音问题。这些问题可以通过可摘的软组织修复装置或制作突出于冠外形高点的颈部修复体来解决。上颌FP-2或FP-3修复体常常进行延展，或紧贴上颌软组织，目的是不影响发音。尽管可以保证每颗种植体基牙都能够清理到，但是牙周的卫生维护还是很困难。

下颌FP-2和FP-3修复体可位于软组织上方，类似卫生桥。这有利于下颌的口腔卫生维护，特别是当种植体穿龈部分处于口底和前庭沟水平时。然而，如果修复体下的空间过大，下唇在颏部可能会缺乏支撑（表9-2）。

可摘修复体（RP）

基于修复体的支持形式、固位和稳定情况，存在两种可摘修复体（表9-1）（图9-20）。患者能够取下可摘修复体，但是无法取下与种植体相连的种植修复上部结构。这两种可摘修复体的差别并不在其外观上（这与固定修复体在外观上的差别不同）。相反，这两种局部修复体是根据种植体的数目来分类的。

最常见的可摘种植修复体是全口无牙颌患者的覆盖义齿。种植基牙上设计带卡环的传统局部可摘义齿在文献中报道的越来越少，目前也没有长期观察研究的评价报道。有文献报道全口可摘种植覆盖义齿的预后效果可维持数十年。因此，可摘修复体修复全口无牙颌患者的首选是种植覆盖义齿。

RP-4

RP-4是一种由种植体支持和牙支持或两者共同支持的可摘修复体。修复体就位后不活动：可摘修复体通过覆盖义齿上的附着体与种植体基牙上的修复杆或修复支架相连。对于修复条件较好的患者，通常下颌需要5~7颗种植体，上颌需要6~8颗种植体才能制作全种植体支持的RP-4修复体（图9-21）。

对于RP-4修复体，种植体植入标准不同于固定修复体。使用硬质树脂牙齿和丙烯酸树脂制作这种可摘修复体需要更多的修复空间。而且，上部修复结构和覆盖义齿的附着体必须固定到种植体上。

表9-2 烤瓷修复体与混合修复体对比（FP-3）

考察项目	烤瓷修复体	混合树脂修复体
咬合垂直距离	≤ 15 mm	≥ 15 mm
技术	相同	相同
固位方式	粘接或螺丝固位	粘接或螺丝固位
就位精度	相同	相同
美观	相同	相同
软组织	困难	较容易
牙齿	困难	较容易（树脂）
时间/复诊比	相同	低
重量	重	低
花费	多	少
冲击力	大	小
体积	相同	相同
长期使用寿命	相同	相同
咬合	相同	相同
发音	相同	相同
卫生	相同	相同
并发症	相同	相同
材料老化	少	多

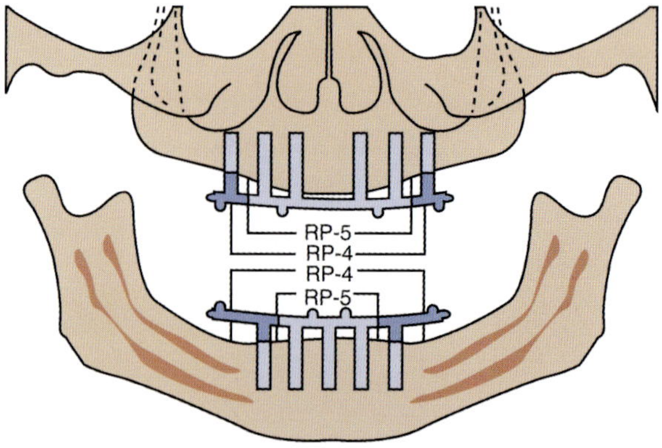

图9-20 可摘修复体可根据种植支持力分为2类。RP-4修复体在前牙区和后牙区全部由种植体支持：对于下颌，上部结构横杆常常从颏孔间种植体处向远中延伸，形成悬臂梁；而在上颌，RP-4修复体往往有更多的种植体支持而不需要悬臂梁。对于RP-5修复体，在上颌或下颌都是由前牙区种植体支持，以及后牙区软组织支持。这样需要的种植体数目少，很少需要进行骨移植

这需要种植体植入方向相对于固定修复体时更偏舌侧和根向。

RP-4修复体（同FP-2和FP-3修复体一样）使用的种植体应当在具有最佳生物力学优势和卫生优势的近远中位置植入。有时，上部结构或修复体

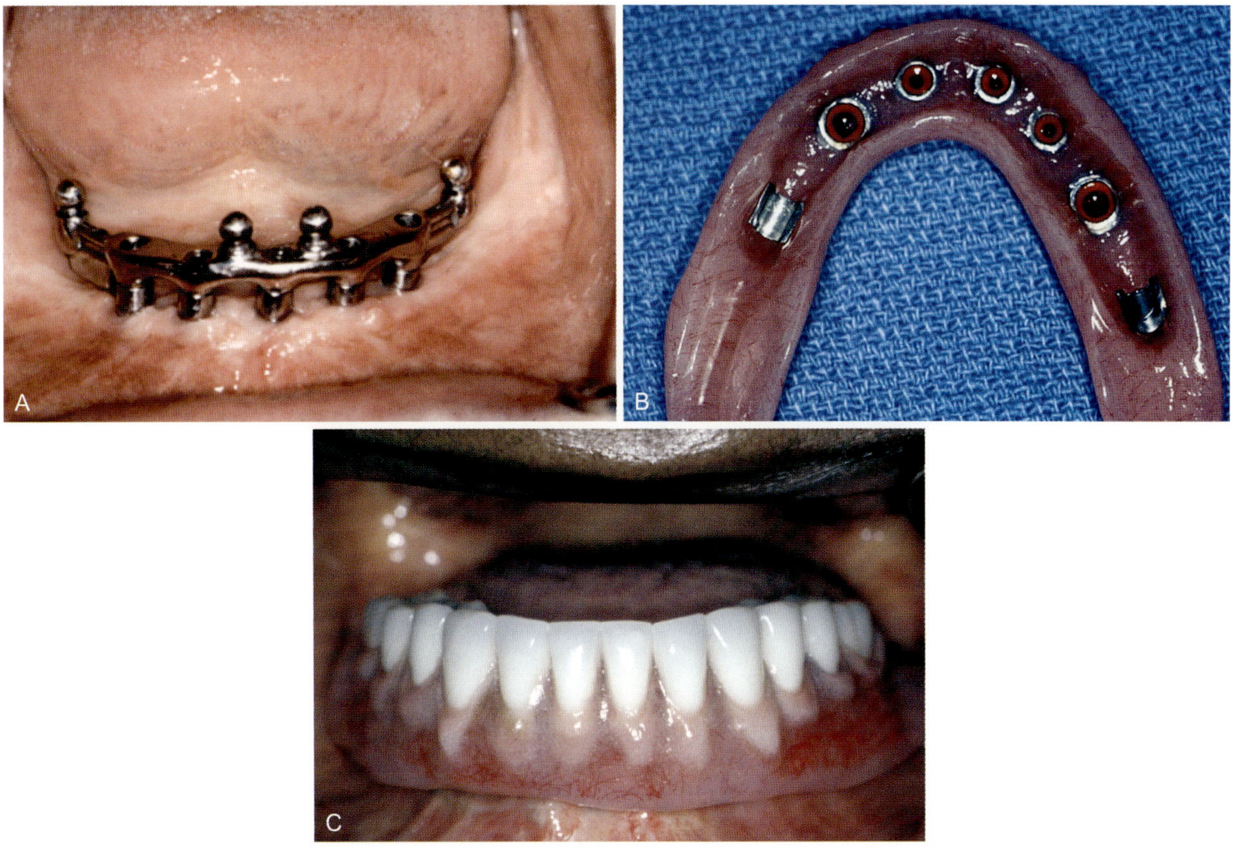

图 9-21 A. RP-4 修复体是一种全部由种植体支持的可摘可摘义齿（通常为覆盖义齿）。此患者，在下颌的两侧颏孔间植入了 5 颗种植体，后牙区是悬臂梁横杆。修复体就位后是固定的，因此需要注意种植体的位置，其数量与 FP-3 修复体相似。B. 下颌的 RP-4 型覆盖义齿通过连接体以获得在行使功能时的精准修复。C. RP-4 型修复体口内观，显示下颌义齿在行使功能时精确牢固

上的附着体位置也能影响种植体间的距离。譬如，Hader 夹需要种植体边缘间距在 6 mm 以上，这样就减少了下颌颏孔间种植体的植入数目。

RP-4 修复体可具有 FP-1、FP-2 或 FP-3 修复体相同的外观。对于需要固定修复体的患者，可制作一种金属烤瓷修复体通过附着体固定在选定的基牙牙冠上。这种覆盖义齿的附着体有助于改善口腔卫生状况，保证患者睡眠时不会因磨牙症对修复体产生额外的作用力。

RP-5

RP-5 是一种种植体和软组织共同支持的可摘义齿，种植体数目不定。下颌无牙颌覆盖义齿可以选择以下几种方案：①植入 2~3 颗独立的前牙种植体以增强固位；②在尖牙区植入 2 颗种植体并相连以增加固位和稳定；③前磨牙和中切牙位置植入 3 颗种植体并相连以保证固位力和侧向稳定性；④利用悬臂梁横杆将种植体连接以增强固位、稳定和支持作用，从而减少软组织磨损，并减少修复体支持所需的软组织覆盖面积。RP-5 修复体的最大优势是价格低，其与天然牙支持的传统覆盖义齿十分相似，比种植固定义齿需要植入的种植体更少，且对骨增量的需求也较少（图 9-22）。

一般需要制作一副种植前使用的临时修复体来保持咬合垂直距离及满足患者的需求，这项技术尤其适用于现有修复体造成垂直距离过低和对最终修复体美观效果要求较高的患者。医生也能将临时修复体当作一个导板用于种植体植入。患者可以在种植体愈合阶段佩戴这种义齿。种植体暴露后，可根据已有的临时修复体制作上部结构。一旦这步完成后，种植治疗前的临时修复体即可转变成 RP-4 或 RP-5 修复体。

医生和患者应当认识到修复体的软组织支持区的骨组织会继续吸收。对于 RP-5 修复体每隔几年就需要重衬或咬合调整来进行修复体维护。RP-5 修复体在后牙区的骨吸收可能是全口义齿患者的

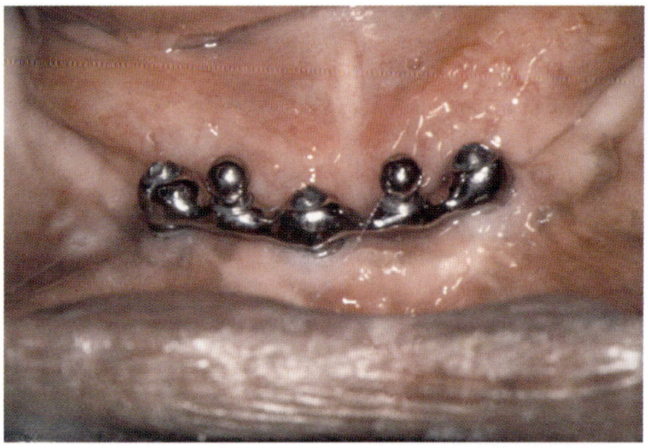

图 9-22 下颌两侧颏孔间植入 3 颗种植体的口内观。横杆连接这 3 颗种植体，可支持 RP-5 下颌覆盖义齿。修复体需要后牙区域的软组织支持，这是由于种植体的位点和数目不足以实现全种植体支持修复体

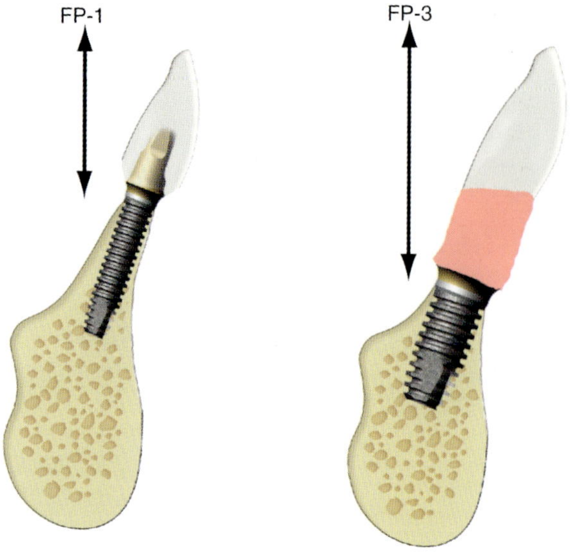

图 9-23 FP-1 型修复体（左）比 FP-3 型修复体需要更高的骨高度。FP-3 型修复体的冠长更大，当悬臂梁横杆和侧向负荷应用于修复体时往往需要更多的种植体支持

2～3 倍以上。即使费用再低，失败率再小，当年轻患者修复时，也必须考虑到这个方面的问题。

小 结

传统的口腔治疗中，患者现有的口腔条件决定了修复体的类型。首先评价已有天然基牙，随后制作相应的固定或可摘修复体。口腔种植修复的独特之处在于，能够为所需要的修复效果创造额外的基牙。因此，需要考虑患者的心理和解剖结构需求，随后设计出能够满足上述目标并解决已有问题的修复体。对于全口无牙颌患者，可以制作固定修复体或可摘修复体，而大多数牙列缺损患者都可以设计成固定修复体。

如果只将一种种植治疗方案用于所有患者，相同的手术和修复方案及缺陷才有可能重复。譬如，无论口内和口外条件如何，也无论患者的需求如何，对所有的无牙颌下颌都植入 2～3 颗种植体，不仅种植体和手术都相似，而且修复形式都是 RP-5。

只有当修复体被最先讨论并确定后，口腔种植修复的优势才能显现。基于修复体的一系列治疗方法保证了可预测的治疗结果。口腔种植修复有 5 种修复体供选择：3 种固定修复体根据恢复的软、硬组织量不同而有所区别；2 种可摘修复体基于修复体所受支持力大小来分类。

种植修复体所需支持力应当最先确定，就如同处理传统牙支持修复体一样。一旦修复体设计确定后，种植体和治疗方法都围绕这个修复结构进行确定（图 9-23）。例如，预先确定制作 FP-1 型修复体时，就可以不必进行骨成形术后再植入大种植体，而可以直接植入小直径种植体。因为垂直修复空间更大，所以无论悬臂梁或是侧向负荷的情况如何，FP-3 型修复体都要比 FP-1 型修复体需要更多的支持力。综上所述，修复方案是决定种植治疗计划的首要决定因素之一。

参考文献

[1] Misch CE: Consideration of biomechanical stress in treatment with dental implants, Dent Today 25:80, 82, 84, 85; quiz 85, 2006.
[2] Misch CE: Implantology basis of restorative work, Dent Today 7(8):26, 29, 1988.
[3] Misch CE: Implant overdentures relieve discomfort for the edentulous, Dentist 67:37–38, 1989.
[4] Goodacre CJ, Bernal G, Rungcharassaeng K, et al: Clinical complications with implants and implant prosthodontics, J Prosthet Dent 90:121–132, 2003
[5] Jacobs R, Schotte A, van Steenberghe D, et al: Posterior jaw bone resorption in osseointegrated implant overdentures, Clin Oral Implants Res 2:63–70, 1992.
[6] Jacobs R, van Steenberghe D, Nys M, et al: Maxillary bone resorption in patients with mandibular implant-supported overdentures: a survey, Int J Prosthodont 9:58–64, 1996.
[7] Barber HD, Scott RF, Maxon BB, et al: Evaluation of anterior maxillary alveolar ridge resorption when opposed by the transmandibular implant, J Oral Maxillofac Surg 48:1283–1287, 1990.
[8] Dykema RW, Goodacre CJ, Phillips RW: Johnston's modern practice of fixed prosthodontics, ed 4, Philadelphia, 1986, WB Saunders.
[9] Tylman SD, Malone WFD: Tylman's theory and practice of

fixed prosthodontics, ed 7, St Louis, 1978, Mosby.
[10] Misch CE: Prosthetic options in implant dentistry, Int J Oral Implantol 7:17–21, 1991.
[11] Misch CE: Factors involved in dental implant abutment, J Mich Dent Assoc 69(4):149–151, 1987.
[12] Misch CE: Prosthodontic options for implant dentistry, Dent Today 8(4):39–44, 1989.
[13] Misch CE: Posterior single tooth replacement. In Misch CE, editor: Dental implant prosthetics, St Louis, 2005, Mosby.
[14] Tjan AH, Miller GD, The JG: Some esthetic factors in a smile, J Prosthet Dent 51:24–28, 1984.
[15] Cade RE: The role of the mandibular anterior teeth in complete denture esthetics, J Prosthet Dent 42:368–370, 1979.
[16] Brånemark PI, Zarb GA, Albrektsson T: Tissue integrated prostheses, Chicago, 1985, Quintessence.
[17] Misch CE, Misch-Dietsh F: Preimplant prosthodontics. In Misch CE, editor: Dental implant prosthetics, St Louis, 2005, Mosby.
[18] Misch CE, Goodacre CJ, Finley M, et al: Consensus Conference Panel Reports: Crown-height space guidelines for implant dentistry—part 1, Implant Dent 14:312–318, 2005.
[19] Misch CE: Classifications and treatment options for the completely edentulous arch in implant dentistry, Dent Today 26–30, Oct 1990.
[20] Naert I, Quirynen M, Theuniers G, et al: Prosthetic aspects of osseointegrated fixtures supported by overdentures: a 4 1/2-year report, J Prosthet Dent 65:671–680, 1991.
[21] Spiekermann H, Jansen VK, Richter J: A 10-year follow-up of IMZ and TPS implants in the edentulous mandible using bar-retained overdentures, Int J Oral Maxillofac Implants 10:231–243, 1995.
[22] Chan MFW, Johnston C, Howell RA, et al: Prosthetic management of the atrophic mandible using endosseous implants and overdentures: a 6-year review, Br Dent J 179:329–337, 1995.
[23] Johns RB, Jemt T, Heath MR, et al: A multicenter study of overdentures, supported by Brånemark implants, Int J Oral Maxillofac Implants 7:513–522, 1992.
[24] Zarb GA, Schmitt A: The edentulous predicament. I. The longitudinal effectiveness of implant-supported overdentures, J Am Dent Assoc 127:66–72, 1996.
[25] Misch CE: Treatment plans for implant dentistry. Dent Today 12(2):56–61, 1993.

第 10 章

可用骨量与种植治疗方案

Carl E. Misch

种植义齿的长期成功需要评价 50 多个牙科指标，其中多数指标都是该领域所独有的[1]。然而，医生的熟练程度和经验以及患者缺牙区可用骨量和密度毫无疑问是预测患者种植成功的主要因素。以往，可用骨不需要进行修整，它是影响治疗计划的主要口内因素。如今，根据缺失牙齿的数目和位置，应首先确定修复体和患者的需要。修复体设计和关键植入位点一经确定，随后就应对患者作用力因素和骨密度进行评估，以确定种植体数目和尺寸。这些因素都考虑后，种植区域最重要的因素就是可用骨。早在 1913 年，Greenfield 就已经强调了它的重要性[2]。本章将描述可用骨的三维概念和针对于每种类型骨的种植治疗方案。

文献回顾

早在 1922 年，J. Misch 就在文献中详尽叙述了牙缺失后牙槽骨萎缩的进程和骨量丧失对义齿的影响（图 10-1）[3]。之后，许多研究人员和临床医生都致力于骨密度的研究[4-17]。1963 年，Atwood 评估了下颌骨前部牙齿缺失后的特征性骨量变化[4-6]（图 10-2）。6 种剩余牙槽嵴的形态有利于评价颌骨丧失的形状和范围。

Tallgren 报道牙齿缺失后第一年的骨丧失量是随后所有年份的近 10 倍[7]。近期针对佩戴全口义齿患者的多项研究证实无牙颌第 1 年骨吸收率较高[10, 11]。Karkazis 等人的研究指出，下颌正中联合处，女性骨吸收量较男性大，且在最初 2 年间骨吸收最快[9]。下颌后部缺牙区骨吸收速度是下颌前部的 4 倍[8]。

上颌前部骨高度吸收比下颌前部慢。然而，下颌骨前部的可用骨原始高度是上颌骨前部的 2 倍。因此，尽管上颌骨萎缩速度慢，但是这种萎缩会影响种植患者的可用骨量，这对于上、下颌骨的影响相同。尤其当上颌前部多颗牙齿拔除之后[12]，上颌骨前部缺牙区牙槽嵴尺寸的高度和宽度变化剧

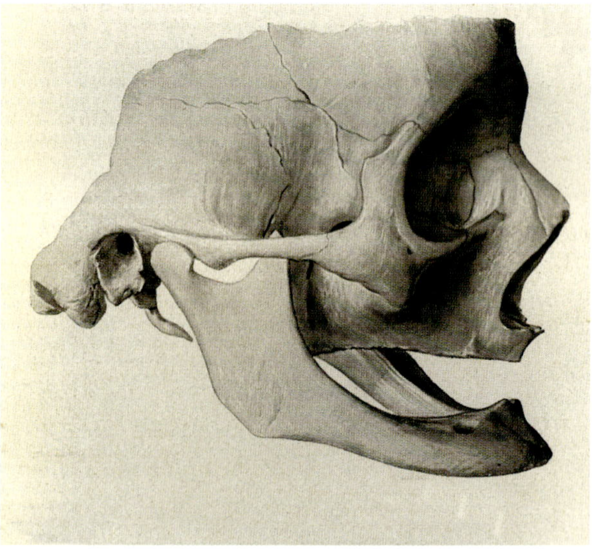

图 10-1　J. Misch 在 1922 年叙述了牙缺失后牙槽骨萎缩的进程

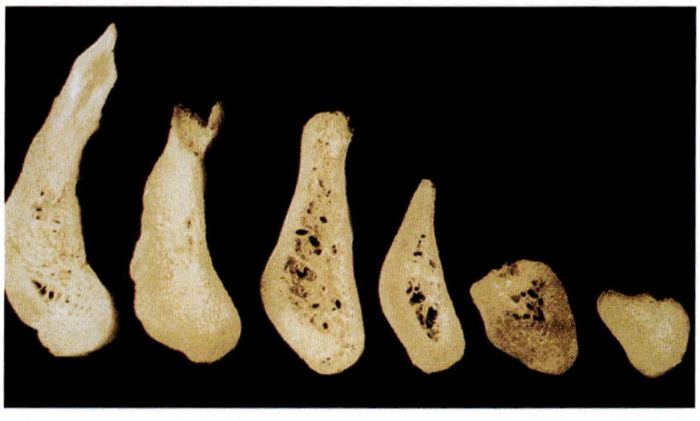

图 10-2　1963 年，Atwood 提出了下颌骨前部牙齿缺失后的特征性骨量缺损分级

烈（达到 70%），此外，许多患者拔牙后，在佩戴上颌义齿之前，牙槽骨修整术又导致了额外的骨量丧失[13]。尽管不同牙槽骨修整术之间存在细微差别，但是所有的术式都会造成牙槽嵴骨量的损失。

由于牙齿位置的关系，剩余牙槽嵴的吸收发生在上颌腭侧和下颌舌侧，不论缺失牙齿数目多少，都是以牺牲颌骨所有部位的颊侧骨皮质板为代价的[15-19]。然而，最初骨丧失后，上颌继续向中线吸收，同期，由于下颌基底部骨质宽于原始的牙槽骨，这就导致后期下颌骨逐渐向唇侧吸收（图 10-3）。这样造成了下颌骨位置发生显著变化，最终导致佩戴义齿患者出现下巴和下唇前突的典型面容[20]。

上颌骨后部骨量丧失速度超过其他任何部位。不仅牙周疾病会导致最初的骨丧失，拔牙后嵴顶骨丧失也很显著。另外，上颌窦在牙齿缺失后会向缺牙区牙槽嵴顶扩张（图 10-4）。因此，上颌骨后部比口内其他任何部位都更需要进行骨增量术。

1974 年，Weiss 和 Judy 提出了一种对下颌骨萎缩的分类，以及这种分类对骨膜下种植体治疗的影响[21]。1982 年，Kent 提出了为异体骨增量术所设计的牙槽嵴缺失分类[22]。1985 年，Lekholm 和 Zarb 提出了另一种针对前牙区的骨量分类方法，描述了植入 Brånemark 种植体的剩余牙槽嵴形态[23]。他们描述了颌骨吸收从少到多的 5 个阶段（图 10-5）。下颌吸收仅描述骨高度的丧失。上、下颌的所有 5 个吸收阶段都使用相同的种植体形态、外科术式和最终修复体的类型。另外，随着骨量减少，也只能选用更短的种植体，同时数目也缩减到能够支持悬臂梁固位修复体即可。Atwood 以及 Zarb 和 Lekholm 等的分类没有按时间顺序描述实际的吸收过程，更多的是对临床所见剩余牙槽嵴的描述。

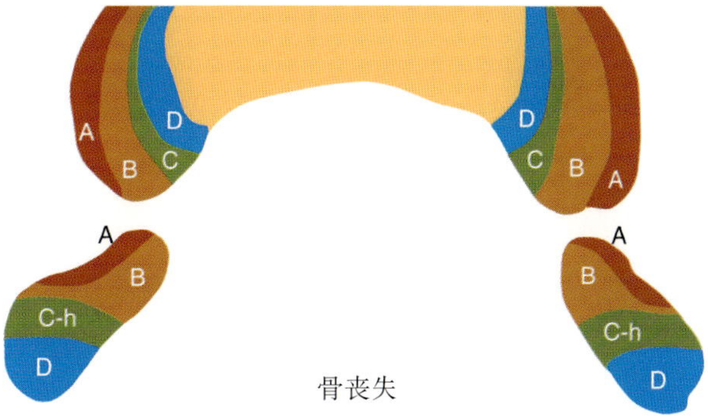

图 10-3　上颌骨缺牙后由于向中线方向吸收导致牙槽嵴变窄。下颌骨初期也是向中线方向吸收，但是中到重度骨吸收时由于下颌基底部骨质宽于原始的牙槽骨，这就导致后期下颌骨逐渐向唇侧吸收

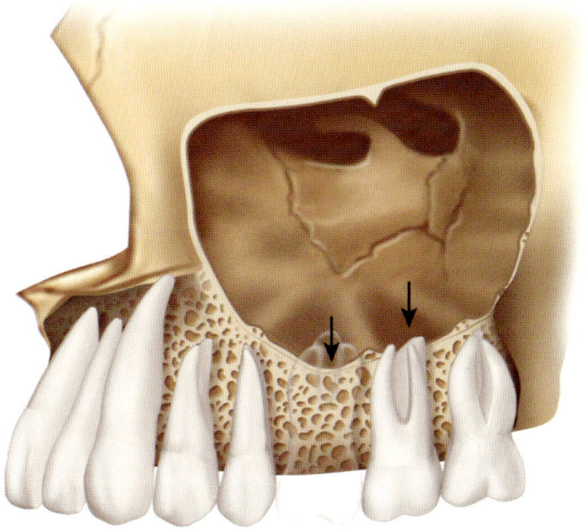

图 10-4　上颌后牙区拔牙后骨高度丧失比其他区域更为明显，这是因为上颌窦在缺牙后会向缺牙区牙槽嵴顶扩张。所以此区域骨高度丧失是牙槽嵴吸收和上颌窦扩张的双重结果

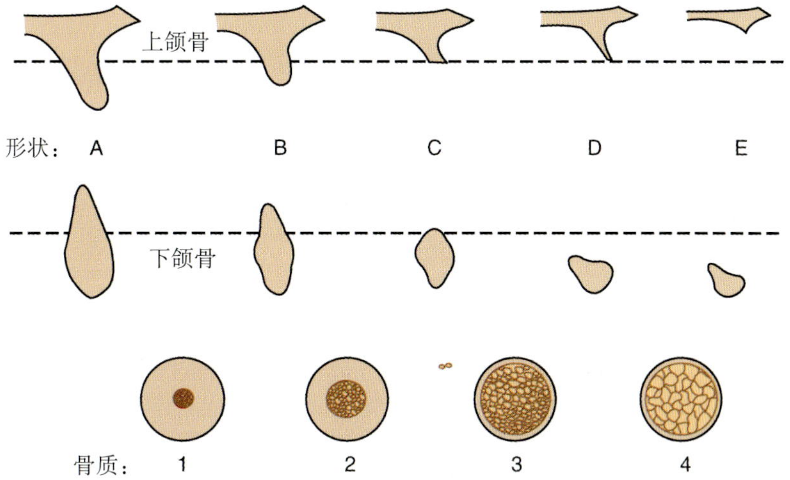

图 10-5　1985 年，Lekholm 和 Zarb 提出了另外一种针对前牙区的骨量分类方法

1986 年，Fallschüssel 在 Atwood 对下颌骨前部的描述后提出了牙缺失后上颌牙槽嵴的吸收过程[24]。上颌的这 6 种吸收类型包括：完全保存，中等宽度和高度，狭窄且高，尖锐且高，宽且高度降低，以及严重萎缩，此分类方法在解剖学上更为准确[25]。1988 年，Cawood 和 Howell 提出了另一种包含了上颌窦扩张的骨吸收分类[26]。该分类描述重点在上颌骨后部，而在骨量变化方面与其他的分类相似。

1985 年，Misch 和 Judy 建立了种植义齿中上、下颌缺牙区可用骨量的 4 种基本分类，此分类遵循颌骨各部位自然吸收规律，并针对每种分类制订了不同的种植方法[27-33]。骨角度和冠高度也包括在每一种骨量分类中，这是由于这些因素会影响修复治疗。最初的 4 种骨分类进一步扩展，包括了 2 种亚类，这样就提供了一种有序的方法来确定包括外科术式、骨移植和修复治疗的完整计划[34]（图 10-6）。

这种将潜在种植位点的可用骨量与常见治疗选择和条件分类相结合的做法，有助于初学者获得与经验丰富的医生相似的治疗效果。专业人员之间的交流和每种骨分类的相关专业资料收集也都因此获益。Misch-Judy 骨分类法在过去的 25 年间，有效地帮助了专业人员、大学、种植项目和国际种植组织开展工作。

可用骨

最终修复体的分类和设计以及关键种植体的位点应当根据患者初诊情况和对医疗、牙科条件的评估最先确定。患者的作用力因素和骨密度对于是否需要增加额外种植体尤为重要。接着确定支持修复体所必需的种植体，包括种植体的位置、数目和尺寸。然后再评估可用骨条件决定最适合治疗方案的术式（骨移植、种植体植入等）。

可用骨描述了缺牙区种植体拟植入位点的骨量。需要测量其宽度、高度、长度和角度。此外，冠高空间（CHS）也与余留骨量密切相关（图 10-7）。以往，可用骨不进行修整，可用骨情况决定种植体的位置、数目和尺寸。现在，如果首选位点的骨不足以支持修复体所需的种植体时，则考虑在该位置进行植骨，或在需要增加种植体数目时考虑在备选位点也进行植骨。

生产厂商一般通过宽度和长度来描述种植体的尺寸。种植体长度对应着可用骨的高度，因此本书一般提到的是种植体的高度或长度。种植体的宽

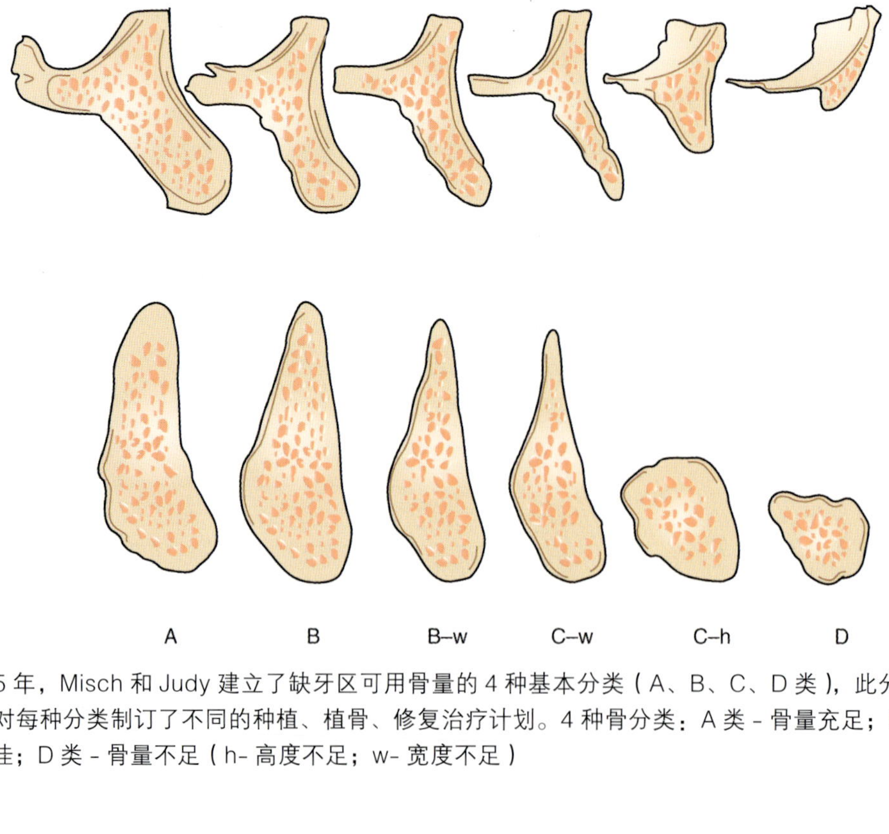

图 10-6 1985 年，Misch 和 Judy 建立了缺牙区可用骨量的 4 种基本分类（A、B、C、D 类），此分类在上下牙弓同样适合。并针对每种分类制订了不同的种植、植骨、修复治疗计划。4 种骨分类：A 类 - 骨量充足；B 类 - 骨量良好；C 类 - 骨量欠佳；D 类 - 骨量不足（h- 高度不足；w- 宽度不足）

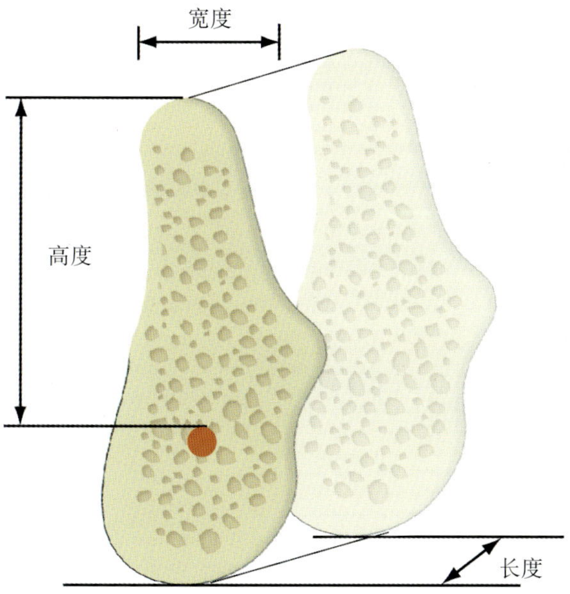

图 10-7 可用骨需要测量其宽度、高度、长度和角度，此外，冠高空间和余留骨倾斜角度（与种植体受力相关）也与余留骨量密切相关

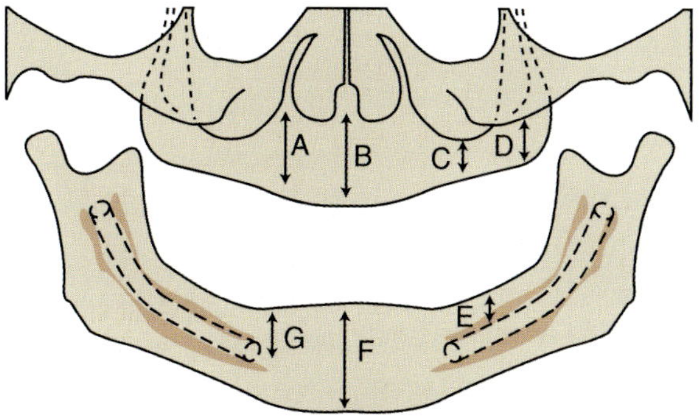

图 10-8 可用骨高度即缺牙区牙槽嵴顶距离相应解剖结构之间的距离。这些解剖结构可能位于（A）下颌神经管；（B）鼻底；（C）上颌窦；（D）上颌隆突；（G）下颌尖牙区；（F）下前牙区；（E）下颌神经管上部

度多数情况就是其直径，因为大多数根形种植体为圆形横截面设计，反映了可用骨的近远中长度。许多厂商将种植体设计为嵴顶部直径宽于种植体体部，而其通常标注的尺寸为较小的体部宽度。例如，Nobel Biocare 3.75 mm 直径种植体的嵴顶部直径为 4.1 mm。医生需要清楚所有种植体的尺寸，这主要是因为较宽的种植体嵴顶部位置靠近相邻天然牙或位于可用骨的最狭窄区域，影响颈部美学修复效果。

通常情况下，手术操作会造成种植体与相邻或相对的参照点之间产生至少 1.5~2 mm 的偏移。这一偏移对以下牙槽神经为参照点植入种植体的长度尤为关键。相对来说，上颌后牙区种植体穿通上颌窦底硬质骨板或是种植体穿通下颌骨前部骨皮质下缘发生并发症的概率并不多。同时，建议在种植体和与邻牙位置关系上要保留 1.5~2 mm 甚至更大的空间，否则，如果当种植体或牙齿发生牙槽嵴吸收、松动或发生种植体周围炎时，相邻的重要解剖结构可能受到影响。

考量修复体的基牙时，每个天然牙都有不同。修复医生知道如何评估天然基牙牙根的表面积。一颗健康的上颌第一磨牙牙根表面积超过 450 mm^2，相比牙根表面积为 150 mm^2 的下颌侧切牙，它是条件更好的固定修复基牙。较大直径牙齿对应着口内较高殆力的区域。同样，作为修复体基牙的种植体尺寸也不尽相同。现存骨量是一个关键影响因素，但理想的种植体尺寸不应单凭骨量决定，还应综合考虑功能和美观需求。因此，当理想尺寸的种植体无法植入剩余牙槽骨内时，就应当考虑采用骨增量、增加种植体或者二者兼施的方法。

可用骨高度

通过 X 线片检查缺牙区理想的、可选择的修复体所需种植体植入区域后，可用骨高度最先被确定。全口曲面断层片是多颗相邻牙缺失后初步确定可用骨高度最常用的方法，根尖片则更适用于 1~2 颗邻牙缺失的情况。

可用骨高度是测量缺牙区牙槽嵴顶到相对解剖结构之间的距离。前牙区受上颌鼻底或下颌骨下缘限制（图 10-8）。颌骨前牙区有最大的骨高度，这是因为后牙区常受到上颌窦和下牙槽神经的影响，可用骨高度受限。上颌尖牙隆突区域，位于鼻翼侧面区域，常常具有上颌前部最大的可用骨高度。

根据一般规律，下颌骨前部相比其他区域拥有最大的垂直向骨高度，因此即便在牙齿缺失发生牙槽嵴吸收后，该区域仍适合植入种植体（图 10-9）。然而，修复体的冠高度就会相应地变大。因此，下颌前牙区拥有最多的可用骨，同时也拥有最大的冠高空间（CHS）。

下颌骨前部位于两侧颏孔之间，颏孔通常位于两前磨牙牙根之间或下方，因此下颌骨前部包含两尖牙之间的区域，常扩展到两侧第一前磨牙。种植义齿中的可用骨包括上、下颌缺牙区域存在的解剖结构。下颌骨初始高度受到颌骨解剖的影响，安氏Ⅱ类患者下颌高度低，安氏Ⅲ类患者下颌高度最高。

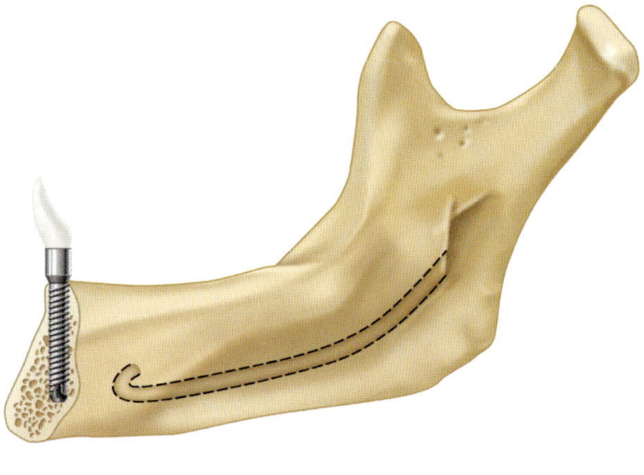

图 10-9　根据一般规律，下颌骨前部相比其他区域拥有最高的垂直向骨高度。下前牙切端一般唇侧倾斜，所以种植体植入时应注意防止破坏舌侧骨板

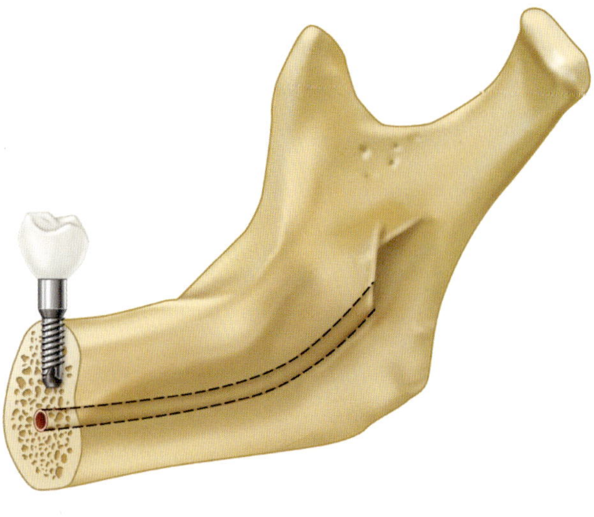

图 10-10　下颌神经管有时距离下颌骨下缘约 12 mm，这样导致下颌后牙区可用骨高度明显降低

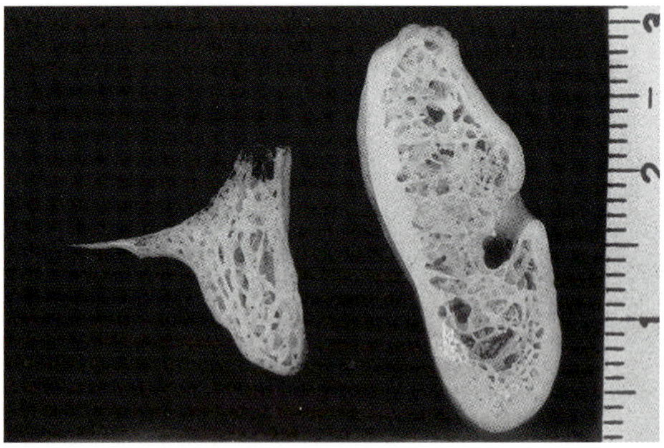

图 10-11　下颌后部骨高度（牙槽嵴骨丧失前）与上颌骨前部十分相似

决定上、下颌初始可用骨高度的相对解剖参照点在第一前磨牙远中的后牙区域带来的限制更加明显。在上颌后牙区域，通常上颌第一前磨牙的骨高度比上颌第二前磨牙高，后者又比上颌磨牙区高，这是由于磨牙区域受到上颌窦底凹凸形态的影响。因此，为保证患者种植的远期成功率，就需要采用骨修整技术，例如通过上颌窦植骨术使上颌后部获得足够的骨高度以植入种植体。

下颌神经管有时距离下颌骨下缘接近 12 mm，这样导致下颌后牙区可用骨高度明显降低（图 10-10）。下颌后部骨高度（牙槽嵴丧失前）与上颌骨前部十分相似（图 10-11）。个别情况下，前磨牙位点骨高度低于前牙区，这是由于下颌神经管的前部襻结构的存在（有时存在），此时下颌神经管先走行于颏孔以下，超出颏孔向近中走行一小段后返折回远中，最后开口于颏孔（见图 10-9）。

因此，在作用力较大、原天然牙齿较为宽大且具有双根或三根的牙位，只要有可能就常常使用较短的种植体，受解剖结构限制，种植体数目要减少[36]。Oikarinen 等人研究发现，牙列缺损患者拥有 6 mm 以上骨高度的概率，在上颌后部和下颌后部分别不足 40% 和 50%[36]。作者观察到在 5 年以上无牙颌患者口内这一概率会降至上颌后部和下颌后部分别不足 10% 和 20%。

为达到可靠的种植体长期存留率，建议的最小骨高度要接近 12 mm。文献报道指出短于 9 mm 的种植体失败率较高，这与生产商的设计、种植体表面特性和应用类型无关[37-52]。经验不足的医生可能在进行手术前希望骨高度达到 14 mm 以利于植入 12 mm 长度的种植体。这种预防性处理允许 2 mm 的手术误差，或者利用骨增量术以获得额外的骨宽度。在密度好的骨质中（D2、D3 型骨）12 mm 的种植体最小高度适用于大多数螺纹型种植体植入。这个最小骨高度要求在非常致密、萎缩下颌骨联合处的骨质中（D1 型骨）有所放宽，尤其当修复体所受外力较小（如覆盖义齿）或者通过种植体数目、宽度和设计的补偿而使用较短的种植体的时候[53-55]。

缺牙区域的可用骨高度是种植修复中最为重要的考量指标，这是因为骨高度同时影响种植体长度和冠高度。冠高度影响作用力因素和美观因素。而且，骨增量术对骨宽度的改善要好于骨高度的增加。所以即使当骨宽度不适于种植体植入，骨移植术也可用于创造适于修复和种植体植入要求的理想位点。

可用骨宽度

可用骨宽度是指潜在种植位点嵴顶处的唇舌侧距离。下颌存留牙槽嵴的嵴顶部自然条件下多为骨皮质，比下层的骨小梁区具有更高的密度，因而只要未经骨成形术去除骨皮质，这一机械特性便可支持种植体即刻植入。

下颌前部缺牙区牙槽嵴顶大多由较为宽大的基底骨支撑。在下颌大多数牙位，由于这种三角形横断面的缘故，骨成形术后可以扩大骨宽度，尽管此时骨高度有所降低（图 10-12）。

嵴顶骨降低影响相对解剖结构的定位，有可能需要外科手术，还影响种植体高度的选择以及最终修复体的外观和设计。当计划使用 FP-1 修复体，同时希望获得正常的牙冠外形和单牙种植体周围合适的软组织形态，此时可用骨宽度尤为重要。

有别于下颌前部，上颌骨前部的解剖形态通常不是三角形横截面，其腭侧骨板与唇颊侧骨板更接近于平行（图 10-13）。另外，由于此区域大多数切牙牙位存在唇侧倒凹，形成一种沙漏形结构，这就导致骨成形术对上颌前部骨宽度的改善效果不如下颌，因此一般建议采取骨增量术来增加上颌的骨宽度。

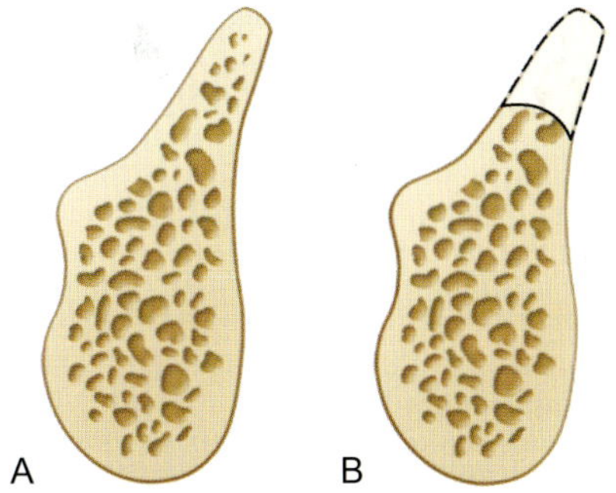

图 10-12　A. 下颌前部无牙颌牙槽嵴顶大多由较为宽大的基底骨支撑。在下颌大多数牙位，呈三角形横断面。B. 骨成形术后可以扩大骨宽度，尽管此时骨高度有所降低

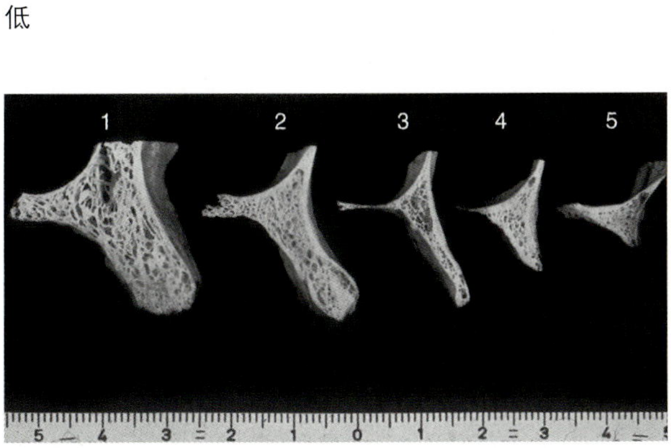

图 10-13　区别于下颌前部，上颌骨前部的解剖形态通常不是三角形横截面，其腭侧骨板与唇颊侧骨板更接近于平行。通过降低骨高度获得足够骨宽度的骨修整术并不适合该区域。一般建议采用骨增量技术

当高度合适后，下一个影响种植体长期存留率的重要指标是可用骨宽度。种植体嵴顶部直径为 4 mm 时，通常需要超过 6 mm 的骨宽度以保证种植体周围足够的骨厚度（植体嵴顶两侧的骨厚度超过 1 mm）和骨的血液供应。因为下颌牙槽骨通常在根尖方向增宽，所以这一最小厚度迅速增加。对于根形种植体，最小骨厚度位于嵴顶骨的唇面中点和舌侧中点处（图 10-14）。

牙槽嵴顶宽度较大的拔牙窝在最初愈合阶段，其嵴顶骨丧失少于唇舌侧只有最小骨皮质厚度的拔牙窝。最初可用骨的宽度也与种植体负荷后最初嵴顶骨的丧失相关。宽度超过 6 mm 的缺牙区牙槽嵴，比最小骨尺寸位点的嵴顶骨丧失要少。

可用骨长度

缺牙区可用骨近远中长度常常受到毗邻牙齿和种植体的限制。一般来讲，种植体与天然牙相距至少 1.5 mm，与种植体相距 3 mm。这个距离不但可以允许一定的手术误差，而且补偿了种植体的宽度或天然牙周围嵴顶骨缺损，这个缺损距离通常小于 1.4 mm[56]。因此，如果种植体嵴顶部周围发生骨吸收或者天然牙齿的牙周病引发骨吸收，垂直骨缺损不会发展成水平缺损，并导致邻近结构的骨丧失。对于单颗缺失牙的种植修复，所需的可用骨最小长度依赖于种植体的宽度。例如，5 mm 直径种

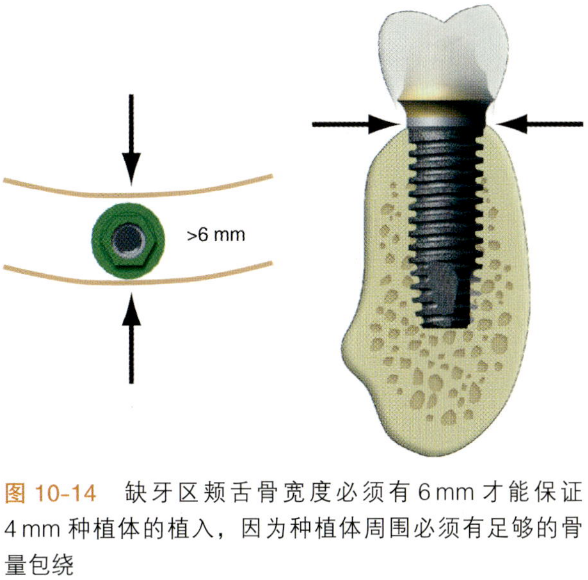

图 10-14　缺牙区颊舌骨宽度必须有 6 mm 才能保证 4 mm 种植体的植入，因为种植体周围必须有足够的骨量包绕

植体至少需要 8 mm 近远中骨质，这样种植体两边各 1.5 mm。至少 7 mm 的近远中骨质对于 4 mm 直径的种植体通常是足够的。

种植体直径也与可用骨宽度相关，在多颗相邻的缺牙区，种植体直径主要受骨宽度限制。例如，4.5 mm 宽度的骨质，不进行骨增量术的情况下，只能选择 3.5 mm 或更小直径种植体，这存在着固有的缺陷（如最小的表面积和咬合负荷下嵴顶区较大的应力集中）。因此，对于较窄的牙槽嵴，通常建议植入 2 颗或更多窄径种植体，此时有可能获得足够的种植体 - 骨接触面积以弥补种植体宽度的不足。因为种植体间应当相距 3 mm，与天然牙相距 1.5 mm，所以当使用多颗较窄的种植体修复后牙的时候，需要可用骨的近远中距离为 13 mm 或更长。

单牙修复或者多颗相邻牙种植修复的理想种植体宽度常常与植入位置的天然牙相关。牙齿两邻接点间宽度最大，釉牙骨质界处（CEJ）较窄，在 CEJ 下 2 mm 处的最初嵴顶骨接触区更窄。[57] 理想的种植体直径对应于 CEJ 下 2 mm 处天然牙的宽度，前提是此处也与邻牙相距 1.5 mm。如此，穿出软组织的种植冠外形可能与天然牙相似。例如，上颌第一前磨牙邻接点间宽度接近 8 mm，CEJ 处为 5 mm，CEJ 下 2 mm 处为 4 mm。因此，4 mm 直径种植体即为理想直径种植体，前提是种植体与相邻牙根 CEJ 下 2 mm 处相距至少 1.5 mm。对于此 4 mm 直径种植体的可用骨理想宽度应为 6 mm 以上，理想近远中长度应为 7 mm 以上。

可用骨角度

骨角度是可用骨的第 4 个决定因素。原始牙槽骨角度体现了天然牙牙根与𬌗平面所成的角度关系。理想的情况是，骨角度与𬌗平面垂直；骨角度受𬌗力的调整，且与修复体长轴平行。牙齿切端和𬌗面遵循 Wilson 和 Spee 曲线。上颌牙根偏离共同基准点将近 4 英寸远。下颌牙根弯曲较大，因此牙冠相对于其下方的牙根在后牙区偏舌侧，前牙区偏唇侧。第一前磨牙牙尖通常与根尖垂直。

上颌前牙是牙弓中唯一牙根不沿牙长轴方向受力的区域，而是通常与外力成 12° 的夹角。因此，牙根直径大于下颌前牙。在所有其他牙位，牙齿都受到垂直于 Wilson 和 Spee 曲线的外力作用。

牙齿缺失后，骨角度很少能达到理想程度，尤其是前部缺牙区域。在此区域，由于唇侧倒凹和牙缺失后的骨吸收，往往需要大角度植入种植体，或者植入前进行骨修整[12, 15, 16]。例如，在下颌骨前部，为保证切缘位置和骨角度的原因，种植体植入过程中破坏舌侧骨皮质板要比破坏下颌骨下缘更为多发（图 10-9）。在下颌骨后部，颌下腺凹的存在要求增大种植体植入角度，越向远中，角度越大。因此，在第二前磨牙区域，植入角度与水平面呈 10°；在第一磨牙区域，变为 15°，在第二磨牙区域，为 20°～25°。

种植体体部和基台之间受力角度的限制也与骨宽度相关联。缺牙区牙槽嵴宽，可以选择较宽的种植体。这样的种植体允许与相邻种植体、天然牙或极小危害的𬌗力长轴形成最大 30° 的角。种植体体部所受角度负荷会增加嵴顶区应力，但是较大直径的种植体能降低传递至嵴顶骨的应力。而且，较宽的骨质在种植体植入时的角度上有一定的宽容度。种植体体部常常按照恰当的角度植入以降低基台的受力从而不损害种植体周围黏膜。因此，较宽牙槽嵴的可接受骨最大角度为 30°。

狭窄但宽度足够的牙槽嵴常常需要较窄的种植体。与大直径种植体相比，小直径种植体会导致较大的嵴顶应力，并且不能使用与之相匹配的常规基台。而且，骨宽度较窄，也不容许种植体植入骨内时有较大的角度偏差。这样限制了狭窄牙槽嵴的可接受骨角度，其与毗邻临床牙冠长轴或垂直于𬌗面的参照线之间所成角度的可接受范围在 20° 以内。

冠高空间（CHS）

冠高空间（CHS）是指牙槽嵴顶到𬌗面的垂直距离。冠高空间影响最终修复体的外观和种植体及其周围嵴顶骨质在咬合负荷下的力矩值。当冠高空间较大时，几乎不可能使用修复体美观地恢复天然牙的外形。

冠高空间可以看成一种垂直悬臂梁，不沿着种植体长轴的任何方向外力都会放大种植体 - 骨界面和修复基台所受的嵴顶区应力。冠高空间越大，力矩或任何侧向力动力臂或悬臂梁长度越大（图 10-15）。

种植体周围牙周纤维的缺失意味着种植体 - 骨间应力不可能通过增加长度而解决。因此，当冠高空间增大或是修复体需采用悬臂梁设计和承受侧向负荷时，需要增加种植体数目或者植入较宽种植体以抵抗增加的应力。理想的治疗计划，冠高空间最好等于或低于 15 mm。

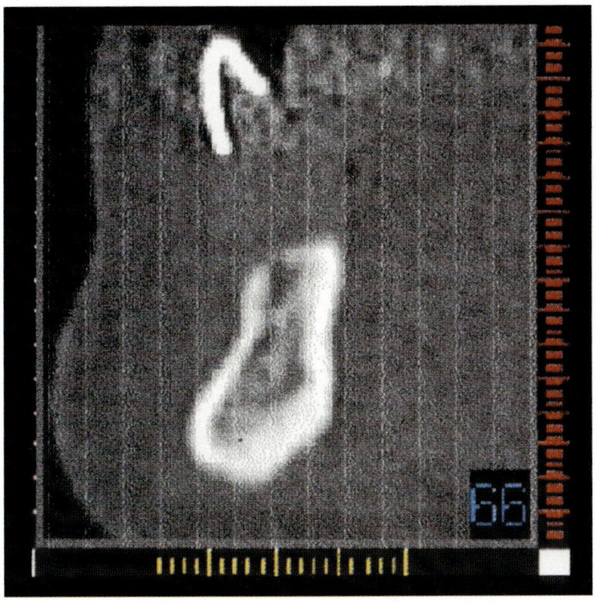

图 10-15 余留骨一般与缺失牙不在一个长轴方向，尤其是上前牙区。冠高空间（CHS）是指𬌗平面距离牙槽嵴顶的距离。让患者戴上硫酸钡阻射材料的义齿拍摄 CT 进行定位观测，前牙可用骨与牙体长轴角度一般在 30°，冠高空间小于 15 mm

可用骨的分类

A 类（骨量充足）

A 类充足的骨质常常在牙齿拔除后很快形成。尽管牙槽间隔的骨高度降低，且最初的嵴顶骨宽度通常在 2 年内减小超过 30%，但充足的骨量还是会保持一些年[12]。A 类骨质在各方向上骨量都很充足。

需要强调的是 A 类可用骨高度一般为 12 mm 以上，可能达到 20 mm，但是这并不意味着种植体长度必须等于骨高度，因为在高密度颌骨内，种植体界面所受应力集中于种植体冠方 2/3。12 mm 的种植体即使没有达到对侧骨皮质板也不会影响其长期存留率。

A 类骨宽度一般为 6 mm 以上，当超过 6 mm 时可以使用嵴顶部直径至少为 4 mm 的种植体，这是因为大量数据报道这个尺寸种植体具有长期稳定性。充足的骨质（A 类骨）宽度超过 7 mm 时，可植入较宽的种植体（5 mm 直径），只要保证种植体颊、舌侧均保留 1 mm 骨质即可。当需要植入大直径种植体时，常进行骨增量术以获得额外的骨宽度。

A 类骨的近远中缺牙间隙一般在 7 mm 以上，适合选用直径 4 mm 的种植体。骨与𬌗平面间角度一般小于 30°，因此即使患者使用角度基台，负荷方向也不会超出范围。A 类骨的冠高空间小于 15 mm，这是比较理想的种植修复高度（框图 10-1）。

框图 10-1 A 类骨尺寸

- 宽度＞ 6 mm
- 高度＞ 12 mm
  - 近远中长度＞ 7 mm
  - 𬌗力角度（𬌗平面与种植体体部之间）＜ 30°
  - 冠高空间≤ 15 mm

A 类骨选择直径 4 mm 或更宽、长度 12 mm 或更长的种植体。较大直径种植体建议植入磨牙区域（5~6 mm 直径）。较长的种植体建议在拔牙术后即刻负荷治疗中使用（图 10-16）。A 类骨质条件下不应当使用小直径种植体支持最终修复体，直径等于或大于 4 mm 的种植体比小直径种植体具有更多优势（框图 10-2）。

修复方案

A 类骨质的修复选择很广泛。FP-1 修复体需要 A 类牙槽嵴。然而，FP-2 修复体大多也需要 A 类骨质。FP-2 修复体最常见用多颗相连种植体支持后牙修复体的牙列缺损患者，这是因为这类患者在种植体植入前要么有骨丧失，要么进行过骨成形术。当前牙区具有 A 类骨质，但由于多颗相邻牙缺失导致上唇笑线位较高或讲话时下唇过低露出天然牙冠以下部位的时候，一般采用 FP-3 修复体。

对用于 A 类骨质的种植覆盖义齿而言，树脂牙和上部结构中杆卡的最终位置需要在术前确定。A 类骨质中冠高空间（CHS）通常不大，RP-4 或 RP-5 修复体可能需要进行预先的骨成形术。A 类骨应禁止使用高穿龈位置的 O 形附着体或出于卫生考虑而使用高出软组织几毫米的上部结构，这是因为要适应这些修复体结构就要牺牲冠高空间（图 10-17）。

具有 A 类骨质的患者应当被告知此时是种植修复的最佳时机。最常见的情况是，医生没能有效告知患者骨宽度快速减少和延迟治疗的后果。当患者的骨量为 A 类的时候，治疗费用较少，种植体数目和外科手术复杂性都较低，这些对于患者十分有利。不幸的是，这些患者可能因为正在使用的修复体没有严重问题，而不考虑种植修复。随着骨质的吸收和这种问题的加重，患者才意识到种植修复

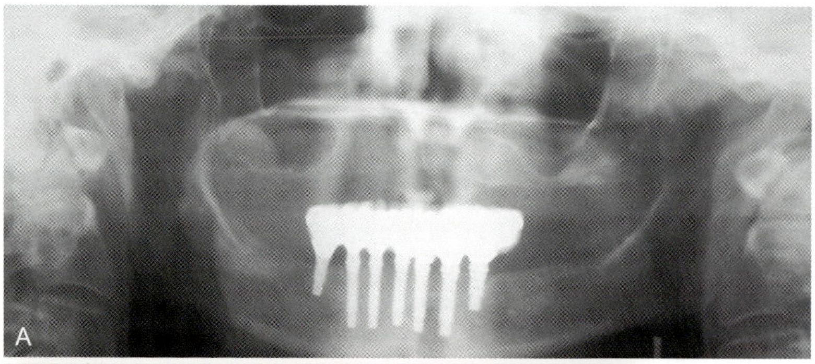

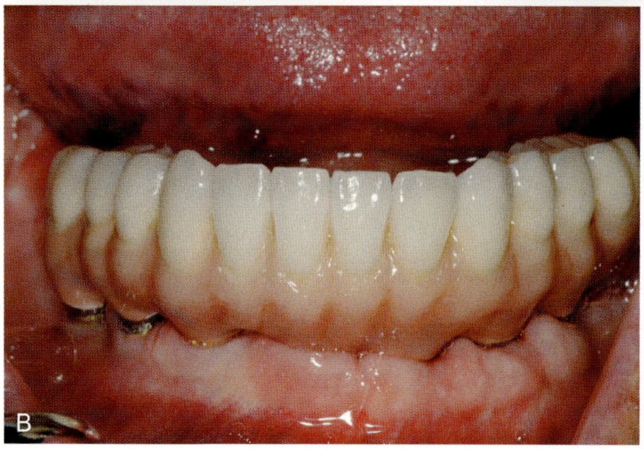

图 10-16 A. 全景片展示了 7 颗 A 类种植体支持式 FP-3 修复设计；B. A 图为全牙列种植支持式固定义齿

的好处。正如修复医生在向患者解释及时修复缺失的单颗牙齿的必要性时，需要向患者告知邻牙会倾斜和伸长以及增加其他牙齿缺失的风险一样，种植医生也应当告知患者在缺牙区骨量充足的时候进行种植修复的优点。

B 类（骨量良好）

随着骨质吸收，可用骨宽度最先因唇侧骨板的吸收而减小，这是由于牙槽骨舌侧骨皮质板较唇侧厚，尤其在颌骨的前牙区域最厚。牙齿拔除后，第 1 年骨宽度减少 25%，在最初的 1~3 年间，共计减少 40%[12, 13, 16]。结果使得狭窄的牙槽嵴常常不适合 4 mm 直径根形种植体，这被称为轻度到中度骨萎缩。当 B 类骨质形成后，在下颌前牙可能会继续保持此状况超过 15 年[5]。然而，下颌骨后部高度降低速度是前部的 4 倍。上颌后部可用骨高度较低（上颌窦扩张的结果），其骨高度的降低在口内所有颌骨中最快。因此，颌骨后牙区可能早于前牙区变成骨高度不足的区域（C-h）。

B 类骨能够提供充足的可用骨高度（框图 10-3）。B 类可用骨宽度可进一步分成 4~6 mm 宽牙槽嵴和 2.5~4 mm 的 B- 宽度（B-w）牙槽嵴，后者需要进行骨移植术（图 10-6）。B 类骨使用的种植体直径和牙槽嵴最小近远中长度均小于 A 类

框图 10-2　A 类骨种植体优势

- 种植体直径越大，与牙槽骨接触的表面积越大，受力时骨皮质区域的受力分布越大，应力越小
- 种植体直径越大，与颊舌侧骨密度较高的骨皮质板接触越多，该区域种植体的强度、弹性模量还有种植体 - 骨接触率就越大
- 大直径种植体抗折裂强度更高，一般来说强度与半径的 4 次方呈正比（4 mm 种植体是 2 mm 种植体强度的 16 倍）
- 小直径种植体一般采用一段式种植体以减少折断风险
- 一段式种植体不像埋入式或者一期穿龈式种植体可以分期进行，往往要求即刻修复，而种植体微动易导致牙槽嵴吸收和种植失败
- 牙冠的穿龈轮廓与种植体有关，大直径的种植体能提供更美观的穿龈轮廓
- 种植体直径越大，中央螺丝受力越小，后期发生螺丝松动和折裂的可能越小
- 大直径种植体基台较宽，最终修复体的粘接固位力越好
- 小直径种植体对应大轮廓的穿龈修复体，种植体周围口腔卫生很难维护
- 许多两段式小直径种植体嵴顶部分为了增加种植体厚度减少折裂，设计为光滑金属结构，这样在受力时周围骨组织会产生较大的剪切力，导致骨吸收
- 种植体直径变化与费用无关，但是增加种植体数目就会增加患者的费用预算，所以缺牙区多选择 1 颗大直径种植体而非 2 颗小直径种植体
- A 类骨种植体能够提供更多的修复选择

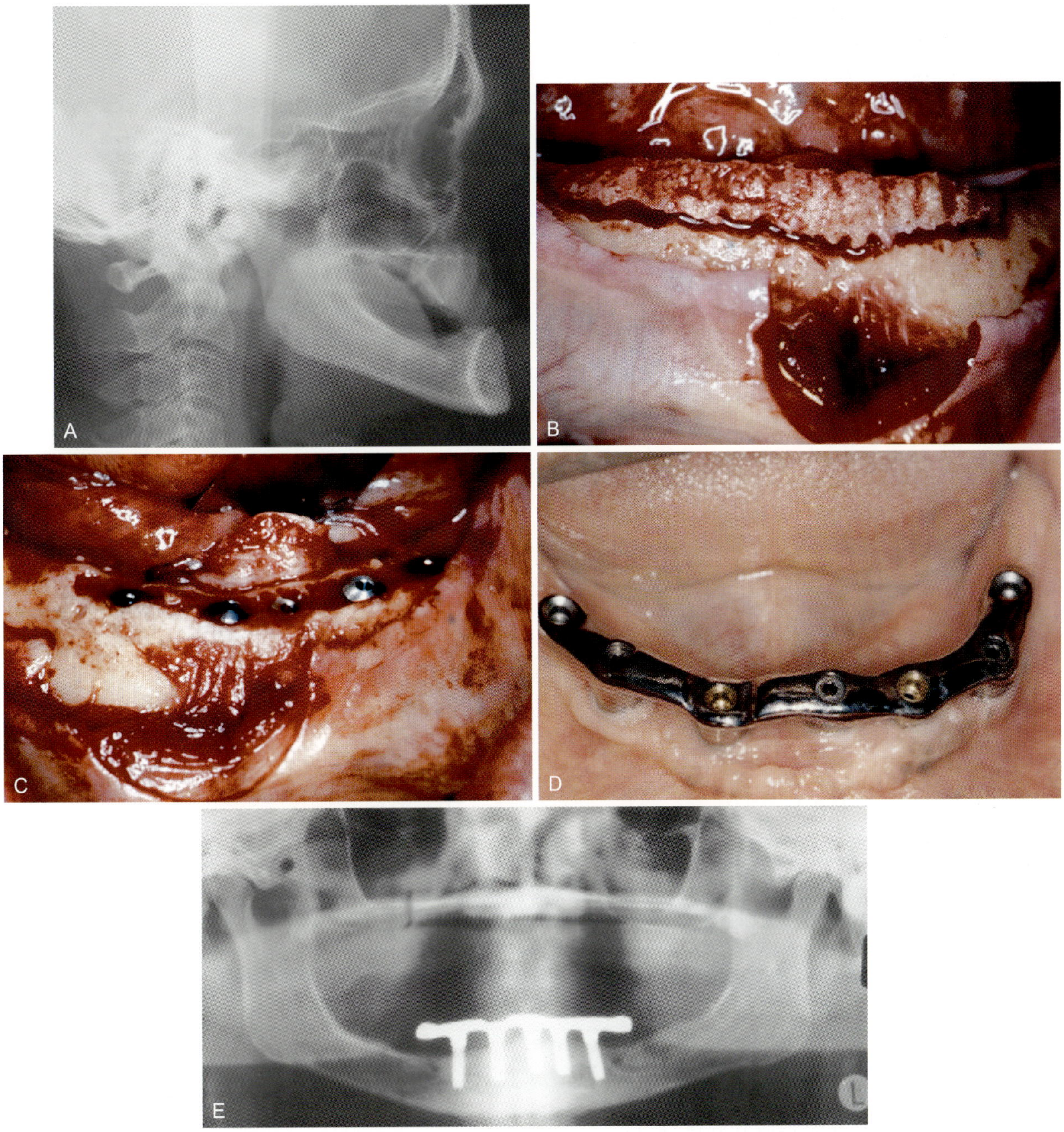

图 10-17　A. 根据下颌前牙缺牙区 A 类骨患者头颅侧位片，计划进行下前牙覆盖义齿设计，具体考量因素如下：义齿冠高空间、丙烯酸树脂、固位杆、附着体。在 A 类牙槽骨，有时需要进行骨修整术增大冠高空间。B. 考虑到最终修复采用覆盖义齿方式，术中需要进行骨修整术增大冠高空间。C. 在下颌颏孔间植入 5 颗种植体。D. RP-4 覆盖义齿固位杆口内观。E. A 类骨患者下前牙行 5 颗种植体支持式覆盖义齿全景片

骨。由于 B 类牙槽嵴宽度和种植体直径都小于 A 类骨，且作用力随着角度增加而增大，所以殆力角度也要减小，一般与邻牙长轴或咬合平面夹角应控制在 20° 以内。

B 类缺牙区牙槽嵴有如下 3 种治疗计划：

1. 通过骨成形术将 B 类牙槽嵴修整成其他骨分类，以允许植入 4 mm 或更大直径根形种植体。术后骨高度超过 12 mm，骨质转变为 A 类骨；骨高度低于 12 mm，则转变成 C-h 类骨。
2. 植入较窄的 B 类骨用种植体（直径 3~4 mm，长度 12 mm）（图 10-18）。
3. 通过骨增量术将 B 类骨转变为 A 类骨（图 10-19）。

框图 10-3 B 类骨尺寸

- 宽度：2.5~6 mm
  - B+：4~6 mm
  - B-w：2.5~4 mm
- 高度：>12 mm
  - 近远中距离 >6 mm
  - 𬌗力角度 <20°
  - 冠高空间 <15 mm

为了选择适用于 B 类骨质的方法，最终修复形式必须首先确定。当通过骨成形术将 B 类牙槽嵴转变为 A 类后，最终修复设计不得不补偿增大的冠高空间。例如，术前可用骨高度可能与 FP-1 修复体设计相当。如果术中发现牙槽嵴宽度不够植入种植体，那么一般会去除 3mm 高的嵴顶骨直到获得 A 类骨宽度，这就导致最终修复的牙冠要额外增加 3 mm 高度，使牙冠变长（FP-2，FP-3）。骨成形术一般不适用于 B-w 类牙槽嵴使用 FP-1 修复体的治疗方案，这是因为此时骨高度需要降低更多。

当最终修复体为种植覆盖义齿时，最常见的做法是，通过骨成形术修整较窄的 B 类牙槽嵴转变为其他骨类型（图 10-20）。缺牙区牙槽嵴高度会降低，但增加了牙槽嵴的宽度。如果冠高空间小于 15 mm，牙槽嵴分类变成 A 类，且骨宽度超过 6 mm。如果牙槽嵴高度降低以至于冠高空间大于 15 mm，骨分类则没有转变成 A 类，而是转变成 C-h 类骨，当悬臂梁作用力和侧向力都出现在修复体上时，与植入 A 类骨质中的骨内种植体相比，远期成功率和机械性能都会较差。RP-4 或 RP-5 修复体大多需要第一种治疗计划——骨成形术，此时冠高空间大小足够允许制作种植覆盖义齿，容纳种植修复体的上部杆卡结构。

B 类骨狭窄的牙槽嵴可用的第二种主要治疗方法是选用小直径种植体。小直径种植体（3.0~3.5 mm）主要是为 B 类可用骨设计的。因为 B 类骨较窄，所以种植体体部必须平分牙槽骨，种植体角度更不能偏。与大直径种植体相比，B 类骨用种植体具有几种固有缺陷（框图 10-4）[58]。因为在 B 类骨的情况下，出于以上考虑，只适用于近远中向间隙不足的单颗上颌侧切牙或下颌切牙的缺失以及骨密度良好的多颗下颌后牙区种植修复，此外，该修复方法的美学效果也很一般[59, 60]。

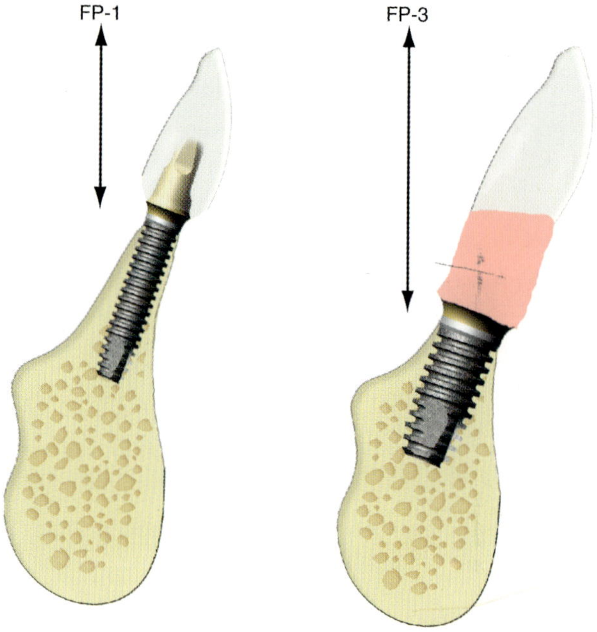

图 10-18 B 类骨患者可有两个种植方案供选择：在下前牙区植入 1 颗窄径种植体并做出了与天然牙类似大小的修复体（FP-1）（左）；局部进行骨修整术然后植入 1 颗稍宽植体获得冠高度增加的修复效果（FP-2 或 FP-3）（右）

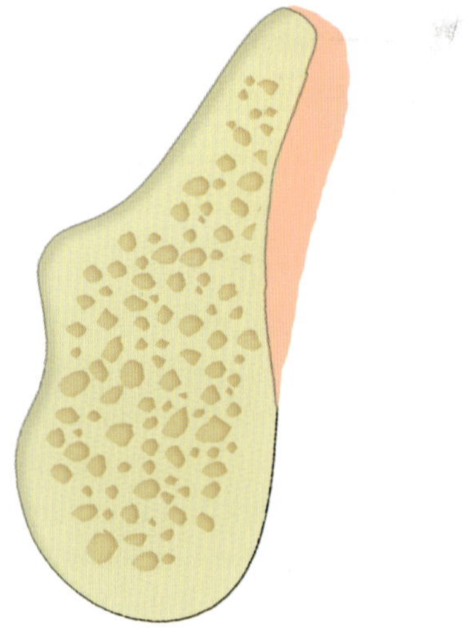

图 10-19 通过骨增量术可将 B 类骨转变为 A 类骨

B 类骨的第三种治疗方法是将 B 类牙槽嵴转变成 A 类骨，通过对缺牙区牙槽嵴使用自体骨移植或同种异体骨和人工材料骨联合移植来实现，可以视情况选用引导骨再生术。如果骨移植的目的是种植修复，那么治疗周期至少需要 4~6 个月，以利于移植骨在种植体植入前的成熟。FP-1 修复体大多需要采用第三种方案：骨增量术。其最终冠修复体外形角度需要 A 类根形种植体（上颌侧切牙和

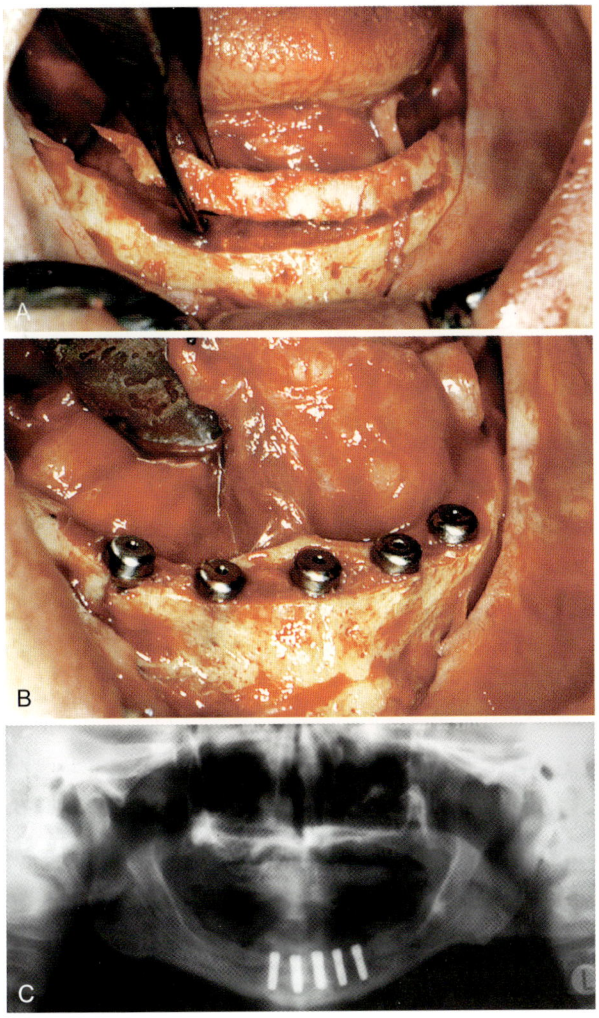

图 10-20 A. 通过骨修整术也可能增加牙槽嵴宽度将 B 类骨转变为 A 类骨。但是这样会同时增加修复体的冠高空间。B. 骨修整术后，按照最终义齿的设计位置在缺牙区植入 5 颗 4 mm 种植体。C 全景片显示通过骨修整术将 B 类骨转变为 A 类骨并在颏孔间最终植入 5 颗种植体

下颌切牙除外)，且不会影响卫生维护。为能够植入大直径种植体，应力因素也要求对 B 类骨进行骨增量术。由于不良应力的存在，应当在增加基牙的数量和宽度同时不增大冠高空间，以保证有较大的表面积抵抗增大的外力。为实现此目标，骨增量术通常是 B 类骨的最佳选择。

适用于 B 类骨质的另一种骨增量方法是骨劈开术。牙槽嵴骨板于中间劈开，随后将骨扩张器插入缺牙区。B 类牙槽嵴通过这种技术可以扩张成 A 类骨质，可以实现植入 A 类骨种植体或异体骨移植[61]。

B-w 类

同种异体移植材料用于骨增量术的成功与否和移植材料接触的骨壁数量相关[62]。因此，五壁骨缺

框图 10-4 B 类骨种植体缺点

1. 种植体周围骨皮质应力集中是 A 类骨的 2 倍
2. 由于 B 类种植体表面积较小，在侧向力作用时是 A 类骨种植体 3 倍的应力
3. 基台的机械并发症明显增多，尤其是受到侧向力
4. 牙冠穿龈形态美观欠佳（除了上颌侧切牙和下颌切牙）
5. 牙冠颈缘区明显缩窄不利于日常维护
6. 由于这类种植体嵴顶部分设计欠佳，为了增加种植体厚度减少折裂，该区域没有螺纹或压应力设计，受力时对周围骨组织会产生较大的剪切力
7. 由于种植体直径较小，为减少并发症咬合力轴向一般在 20° 以内
8. 除了上颌侧切牙和下颌切牙采用 1 颗种植体，其余区域应考虑增加 1 颗种植体用 2 颗种植体来增加支持力。在增加不了种植体尺寸的前提下增加种植体数目也是提高种植体的表面积的一种方法
9. 种植体直径变化与费用无关，但是增加种植体数目就会增加患者的费用

损就像拔牙窝形成的骨缺损一样，同种异体骨移植的预后好于单壁骨缺损所做的外置式植骨。

当选择使用骨增量的治疗方法，B 类和 B-w 类骨质间的区别就显得尤其重要。当骨增高需求小，骨宽度增加较多的时候，骨增量术的效果要好于仅要求骨增高的预期效果。譬如，骨宽度需增加 1~2 mm 时，可以通过同种异体骨移植和引导骨再生技术实现，而超过 2 mm 的宽度增加通过自体骨块移植的可能性较大。

B-w 类牙槽嵴需要增加 2 mm 以上骨宽度，因此必须利用自体骨才能有效地实现骨宽度增加。如果 B-w 类牙槽嵴外形需要进行适当改变以适应修复的需要，外置骨颗粒或自体骨块移植都是适用的。移植的自体骨可以在患者口内区域获得（如下颌骨颏部或升支处），并根据理想牙弓外形沿着牙槽嵴的侧面植入（图 10-21）。种植体的植入时间应当推迟到骨扩增术后 4~6 个月，为植入理想种植体且全部骨质成活提供充足的时间[63-65]。

当患者因 B 类骨条件而延迟种植治疗时，医生应告知将来骨量的吸收问题。骨增量术对骨高度的改变效果较难预测，与单纯的骨宽度扩增相比，骨高度的扩增需要更为先进的外科技术（图 10-22）。例如，患者可能在佩戴上颌义齿时没有任何问题，

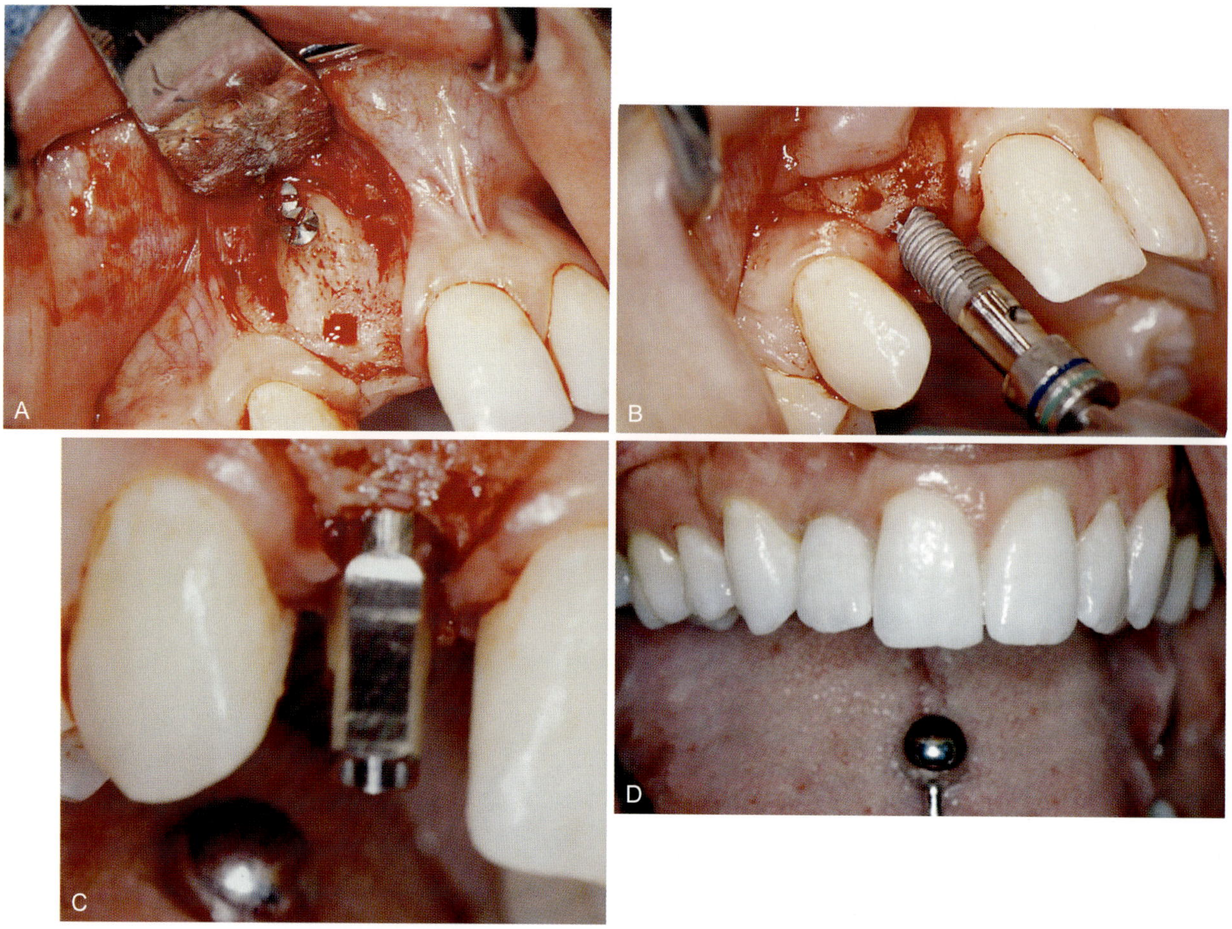

图 10-21 A. 通过在下颌升支取骨进行骨增量术增加牙槽嵴宽度将 B-w 类骨转变为 A 类骨；B. 植骨后牙槽嵴宽度足以植入 1 颗种植体；C. 骨增量技术保障了种植体植入最佳位点；D. 天然牙进行漂白后，在侧切牙种植区进行了冠修复

但是（在下颌）B 类骨将会吸收，骨高度下降，导致软组织支持的可摘义齿稳定性和固位力下降。当延迟种植治疗的患者出现上述问题之后，治疗效果会更难保证且治疗费用也会更高。

B 类骨最终修复体类型依赖所选的外科术式。当上部结构为固定义齿时，大多使用牙槽嵴骨移植术，而种植体植入前进行牙槽嵴骨成形术一般是用来支持可摘义齿。治疗计划有时会因待修复区域而异。例如，对于上颌前部的部分缺牙区域，由于美观要求以及骨修整术无法使该区域余留牙槽嵴的平行骨结构较好地恢复骨宽度，故往往选择骨增量术。对于下颌前部缺牙区，通常进行骨修整术。在下颌骨后部前磨牙区域，因骨密度足够，可用骨高度受限且骨修整术后会进一步降低，加之美观因素不是主要考虑对象，故常常植入 B 类骨用种植体。

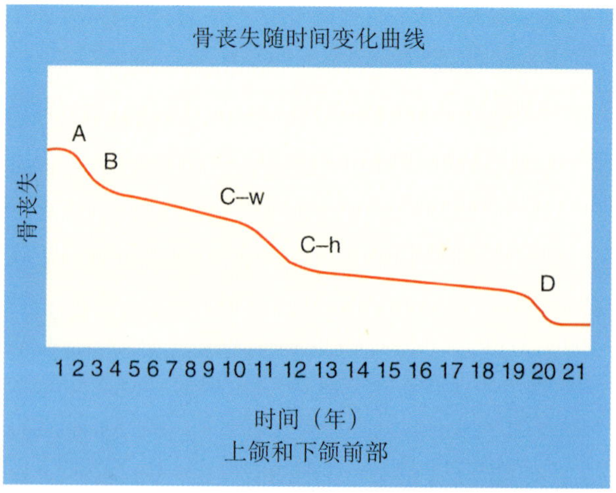

图 10-22 C-w 类骨质吸收到 C-h 类骨质的速度和 A 类骨到 B 类骨一样快，这种速度快于 B 类骨吸收到 C-w 类骨。而且，如果不进行种植治疗或骨移植术，C-h 类骨质最终会变为 D 类骨质（严重萎缩）

C 类骨（骨量欠佳）

C 类骨牙槽嵴在一个或多个指标上（宽度、长度、高度或角度）存在缺陷（框图 10-5），并与种植体体部植入缺失牙的位置无关。骨吸收模式先是宽度减少，然后是高度降低。因此，随着 B 类骨牙槽嵴宽度继续吸收，尽管骨高度没有变化，此时骨量已经不够植入任何类型的种植体。这种骨分类被称为 C 类骨宽度减少型（C-w）（图 10-6）。C-w 骨质的手术方法包括颊舌侧的骨增量术以改善宽度和在高度足够时采用骨修整术将之转变为 C-h 骨质。

有时，下颌前部 C-w 类骨质的牙槽嵴可能需要进行骨成形术。骨成形术将牙槽嵴转变为 C-h 型，在下颌前牙区大多获得适合种植体的骨宽度。C-w 类骨质在骨形成术后最常见到的可用骨类型是 C-h 类可用骨，而不是 A 类骨，这是因为此时冠高空间超过 15 mm。有时，C-w 类骨质在骨形成术后转变为 D 类骨，尤其在上、下颌骨后部最常见。应当小心避免这种情况发生，因为骨高度降低后，骨移植术将变得更加困难。

另一种改变 C 类骨质的方法是骨移植术。当牙槽嵴进行骨增量后，根据获得的骨类型决定此后牙槽嵴的治疗方法。要求固定修复的患者往往需要在种植体植入前进行自体骨移植，以获得适度的唇部支持和理想的冠高度。

当计划使用固定修复体或是具有过度作用力的患者需要较大表面积的种植体和生物力学性能较强的修复体时，C-w 类骨质大多进行骨扩增术。C-w 类骨进行骨扩增比 B 类骨更为困难，这是由于骨量需求增加，而术区骨质缺失更多导致接受的骨床形态更差。因此，通常使用块状骨移植术[63-65]（图 10-23）。C-w 骨质较 B 类骨质在骨增量中更易发生软组织并发症，如手术切口裂开。

框图 10-5　C 类骨

- 宽度（C-w 类骨）：0~2.5 mm
- 高度（C-h 类骨）<12 mm
  - 殆力角度（C-a 类骨）>30°
  - 冠高空间 >15 mm

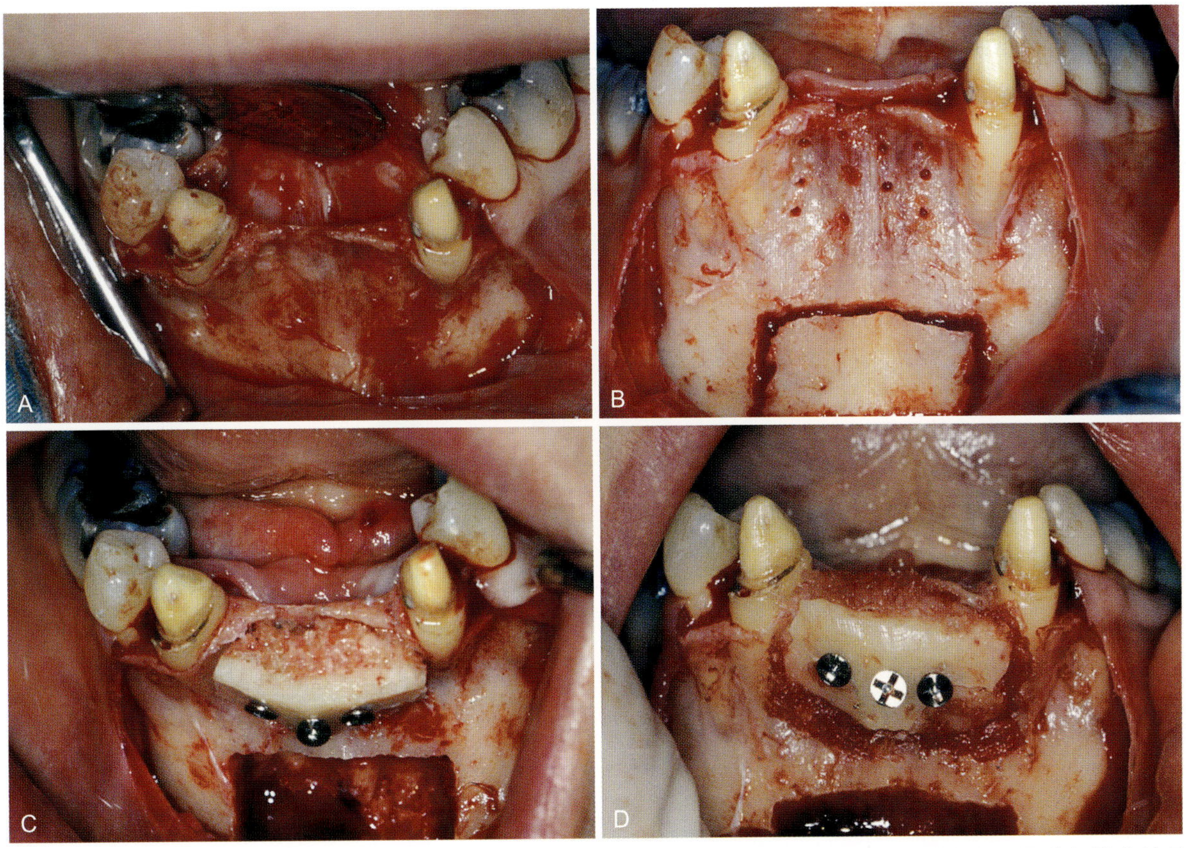

图 10-23　A. 患者下前牙区可摘义齿修复，牙槽嵴宽度不良为 C-w 类；B. 从下颌正中联合处取骨进行块状植骨；C. 颏下颌正中联合处取出的块状骨利用 3 颗骨钉固定在 C-w 类骨的牙槽嵴上；D. 通过骨增量技术最终将 C-w 类骨转化为 A 类骨

医生需要明白，C-w 类骨质吸收到 C-h 类骨质的速度和 A 类骨到 B 类骨一样快，这种速度快于 B 类骨吸收到 C w 类骨。而且，如果不进行种植治疗或骨移植术，C-h 类骨质最终会变为 D 类骨质（严重萎缩）(图 10-22)。

C-h 类骨的垂直骨高度为 7~9 mm，对应的冠高空间在 15 mm 以上。随着骨吸收加重，可用骨会发生高度上的减低（C-h 类骨）。C 类骨的临床特征一般是中度到高度的骨吸收。由于上颌窦和下颌神经管对可用骨垂直高度产生的影响要比前牙区骨皮质板发生的更快，因而上、下颌后部会比前部更快地发展为 C-h 类骨质。

许多全口无牙颌患者都在下颌进行种植修复，而上颌使用传统全口义齿，这主要是由于下颌 C-h 类牙弓常常是患者抱怨的原因（图 10-24）。然而，患者应当被告知未来上颌骨的吸收问题，这会导致如不进行骨移植术，上颌几乎不可能进行种植治疗。

C 类骨缺失牙区域不像 A 类或 B 类骨质能够较好地预测骨内种植体存留率和修复体使用效果。能够确定种植体角度或有关切缘的位置的解剖学标志通常都不存在，因此需要更高的手术技巧。医患双方应当认识到 C 类骨的牙槽嵴种植修复更为复杂，并且在种植体骨结合、修复体设计和长期稳定性方面会出现较多的并发症。另一方面，此种类型的患者通常更需要增加修复体的支持力。由于骨量不足，我们应该通过对治疗计划进行适当调整以降低应力，从而获得可靠的长期治疗效果。当下颌骨前部为 C-h 类骨质的时候，口底往往与剩余牙槽嵴嵴顶处于同一水平。口底在吞咽的时候，可突出剩余牙槽嵴和种植位点，从而导致种植体周围黏膜不断受到刺激，危及上部结构修复体的正常设计。

有一个不常见的 C 类亚类，被称为 C-a 类。在这个亚类中，可用骨的高度和宽度都是合适的，但是不考虑种植体植入的话，骨角度超过 30°（图 10-25）。此类骨质对种植体的解剖学限制通常来自骨角度和不足的骨高度。当前牙区骨角度不合适时，种植体的植入位置将过于偏舌侧，进而危害种植修复体的支持力、语音功能和卫生维护。

Mraiwa 等人研究发现 28% 的无牙颌患者下颌前部骨角度为 67.6° ±6.5° [66]，因此将近 10% 的患者下颌骨前部与殆平面的角度在 30° 以上，这种情况大多见于下颌骨前部。在这种骨质上，植入的种植体可能处于口底的位置，影响修复重建、发音和患者的舒适度（图 10-26）。其他不常见的区域包括唇侧倒凹严重的上颌骨、舌侧倒凹严重的下颌第二磨牙区。

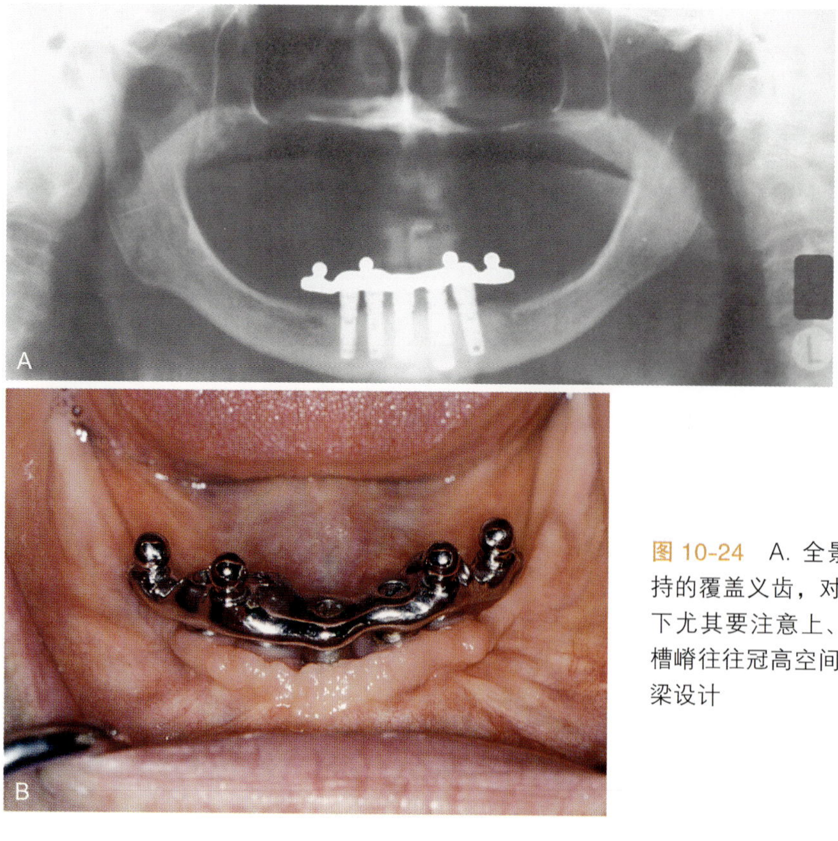

图 10-24 A. 全景片显示 C-h 类下前牙区 5 颗植体支持的覆盖义齿，对颌采用上颌可摘义齿修复，这种情况下尤其要注意上、下颌骨的渐进性吸收；B. C-h 类牙槽嵴往往冠高空间（CHS）较高，覆盖义齿应减少悬臂梁设计

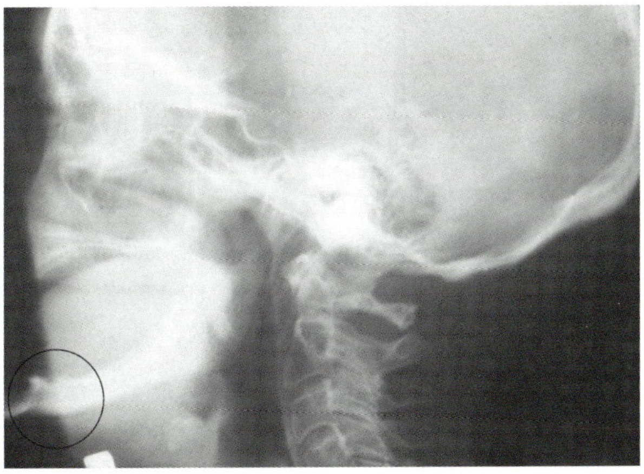

图 10-25 头颅侧位片显示，在 C-a 类的下前牙与殆平面夹角可高达 45°

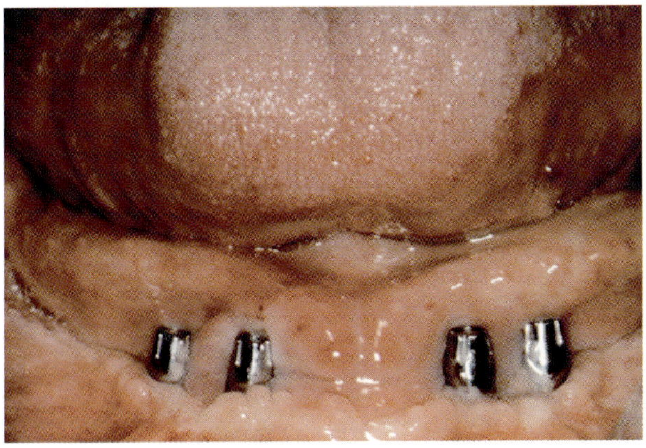

图 10-26 在 C-a 类的下颌骨质上，植入的种植体可能处于口底的位置，影响修复重建、发音和患者的舒适度

C-h 类骨质全口无牙颌的种植治疗计划比 A 类或 B 类骨质更为复杂（框图 10-6）。7 种可用于 C 类骨质的种植治疗方案都远远复杂于 A 类或 B 类骨质中的相似治疗技术。

多种种植技术被用于 C-h 类可用骨的治疗中；短种植体是最常用方法[54, 55]。C-h 类骨用种植体直径通常为 4 mm，或者其嵴顶部直径更大，高度不超过 10 mm。一些研究指出，一旦种植体高度等于或低于 10 mm，种植体存留率降低[37,67,68]。例如，在一项关于 31 处不同牙位和 6 种不同种植体设计的多中心研究中观察到，10 mm 长种植体失败率为 13%，8 mm 长种植体失败率为 18%，7 mm 长种植体失败率 25%[37]。种植体的失败不会在手术后发生，而是更多发生于修复后。种植体支持力不够，伴随着因过度冠高空间造成的作用力放大效应，最终因过度负荷导致失败。

当骨内种植体用于 C-h 类骨质中，且牙冠高度较大时，应当增加额外的种植体以增加种植体 - 骨表面积，且修复体应当沿种植体轴向方向负荷。因为冠高空间超过 15 mm，所以可摘可摘义齿的设计中常常缩短悬臂梁长度或不使用悬臂，且加入一种应力中断装置。如果没有使用额外种植体或降低应力因素的修复体，通常可以发现长期预后变差，这是由于此时较大的力矩被传递到种植体上。

框图 10-6 C 类骨治疗方案

- 骨修整（C-w 类）
- 根形种植体（C-h 类）
  - 骨膜下种植体（C-h 类，部分 C-a 类或下颌无牙颌）
  - 种植体植入前行骨增量术
  - 圆盘型种植体（下颌后牙区，上颌前牙区）
  - 下颌骨升支支持式种植体（下颌无牙颌）
  - 穿下颌骨种植体（下颌前牙 C-h 类）

后牙区

C-h 类上颌骨后部是一种常见并且独特的缺牙区颌骨条件。牙齿缺失后，剩余牙槽嵴的宽度和高度都发生吸收，这同其他区域相似。但是，由于该区域牙槽嵴的基础宽度较大，即使宽度减少 60% 仍然足够植入 4 mm 直径种植体。除了剩余牙槽骨的吸收，牙缺失后上颌窦也会发生扩张。因此，可用骨高度从嵴顶和根尖两方向上都会降低。

上颌窦骨移植，是将上颌窦底黏膜提升后利用骨移植来填充被抬高窦底高度的方法。这是 20 世纪 70 年代中期由 Tatum 发明的术式。这个区域是口内最有希望能够增高 10 mm 以上垂直骨高度的区域[61]。甚至同种异体骨移植也可用于此术式中。因此，上颌窦骨移植常常在 C-h 类上颌骨后部种植体植入前进行（图 10-27）。

用于下颌骨后部缺牙区 C-h 类骨质中的其他类型骨内种植体有骨膜下支架种植体和圆盘形种植体。圆盘形种植体有 7~10 mm 直径的圆盘连接着 3 mm 直径的基台，用来支持修复体。C-h 类骨质可用圆盘形种植体是因为其可从侧向植入，使较宽的圆盘到达颊舌侧的骨皮质板（或颊舌侧同时到达）（图 10-28）[69, 70]。圆盘形种植体能够接触到侧面的骨皮质板，使其可以适用于骨高度为 5~7 mm（或更高）的可用骨。一般来讲，这些种植体是在其他根形种植体的基础上作为备选使用。下颌后部缺牙区域的 C-h 类骨质中使用这些种植体可以消除全牙弓修复体中的悬臂梁结构[69]。

骨膜下种植体采用“雪靴”式设计，即在牙槽嵴的顶端和侧面植入。骨膜下种植体在下颌骨的预期效果好于上颌骨，其上部结构和基台结构都在植入前设计和铸造。基台周围黏膜设计比骨内种植体宽容度高。当前牙根形种植体植入方形牙弓的下颌缺牙区时，上部结构中不要设计远中悬臂梁结构，这是由于此时种植体的前后间距较短。因此，固定修复体或 RP-4 型覆盖义齿是方形牙弓前牙区根形种植体的禁忌证。骨膜下种植体可以获得前牙和后牙区骨支撑，方形牙弓不是 RP-4 型修复体的禁忌证。

C-h 类下颌骨后部植入骨内种植体前可能需要进行自体骨移植或神经移位术。因此，需要同患者充分讨论增加治疗时间、手术风险和术后并发症（如感觉异常）的问题。环绕型种植体或单侧骨膜下种植体允许安装后牙区修复体，避免了神经移位导致感觉异常或自体骨移植术和骨内种植体植入造成的治疗时间的增加[71]（图 10-29）。

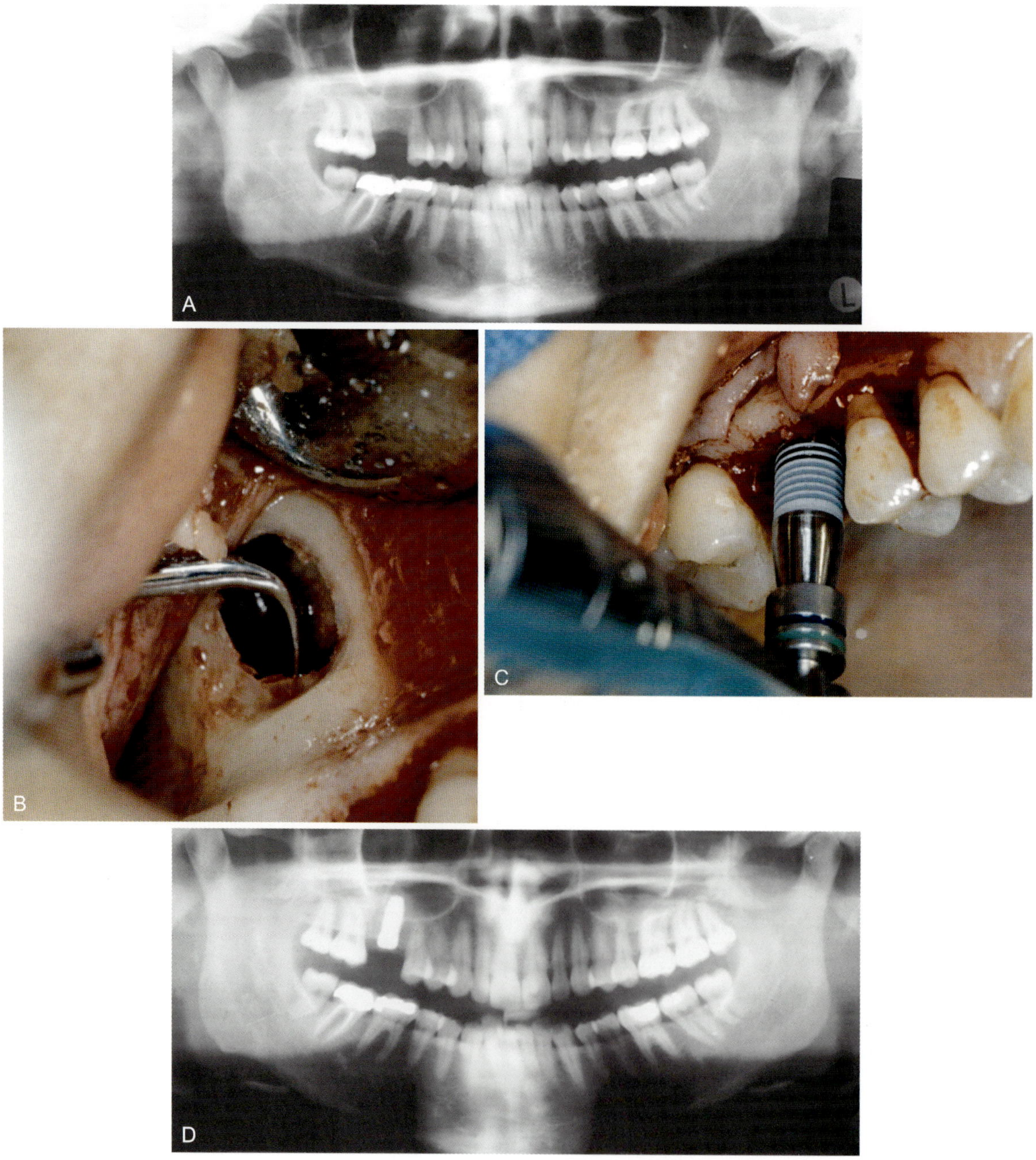

图 10-27　A. 全景片显示上颌第一磨牙区为 C-h 类骨；B. 侧壁开窗入路抬高上颌窦底可以增加垂直向骨高度；C. 植骨同时进行种植体植入术；D. 种植体植入和植骨术后术全景片

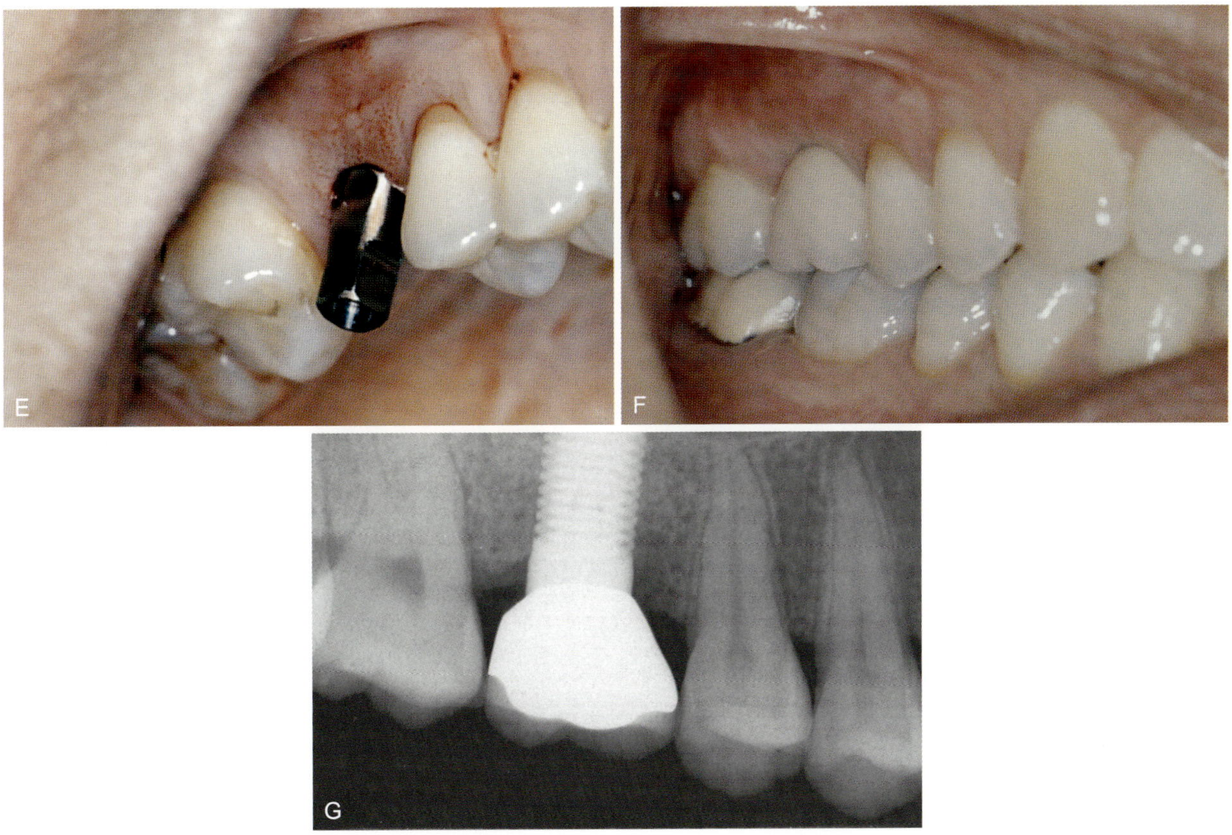

图 10-27（续） E. 6 个月后安装基台；F. 最终上颌第一磨牙种植冠修复；G. 5 年后影像学复查

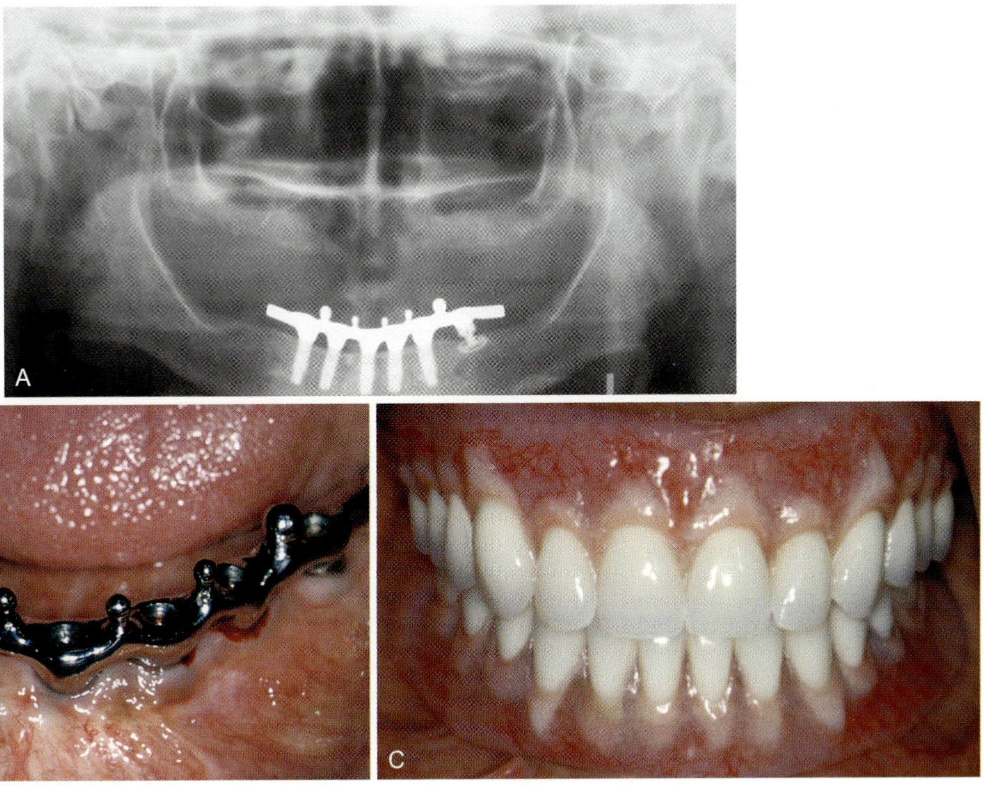

图 10-28 A. 影像学显示 C-h 类骨质无牙颌患者在左侧后牙植入了 1 颗圆盘形种植体，并与前牙区 5 颗根形种植体以杆卡形式相连；B. C-h 类骨质下颌 RP-4 类修复设计杆卡口内观；C. 下颌设计为圆盘形种植体与前牙区 5 颗根性种植体以杆卡形式相连的 RP-4 修复体，上颌为传统可摘义齿

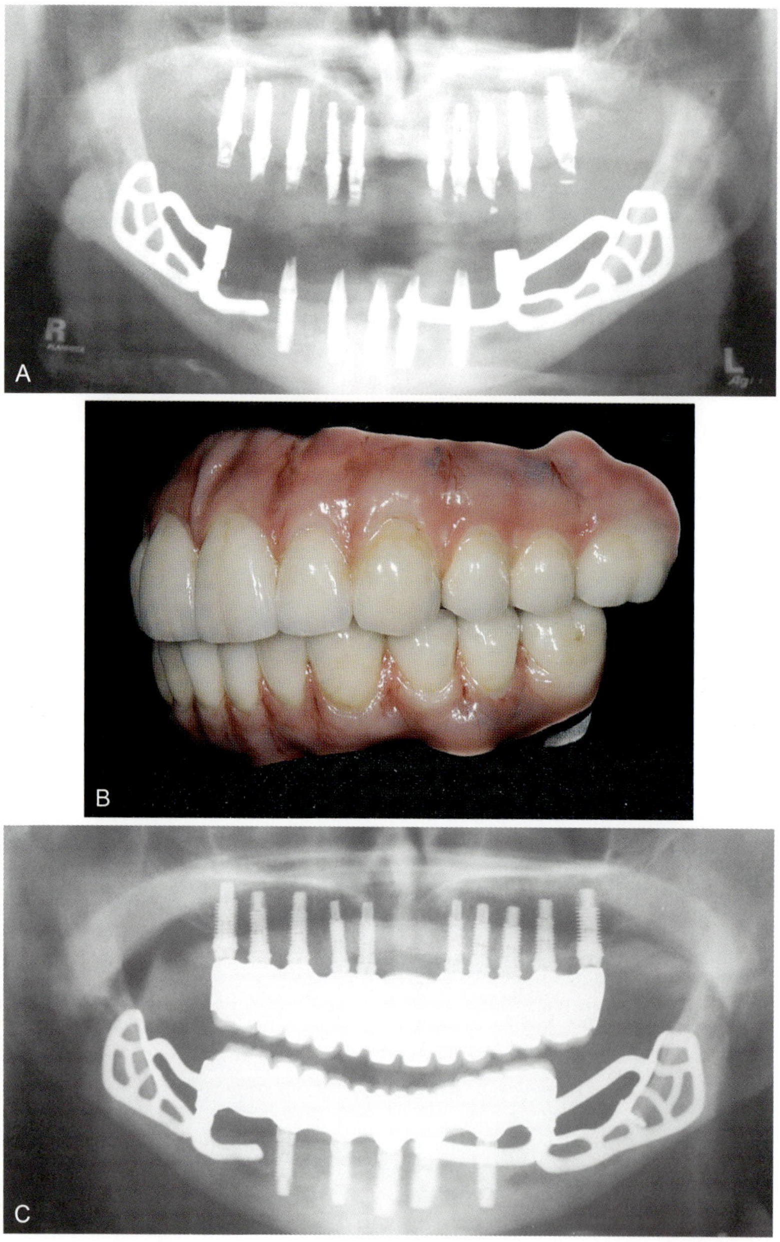

图 10-29 A. 全景片显示一名无牙颌患者在双侧上颌窦提升后植入 10 颗种植体。下颌为 C-h 类骨，前牙区植入了 5 颗骨内种植体，双侧后牙区植入了骨膜下种植体以支持后部修复体；B. 上、下颌采用了 FP-3 修复；C. 全景片示修复体就位

修复方案

上颌牙列缺失时，C 类牙槽嵴的修复设计大多是可摘可摘义齿。C 类牙槽嵴上使用上颌覆盖义齿可以支撑上唇且不影响卫生清理。对于 C 类下颌骨，较高的冠高空间常常需要软组织部分支持的覆盖义齿设计（RP-5）。当力学因素较大时，C 类下颌骨使用固定修复体往往需要前牙区和后牙区种植体的共同支持。用于 C 类骨的固定修复体，其冠高空间超过 15 mm 时，大多需要使用混合式修复体，树脂牙通过丙烯酸树脂结合在贵金属支架上。这样，较之烤瓷熔附金属式固定修复体，可以降低并发症和治疗费用。

一般来讲，C-h 类骨质从生物力学方面来讲对种植体的支持不够。因此，修复体的设计常常需要考虑以下方面：增加种植体、跨牙弓稳定设计、软组织支持和对颌可摘可摘义齿修复，以提高长期预后。处理 C 类牙槽嵴比前述两种类型骨质需要更多的经验、细心和长期训练。然而，良好的治疗效果也还是可以达到的。

没有种植义齿治疗经历的全口无牙颌患者应当被充分告知牙槽骨的吸收过程会继续，对传统可摘义齿的风险显著增加。直到出现无法弥补的骨质问题后才对患者进行处理的做法是一种较差的治疗方法，会导致需要采用像髂嵴骨移植之类的高级外科术式，这大幅增加并发症风险。

总之，就如同其他各种骨质一样，最终修复形式决定了治疗计划。对于下颌 RP-4 修复体，上颌骨前部可能要植入 5 颗根形种植体（如果其他牙科准则允许的话）。然而，较大冠高空间或方形牙弓可能要求包括前牙根形种植体的 RP-5 修复体。前牙根形种植体和后牙区骨膜下支架种植体（或圆盘式种植体）的联合运用适用于下颌牙弓的 RP-4 型义齿或固定义齿。如果应力水平较高且无法降低的时候，C 类全口无牙颌牙弓进行固定修复常常需要进行骨扩增术。

D 类骨（骨量不足）

前牙区

长期骨吸收可能导致剩余牙槽嵴全部丧失，同时伴随着基底骨的萎缩。D 类牙槽嵴的临床表现为严重萎缩（图 10-30）。曾经有段时间，人们认为牙缺失后仅仅牙槽嵴会吸收，而基底骨不会有变化。然而，骨丧失会继续发展并超过之前的天然牙根，甚至累及位于下颌神经以上或上颌鼻棘以下的基底骨。D 类上颌骨是指前部鼻底平面以下骨质不足 6 mm 或是后部上颌窦底骨质不足 6 mm 的情况；D 类下颌骨是指前部两颏孔间骨质不足 6 mm 或是后部下颌神经管以上骨质不足 6 mm 的情况。在上颌，基底骨最终丧失会造成完全平坦的上颌骨。

在下颌，颏结节变成牙槽嵴的最表面。即使颏肌的最上部附着在已吸收牙槽嵴的嵴顶，但已经失去大部分的肌肉附着。在下颌后部，颊肌可能接近下颌舌骨肌且在下颌骨体部上面形成腱膜。下颌牙弓顶端也出现颏孔，且下颌神经管部分区域发生开裂。因此，患者常抱怨下唇感觉异常，尤其在咀嚼活动中更为明显。冠高空间超过 20 mm，这是一个相当大的作用力放大器，并且很少能够减低以保证修复体的长期成功（图 10-31，框图 10-7）。

D 类骨质不进行骨增量术的修复结果是所有类型骨质中效果最差的。冠高空间如此之高以至于固定义齿几乎是禁忌的。如不采用骨增量术，只要软组织和神经并发症可能性得以降低，无论何时进行全牙列种植体支持覆盖义齿修复都是可以行的。但是不建议使用 RP-5 修复体，这是由于覆盖义齿的软组织支持区域的骨质会继续丧失。在 D 类骨质的前牙区进行骨扩增很难改善冠高空间值以达到固定修复体的要求。

D 类骨质全口无牙颌患者最难进行种植修复，利弊关系必须慎重权衡。尽管医患双方都认为这种口腔条件不佳，但是这些患者在治疗前通常不会有

框图 10-7　D 类骨

- 严重萎缩
- 颊侧骨缺损
- 平板形上颌骨
- 笔尖形下颌骨
- 冠高空间（CHS）大于 20 mm

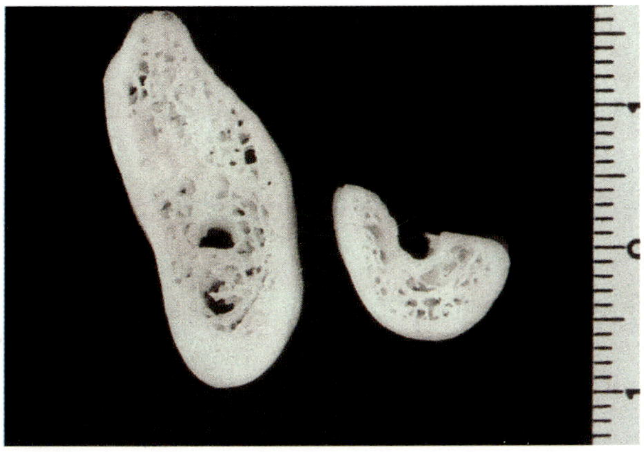

图 10-30　下颌左侧后牙区为 A 类骨，具有足量的骨高度和宽度。右侧区为 D 类骨，伴有下颌神经管开裂

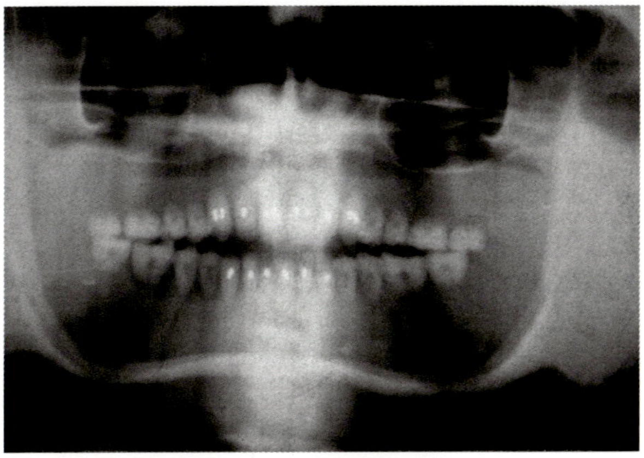

图 10-31　全景片显示 D 类骨患者全口可摘义齿修复，患者下唇感觉异常以及下颌骨骨折是常见并发症

下颌骨折断后偏斜的面部特征。如果种植失败，患者可能成为口腔的“残疾人”，不能佩戴任何类型的修复体。术中自发性骨折、种植体失败或移除等并发症比其他任何骨质都更常见(图 10-32)。因此，医生在治疗 D 类骨质的下颌前部患者时，应当做好应对大量并发症的准备。

当剩余骨质致密且对颌为无牙颌的时候，骨内根形种植体在不进行自体骨移植术的情况下偶尔可用于 D 类下颌骨前牙区。种植体植入的时候一定要很小心，因为下颌骨可能在种植体植入过程中或术后愈合的时候发生骨折[72]。在这些状况下，冠高空间很大且种植体数目常常为 4 颗或者更少。功能负荷后种植体失败的风险会更高。种植体失败伴随周围骨质的丧失，这可能引起下颌骨在种植位点发生骨折。RP-5 型可摘可摘义齿通常可用于仅有前牙种植体的 D 类骨质。然而，RP-5 修复体存在着持续的骨吸收和后牙区域的骨萎缩。因此，需要制订谨慎的治疗计划和告知患者这些风险，然后进行自体骨移植和种植体植入以支持 RP-4 型修复体。选择治疗计划的权利在于医生，而不是患者。当可能发生种植体失败的风险很大时，一定不要减小对种植体的支持力（图 10-33）。

各种设计类型的种植体都很难在 D 类上颌前部牙槽嵴获得足够的支持。强烈推荐种植体治疗前采用自体髂嵴骨移植以改善前牙区 D 类骨质。自体骨移植后，待其骨愈合 5 个月或者更长时间，骨分类通常能转变成 C-h 类或 A 类，这样骨内种植体便可以植入（图 10-34）。

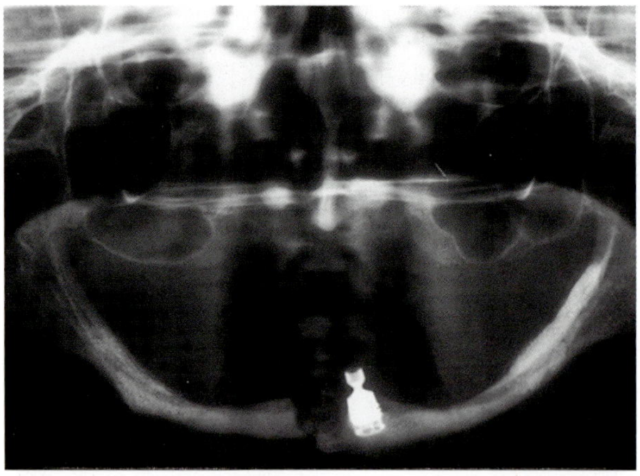

图 10-32　下颌 D 类骨患者在前牙区植入 2 颗种植体。结果其中 1 颗失败，导致下颌骨骨折并有不连续的骨缺损

自体骨移植的目的不是为了改善义齿的支持力。如果在自体移植骨上制作软组织 - 骨共同支持式修复体，那么由于加速吸收的缘故，90% 的移植骨会在 5 年内吸收[74]。再次进行骨增量术以弥补这种吸收是不明智的，结果会出现不断重复的义齿重衬、较高的软组织动度、软组织压痛和患者的极度挫折感。另一方面，自体骨移植在种植体的植入固位后能够长期保持。在完全低平的 D 类上颌骨上，由于不具备充足的牙槽嵴外形引导，仅仅依靠移植材料来弥补骨量是不可取的。如果这样做，术中或软组织覆盖后发生植入物移动是常见的后遗症。

后牙区

拥有上颌后部 D 类骨质和健康前牙或种植体的部分或全口无牙颌患者，可以进行局部自体骨、脱矿冻干骨和磷酸钙骨替代物联合上颌窦骨移植术[61]。尽管可用骨高度降低，但是上颌骨后牙区的冠高空间值可能还不足以进行外置式骨移植，这是因为上颌窦的膨胀速度超过牙槽嵴顶的骨吸收。在 D 类上颌后部，高度适当的骨内种植体几乎都需要进行上颌窦骨移植。上颌窦骨移植术 6~8 个月后，上颌骨后部 D 类骨质被修整为 A 类或 C-h 类骨质，此时便可以植入根形种植体支持后牙修复体（图 10-35）。

如果下颌骨前部骨量充足，后部为 D 类骨质，根形种植体、骨膜下三角支架种植体、下颌钉板种植体或升支支架种植体均可以谨慎地用于下颌前部无牙颌区。

D 类骨质牙弓的治疗需要经过良好培训的医生，因为这类骨质会带来有关骨移植、早期种植失败和软组织处理等方面的并发症。因此，治疗方案中应含一个更为谨慎的预后。在患者 D 类骨质形成之前就教育并及时治疗，应当是每个医生的目标。这就要做到：在患区发生疼痛前进行专业的牙周疾病治疗，在脓肿形成前去除龋坏组织，专业人员监测天然牙周围骨质毫米级的骨丧失并提供持续的维护以减小将来牙齿和骨质丧失的风险，同时还要细心监测缺失牙位置的骨吸收情况，并能够在危害形成前对患者进行教育和治疗。

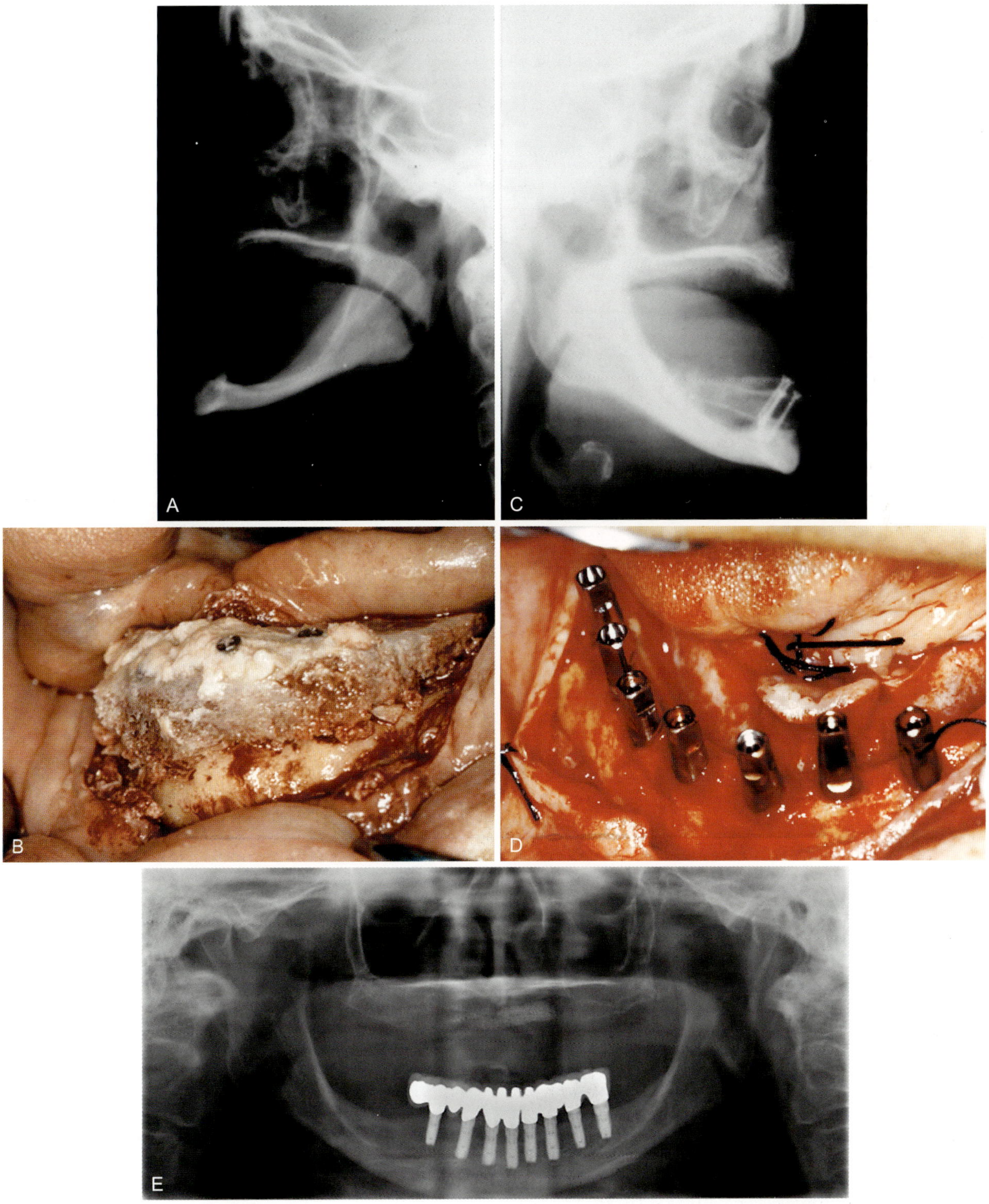

图 10-33　A. D 类上、下颌骨头颅侧位片；B. 取自体髂骨骨块，利用骨钉在颏孔间以及神经管上方固定骨块；C. 植骨后上、下颌骨头颅侧位片；D. 二期在植骨术区植入 7 颗种植体（4 mm × 12 mm），原 D 类骨在植骨后转化为 A 类骨；E. 全景片示下颌在 7 颗种植体基础上行种植修复。上颌植入高密度羟基磷灰石来改善牙槽嵴外形并力求减缓后期骨吸收

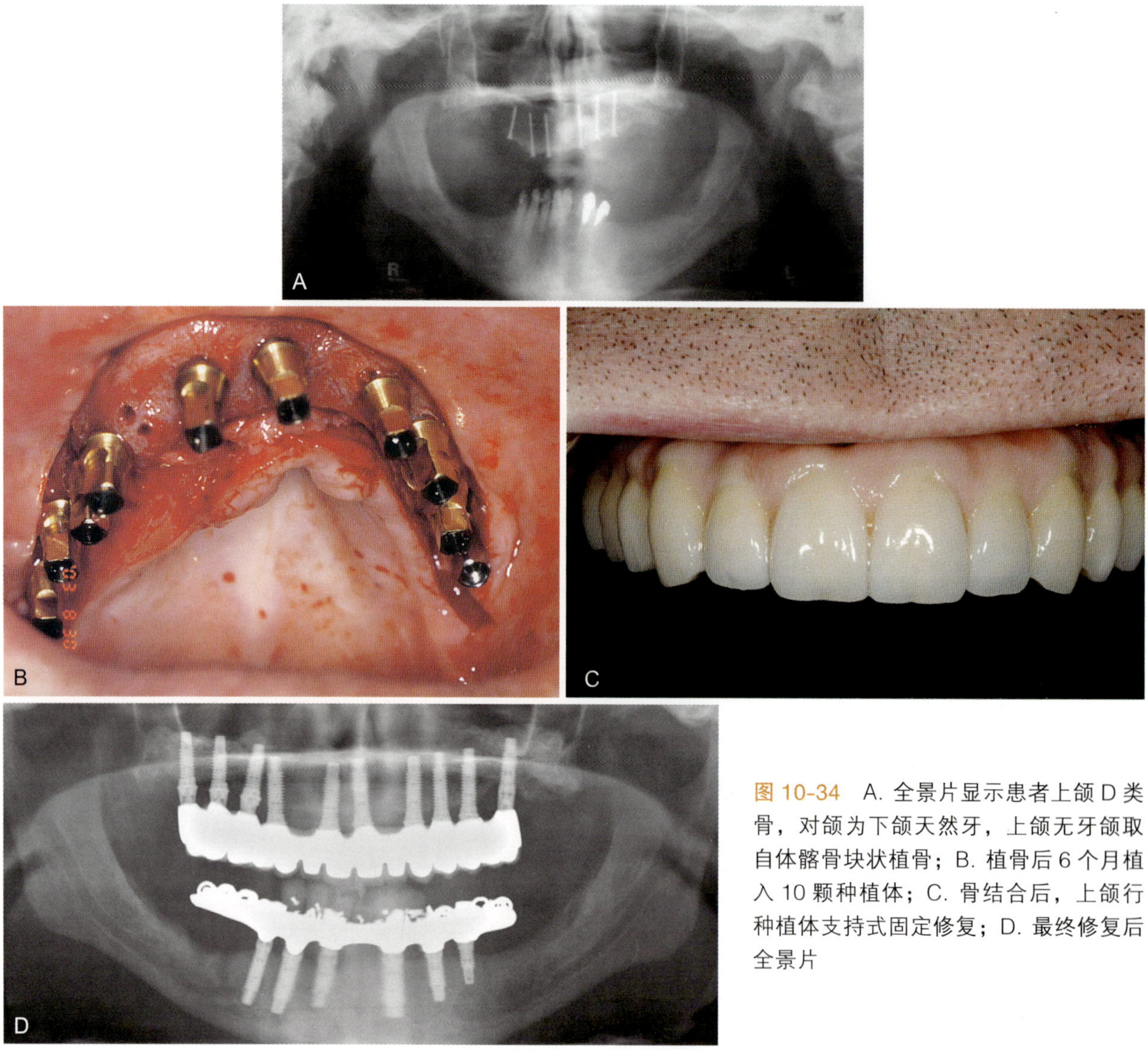

图 10-34 A. 全景片显示患者上颌 D 类骨，对颌为下颌天然牙，上颌无牙颌取自体髂骨块状植骨；B. 植骨后 6 个月植入 10 颗种植体；C. 骨结合后，上颌行种植体支持式固定修复；D. 最终修复后全景片

小 结

在口腔种植治疗过程中，应在治疗初期就设计修复体以满足患者的需求并获得最佳的治疗结果。这些修复体可能为固定修复体或主要由软组织支持的混合式种植修复体。最终修复体类型确定后，关键种植体位点、患者的作用力因素、种植位点骨密度，以及种植体的数目、尺寸和设计随后相继确定。能否采用种植体支持的主要标准是可用骨量。可用骨量基于骨宽度、高度、长度、角度和无牙颌区域的冠高空间被分成 4 类。每种骨类型相对应种植治疗程序都应当被遵循。

A 类缺牙区牙槽嵴在各方面的骨量都很充足。A 类骨是种植修复的最佳选择且大多设计为独立的种植修复体。B 类骨质骨宽度适合较窄的、小直径根形种植体。

宽度和表面积的降低通常需要在最终修复体设计中增加额外的种植体。B 类骨可通过骨增量术或骨成形术转变为 A 类骨质。外科术式可以根据待处理的位点不同而选择。例如，在上颌骨前部，因为美观因素大多选择骨增量术。在下颌骨前部，因为可用骨高度的原因且美观要求相对不高，通常进行骨成形术。在下颌骨后牙区，可以使用多颗 B 类骨用种植体，这是由于此处骨密度好，而可用骨高度有限，且美观不是主要考虑因素。当应力较强，不论解剖位置如何，在 A 类根形种植体植入前都要进行骨增量术。

C 类缺牙区牙槽嵴存在中度吸收，对种植体的使用有更多限制。如何进行种植修复或在种植体

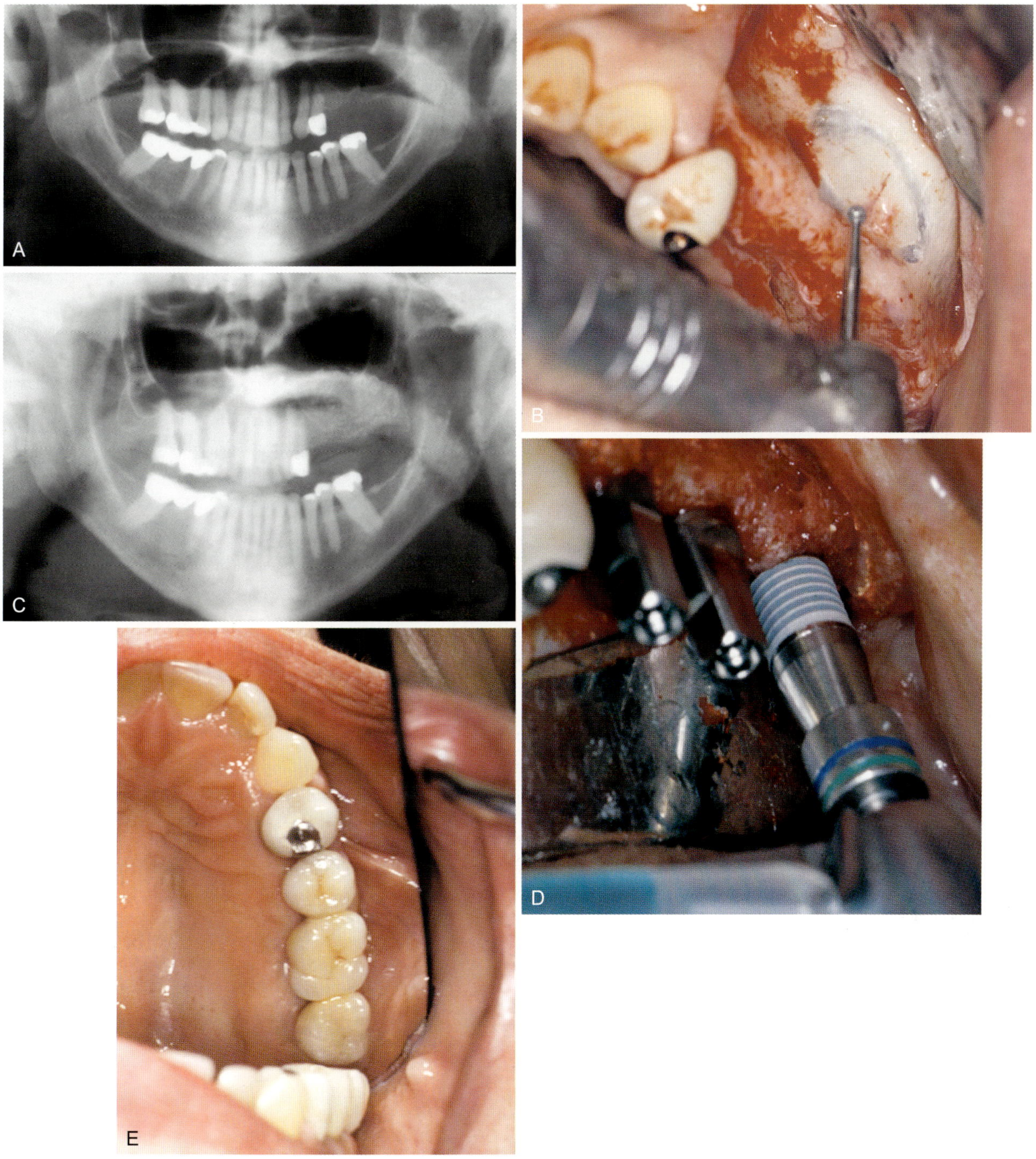

图 10-35 A. 全景片示，单侧上颌后牙区磨牙及前磨牙缺失。前磨牙区为 C-h 类骨，磨牙区为 D 类骨。B. 在上颌窦外侧壁用球钻进行开窗，抬高上颌窦黏膜并植入骨粉来增加种植区可用骨高度。C. 手术 6 个月后可见上颌后牙区已成为 A 类骨。D. 待植骨区愈合后，在上颌后牙区植入 3 颗种植体。第二前磨牙区种植体直径为 4 mm，磨牙区为 5 mm。E. 最终在 3 颗种植体上行三单位粘接式固定修复

植入前通过骨增量术改善骨质的决定受到修复体类型、患者作用力及患者需求的影响。

D 类缺牙区牙槽嵴对应基底骨丧失和严重的骨萎缩，会导致下颌管开裂或形成完全平坦的上颌。患者常常需要在种植和修复重建前进行自体骨移植的骨增量术。

如果患者现有的条件难以实现较好的预后，首先必须改变患者的观念或口腔条件。例如，当修复体可能从 FP-1 降为 RP-4 型，患者的预期值就必须降低；或者骨质必须通过骨增量术增加高度和宽度以实现骨类型的改善，才可能获得长期的种植体支持和合适的修复体设计。

参考文献

[1] Misch CE, Judy KWM: Patient dental-medical implant evaluation form, Int Cong Oral Implant 1987.

[2] Greenfield EJ: Implantation of artificial crown and bridge abutments, Dent Cosmos 55:364–369, 1913.

[3] Misch J: Lehrbuch der Grenzgebiete der Medizin und Zahnheilkunde (vol 1), ed 2, Leipzig, Germany, 1922, FCW Vogal.

[4] Atwood DA: Postextraction changes in the adult mandible as illustrated by microradiographs of midsagittal sections and serial cephalometric roentgenograms, J Prosthet Dent 13:810–824, 1963.

[5] Atwood DA: Reduction of residual ridges: a major oral disease entity, J Prosthet Dent 26:266–279, 1971.

[6] Atwood DA, Coy WA: Clinical, cephalometric and densitometric study of reduction of residual ridges, J Prosthet Dent 26:280–295, 1971.

[7] Tallgren A: The continuing reduction of the residual alveolar ridges in complete denture wearers. A mixed longitudinal study covering 25 years, J Prosthet Dent 27:120–132, 1972.

[8] Atwood DA: Some clinical factors related to the rate of resorption of residual ridges, J Prosthet Dent 12:441–450, 1962.

[9] Karkazis HC, Lambadakis J, Tsichlakis K: Cephalometric evaluation of the changes in mandibular symphysis after 7 years of denture wearing, Gerodontology 14:10–15, 1997.

[10] Karagaclioglu L, Ozkan P: Changes in mandibular ridge height in relation to aging and length of edentulism period, Int J Prosthodont 7:368–371, 1994.

[11] Kovacic I, Celebic A, Knezovic Zlataric D, et al: Influence of body mass index and the time of edentulousness on the residual alveolar ridge resorption in complete denture wearers, Coll Antropol 2(Suppl):69–74, 2003.

[12] Lam RV: Contour changes of the alveolar process following extraction, J Prosthet Dent 10:25–32, 1960.

[13] Berg H, Carlsson GE, Helkimo M: Changes in shape of posterior parts of upper jaws after extraction of teeth and prosthetic treatment, J Prosthet Dent 34:262–268, 1975.

[14] Gazabatt C, Parra N, Meissner C: A comparison of bone resorption following intraseptal alveolectomy and labial alveolectomy, J Prosthet Dent 15:435–443, 1965.

[15] Pietrokovski J, Sorin S, Hirschfeld Z: The residual ridge in partially edentulous patients, J Prosthet Dent 36:150–157, 1976.

[16] Pietrokovski J, Massler M: Alveolar ridge resorption following tooth extraction, J Prosthet Dent 17:21–27, 1967.

[17] Pietrokowski J: The bony residual ridge in man, J Prosthet Dent 34:456–462, 1975.

[18] Parkinson CF: Similarities in resorption patterns of maxillary and mandibular ridges, J Prosthet Dent 39:598–602, 1978.

[19] Wical KE, Swoope CC: Studies of residual ridge resorption. Part I: Use of panoramic radiographs for evaluation and classification of mandibular resorption, J Prosthet Dent 32:7–12, 1974.

[20] Tallgren A, Lang BR, Miller RL: Longitudinal study of soft-tissue profile changes in patients receiving immediate complete dentures, Int J Prosthodont 4:9–16, 1991.

[21] Weiss CM, Judy KWM: Severe mandibular atrophy: biological considerations of routine treatment with complete subperiosteal implants, Oral Implantol 4:431–469, 1974.

[22] Kent JN: Correction of alveolar ridge deficiencies with non-resorbable hydroxyapatite, J Am Dent Assoc 105:99–100, 1982.

[23] Lekholm U, Zarb G: Patient selection and preparation. In Brånemark PI, editor: Tissue integrated prostheses: osseo-integration in clinical dentistry, Chicago, 1985, Quintessence.

[24] Fallschüssel GKH: Untersuchungen zur Anatomie des zahnlosen Oberkiefers, Z Zahnarztl Implantol 2:64–72, 1986.

[25] Gruber H, Solar P, Ulm C: Maxillomandibular anatomy and patterns of resorption during atrophy. In Watzek G, editor: Endosseous implants: scientific and clinical aspects, Chicago, 1996, Quintessence.

[26] Cawood JJ, Howell RA: A classification of the edentulous jaws classes I to VI, Int J Oral Maxillofac Surg 17:232–279, 1988.

[27] Misch CE: Treatment planning and implant dentistry [abstract]. In Misch Implant Institute Manual, Dearborn, MI, 1985.

[28] Misch CE, Judy KWM: Classification of partially edentulous arches for implant dentistry, Int J Oral Implantol 4:7–12, 1987.

[29] Misch CE: Available bone influences prosthodontic treatment, Dent Today 7:44–75, 1988.

[30] Misch CE: Bone classification, training keys to implant success. Dent Today 8:39–44, 1989.

[31] Misch CE: Classifications and treatment options of the completely edentulous arch in implant dentistry, Dent Today 9:26–30, 1990.

[32] Misch CE: Divisions of available bone in implant dentistry, Int J Oral Implantol 7:9–17, 1990.

[33] Misch CE: Classification de l'os disponible en implantologie [in French], Implantodontie 6/7:6–11, 1992.

[34] Misch CE: Divisions of available bone. In Misch CE, editor: Contemporary implant dentistry, ed 2, St Louis, 1993, Mosby, pp 89–108.

[35] Razavi R, Zena RB, Khan Z, et al: Anatomic site evaluation of edentulous maxillae for dental implant placement, J Prosthet Dent 4:90–94, 1995.

[36] Oikarinen K, Raustia AM, Hartikainen M: General and local contraindications for endosseal implants—an epidemiological panoramic radiographic study in 65 year old subjects, Community Dent Oral Epidemiol 23:114–118, 1995.

[37] Minsk L, Polson A, Weisgold A, et al: Outcome failures of endosseous implants from a clinical training center, Compend Contin Educ Dent 17:848–859, 1996.

[38] Stultz RE, Lofland R, Sendax VI, et al: A multicenter 5-year retrospective survival analysis of 6,200 integral implants, Compend Contin Educ Dent 14:478–486, 1993.

[39] Saadoun A, LeGall MG: An 8-year compilation of clinical results obtained with Steri-Oss Endosseous implants, Compend Contin Educ Dent 17:669–688, 1996.

[40] van Steenberghe D, DeMars G, Quirynen M, et al: A prospective split mouth comparative study of two screw-shaped self-tapping pure titanium implant systems, Clin Oral Implants Res 11:202–209, 2000.

[41] Naert I, Koutsikakis G, Duyck J, et al: Biologic outcome of implant-supported restorations in the treatment of partial edentulism, part I: A longitudinal clinical evaluation, Clin Oral Implants Res 13:381–389, 2002.

[42] Pylant T, Triplett RG, Key MC, et al: A retrospective evaluation of endosseous titanium implants in the partially edentulous patient, Int J Oral Maxillofac Implants 7:195–202, 1992.
[43] Naert I, Quirynen M, van Steenberghe D, et al: A six-year prosthodontic study of 509 consecutively inserted implants for the treatment of partial edentulism, J Prosthet Dent 67:236–245, 1992.
[44] Jemt T, Lekholm U: Oral implant treatment in posterior partially edentulous jaws: a 5-year follow-up report, Int J Oral Maxillofac Implants 8:635–640, 1993.
[45] Lekholm U, van Steenberghe D, Herrmann I, et al: Osseointegrated implants in the treatment of partially edentulous jaws: a prospective 5-year multicenter study, Int J Oral Maxillofac Implants 9:627–635, 1994.
[46] Higuchi KW, Folmer T, Kultje C: Implant survival rates in partially edentulous patients: a 3-year prospective multicenter study, J Oral Maxillofac Surg 53:264–268, 1995.
[47] Gunne J, Jemt T, Linden B: Implant treatment in partially edentulous patients: a report on prostheses after 3 years, Int J Prosthodont 7:142–146, 1994.
[48] Friberg B, Jemt T, Lekholm U: Early failures in 4,641 consecutively placed Brånemark dental implants: a study from stage 1 surgery to the connection of completed prostheses, Int J Oral Maxillofac Implants 6:142–146, 1991.
[49] Jemt T, Lekholm U: Implant treatment in edentulous maxillae: a 5-year follow-up report on patients with different degrees of jaw resorption, Int J Oral Maxillofac Implants 10:303–311, 1995.
[50] Testori T, Younan R: Clinical evaluation of short, machined-surface implants followed for 12 to 92 months, Int J Oral Maxillofac Implants 18:894–901, 2003.
[51] Testori T, Wisemen L, Wolfe S, et al: A prospective multicenter clinical study of the Osseotite implant: four-year interim report, Int J Oral Maxillofac Implants 16:193–200, 2001.
[52] Weng D, Jacobson Z, Tarnow D, et al: A prospective multicenter clinical trial of 3i machined-surface implants: results after 6 years of follow-up, Int J Oral Maxillofac Implants 18:417–423, 2003.
[53] Misch CE: Density of bone: effect on treatment plans, surgical approach, healing and progressive bone loading, Int J Oral Implantol 6:23–31, 1990.
[54] Misch CE: Short dental implants: a literature review and rationale for use, Dent Today 24:64–68, 2005.
[55] Misch CE, Steigenga K, Barboza E, et al: Short dental implants in posterior partial edentulism: a multicenter retrospective 5 year case study, J Periodontol 77:1470–1477, 2006.
[56] Tarnow DP, Cho SC, Wallace SS: The effect of interimplant distance on the height of inter-implant bone crest, Periodontology 71:546–549, 2000.
[57] Hebel KS, Gajjar R: Achieving superior aesthetic results: parameters for implant and abutment selection, Int J Dent Symp 4:42–47, 1997.
[58] Misch CE, Wang HL: The procedures, limitations and indications for small diameter implants and a case report, Oral Health 94:16–26, 2004.
[59] Misch CE: Maxillary anterior single tooth implant health esthetic compromise, Int J Dent Symp 3:4–9, 1995.
[60] Misch CE, D'Alessio R, Misch-Dietsh F: Maxillary partial anodontia and implant dentistry—maxillary anterior partial anodontia in 255 adolescent patients: a 15 year retrospective study of 276 implant site replacements, Oral Health 95:45–57, 2005.
[61] Tatum HO: Maxillary and sinus implant reconstructions, Dent Clin North Am 30:207–229, 1980.
[62] Misch CE, Dietsh F: Bone grafting materials in implant dentistry, Implant Dent 2:158–167, 1993.
[63] Misch CM, Misch CE, Resnik RR, et al: Reconstruction of maxillary alveolar defects with mandibular symphysis grafts for dental implants: a preliminary procedural report, Int J Oral Maxillofac Implants 3:360–366, 1992.
[64] Misch CM, Misch CE: The repair of localized severe ridge defects for implant placement using mandibular bone grafts, Implant Dent 4:261–267, 1995.
[65] Misch CM: Ridge augmentation using mandibular ramus bone grafts for the placement of dental implants: presentation of a technique, Pract Perio Aesth Dent 8:127–135, 1996.
[66] Mraiwa N, Jacobs R, van Steenberghe D, et al: Clinical assessment and surgical implications of anatomic challenges in the anterior mandible, Clin Implant Dent Relat Res 5(4):219–225, 2003.
[67] Ivanoff CJ, Grondahl K, Sennerby L, et al.: Influence of variations in implant diameters: a 3- to 5-year retrospective clinical report, Int J Oral Maxillofac Implants 14:173–180, 1999.
[68] Scurria MS, Morgan ZV, Guckes AD, et al: Prognostic variables associated with implant failure: a retrospective effectiveness study, Int J Oral Maxillofac Implants 13:400–406, 1998.
[69] Scortecci GM: Immediate function of cortically anchored disk design implants without bone augmentation in moderately to severely resorbed completely edentulous maxillae, J Oral Implantol 25:70–79, 1999.
[70] Judy KW, Misch CE: Evolution of the mandibular subperiosteal implant, N Y Dent J 53:9–11, 1983.
[71] Misch CE, Dietsh F: The unilateral mandibular subperiosteal implant: indications and technique, Int J Oral Implantol 8:21–29, 1992.
[72] Mason ME, Triplett RG, van Sickels JE, et al: Mandibular fractures through endosseous cylinder implants: report of cases and review, J Oral Maxillofac Surg 48:311–317, 1990.
[73] Misch CE, Dietsh F: Endosteal implants and iliac crest grafts to restore severely resorbed totally edentulous maxillae: a retrospective study, J Oral Implantol 20:110, 1994.
[74] Curtis TA, Ware WH, Beirne OR, et al: Autogenous bone grafts for atrophic edentulous mandibles: a final report, J Prosthet Dent 57:73–78, 1987.

第 11 章

骨密度：治疗计划中的关键因素

Carl E. Misch

可用骨量在口腔种植中尤为重要，它是指拟种植的缺牙区骨组织结构或体积[1]。早期，可用骨量在种植影响因素中并不被重视。事实上，剩余骨量是确定治疗计划的首要因素。骨量不足时只能使用短种植体，减少种植体数目；骨量充足时则可以使用较多数目的长种植体[2]。目前，治疗计划首先应考虑适合患者的最终修复方案，决定针对于患者问题的修复方式，然后再从生物机械力学的角度考虑种植体植入位置的关键问题。支持特定修复体所需的种植体数目和患者施加的力密切相关（患者咬合力因素），因为应力等于力除以面积。另一个决定种植体数目和尺寸的因素就是种植体基台部位的骨密度[3]。

骨的外部（骨皮质）和内部（骨小梁）结构可以用质量或密度来描述，这反映了骨组织的一些生物力学特性，譬如强度、弹性模量、骨与种植体的接触率，以及骨内种植体的负荷分散方式（框图 11-1）。换而言之，骨的内外结构实际影响着口腔种植操作的各个方面。无牙颌区域的可用骨密度是治疗计划、手术方法、种植体设计、愈合时间和修复重建中最初渐进式骨负荷的决定性因素[4-7]。本章详述了骨密度涉及种植修复整体计划的各方面内容。

骨密度对种植成功率的影响

骨质量往往与牙弓的位置相关联[4, 8, 9]。通常下颌骨前部骨密度最高，其次是上颌骨前部和下颌骨后部，上颌骨后部的骨密度最低（框图 11-2）。种植体的成功率与植入牙弓的位置有关。依照标准的手术和修复方法，Adell 等[2]报道下颌骨前部比上颌骨前部的成功率高 10% 左右。在一个 15 年的随访研究中 Snauwaert 等[10]报道指出，每年种植体早期和晚期的失败案例常见于上颌。除了牙弓位置，一些独立研究小组报道了与骨质相关的不同失败率。事实上，种植失败原因更多归结于骨密度，而非牙弓位置。

Engquist 等[11]发现所有报道的种植体失败中 78% 都发生于植入骨松质支持覆盖义齿的种植体。Friberg 等[12]发现他们的种植失败中 66% 都发生于有吸收的上颌骨松质。在一项为期 5 年的研究中，Jaffin 和 Berman[13]报道当上颌骨的骨密度较差时，种植失败率达到 44%，这篇文章还指出全口范围内骨密度较差，会导致 35% 的种植体失败；这些失败中有 55% 发生于骨松质。Johns 等[14]报道中度骨密度区域 3% 的种植体发生失败，而在最差的骨类型区域则出现 28% 的种植体失败。Smedberg 等[15]人报道指出在很低的骨密度区种植失败率高达 36%。Hermann 等发现种植失败与患者因素密切相关，包括骨质量，尤其当伴随较差的骨量的时

框图 11-1　反映骨质量的指标

- 强度
- 弹性模量
- 骨与种植体的接触率
- 骨内种植体的负荷分散方式

框图 11-2　骨质量定位：最大密度到最小密度

- 下颌骨前部
- 上颌骨前部
- 下颌骨后部
- 上颌骨后部

候（65% 的该类患者发生失败）。这些失败病例并不总是与手术愈合相关，相反主要发生于修复负荷之后。因此，许多遵循标准手术和修复方法的独立临床研究小组，经过多年的研究，提出了骨密度因素对于种植体成功至关重要（图 11-1）[17-19]。

在 1988 年笔者制订了治疗方案，包括治疗计划的调整、种植体选择、手术方法、愈合计划和早期修复体负荷，结果在所有骨密度和牙弓位置方面，都出现了相似的种植体成功率[4]。Misch 和 Kline 团队进行的多中心临床试验也指出采用此套方案在所有骨密度和牙弓位置取得的成功率基本相同[20-23]（图 11-2）。本章旨在提出科学的原理用以根据骨密度改进治疗计划，从而获得各个骨类型相似成功率。

不同骨密度的病因学

骨是一种能够根据一些因素而发生改变的器官，这些因素包括激素、维生素和力学的影响。然而，生物力学参数（例如传导到骨组织的张力）起决定性作用[24]。一个多世纪前就有关于颅颌系统适应性改变的报道了。1887 年，Meier 定量地描述了股骨中骨小梁的结构[25]。1888 年，Kulmann 注意到股骨中骨小梁的模式同 Eiffel 提出的建筑横梁理念具有相似性（图 11-3）[26]。1892 年，Wolff 进一步详细描述了这些概念并且发现“在骨的形态和功能上，或者单纯功能上的每一次改变都必然伴

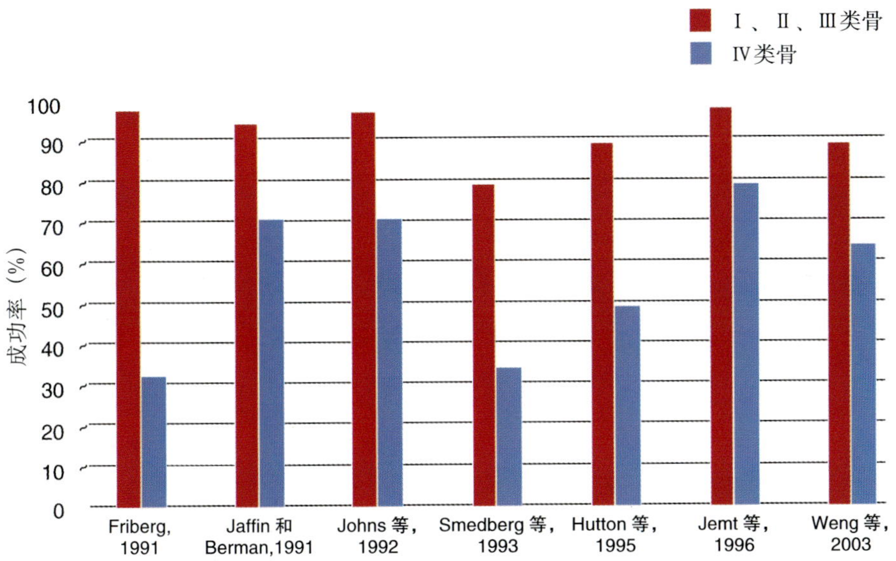

图 11-1 多年以来大量的临床报道发现较好的骨质量（红色）会带来较高的成功率，较差的骨质量（蓝色）则出现较低的存留率

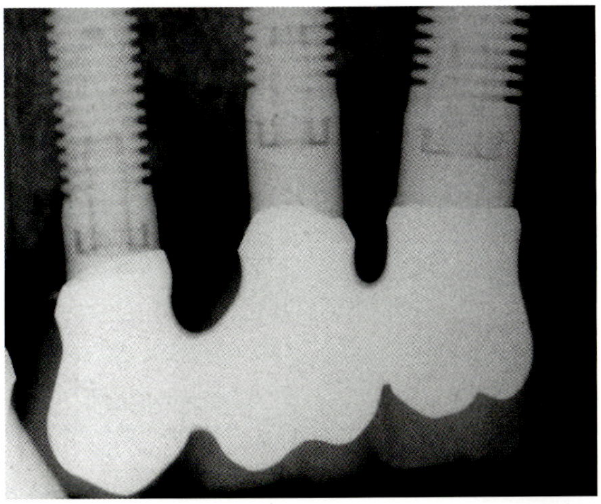

图 11-2 图为上颌后区 D4 类骨中的固定种植修复体植入 5 年后的 X 线片。当种植治疗方案、手术方法、愈合时间、修复步骤都是根据术区骨质量合理制订时，种植体存留率和牙槽嵴顶骨吸收的情况在所有骨密度区和牙弓位置上都是相近的

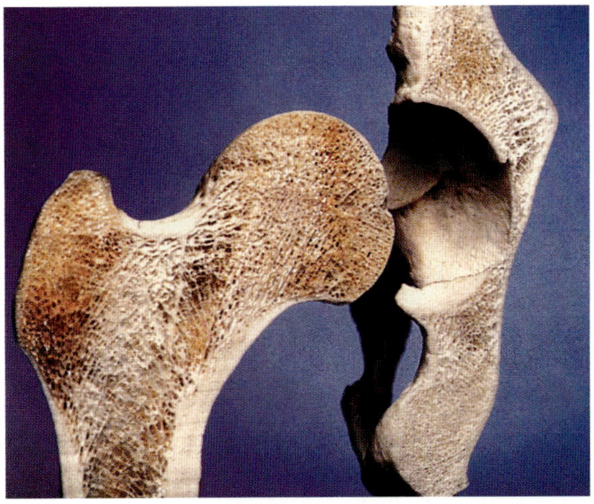

图 11-3 股骨近心端骨小梁的排列与应力传导方向一致，就像桥或塔的横梁一样

随着内部结构的某些明确变化，同时在外部形态结构上也有同样明确的变化，所有这些变化都符合数学定律”。骨功能改性和脊椎骨骼在内部及外部形态上明确的改变均是受到了力学负荷的影响，近期Murry也对此有报道[28]。因此，在骨结构中许多研究报道均指出，骨外部结构（骨皮质）改变与功能相关，骨内部结构（骨松质）也相应发生改变。

力学影响的结果是骨结构的改变，这一点在颌骨上也有表现。举例来说，MacMillan和Parfitt都报道了颌骨中牙槽骨骨小梁的结构特性和变异[29, 30]。上颌骨和下颌骨具有不同的生物力学功能（图11-4）。作为一个独立结构，下颌骨被当做是一个作用力吸收单元。因此，当牙齿存在时，外层骨皮质较致密、较厚，骨小梁更粗糙且稠密（图11-5）。另一方面，上颌骨是一种作用力发散单元，任何应力作用到上颌骨都会通过颧弓和上腭分散吸收而不会传递到脑和眼眶。因此，上颌骨骨皮质薄，支持牙齿的骨小梁细（图11-6）。Neufeld发现牙齿周围的骨（筛状板）最为致密，且牙齿周围嵴顶部位的骨较根尖区致密（图11-7）[31]。正畸治疗过程中牙槽骨的吸收也证实了牙槽突的生物力学敏感性[32]。

Orban证实与对侧有牙齿的咬合接触相比，没有咬合后，上颌磨牙区出现了骨小梁的减少[33]（图11-8）。牙齿缺失后颌骨的骨密度也会降低。这种减少主要因素包括：牙齿缺失以及负荷不当的时间长度、最初的骨密度、下颌的弯曲和扭转，以及牙齿缺失前后的副功能活动[34-37]。总之，牙齿缺失后骨密度在上颌骨后部变化最大，在下颌骨前部变化最小。

人体内的骨皮质和骨松质通过塑型和改建的方式一直发生着变化[38]。塑型具有骨形成和吸收的独立位点，能够导致骨外形或大小的变化。改建是骨

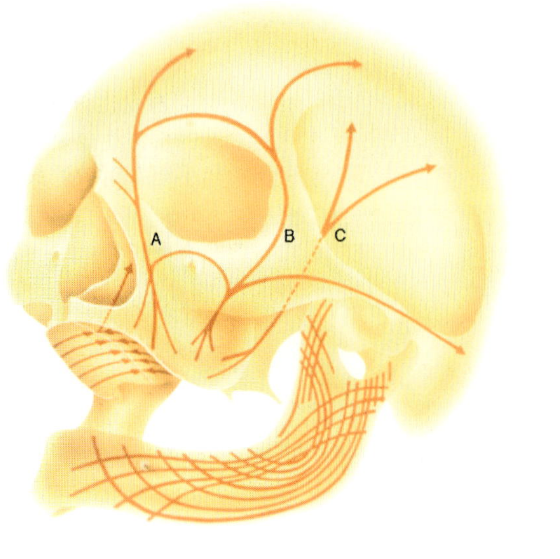

图11-4　上颌骨是作用力发散单元，下颌骨是作用力吸收单元，因此上、下颌的骨皮质和骨松质的并不相同

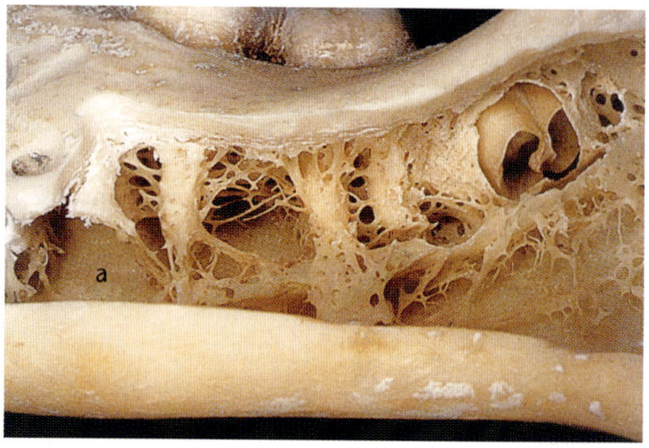

图11-5　在有牙列的下颌骨，骨小梁较上颌骨粗，同时，其骨皮质更厚更致密。下颌骨，作为一种独立结构，是一种作用力吸收单元

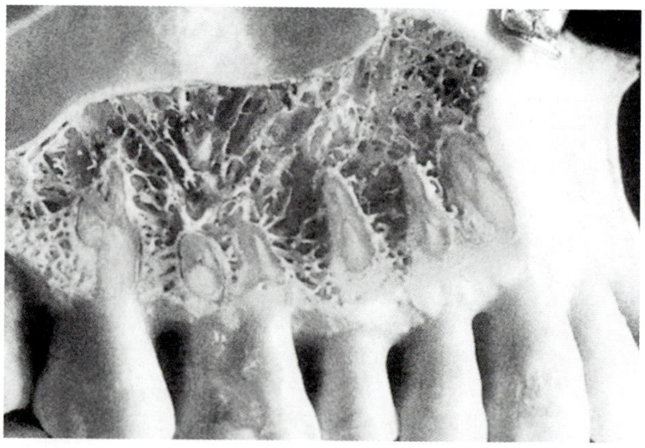

图11-6　有牙列的上颌骨，具有比下颌骨更为精细的骨小梁，同时，其骨皮质更薄、更多孔。上颌骨是一种作用力发散单元，这种设计可以保护脑和眼眶

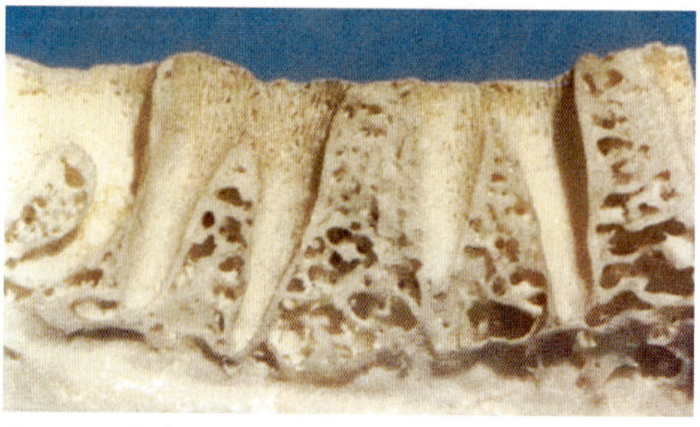

图11-7　每个颌骨的骨小梁都存在结构变异。紧邻牙齿的骨小梁更为致密，此处形成筛板。在牙齿之间，靠近嵴顶的骨小梁最致密，根尖部位致密程度最低

吸收和骨形成在同一位置发生，能够替换原有的骨组织，主要影响骨的内在更新，包括牙齿缺失区或紧邻骨内种植体的区域。这种适应现象已证实与宿主骨内应力和应变环境的交替变化有密切联系[39]。

应力是作用力值除以其作用的功能面积；应变指物体长度变化量除以原始长度。加载于骨组织的应力值越大，骨组织的应变越大[40]。骨组织的塑型和改建最初部分或全部受应变力学环境的控制。总之，牙槽骨密度的变化是微应变引起的机械变形的结果。

Frost 提出了一种用以描述密质骨适应机械应变而进行塑型和改建的模型[41]。根据骨所受的微应变量，用自发性骨折、病理性过负荷区、轻度过负荷区、适应区、急性失用区来描述骨组织（框图 11-3）。这分类也可以用于描述颌骨内种植体周围的骨小梁反应[42-44]。

处于急性失用窗的骨丧失了矿物密度，由于新骨的塑型受到抑制，骨改建被激发，同时伴随有骨组织的逐渐缺失，引起了失用性萎缩（图 11-9）。日常轻微负荷的骨应变值在 0～50 微应变。这种现象在整个骨骼系统中都有发生，有证据显示四肢固定 3 个月后，骨皮质板会降低 15%，大量骨小梁丧失[45]。另有报道骨失用导致骨皮质密度下降 40%，而骨小梁密度下降 12%[46, 47]。有趣的是，在外太空的微重力环境中，骨丧失同失用性骨萎缩结果相

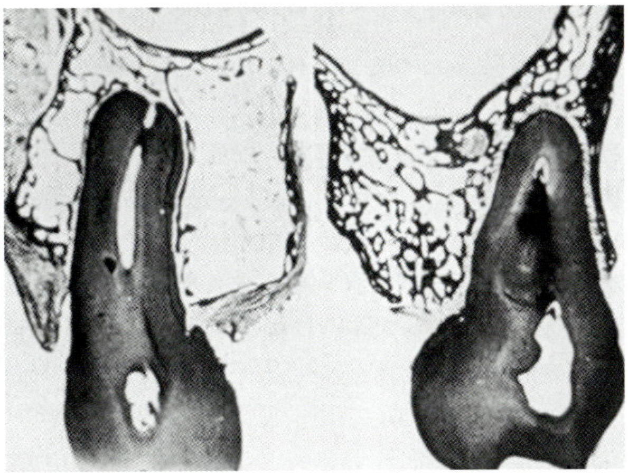

图 11-8　图中左侧，对颌的下颌牙齿缺失。咬合接触丧失导致上颌牙齿周围骨小梁丧失。右侧牙齿来自同一只猴，对颌的下颌牙齿还存在，上颌牙齿周围的骨小梁就显得更为致密。左侧出现的组织失用性萎缩是由于缺少了能够保持骨量的微应变（引自：Orban B: Oral histology and embryology, ed 3, St Louis, 1953, Mosby.）

框图 11-3　骨的力学适应性分类
自发性骨折
病理性过负荷区
轻度过负荷区
适应区
急性失用区

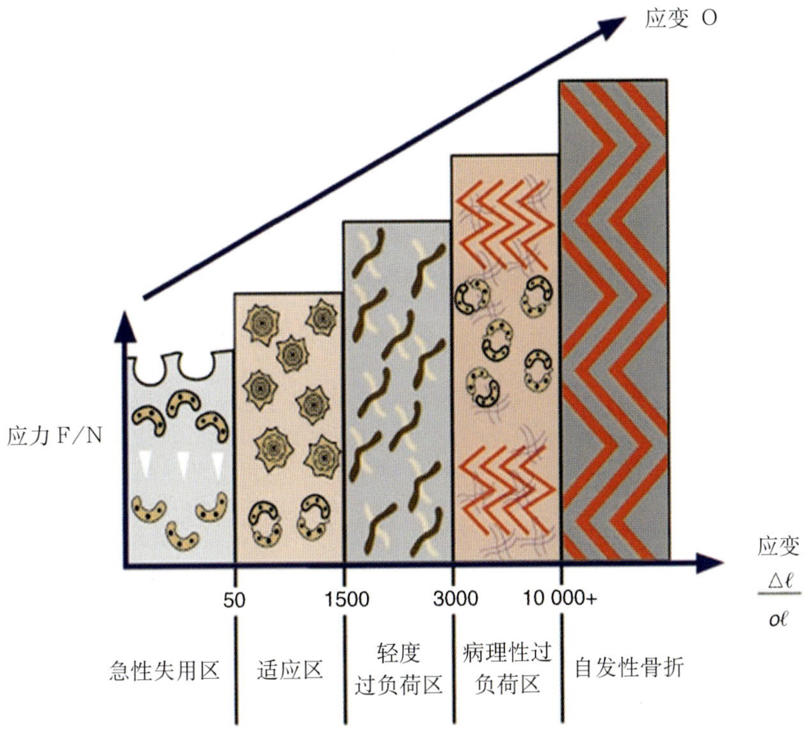

图 11-9　发生自发性骨折之前，归因于对应变的机械性改变的四个区域。严重的失用区具有最低的微应变量。适应区是理想的生理负荷区。轻度过负荷区造成微断裂，引发骨改建的增加，这会产生更多的编织骨。病理性过负荷区造成疲劳断裂、改建和骨吸收的增加

似，这是由于在外太空无重力环境下，地球重力导致骨的微应变不存在了。事实上，登上俄罗斯 Mir 号（和平号）太空站的宇航员 111 天就丧失了近 12% 的骨矿物质。

适应区（50～1500 微应变）代表骨塑型和改建处于平衡状态，同时骨条件在这个水平得以维持[41]。骨在这种应变环境下能保持稳定状态，也被认为健康的内环境稳定区。这种骨的组织学表现主要是板层状骨或承重骨。在生理性负荷区，即相应于适应区，每年都有将近 18% 骨小梁和 2%～5% 的骨皮质发生改建[24]。一旦应力平衡建立后，这个应变范围就是骨内种植体所希望获得的。在适应区骨需要更新；Mori 和 Burr 发现在生理负荷范围内疲劳损害造成的骨微裂缝区域会出现骨改建[51]。

轻度过负荷区（1500～3000 微应变）造成疲劳性微裂缝发生率增加，同时加速了骨组织内细胞更新速率[41]。结果导致骨强度和密度降低。这个区域内骨的组织学表现通常是编织骨或修复性骨。编织骨与板层状骨相比，形成得更快，但矿化程度和组织强度更低。这可能是骨内种植体过负荷，骨界面尝试应变环境时的骨组织状态[44]。在修复过程中，编织骨比更成熟的矿化板层状骨脆弱[42]，因此当骨组织在轻度过负荷区时，由于修复过程中骨强度的“安全范围”变小，所以治疗要更加小心。

当微应变超过 3000 单位时，就达到病理性过负荷区。骨皮质在 10 000～20 000 微应变（1%～2% 形变）发生断裂。但是，病理性过负荷可能发生于微应变水平相当于极限强度的 20%～40% 或骨皮质物理性骨折时。骨组织可能吸收并形成纤维组织或在此区域有修复性编织骨形成，因为持续更新速率是必要的。种植体过负荷中发生的边缘骨丧失可能是骨处于病理性过负荷区的结果，过负荷引起的种植体失败也可能是这一原因。

与口腔种植学相关的骨分类方法

对于骨密度关注及其与口腔种植关系的研究已有 25 年以上的历史了。在 1970 年，Linkow 将骨密度分为以下三类。

第Ⅰ类骨结构：这种理想的骨类型由含有小网状间隙的平等空间间隔的骨小梁组成。

第Ⅱ类骨结构：这种骨含有非均匀一致骨质类型稍大的网格空间。

第Ⅲ类骨结构：在骨小梁之间存在大的骨髓充填空间。

Linkow 认为第Ⅲ类骨会导致种植体初期稳定性差；第Ⅱ类骨对种植体比较适合；第Ⅰ类骨是种植修复最理想的骨基础。

1985 年，Lekholm 和 Zarb 根据颌骨前部的研究，给出了四种骨质量类型[53]（图 11-10）。第Ⅰ类骨由同质均一的密质骨组成。第Ⅱ类骨由一层较厚的密质骨包绕骨小梁核心；第Ⅲ类骨由一薄层骨皮质包绕强度良好的密集排列骨小梁；第Ⅳ类骨由一薄层骨皮质包绕低密度的骨小梁核心。通过不区分骨质量而采取相同种植设计以及标准的手术和修复方式的方法[2]，Schnitman 和其他学者发现第Ⅱ类和第Ⅲ类骨之间的种植体存留率相差 10%，在最差的骨密度仅有 22% 的存留率。如前所述，许多研究者都发现在骨松质区种植失败率很高[11-19, 54-56]。显然，标准化的手术、修复和种植体设计方法不能在所有骨密度中获得相似的结果。而且，这些研究只报道了种植体存留率，没有报道存留种植体的成功率。嵴顶骨丧失量也与骨密度相关联，这进一步支持了针对骨松质的不同治疗方法。

1988 年，Misch 提出了不依赖颌骨区域，基于宏观的骨皮质和骨小梁特点的四种骨密度分型[4, 5]。颌骨前牙和后牙不同区域的骨密度在每一个患者不尽相同，但是在任何区域都会有各种骨密度存在。针对每型骨密度都给出了推荐治疗计划、种植体设计、手术方法、愈合方式，以及渐进式负荷时间周期[3, 6]，根据这种方法，在所有骨密度类型中都观察到相近的种植体存留率[20-23]。

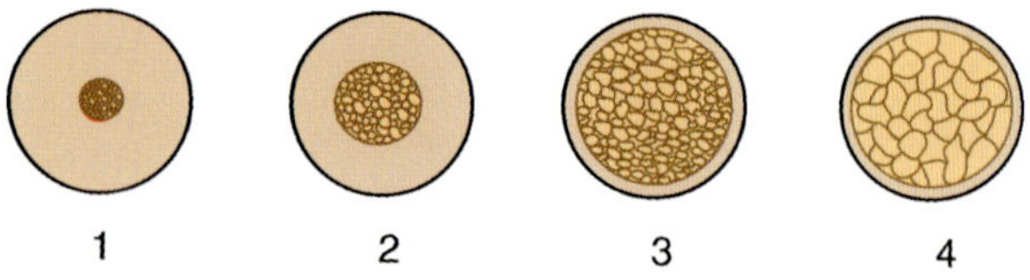

图 11-10 Lekholm 和 Zarb 将颌骨前区骨质量分为四类：第Ⅰ类由同质均一的密质骨组成。第Ⅱ类骨有一层较厚的密质骨包绕密集排列的骨小梁。第Ⅲ类骨有一薄层骨皮质包绕强度良好的密集排列的骨小梁。第Ⅳ类骨有一薄层骨皮质包绕低密度的骨小梁核心（引自：Lekholm U, Zarb GA: Patient selection and preparation. In Brånemark P-I, Zarb GA, Albrektsson T, editors: Tissue integrated prostheses: osseointegration in clinical dentistry, Chicago, 1985, Quintessence.）

Misch 骨密度分类

致密或多孔的骨皮质存在于骨的外表面，包括无牙颌牙槽嵴顶。粗细结合的骨小梁存在于外层骨皮质壳内，偶尔存在于缺牙区剩余牙槽嵴顶表面。这四种骨的宏观结构从最致密到最不致密排列，依次为：致密骨皮质；多孔骨皮质；粗骨小梁；细骨小梁，这一分类方法最早由 Roberts 和 Frost 提出[41，42]（图 11-11）。

综合而言，这四类宏观密度构成了 Misch 提出了建立在上、下颌无牙颌区域的四种骨类型（D1、D2、D3、D4）（表 11-1，图 11-12）。不同密度骨皮质的不同区域分布要比高度变化的骨小梁更具有一致性。

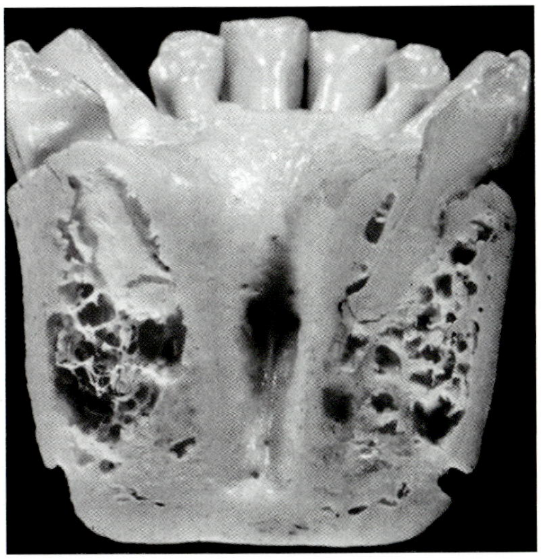

图 11-11　颌骨的大体结构从最不致密到最致密排列：①细骨小梁；②粗骨小梁；③多孔骨皮质；④致密骨皮质（引自：E. Roberts 的研究）

D1 型骨主要是致密的骨皮质。D2 型骨包括由致密到多孔的嵴顶和侧面骨皮质和其下层的粗纹理骨小梁(图 11-13)。D3 型骨由牙槽嵴顶以及唇侧/颊侧由较薄的多孔骨皮质组成，其下细纹理的骨小梁处于种植体相邻区域（图 11-14）。D4 型骨几乎没有牙槽嵴顶骨皮质以及多孔的骨皮质侧板，相邻种植体的骨质几乎全部由细纹理的骨小梁构成（图 11-15）。骨质很柔软，且矿化不全，骨小梁间隙较大的颌骨，可视为 D5 型骨（图 11-16）。这类型骨主要是骨移植中的不成熟骨。其骨密度可以通过总体定位、术中手感或计算机影响分析来确定。

骨密度：定位

一项针对全口和局部缺牙患者的术后调查结果和文献回顾发现，不同骨密度位置在口内不同区域会有重叠[9-17，19，54，55，60-62]，这就是说种植体的成功和植入牙弓的位置以及颌骨密度之间存在密切的联系。例如，Schnitman 的团队发现对全口各区采

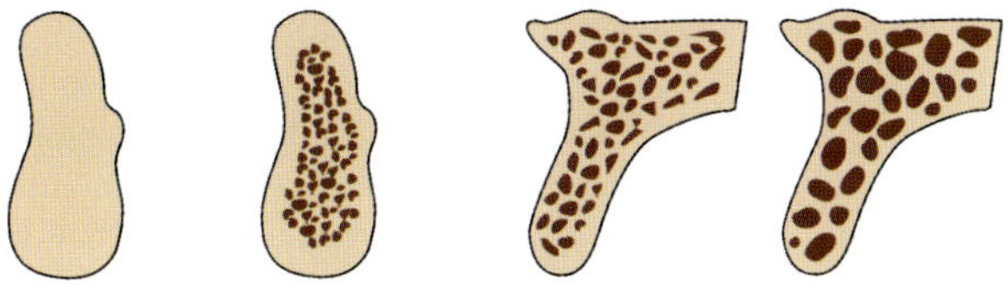

图 11-12　Misch 将上、下颌无牙颌区域按骨密度分为四种：D1 型骨主要是致密的骨皮质；D2 型骨包括由致密到多孔的嵴顶骨皮质和其下层的粗纹理骨小梁；D3 型骨牙槽嵴顶由较薄的多孔骨皮质组成，其下为细纹理的骨小梁；D4 型骨几乎没有牙槽嵴顶骨皮质，细纹理的骨小梁构成了几乎全部骨质

表 11-1　Misch 骨密度分类方案

骨密度	表　现	触感	典型解剖定位
D1	致密骨皮质	橡木或枫木	下颌骨前部
D2	多孔骨皮质，粗纹理骨小梁	白松或云杉	下颌骨前部 下颌骨后部 上颌骨前部
D3	多孔骨皮质（薄），细纹理骨小梁	巴尔沙木	上颌骨前部 上颌骨后部 下颌骨后部
D4	细纹理骨小梁	泡沫聚苯乙烯	上颌骨后部

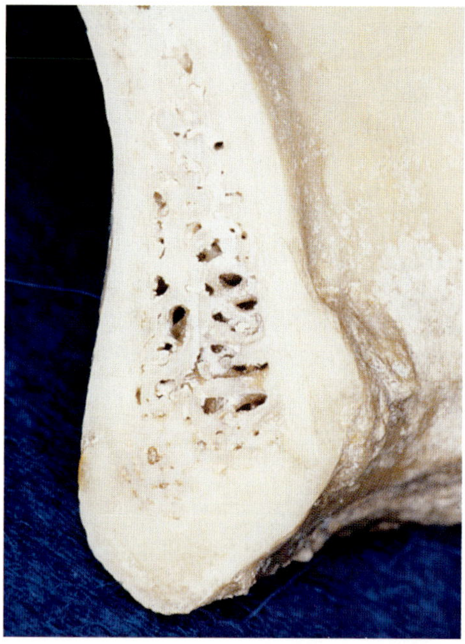

图 11-13 D2 型下颌中线区域横断面。外层厚的骨皮质板包绕其内层粗纹理的骨小梁

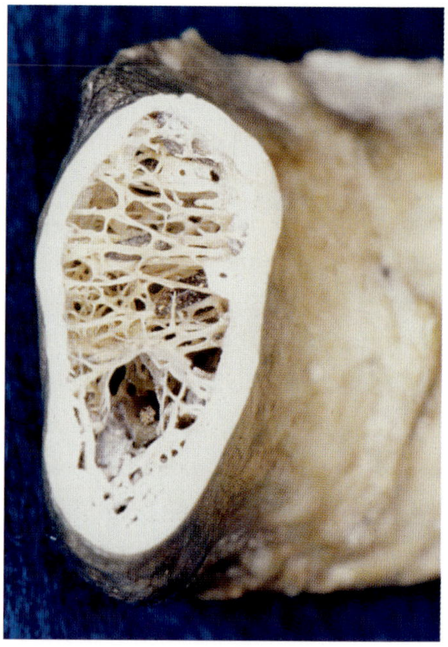

图 11-14 下颌骨后部出现的 D3 型骨。牙槽嵴顶处薄层多孔骨皮质板和下颌骨体部细纹理的骨小梁

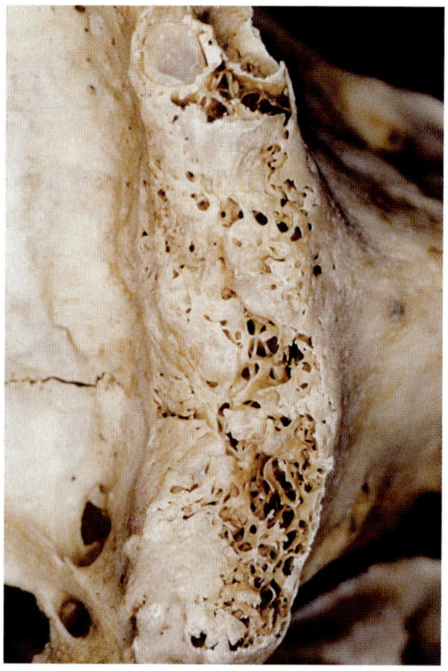

图 11-15 上颌骨前部出现的 D3 型骨，牙槽嵴顶处薄层多孔骨皮质板和其下细纹理的骨小梁

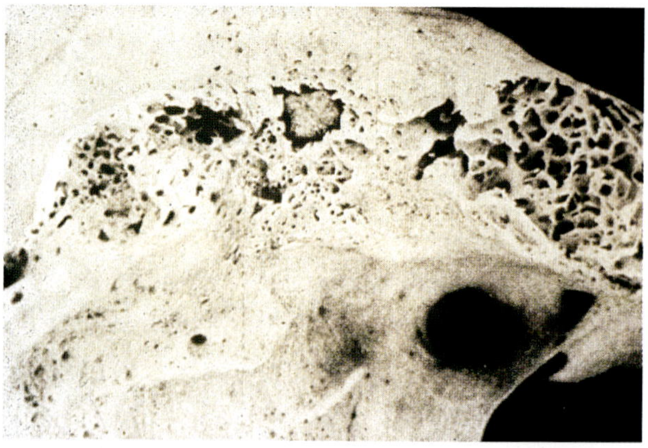

图 11-16 上颌骨后部的 D4 型骨中，后牙牙槽嵴几乎没有骨皮质，主要是由细纹理骨小梁组成

用相同手术方法进行种植，种植体成功率由高到低依次为下颌前区、上颌前区、下颌后区、上颌后区[54]（图 11-17）。D1 型骨几乎不会在上颌出现，也很少在大部分下颌出现。下颌前部 A 分类 D1 型骨出现的概率为 6%，3% 出现在下颌骨后部，其中主要发生在种植体偏向舌侧骨皮质板的时候。对于下颌骨前部的 C-h 型骨量（中度萎缩），D1 型骨在男性中的概率达到 15%。C-h 型下颌骨常容易出现扭转和弯曲的现象，尤其在行使功能活动时，双侧颏孔间的下颌前部会同时出现这两种现象。这种应力的增加可能造成骨密度的增高。D1 型骨也可能出现于具有副功能运动病史且近期有拔牙史的 Kennedy Ⅳ类局部缺牙患者的下颌骨前部区域。当因种植角度的原因需要使用舌侧骨皮质板时，在下颌骨前部或后部也常见 D1 型骨质。

无论上、下颌，缺失 1~2 颗牙齿的局部缺牙区颌骨几乎都发展成为 D2 型骨质。D2 型骨密度最常见于下颌骨（图 11-13），约 2/3 的下颌骨前部（两颏孔间、下颌左右第一前磨牙之间区域）为 D2

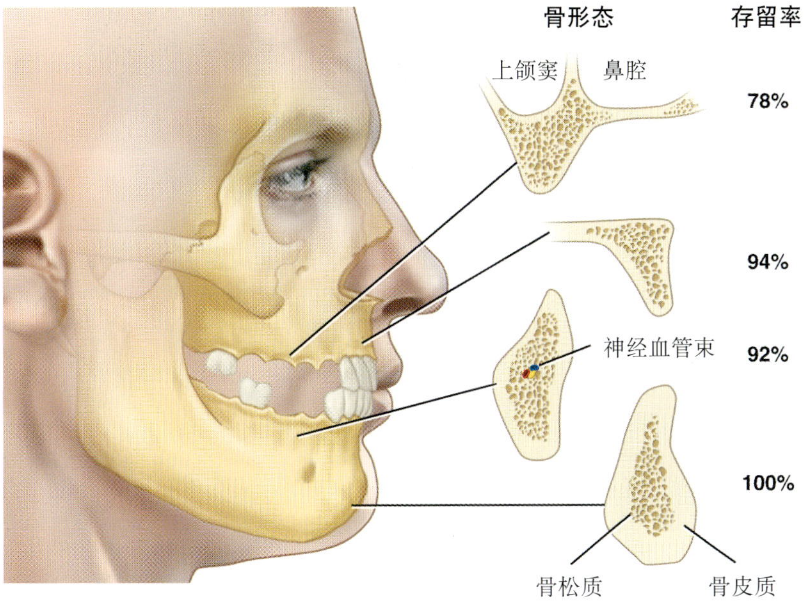

图 11-17 Schnitman 等人发现种植体存留率与骨密度直接相关，成功率从高到低依次为下颌前部、上颌前部、下颌后部，上颌后部最低[54]（引自：Schnitman PA, Rubenstein JE, Whorle PS, et al: Implants for partial edentulism, J Dent Educ52: 725-736, 1988, Fig. 9, p. 731.）

型骨（图 11-18）。几乎 50% 的患者在下颌骨后部有 D2 型骨。而在上颌，D2 型骨并没有在下颌那么常见。约 1/4 的患者存在 D2 型骨，这种情况最有可能在部分无牙颌患者的前牙和前磨牙区域，而不是全口无牙颌后部磨牙区域。

D3 型骨在上颌骨很常见。超过一半的患者在上颌牙弓存在 D3 型骨。上颌骨前部缺牙约有 75% 出现 D3 型骨。同时，几乎一半的患者在上颌骨后部也会出现 D3 型骨（更多出现在前磨牙区）。其中上颌骨前部包括从前牙区一直到上颌窦位置，大部分常指左右第一前磨牙之间的区域。几乎一半的下颌骨后部也出现 D3 型骨，然而，近 25% 的下颌骨缺牙区存在 D3 型骨。下颌骨后部指的是第二前磨牙到磨牙的区域。

最松软的 D4 型骨最常出现于上颌骨后部（约 40%），尤其是在磨牙区域或者上颌窦提升术后（术后几乎 2/3 的患者存在 D4 型骨），其中上颌骨后部指的是第二前磨牙到磨牙的区域。上颌骨前部出现 D4 型骨的概率低于 10%，其更常出现在髂骨移植术后。不到 3% 的患者在下颌出现 D4 型骨，如果出现，通常是在全口长期无牙颌患者经骨修整术去除嵴顶骨后的“A”分类区域。

口内特定区域的骨密度通常都是相近的，然而由于个体颌骨所受应变的不同，骨密度也会存在个体差异。例如一个特定患者的颌骨密度范围可能会比任何一个既定颌骨密度分组都复杂（图 11-19）。但是，治疗计划能够基于位置定位谨慎地制订。骨定位方法能够让医生初步评估种植位点骨密度，以

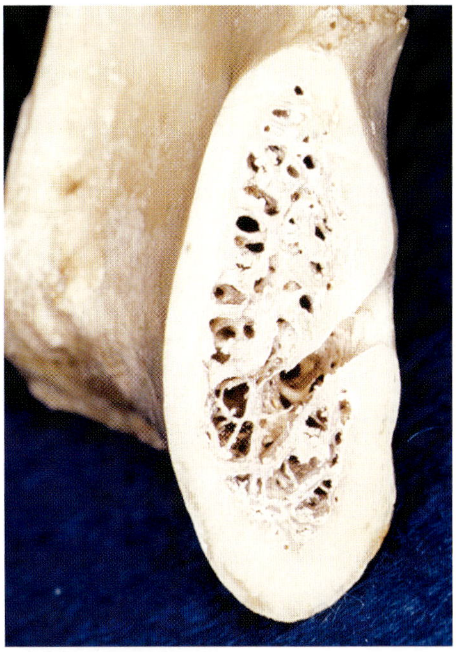

图 11-18 下颌前部为左右第一前磨牙之间的区域，通常为 D2 型骨，包括颏孔区，由致密的骨皮质包绕粗骨小梁构成

便制订最初的治疗计划。因为在治疗计划中，基于较差骨密度来考虑是相对安全的；宁可修复体设计为更多种植体支持，也不要选择较少的种植体支持设计。因此，在 CT 放射扫描或手术前制订最初治疗计划时，建议把上颌骨前部认定为 D3 型骨，上颌骨后部为 D4 型骨，下颌骨前部为 D2 型骨，下颌骨后部为 D3 型骨（框图 11-4）。确定骨密度的更准确方法是术前 CT 扫描或种植体植入时的触感。

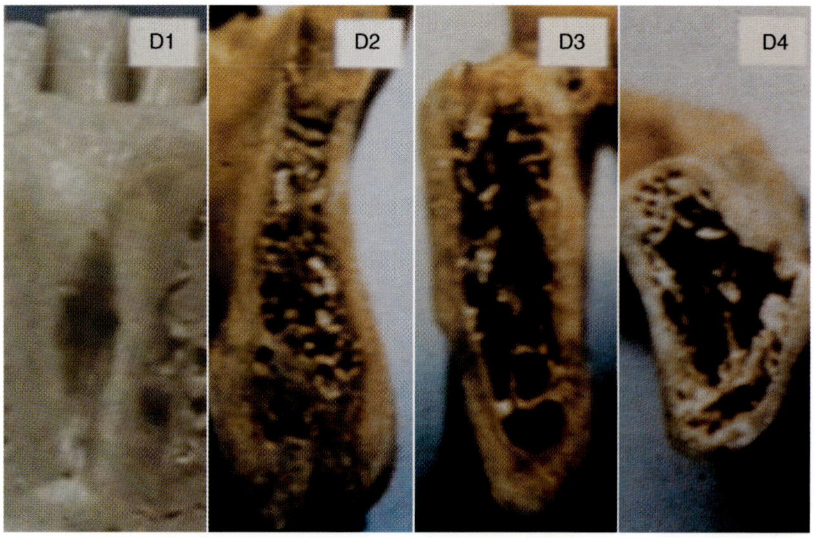

图 11-19 骨密度受局部应变史影响，这 4 种下颌骨后区骨质拥有不同的骨密度

框图 11-4 骨密度大体定位

下颌骨前部	D2
下颌骨后部	D3
上颌骨前部	D3
上颌骨后部	D4

框图 11-5 骨密度的 CT 诊断

D1：	>1250 亨氏单位
D2：	850~1250 亨氏单位
D3：	350~850 亨氏单位
D4：	150~350 亨氏单位
D5：	<150 亨氏单位

骨密度的影像学

根尖片或者全口曲面断层片都不利于判断骨密度，这是因为外侧的骨皮质板常常模糊了骨小梁密度。而且，D2 型和 D3 型骨间更细微的变化并不能通过这些放射线片定量分析。因此，基于这类放射线片制订最初治疗计划时，需要利用骨定位的方法确定骨密度。

通过断层影像技术，尤其是 CT 图像能够更为准确地确定骨密度[63-66]。CT 技术能显示患者解剖器官的轴向图像，与身体长轴垂直。每一个 CT 轴向片具有 260 000 个像素，每个像素有一个与像素内组织密度相关的 CT 值（亨氏单位）。一般来讲，CT 值越大，组织密度越大。

现代 CT 扫描装置能够分辨出小于 0.5 mm 的物体。而且，软件能够在 CT 图像上数字化定位种植体，并判断出与种植体接触组织的亨氏单位值。在一项对种植患者的 CT 扫描图像的回顾性研究中，Kirkos 和 Misch 建立了 CT 亨氏单位与 Misch 骨密度分类之间的联系[67]（框图 11-5）。D1 型骨大于 1250 亨氏单位，D2 型骨在种植体 - 颌骨交界处为 850~1250 亨氏单位，D3 型骨在种植区为 350~850 亨氏单位，D4 型骨为 150~350 亨氏单位，D5 型骨低于 150 亨氏单位。移植后不成熟的骨组织非常松软可能出现负值到 200 单位，提示为脂肪组织。这种情况通常发生在上颌骨前部的一些颌骨的骨皮质板内，包括下颌前牙区。

Norton 和 Gamble 也发现 Lekholm 和 Zarb 的主观骨密度与 CT 值之间存在全面联系[69]。一些有关种植体植入时扭力与术前 CT 确定的骨密度相关性研究也得出类似的结论[70, 71]。有关通过种植体植入区域术前 CT 数据来预测种植成功或失败的方法早有报道。在下颌骨，失败区域的亨氏单位值高于正常值，这与失败发生在骨密质中有关，可能与缺乏血管化能力或术中过度产热有关。相对而言，在上颌骨，种植体失败区域的骨密度值低。

锥体束 CT 不是通过将亨氏单位数字化来成像的[72]，因此不能用来确定骨密度。然而，锥形束 CT（CBCT）能观察到骨皮质和骨小梁的存在，以及其在牙弓中的位置，为种植治疗提供一些有价值的信息。

种植体计划植入的牙槽嵴顶部位骨密度与天然牙根尖部位不同。对于 D1、D2、D3 型骨，最重要的骨密度区域在嵴顶的 7～10 mm，因为这是大部分应力作用于骨结合后种植体 - 骨界面的位置。因此，当嵴顶到种植体尖端的骨密度不同的时候，嵴顶 7～10 mm 区域骨密度决定了治疗计划。

骨密度——触感

在种植手术中不同骨密度区域的触感存在很大的差别，这是由于骨密度与其强度直接相关[73]。为了更清晰地表达相对专业的不同骨密度触感，Misch 提出用不同密度的材料与不同骨密度分类相比[4, 5]。在 D1 型骨上进行窝洞预备和种植体植入类似于钻头在橡木或枫木上进行窝洞预备时受到的阻力；D2 型骨类似于钻入白松或云杉的触感；D3 型骨类似于钻入巴尔沙木（热带美洲轻木）；D4 型骨类似钻入压缩泡沫聚苯乙烯材料或者轻质的巴尔沙木；D5 型骨类似将种植体推入泡沫聚苯乙烯材料（框图 11-6）。这种临床表现可能与不同的组织形态测定的骨密度有关联。

当麻花钻转速在 2000～2500 rpm，医生很难感受 D3 和 D4 型骨的区别。对于 D4 型骨，钻头可能不需要转动就可以完全插入骨内。换而言之，此时钻头更多的作用在于骨压缩而非骨切削。D3 型骨的窝洞很容易预备，但是要求钻头旋转着压入种植位点。触感方法是种植骨密度评估中的首要方法，当术中发现骨密度与制订治疗计划评估不同时，医生应当知道如何调整治疗计划。

依据骨密度制定治疗计划的科学原理

骨强度和密度

骨密度与骨发生微裂纹前的强度直接相关[73]。Misch 等根据 Misch 密度分类法，给出了下颌骨小梁的力学性能[75]。D1 型至 D4 型骨的骨强度可以相差 10 倍（图 11-20）。与 D3 型骨相比，D2 型骨的极限压缩强度要高出 47%～68%（图 11-21）。换而言之，骨强度以 10 分制评分，D1 型为 9～10 分。D2 型骨为 7～8 分。D3 型骨强度仅为 D2 型的 50%，在骨强度评分上只有 3～4 分。D4 型骨只有 1～2 分，低于 D1 骨质 10 倍以上（框图 11-7）。需要指明的是，骨强度的研究都是基于成熟骨质进行的。骨质在种植手术后 4 个月的矿化程度能够达到 60%，而骨强度与其矿化程度密切相关。因此，D3、D4 型骨质在种植体负荷前长期的等待是非常必要的。D1、D2 型骨质需要等待 3～4 个月，D3、

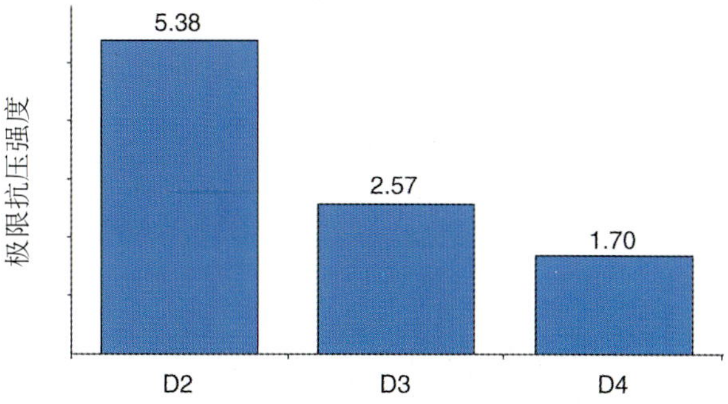

图 11-20　骨强度与骨密度直接相关

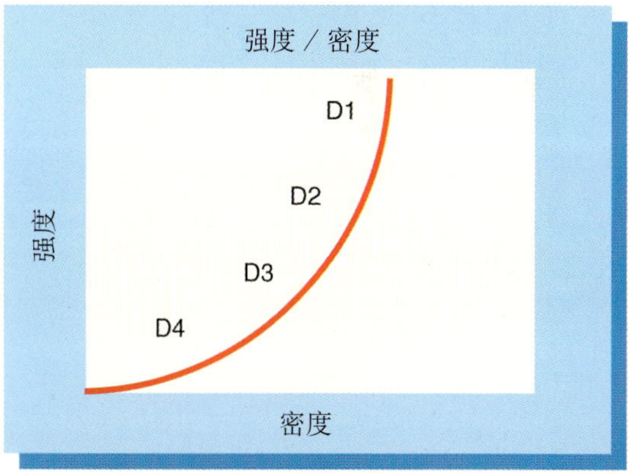

图 11-21　D2 型骨松质的极限压缩强度高于 D3 型骨松质。D4 型骨松质最低

框图 11-6　骨密度触感类似物

骨密度	类似物
D1	橡木或枫木
D2	白松或云杉
D3	硬巴尔沙木
D4	硬泡沫聚苯乙烯或轻巴尔沙木
D5	泡沫聚苯乙烯

框图 11-7　骨密度评分：1～10 分

骨密度	评　分
D1	9，10
D2	7，8
D3	3，4
D4	1，2

D4 型骨质等待 5~6 个月较为稳妥。依赖最初临床印象的骨密度与 CT 扫描和骨强度测量获得的定量化数值完全相关。这些数值有助于避免在较差骨密度的特殊情况下出现失败。

弹性模量和密度

弹性模量是指在一定应力作用下产生的应变量（变化长度除以原始长度）。它与骨组织的表观密度直接相关[76]。材料的弹性模量是一个与材料刚性相关的数值。骨的弹性模量要比钛更易弯曲。当较高的应力作用于种植修复体，钛材产生的应变（外形变化）低于骨组织。两种材料的这种差异会产生病理性负荷的微应变环境，造成种植体失败。当施加于种植体的应力低的时候，钛和骨的微应变差别降到最低，仍处于适应区范围内，保留了界面处承重板层骨。

Misch 等发现人类颌骨中，不同类型的骨密度有不同的骨小梁弹性模量[75]（图 11-22）。因此，当应力施加于 D1 型骨上的种植修复体时，钛 -D1 型骨界面会产生很小的微应变差异。相比较而言，当相同大小应力施加于 D4 型骨中种植体时，钛和 D4 型骨界面的微应变较大，有可能处于病理性过负荷范围内（图 11-23）。因此，D4 型骨更有可能造成种植体松动和失败[77]。与过去研究的结论一样，治疗计划阶段对骨质量的评估对长期预后很重要。

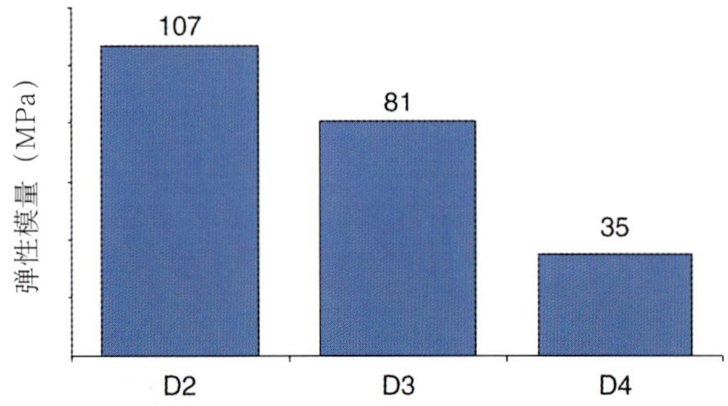

图 11-22 D2 型骨松质的弹性模量高于 D3 型骨松质，D4 型骨松质弹性模量最低

骨密度和种植体 - 骨接触率

最初的骨密度不但为种植体骨愈合期间提供机械固位，而且在愈合后允许应力从修复体到种植体 - 骨界面的分布和传递。应力的机械分布主要发生于与种植体接触的骨组织。无序纤维性组织开放的骨髓腔或区域都不容许应力的消散或局部骨细胞的微应变环境。因为应变等于力除以受力面积，所以在其他因素不变的情况下，骨与种植体接触面越小，总体应变越大。因此，种植体 - 骨接触率可能影响界面应力 / 应变的数值。

Misch 在 1990 年就提出骨密度会影响与种植体表面接触的骨量，这种影响不仅存在于第一阶段手术，而且存在于二期手术和早期修复体负荷阶段[5]。种植体 - 骨接触（BIC）率在骨皮质中明显高于骨松质。C-h 类吸收的下颌骨前部以及 A 类骨量的下颌骨前部或后部的舌侧骨皮质板均为高密度的 D1 型骨，这些区域的种植体与骨接触最多，BIC 百分比超过 85%（图 11-24）。D2 型骨在早期愈合后，BIC 通常会达到 65%~75%（图 11-25）。D3 型骨在早期愈合后，BIC 只有 40%~50%。D4 型上颌骨后部的骨小梁很稀疏，导致与种植体体部接触面较少（框图 11-8）。对于机械加工表面的种植体，其 BIC 不足 30%，且与种植体设计和表面条件密切相

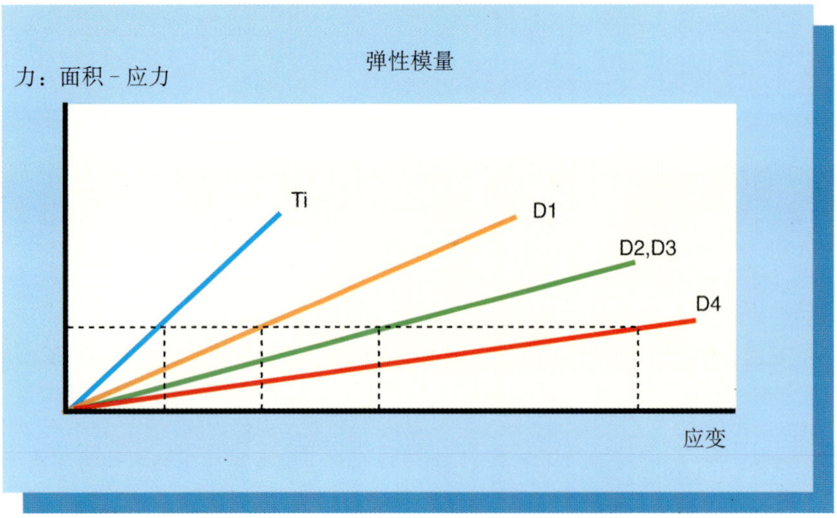

图 11-23 钛和 D4 型骨间的微应变差异较大，会处于病理性过负荷区，然而，同样的应力水平下，钛和 D2 型骨间微应变差异可能仍处于理想的适应区

关（图 11-26）。因此，在松软骨中需要较大的种植体表面积以获得与高密度骨相近的 BIC。下颌前部种植体周围的致密骨与上颌骨后区的低密度骨相比，对种植体的数量、大小和设计方案依赖性更小。

据研究报道，BIC 与骨密度和愈合时间有关。例如 Carr 等人的研究显示，种植体在下颌骨内的 BIC 高于上颌骨（下颌骨密度通常高于上颌）。另外，无论上、下颌，愈合 6 个月的 BIC 值比愈合 3 个月的要高（图 11-27）。由此可见，种植体负荷前

框图 11-8　初始种植体 - 骨接触率 (BIC%)

骨密度	BIC%
D1	85%
D2	65%～75%
D3	40%～50%
D4	<30%

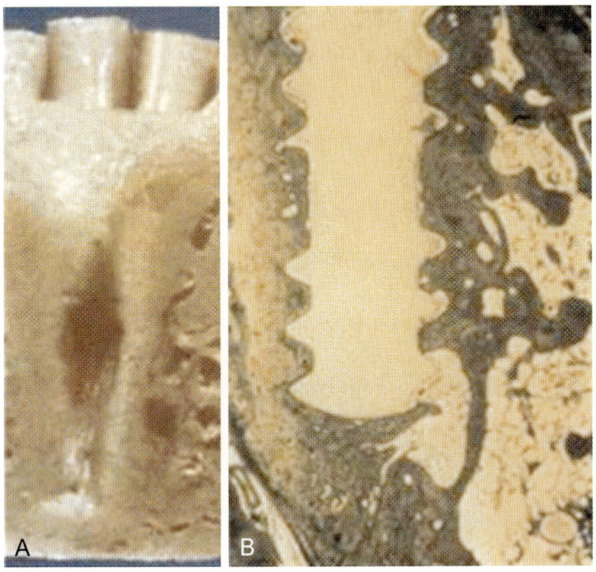

图 11-24　D1 型骨密度具有最大的种植体 - 骨接触量。因为应变等于作用力除以面积，所以接触面积增加会降低应变量

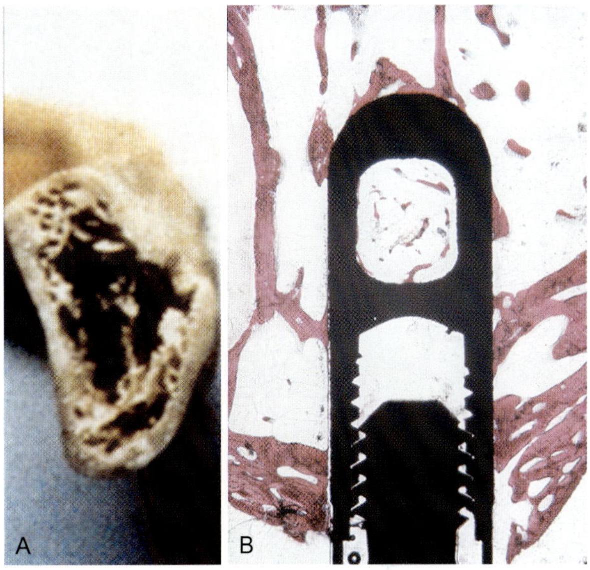

图 11-26　D4 型骨的种植体 - 骨接触最少。因此，D4 型种植体 - 骨界面的应力最高。骨松质纤细，强度差，弹性模量和微应变差异最大。各型骨密度的微应变差异不一样。负荷后，D4 型骨最危险，D1 型骨危险最小

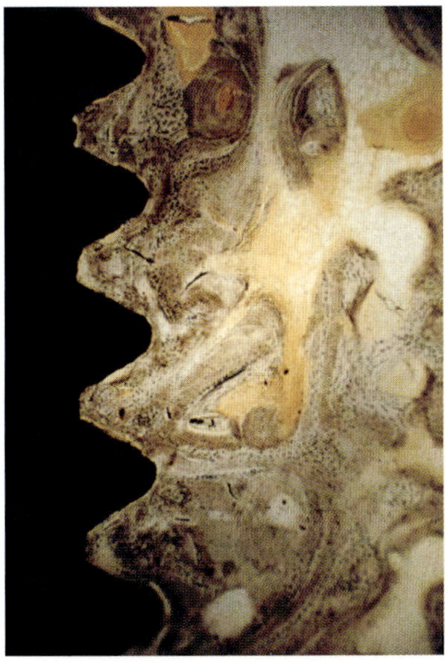

图 11-25　D2 型骨密度中，可以看见粗纹理的骨松质与种植体接触。种植体 - 骨接触多于 D3 型骨，但少于 D1 型骨

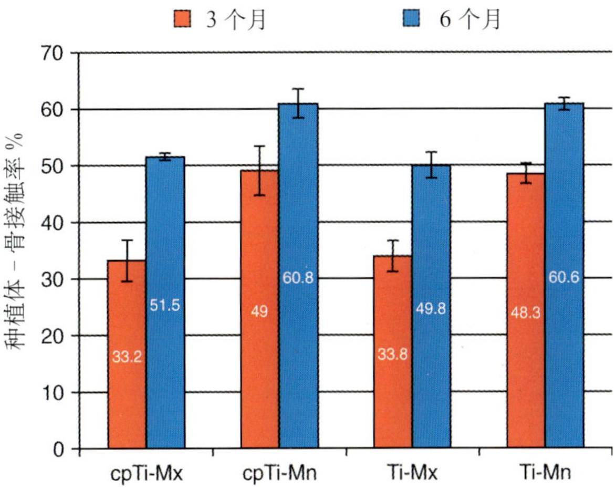

图 11-27　早期愈合后和承载𬌗力前的骨接触百分比与骨密度（例如下颌骨和上颌骨相比）和愈合时间有关。愈合时间越长，种植体 - 骨接触越多

的愈合时间与骨密度有关，因为骨强度和 BIC 均随愈合时间的延长而增长。因此，D1、D2 型骨愈合 3~4 个月，D3、D4 型骨愈合 5~6 个月比在这些骨质上短期负荷更为稳妥。

骨密度和应力传导

嵴顶骨的丧失以及负荷后早期种植体的失败都可能由于种植体 - 骨界面应力过大导致[78-80]。不同骨密度内的种植体在相似的负荷环境下发生了一定范围内的骨丧失。Bidez 和 Misch 在 1990 年就指出，可以通过有限元分析每种骨密度的骨内应力线来部分解释这种现象。每个模型都很好地再现了四种骨密度的骨皮质和骨小梁的材料特性。D4 型和部分 D3 型骨在负荷咬合力后发生的种植体临床失败就能够通过数学方法推演出来（图 11-28）。其他一些将 FEA 模型用于不同种植体设计和骨质的研究也成功分析了种植体周围骨的应力 - 应变分布[82]，例如，Tada 等人的研究便评估描述出了不同长度种植体在不同骨质中的三维空间改变[83]（图 11-29）。D3、D4 型骨内的所有种植体的应变通常要高出 4~6 倍，而且种植体越短，应变越明显。由于骨密度与弹性模量、骨强度、种植体 - 骨接触百分比之间相互关联，当负荷加载于种植体时，骨内应力线对于各型骨密度都有所不同[84]。在 D1 型骨中，最高的应变集中于种植体近嵴顶周围，且此区域内应力数值较低。同样的负荷加载于 D2 型骨时，嵴顶应变轻度增高，且应力进一步沿着种植体朝向根尖部延伸。D4 型骨出现最高的嵴顶应变，种植体上应力数值沿着种植体尖端延伸最远。

由于不同骨密度内种植体周围拥有不同的应变分布，因此即使修复体负荷数值接近，仍然会在种植体 - 骨界面出现基于骨密度的 3 种不同的临床情况：①在适应区内的生理性骨负荷，没有出现边缘性骨丧失；②骨负荷处于轻度过负荷到病理性过负荷间，出现嵴顶骨丧失；③广泛的病理性过负荷，出现种植体失败。因此，为了在每个种植修复病例中都获得相似的临床效果，患者相关的各种影响因素必须要么被消除，要么在治疗计划中予以应对。

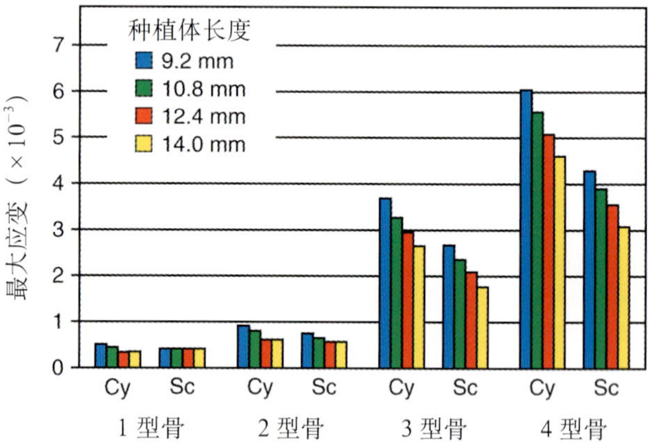

图 11-29 骨松质（3、4 型骨）比硬质骨（1、2 型骨）在种植体周围的应变值更高，而与种植体长度无关

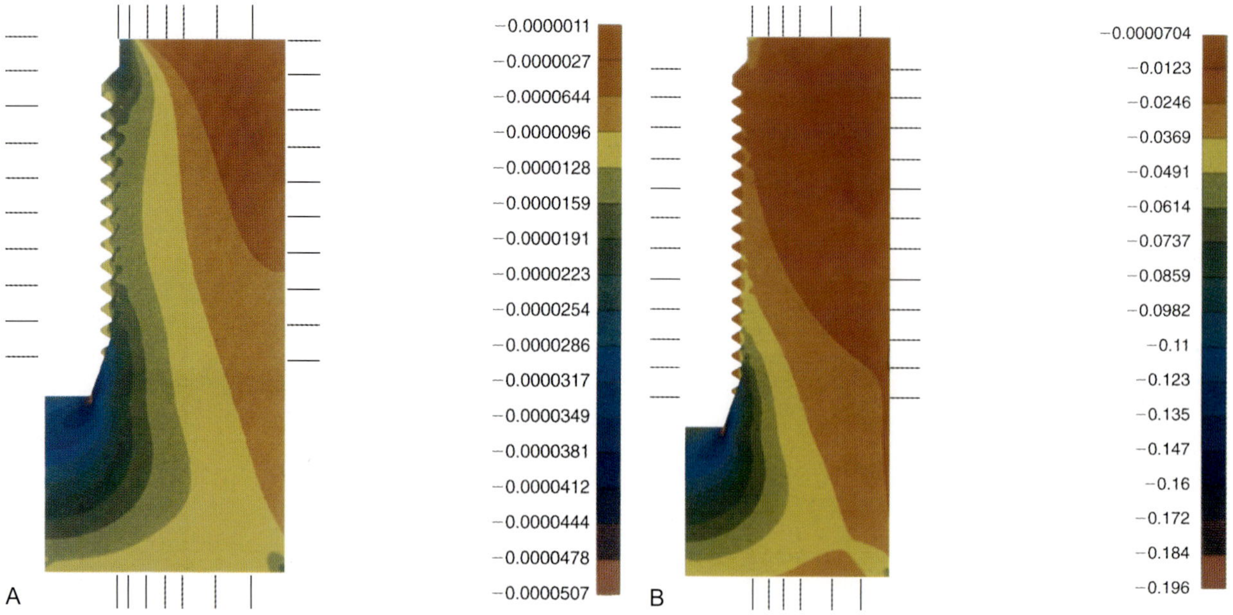

图 11-28 A. 对于每型密度的骨，种植体界面的应力传导是不同的。在此二维有限元分析中，D2 型骨中围绕种植体出现中等应力。B. 二维有限元分析证实 D4 型骨内种植体周围应力较高，较高的强度甚至到达根尖螺纹周边区域

相对于骨密度因素而言，由于与骨密度相关的许多因素不能被消除，治疗计划（包括种植体大小、数量和设计）应当进行进一步完善。

治疗计划

当患者第一次检查时，最常见的影像学检查就是拍全口曲面断层片。最初的治疗计划使用解剖定位作为骨密度的指标：下颌骨前部和单颗牙齿种植时可认定为 D2 型骨，上颌骨前部和下颌骨后部是 D3 型骨，上颌骨后部是 D4 型骨。当考虑过初步的治疗步骤（如修复体类型与设计方案、种植关键位置、患者咬合因素等）之后，就需要通过 CT 扫描或术中触感来确定骨密度，进而制订基于骨密度更为全面的治疗计划。

根据骨质量调整治疗计划，有以下四个方面需要关注：①每型骨密度强度都不一样；②骨密度影响弹性模量；③不同骨密度导致种植体 - 骨接触百分比的不同；④骨密度的不同种植体 - 骨界面上应力 - 应变分布的不同。骨密度是在许多方面对种植治疗计划的调整有重要影响：修复体因素、种植体数目、种植体大小、种植体设计、种植体表面条件、是否需要渐进式负荷以及负荷方式的选择（框图 11-9）。

当骨密度降低时，骨强度也随之降低。为了降低骨微折裂的发生率，作用于骨组织的应变量应当减小。应变与应力直接相关，因此作用于种植系统的应力应当随着骨密度的降低而减小。

通过增加功能面积来减小应力。增加种植体数目是一种通过增加功能负荷面积来降低应力的有效方法。依据种植体位点和大小，与 2 颗种植体相比，3 颗种植体能降低一半的作用力矩和 2/3 的骨反应力[40]。在 D4 型骨质区的𬌗力正常患者的种植修复体需要每个牙位至少 1 颗种植体来支持，在磨牙区，2 颗种植体替代 1 颗磨牙是合理的。对于 D3 型骨，1 颗种植体替代 1 颗牙齿常适用于后牙区，前牙区种植体数目可适当减少。在 D2 型骨质患者𬌗力正常时，在前牙和后牙区都可以在 2 颗种植体间利用 1 个桥体替代 1 颗牙齿。

框图 11-9　治疗计划调整

- ↓骨密度 = ↑种植体面积
- ↑种植体数目
- ↑种植体宽度
- ↓悬臂梁
- ↑种植体体部表面积
- ↑种植体长度（D4 类骨）
- ↑种植体表面条件

通过增加种植体宏观几何形状的表面积来降低种植体 - 骨界面的应力[44, 85]。增加种植体的直径以获得更大的表面积来降低应力[86]。这降低了对种植体长度的要求。对于圆柱形种植体，直径每增加 0.5 mm，表面积增加 10%～15%，对于螺纹状体部设计的种植体，表面积增加的数值更为显著。在较好的骨质条件下，最高应力集中于种植体嵴顶区，当种植体长度足够时种植体的宽度要比长度更重要。与 D1 或 D2 型骨相比，D4 型骨往往需要更大直径的种植体。当其他应力因素较高时，就需要骨移植或骨增量以增加骨宽度。

基于对 V 形螺纹状种植体体部的长期临床实践，初期固定和早期负荷所需的最小骨高度，在 D1 型骨为 7 mm，D2 型骨为 9 mm，D3 型骨则需要使用长度为 12 mm 的经典 V 形螺纹体部设计且钛表面经处理的种植体[87]。由于嵴顶区域是修复体负荷后最常发生病理性过负荷的部位，所以一旦初期骨结合完成，种植体的长度相对于其他因素（如种植体设计和种植体直径）来说，就不能有效地解决嵴顶边缘骨丧失和种植体稳定的问题。与其他型骨密度相比，为实现初期固定和早期负荷 D4 型骨使用相对较长的种植体，不但保证了初期固定，而且可以将咬合力的应力 - 应变沿着体部传递更深。因此，建议使用 12～15 mm 的长种植体。这些对种植体长度的需求，有可能需要在上颌骨后部进行上颌窦底提升术。

种植体的宏观设计能影响应力的数量及其对种植体 - 骨界面的影响[44, 86]，同时能够显著地改变集中在界面的骨应变的数量和形状。不同的种植体设计标准对应于不同的骨密度。D1 型和 D4 型骨之间的骨密度在承受力上会出现高达 10 倍的差异，弹性模量也显著不同。用于 D4 型骨的种植体需要设计最大的表面积。譬如，经典的 V 形螺纹设计比圆柱状种植体多出 30% 的表面积。同样对于螺纹设计的种植体，螺纹越多，表面积越大。根据设计所需表面积，螺纹的深度也是一个可控的变量。种植体体部的螺纹越深，种植体 - 骨接触的功能性表面积越大。用于松软骨质的种植体要比用于硬骨质的种植体需要更多更深的螺纹设计。另一方面，因为负荷时应变很小，D1 型骨使用的种植体应方便手术植入，但是这样会增加手术失败率。

表面涂覆或表面处理后的种植体体部能够增加种植体 - 骨接触百分比，进而增加了功能性表面积。建议在松软骨质中使用表面粗化的种植体，与机械加工表面的钛种植体相比，它能增加种植体存留率[10]。但是，经过 1～2 年后，种植体整体设计中的力学负荷要比种植体表面处理对于骨接触程度和类型更为重要。种植体表面粗化处理也有一些缺点：种植体暴露于骨外的部分容易附着牙菌斑，易污染；与表面粗化处理相关的制造成本增加。权衡表面处理的利弊，建议只在较松软的骨质中使用表面最为粗糙的种植体。

另一种降低种植体的生物力学负荷的方法就是通过修复体设计降低作用力。譬如，缩短悬臂梁长度或者去除悬臂梁结构，缩小咬合面，将偏载降至最小，所有这些都会降低负荷[40, 89]。RP-4 修复体不同于固定修复体，患者可以在夜间去除可摘修复体，降低夜间副功能运动受力。RP-5 修复体利用软组织分担一部分力，减少种植体受力。夜磨牙𬌗垫和树脂𬌗面使得作用于种植修复体的副功能作用力得以分散和消失。当骨密度降低时，这些修复设计因素就更变得重要。

种植体所受负荷也受到作用力与种植体体部角度的影响[89]。与有角度的负荷相比，沿着种植体长轴的负荷会降低嵴顶骨区域的应力值。因此，当骨密度降低时，种植体轴向负荷就很重要。对于松软骨质，需要考虑骨移植或骨增量以增加骨宽度，以及获得预期负荷下的最佳种植位点。

渐进性骨负荷是间隔一定时间逐步增加咬合负荷，以利于骨成熟和适应局部应变环境[6]。随着时间推移，渐进性负荷可以改变种植体 - 骨接触的程度和密度。在种植体界面增加的骨密度可以改善总体支持系统的力学性能。骨质越软，渐进式负荷就变得更为重要。

小 结

种植体临床成功的一个关键性因素是对种植位点骨密度的诊断。骨强度与骨密度直接相关。

弹性模量和种植体 - 骨接触率均与骨密度相关，并且种植体周围轴向应力分布受骨密度的影响。因此，以往的临床报道中不根据骨密度改变治疗方案，报道的种植体存留率都存在差异。相反，为了弥补松软骨质的不足而改变治疗计划，可在各种骨密度中都获得相近的成活率。修复体选择、关键种植位点和患者𬌗力因素一旦确定后，应当根据种植位点的骨密度评估情况调整治疗计划。治疗计划的调整可以通过降低修复体受力，或者通过增加种植体数目、大小、设计和体部的表面处理而增加种植体 - 骨负荷面积。在这一系列选择中，增加种植体数目是减少种植体系统应力最有效的手段。

参考文献

[1] Misch CE: Available bone influences prosthodontic treatment, Dent Today 7(1):44, 75, 1988.

[2] Adell R, Lekholm U, Rockler B, et al: A 15-year study of osseointegrated implants in the treatment of the edentulous jaw, Int J Oral Surg 6:387–416, 1981.

[3] Misch CE: Bone density: a key determinant for treatment planning. In Misch CE, editor: Contemporary implant dentistry, ed 3, St Louis, 2008, Elsevier Mosby, pp 130–146.

[4] Misch CE: Bone character: second vital implant criterion, Dent Today 7:39–40, 1988.

[5] Misch CE: Density of bone: effect on treatment plans, surgical approach, healing, and progressive loading, Int J Oral Implantol 6:23–31, 1990.

[6] Misch CE: Progressive bone loading, Pract Periodont Aesthetic Dent 2(6):27–30, 1990.

[7] Misch C: Progressive bone loading, Dent Today 12:80–83, 1995.

[8] Trisi P, Rao W: Bone classification: clinical-histomorphometric comparison, Clin Oral Implants Res 10:1–7, 1990.

[9] Orenstein IH, Synan WJ, Truhlar RS, et al: Bone quality in patients receiving endosseous dental implants: DICRG interim report no. 1, Implant Dent 3:90–94, 1994.

[10] Snauwaert K, Duyck D, van Steenberghe D, et al: Time dependent failure rate and marginal bone loss of implant supported prostheses: a 15-year follow-up study, Clin Oral Investig 4:13–20, 2000.

[11] Engquist B, Bergendal T, Kallus T, et al: A retrospective multicenter evaluation of osseointegrated implants supporting overdentures, Int J Oral Maxillofac Implants 3:129–134, 1988.

[12] Friberg B, Jemt T, Lekholm U: Early failures in 4,641 consecutively placed Brånemark dental implants: a study from stage I surgery to the connection of completed prostheses, Int J Oral Maxillofac Implants 6:142–146, 1991.

[13] Jaffin RA, Berman CL: The excessive loss of Brånemark fixtures in the Type IV bone: a 5-year analysis, J Periodontol 62:2–4, 1991.

[14] Johns B Jr, Jemt T, Heath MR, et al: A multicenter study of overdentures supported by Brånemark implants, Int J Oral Maxillofac Implants 7:513–522, 1992.

[15] Smedberg JI, Lothigius E, Bodin L, et al: A clinical and radiological two-year follow-up study of maxillary overdentures on osseointegrated implants, Oral Clin Implants Res 4:39–46, 1993.

[16] Herrmann I, Lekholm U, Holm S, et al: Evaluation of patient and implant characteristics as potential prognostic factors for oral implant failures, Int J Oral Maxillofac Implants 20:220–230, 2005.
[17] Hutton JE, Heath MR, Chai JY, et al: Factors related to success and failure rates at 3 year follow up in a multicenter study of overdentures supported by Brånemark implants, Int J Oral Maxillofac Implants 10:33–42, 1995.
[18] Minsk L, Polson A, Weisgold A, et al: Outcome failures of endosseous implants from a clinical training center, Compend Contin Educ Dent 17:848–859, 1996.
[19] Fugazzotto PA, Wheeler SL, Lindsay JA: Success and failure rates of cylinder implants in type IV bone, J Periodontol 64:1085–1087, 1993.
[20] Misch CE, Hoar JE, Hazen R, et al: Bone quality based implant system: a prospective study of the first two years of prosthetic loading, J Oral Implantol 25:185–197, 1999.
[21] Kline R, Hoar JE, Beck GH: A prospective multicenter clinical investigation of a bone quality based dental implant system, Implant Dent 11:224–234, 2002.
[22] Misch CE, Poitras Y, Dietsh-Misch F: Endosteal implants in the edentulous posterior maxilla—rationale and clinical results, Oral Health 90:7–16, 2000.
[23] Misch CE, Steigenga J, Cianciola LJ, et al: Short dental implants in posterior partial edentulism: a multicenter retrospective 5-year case series study, J Periodontol 77:1340–1347, 2006.
[24] Roberts EW, Turley PK, Brezniak N, et al: Bone physiology and metabolism, J Calif Dent Assoc 15:54–61, 1987.
[25] Meier GH: Die architektur der spongiosa, Arch Anat Physiol Wess Med 34:615–628, 1887.
[26] Kulmann C: Die graphische Statik 1, Aufl, Zurich, 1888, Meyer and Zeller.
[27] Wolff J: Das Gesetz der Transformation der Knochen, Berlin, 1892, A Hirshwald.
[28] Murry PDF: Bones: A study of development and structure of the vertebral skeleton, Cambridge, 1936, Cambridge University Press.
[29] MacMillan HA: Structural characteristics of the alveolar process, Int J Orthodont 12:722–730, 1926.
[30] Parfitt AM: Investigation of the normal variations in the alveolar bone trabeculation, Oral Surg Oral Med Oral Pathol 15:1453–1463, 1962.
[31] Neufeld JO: Changes in the trabecular pattern of the mandible following the loss of teeth, J Prosthet Dent 8:685–697, 1958.
[32] Harris EF, Baker WC: Loss of root length and crestal bone height before and during treatment in adult and adolescent orthodontic patients, Am J Orthod Dentofac Orthop 98:463–469, 1990.
[33] Orban B: Oral histology and embryology, ed 3, St Louis, 1953, Mosby.
[34] Klemetti E, Vaino P, Lassila V, et al: Trabecular bone mineral density and alveolar height in postmenopausal women, Scand J Dent Res 101:166–170, 1993.
[35] Mercier P, Inoue S: Bone density and serum minerals in cases of residual alveolar ridge atrophy, J Prosthet Dent 46:250–255, 1981.
[36] Atwood DA, Coy WA: Clinical cephalometric and densitometric study of reduction of residual ridges, J Prosthet Dent 26:280–295, 1971.
[37] Lavelle CLB: Biomechanical considerations of prosthodontic therapy: the urgency of research into alveolar bone responses, Int J Oral Maxillofac Implants 8:179–184, 1993.
[38] Enlow DH: Principles of bone remodeling: an account of post-natal growth and remodeling processes in long bones and the mandible, Springfield, IL, 1963, Thomas.
[39] Currey JD: Effects of differences in mineralization on the mechanical properties of bone, Philos Trans R Soc Lond B Biol Sci 1121:509–518, 1984.
[40] Bidez MW, Misch CE: Force transfer in implant dentistry: basic concepts and principles, J Oral Implantol 18: 264–274, 1992.
[41] Frost HM: Mechanical adaptation. Frost's mechanostat theory. In Martin RB, Burr DB, editors: Structure, function, and adaptation of compact bone, New York, 1989, Raven Press.
[42] Roberts WE, Smith RK, Zilberman Y, et al: Osseous adaptation to continuous loading of rigid endosseous implants, Am J Orthod 86:96–111, 1984.
[43] Garretto LP, Chen J, Parr JA, et al: Remodeling dynamics of bone supporting rigidly fixed titanium implants. A histomorphometric comparison in four species including human, Implant Dent 4:235–243, 1995.
[44] Misch CE, Bidez MW, Sharawy M: A bioengineered implant for a predetermined bone cellular response to loading forces: a literature review and case report, J Periodontol 72:1276–1286, 2001.
[45] Kazarian LE, Von Gierke HE: Bone loss as a result of immobilization and chelation: preliminary results in Macaca mulatta, Chin Orthop Relat Res 65:67–75, 1969.
[46] Minaire MC, Neunier P, Edouard C, et al: Quantitative histological data on disuse osteoporosis: comparison with biological data, Calcif Tissue Res 17:57–73, 1974.
[47] Uhthoff HK, Jaworski ZF: Bone loss in response to long-term immobilisation, J Bone Joint Surg Br 60-B:420–429, 1978.
[48] Simmons DJ, Russell JE, Winter F: Space flight and the non-weight bearing bones of the rat skeleton, Trans Orthop Res Soc 4:65, 1981.
[49] Ingebretsen M: Out of this world workouts, World Traveler Feb:10–14, 1997.
[50] Oganov VS: Modern analysis of bone loss mechanisms in microgravity, J Gravit Physiol 11:143–146, 2004.
[51] Mori S, Burr DB: Increased intracortical remodeling following fatigue damage, Bone 14:103–109, 1993.
[52] Linkow LI, Chercheve R: Theories and techniques of oral implantology, vol 1, St Louis, 1970, Mosby.
[53] Lekholm U, Zarb GA: Patient selection and preparation. In Brånemark P-I, Zarb GA, Albrektsson T, editors: Tissue integrated prostheses: osseointegration in clinical dentistry, Chicago, 1985, Quintessence.
[54] Schnitman PA, Rubenstein JE, Whorle PS, et al: Implants for partial edentulism, J Dent Educ 52:725–736, 1988.
[55] Higuchi KW, Folmer T, Kultje C: Implant survival rates in partially edentulous patients: a 3-year prospective multicenter study, J Oral Maxillofac Surg 53:264–268, 1995.
[56] Jemt T, Chai J, Harnett J: A 5-year prospective multicenter follow-up report on overdentures supported by osseointegrated implants, Int J Oral Maxillofac Implants 11:291–298,1996.
[57] Truhlar RS, Orenstein IH, Morris HF, et al: Distribution of bone quality in patients receiving endosseous dental

implants, J Oral Maxillofac Surg 55:38–45, 1997.
[58] Manz MC: Radiographic assessment of peri-implant vertical bone loss: DICRG interim report no. 9, J Oral Maxillofac Surg 55:62–71, 1997.
[59] van Steenberghe D, Lekholm U, Bolender C, et al: Applicability of osseointegrated oral implants in the rehabilitation of partial edentulism: a prospective multicenter study on 558 fixtures, Int J Oral Maxillofac Implants 5:272–281, 1990.
[60] Esposito M, Hirsch JM, Lekholm U, et al: Biological factors contributing to failures of osseointegrated oral implants. II. Etiopathogenesis, Eur J Oral Sci 106:721–764, 1998.
[61] Weng D, Jacobson Z, Tarnow D, et al: A prospective multicenter clinical trial of 3i machined surface implants: results after 6 years of follow up, Int J Oral Maxillofac Implants 18:417–423, 2003.
[62] Quirynen M, Naert I, van Steenberghe D, et al: A study of 589 consecutive implants supporting complete fixed prostheses. Part I. Periodontal aspects, J Prosthet Dent 8:655–663, 1992.
[63] Rothman SLG: Interactive implant surgical planning with Sim/Plan. In Rothman SLG, editor: Dental applications of computerized tomography: surgical planning for implant placement, Chicago, 1998, Quintessence.
[64] Genant HK: Quantitative computed tomography: update, Calcif Tissue Int 41:179–186, 1987.
[65] Cann CE: Quantitative CT for determination of bone mineral density: a review, Radiology 166:509–522, 1988.
[66] Rothman SLG: Computerized tomography of the mandible. In Rothman SLG, editor: Dental applications of computerized tomography: surgical planning for implant placement, Chicago, 1998, Quintessence.
[67] Kirkos LT, Misch CE: Diagnostic imaging and techniques. In Misch CE, editor: Contemporary implant dentistry, ed 2, St Louis, 1999, Mosby.
[68] Homolka P, Beer A, Birkfellner W, et al: Bone mineral density measurement with dental quantitative CT prior to dental implant placement in cadaver mandibles: pilot study, Radiology 224:247–252, 2002.
[69] Norton MR, Gamble C: Bone classification: an objective scale of bone density using the computerized tomography scan, Clin Oral Implants Res 12:79–84, 2001.
[70] Ikumi N, Tsutsumi S: Assessment of correlation between computerized tomography values of the bone and cutting torque values at implant placement: a clinical study, Int J Oral Maxillofac Implants 20:253–260, 2005.
[71] Shahlaie M, Gantes B, Schulz E, et al: Bone density assessments of dental implant sites: quantitative computed tomography, Int J Oral Maxillofac Implants 18:224–231, 2003.
[72] Aranyarachkul P, Caruso J, Gantes B, et al: Bone density assessments of dental implant sites: 2. Quantitative cone-beam computerized tomography, Int J Oral Maxillofac Implants 20:416–424, 2005.
[73] Carter DR, Hayes WC: Bone compressive strength: the influence of density and strain rate, Science 194:1174–1176, 1976.
[74] Todisco M, Trisi P: Bone mineral density and bone histomorphometry are statistically related, Int J Oral Maxillofac Implants 20:898–904, 2005.
[75] Misch CE, Qu Z, Bidez MW: Mechanical properties of trabecular bone in the human mandible implications of dental implant treatment planning and surgical placement, J Oral Maxillofac Surg 57:700–706, 1999.
[76] Rice JC, Cowin SC, Bowman JA: On the dependence of the elasticity and strength of cancellous bone on apparent density, J Biomech 21:155–168, 1988.
[77] Kitagawa T, Tanimoto Y, Nemoto K, et al: Influence of cortical bone quality on stress distribution in bone around dental implants, Dent Mater J 24:219–224, 2005.
[78] Misch CE, Suzuki JB, Misch-Dietsh FD, et al: A positive correlation between occlusal trauma and peri-implant bone loss—literature support, Implant Dent 14:108–116, 2005.
[79] Crupi B, Guglielmino E, LaRosa G, et al: Numerical analysis of bone adaptation around an oral implant due to overload stress, Proc Inst Mech Eng [H] 218:407–415, 2004.
[80] Misch CE: Early crestal bone loss etiology and its effect on treatment planning for implants, Postgraduate Dentistry 2:3–17, 1995.
[81] Misch CE, Bidez MW: Bone density and implant dentistry, IIBS abs, Int J Oral Implant 7(1):80, 1990.
[82] Sevimay M, Turhan F, Kilicarsian MA, et al: Three-dimensional finite element analysis of the effect of different bone quality on stress distribution in an implant-supported crown, J Prosthet Dent 93:227–234, 2005.
[83] Tada S, Stegaroiu R, Kitamura E, et al: Influence of implant design and bone quality on stress/strain distribution in bone around implants: a 3-dimensional finite element analysis, Int J Oral Maxillofac Implants 18:357–368, 2003.
[84] Ichikawa T, Kanitani H, Wigianto R, et al: Influence of bone quality in the stress distribution—an in vitro experiment, Clin Oral Implants Res 8:18–22, 1997.
[85] Steigenga JT, Alshammari KF, Nociti FH, Misch CE: Dental implant design and its relationship to long term implant success, Implant Dent 12:306–317, 2003.
[86] Strong JT, Misch CE, Bidez MW, et al: Functional surface area: thread-form parameters optimization for implant body design, Compend Contin Educ Dent 19(3), 1998.
[87] Petrie CS, Williams JL: Comparative evaluation of implant designs: influence of diameter, length and taper on strains in the alveolar crest: a three-dimensional finite element analysis, Clin Oral Implants Res 16:486–494, 2005.
[88] Misch CE: Maxillary sinus augmentation for endosteal implants: organized alternative treatment plans, Int J Oral Implantol 4(2): 49–58, 1987.
[89] Misch CE, Bidez MW: Implant protected occlusion, Pract Periodontics Aesthet Dent 7:25–29, 1995.

第 12 章

与关键植入位点和种植体数目相关的治疗计划

Carl E. Misch

针对牙列缺损患者制订治疗计划更多依据的是临床经验及美学需求，而非科学原理及临床研究。与缺牙区相邻基牙的牙周、牙髓和牙体的健康状况是多种多样的。所以，在一个牙弓内缺失牙与可用骨的情况有 10 万多种组合[1]。医生根据经验和美学需求将可用的健康基牙联合固定来修复缺失牙。所以，在一个牙弓内，对于同一颗牙缺失，患者和医生可能有多种选择。

种植义齿已经成为修复缺失牙齿预期最好的方法。然而，医生和患者通常倾向于选择更快、更简单和更经济的方式。所以，种植义齿的治疗计划主要通过缺牙区剩余骨量来确定。评价一种治疗计划是否更快、更简单和更经济需要建立在其结果是否可预期，并且较其他方法并发症更少的基础上。例如：在 20 世纪 80 年代中期，无牙颌患者在文献中最普遍的治疗方式是将种植体植入下颌颏孔前、上颌窦前方（种植体的数目与剩余骨量相关）[2]。全牙弓的固定修复体在颌骨远中出现悬臂梁（图 12-1）。这种治疗方式在今天仍然被普遍应用，因为可以避免骨移植术并且比其他方式降低了费用。然而，这种方式有明显的并发症，尤其当对颌为天然牙或种植义齿，并且剩余骨量很少时（图 12-2）。

通常情况下，剩余骨量常不足容纳 1 颗种植体的植入。在牙列缺损患者中，不足 40% 的患者在上颌后牙区、不足 50% 的患者在下颌后牙区剩余牙槽骨高度大于 6 mm [3]。在无牙颌患者的后牙区，这个百分率又降至不足 20%。因此，不采用骨移植的方式就会出现远中悬臂梁结构或者在后牙区植入较短种植体。然而，后牙区的𬌗力最大（集中于悬臂梁上），并且通常在后牙区（支持短种植体）的骨质密度低于前牙区。

制订治疗计划的原则

当种植体被植入骨量充足的颌骨内，在负荷前至少愈合 4 个月，外科阶段的成功率高达 98% 以上。这种成功率与种植体的数目、尺寸或种植体设计无关。然而，当咬合力加载在种植修复体上，此时种植体的失败率是外科阶段的 3~6 倍。例如：一项 Meta 分析显示，当种植体长度小于 10 mm 或被植入松软骨质中时，负荷后失败率为 15%（一些文献显示 30% 的失败率）[4]。失败最常发生于负荷后的 18 个月内，这个阶段被称之为早期负荷失败。这种并发症最主要的原因是生物力学因素，包括加载在种植体系统上过大的应力或者骨质条件太差难以承受咬合负荷[5]。可以通过多种途径来减小生物力学应力（如消除悬臂梁，增加联合固定的种植体数量等）。

种植体部件或修复体的机械并发症发生率高于手术阶段的种植失败率，许多文献报道其发生率比早期负荷失败更高。机械并发症包括基台螺丝松动、修复体松动和崩瓷[4]。这些并发症在磨牙症患者、男性患者、对颌也为种植修复体、形成组牙功能𬌗时更容易发生[6]。所有的这些因素增加了种植体系统（咬合面的瓷层，粘接剂，基台螺丝，种植体 - 骨界面）的应力。因此，机械并发症与生物力学因素相关。

生物力学应力也能引起种植体边缘骨丧失[7]。种植体并没有类似于天然牙的牙周膜，应力传导至

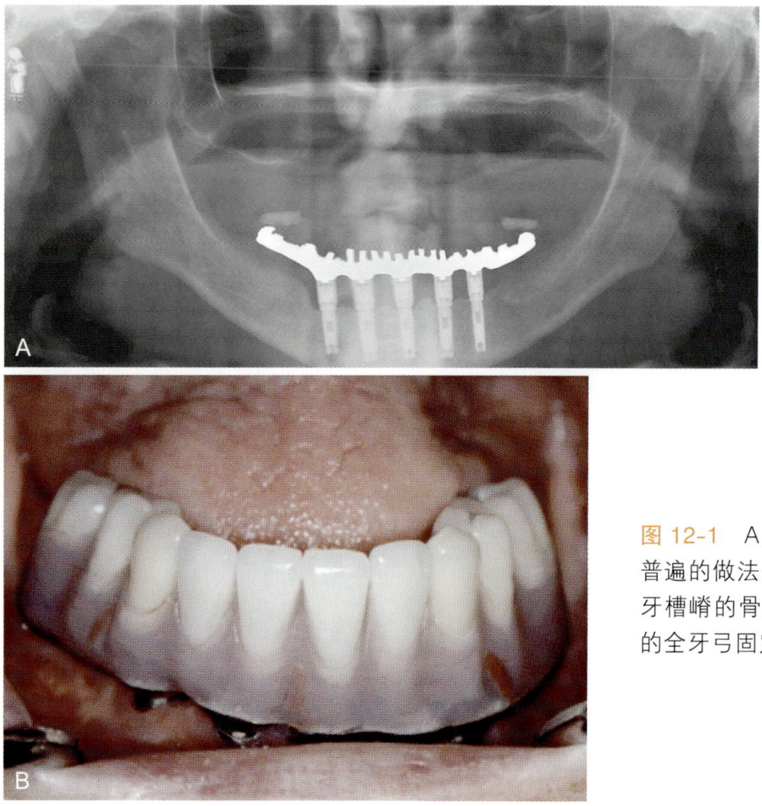

图 12-1 A. 在 20 世纪 80 年代，对于牙列缺失患者最普遍的做法是在前牙区植入 4~6 颗种植体（取决于剩余牙槽嵴的骨量）；B. 在前牙区延伸出悬臂形成带悬梁臂的全牙弓固定修复体

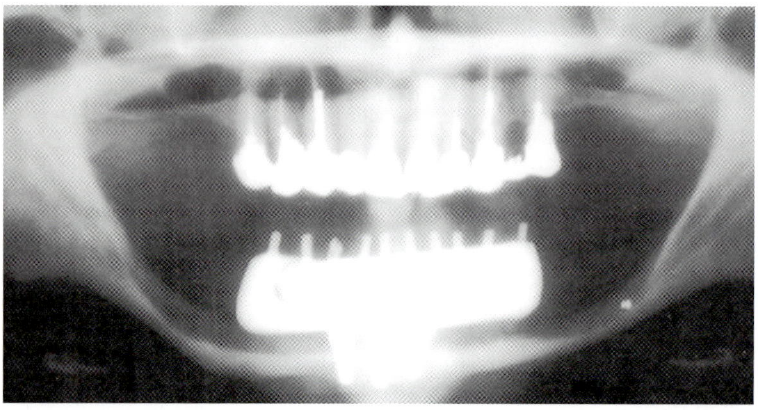

图 12-2 在严重萎缩的下颌，于前牙区植入 3 颗种植体支持带悬臂梁的固定修复体，对颌为天然牙列

种植体－骨界面主要集中于嵴顶区边缘骨。当应力超过骨的生理极限时，骨吸收就会发生。骨丧失增加厌氧菌繁殖引起种植体周围炎，或导致种植体周围软组织的退缩，引起美学并发症。因此，生物力学因素能导致种植体早期负荷失败、机械并发症、边缘骨丧失以及种植体周围炎。所以，制订种植治疗计划的一项主要目标是减少种植体系统所受的生物力学应力。

治疗费用与患者的经济能力

医生和患者都倾向于不植骨植入种植体。与植入短种植体或倾斜种植相比，骨增量手术增加了花费并且治疗程序更加复杂，治疗效果的可预期性降低。骨增量的术后反应也比单纯种植手术要大。在植骨后，很可能需要一段延长的愈合期（4~9 个月）来保证骨块的成熟。增加骨增量手术的费用通常比单纯植入种植体要高。除此以外，骨增量术后的种植比利用悬臂梁延伸至后牙区的方式需要植入更多的种植体和制作更多的牙冠。这些会进一步增加了患者的费用。基于以上这些考虑，医生和患者都倾向于将种植体植入剩余牙槽嵴并在制作修复体时设计较少数量的牙冠，而且，患者只需要经历一次外科手术和由此产生的术后不适反应。

在一个临床案例中，患者和医生出于费用考虑而选择具有高生物力学并发症风险的治疗方案：患者在一侧上颌后牙区缺失 4 颗后牙（2 颗前磨牙和 2 颗磨牙），伴随上颌窦气化。针对这种情况，有两种典型的治疗方案。第一种是在上颌窦前植入 2 颗种植体，支持三单位修复体（设计第一磨牙悬臂梁）（图 12-3）。第二种方案是通过上颌窦提升植骨术，植入 3 颗种植体（第一前磨牙，第一磨牙，第二磨牙区）支持四单位修复体。

在这个临床病例中，第一种治疗方案的费用是第二种的一半，因为第一种方案并不需要上颌窦提升植骨术，并且植入较少的种植体，修复体的数目也更少。种植义齿的治疗费用与种植修复体的数目相关。因此，由 2 颗种植体支持的三单位局部固定义齿（FPD）的费用只是 4 颗种植体支持的六单位 FPD 的一半。所以，在上颌后牙区，常选择由 2 颗位于上颌窦前方的种植体支持带远中悬臂梁的三单位 FPD 而非通过后牙区的骨增量，植入更多的种植体支持四单位 FPD。由于免去了骨增量手术，第一种治疗方案疗程更短并且更简单。

尽管第一种治疗方案治疗费用少并且减少了患者的不适，但这种治疗方法的远期效果不如有更多种植体支持的四单位 FPD。第二种治疗方案里因为有更多的种植体支持，并且在磨牙区没有悬臂梁，其治疗的远期成功率比第一种高 3~4 倍。悬臂梁增加了前部种植体的生物力学应力。因此，增加了第一前磨牙区修复体发生松动的风险（由于拉力加载在粘接剂上会导致粘接剂的强度要减少至压力作用下其强度的 1/20）。其后果是 1 颗种植体（第二前磨牙）支持所有的 3 颗修复体，导致种植体过度负荷发生失败。而且，第一种方案由于设计了悬臂梁，在𬌗力作用下具有更大的生物力学应力导致更多的骨吸收。对颌的下颌第二磨牙很可能会伸长高于𬌗平面（在第一种方案里只有第一磨牙），下颌的任何前伸运动都会导致对上颌修复体的𬌗干扰。𬌗力方向的异常增加种植体所受的剪切力甚至可能引起功能紊乱。所有这些并发症升高的风险都与增加的生物力学应力相关。

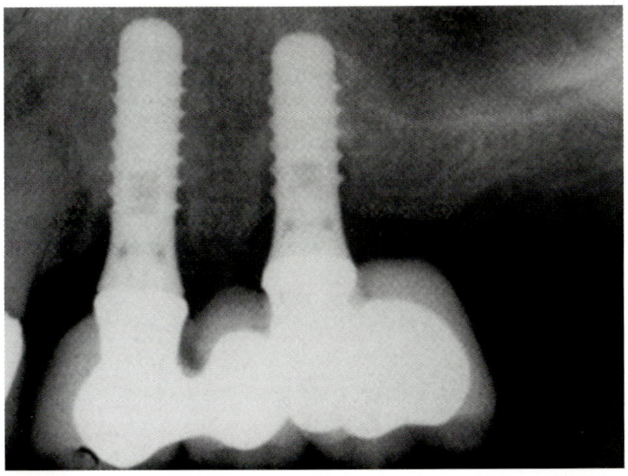

图 12-3　2 颗种植体植入上颌窦前方支持带悬臂的三单位固定义齿。注意：远中种植体骨吸收至第 3 个螺纹，近中种植体骨吸收至第 2 个螺纹

生物力学相关的并发症通常发生在功能负荷的最初几年内。其后果是患者期望医生免费重新进行这种方式的治疗。当第一种治疗方案失败后，另一名医生很可能会选择第二种方案，随之而来的是更高的费用。所以患者很有可能会采用起诉第一种治疗方案医生团队的方式来支付第二种治疗方案所带来的额外费用。

治疗费用和风险因素

由于第一种治疗方案（带悬臂梁的修复体）具有较高的并发症风险，这种方案的治疗费用应该比第二种的高。换而言之，医生所提供治疗服务的费用不应该仅仅是种植体和修复体数目的简单相加，更应该包括这种治疗方案所带来的风险[8]。

应当为风险因素收费的一个更加典型的例子是：上颌中切牙种植修复的费用应当高于下颌磨牙。为了成型上颌前牙种植体周围软组织，其准备工作、印模和过渡义齿所需要的时间和技术远超过下颌后牙的种植修复。上颌前牙种植修复体戴入后有可能发生牙龈退缩、颜色不匹配等一些美学并发症，其发生概率高于下颌种植修复体，面临更大重新制作的风险。但是大部分医生仍然对这些治疗程序收取同样的费用。事实上，上颌前牙区种植修复体面临着更大的风险，它的治疗程序收费理应更高。

总体而言，种植治疗需要遵循一定的生物力学原则以减少种植系统所承担的应力。在种植治疗中，采用较少种植体或悬臂梁治疗方式的费用，应高于采用较多种植体或没有悬臂梁支持修复体的方式。种植义齿的风险因素应当包括并发症所带来的各种治疗程序的费用。种植体及其修复体的费用不能仅由种植体和修复单元的数目决定，因为它们并不是单纯的商品。

种植序列治疗

由于种植义齿的并发症主要与生物力学因素有关，为了降低生物力学过度负荷的风险，Misch 给出了一套治疗计划序列，由如下各项组成[9]：

1. 修复体设计。
2. 患者作用力因素。
3. 缺牙区骨密度。
4. 关键植入位点。
5. 种植体数目。
6. 种植体尺寸。
7. 缺牙区可用骨量。
8. 种植体设计。

本章将讨论支持修复体的关键植入位点，随后讨论支持修复体的种植体数量。

基牙选择

设计缺牙区合适的修复体，有多种治疗计划可供选择。总的原则：牙列缺损患者，只要有可能，就设计成不依赖相邻天然牙固位的种植体支持式修复体。种植体支持式修复体在生物学和生物力学方面有很多优势，其中没有龋坏和牙髓病风险是其最大的优势。传统固定桥中天然基牙龋坏率占修复 10 年后并发症的 22%（桥体为菌斑聚集地），然而相同时间内，单冠修复体的基牙龋坏率则不到 1%[10-12]。没有修复的天然牙龋坏的风险更小，种植体则根本不会罹患龋坏。牙支持式固定修复体的第二种常见并发症是与牙髓相关的一些病变，10 年内近 15% 的病例会出现这类并发症。然而，种植体不需要牙髓治疗，未被联合固定的天然基牙较少需要牙髓治疗，尤其当不需要制作冠修复体时。因此，未被预备的天然牙发生牙髓疾病或折断的风险较低（图 12-4）。

种植体支持式修复体在生物力学方面也具有优势[13]。天然牙在冠根向上有 28 μm 的动度，在水平方向动度为 56～108 μm[14]。因此，当天然牙与种植体（动度更小）联合固定修复时，类似于悬臂梁作用在种植体上并增加生物力学并发症的风险（图 12-5）。因此，当种植修复体联合天然牙时，会增加种植体基台螺丝松动、边缘骨吸收、修复体松脱的风险（图 12-6）。此外，独立的种植修复体可以减少或消除天然牙和种植体间的桥体数目（增加种植体数目）。同时也可以增加基牙的数量，使作用力的分散更有效，降低修复体发生松脱的风险，而这也是天然牙支持式固定修复体的第三大常见并发症[10,11]。因此，独立的种植修复体并发症少，修复体的长期成功率较高，相邻牙的存留率更高。

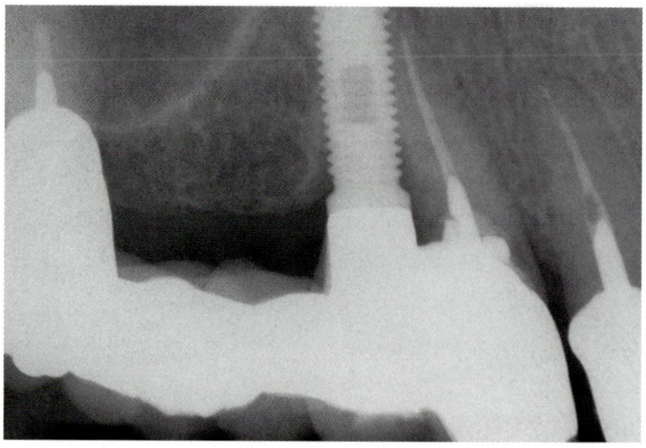

图 12-4 当种植体与天然牙相连（在这张 X 线片中，第一前磨牙种植体与第二磨牙相连），桥体成为菌斑聚集区，天然牙发生龋坏的风险增加。同样，天然牙由于进行牙体预备且龋坏的风险增加，发生牙体牙髓并发症（如折断或失败）的风险也增加

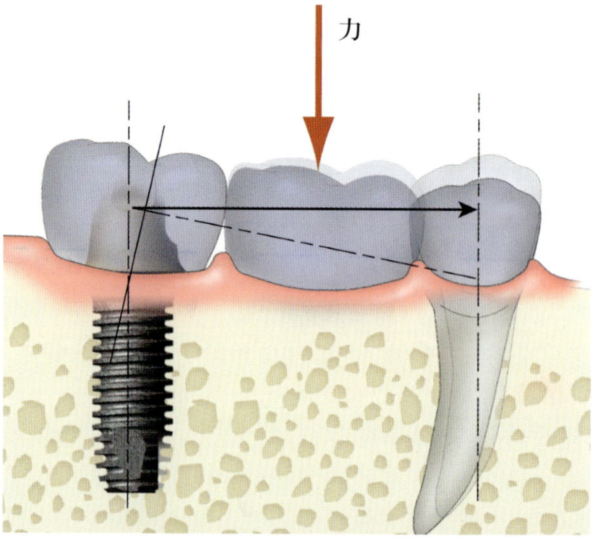

图 12-5 当种植体与天然牙相连时，由于天然牙的生理动度导致其上的修复体成为种植体的悬臂梁

此外，使用独立种植修复体的时候，𬌗力的分布更加合理。合理的力量分配减少基台螺丝松动发生率，以及种植体边缘骨缺失和修复体松动的发生。所以，对于牙列缺损患者而言，理想的治疗计划应考虑使用独立的种植修复体（框图 12-1）。

关键植入位点

种植义齿应使用健康状态良好的种植体。相

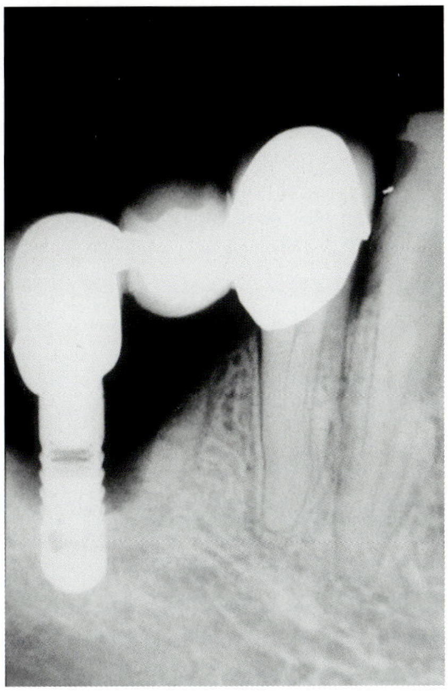

图 12-6　1 颗种植体与 1 颗天然牙相连支持三单位固定修复体，修复体类似于悬臂梁增加种植体周围嵴顶骨吸收的风险。在这张根尖片中，种植体周围 2/3 的骨发生了吸收

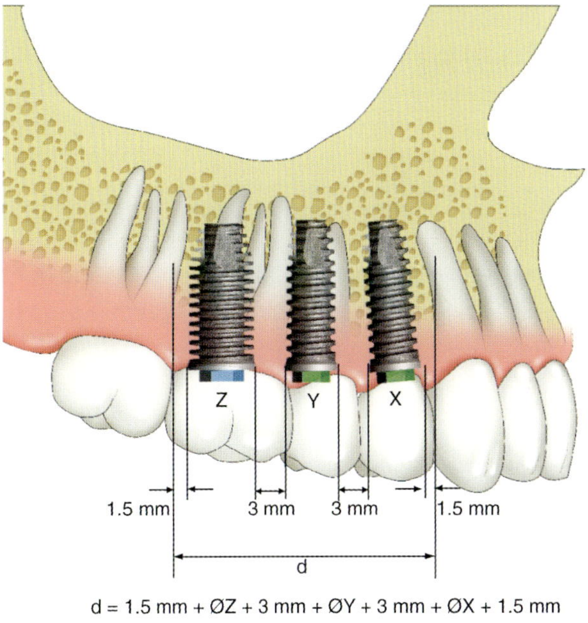

图 12-7　在缺牙区植入种植体的最大数目取决于种植体、与天然牙间距（至少 1.5 mm）、2 颗种植体间距离（至少 3 mm）、种植体的直径

框图 12-1　天然牙单冠修复

1. 生物学因素（最重要）
   a. 基牙的龋坏率更低（邻间隙卫生）
   b. 牙髓并发症更少（未进行基牙预备的牙体牙髓并发症更低）
2. 生物力学因素
   a. 基台螺丝松动风险
   b. 修复体的松脱（种植修复的风险）
   c. 边缘骨丧失风险（种植体周围）
   d. 更多的种植基牙（没有设计桥体）
      - 增加负荷的表面积
      - 增加修复体的固位力
      - 基台螺丝松动的风险更小

对于天然牙，种植体通常具有理想的临床状态。然而，一些种植体的位点在减少种植体系统所受应力方面要比其他相关因素发挥着更为重要的作用。可植入种植体的最大数量是由种植体的直径、与天然牙间的距离（至少 1.5 mm）、相邻种植体间的距离（至少 3 mm）所决定的（图 12-7）。确认最大种植体植入数量时，可将缺牙区按每个种植体所需的 7 mm 跨度划分（当种植体的直径为 4 mm 时）。当缺牙区跨度为 21～27 mm 时，可以采用 3 颗种植体；当跨度为 28～34 mm 时，可以使用 4 颗种植体。所谓的关键植入位点是相对于其他的位点而言，这些关键位置发挥着更为重要的减少生物应力的作用。当种植体不在这些关键位置上时，生物力学并发症的风险就会升高[15]。因此，即使植入这些关键位点需要骨增量手术，增加额外的训练、手术、成本和时间但也必须要完成。最终修复体确认后，支持该修复体的关键植入位点也能被确定下来。

关键植入位点不受其他因素的影响。换而言之，影像学检查是为了选择修复体的类型和诊断病理改变，而不是确定骨量和植入位点。更直观地说法是医生“假想”患者在种植关键位点上有充足的骨量来植入种植体、患者没有经济上的顾虑来选择最佳的治疗方案、治疗时间不受限制、种植医生或相关团队在关键位点上植入（或骨增量后植入）种植体有足够的技术支持（框图 12-2）。

以下是多个相邻天然牙缺失情况下，种植固定义齿修复时确定关键植入位点的四项一般原则[15]：

1. 尽量不在牙列缺损和上颌牙列缺失的情况下设计悬臂梁结构，因此，在修复体末端的植入部位是关键位点。
2. 不设计三单位相连在一起的桥体尤其是在后牙区域。

3．尖牙缺失时，尖牙区是关键植入位点，尤其当邻牙缺失的情况下。

4．当第一磨牙缺失时，对于所有的牙列缺损和上颌牙列缺失的情况，第一磨牙区是关键植入位点（框图 12-3）。

无悬臂梁

理想的关键植入位点的第一原则就是在牙列缺损固定义齿修复体或上颌牙列缺失全牙弓固定义齿修复体中避免悬臂梁结构。悬臂梁对于粘接剂或修复螺丝、修复体上部结构、种植体、基台螺丝，以及种植体-骨界面而言，是一种显著的作用力放大器[16，17]。

牙支持式固定部分义齿（FPD）中的悬臂梁结构并发症发生率要高于有末端基牙的修复体[9，12，18]。引起传统三单位 FPD 失败的主要因素是天然基牙发生龋坏和牙髓并发症（常与基牙牙体预备和龋坏相关）。传统 FPD 的 5 年存留率超过 95%[11]。然而，当 1 颗牙缺失，采用 2 颗天然牙支持带悬臂梁结构的三单位 FPD，在最初的 5 年内，失败率超过 25%，在 10 年内的并发症发生率高达 40%，生物力学因素是引起失败的主要原因[12，18]。

当力加载在修复体的悬臂梁结构上，悬臂梁桥体的最远端基牙的粘接剂受到拉伸力和剪切力，而紧邻悬臂梁桥体的基牙就成为外力作用时的支点（图 12-8）。与压力作用下对比，粘接剂的强度在拉伸力和剪切力的作用下减少 20 倍[19]。因此，悬臂梁桥体最远端基牙的粘接剂容易被破坏并且常常发生龋坏。而紧邻悬臂梁桥体的基牙发生松动和折断（尤其经过牙髓治疗后），因为它是支持修复体的唯一基牙。这些生物力学相关并发症的发生时间要短于生物学并发症（如龋坏或牙周疾病）。

前牙区的最大咬合力接近 25 磅，在尖牙及前磨牙区增加至 100 磅，在磨牙区咬合力进一步增大至 250 磅。修复体的悬臂梁作为种植体系统的作用力放大器可以将咬合力放大至 2 倍[16]。当磨牙区（咬合力为前牙区的 5 倍）采用悬臂梁结构时，更大的咬合力被进一步放大，使传导至种植体系统的力量成倍地增加。例如，没有悬臂梁结构的种植义齿在前磨牙区受到 100 磅的咬合力。而当用悬臂梁来修复磨牙时，磨牙区桥体所受的 250 磅咬合力导致在前磨牙区基牙产生 500 磅的力量，是 100 磅咬合力的 5 倍（图 12-9）。

天然牙相对于种植体有更多的生理动度，可以吸收施加在粘接剂上的部分拉伸力和剪切力。事实上，当基牙活动时，带悬臂梁结构的固定修复体反而易于留存，这是因为粘接剂很少被破坏。种植体比天然基牙受到更大的应力。因此，含悬臂梁结构的种植体罹患生物力学并发症的风险比天然牙大（图 12-10），如粘接剂的破坏、修复螺丝的松动、基台螺丝的松动。由生物应力产生的骨吸收更容易发生在种植体上。天然牙可以变得松动，当应力减少，它的动度也会减小。而成为支点的种植体由于修复体的松动可发生种植体失败或折断。

框图 12-2　理想治疗计划
种植区充足的可用骨
没有费用上的限制
治疗时间不受限
种植团队掌握相关技术

框图 12-3　种植固定修复体关键植入部位的选择原则
没有悬臂梁
没有三单位相连桥体
尖牙原则
第一磨牙原则（对于所有的牙列缺损和上颌无牙骀患者）

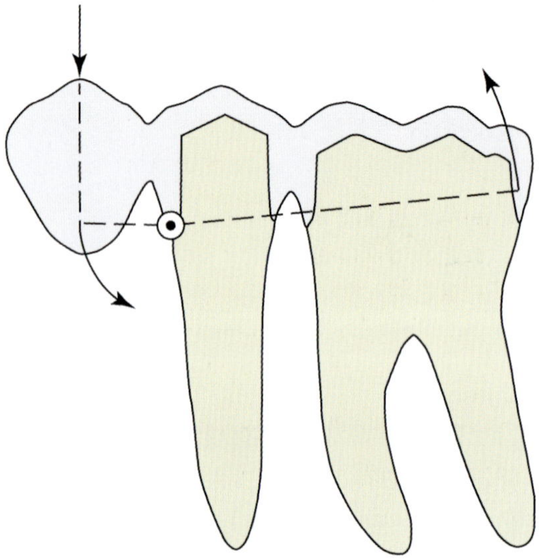

图 12-8　当 2 颗（或更多）天然牙的咬合力施加在悬臂梁上，最近的 1 颗牙作为支点，悬臂梁最远端的粘接剂受到剪切力和拉伸力。在这个病例中，压缩力作用于第一前磨牙，第二前磨牙作为支点，剪切力和拉伸力作用于第一磨牙

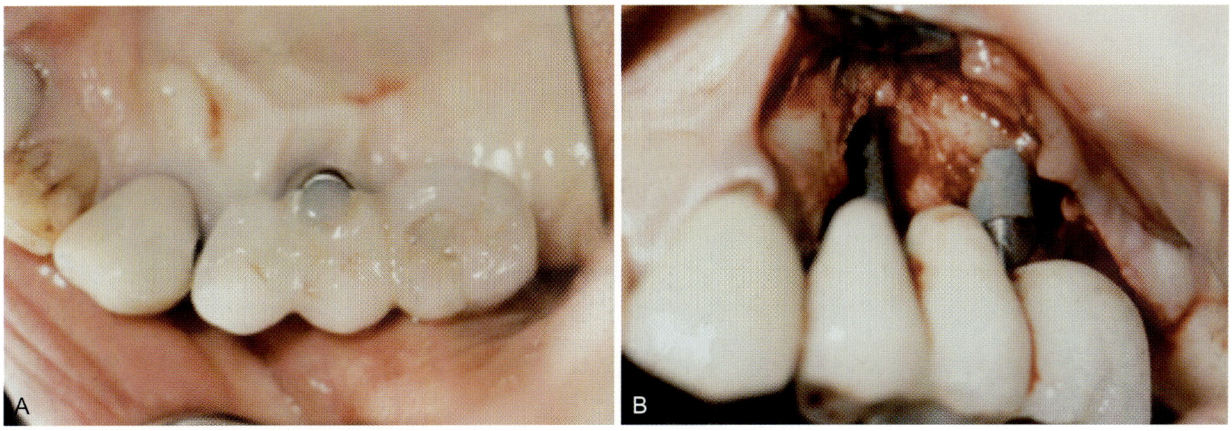

图 12-9　A. 来自前磨牙和磨牙种植体的悬臂梁修复缺失的第一前磨牙。施加在种植体系统的咬合力通过悬臂梁的作用被放大（前伸和侧方）。B. 第二前磨牙作为支点，种植体周围的骨吸收更严重

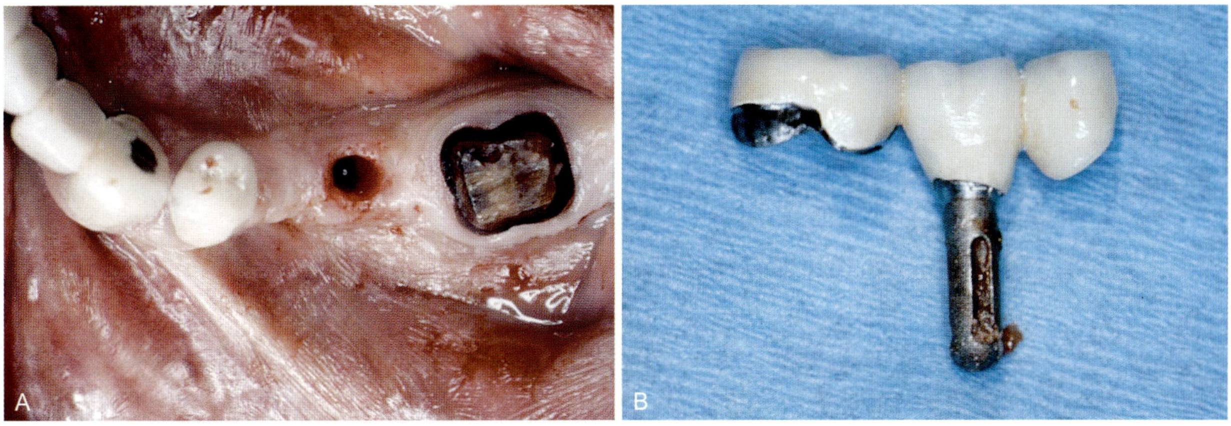

图 12-10　A. 一个带悬臂梁的三单位固定修复体（悬臂梁修复第一前磨牙）与第二前磨牙种植体和天然的第一磨牙相连。磨牙的粘接剂被破坏并且发生龋坏。B. 刚性的种植体比天然牙具有更多的生物力学应力，远中基牙粘接剂受到更多的剪切力和拉伸力，所以容易松动。种植体承担着三单位修复体所有的咬合力，过度负荷的种植体发生骨吸收，变得松动，最终失败

悬臂梁的长度与修复体基牙受到的额外作用力直接相关[16, 20]。因此，当 25 磅的外力沿着种植体长轴作用时，种植体系统（牙冠、粘接剂、基台、基台螺丝、种植体体部、种植体边缘骨和种植体 - 骨界面）就会受到 25 磅的负荷。当同样大小（25 磅）的外力作用于 5 mm 长的悬臂梁时，基牙所受力矩会增加到 125 磅 / 毫米（图 12-11）。

单颗牙缺失

当 1 颗种植体修复 1 颗缺失牙，种植体应该在缺牙区近远中向的中心植入。就一般原则来讲，种植体距离相邻天然牙 1.5~2 mm。因此，1 颗 4 mm 直径的种植体需要 7mm 的空间。当修复 1 颗磨牙（10~12 mm）时，应当选用更大直径的种植体来减少近远中向的悬臂梁，并且需要在缺牙区的近远中向的中点植入。这样就可以减少种植体系统与生物力学相关的风险（图 12-12，图 12-13）。

2 颗牙缺失

当 2 颗相邻的天然牙缺失，需要采用 2 颗种植体来支持修复体。在美学区 2 颗相邻的天然牙缺失，与软组织美学相关的种植义齿修复的一个趋势是在 1 颗种植体上延伸出 1 颗卵圆形的悬臂梁桥体[21]（图 12-14）。这种方式最被推崇的理由是：获得相邻 2 颗种植体间的牙龈乳头是困难的[22]。然而，与生物力学相关的并发症（如修复体的松动、螺丝的松动、应力的增加）同样导致边缘骨丧失、种植体折断或失败（图 12-15）。其最终的结果是软组织明显受到影响（图 12-16）。只要 2 颗种植体间的距离≥ 3 mm，种植体与天然牙间距离至少为 1.5 mm，相邻种植体间就可以形成牙龈乳头[23, 24]（图 12-17）。所以，当 2 颗相邻天然牙缺失，且缺牙区的距离 >12 mm，即使在美学区也应该植入 2 颗种植体。

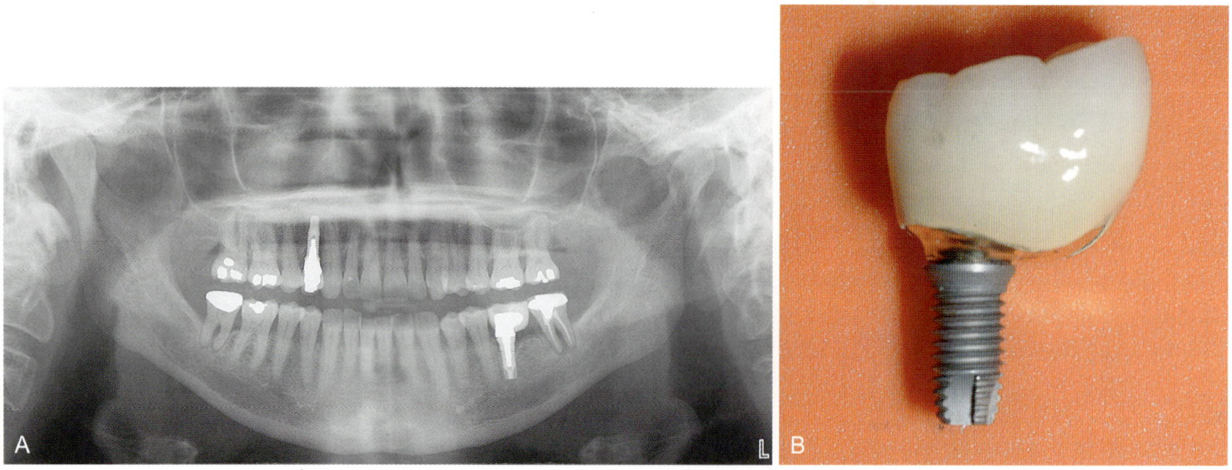

图 12-11　A. 1 颗种植体在第一磨牙的近中根植入，第一磨牙牙冠的远中部分形成悬臂梁；B. 作用于悬臂梁的咬合力被放大，种植体在若干年内发生失败

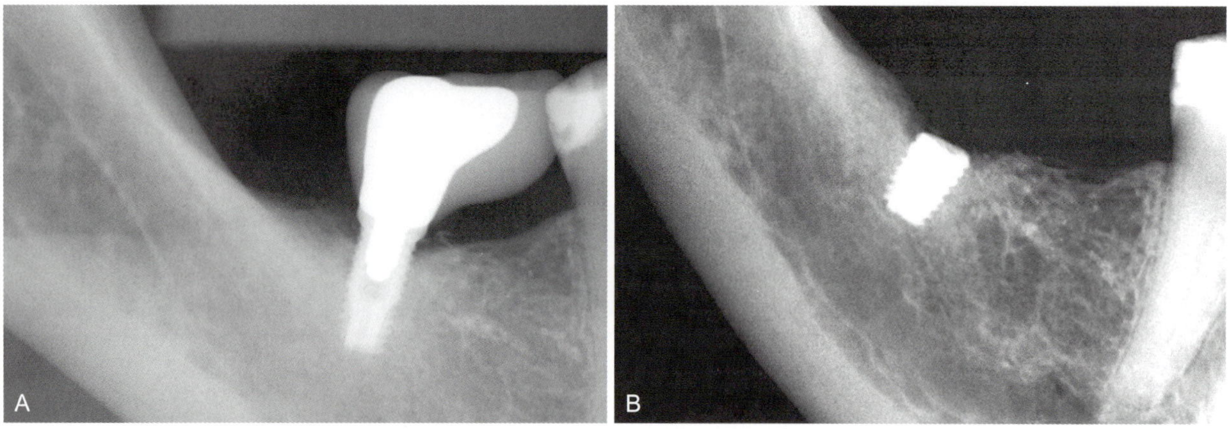

图 12-12　A. 1 颗种植体在第一磨牙的远中根植入，牙冠近中形成 7mm 的悬臂梁；B. 第一磨牙种植体在若干年内折断，像这种大小的天然牙应该使用 2 颗种植体修复

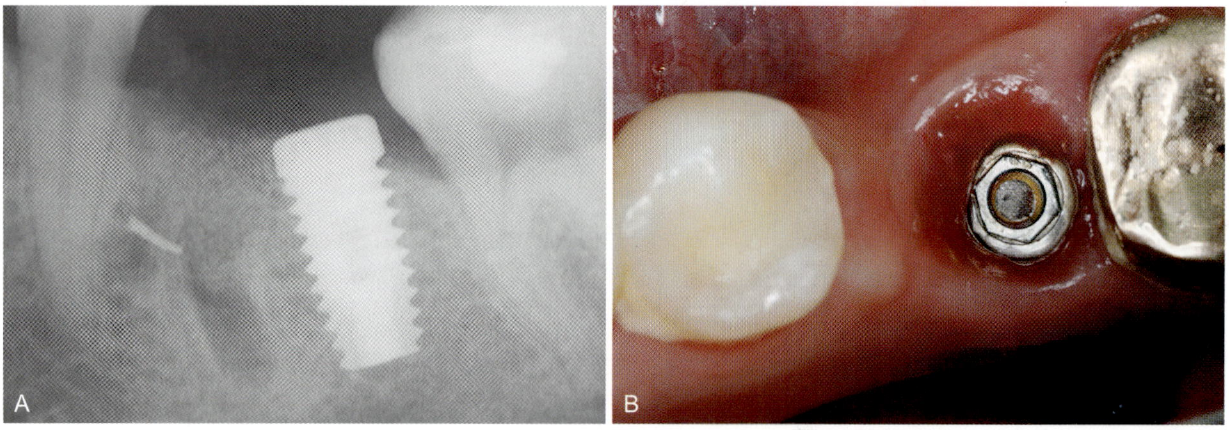

图 12-13　A. 1 颗种植体在远中根植入，牙冠近中形成悬臂梁；B. 在第一年内基台螺丝发生 3 次折断，应该使用更大直径的种植体在近远中向的中点处植入

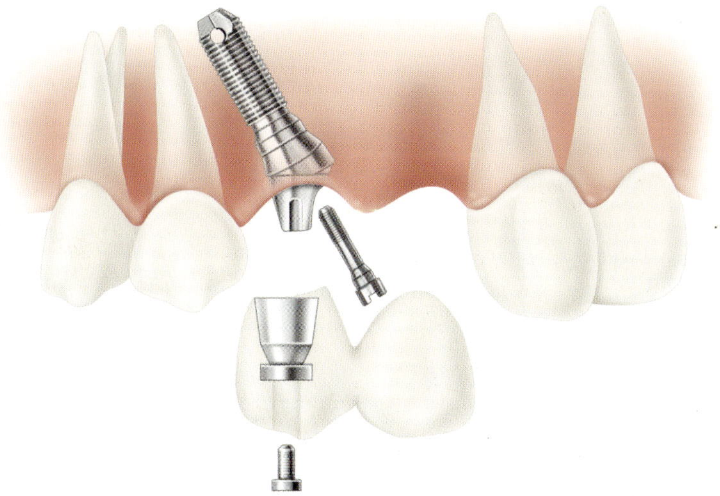

图 12-14　1 颗种植体支持的带悬臂梁结构的两单位修复体被建议在前牙美学区使用来改善种植体间软组织的美学效果 [21]

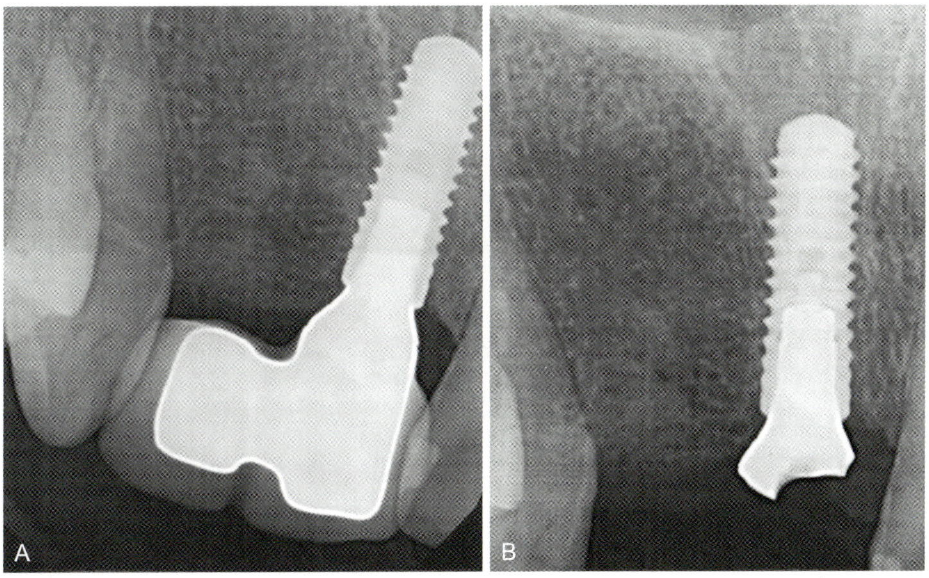

图 12-15　A. 中切牙支持的带悬臂梁的两单位修复体；B. 1 年后基台发生了折断

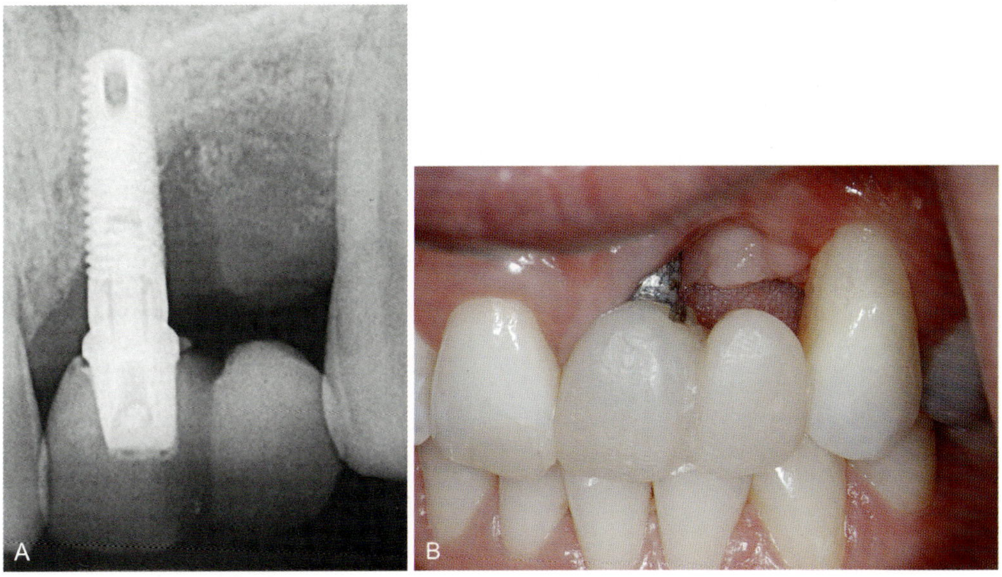

图 12-16　A. 中切牙支持的带悬臂梁的两单位修复体，注意种植体远中的骨吸收；B. 软组织发生退缩，形态被破坏

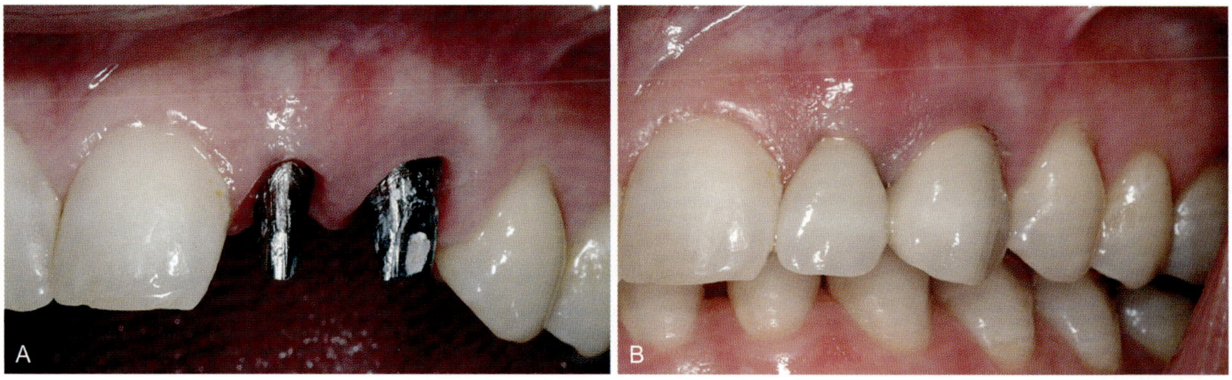

图 12-17 A. 2 颗相邻的种植体在美学区植入修复侧切牙和尖牙。种植体与天然牙相距 1.5 mm，种植体间相距 3 mm。B. 两单位修复体比带悬臂梁设计的修复体并发症更少，软组织的形态在正常范围内（牙龈乳头的基部至少有 3 mm 宽）

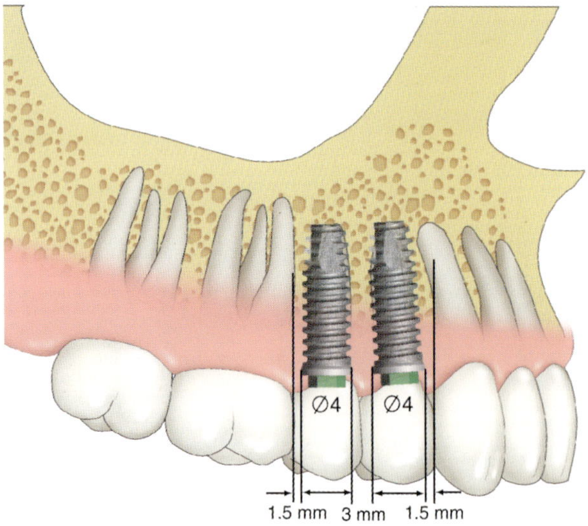

图 12-18 当美学区 2 颗相邻的牙齿缺失，种植体应与天然牙间相距 1.5 mm，相邻种植体至少相距 3 mm。这就意味着使用 3 mm 直径的种植体至少需要 12 mm 的跨度，使用 2 颗 4 mm 直径的种植体跨度至少为 14 mm

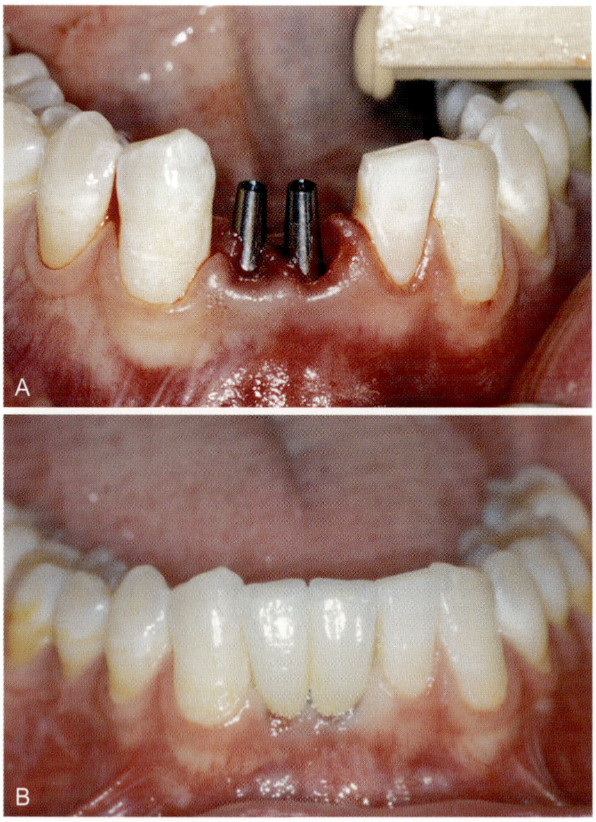

图 12-19 A. 在非美学区 2 颗相邻种植体间距低于 3 mm，修复缺失的下颌切牙；B. 两单位的修复体压低了种植体间牙龈乳头，却减少了生物力学并发症

为了强调无悬臂梁的原则，关键植入位点提倡 1 颗种植牙冠修复 1 颗缺失牙，如当 1 颗或 2 颗相邻天然牙缺失，缺牙区跨度为 12 mm（种植体直径为 3 mm），缺牙区跨度为 13 mm（1 颗种植体直径为 3 mm，另 1 颗为 4 mm）等（图 12-18）。然而，当种植体颈部在非美学区域时（上颌高笑线与下颌说话时的低唇线之间），尽管缺牙区的近远中向间隙有限（10~11 mm），植入 2 颗种植体在减少生物力学并发症方面更具优势。在这种条件下，种植体间形成的牙龈乳头并不理想，但在软组织美学区域之外时，生物力学风险大于美学风险（图 12-19）。

当缺失 2 颗（或更多）天然牙中包括 1 颗磨牙，一颗末端基牙应该距离相邻天然牙 1.5 mm，另一颗末端基牙应该位于缺失的最后一颗磨牙位置的远中而不是中间。将种植体连接固定在一起，通过这种方式消除自磨牙中央位置至边缘嵴 3 mm 的悬臂梁（图 12-20）。当种植体不在远中位置植入时，最后一颗磨牙应当通过减径来消除悬臂梁（图 12-21）。当远中末端种植体被植入位于磨牙中央的

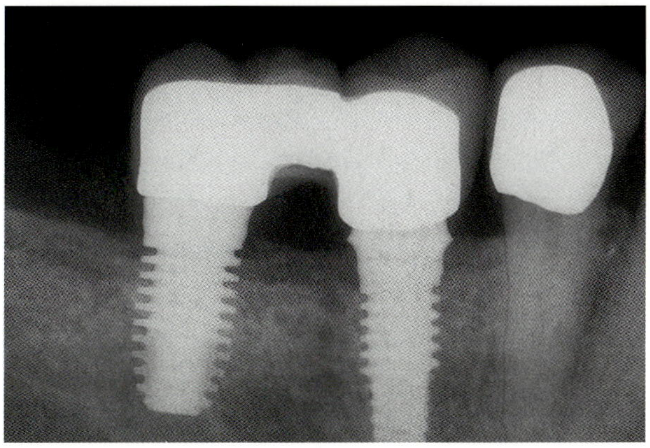

图 12-20　当 2 颗相邻的天然牙缺失其中包括一颗磨牙，远中种植体应该在磨牙的远中部位植入（不是中央）。当种植体联合固定在一起时，这就消除了后牙区悬臂梁

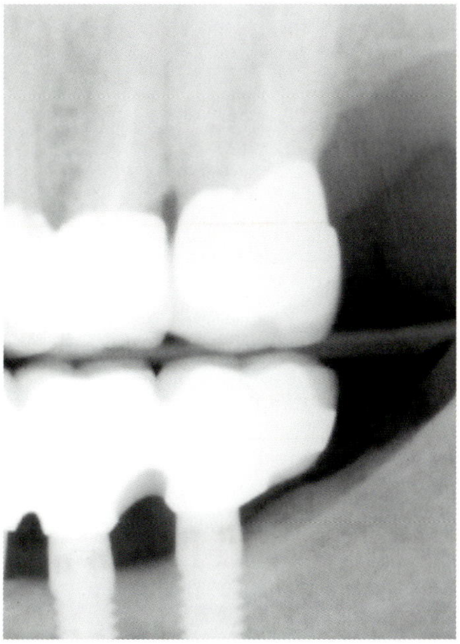

图 12-21　当最后一颗磨牙种植体被植入磨牙中央的近中部位时，不应该恢复最后一颗磨牙的完整轮廓，因为牙冠的远中部分会对种植系统形成悬梁臂。在这张根尖片里，最后一颗磨牙应该制作成前磨牙大小

近中时，医生和技师应当清楚最后一颗牙冠需要制作成前磨牙大小。

悬臂梁的选择

在美学区尖牙前缺失 2 颗相邻的天然牙并且缺牙近远中间隙小于 12 mm，这种情况下可以使用悬臂梁。这种临床情况在下颌前部相邻 2 颗切牙时最常见。修复体悬臂梁的典型代表是下颌侧切牙桥体，所以理想的植入位置并不包括侧切牙位点。当 2 颗种植体间距低于 3 mm 时，用桥体来修复缺失的侧切牙，所形成的软组织形态的效果优于连续植入 2 颗种植体。下颌侧切牙在牙弓中的体积最小，在此区域悬臂梁的长度有限。当近远中向的间隙小于 12 mm 时，侧切牙位点的悬臂梁应低于 5 mm。前牙区的咬合力在中切牙和侧切牙区域最小，咬合力沿着下颌切牙的长轴传导，应消除侧切牙的咬合接触，进一步减少过负荷的风险。所以，力学和美学角度的理想种植体位点是将大直径的种植体植入中切牙区域（如 4 mm 直径 vs 3 mm 直径种植体）；利用悬臂梁桥体修复缺失的下颌侧切牙。值得注意的是，下颌切牙种植体颈部区域通常不在美学区。因此，并不强求恢复种植体间的牙龈乳头。

当一侧的上颌中切牙和侧切牙缺失，缺牙间隙的近远中向距离几乎都大于 12 mm，因为中切牙的宽度常常超过 8 mm，所以，通常植入 2 颗种植体。注意尖牙区种植体不能延伸出两个单位长度的悬臂梁，因为力可通过悬臂梁被放大并且在非正中运动时力的方向也增加了尖牙种植体的殆力。

在某些临床情况下，殆力较小并且骨密度良好时，悬臂梁可以作为一种选择方式；这与理想的种植治疗计划中应去除悬臂梁的原则并不冲突，尤其是在后牙区。因此，当缺牙区近远中间隙超过 12 mm，修复体的末端基牙在治疗计划中要首先设计。如果不能达到理想的治疗目标，提倡使用大直径的种植体或具有较大表面积设计的种植体，并且需要减小或消除修复体悬臂梁部分的咬合力。

3 颗牙缺失

3 颗相邻的天然牙缺失，其种植植入位点为 2 颗末端种植体，分别位于修复体的两端（图 12-22）。如果大部分的殆力都处于低中级并且骨密度良好，三单位的桥体也可以只用这 2 颗关键位点的种植体支持。多颗种植体支持的含悬臂梁结构修复体可以类比 I 类杠杆[16]。从最后一颗种植体延伸出来的修复体相当于杠杆的动力臂。紧邻悬臂梁的末端种植体相当于外力作用时的杠杆支点。最末端种植体与最远离悬臂梁的种植体间距离相当于抗力臂，这 2 颗种植体间距离称为前后向距离或者种植体的 A-P 距离。

悬臂梁（动力臂）的长度（通常以毫米计）除以抗力臂等于机械效益。因此，当 2 颗种植体间相距 10 mm，悬臂梁长度为 20 mm 时，机械效益为 2（20 mm/10 mm）。就以这个为例，当悬臂梁受到 25 磅外力，就会对最远离悬臂梁的基牙产生 50 磅作用力（25 磅 ×2=50 磅）。最接近悬臂梁的基牙（支点）受到的作用力等于其他两种外力的总和，

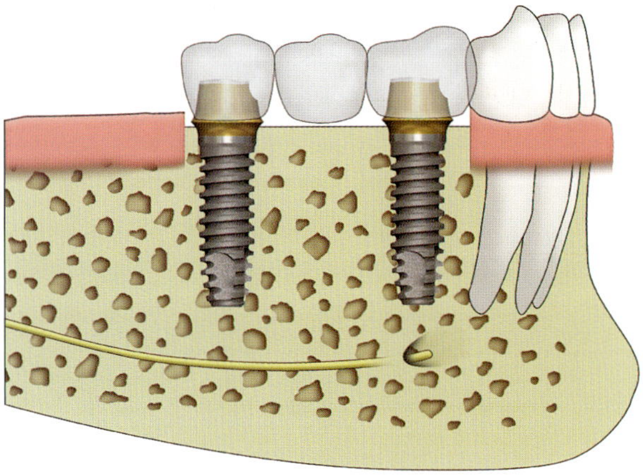

图 12-22 三单位修复体的两端为关键植入部位

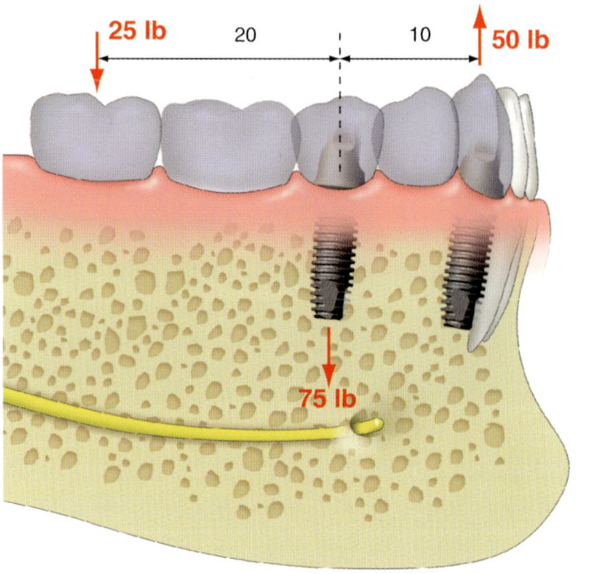

图 12-23 图示固定于 2 颗种植体上的悬臂梁可以认为是 I 类杠杆。当如果种植体间距为 10 mm，悬臂梁长度为 20 mm，机械效应为 2。所以加载于悬臂梁的外力会对最远离悬臂梁的种植体产生 2 倍的作用力，紧邻悬臂梁的种植体承受负荷为两种外力的总和

或者说，此情况下为 75 磅（25 磅 +50 磅）。换而言之，作用在悬梁臂上的力量使种植体受力增加 2~3 倍（图 12-23），因此悬臂梁会放大作用于支持修复体的所有基牙上的外力。

除了增大了种植体受力，离悬臂梁最远的基牙受到的拉伸力和剪切力也增大。所以，种植体系统的所有部件发生生物力学失败的风险增高（崩瓷，修复体松动，基台螺丝松动，嵴顶骨吸收，种植失败，种植义齿各部件或种植体折断）（图 12-24）。在口腔副功能运动增加或种植义齿冠高度空间（CHS）增大的情况下，这些现象更容易发生[25]（图 12-25）。

为了消除后牙区悬臂梁，通常需要骨增量手术。大部分的骨增量手术后骨结合的可预期性不如种植体与自身剩余牙槽骨发生的骨结合。骨增量治疗通常在种植体植入前需要附加的外科手术。骨增量手术需要经过专门训练，学习周期更长，并且要熟练掌握这项技术的难度更高。由骨增量手术引起的并发症比在自体剩余牙槽嵴中进行手术的并发症更普遍，并且有可能导致患者更多的不适。然而，带悬臂梁的种植修复体发生生物力学并发症的风险比骨增量手术的风险更频繁地发生，并且这些风险可以导致种植体和其上部的修复部件完全失去支持。种植失败后的骨丧失情况可能比患者首诊时的条件更糟，很可能导致后续的骨增量程序难以实施。

≥ 4 颗相邻天然牙缺失

当 4 颗相邻的天然牙缺失，末端种植体的位置是关键植入位点（图 12-26）。大多数情况下，需要增加 1 颗种植体，尤其当缺失牙包括 1 颗尖牙或磨牙，或者骨密度较差的情况下（图 12-27）。五至十四单位的修复体，不管𬌗力因素和骨质条件如何，除了末端关键植入位点还需要额外增加种植体来提供支持。其他植入关键位点的选择原则决定了额外种植体植入的位点。

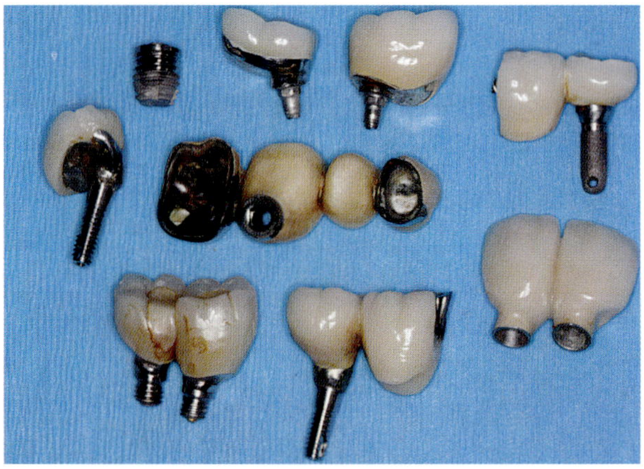

图 12-24 悬臂梁增加种植体系统所受的作用力。所以，种植体失败、折断，基台螺丝松动，修复体的松动更容易发生（图中所有这些悬臂梁相关的失败发生在同一医疗机构，时间仅为 1 年多）

悬臂梁的选择

理想的种植治疗计划需要避免在牙列缺损和上颌牙列缺失患者口内设计悬臂梁结构。然而，当下颌牙列缺失时，悬臂梁结构也可作为一种谨慎的治疗选择。例如，对于无牙颌的下颌骨，如果植入种

植体前不做处理（如神经移位手术、髂嵴骨移植术等），后牙区的可用骨量不足以植入种植体。

此外，上、下颌骨开闭口及功能运动的情况是不同的。在开口运动时，下颌骨自远中至颏孔区的屈矩向中线靠拢。在一侧发生重咬合时，仍然是自远中向颏孔区，下颌骨的底部向颊侧旋转，嵴顶区轻度旋转至舌侧[26，27]（图 12-28）。因此，将两侧磨牙跨牙弓相连可能会引起患者的不适，并且在种植体上产生侧向力。当两侧磨牙跨牙弓相连并完成修复后，修复体的松动、骨吸收，甚至种植体失败常可发生。

下颌牙列缺失的一种替代治疗方案是从前牙区种植体延伸出悬臂梁桥体。骨密度在下颌前牙区是足够的，在正中咬合时，殆力沿着种植体长轴传导，牙弓在生物力学方面处于有利条件[2]（图 12-1）。然而，末端基牙没有被设计在治疗计划中，取而代之的是悬臂梁，此时，殆力因素应该降至中低级，通过增加种植体数目、尺寸和增大种植体表面积，以此补偿增大的负荷。当考虑使用这种设计时，副功能运动、冠高度空间（CHS）、咀嚼肌动力学、种植体位置和对颌牙弓等外力因素都需要密切关注[26]。当殆力因素处于不利条件时，应该降低或消

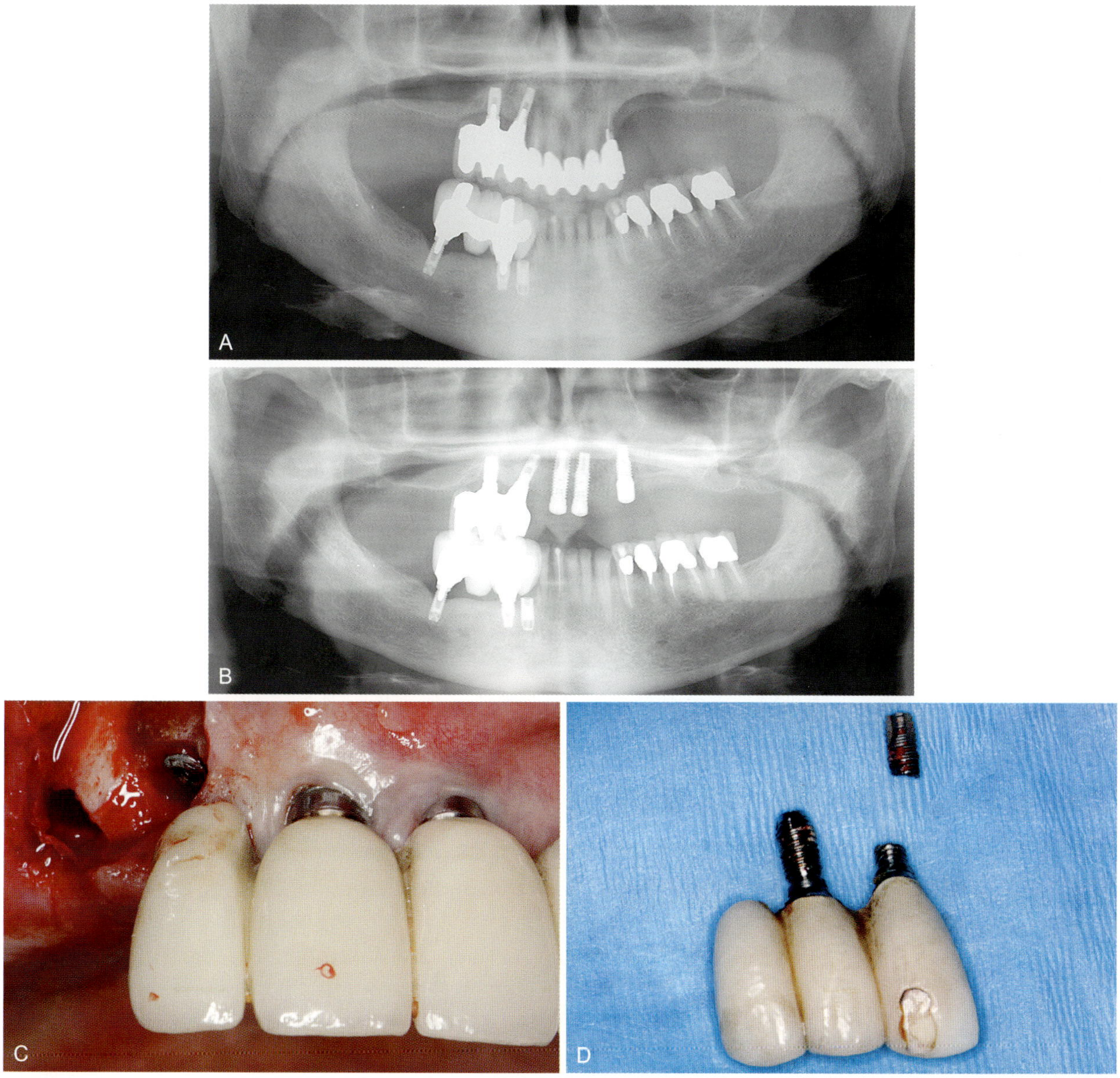

图 12-25　A. 图示为一张曲面断层片显示上、下颌带悬臂梁设计的种植固定义齿；B. 图示为一张曲面断层片显示上颌前牙拔除后植入 3 颗种植体；C. 上颌右侧 2 颗支持带悬臂梁 FPD 的种植体都发生了折断；D. 图中显示的是三单位悬臂梁 FPD 和折断的种植体

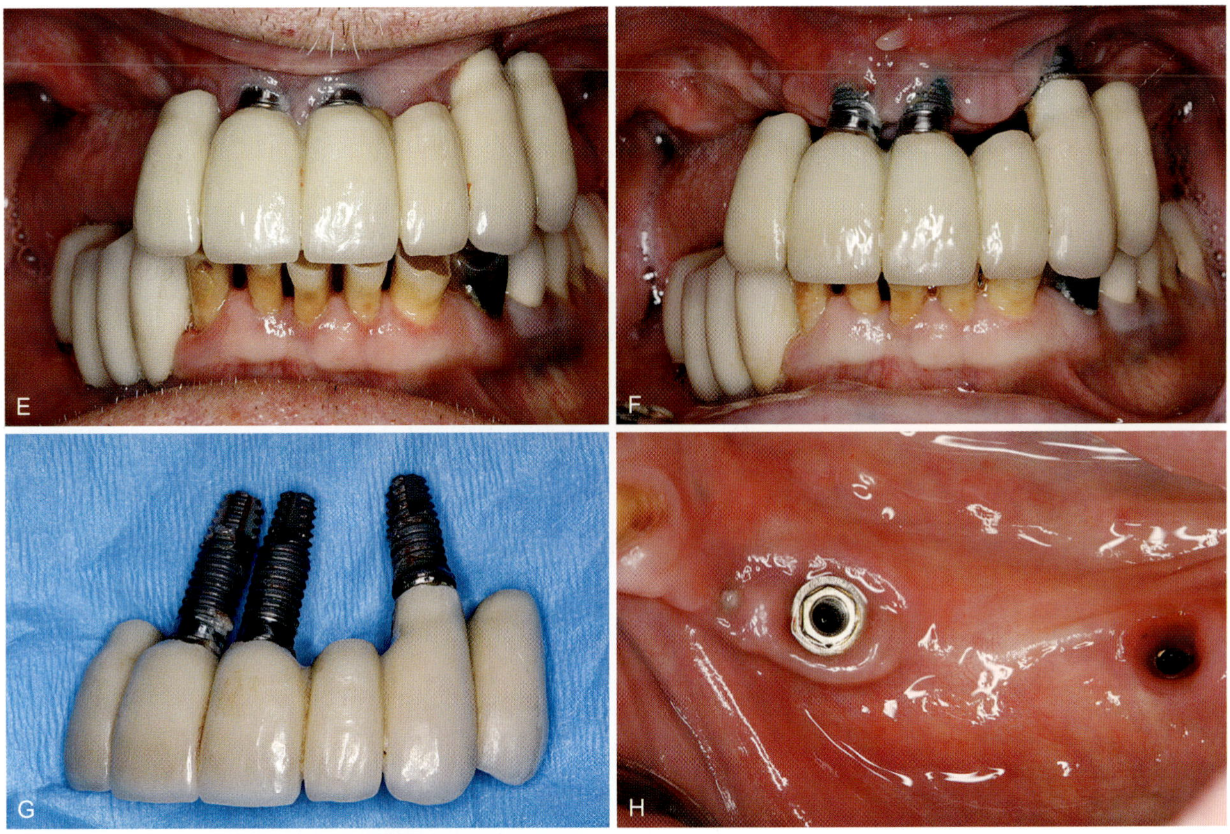

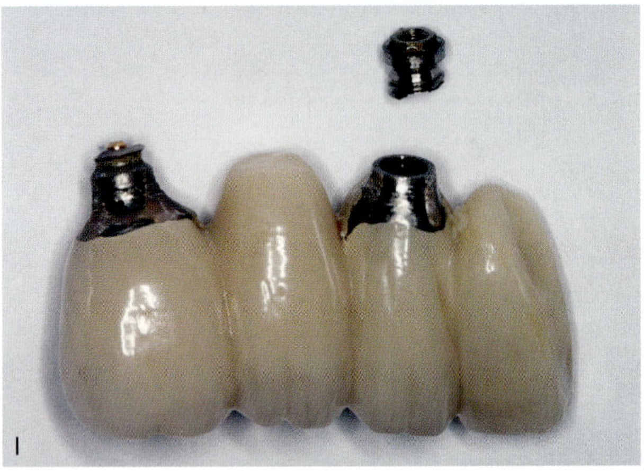

图 12-25（续） E. 前牙区种植体支持双侧六单位带悬臂梁的 FPD，修复体的冠高较大；F. 骨吸收在种植体上发生；G. 3 颗种植体支持的六单位带悬臂梁的 FPD 发生失败；H. 四单位带有悬臂梁的下颌修复体的 2 颗种植体折断（同一名患者）；I. 图示为四单位带有悬臂梁的下颌修复体和折断的种植体

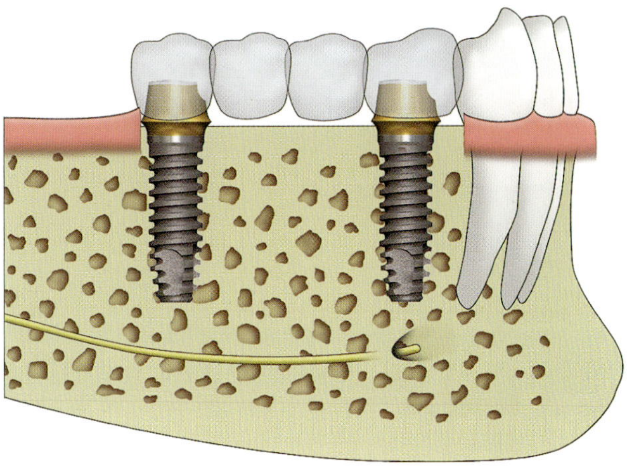

图 12-26 当 4 颗相邻的天然牙缺失，两端的基牙为关键植入位置。大多数情况下，需要增加种植体

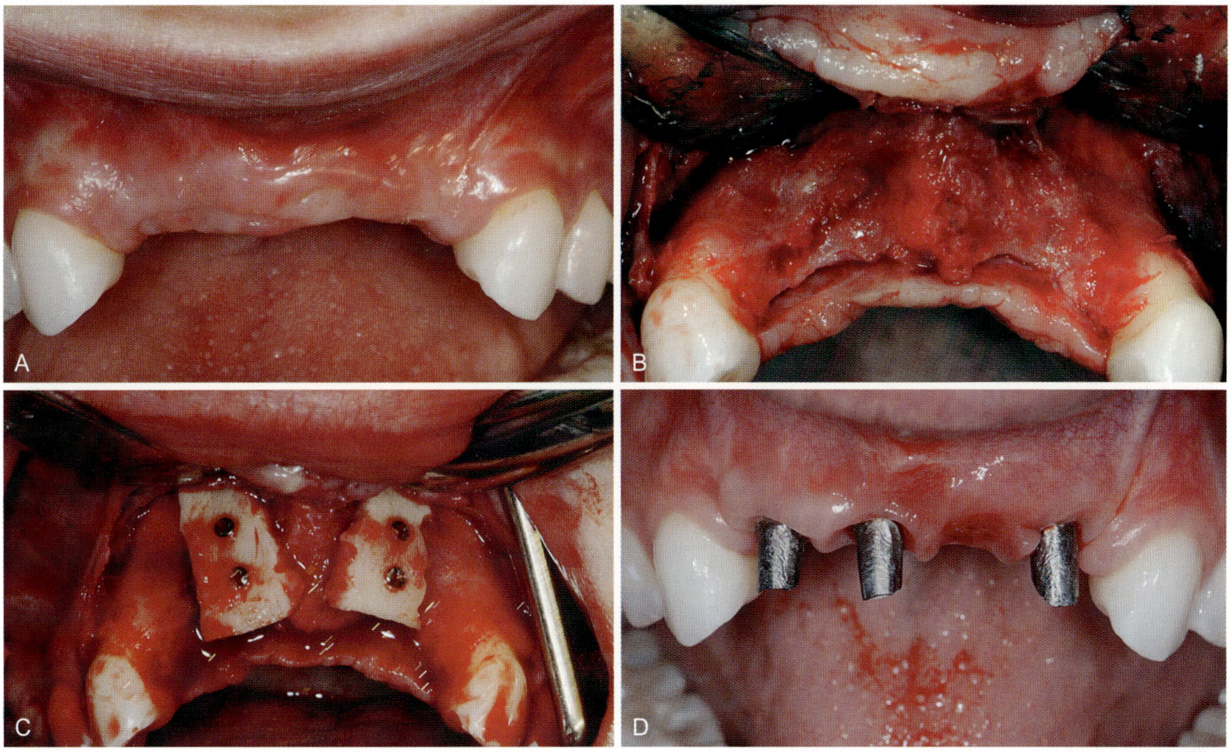

图 12-27 A. 一名年轻患者 4 颗相邻前牙缺失，对颌为天然牙；B. 在关键植入位点由于骨量不足进行骨增量手术；C. 在原地进行块状骨移植；D. 愈合后，植入 3 颗种植体。2 颗末端基牙（侧切牙）为关键位置。通常需要增加 1 颗种植体。注意牙龈乳头与卵圆形桥体形成的牙龈乳头类似

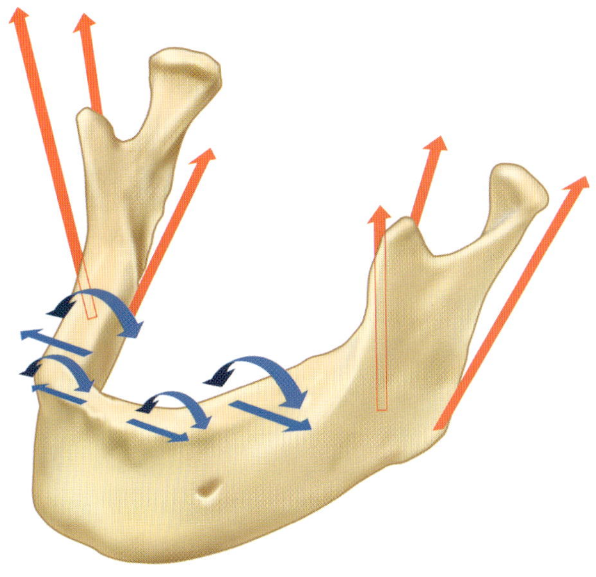

图 12-28 在功能运动时，下颌骨发生活跃的移动。在开口运动时，下颌骨朝向中线运动。在后牙重咬合时引起下颌的扭转，下缘向颊侧旋转，嵴顶区旋转向舌侧

除悬臂梁或增加种植体数目、尺寸，或改善种植体表面条件来增加种植体的表面积。

除了作用力放大器的作用，最远端和前牙种植体间的 A-P 距离（A-P 伸展）也是一个考虑因素。所谓的 A-P 距离就是用一条线连接双侧牙弓最末端种植体，通过牙弓最前端种植体的中心与该条直线平行再画第二条线，两条相互平行直线间的距离定义为 A-P 距离。当种植体在一个平面内时（方圆形牙弓），并且 A-P 距离小于 5 mm，无论患者的作用力因素有多低，都不推荐使用悬臂梁设计。当不少于 5 颗种植体植入卵圆形或尖圆形牙弓，并且 A-P 距离大于 7 mm，在这些牙弓中植入的种植体联合固定在一起，此时存在 5 个不同的平面（中切牙到侧切牙，双侧尖牙，双侧前磨牙）（图 12-29）。当 5 个患者作用力因素都很低并且骨密度处于有利条件时（图 12-30），后牙区悬臂梁最长可延伸至 A-P 距离的 2 倍。然而，即使在这种最佳条件下，全牙弓一体设计的修复体在后牙区也并不提倡使用超过两个悬臂的桥体。本章讲述的是在下颌无牙颌使用固定修复方式时，5 种不同关键植入位点和种植体数目的设计。

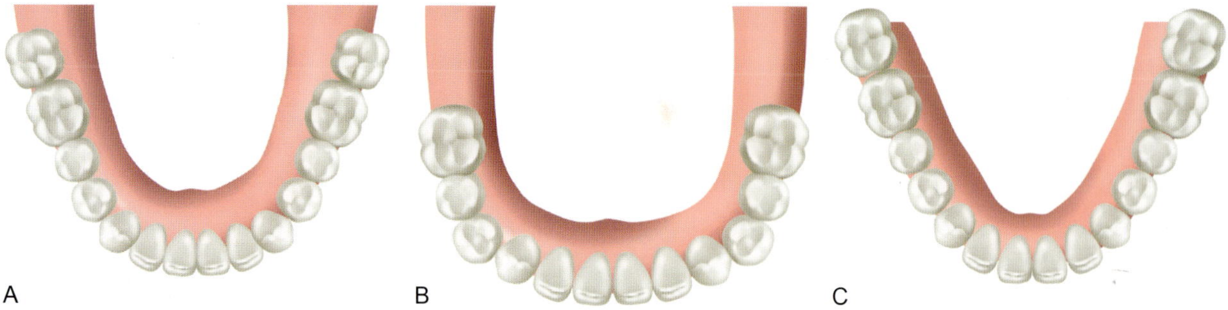

图 12-29 下颌骨可以有方形、卵圆形或尖圆形牙弓。在两侧最远端种植体与最前端种植体间前后距离是可变的，与牙弓形态直接相关

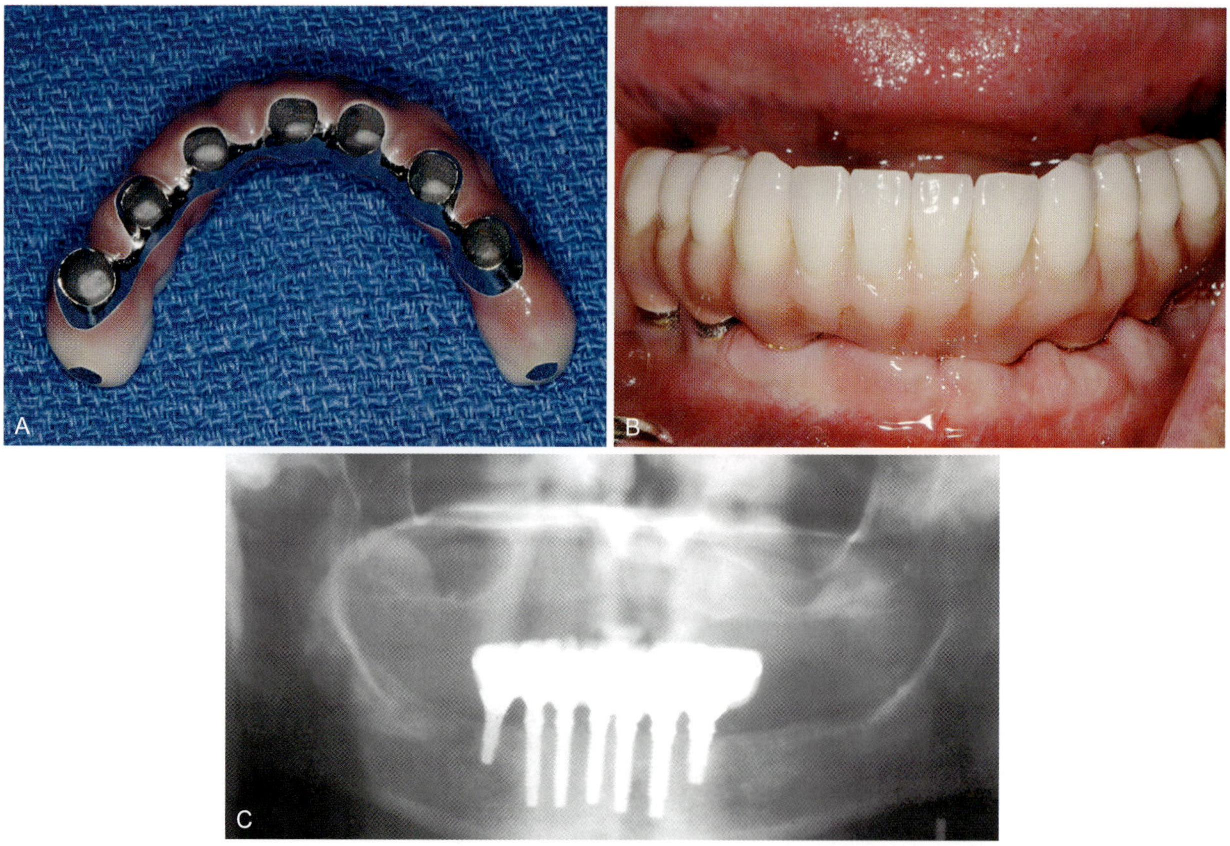

图 12-30 A. 图示为在尖圆形的下颌牙弓颏孔间区植入 7 颗种植体，后牙区形成长度有限的悬臂梁；B. FP-3 固定修复体戴入后的口内像；C. FP-3 修复体和种植体的全景 X 线片

不要设计三单位相连桥体

大多数修复设计中，三单位相连桥体都是禁忌证，即便在天然牙弓中也是如此[19, 28-30]（图 12-31）。尤其在后牙区域，当这些基牙必须支持 3 颗缺失牙齿的种植体修复时，邻缺隙处基牙需要承受相当大的额外应力。当 3 颗连续的后牙缺失且两端都有天然牙（并且第三磨牙缺失）时，末端基牙是第二磨牙和尖牙。后牙区的作用力是前牙区的 3~4 倍，尖牙区为 2 倍。除此之外，尖牙几乎在所有的下颌非正中运动中都会受到侧向力。侧向力增加了应力的强度，并且使粘接剂和瓷层受到更多的拉伸力和剪切力。

除了使基牙受力增加，桥体在负荷作用下会发生弯曲[31]。基牙间桥体长度越长，修复体中金属部分的弯曲程度越大。一单位桥体弯曲度最小（25 磅压力下贵金属弯曲不超过 8μm）。在所有其他条件相同的情况下，二单位桥体的弯曲程度是一单位的 8 倍。尽管二单位桥体金属的弯曲更多，但是由天然牙支持的三单位或四单位修复体在最初 5 年的失败率相似，因为引起失败的主要是生物学方面的原因（如龋坏）（图 12-32）。

在其他所有条件相同的情况下，三单位桥体弯曲程度则是一单位桥体的 27 倍[28]（图 12-33）。负荷越大，弯曲度越大；存在副功能运动的患者，弯曲度会更明显。金属弯曲会在基牙上产生剪切力和拉伸力[32]。弯曲度越大，发生崩瓷、修复体松脱和基台螺丝松动的风险越高。因此，三单位桥体的修复体不但相邻基牙受力增加（因为它们需要支持 2 个基牙和 3 个桥体的𬌗力），且由于金属弯曲度增加导致并发症增多至一定程度时，这种治疗方案就会被列为禁忌证，尤其在外力较大的区域（如后牙区域）（图 12-34）。因此，与有 1 个或 2 个桥体的固定义齿相比，3 个相邻桥体的修复体失败率更高。大跨度固定修复体失败率的增加很大程度上是由生物力学并发症导致（如修复体的松动和折断）。所以，许多学者将天然牙支持、有三单位桥体的后牙区修复体列为禁忌[18，26，28，29]（图 12-35）。

大跨度桥体所引起的材料弯曲问题在种植体中要比天然牙更为严重[32]。因为天然牙根具有一定程度的垂直向和侧向动度，是一种应力吸收单元，能够降低材料弯曲量。种植体要比天然牙刚性高（弹性模量更高），所以负荷增高和材料弯曲所带来的种植修复体并发症会更多。因此，既然三单位桥体是天然牙修复体的禁忌证，那么种植修复体就更不能如此设计了[15]（图 12-36）。

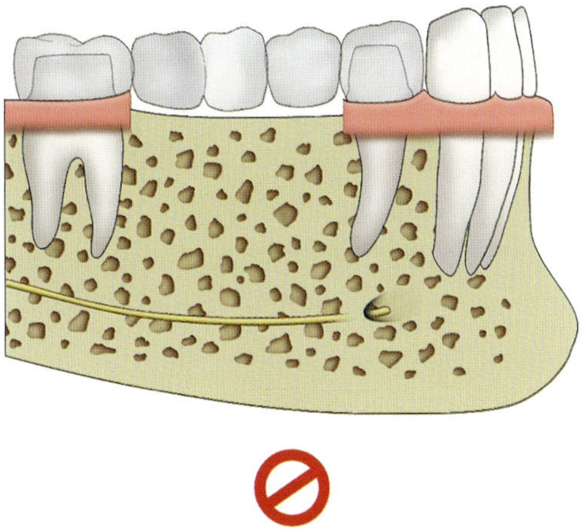

图 12-31　在天然牙固定桥修复中，禁忌在后牙区使用三单位（或更多）桥体

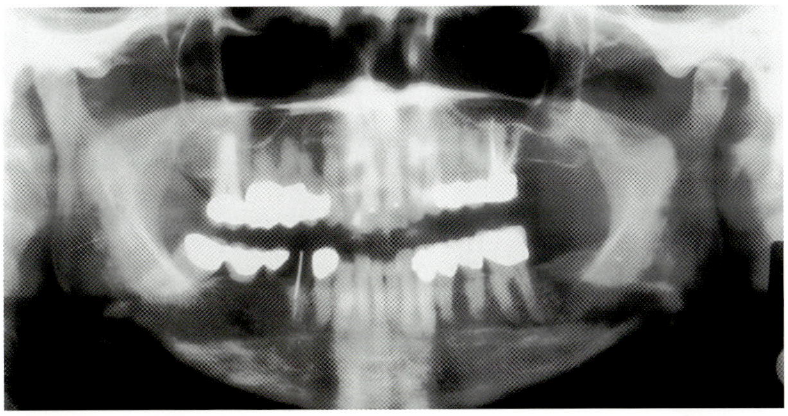

图 12-32　引起四单位固定义齿失败最常见的原因是基牙发生龋坏。由于修复体桥体的菌斑聚集作用，第二前磨牙发生龋坏

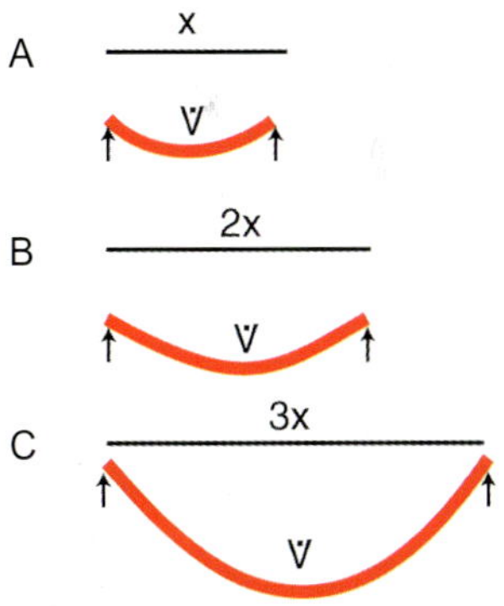

图 12-33　A. 1 个桥体金属弯曲程度最小；B. 含有 2 个桥体金属弯曲程度是 1 个桥体的 8 倍；C. 含 3 个桥体时，金属弯曲程度达 27 倍

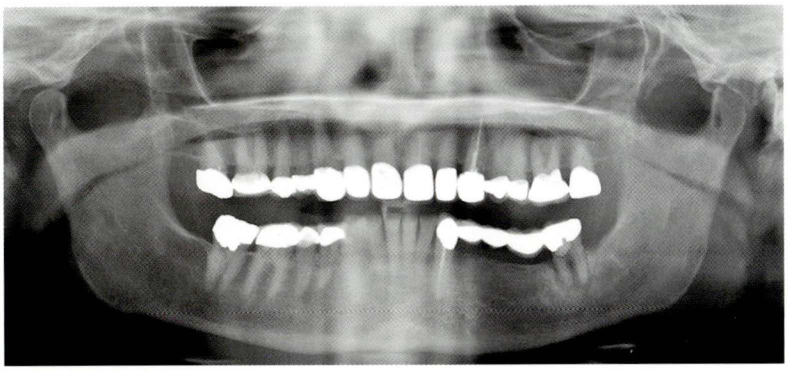

图 12-34　一个含 3 个相邻桥体的五单位固定义齿的全景 X 线片。磨牙的粘接剂被破坏，继而发生龋坏导致修复失败

理想治疗计划中的桥体长度应当限制在2颗前磨牙的长度以内，相当于13~16 mm[15]。当缺失1颗磨牙时，两端都有天然牙，缺牙区近远中间隙可达10~13 mm。所以，当较大的第二前磨牙和第一磨牙缺失后，这种缺牙间隙需要考虑3颗种植体，而不是2颗种植体来修复；在这样缺牙间隙内增加植入种植体是有依据的。这种治疗计划尤其适用于患者外力水平较高（中度到重度副功能运动）或骨质较松软的情况（像D3和D4型骨）。按照这种理念，上颌无牙颌牙弓缺失14颗天然牙，假如每颗磨牙宽度超过12 mm，那么就会有18个潜在植入位点。在下颌无牙颌很少修复缺失的第二磨牙，因此在下颌如果考虑修复12颗天然牙，就会产生14个潜在植入位点。

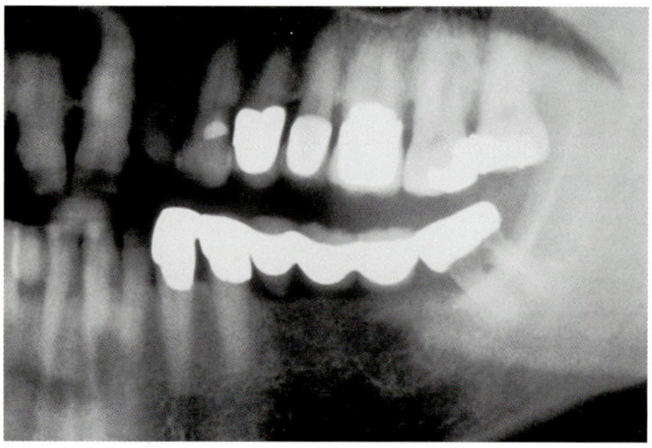

图 12-35　图示为一个含3个相邻桥体的六单位固定义齿的全景X线片。这种修复方式由于生物力学并发症被禁忌使用。图中的磨牙粘接剂被破坏并且发生龋坏

为了减少三单位相连前磨牙桥体产生的并发症，种植修复5颗或以上连续缺失牙齿需要增加关键植入位点。因此，当需要修复5~14颗连续缺失牙齿，关键种植位点有末端基牙和附加的中间基牙，使桥体的跨度不超过2颗前磨牙的长度。根据这种原则，五至七单位的前磨牙样修复体需要3个关键植入位点（2个末端和1个中间基牙）（图12-37）。

八至十单位的前磨牙样修复体需要4个关键植入位点（2个末端和2个中间基牙）。十一至十三单位的修复体需要5个关键植入位点（2个末端和3个中间基牙）。十四单位的修复体需要6个关键植入位点。除了这些关键种植体之外，考虑到外力因素和骨密度通常需要增加种植体。很少能找到外力条件适宜、骨密度理想的上颌牙弓位点来满足在这些位点上仅用关键种植体支持超过5颗天然牙缺失的固定义齿修复体。

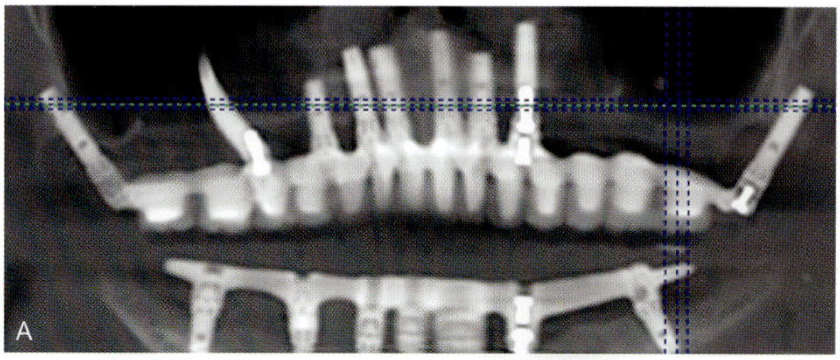

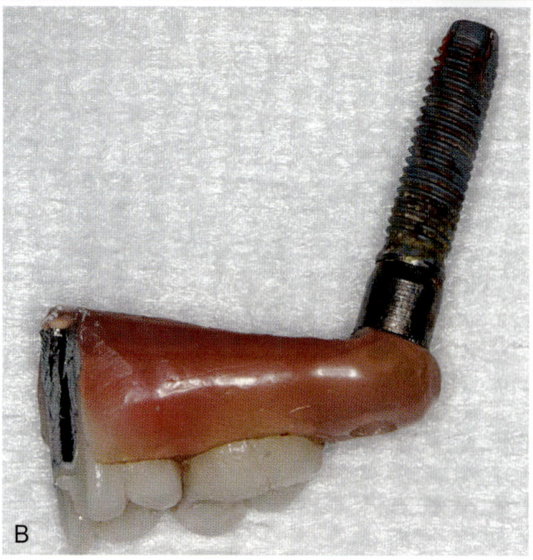

图 12-36　A. 图示为上、下颌含3个和4个桥体的固定修复体的全景X线片；B. 上颌结节区种植体发生松动失败

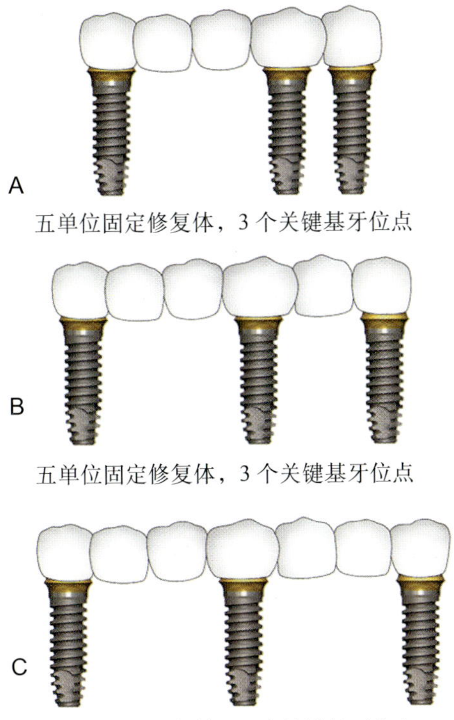

图 12-37　当 5~7 颗相邻天然牙缺失有 3 个关键植入位点：2 个末端基牙和增加 1 颗种植体限制缺牙跨度不超过两个单位。通常都需要增加种植体，尤其当 6 颗或 7 颗天然牙缺失时

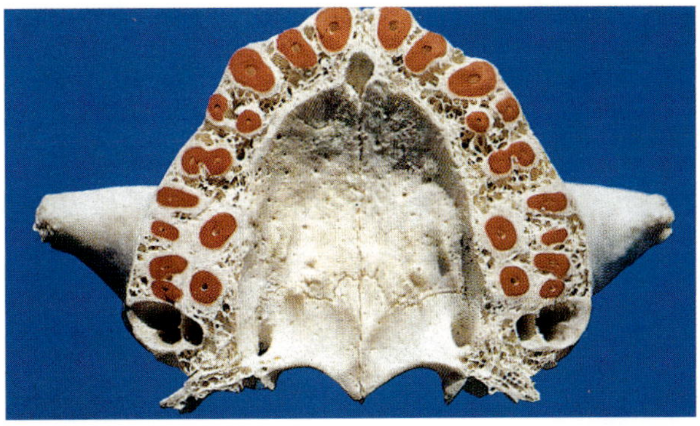

图 12-38　在牙弓中，第一磨牙和尖牙是最为重要的生物力学位点

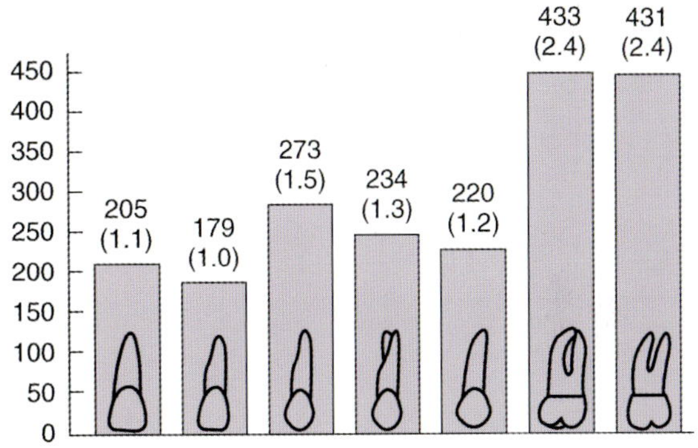

图 12-39　尖牙在前牙中牙根表面积最大，第一磨牙在后牙中最大

3 个桥体的选择

与颌骨成角度的作用力放大了正中和非正中咬合运动中种植体系统所受的应力。因此，大部分的上颌前部修复体同样应限制桥体的数目。3 个桥体的修复体通常用于下颌前部 3 颗相邻的切牙缺失。当种植体被植入下颌尖牙区，由于作用力沿着长轴传导，咬合力减小，骨质条件较好，此时可以增加桥体的数量。然而，当牙弓的形态为尖圆形，3 颗前牙的桥体就会在唇侧形成悬臂梁，那么，即使在下颌前牙区，仍然需要附加的种植体。

尖牙原则

在任何牙弓中，都存在着一些位点比其他位点更为重要。这些更为重要的代表性位点是尖牙和第一磨牙[33, 34]（图 12-38）。在天然牙弓中，尖牙比任何一颗前牙都具有更大的牙根表面积，第一磨牙比其他任何一颗后牙具有更大的牙根表面积[35]（图 12-39）。天然尖牙比较特殊，当侧向力加载其上时，后牙不接触，2/3 的咬肌和颞肌不收缩，由此产生的𬌗力在前牙区更小[36]。此外，由于下颌类似于第Ⅲ类杠杆，颞下颌关节作为杠杆的支点位于咀嚼肌的后方，当后牙不咬合时，加载在前牙区的力量很小[37]。换句话说，生物学和生物力学两方面的因素都使得尖牙成为牙弓中的重要位点。

使用固定修复体修复尖牙会比其他口内修复体的风险大。上、下颌与之相邻的切牙是口内最弱的牙齿，第一前磨牙往往也是最弱的后牙。所以，当一颗尖牙缺失，采用种植义齿修复是治疗的首选（图 12-40；框图 12-4）。

当 2 颗相邻的天然牙缺失，其中 1 颗为尖牙，这就需要植入 2 颗种植体。甚至当尖牙和侧切牙都位于美学区时，减小种植体的尺寸植入 2 颗种植体的方案也要优于植入 1 颗较大直径种植体而修复体带有悬臂梁的方案（图 15-17）。2 颗种植体间至少需要相隔 3 mm，保证种植体间牙龈乳头具有足够的支持，维持软组织的形态。

传统的固定义齿修复原则指出，修复 1 颗尖牙或者 2 颗及以上的相邻牙齿是禁忌的[18,26,28]。当上、下牙弓发生下列相邻牙齿缺失情况时，如患者期望进行固定义齿修复都需要植入种植体：①第一前磨牙、尖牙和侧切牙；②第二前磨牙、第一前磨牙和尖牙；③尖牙、侧切牙和中切牙。上述任何牙齿缺

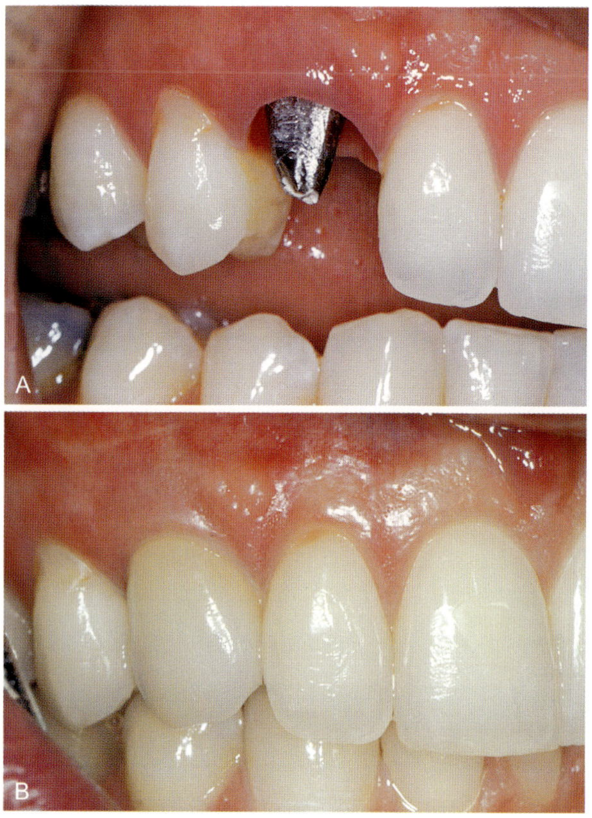

图 12-40　A. 侧切牙在前牙中支持力最弱，第一前磨牙在后牙中最弱。它们并不适合支持三单位固定修复体修复缺失的尖牙。B. 当尖牙缺失推荐采用单颗种植体修复

框图 12-4　牙弓部位：尖牙

在前牙中牙根表面积最大
尖牙引导𬌗减少咀嚼肌肉的收缩
尖牙和前牙距离颞下颌关节最远（作用力更小）
邻牙的支持力不足以承担更多的作用力

失的组合，都需要种植修复，这是因为：①缺牙区跨度为 3 个相邻牙齿；②下颌非正中运动过程中的侧向力会增加修复体应力；③与前牙区相比，尖牙区受力数值增加；④下颌非正中运动时，形成种植保护𬌗（相互保护的咬合）的尖牙区种植体有助于减小侧向负荷（图 12-41）。

在设计患者咬合方案时，尖牙区是尤为重要的区域[32]。在几乎所有种植固定义齿或种植体完全支持的可摘义齿中，尖牙引导𬌗或相互保护𬌗是主要的𬌗形式。在下颌非正中运动时，不能由较少种植体支持的尖牙区桥体来承担有放大效应的 22°～25° 的倾斜作用力[38]。尽管在下颌非正中运动中，一颗尖牙种植体减小的作用力不如一颗天然尖牙显著，但由于Ⅲ类杠杆的效应，其作用力仍然有一定程度的减小[37, 39]。因此，当尖牙和 2 颗或更多相邻的天然牙缺失，尖牙与缺牙间隙的末端是种植的植入位点（图 12-42）。

当缺失的 3 颗牙齿是第一前磨牙、尖牙和侧切牙时，缺牙间隙超过 19 mm，关键的植入位点在第一前磨牙、尖牙、侧切牙，因为没有悬臂梁的设计减少了任何应力增加的风险。种植体最小尺寸通常是前磨牙和尖牙为 3.5 mm，侧切牙为 3 mm。

当缺失的 3 颗牙齿是第一前磨牙、尖牙和侧切牙，近远中向缺牙间隙小于 19 mm，只需要 2 颗种植体来支持修复体。在这个方案中，最好采用末端基牙、尖牙区使用桥体的设计，尤其当修复体位于美学区时。选用直径略增加的种植体以补偿在运动中修复体所受到的侧向力。同时减小修复体的覆𬌗使尖牙区的杠杆效应。尽量减小切牙引导，降低在下颌非正中运动时的受力。无论如何，在下颌前伸和侧方运动过程中尽量使后牙脱离咬合接触。

当多颗牙齿缺失发生在尖牙两侧，尖牙位置是一个关键植入位点并有助于下颌非正中运动时后牙不发生接触。因此，当 4 颗或 5 颗相连牙齿发生缺失，包括 1 颗尖牙和至少 1 颗相邻的前磨牙，缺牙间隙末端及尖牙是关键植入位点。例如：当第一前磨牙、尖牙、侧切牙、中切牙缺失时，第一前磨牙和中切牙（末端种植基牙）以及尖牙（尖牙原则）为关键植入位点（图 12-43）。

当至少 6 颗天然牙缺失，包括双侧的尖牙，则需要附加的中间基牙（限制桥体的长度不超过二个单位）。例如：当双侧第一前磨牙之前的牙齿发生缺失，尤其在上颌牙弓，就会产生如下 5 个关键植入位点：双侧的末端基牙、双侧尖牙以及其中一颗中切牙牙位（图 12-44）。当双侧第二前磨牙之前的牙齿缺失，同样也是 5 个相互间隔 1 个桥体的关键植入位点（图 12-45）。

在全牙弓一体式的修复体当中，尖牙牙位同样也是关键植入位点。一项三维有限元分析比较了 4 颗种植体（不包括尖牙牙位）和 6 颗种植体（包括尖牙牙位）支持的全牙弓一体式固定修复体[40]。当 1 颗种植体位于尖牙牙位时，6 颗种植体支持的模型减少其 7%～29% 的应力（取决于加载力的方向和位置）（图 12-46）。

在任何牙弓条件下，肯氏Ⅳ类牙列缺损通常是最不稳定的修复体。这些患者存在天然后牙，发生

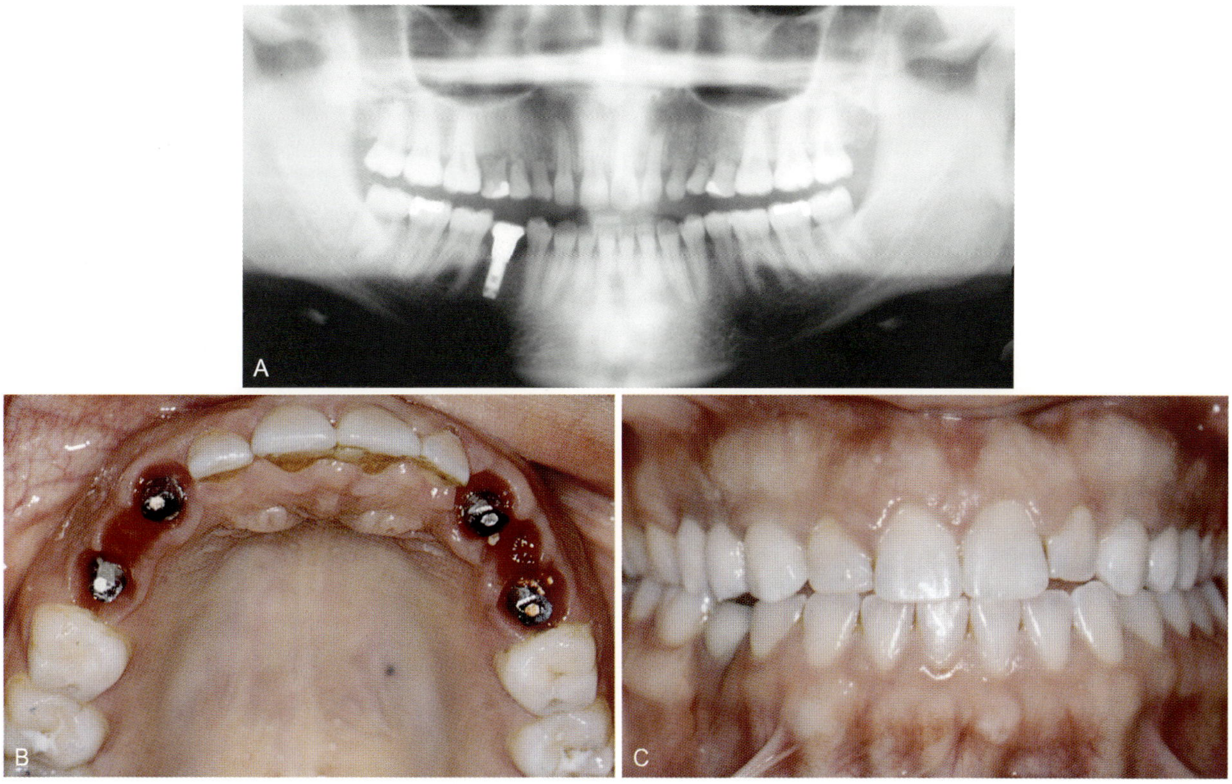

图 12-41　A. 当患者的尖牙、第一前磨牙、第二前磨牙缺失，不适合用天然牙支持固定局部义齿。图中的全景 X 线片显示的是患者两侧的恒尖牙和恒前磨牙先天缺失。B. 在乳牙拔除后，在尖牙和第二前磨牙区植入种植体。C. 双侧三单位的固定义齿粘接固位于种植体上

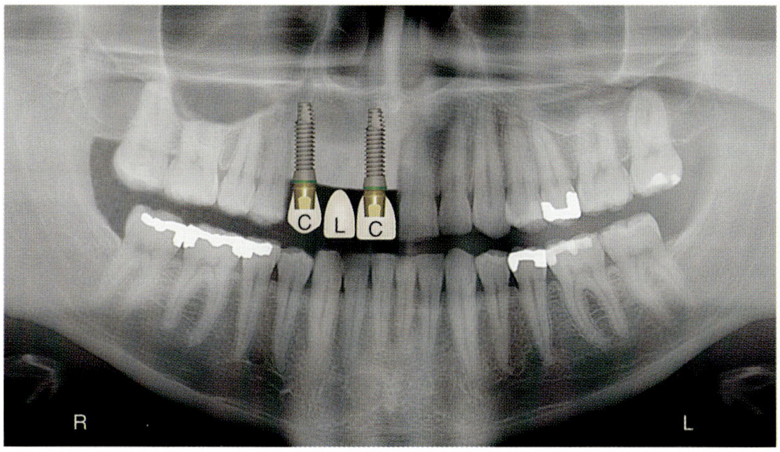

图 12-42　图示全景片显示的是患者一侧的上颌中切牙、侧切牙和尖牙缺失。其关键种植位点为尖牙和中切牙以支持三单位种植固定义齿

多颗前牙缺失并且跨越中线。这种类型的牙列缺损类似于杠杆，前牙区的可摘义齿相当于杠杆臂，后牙作为杠杆的支点。当缺失牙包括尖牙时，修复体更加不稳定。在下颌所有的非正中运动时都发生翘动，特别是在功能运动时（图 12-47）。所以，针对肯氏Ⅳ类牙列缺损的患者，其修复原则是尽可能采用杆卡或前牙区固定义齿修复。当修复体包括后牙时（如磨牙），会发生前后向翘动，通常比全口义齿更加不稳定。

用种植体支持的可摘义齿修复肯氏Ⅳ类牙列缺损，情况会变得更加糟糕，因为种植体刚性更高。种植体支持的覆盖义齿与局部可摘义齿情况类似。当前牙区（包括尖牙）没有种植体支持，覆盖义齿的附着体会发生松动和折断（图 12-48）。因此，修复医生会尝试制作强度更高的覆盖义齿附着体系统。然而，只有固定义齿在功能运动中不会发生移动。所以在这种情况下，需要由更多种植体和关键植入位点支持的固定义齿（图 12-49）。

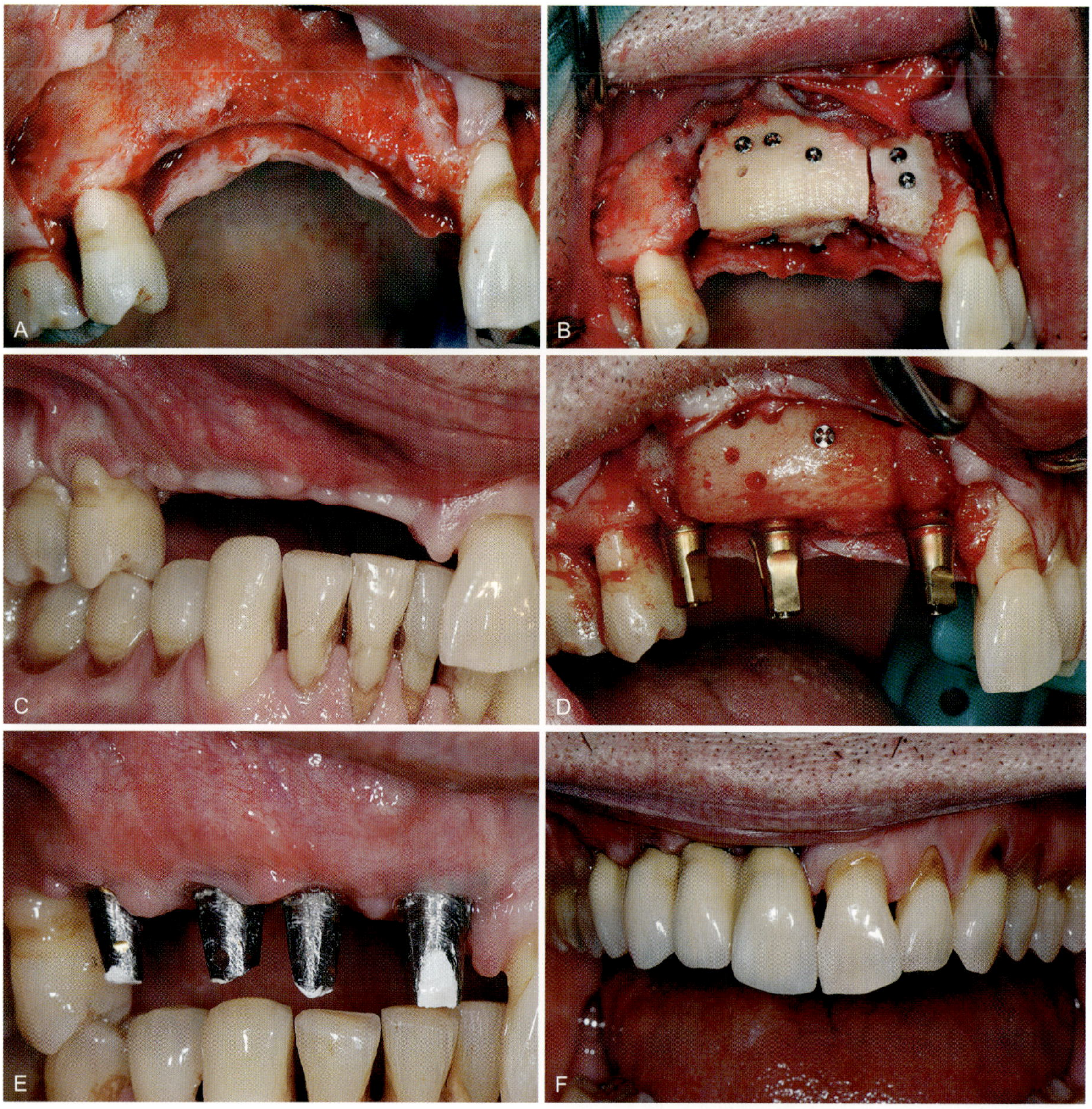

图 12-43 A. 患者缺失上颌中切牙、侧切牙、尖牙和第一前磨牙，在尖牙位点骨量不足；B. 主要在尖牙区进行块状骨移植；C. 块状骨移植后骨改建 6 个月；D. 中切牙、尖牙和第一前磨牙为关键种植位点；E. 在侧切牙区增加 1 颗种植体（患者为男性伴深覆𬌗）；F. 四单位固定义齿粘接固位后的口内像

由于上颌窦骨增量术具有较好的可预期性，全口无牙颌患者的一些治疗方案采用上颌窦提升在磨牙区植入种植体，而前牙区没有种植体支持，使用覆盖义齿修复缺失牙。如果尖牙区无种植体支持，这种治疗方案的后果包括覆盖义齿并发症、种植体边缘骨吸收、种植体失败（图 12-50）。因此，在上颌设计覆盖义齿，尖牙仍然是关键种植位点。

第一磨牙原则

磨牙有 2~3 个牙根，在天然牙中具有最大的牙根表面积（图 12-38）。不论在上颌还是在下颌，生物力学规律是磨牙咬合力是前磨牙的两倍。此外，缺失第一磨牙的间隙跨度有 10~12 mm，前磨牙则只有 7 mm 跨度。所以，第一磨牙也是关键植入位点[15, 33, 34]。

正如文章前面所述，悬臂梁不能用于修复牙列缺损患者缺失的第一磨牙，尤其当患者具有中高强度的应力因素（如副功能运动，对颌牙弓的情况）。悬臂梁将磨牙区的作用力进一步增加负荷于联合固定的基牙上。所以，发生并发症（诸如修复体松动、骨吸收和种植体失败）的风险较高（图 12-51、图 12-52）。

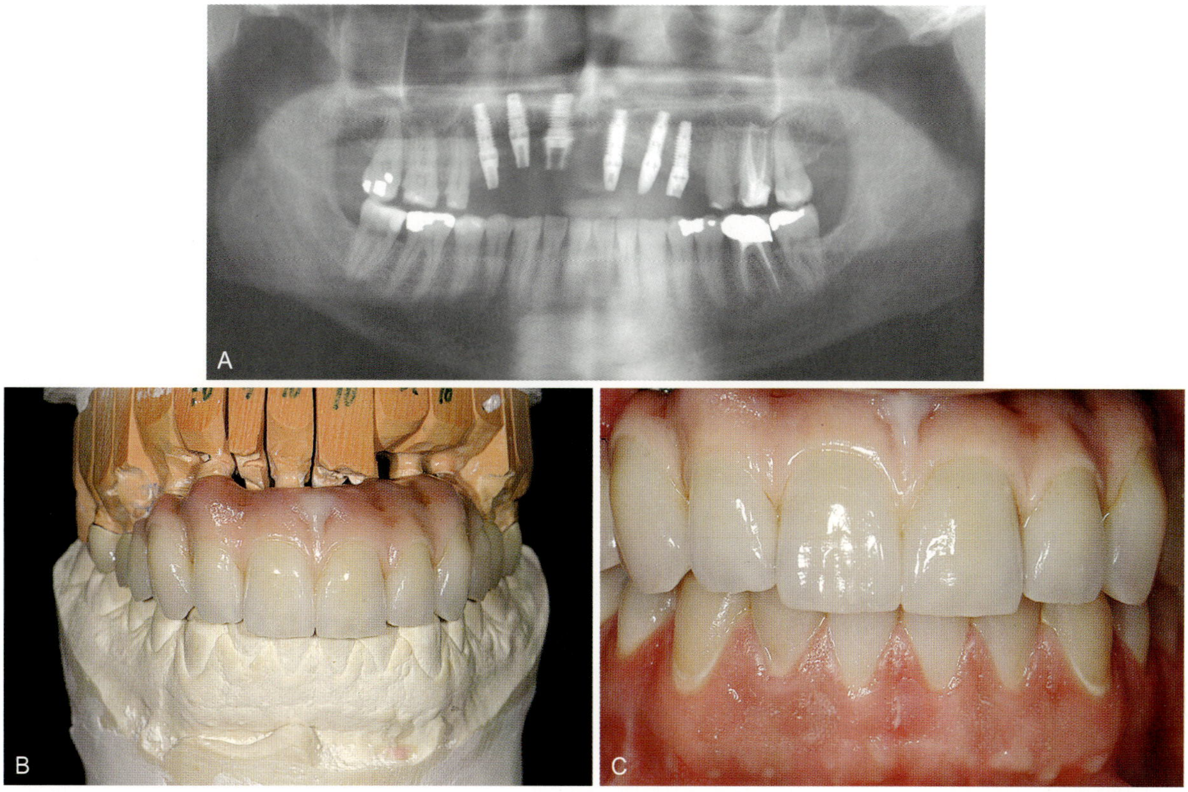

图 12-44　A. 图中全景片显示的是患者缺失 8 颗前牙：第一前磨牙至第一前磨牙，植入 8 颗种植体：5 个关键种植位点增加 1 颗种植体（患者的冠高空间过大）；B. 制作完成的 FP-3 固定修复体；C. 八单位的固定种植修复体戴入后的口内像

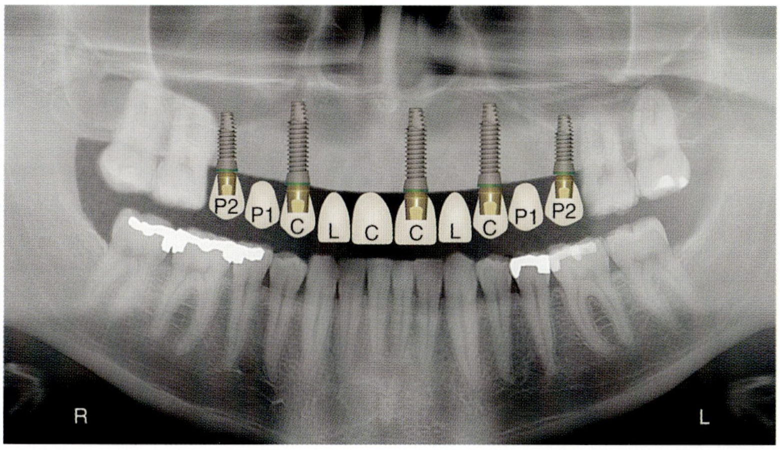

图 12-45　图示为 10 颗前牙缺失的全景图。图中的修复体有 5 个关键植入位点：双侧的第二前磨牙，双侧尖牙和 1 颗前牙种植体（限制桥体在 2 个单元内）

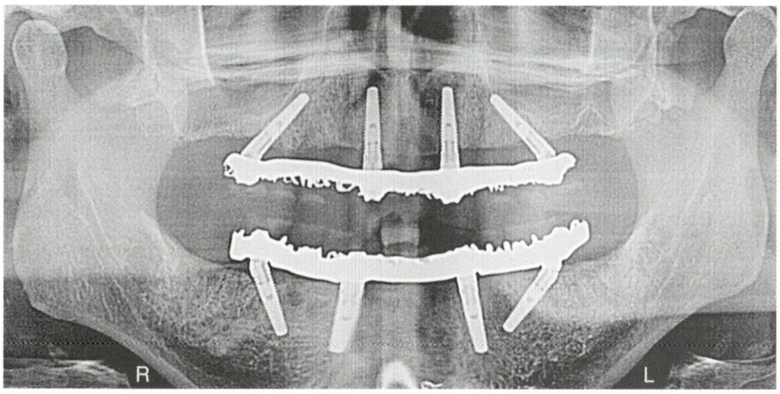

图 12-46　图中的全景片为 4 颗种植体支持的上颌固定义齿，设计四单位相邻的桥体其中包含一个尖牙。这种方式并不适用于天然牙（考虑到桥体的跨度和缺失的尖牙）。至少需要增加 2 颗种植体（在尖牙区）来减少修复体的生物应力

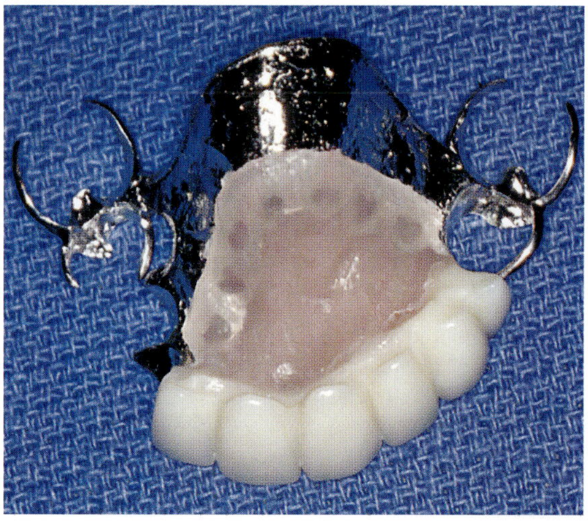

图 12-47　肯氏Ⅳ类牙列缺损的义齿（缺失的天然牙跨越中线）是最不稳定的修复体之一，在后牙形成支点易发生前后翘动

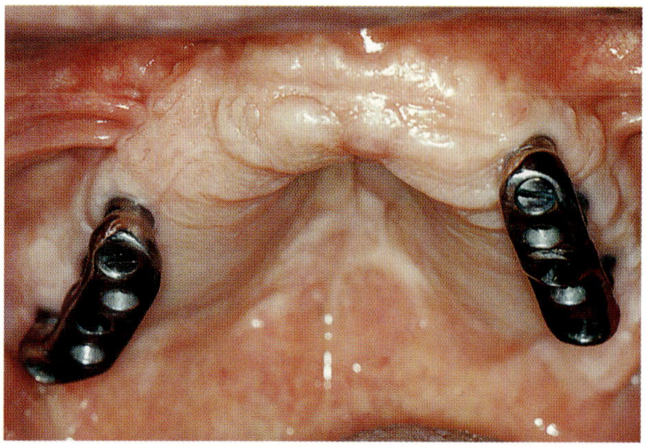

图 12-49　尖牙区没有种植体支持的上颌覆盖义齿在功能活动中并不稳定。修复医生制作 2 个独立的部件和使用高强度的附着体（减少前牙区的翘动）。患者抱怨附着体频繁松动和更换

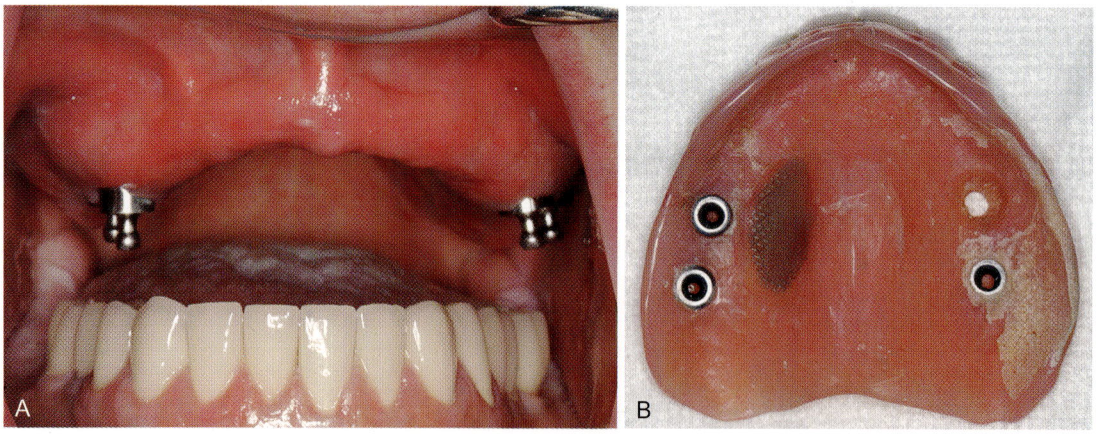

图 12-48　A. 后牙区种植体支持上颌覆盖义齿，患者前颌弓 10 颗天然牙缺失；B. 覆盖义齿发生前后翘动，附着体松动并频繁发生折断

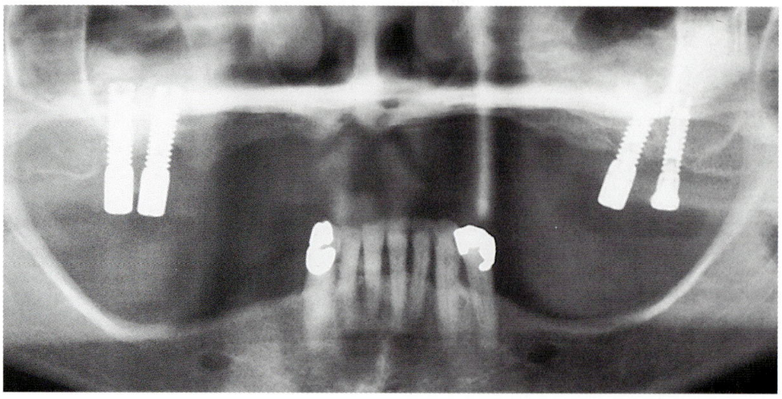

图 12-50　双侧上颌窦提升后允许在后牙区植入种植体来支持上颌覆盖义齿。这种修复体在功能运动中比上颌总义齿更不稳定

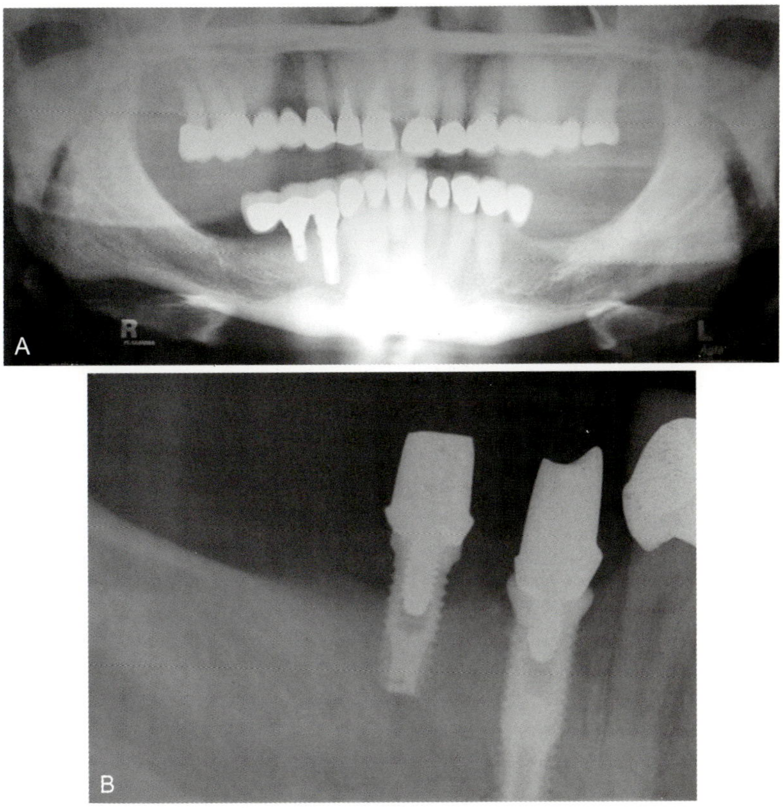

图 12-51　A. 图中由 2 颗前磨牙种植体延伸出的远中悬臂梁修复第一磨牙；B. 修复体的粘接剂被破坏，远中种植体发生骨丧失

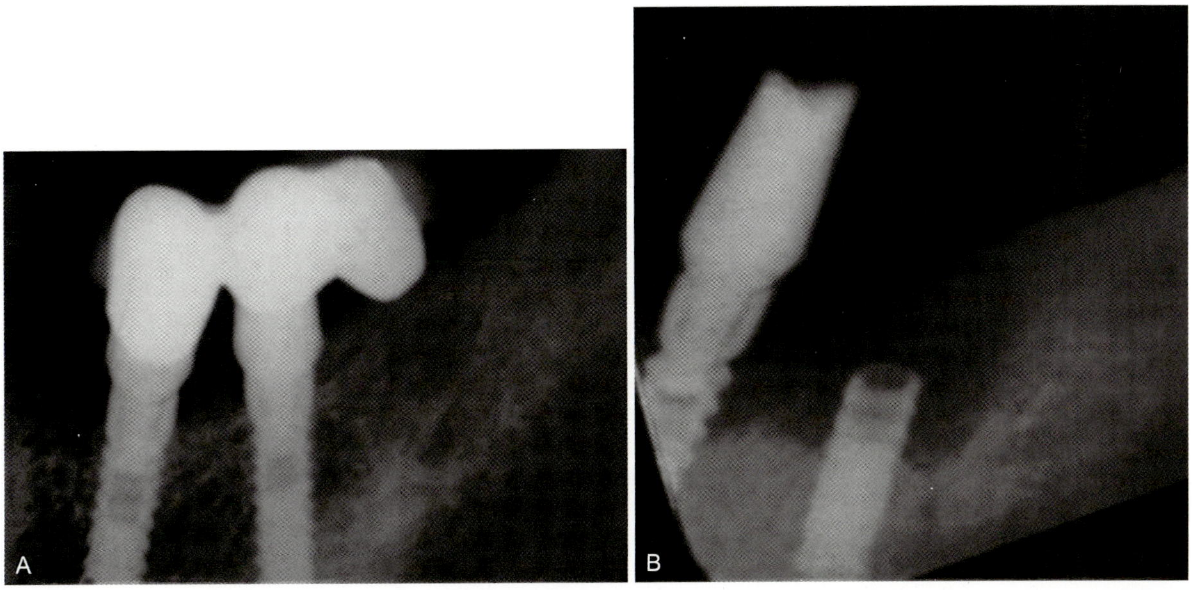

图 12-52　A. 根尖片中显示的是 2 颗前磨牙种植体支持带有第一磨牙远中悬臂梁的固定义齿；B. 在第一前磨牙修复体发生松动，进而导致第二前磨牙种植体折断

当第一磨牙缺失（缺牙区跨度小于 12 mm）时，种植体的直径应当为 5~6 mm 并且在缺牙区近远中向的中点处植入（图 12-53）。当上颌第一磨牙种植修复时，通常需要进行上颌窦提升植骨术。牙齿缺失后，上颌窦迅速扩大。因此，第一磨牙通常需要提升上颌窦底，植骨同期植入种植体（图 12-54）。

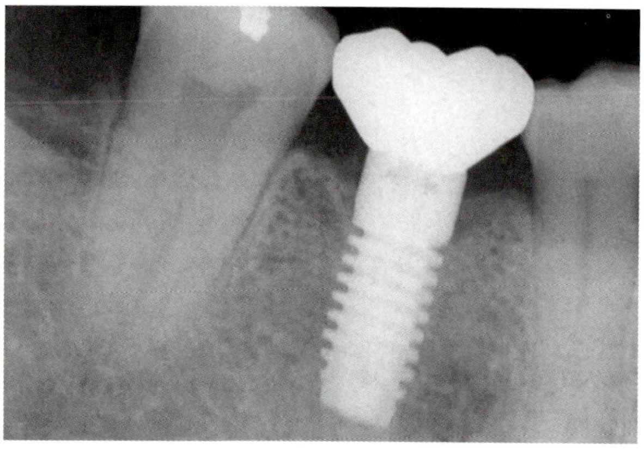

图 12-53 当第一磨牙缺失，缺牙区跨度低于 12 mm 时，建议在缺牙区近远中向中点处植入 5~6 mm 直径的种植体

当 2 颗相邻的天然牙缺失，其中一颗为第一磨牙，关键植入位点为末端基牙包括磨牙的远中部分（图 12-20）。当 3 颗相邻的后牙缺失包括第一磨牙，则需要在第一磨牙区植入种植体。例如：患者的第二前磨牙、第一磨牙和第二磨牙缺失，需要 3 个关键植入位点来恢复完整的磨牙轮廓：第二前磨牙和第二磨牙为末端基牙，第一磨牙为中间基牙（图 12-55）。当 4 颗相邻的后牙缺失（第一前磨牙，第二前磨牙，第一磨牙，第二磨牙）也是相似的治疗方案。其关键植入位点为末端基牙（第一前磨牙和第二磨牙）和第一磨牙（图 12-56）。在上颌，修复这种 4 颗相邻天然牙缺失通常需要进行上颌窦提升植骨术（图 12-57）。当使用 1 颗种植体修复 1 颗磨牙（缺牙区跨度为 10~13 mm）时，种植体应有至少 5 mm 的直径。当缺牙区跨度大于 14 mm 时，可以考虑使用 2 颗小直径的种植体支持 2 颗前磨牙大小的牙冠[40，41]。

值得注意的是，为了在自体骨中植入种植体时避免上颌窦提升植骨术，文献建议在第三或第四磨牙位点（上颌结节或翼上颌种植体）和第一前磨牙（或第二前磨牙）位点植入，用桥体来修复第二前磨牙、第一磨牙和第二磨牙（图 12-58）。在这种治疗方案采用了 3 个相邻的桥体，在第一磨牙区并没有植入种植体，这听起来似乎不合生物力学的原则。在这里我们要思考为什么许多口腔医生都主张拔除第三磨牙，而有一些医生却将种植体植入第三、第四磨牙区。这些医生如果需要一个第四磨牙位置的基牙为什么不通过正畸的方法将第三磨牙移动至第四磨牙区制作三单位固定桥？

在上颌无牙颌患者，可以在前牙区植入 4~6 颗种植体，后牙区使用悬臂梁（图 12-59）。上颌无牙颌的全牙弓修复体应在第一磨牙区有种植体支持。一般来说，无论是在前牙区还是后牙区，上颌骨的骨密度低于下颌。上颌前牙区的种植体在正中咬合和下颌非正中运动中会受到成角度的作用力（与下颌前牙区相比）。在上颌前牙区通常植入比下颌前牙区短的种植体，因为上颌前牙区的剩余牙槽骨高度比下颌低。种植体越短，表面积越小，受到的应力越大，尤其是在骨质松软的情况下。上颌固定义齿的对颌通常是固定的种植义齿或天然牙。这又会增加上颌修复体的应力。所以，在上颌带有磨牙区悬臂梁的全牙弓固定修复体的生物力学风险高于下颌修复体。一篇文献回顾了全牙弓固定修复体的失败率，发现在上颌种植体支持的全牙弓固定修复体的失败率是下颌的 3 倍[4]。因此，上、下颌的种植治疗计划应该是有所区别的。

上颌无牙颌的关键植入位点包括双侧第一磨牙位置的远中部分，双侧尖牙和双侧尖牙之间的一个中切牙。如此，利用一个牙弓中的生物力学优势能产生 5 个可被联合固定的节段（图 12-60）。

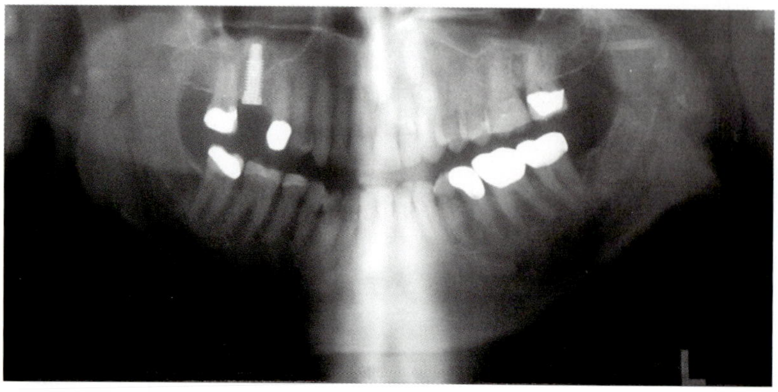

图 12-54 在上颌第一磨牙区植入种植体通常需要进行上颌窦提升

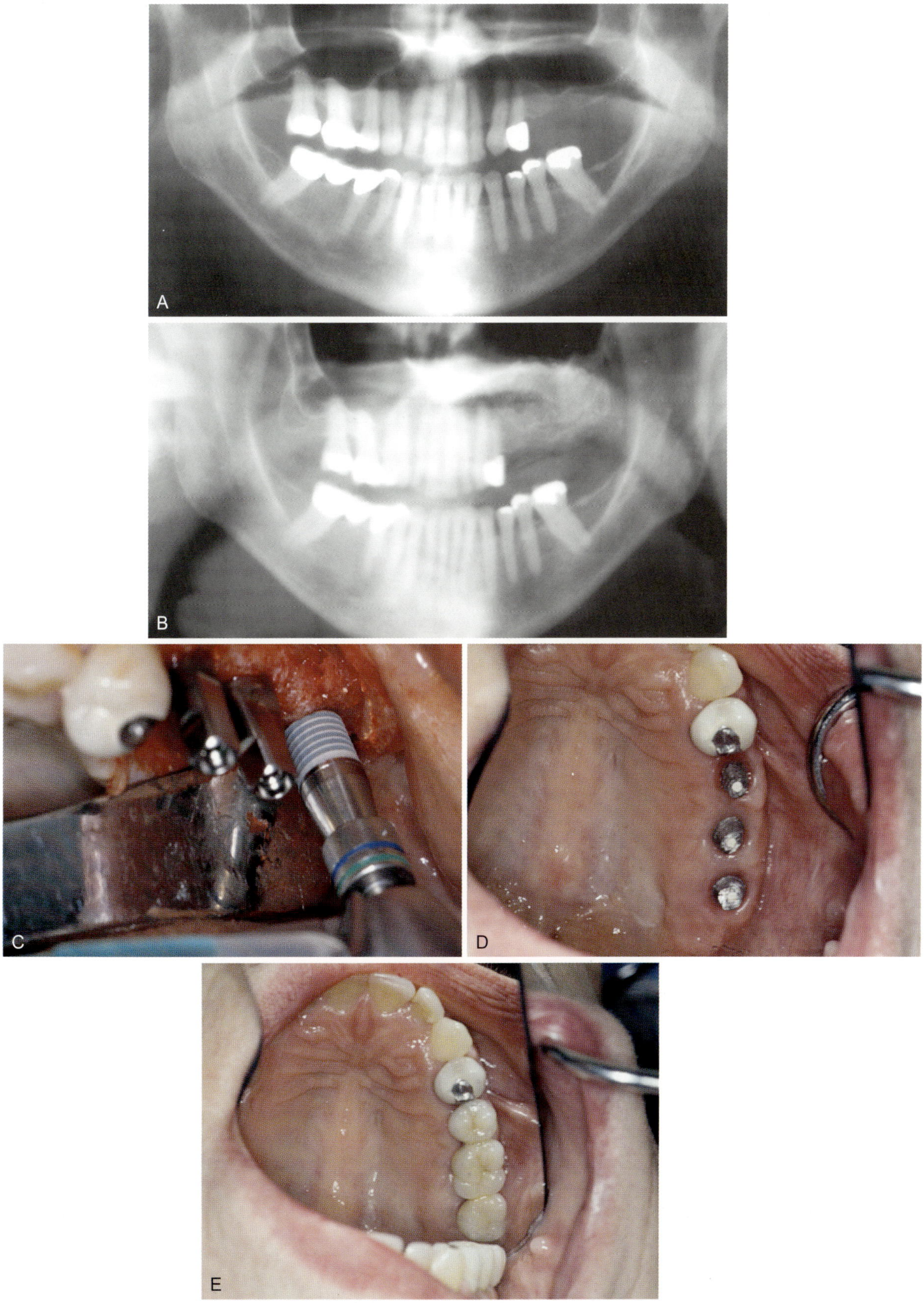

图 12-55　A. 图中的全景片显示的是上颌第二前磨牙、第一磨牙和第二磨牙缺失，由于上颌窦气化，缺牙区的骨高度不足；B. 上颌窦提升植骨恢复缺牙区理想的高度；C. 植入 3 颗种植体：在第二前磨牙和第二磨牙区的 2 颗末端基牙种植体和第一磨牙种植体；D. 3 颗种植体完成骨结合后；E. 3 颗种植体支持的三单位固定修复体。由于对颌没有第二磨牙，修复体只恢复了上颌第二磨牙近中部分

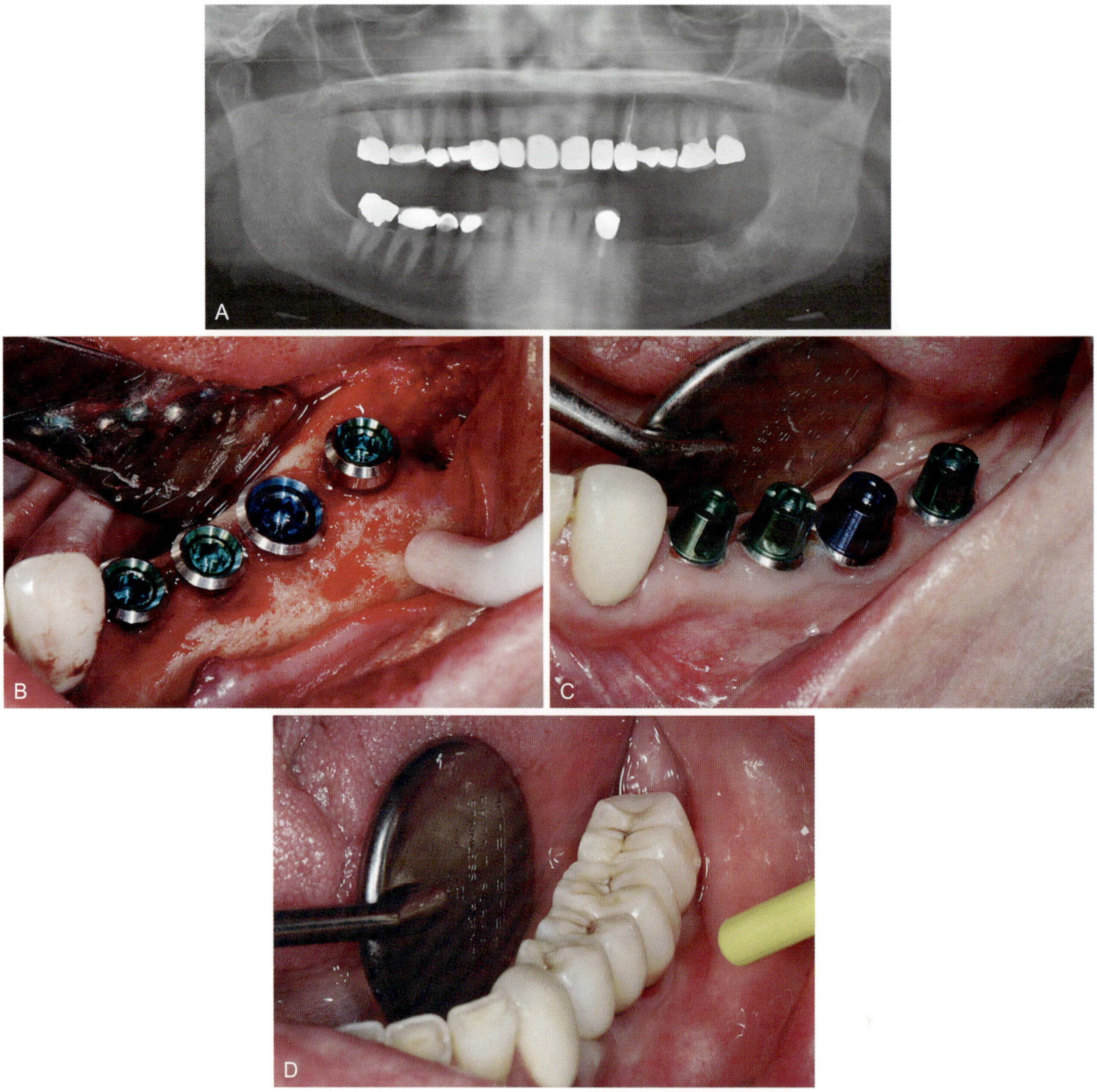

图 12-56　A. 图中全景片显示的是下颌第一前磨牙至第二磨牙缺失；B. 植入 4 颗种植体修复缺失牙；C. 关键种植基牙包括第一前磨牙、第二磨牙（不设计悬臂梁）和第一磨牙；D. 四单位固定修复体修复缺失牙

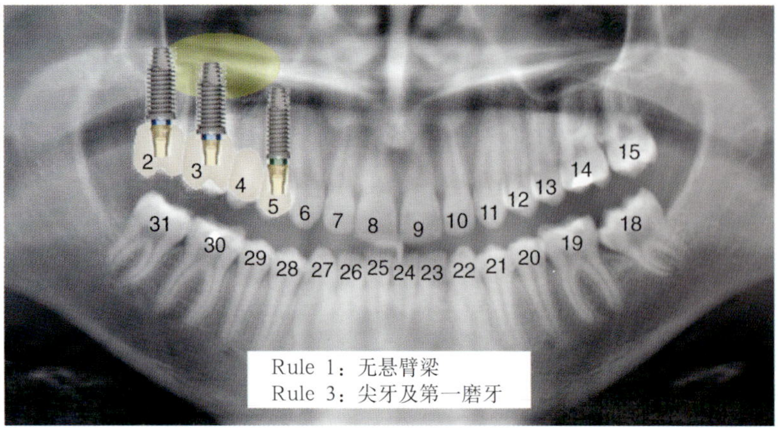

图 12-57　图示为修复第一前磨牙至第二磨牙的全景片。在植入磨牙种植体时通常需要上颌窦提升植骨

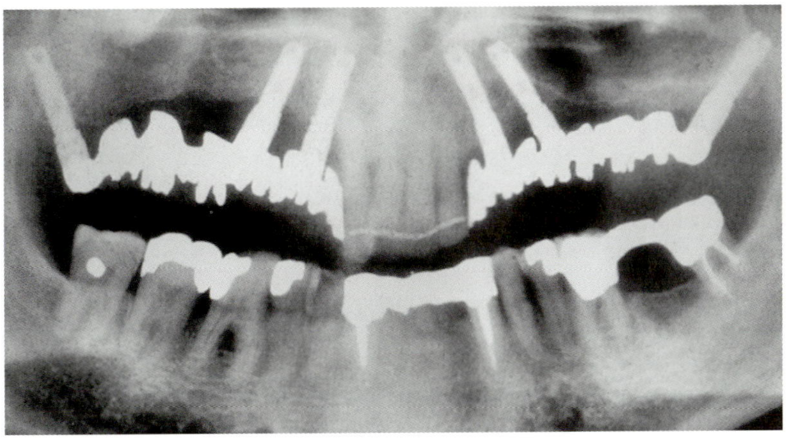

图 12-58　文献中在上颌窦后方植入上颌结节种植体或翼上颌种植体，在上颌窦前方倾斜植入种植体支持固定修复体，避免上颌窦提升植骨

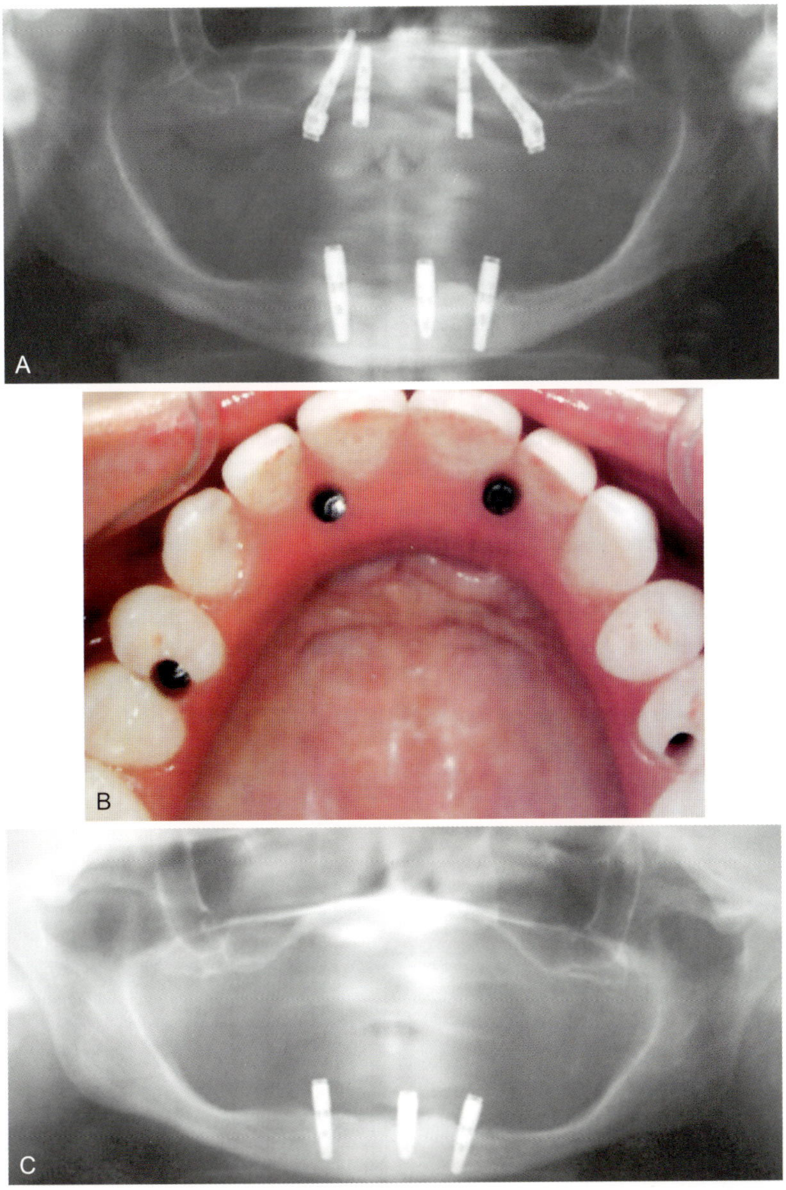

图 12-59　A. 有文献建议在上颌无牙颌植入 4 颗种植体支持固定修复体。B. 4 颗上颌骨前部种植体支持的固定义齿通常形成磨牙区悬臂梁。此外，无论在前后牙区，都有一个朝向唇颊侧的偏载悬臂梁。C. 上颌种植体的失败引起更多的骨丧失。如果不植骨和使用更多的种植体和新的修复体，上颌则可能无法完成种植修复

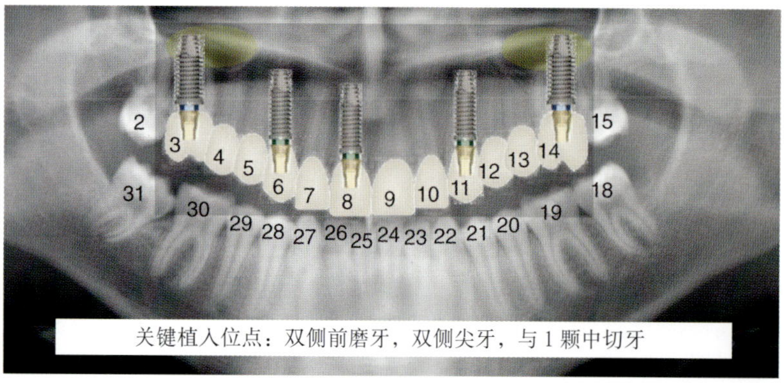

图 12-60　在上颌无牙颌支持固定修复体（或 RP-4 修复体）的关键植入位点包括双侧磨牙，双侧尖牙和其中 1 颗中切牙

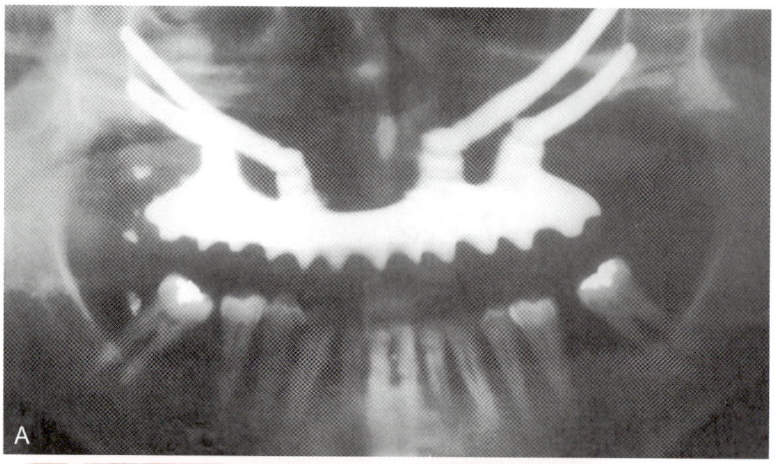

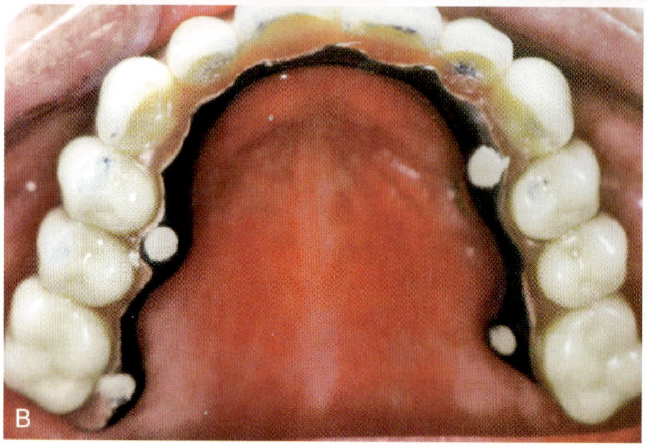

图 12-61　A. 上颌 4 颗颧骨种植体支持固定修复体的全景 X 线片；B. 上颌全牙弓修复体在唇颊侧形成悬臂梁，在前牙区形成六单位相邻的桥体，包括尖牙区

种植体数目

过去，种植体数目大多通过缺牙区可用骨量来确定。在 20 世纪 80 年代中期，Brånemark 将骨结合理论引入无牙颌的治疗中，这种治疗理念越来越被大家接受。对于无牙颌牙弓，上颌窦前区域以及下颌两侧颏孔间骨量充足，可植入 4~6 颗种植体支持全牙弓种植固定修复体。这种修复体从前牙区种植体支持的修复体部分延伸出磨牙区悬臂梁。中度到重度骨缺损无牙颌患者需要使用 4 颗种植体支持全牙弓固定修复体[2]。这种观念包括在后牙区的颧骨植入种植体，利用的是上颚和颧突根部 4 mm 的骨质（穿过上颌窦）（图 12-61）。不过，这种治疗方案没有考虑到使用双侧后牙悬臂梁修复后牙时，种植体冠高度空间的力放大效应或 A-P 距离（A-P 延伸）与前牙区悬臂梁的关系。另外，当 4 颗种植体支持十二单位固定修复体时，种植体的位置不能遵循前述 4 种关键植入位点原则，尖牙位置常无种植体，前牙种植体间出现超过三单位桥体或者在最远端种植体后出现三单位悬臂梁。

有研究比较了 6 颗、4 颗、3 颗种植体支持的全牙弓修复体，结果表明 6 颗种植体支持的修复体施加在种植体系统各部位（牙冠、粘接剂、基台、基台螺丝、边缘骨、种植体 - 骨界面和种植体的各部分）的应力更小且分配得更好（图 12-62）[42]。Silva 等人采用了三维有限元分析评价比较了 4 颗和 6 颗种植体支持的带悬梁臂的全牙弓修复体 [40]。悬梁臂的长度和冠高在两组中类似。6 颗种植体支持的模型中显示在种植体骨界面应力减少 7%～29%(取决于加载力的方向和部位)。

有些情况下，需要在下颌颏孔间植入 4 颗种植体来支持全牙弓固定修复体或 RP-4。通常将种植体植入第一至第二前磨牙区和尖牙区。然而，这种情况要求患者其他作用力因素必须要低（如没有中重度的副功能运动、冠高空间低于 15 mm、老年女性、上颌为全口义齿），骨密度应是较好的类型(D2)。如果这些条件不具备，那就需要考虑在 5 个关键植入位点中植入种植体，当应力因素为中重度时，在此基础上还需要增加种植体数目。

当上颌采取全牙弓种植固定义齿修复时，一些学者认为应该采用与下颌相同数目的种植体 [2]。如在上、下颌“all-on-4”对于医生来说是一种普遍的治疗选择，对于患者而言治疗费用是差不多的 [43]（图 12-63）。然而有文献报道在上颌的全牙弓种植修复体的失败率是下颌的 3 倍 [4]。骨质的硬度与其强度相关，在下颌骨质通常较硬（强度高），而上颌的骨质松软。事实上，上颌后牙区的骨质强度可能比下颌前牙区骨质弱 5～10 倍 [44]。所以，在骨质较差的上颌应该采用更多数量的种植体，从而减少种植体周围骨的应力 [45]。

上颌前牙在正中咬合时受到 12°～15° 的力，在非正中运动时，受力的角度高达 30°。15° 的作用力约使种植体的应力增加 25.9%，30° 的作用力种植体应力增加达 50% [39]。这就是在天然牙中上颌前牙比下颌前牙的尺寸要大的生物力学原理。因此，在上颌前牙区要比下颌前牙区种植体的数目更多、尺寸更大。

上颌修复体受到来自牙弓内部向外的作用力。这种力的方向使上颌牙弓比下颌牙弓更加危险 [46]。在下颌，力的方向为由外向内，这就是设计罗马或哥特式拱抵抗外力的原理。所以这些生物力学因素产生的结果是，相对于下颌，上颌需要使用更多数目的种植体来支持修复体。上颌天然牙同样比下颌具有更多的牙根数目，这种现象的发生很可能不是一种巧合。

支持修复体的最少种植体数目应当包括所有的关键植入位点。但是，在种植治疗计划中很少只使用最低数量的种植体。一旦 1 颗种植体发生失败，部分种植修复体就会松动或患者存在口腔副功能。譬如，25 名患者均使用 4 颗种植体支持固定修复体，就应当有 25 副固定修复体和 100 颗种植体。这种治疗方案一开始对患者而言是经济实惠的，但是在种植修复 1 颗种植体的失败会使患者的其他修复体承受相当大的风险。如果每个患者丧失 1 颗种植体，总体的种植成功率为 75%，但每个患者只有 3 颗种植体得以保留。因此，几乎所有 25 副固定修复体就要承受过度负荷导致失败的风险。如果 20% 的种植体失败（每个患者 1 颗失败），这样 25 名患者中仅有 5 位将会靠 4 颗种植体支持修复体（只有 20% 的患者仍能使用原来的固定义齿修复）[45]（表 12-1）。

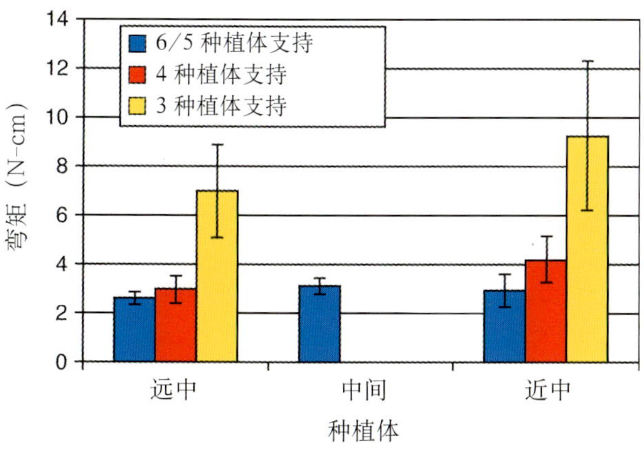

图 12-62　支持固定修复体的种植体数量越多，种植体系统的弯曲程度和应力就越小 [42]

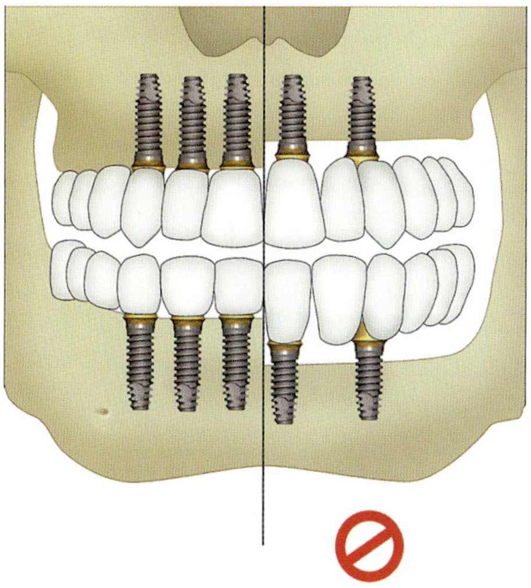

图 12-63　许多学者在上、下颌使用相同数量的种植体支持全牙弓固定修复体。然而，在上颌牙弓的失败率高于下颌牙弓 3 倍

表 12-1 种植体和修复体成功率比较：25 位患者中每副修复体使用 4 颗种植体（25 副修复体共计 100 颗种植体）

种植体成功率	修复体数目	修复体成功率
100%	25	100%
90%	15	60%
80%	5	20%
75%	0	0%

表 12-2 种植体和修复体成功率比较：25 位患者中每副修复体使用 8 颗种植体（25 副修复体共计 200 颗种植体）

种植体成功率	修复体数目	修复体成功率
100%	25	100%
87.5%	25	100%
75%	25	100%

如果 25 位无牙颌患者使用 8 颗种植体支持全牙弓十二单位固定修复体，修复体失败的风险就会显著降低(表 12-2)。如果每位患者丧失 1 颗种植体，大多数患者仍然能够使用原有修复体行使功能。即使 25 位患者丧失 2 颗种植体，这 25 副修复体依然能行使功能（依赖失败种植体的位点）。增加的种植体缩短了悬臂梁的长度、减少了桥体的数量、增强了修复体固位，降低了螺丝松动或修复体脱落风险。一般来说，错误地使用更多数量的种植体比错误地使用较少种植体的状况要好。因此，当有所疑虑时，在制订计划时可以增加种植体的数目。

之前的研究显示 3 颗种植体支持 5 颗牙齿缺失间隙时应力分布优于 2 颗种植体支持的情况[47]。增加 1 颗种植基牙能够降低 50% 反作用力，减少 80% 金属弯曲度。此外，在 3 颗种植体的情况下，力矩减少。关于三单位固定修复体种植体的数量和尺寸对于应力分布的比较研究显示[48]：增加种植体数量比增大种植体尺寸更能减少对种植体 - 骨界面的刺激。

种植手术和修复体的费用不应该仅与种植体的数量简单联系，而是当风险降低时，种植治疗的费用相对较低。因此，4 颗种植体支持全牙弓修复体的收费应高于 8 颗种植体的方案。

患者作用力因素的影响

在关键植入位点明确以后，增加种植体的数量与患者的作用力因素和骨密度相关[16，33，34，45]。患者的作用力因素决定了传递至修复体的应力大小。这些因素如下：

1. 副功能运动
   a. 磨牙症：无、轻度、中度、重度，这是最重要的应力因素。
   b. 紧咬牙：力量强度与磨牙症相当。
2. 咀嚼肌动力
   a. 性别：男性的咀嚼力量更大。
   b. 年龄：年轻患者力量更大并且生存时间更为长久。
   c. 体型：体型大的患者力量更大。
3. 冠高空间
   a. 将冠高增大 2 倍，作用力也会增大 2 倍并且可能产生成角度负荷和悬臂梁（近中，远中，唇颊侧或舌侧）。
4. 牙弓位置
   a. 前牙区：力量较弱。
   b. 尖牙和前磨牙区：力量中等。
   c. 后牙区：力量较强。
5. 对颌牙列
   a. 可摘义齿：力量最弱。
   b. 天然牙：力量中等。
   c. 种植固定义齿：力量最强。

并不是所有患者的力量因素都有相同的风险。这 5 种作用力因素中的每一种都可以被划分为 1～10 个等级（框图 12-5）。将一个患者的等级数值相加，每 10 个数值单位就需要在关键植入位点增加 1 颗种植体。例如：一个严重磨牙症患者（十单位）具有强大的咀嚼力量（七单位），缺牙区位于下颌后牙区（五单位），对颌为天然牙（二单位）。这种情况下，除了基本的关键植入位点之外，还需要增加 2～3 颗种植体。也可以增加种植体直径来减少风险。因此，2 颗大直径的种植体或 3 颗常规直径种植体可以满足多数的临床要求。

当 4 颗或更多相邻的天然牙缺失，仅仅依靠关键植入位点常常不足以支持种植修复体，除非所有患者作用力因素较低（如副功能运动、咀嚼肌动力、冠高空间、对颌牙列、缺牙区位于前牙或前磨牙区）。因此，多颗相邻牙齿缺失，尤其是在上颌通常需要增加种植体（除了关键种植体外）（图 12-64）。

框图 12-5　作用力因素风险：10 分制评价

1．口腔副功能运动	
A．磨牙症	
· 重度	10
· 中度	7
· 轻度	4
B．紧咬牙	
· 重度	9
· 中度	5
· 轻度	3
2．冠高度空间	
A．过大	7
3．咀嚼肌动力	
A．重度（男性，体型较大，年轻）	7
B．轻度	3
4．牙弓位置	
A．上颌	
· 后牙	5
· 前牙	3
B．下颌	
· 后牙	5
· 前牙	0
5．对颌牙弓	
A．种植牙列	4
B．天然牙列	2

综上所述，当患者的作用力因素强于正常情况时，需要增加种植体数目来支持修复体。在所有的患者作用力因素中，重度磨牙症具有最显著的影响，其次是紧咬牙、冠高度空间、缺牙位置、咀嚼肌动力、对颌牙弓情况。

骨密度的影响

在关键植入位点确定以后，增加的种植体数目同样与骨质密度相关[49]。最松软骨质（D4）的特点是：①强度最差，将骨强度分为 1～10 级，该类骨强度是骨密度最高类型骨的 1/10（D4 型骨为 1 或 2）；②在生物力学方面，钛金属的弹性模量与该类骨质差异最大；③最小的种植体 – 骨接触率（低于 25%），因此应力更高（应力 = 作用力 / 表面积）；④应力不局限于嵴顶区，同时沿着种植体 – 骨界面传导。

松软骨质（D3）：①较低的骨强度，比 D2 型骨质弱 50%（在 10 个级别中，它的强度达到 3～4）；②与钛金属弹性模量的差异居中；③较低的种植体 – 骨接触率（约 50%）；④应力分布于种植体冠方 1/2。

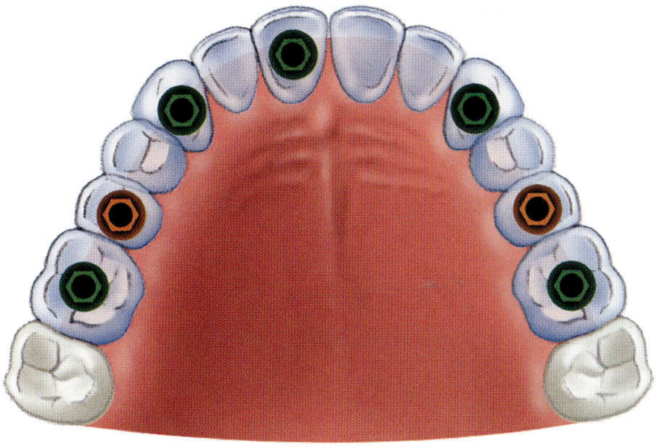

图 12-64　在上颌无牙颌，第二前磨牙区是增加种植体植入最常见的部位。因此，支持固定（或 RP-4）修复体最常使用 7 颗（或更多）种植体

硬骨质（D2）：①理想的强度（在 10 个级别中达到 7～8）；②较高的种植体 – 骨接触（约 75%）；③弹性模量更大；④应力主要分布于种植体的嵴顶区。

最硬骨质（D1）具有最佳的生物力学特点：①强度在 10 个级别中达到 9～10；②最高的种植体 – 骨接触率（超过 85%）；③弹性模量最高；④应力集中于第一条螺纹上方。

在骨质量下降的情况下，需要增加支持修复体的种植体数目。骨密度风险因素的分级与骨质强度的分级成反变关系。D4 型骨为 10，D3 型骨为 8，D2 型骨为 4，D1 型骨为 2。当种植体植入 D4 型骨，需要植入更大直径的种植体或增加种植体数目，选择何种方案取决于缺失牙数目。所以，在下颌 D2 型骨采用全牙弓种植固定修复常需要 5 颗种植体，但在 D4 型骨中，9 颗种植体才是合适的。因此，种植体总数目除了关键植入位点这个因素外，还与患者的作用力因素和骨质量相关。

最有效地增加表面积、降低应力的方法是增加种植体数目[16]。譬如，对于尖牙和后牙区四单位种植修复体仅使用 2 个关键植入位置作为末端基牙，其支持力是不够的。除非患者作用力水平低、骨密度理想且种植体大小合适。在大多数的情况下，3 颗种植体修复 4 颗缺失牙是理想的治疗方案。当外力水平高且骨密度较差（如上颌后牙区）时，4 颗种植体修复 4 颗牙齿才是适宜的。

治疗计划中种植体数目始于理想植入位点的确定。大多数情况下需要额外的种植体，主要与患者作用力因素或缺牙区骨密度相关。例如，一位年轻的、体格强壮的男性患者，伴严重的磨牙症，其口内后牙区冠高度空间又高于正常值，对颌牙为种植修复体，这时需要一个缺失牙根植入1颗种植体（即1颗磨牙2个种植体）。同样，患者作用力水平中等，种植位点骨密度差（D4型骨）也需要增加种植体数目。

最大的种植体数目

大多数情况下，种植体与天然牙需要相距最少1.5 mm，与种植体相距最少3 mm[21, 22]。遵循这一原则，4 mm直径种植体需要7 mm的近远中距离（图12-7）。因此，相邻剩余牙齿之间能够植入种植体的最大数量可以通过计算种植体嵴顶部直径（如4 mm）加上这些间距来确定。例如，21 mm跨度的缺牙区需要植入3个4 mm直径种植体，28 mm空间需要4颗这样的种植体。21～27 mm跨度需要植入3颗种植体。一般来说，后牙区种植体支持的修复体常制作成前磨牙大小。在这个观点支持下，当跨度至少为14 mm时（用4 mm直径种植体），常可以植入2颗种植体修复缺失的磨牙。当缺失的磨牙位于牙弓末端，植入2颗4 mm直径的种植体需要至少12.5 mm的跨度（2颗种植体至少相距3 mm，与近中端相邻天然牙相距1.5 mm）。

7～8 mm宽度的前磨牙和10～12 mm宽度磨牙牙冠相比具有多种优点：①可以使用更多的种植体修复缺失牙齿；②种植体直径在4～5 mm，此范围是最常见尺寸，这时可用骨量也足以保证种植体颊舌侧的骨宽度；③前磨牙大小的牙冠轮廓有利于龈沟探查和卫生措施的实施[50]。

下颌全牙弓固定修复体

一般而言，修复下颌所有牙齿需5~9颗种植体，两侧颏孔之间至少需要4颗种植体[24, 51]。当只能在颏孔前区域植入种植体时，则必须设计悬臂梁。下颌悬臂梁结构最好只设计在一侧后牙区，目的是增加A-P距离，减少种植体受力（图12-65）。因此，尽可能至少有一颗种植体位于第一磨牙区[26]。向下颌骨开放的五边形区域中的4个区域植入种植体，能有效降低悬臂梁结构过负荷的风险，这是由于下颌牙弓良好的动态力学和骨密度，以及增加了

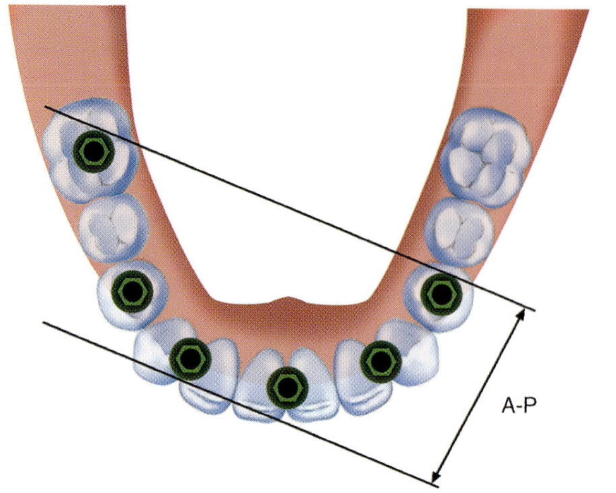

图12-65 A-P距是由通过双侧牙弓最远端种植体的一条直线和与之相平行通过最前端种植体中央的一条直线所决定的。当修复体上只有一处悬臂梁时，A-P距较大

A-P距离。当使用7颗或7颗以上的种植体（双侧磨牙区都植入种植体），应设计2个独立的修复体，无悬臂梁结构，以便允许下颌骨的弯曲和扭转[48]。通常，下颌无牙颌不修复缺失的第二磨牙。

上颌全牙弓固定修复体

上颌全牙弓固定修复体通常不设计悬臂梁结构。7个理想的植入位置通常是双侧的第一磨牙、双侧前磨牙，双侧尖牙和双侧尖牙间的某一位点[46]（图12-64）。这些位置都是关键植入位点并且在后牙区增加1颗种植体以补偿骨质较差。在双侧第二磨牙区植入种植体有利于增加A-P距，以此来抵抗由于口腔副功能运动等因素引起的前牙区增大的咬合力（图12-66）。上颌骨需要使用较多数目种植体以补偿骨密度不足和颌骨前部不利的生物力学因素，一般需要7～10颗种植体，两侧尖牙间至少3颗种植体（图12-67）。

种植联冠与种植单冠

种植单冠

天然牙采用单冠修复的主要优势与其生物学并发症相关。单冠10年内患龋率不超过1%。然而，天然牙联合固定后，邻间隙冠边缘患龋率接近20%[12, 13]。另外，当牙冠联合在一起后，发生牙髓病变的风险也增大，单冠基牙患牙髓病的概率为3%～5.6%，联冠基牙患牙髓病的概率为18%。因此，天然牙单冠修复体能够降低并发症，且有利于

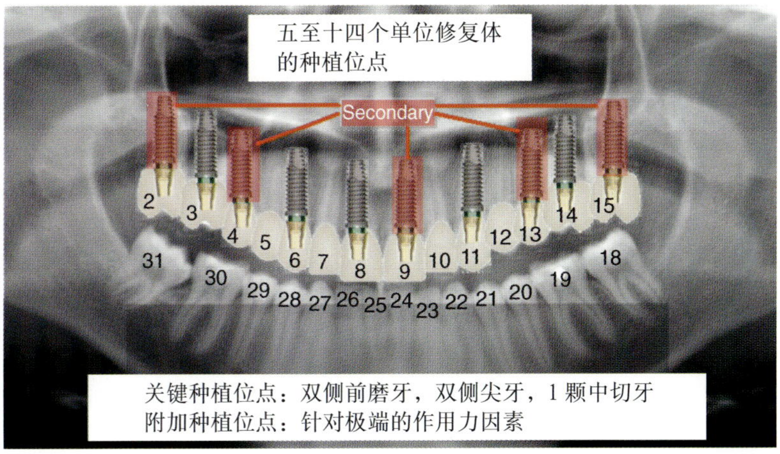

图 12-66　在上颌牙弓，增加种植体是为了减少松软骨质中的应力或在具有高作用力因素的患者中植入

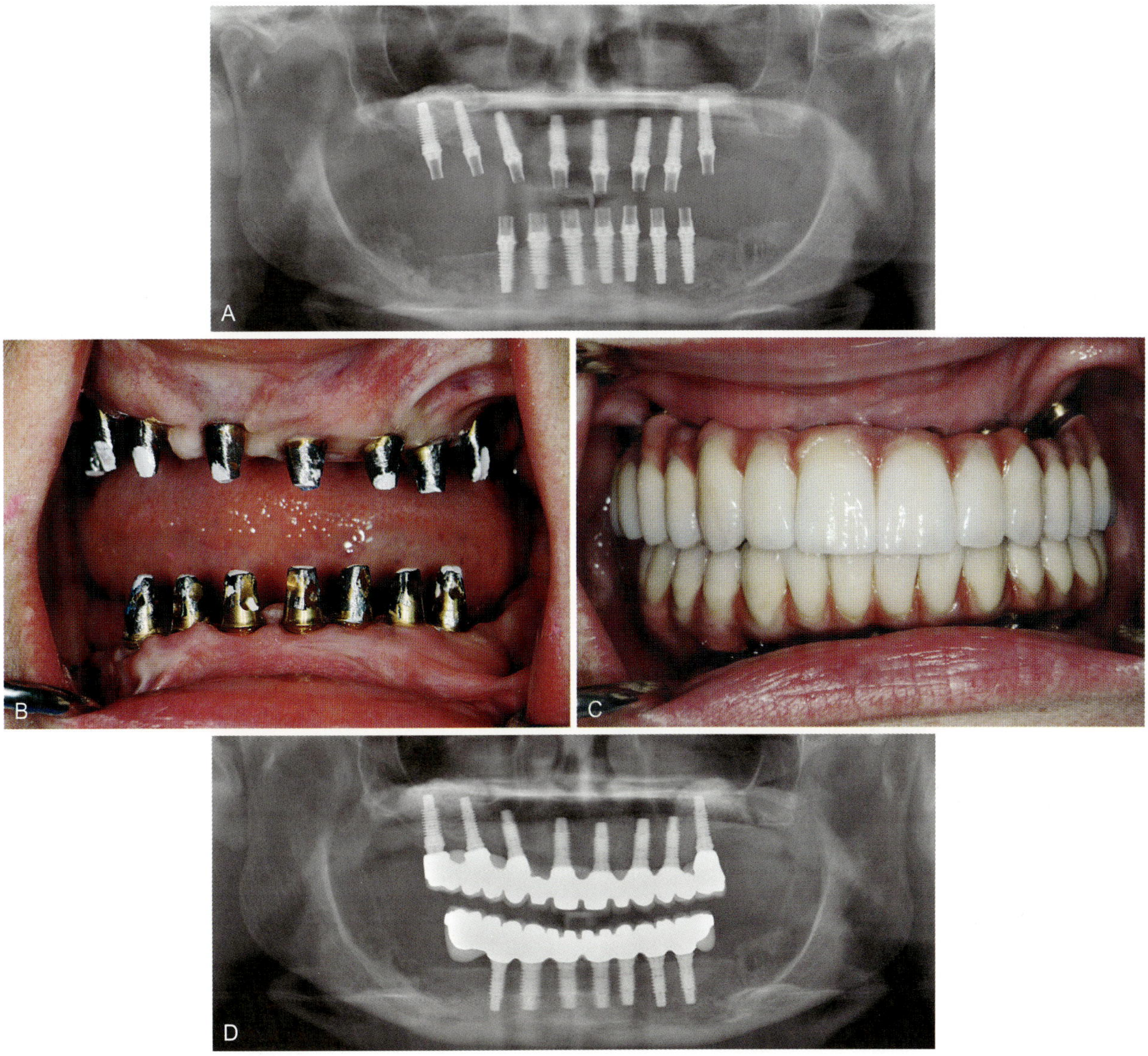

图 12-67　A. 图示为双侧上颌骨上颌窦提升植骨和上、下颌髂骨移植的全景 X 线片。在上颌采用 8 颗种植体，下颌 7 颗。B. 上、下颌种植体的口内像。C. FP-3 固定修复体戴入后的口内像。D. 种植体和其上方固定修复体的全景 X 线片

医生处理。种植体不发生龋坏，因而不需要牙髓治疗。因此，种植单冠不需要处理这些并发症。

种植单冠的主要优势在于邻间隙的卫生清洁。当天然牙的牙冠被联合固定时，邻面清洁措施难以实施。这是因为天然牙牙根间距通常低于1.5mm，在颈部区域相邻两天然牙间距为0.5~1mm，而相邻种植体通常是3mm以上。大多数的邻面清洁措施（如牙线、间隙刷）能方便地清洁种植体间区域（图12-68）。不幸的是，患者中不足8%每天使用牙线，更少的人群使用邻面清洁措施来维护天然牙的联冠修复体[52]。超过90%的患者并不使用牙线，而这部分使用牙线的人群能更倾向于使用邻面措施来清洁种植体间区域，良好的卫生状况与种植修复体的选择并不相关。此外，种植体无龋坏，由菌斑导致的骨丧失更容易发生在天然牙。

单冠的第二个好处在于能够替换单独一个单位修复体，更方便解决崩瓷问题。然而，当种植体被联合固定在一起后，种植体间牙冠边缘由金属连接体支持，因此瓷层处于压力下。对于单冠修复，无支撑的烤瓷冠边缘最常受到剪切力，这会增加崩瓷的风险。

另一个种植单冠的理由与技师在替代体上制作修复部件及联合固定的金属铸件相关。将技师制作的或预成基台在口内就位后，常常与铸造的夹板式上部结构并不匹配[53]。如果是单冠，可以通过调改邻接使每颗牙冠就位。引起铸件误差的原因有印模材料的收缩、石膏的膨胀和种植体替代体或基台替代体之间的差异。在取终印模之前将基台与种植体相连并且制取印模结束后不再取出基台，通过这种方式可以减小上述误差。技师在石膏模型上制作修复体而不是在基台替代体上制作，这种方式与制作天然牙冠类似。通过这种技术避免了替代体间的差异，石膏的膨胀和石膏模型上的间隙漆使铸件在种植体基台上能顺利地被动就位。

种植单冠还有一个优势是假如其中一颗种植体失败，医生只需要更换一颗种植体和牙冠。然而，种植失败常伴随骨丧失，这就需要骨增量，重新植入种植体和制作牙冠。这些治疗程序在已存在的牙冠和种植体周围实施起来比初次的种植治疗要难很多。尤其当软组织受到种植失败的影响但又必须要恢复其原来的正常外观时（框图12-6）。

种植联冠

种植体联合固定有多种好处。在上颌，受益于种植体数目的增加，种植体应当联合在一起。种植体联合固定的优势：①增加支持功能面；②增加A-P距离（A-P延伸）以抵抗侧向负荷；③增加修复体的粘固力；④基台螺丝松动时易于取下修复体；⑤降低边缘骨缺失的风险[39]；⑥降低崩瓷的风险；⑦降低基台螺丝松动的风险；⑧降低种植体部件折裂的风险；⑨使种植失败的并发症更容易治疗。总之，整个种植体系统都受益[10]。

1. 种植体联合固定增加支持系统的功能面积。当种植体独立时，它不能将殆力传递至其他种植体[54]。所以，联合固定的种植体减小了种植体系统（咬合面瓷层、粘接剂或修复螺丝、边缘骨、种植体-骨界面、种植体部件）过负荷的风险。若上颌

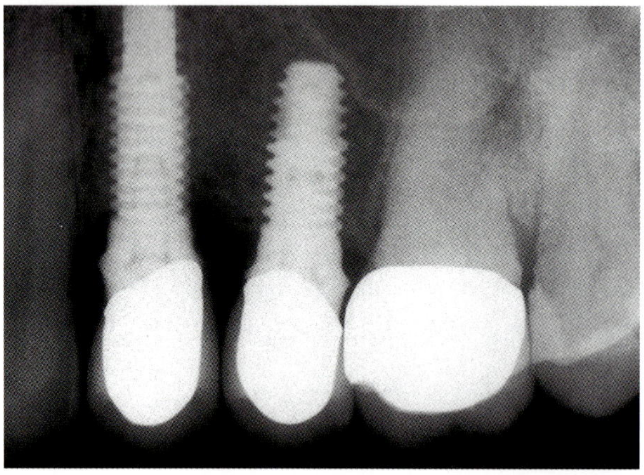

图12-68 单冠修复的一个好处是邻间隙更容易清洁。种植体牙冠在颈部至少相距3mm，任何清洁措施都容易施行

框图12-6 单冠修复优势

1. 减少生物学并发症（天然牙）
    a. 龋坏
    b. 牙髓并发症
2. 邻间隙卫生
    a. 天然牙间相距
    b. 种植体间距
3. 发生修复并发症时只需要更换一个单位
    a. 崩瓷（更容易发生）
4. 技工间使用的替代体间（修复辅助部件）的差异
5. 如果种植体失败只需要更换一个种植单位
    a. 更高的失败率
    b. 在重新种植前常需要骨增量

第二磨牙种植体与第一磨牙种植体相连，即使第二磨牙没有直接的咬合接触，上颌第一磨牙也能将𬌗力传递至第二磨牙（图 12-69）。联合固定的种植体其存留率相对更高。譬如：Quiryman 等人报道单颗种植体的成功率为 90%，2 颗联合固定的种植体的成功率为 97%，3 颗为 98%[55]。

2. 在 2 颗或者更多种植体间的 A-P 距对于修复体上的成角度负荷或悬臂梁都是有利的，尤其当 3 颗或更多种植体并不在一条直线上时[56]（图 12-70）。当 5 个不同平面的种植体联合固定在一起时，这种情况对于牙弓的生物力学最为有利（双侧的磨牙、双侧前磨牙、双侧尖牙和 1 颗前牙）[57]。当联合固定的种植体不在同一平面上时，它们在唇颊侧或舌侧所受到的旋转力，成角度力和悬臂梁（偏载力）都会减小。

3. 联冠提供了更大的基台表面积，改善了固位形，所以修复体的固位力更大。此外，传递至粘接面的作用力更小。所以，修复体松动的风险更小（图 12-71）。当基台的高度有限或受到侧向力时，这种作用尤为明显。种植联冠的粘接力和固位力都增加了；修复体松动的风险降低，选择强粘接剂的倾向性也会减小，必要时拆除修复体也会更加容易。

4. 如果修复体变得部分松脱或一个基台螺丝松动，联冠比单冠更容易去除。取松动种植单冠时，因基台螺丝的松动导致传递至粘接剂的冲击力减小，使取下牙冠变得困难。此外，取冠器固定在单冠的边缘是很困难的，尤其涉及龈下边缘。所以，需要将牙冠破坏才能处理松动的基台螺丝（图 12-72）。与将取冠器固定在单冠的边缘不

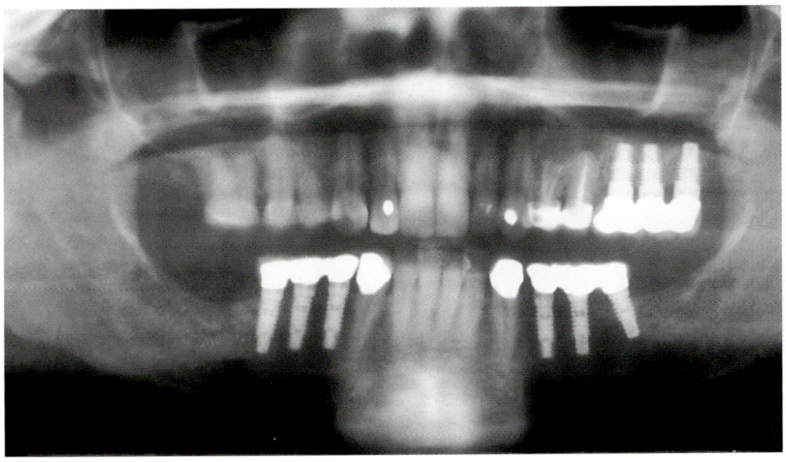

图 12-69 图示为 3 颗联冠修复的上颌 FPD。远中种植体牙冠没有咬合接触，但是加载在相邻牙冠的咬合力可以传递至远中种植体

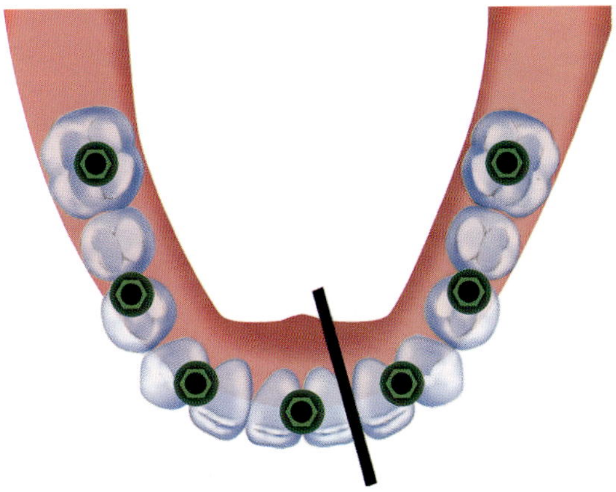

图 12-70 当 3 颗或更多种植体联合固定时，可以形成 A-P 距，增强种植体对侧向力的抵抗力

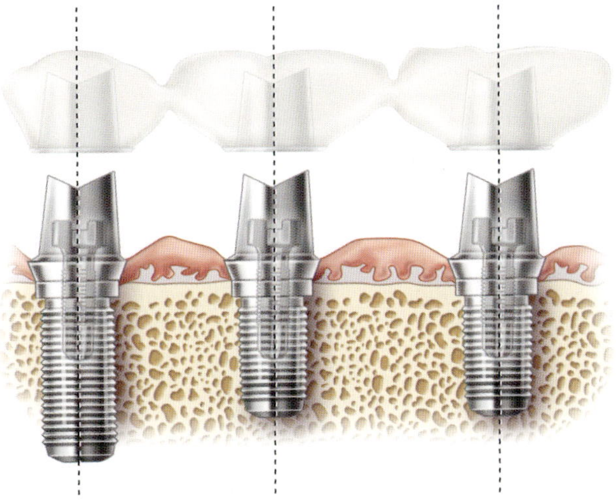

图 12-71 联冠修复的种植体具有更多的基台表面积，改善固位形和抗力形

同，对于联冠修复体，只需要将取冠器固定在修复体的邻间隙区（图 12-73）。

5. 联合固定的种植体传递至嵴顶区边缘骨的应力相对较小。应力与种植体周围的边缘骨吸收相关。所以，联冠固定的种植体边缘骨吸收的风险更小（图 12-74）。

6. 联冠崩瓷的风险更小。种植牙冠的边缘嵴（通常在下颌颊尖）通常没有金属基底的支撑。因此，在边缘嵴承担的是剪切力，而瓷层对剪切力的抵抗作用最弱。Kinsel 和 Lin 报道[6]：在种植修复的患者中，崩瓷的发生率为 35%，尤其好发于组牙功能𬌗且患有磨牙症的患者（图 12-75）。种植联冠在边缘嵴的下方有金属连接体。因此，邻间区瓷层受到的是压力，而瓷层对压力的抵抗作用最强（图 12-76）。

7. 联合固定的种植体减小了螺丝松动的风险。基台螺丝松动是种植单冠最常见的并发症之一。在 Goodacre 等人的文献回顾中发现，种植单冠螺丝松动率为 8%，最高可达 22%[4]。Balshi 和 Wolfinger 的一篇报道称：磨牙区种植单冠修复 3 年以上的螺丝松动率为 48%。当 2 颗种植体联合固定修复 1 颗磨牙时，经过同样的时间，螺丝松动的发生率降低至 8%[41]。

8. 联合固定种植体分散至种植体体部的力量更小，减小了种植体折断的风险。在 Sullivan 和 Siddiqui 的一篇报道中，使用 4 mm 直径的种植体修复 1 颗缺失的磨牙，在这些病例中，种植体折断的发生率为 14%[58]，而多颗种植体联合固定的折断率仅为 1%[4]（图 12-77）。

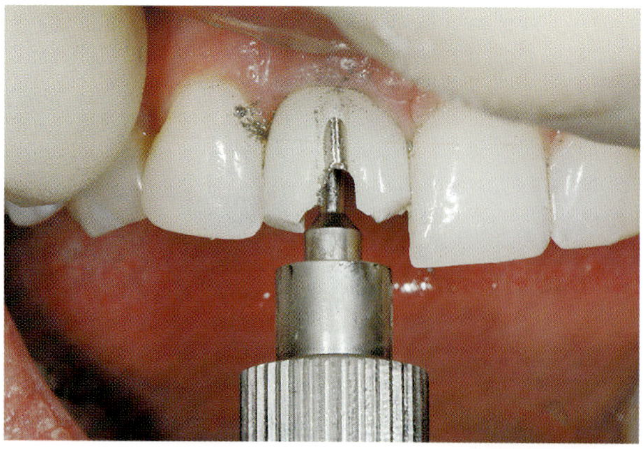
图 12-72　在种植单冠的基台螺丝松动后可能需要将牙冠破坏来处理松动的基台螺丝

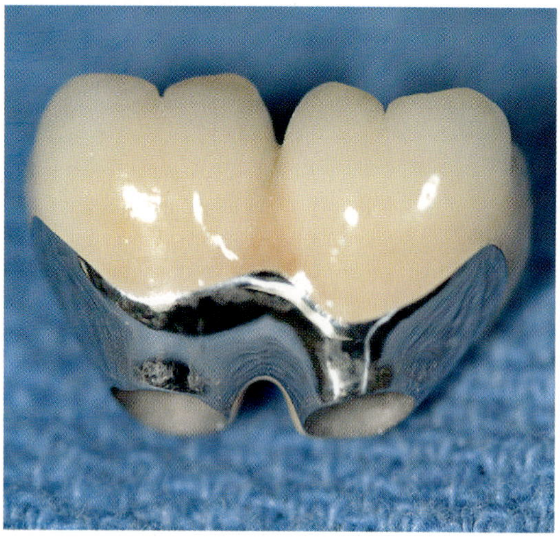
图 12-73　联冠修复体通过取冠器可以很容易取出，因为它只需要固定在邻间区而不是牙冠的龈下边缘

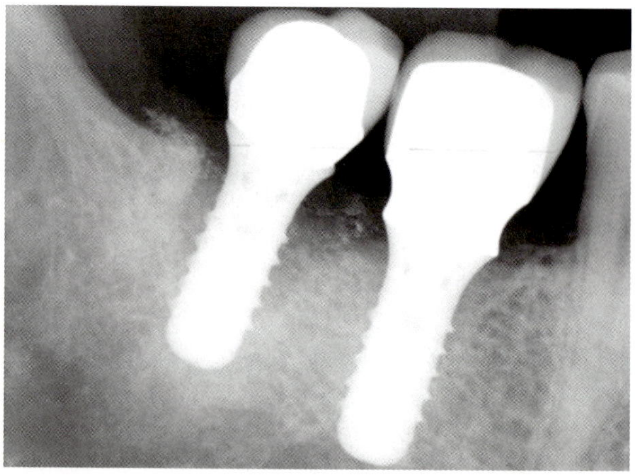
图 12-74　种植单冠所受应力比联冠更多，所以咬合力作用下的颈部骨吸收风险较大

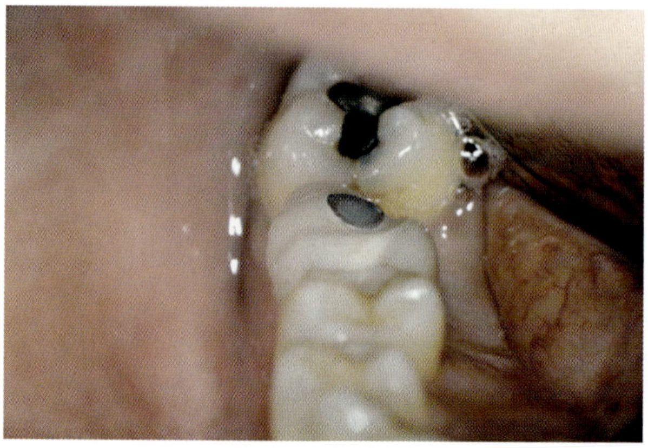
图 12-75　种植单冠通常在边缘嵴处存在无支持瓷层，更容易发生崩瓷的现象

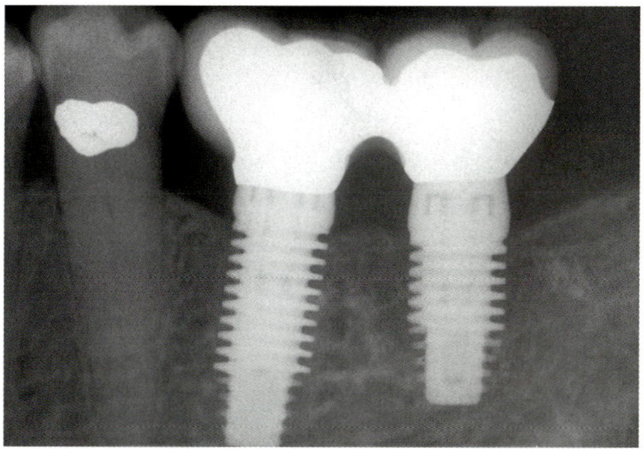

图 12-76　种植联冠在种植体间边缘嵴瓷层下方有金属连接体的支持

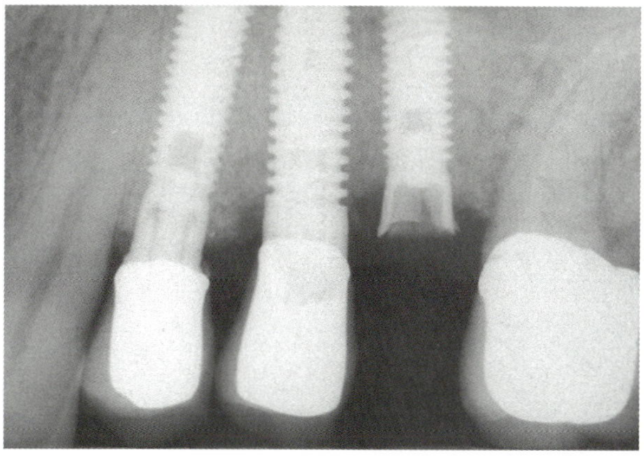

图 12-77　种植单冠在负荷时比联冠具有更多的拉应力，并且更容易发生折断

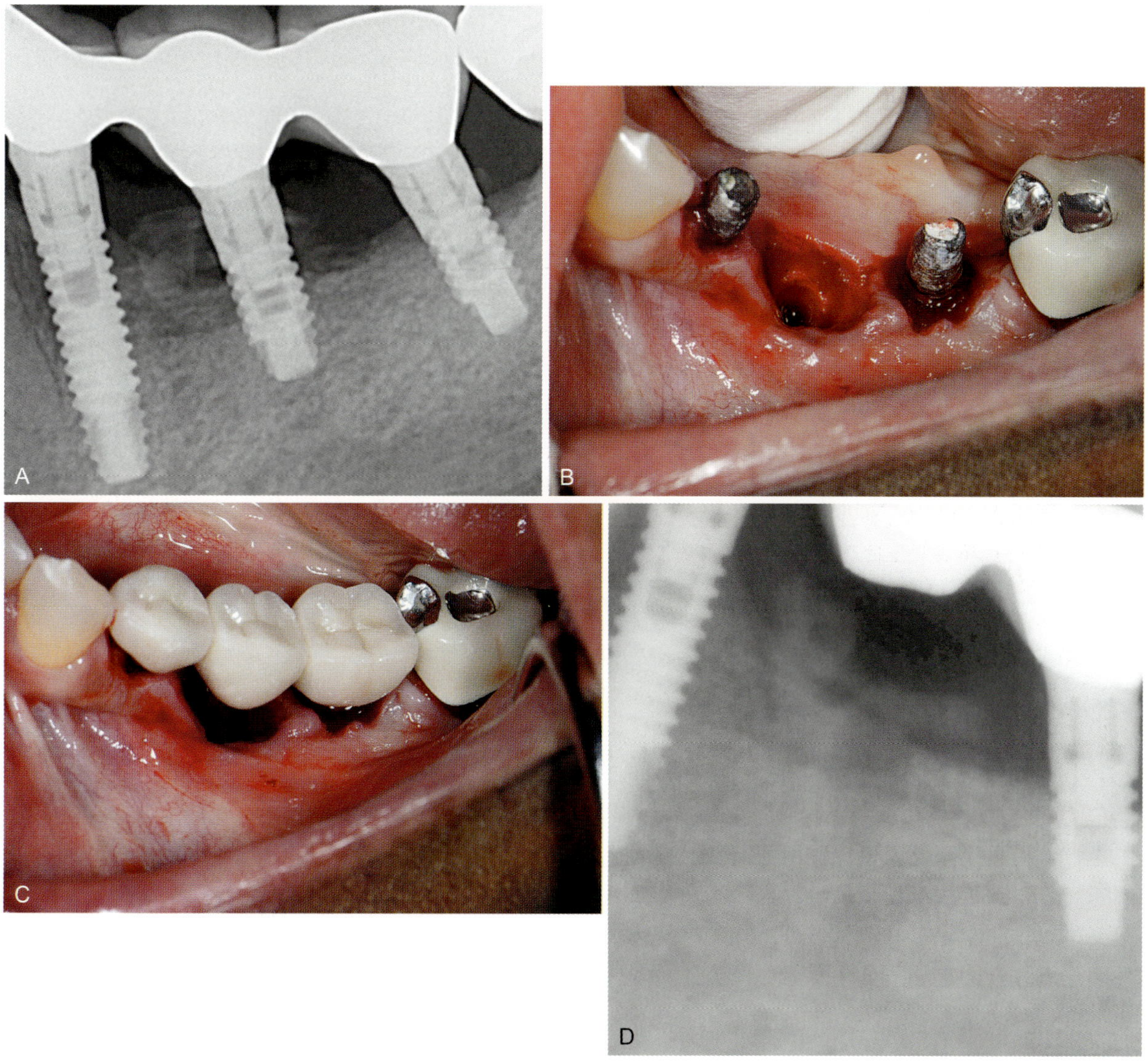

图 12-78　A. 根尖片显示的是三单位种植联冠，其中 1 颗种植体发生骨吸收和渗出；B. 去除修复体和中间的种植体；C. 充填中间种植体基牙牙冠的基台区，使它成为桥体；D. 术后根尖片显示三单位固定修复体的种植体周围健康状况改善

9. 假设一颗种植单冠随着时间推移发生失败，这颗种植体被取出，在该位点进行骨增量并重新植入一颗新的种植体。这就需要进行多次的外科手术，耗时可能超过一年。另外，还需要重新制作一颗新的牙冠。当多颗联合固定的种植体中有一颗发生了失败，受影响的种植体常常被移除而其牙冠保留变为桥体，修复体可以继续使用（图12-78）。所以，当种植体发生失败，与其经历很长时间与多次的外科和修复程序制作种植单冠，倒不如使用种植联冠，可以在相对较短的时间内解决这个问题。所以，基于这些种植联冠修复的优势，临床设计的原则是：天然牙尽可能进行单冠修复而种植体应尽可能地联冠修复。

联合固定种植体的例外情况是下颌全牙弓种植修复体。下颌骨体部在开口运动时，向远中颏孔弯曲，重咬合时发生扭转，这对于下颌全牙弓种植修复体临床意义重大[24, 48]。因此，下颌全牙弓种植修复体不应将第一或第二磨牙与对侧磨牙联合固定在一起。下颌全牙弓修复体需要设计一个悬臂梁结构，或者将修复体分成2～3个部分以适应下颌骨功能运动中的动态变化。弯曲和扭转的问题不会影响上颌骨，如不考虑种植体在上颌的位置，这些种植体往往要联合固定在一起。

小　结

基于生物力学的治疗计划能够减少种植上部修复体的并发症。为了降低应力环境，对于种植修复缺失牙齿，有以下原则：①理想的修复体不设悬臂梁结构；②消除三单位相连桥体；③尖牙和第一磨牙位点是牙弓中重要的种植位点。

增加种植体数目是最有效的增加表面积并降低总体应力的方法。因此，关键植入位置选择后，额外的种植体有助于降低因患者作用力因素或植入位点骨密度低导致的过度负荷风险。当对种植体数目有疑惑的时候，应增加种植体数目。这些种植体应该尽可能地联合固定进一步减少生物力学并发症。

参考文献

[1] Misch CE, Judy KWM: Classification of partially edentulous arches for implant dentistry, Int J Oral Implant 4(2):7–12, 1987.
[2] Adell R, Lekholm U, Rockler B, et al: A 15 year study of osseointegrated implants in the treatment of the edentulous jaw, Int J Oral Surg 6:387–416, 1981.
[3] Oikarinan K, Raustia AM, Hartilsainen M: General and local contraindications for endosseal implants: an epidemiological panoramic radiograph study in 65 year old subjects, Community Dent Oral Epidemiol 23(2):114–118, 1995.
[4] Goodacre CJ, Bernal G, Rungcharassaeng K, et al: Clinical complications with implant and implant prostheses, J Prosthet Dent 90:121–132, 2003.
[5] Misch CE: Consideration of biomechanical stress in treatment with dental implants, Dent Today 25:80–85, 2006.
[6] Kinsel RP, Lin D: Retrospective analysis of porcelain failures of metal ceramic crowns and fixed partial dentures supported by 729 implants in 152 patients: patient specific and implant specific predictors of ceramic failure, J Prosthet Dent 101(6):388–394, 2009.
[7] Misch CE, Suzuki JB, Misch-Dietsh FD, Bidez MW: A positive correlation between occlusal trauma and peri-implant bone loss: literature support, Implant Dent 14(2):108–116, 2005.
[8] Misch CE: Risk factors and treatment fees for implant dentistry, Dent Today 29(8):58–63, 2010.
[9] Misch CE: Stress treatment theorem for implant dentistry. In Misch CE, editor: Contemporary implant dentistry, ed 3, St Louis, 2008, Elsevier Mosby, pp 68–91.
[10] Goodacre CJ, Bernal G, Rungcharassaeng K, et al: Clinical complications in fixed prosthodontics, J Prosthet Dent 90:31–41, 2003.
[11] Scurria MS, Bader JD, Shugars DA: Meta-analysis of fixed partial denture survival: prostheses and abutments, J Prosthet Dent 79:459–464, 1998.
[12] Palmquist S, Swartz B: Artificial crowns and fixed partial dentures 18 to 23 years after placement, Int J Prosthodont 6:179–205, 1993.
[13] Skalak R: Biomechanical considerations in osseointegrated prostheses, J Prosthet Dent 49:843, 1983.
[14] Muhlemann HR, Sabdir LS, Rakeitshak KH: Tooth mobility: its cause and significance, J Periodontol 36:148–153, 1965.
[15] Misch CE: Treatment plans related to key implant positions and implant number. In Misch CE, editor: Contemporary implant dentistry, ed 3, St Louis, 2008, Elsevier Mosby, pp 147–159.
[16] Bidez MW, Misch CE: Force transfer in implant dentistry: basic concepts and principles, J Oral Implantol 18(3):264–274, 1992.
[17] Rangert B, Renouard F: Risk factors in implant dentistry, Chicago, 1999, Quintessence.
[18] Pjetursson B, Tan K, Lang N, et al: A systematic review of the survival and complication rates of fixed partial dentures (FPDs) after an observation period of at least 5 years, Clin Oral Impl Res 15:625–642, 2004.
[19] Dykema RW, Goodacre CJ, Phillips RW: Fundaments of fixed prosthetics, St Louis, 1986, WB Saunders
[20] McAlarney ME, Stavropoulos DN: Theoretical cantilever lengths versus clinical variables in fifty-five clinical cases, J Prosthet Dent 83:332–342, 2000.
[21] Parel SM, Sullivan PY: Esthetics and osseointegration, Chicago, 1990, DSI Publications.
[22] Tarnow DP, Cho SC, Wallace SS: The effect of interimplant

distance on the height of interimplant bone crest, J Periodontol 71:546–569, 2000.
[23] Gastaldo JF, Cury PR, Sendyk WR: Effect of the vertical and horizontal distances between adjacent implants and between a tooth and an implant on the incidence of interproximal papilla, J Periodontol 75:1242–1246, 2004.
[24] Novaes AB Jr, Papalexiou V, Muglia V, et al: Influence of interimplant distance on gingival papilla formation and bone resorption: clinical-radiographic study in dogs, Int J Oral Maxillofac Implants 21:45–51, 2006.
[25] Misch CE, Goodacre CJ, Finley JM, et al: Consensus Conference Panel Report: Crown-height space guidelines for implant dentistry, Implant Dent 15(2):113–118, 2006.
[26] Misch CE: The completely edentulous mandible: treatments plans for fixed restoration. In Misch CE, editor: Contemporary implant dentistry, ed 3, St Louis, 2008, Elsevier Mosby, pp 314–326.
[27] Abdel-Latif H, Hobkirk J, Kelleway J: Functional mandibular deformation in edentulous subjects treated with dental implants, Int J Prosthodont 13:513–519, 2000.
[28] Rosenstiel SF, Land MF, Fujimoto J: Contemporary fixed prosthodontics, ed 4, St Louis, 2006, Mosby.
[29] Shillinburg HT, Hobo S, Lowell D, et al: Treatment planning for the replacement of missing teeth. In Shillinburg HI, Hobo S, editors: Fundamentals of fixed prosthodontics, ed 3, Chicago, 1997, Quintessence.
[30] Tylman SD: Theory and practice of crown and fixed partial prosthodontics, St Louis, 1965, Mosby.
[31] Smyd ES: Mechanics of dental structures: guide to teaching dental engineering at undergraduate level, J Prosthet Dent 2:668–692, 1952.
[32] Bidez MW, Lemons JE, Isenberg BR: Displacements of precious and nonprecious dental bridges utilizing endosseous implants as distal abutments, J Biomed Mater Res 20:785–797, 1986.
[33] Misch CE: Treatment plans related to key implant positions: three adjacent pontic rule, Oral Health August:16–21, 2007.
[34] Misch CE, Silc JT: Key implant positions: treatment planning using the canine and first molar rules, Dent Today 28(8):66–70, 2009.
[35] Misch CE: Treatment plans related to key implant locations. The canine and first molar position, Oral Health August:43–48, 2008.
[36] D'Amico A: The canine teeth: normal functional relation of the natural teeth of man, J S Calif Dent Assoc 26:1–7, 1958.
[37] Williamson EH, Lundquist DO: Anterior guidance: its effect on electromyographic activity of the temporal and masseter muscles, J Prosthet Dent 49:816–823, 1983.
[38] Dawson PE: Posterior occlusion. In Dawson PE, editor: Functional occlusion: from TMJ to smile design, St Louis, 2007, Mosby/Elsevier, pp 207–232.
[39] Misch CE, Bidez MW: Implant protected occlusion: a biomechanical rationale, Compend Contin Dent Educ 15:1330–1343, 1994.
[40] Silva GC, Mondonca JA, Lopes LR, et al: Stress patterns on implants in prostheses supported by four or six implants: a three-dimensional finite element analysis, Int J Oral Maxillofac Implants 25:239–246, 2010.
[41] Balshi TJ, Wolfinger GJ: Two-implant-supported single molar replacement: interdental space requirements and comparison to alternative options, Int J Periodontics Restorative Dent 17:426–435, 1997.
[42] Duyck J, Van Doosterwyck H, Vandersloten J, et al: Magnitude and distribution of occlusal forces on oral implants supporting fixed prostheses: an in vivo study, Clin Oral Implants Res 2(11):465–475, 2000.
[43] Maló P, Rangert B, Nobre M: All-on-4 immediate function concept with Brånemark implants for completely edentululous maxillae: a 1-year retrospective clinical study, Clin Implants Dent Relat Res 7:88–94, 2005.
[44] Misch CE: Density of bone: effect on treatment plans, surgical approach, healing, and progressive bone loading, Int J Oral Implantol 6:23–31, 1990.
[45] Misch CE: Maxillary arch implant considerations: fixed and overdenture prostheses. In Misch CE, editor: Contemporary implant dentistry, ed 3, St Louis, 2008, Elsevier Mosby, pp 367–388.
[46] Wang TM, Leu IJ, Wang J, et al: Effects of prosthesis materials and prosthesis splinting on peri-implant bone stress around implants in poor quality bone: a numeric analysis, Int J Oral Maxillofac Implants 17:231, 2002.
[47] Allahyar G, Morgano SM: Finite element analysis of three designs of an implant-supported molar crown, J Prosthet Dent 5:434, 2004.
[48] Bidez MW, Misch CE: The biomechanics of interimplant spacing. Proceedings of the 4th International Congress of Implant and Biomaterials in Stomatology, Charleston, SC, May 24-25, 1990.
[49] Misch CE: Key implant position and implant number: biomechanical rationale. In Jakstad A, editor: Osseointegration and dental implants, Toronto, Canada,, 2009, Wiley-Blackwell, pp 32,35.
[50] Misch CE: Bone density: a key determinant for treatment planning. In Misch CE, editor: Contemporary implant dentistry, ed 3, St Louis, 2008, Elsevier Mosby, pp 130–146.
[51] Misch CE: The implant quality scale: a clinical assessment of the health–disease continuum, Oral Health 88(7):15–20, 1998.
[52] Segelnick S: A survey of floss frequency, habit and technique in a hospital dental clinic and private periodontal practice, N Y State Dent J 70:28–33, 2004.
[53] Guichet DL, Yoshinobu D, Caputo AA: Effects of splinting and interproximal contact tightness on load transfer by implant restorations, J Prosthet Dent 87:528, 2002.
[54] Yilmaz B, Seidt JD, McGlumphy ED, Clelland NL: Comparison of strains for splinted and nonsplinted screw-retained prostheses on short implants, Int J Oral Maxillofac Implants 26:1176–1182, 2011.
[55] Quiryman M, Naert Z, van Steenberghe D, et al: A study on 589 consecutive implants supporting complete fixed prosthesis, J Prosthet Dent 8:655–663, 1992.
[56] Rangert B, Jemt T, Jorneus L: Forces and moments on Brånemark implants, Int J Oral Maxillofac Implants 4:241, 1998.
[57] Hobkirk JA, Havthoulas TK: The influence of mandibular deformation, implant numbers, and loading position on detected forces in abutments supporting fixed implant superstructures, J Prosthet Dent 80:169–174, 1998.
[58] Sullivan D, Siddiqui A: Wide-diameter implants: overcoming problems, Dent Today 13:50–57, 1994.

第 13 章

种植体型号选择的生物力学与美学原则

Carl E. Misch

种植义齿的最初治疗计划应当包括理想的种植体尺寸，这主要基于生物力学和美学方面的考虑。传统的固定义齿修复缺牙，是利用周围的天然牙做基牙，基牙的大小是固定的。当利用种植体修复缺失牙齿时，应在生物力学和美学原则下选择理想尺寸的种植体。

种植体的尺寸过去主要通过剩余骨量的高度、宽度和长度来确定。手术中会选择较长种植体植入前牙区，选择较短种植体（或采用悬臂梁结构）植入后牙区，这是由于受到下颌神经管和上颌窦的限制。种植体的宽度也在术中确定，与可用骨量的宽度相关，一般 4 mm 直径种植体能被用于大多数情况[1]（图 13-1）。

多年后，Misch 建议结合生物力学原则制订种植治疗计划，以降低多种与应力相关的常见并发症[2]（图 13-2）。治疗计划首先考虑修复体，包括：修复体是固定的还是可摘的，有多少颗牙齿需要修复，以及患者的美观需求。接下来考虑患者施加于种植体的作用力因素，以评估修复体未来受力的大小和方向。评估种植体拟植入位点的骨密度大小，随后根据种植部位的受力因素和骨密度情况选择关键的植入位置和种植体数目。例如，当患者有副功能运动时，或骨密度较差时，则需要使用更多的种植体，因为施加于种植体的作用力越大，传递至种植体 - 骨界面的应力越大。当理想尺寸的种植体不足以承担生物力学负荷时也需要考虑增加种植体数

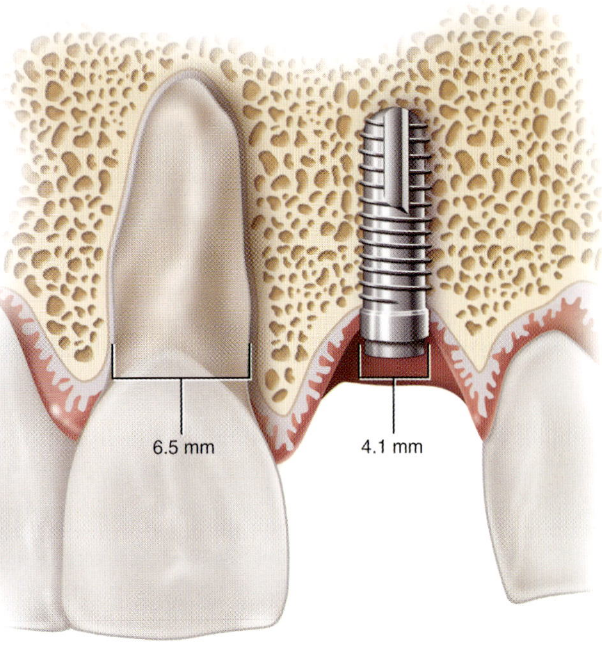

图 13-1　通常，4.1 mm（种植体嵴顶部宽度）种植体适用于大多数的临床情况

框图 13-1 序列种植计划

1. 修复体
2. 关键种植体位点
3. 患者作用力因素
4. 骨密度
5. 种植体数量
6. 种植体尺寸

框图 13-2 种植系统的应力并发症

种植体完全失败
崩瓷
修复体松动
基台螺丝松动
种植体及其相关部件折断
嵴顶骨吸收

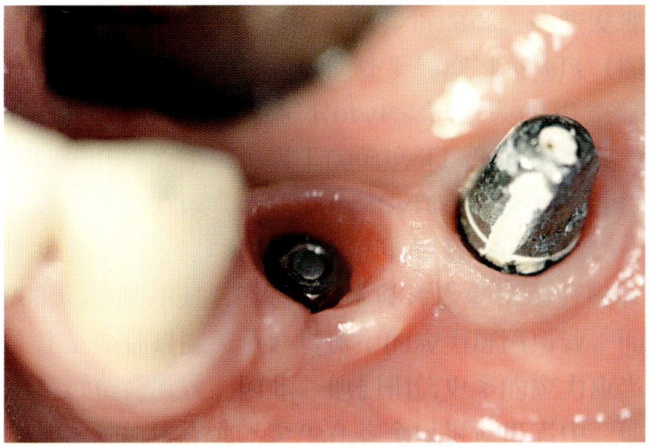

图 13-2 应力增大情况时（如副功能运动、种植体直径等）基台螺丝折断更容易发生

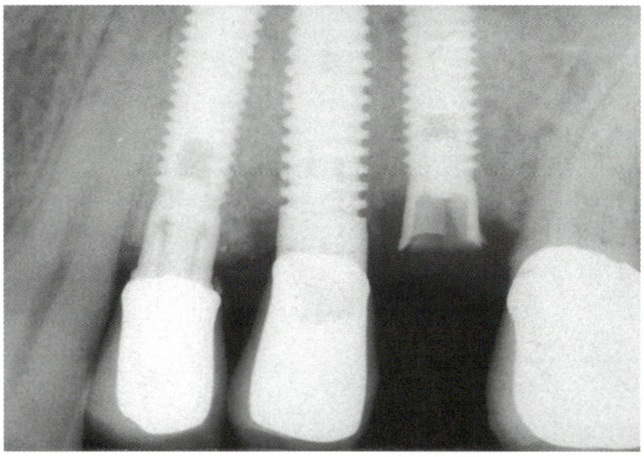

图 13-3 种植体的折断与应力和种植体直径相关

目。理想的种植计划序列最后要考虑的方面就是种植体的尺寸[2]（框图 13-1）。

医生选择种植体尺寸的综合方案开始于对临床问题的辨别。种植体的功能是将负荷传递到周围的生物组织[3, 4]。生物力学负荷依赖两个因素：外力的特性和能够分散负荷的功能表面积[5]。种植体的尺寸直接影响分散修复体传递负荷的功能表面积。随后将作用力和表面积相关的基本科学原理与工程学原理相结合，达到期望的临床目标。如有需要，关于种植体尺寸的美观考量也可以作为此阶段评估的一部分。本章建立和应用基础生物力学法则，演示如何将这些原理与理想的种植体尺寸相关联，支持修复体的负荷。本章也将讨论与种植体尺寸相关的美学指导原则。

施加于种植体的外力特性

应力和应变

长期以来的研究发现，纤维组织可以降低种植体的长期存留率[1]。即使获得了良好的种植体 - 骨界面，过度负荷加载于骨整合后的种植体也可能导致松动[6]。过负荷会造成骨组织内应变的增加[7]。这些微应变可能影响骨重建，造成病理性过负荷，这都会造成骨丧失。骨应变量与种植体 - 骨界面承受应力的大小直接相关。这种应力会导致种植体失败、崩瓷、修复体松动、基台螺丝松动，种植体及相关组件的折断和嵴顶骨丧失（框图 13-2）。有许多因素造成嵴顶骨丧失，其中一种便是修复体过负荷[8]。传递到种植体 - 骨界面的应力越大，嵴顶骨丧失和其后发生种植体失败的危险系数就越高[9]。因此，应力和应变是减少种植体生物力学并发症的重要参数。

螺丝松动往往发生于种植单冠修复或相邻多颗种植体分别单冠修复。种植体的直径影响修复体的螺丝松动[10]。种植体的直径越大，加载于基台螺丝的负荷越小，从而具有更低的螺丝松动率。因此，当有侧向力或悬臂梁时，尤其当牙冠高度或口腔副功能大于正常时，应当通过增大种植体直径或种植体数目（联合固定）来减少这种并发症。

种植体增加的应力同样也会增加基台螺丝或种植体折断的风险（图 13-3）。种植体或基台螺丝的强度与其半径的 4 次方相关。因此，当种植体或基台螺丝的半径增大至 2 倍，它的强度会增加到原来的 16 倍。所以，种植体的大小与许多生物力学效应相关，如基台螺丝的松动、嵴顶骨量的维持、种植体的存留率、种植体或相关部件的折断等。此外，种植体牙冠突度也与种植体直径相关（图 13-4）。窄直径种植体的牙冠突度过大，会影响美学效果，导致食物滞留，影响龈沟卫生，增加探诊深度，影响种植体长期健康。

施加于种植体的作用力具有以下 5 种独立（尽管它们之间具有相关性）的特性：大小、持续时间、类型、方向和放大倍数[5]。每个特性都应当在种植体尺寸的生理承受范围内考虑。因此，需要建立用于不同种植体尺寸的相对危险系数。

作用力大小

口颌系统的生理特性使在口腔内种植体的受力在一定范围内。根据解剖区域的功能和牙列的状态不同，𬌗力的大小发生变化[11]。平均𬌗力在 10～350 磅。磨牙区𬌗力值较大（200 磅），尖牙区次之（100 磅），前部切牙区最小（25～35 磅）[12]。副功能运动时，最大平均𬌗力在后牙区域接近 1000 磅[13]。

长期的缺牙状态，骨质往往会变得疏松。对有牙列和无牙列的颌骨研究都证实前牙区骨小梁密度高于磨牙区域[14]。骨的极限强度高度依赖于骨密度[15]。密度较低的骨质不能够支持种植义齿的正常生理咬合力。因此，在这些不理想的条件下，包括选择适合种植体尺寸的详细治疗计划就显得很有必要，以降低作用于脆弱的种植体 - 骨界面的负荷。因此，𬌗力较高且骨密度较低的后牙区域使用的种植体尺寸与前牙区使用有所不同。在后牙区域的种植体直径应当比前牙和前磨牙区的种植体直径大。

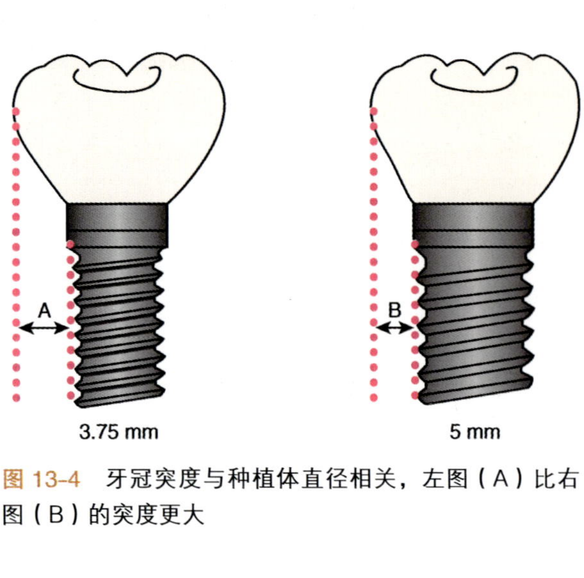

图 13-4 牙冠突度与种植体直径相关，左图（A）比右图（B）的突度更大

当后牙区不能使用较大直径种植体时，可以通过增加种植体数目和利用种植体设计（或两者结合）来补偿后牙区受力过大、骨密度不足的缺陷。

作用力持续时间

𬌗力作用在牙列上的持续时间长短不一。理想条件下，吞咽和进食过程中上下牙齿只有短暂的接触。每天牙齿相接触的总时间不超过 30 min[13]。然而，患者有磨牙症、紧咬牙或其他副功能运动习惯时，牙齿每天可能接触数小时。疲劳断裂现象的增加与作用力大小和负荷周期的数量直接相关[5]。因此，当外力超过种植体的承受极限时，增加作用力持续时间会加大种植体体部疲劳负荷的风险[16]。种植体体部宽度与种植体强度直接相关，较宽直径种植体能够降低发生疲劳断裂的风险。因此，对于具有较大咬合力的患者（如有副功能运动习惯的患者），应当通过增大种植体的直径来增强种植体的抗断裂性。

作用力持续时间也能改变种植体 - 骨界面。有报道在相对高频率负荷条件下会发生骨皮质的疲劳损害（像跑步者中发生的过劳性胫部疼痛）[17]。尽管文献中还没有报道牙槽骨发生疲劳损害，这并不说明牙槽骨对副功能运动负荷的反应有什么不同。Roberts 等报道种植体周围的骨质在负荷下以每年 500% 的速率发生改建，与之相比，天然牙周围骨松质每年的生理性改建速率为 40%[18]。骨改建速率的剧烈增高最终导致疲劳损害和随后的骨丧失[19]。骨丧失最初发生于嵴顶边缘骨，而后向种植体表面扩散，最终导致种植体失败。

作用力类型

口腔环境下，3 种类型作用力施加于种植体：压缩力、拉伸力和剪切力。骨承受压缩力时强度最高；承受拉伸力时，强度降低 30%；承受剪切力时，强度下降 65%[20]（图 13-5）。因此，应当尽量限制骨承受剪切力，因为此时骨质抗折裂能力最低。由于骨强度与密度直接相关，所以当骨密度降低的时候尤其需要重视这个问题[15]。种植体直径增加能降低偏载力，增加种植体 - 骨界面中承受压缩力的面积比例。因此，当种植体在自然状态下承受拉力或剪切力时（悬臂梁或成角负荷），可以通过增大种植体直径或增加种植体数目来补偿这种状态下骨质较弱的抗折裂能力（图 13-6）。

作用力方向

力的方向明显影响种植体受到的压缩力和侧向力（包括拉伸力和剪切力）。角度负荷增加种植体传递至骨的剪切力，而骨抵抗剪切力的作用最小[21]。当负荷角度增加 15°，侧向力（包括拉伸力和剪切力）增加 25.9%。负荷角度每增加 1° 就会增加种植体承受的破坏性剪切力，这是最具破坏性的负荷形式，因为骨组织抗剪切力能力最弱。作用于种植体体部的外力集中于骨嵴顶界面[22]。种植修复体承受的角度负荷会传递至种植体嵴顶部及其周围边缘骨，所以，种植体的植入角度需要认真考虑（图 13-7）。

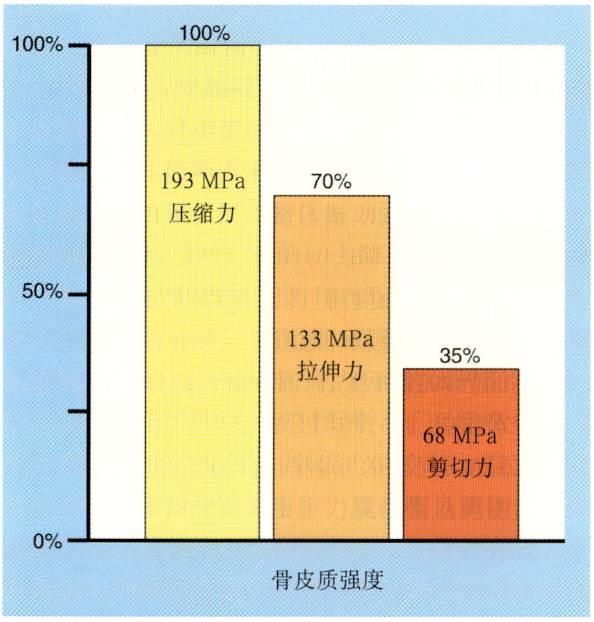

图 13-5 骨承受压缩力时强度最高，承受拉伸力时，强度降低 30%，承受剪切力时，强度下降 65%

理想条件下，种植体体部应当被定位于承受沿种植体长轴的压缩力区域，并且降低嵴顶骨区域受到的剪切力。正中𬌗位时𬌗力通常最大。因此，种植体应当垂直于 Wilson 曲线和 Spee 曲线植入骨内。另外，上部修复体轴向排列对种植体系统（像基台和基台螺丝）产生更少的应力，并降低螺丝松动和种植体各部件疲劳断裂的风险。

下颌骨和上颌骨的解剖外形限制植入沿长轴受力的种植体。比如：长时间的缺牙状态，骨吸收会加剧上、下颌骨种植体承受角度负荷的现象[23]。骨倒凹进一步限制了种植体植入，影响种植体受力的方向。除了下颌骨后部下颌下腺凹区域，大多数倒凹均出现于牙槽骨唇颊面[24]。因此，种植体体部经常要成一定角度植入，以免舌侧或唇颊侧骨倒凹穿孔。这些角度会增加种植体生物力学并发症的发生，可以通过增大种植体直径或增加数量来控制。

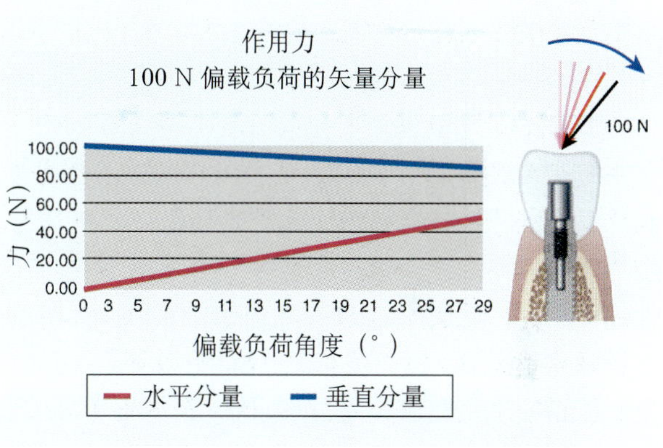

图 13-7 在成角度外力作用下，种植体体部承受的作用力的增大与外力角度直接相关：作用力角度越大，侧向力越大。侧向力主要包括剪切力和拉伸力

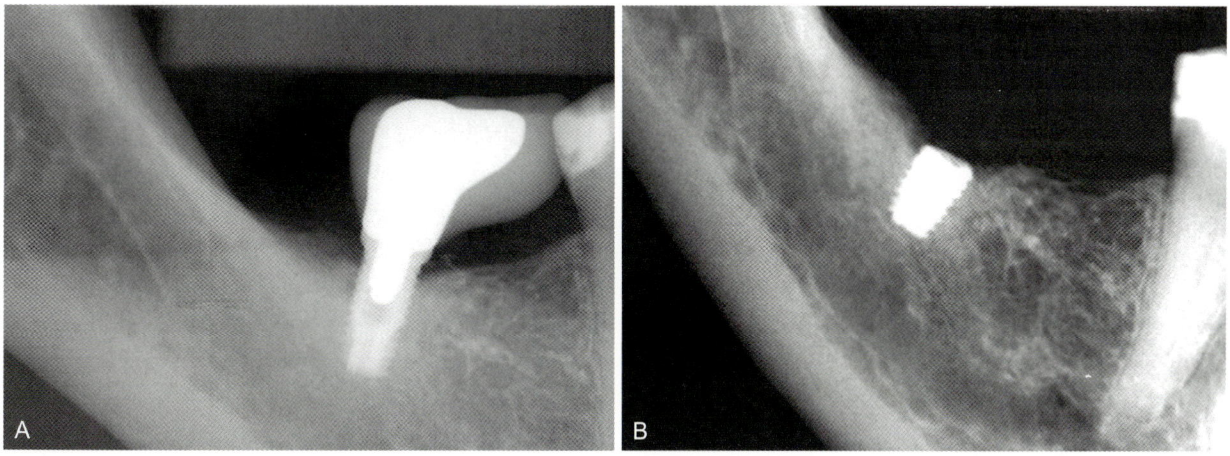

图 13-6 A. 修复体的悬臂梁增加种植体系统的应力；B. 种植体的直径与种植体的强度相关，增加种植体的直径降低种植体折断的风险

即使在理想条件下，上颌骨前牙区也没有理想的种植位点。上颌前部天然牙与外力长轴成12°～15°的角度，牙齿缺失后，颌骨与外力的关系与之相似。因此，此区域种植体与力所成角度大于其他区域[21]。为了降低角度负荷对种植体的不利影响，种植体体部的直径应当加大。一个有趣的现象是，上颌前牙比下颌同名牙更加粗壮，下颌前牙受到沿其长轴的负荷，然而上颌前牙却为角度负荷，因此，天然前牙同样遵循生物力学原则。

作用力放大效应

作用力放大效应会使应力超出正常负荷范围（如含悬臂梁修复体、高于正常的冠高度空间、角度负荷或者副功能运动）[5]。多种作用力协同放大效应，像有副功能运动的患者，同时具有过度冠高度空间，就可能超过任何种植体所能承受的力。当临床上出现作用力放大现象时，需要谨慎制订治疗计划，尤其包括种植体位置、数目、殆力大小和增加种植体尺寸以增加功能面积等方面。

围绕单个种植体的作用力放大效应也受到骨密度的影响。上、下颌骨的4种骨密度类型具有很广泛的生物力学强度范围（如抵抗生理负荷的能力）[14]。十多年来，多个独立临床研究小组都报道了骨质差且多孔的骨要比致密骨质的骨失败率明显增高，其中D4型个种植体的失败率高达35%[25-28]。骨密度与骨强度密切相关，D4型骨强度弱于D1型骨达10倍之多，D4型骨强度仅为D2型骨的70%[15]。松软骨质中大多数种植体失败都是由于骨强度降低、种植体－骨接触率不足以及功能负荷下种植体－骨界面的受力类型共同导致的咬合过负荷的结果[29]。因此，当种植体植入较松软骨质时，上述多种因素的合力作用被放大导致了后面的临床失败。

应当付出更多努力制订治疗计划以降低骨密度不佳带来的不利影响，其中包括考虑种植体尺寸。降低种植体－骨界面应力的最重要方面是增加种植体数目，这样能够显著增加能使殆力得以分散的有效功能面积，反过来也降低了应力。种植体数目也与种植位点相关，后者能有效缩短悬臂梁长度，及其随后产生的有害弯曲力和剪切力。当治疗计划中增加了种植体数目，下一个能降低过负荷风险的有效步骤就是增加种植体尺寸，主要通过增加种植体直径来实现。

表面积

殆力加载的表面积与应力负相关（应力＝作用力／表面积）。从这个基本工程学公式可以看出，要降低应力，必须降低作用力或者增加力作用的表面积。因此，增加种植体尺寸有利于降低施加于种植体系统的应力。种植体的尺寸可以通过调整长度和直径来改变。

种植体长度

增加种植体长度的原理

大多数种植体厂商提供多种长度种植体，7～16 mm是最普遍的（图13-8）。当其他变量不变时，种植体长度与种植体总表面积直接相关。一颗10 mm长的圆柱形种植体的表面积要比7 mm的种植体增加30%，但是比13 mm的种植体少20%[30, 31]（图13-9）。因此，一个普遍的种植修复原则是尽可能植入长的种植体。用于支持修复体的种植体长度常常依赖于缺牙区的可用骨高度。因此，在后牙区常选用较短种植体，在前牙区选择较长种植体（图13-10）。

传统的想法建议使用较长的种植体，这样能够在种植体－骨界面提供最大的功能表面积。然而，当重新评估这种长度原则时，就遇到了一些挑战。口内前牙区可用骨高度较大，尤其在下颌骨前部，这些区域的骨密度较高，而殆力较低。后牙区域可用骨高度低，且种植体不能连接到致密的骨皮质板，这是由于这些骨质要么不存在（上颌骨），要么受到解剖结构的限制（下颌管）。上颌骨后部骨高度低于下颌骨，且骨质密度低。因此，在后牙区受到

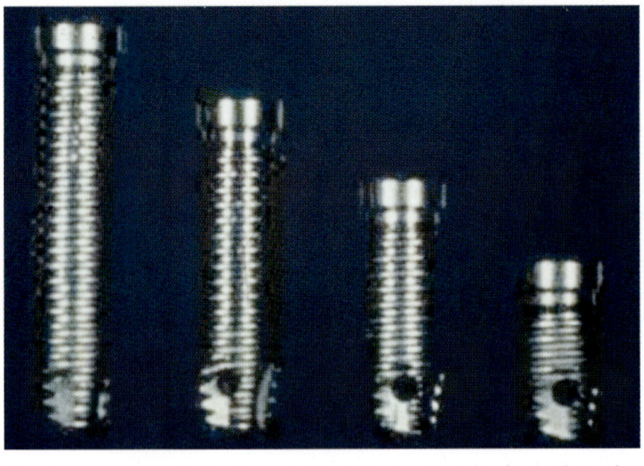

图13-8　几乎所有的厂商都会提供不同长度的种植体，常介于7～16 mm之间

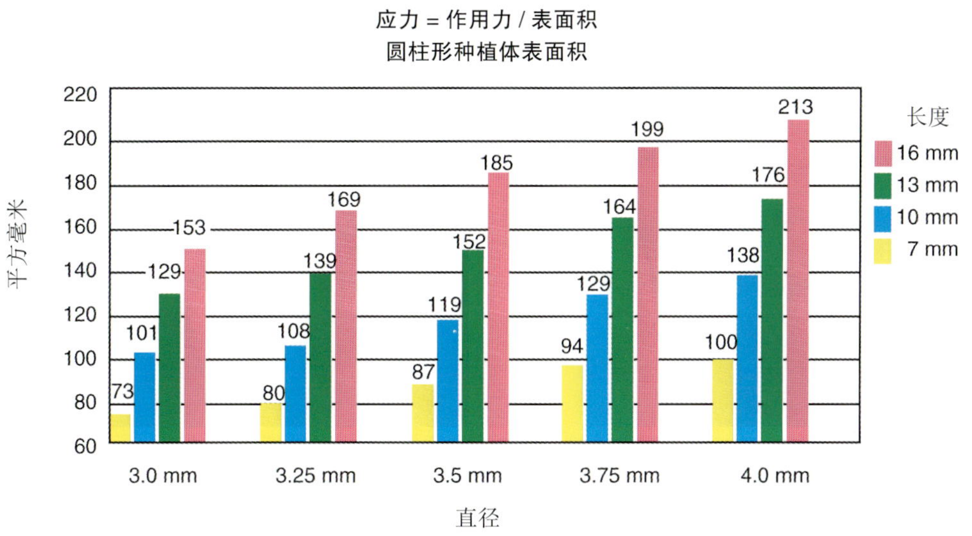

图 13-9 种植体长度与种植体总表面积直接相关。7~10 mm 种植体，表面积增加幅度最大

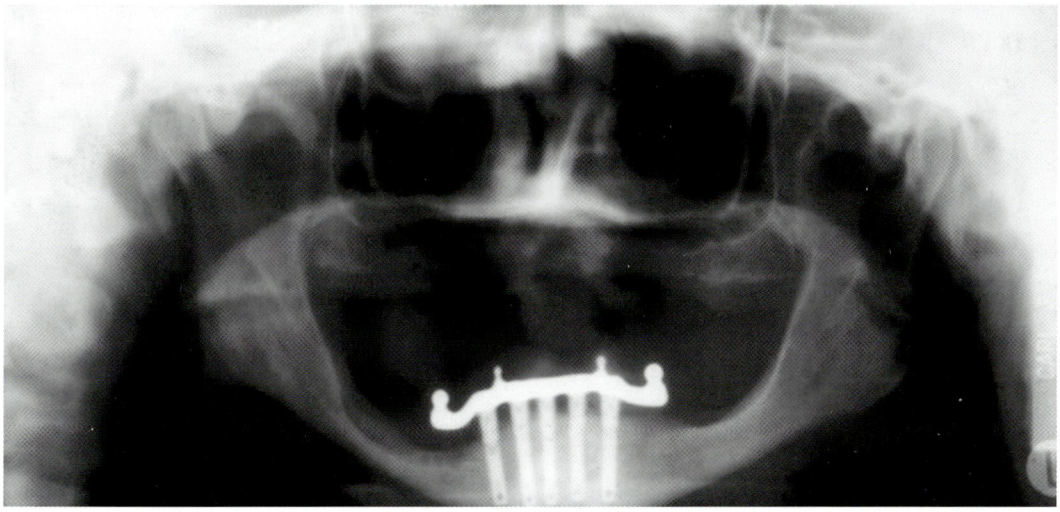

图 13-10 最大的垂直骨高度最常出现于下颌前部，如果骨高度决定了种植体的长度，由此最长的种植体大多植入在下颌骨前部

解剖结构限制常用较短的种植体。此外，有研究表明，种植体长度大于 10 mm 时，在前牙区和后牙区的种植体存留率是相似的[32]。

有研究证实，种植体系统处于侧向力环境时，长度超过 15 mm 的种植体能保证种植体有较好的稳定性。然而，也有研究指出种植体长度增加到一定程度就不可能成比例地降低作用力的传导[22, 33]。有限元分析提供了一种分析手段，能够研究一些极端负荷条件下有关种植体功能表面积与种植体长度的影响。Misch 和 Bidez 在计算机内建立了一个具有理想骨密度和骨量的颌骨模型，在其上植入不同长度的圆柱形种植体。种植体体部长度分别为 5 mm、10 mm、15 mm、20 mm 和 30 mm。牙槽骨上的牙冠高度设计成 10 mm，受到侧向力为 50 N。在这些加载条件下，绘制了最大应力随种植体植入骨内部分长度百分比变化曲线（图 13-11）。5 mm 长度种植体模型中应力峰值并不会完全消散，约 35% 的最大应力仍然存在于种植体的尖端部。而且，不管骨密度和骨量有多好，牙冠长度多理想，5 mm 长度种植体模型也不能提供利于侧向力消散的足够长度。

对于 10 mm 长度种植体模型，80% 的最大应力分散于近 95% 的植入长度。对于 15 mm 和 20 mm 长度种植体模型，80% 的最大应力分散于 90% 的植入长度。对于 30 mm 长的模型，80% 的最大应力分散于 70% 的植入长度。换而言之，15~

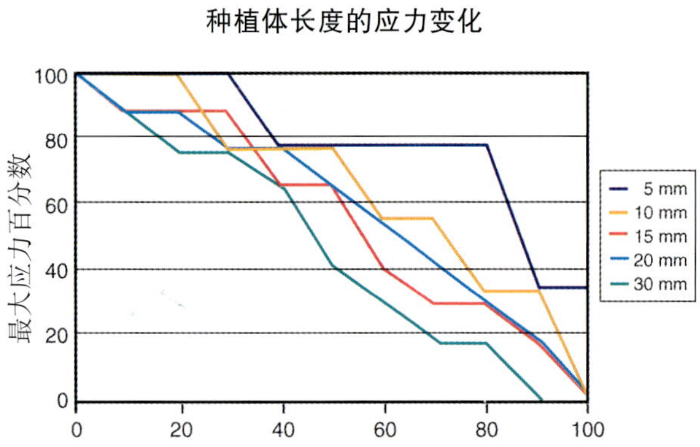

图 13-11 计算机建立牙槽骨模型，分别植入长度为 5 mm、10 mm、15 mm、20 mm 和 30 mm 种植体，冠高为 10 mm，模拟在良好骨质条件下施加侧向力。其中，5mm 长种植体在根尖区仍有 35% 的应力，长度介于 15~20 mm 种植体的变化相似，在嵴顶区为 20% 而根尖区为 40% 的应力

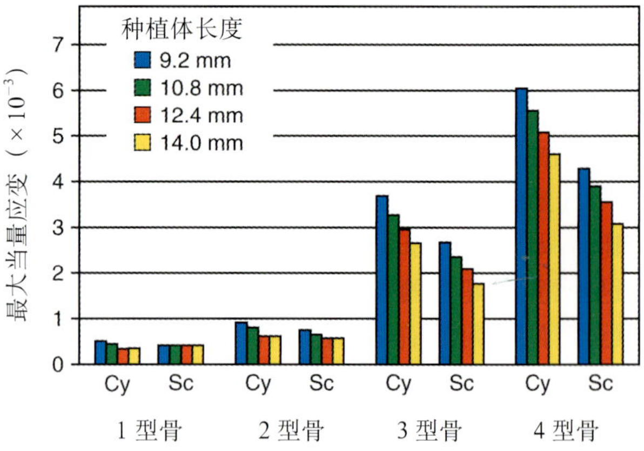

图 13-12 Tada 等人测量了种植体长度与骨质和最大应变值的关系。较软的骨质对应变的影响大于种植体的长度[34]。Cy：柱形种植体，Sc：螺纹型种植体

30 mm 长的种植体能在种植体长度内分散应力但并不会减少牙槽骨嵴顶区的应力。在良好骨质中（D1 和 D2 型骨），冠高度在 10~15 mm 之间，种植体具有相似的应力特点。所有长度的种植体在近嵴顶处 40% 的长度内承受了 80%~100% 的应力。

这个研究结果提示，与 20~30 mm 长的种植体相比，10~15 mm 长的种植体能够消散侧向外力所产生的大部分应力。而且，不管种植体长度多少，骨嵴顶区域都能观察到最大应力。这个生物力学现象支持了前述的观念，即较长的种植体植入良好的骨质和骨量区域，如下颌骨前部，并不一定是最好的选择。对于大多数患者的作用力因素和骨密度条件，12 mm 长度的种植体通常较理想。然而，在较差的骨质中，种植体又显示了不一样的应力特点[29]。

骨密度影响种植体的理想长度。在较好的骨质条件下（D1、D2 型骨），种植体的应力主要集中在牙槽嵴顶区；在较差的骨质条件下（D3、D4 型骨），种植体的应力会沿着种植体向尖端区分布。因此，在较差骨质条件下，选用较长的种植体是有益的。例如：Tada 等通过三维有限元分析，在 D1 型骨中，种植体长度介于 9.2~14 mm，其周围的应力特点类似[34]。在 D2 型骨中，种植体长度也不影响种植体 - 骨界面的应力。而在 D3 型骨中，相对于硬质骨，种植体周围应力可以高达 2~3 倍，9.2 mm 的种植体比 14 mm 的种植体周围应力高 30%。在 D4 型骨中，9.2 mm 种植体周围骨应力是 D1 型骨与 D2 型骨中相同长度种植体应力的 4 倍，14 mm 长种植体是相同长度种植体的 3 倍（图 13-12）。此外，较长的种植体植入松软骨质中时稳定性更好，在种植体愈合阶段抵抗更多微动，从而降低愈合阶段的失败率。因此，建议在松软骨质中植入长度为 15 mm 的种植体，尤其在修复体存在悬臂梁和侧方负荷时。

治疗原则中强调使用较长的种植体，然而，对于 D1 型骨质不需要种植体实现双侧骨皮质固定，这种类型主要为原发性的骨皮质[14]。因为骨过度产热是手术失败的主要原因，为了获得双骨皮质固位而试图制备较长的种植窝洞就有可能导致 D2 型骨质过度发热[35]。在 D3 型骨中带螺纹的种植体不能轻易地旋入尖端部骨皮质板的致密骨质中，种植体螺纹可能会与种植窝洞中纤细骨小梁发生滑脱。而且，当种植体 - 骨界面形成后，由于大多数应力都传递到牙槽骨嵴顶 7~9 mm 区域（松软骨质类型例外），超过长度的种植体不会传递应力到尖端部位，因此在下颌前牙区，通常不需要超过 12 mm 长种植体[22]。

在下颌前牙区，种植体沿着长轴承受𬌗力，并且该区域的𬌗力较小。应该注意的是下切牙切缘比骨皮质板更靠近唇侧（图 13-13）。因此，在具有足够骨量的下颌前牙区植入更长的种植体通常会触及舌侧骨板，而不是下颌骨下缘。由于舌侧骨倒凹比较靠上方，术者很可能在手术时导致舌侧骨板意外穿孔、增加术后出血、口底肿胀等术后并发症的风险。

D3 型和 D4 型骨主要出现于颌骨的后牙区域，这里的可用骨量高度比前牙区低。神经移位术是一种可接受的临床治疗手段以利于下颌骨后部植入较

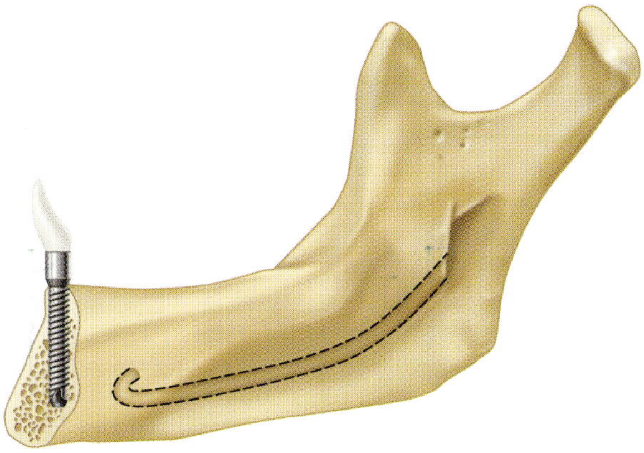

图 13-13　种植体在 A 类骨中（骨量充足），常需利用舌侧骨皮质板，而不是前牙区的下颌下缘

长的种植体（图 13-14）。然而，这种手术操作会增加神经感觉异常发生的概率，尤其当仍有其他种植体可供选择的时候，不建议使用较长的种植体[36]。

为了在上颌骨后部植入较长的种植体，需要进行上颌窦提升植骨术。在过去的数年里，上颌窦提升术被认为新骨是从周围骨壁中长入植骨材料的，在上颌窦膜下并不形成骨。因此，有时较长的种植体尖端部不会受益于上颌窦提升植骨术，在植骨区下方的牙槽嵴顶区仍存在较大的风险。然而，需要注意的是在 D4 型骨中（通常在上颌后牙区），植入长度大于 12 mm 的种植体是有利的。在具有更大作用力的情况下，长达 15 mm 的种植体更具优势，因此在这个区域常常需要进行上颌窦提升。

在颌骨后牙区通过增加种植体长度来扩大表面积，就需要进行预先的骨移植术和神经移位术。当切导消除所有的侧向力，修复体不存在悬臂梁时，尤其骨质条件较好时，对种植体长度的需求更小。在这些条件下，长于 12 mm 的种植体不具有更多的优势，相反会增加手术的风险。

短种植体

多年来，影响种植体寿命的不同危险因素陆续被提出。2003 年，Goodacre 发表了种植体失败和种植体长度相关的文献回顾研究[32]。许多种植体厂商都能提供 7 mm、8 mm、5 mm、10 mm 长度种植体。大多数文章都强调了种植体长度的影响，低于 10 mm 的种植体会增加种植体的失败率。文献综述中统计，短种植体的失败率为 15%，与之相比，较长种植体的失败率为 3%。当低于 10 mm 种植体植入牙列缺损患者后牙区域时，种植体失败更为常见。不到一半的临床报道中，短种植体存留率超过 90%，同时，超过一半的临床报道中短种植体失败率高于 19.7%[6, 28, 37-46]（表 13-1）。

一些较大的多中心进行的短种植体临床研究是值得关注的。Minsk 等报道了 1996 年一个培训中心的实验结果，在 6 年以上的研究周期，80 位不同的操作者使用 6 种不同的种植系统[28]。7~9 mm 长度种植体失败率为 16%，而同期较长种植体的总体存留率则为 95%。Winkler 等在 2000 年公布了一项超过 3 年研究周期的多中心报道[38]。种植体的存留率与种植体的长度直接相关。7 mm 长度种植体失败率为 26.4%，而 16 mm 长度种植体失败率仅为 2.8%。8 mm 长度种植体失败率为 13%，而 10 mm 长度种植体失败率降为 10.9%，13 mm 长度种植体同期失败率为 5.7%（图 13-15）。2003 年，Weng 等报道的多中心研究发现，所有失败的种植体中，60% 都是 10 mm 或者更短的种植体[39]。种植体的总体失败率为 9%，而 7 mm 长度种植体同期失败率为 26%，8.5 mm 种植体失败率为 19%（图 13-16）。Naert 等通过对短种植体的临床研究发现：短于 10 mm 的种植体平均存留率为 81.5%，而较长的种植体存留率超过 95%[6]。

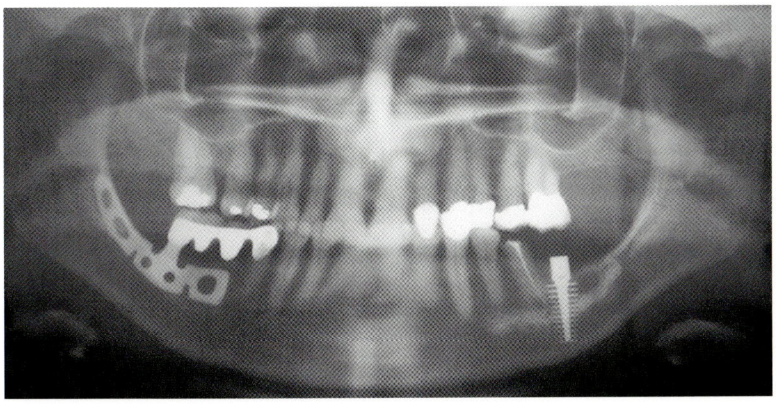

图 13-14　下颌神经移位术用来增加下颌后牙区种植体的长度

表 13-1 短种植体种植成功率分析（文献回顾种植体成功率低于 90%）

作者（年份）	种植体数量	成功率（%）	种植系统
Jemt 和 Lekholm [40]（1995）	298	76	Brånemark
Minsk 等 [28]（1996）	50	84	Brånemark（six systems）
Saadoun 和 Le Gall [41]（1996）	15	79	Steri-Oss
De Bruyn 等 [47]（1999）	9	87	Screw-Vent
Winkler 等 [38]（2000）	152	81	Screw-Vent（six designs）
Naert 等 [6]（2002）	1168	67	Brånemark
Weng 等 [39]（2003）	97	79	3i
种植体总数：1889			
种植体平均成功率：80.3%			

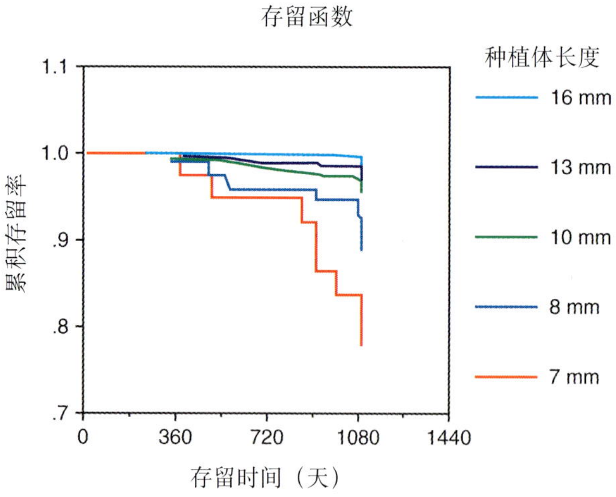

图 13-15 一项多中心研究显示随着时间延长：7 mm 长的种植体失败率为 26.4%，16 mm 长的种植体失败率为 0.8%，所有的种植体并不是在第一年内失败而是在负荷之后[38]

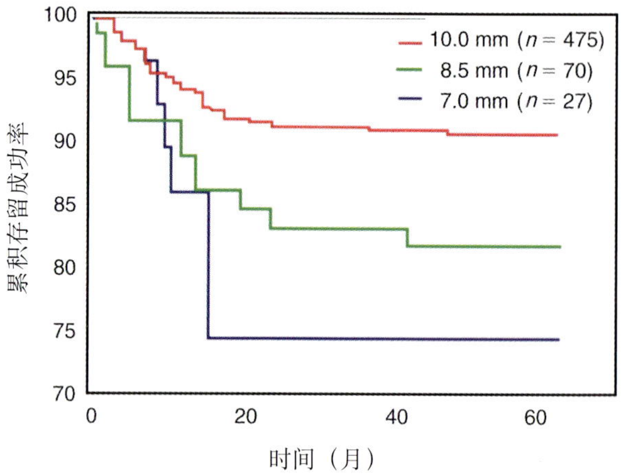

图 13-16 一项多中心研究显示随着时间延长，7 mm 长度种植体失败率达到 26%，8.5 mm 长度种植体达到 19%。60% 的失败率发生在短于 10 mm 的种植体中[39]

应当指出的是，这些报道中大多数失败种植体不是手术失败或术后骨整合的失败。短种植体病例的失败常发生于修复体负荷后。换而言之，手术成功与否不受种植体长度影响。然而，当修复体行使功能后，可以观察到早期负荷失败率的增加，尤其在最早的 6~18 个月[39]。

有关生物力学的 4 种理由可解释为什么短种植体负荷后比长种植体的失败率高[48]：

1. 分散咬合负荷的种植体表面积较小。
2. 后牙区较高的𬌗力。
3. 后牙区较差的骨密度。
4. 增加的冠高度空间（嵴顶骨吸收减少骨内种植体的长度，增加牙冠高度）。

短种植体的原理

医生在确定种植位点是否具有充足的宽度和近远中间距时，常常依据可用骨高度来确定种植体的长度。可用骨高度是测量缺牙区牙槽嵴顶到颌骨相对标志位点的距离。颌骨的后牙区通常可用骨高度最低，这是由于牙齿缺失后，上颌窦会膨胀，下颌管高出下颌骨体部下缘 10 mm 或更多[24]。对 431 位牙列缺损患者的放射影像研究显示，仅有 38% 的上颌骨和 50% 的下颌骨后牙区具有 6 mm 或更高的可用骨高度[36]。在上、下颌无牙颌的后牙区仅有少于 20% 的人群剩余骨高度大于 6 mm。后牙区𬌗力高于前牙区。因此，在𬌗力最大的后牙区域，如果没有预先外科骨增量手术治疗，植入的种植体常比前牙区的要短。

短种植体的优势

种植体的长度影响种植体的表面积，因此种植体的长度在理论上是有益的。然而与具有牙周膜的天然牙不同，在良好骨质中，受到功能负荷和副功能负荷时，种植体周围应力主要集中于牙槽嵴顶的边缘骨[22]。三维有限元分析表明有直接骨接触的种植体，应力峰值集中于种植体颈部 5 mm 范围内的种植体－骨界面[33]（图 13-17）。种植体尖端 1/3 区域的应力值明显小于颈部 1/3 区域。因此，在一些临床条件下，应力通过短种植体或长种植体传递至骨的模式类似[49]。

与长种植体相比，短种植体也具有很多优势[50]。使用短种植体，种植体植入前和术中进行骨移植的频率不高。相对在足够骨量中植入种植体，使用骨移植材料后的可预期性降低，增加患者的不适和费用。在植入种植体之前使用骨移植材料重建骨量也会使治疗的周期延长。与为了在骨高度不足的下颌后部植入长种植体而进行的下牙槽神经管解剖移位术和倾斜植入的方式相比，植入短种植体发生下颌管激惹和感觉异常的风险也得以降低。

当邻牙牙根形成大于 15° 的角度或根尖有弯曲，短种植体可高于根尖水平植入，同时不影响种植体植入位点。当牙槽嵴有倒凹，或有凹陷，或者牙槽基骨和原始牙槽嵴顶骨不处于缺失牙齿的长轴方向，短种植体可在较佳的角度植入，承受𬌗力（图 13-18）。

从医生的角度而言，外科手术的方式简化了，手术过程中观察种植窝洞预备深度更加清楚。由于种植窝洞预备深度变小，手术操作时种植手机机头对𬌗间距离的要求降低，在患者后牙区域操作更容易，这种优势在头颅较小的患者中更加明显。这样外科手术的复杂性降低，骨过度产热的风险也得以降低，且有利于种植窝洞的制备和种植体的植入。从后勤管理的角度，也减少了库存和消耗（框图 13-3）。

框图 13-3　短种植体优势

1. 在大部分的骨质类型中，短种植体的嵴顶骨应力模式与长种植体类似
2. 重建骨高度的要求更低
   a. 治疗周期缩短
   b. 减小患者的不适
   c. 减少治疗费用
3. 降低手术风险
   a. 上颌窦穿孔
   b. 感觉异常
4. 减少损伤邻牙牙根的风险（牙根倾斜或根尖弯曲）
5. 当颌骨存在凹陷或倒凹，短种植体可以在达到更好的美学和功能位点植入
6. 利于手术操作
   a. 减少植入种植体时对𬌗间距离的要求
   b. 减少骨组织热损伤
7. 减少库存和成本

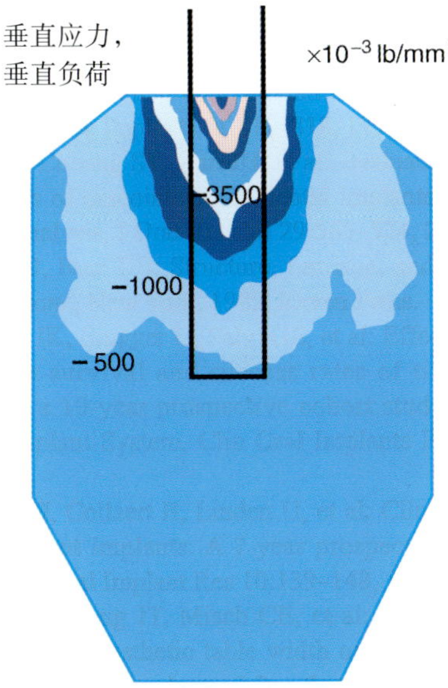

图 13-17　在一项三维有限元分析研究中，模拟在密质骨的条件下，大部分的应力集中于嵴顶区 5 mm 处

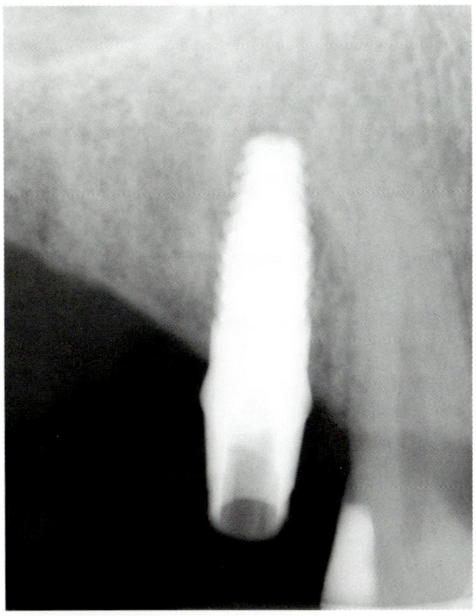

图 13-18　当邻牙倾斜或根尖有弯曲，短种植体能减小损伤邻牙牙根的风险

2006 年，Misch 等报道了一项多中心 6 年回顾性病例研究，273 位连续就诊患者共植入 745 颗种植体，种植体长度为 7 mm 或者 9 mm[51]。这些种植体支持着 338 副修复体，全部处于后牙区位置。其中有 102 颗单种植体支持修复体和 236 副多颗种植体支持修复体。从愈合第一阶段到第二阶段，出现 6 颗种植体失败（99.2% 成功率）。在修复体的制作过程中，出现 2 例种植体失败（99.7% 成功率）。在修复体戴入后的 1~6 年间，随访 737 颗种植体和 338 副修复体。140 颗种植体至少评估了 5 年，263 颗评估超过 4 年时间。修复体戴入后，没有发生种植体丧失。因此，5 年时间内，修复体戴入后早期负荷成功率是 100%（表 13-2）。

在此项多中心报道中，使用短种植体的同时，也降低了患者生物力学因素的影响（图 13-19）。切导消除了下颌运动过程中的侧向力。多颗种植体都是联合固定在一起修复。只要有可能就增加种植体数目，或使用更宽的种植体（图 13-20）。有文献也支持使用短种植体，前提是作用力方向合适且负荷分布比较理想[44-46, 50, 52]（表 13-2）。因此，当使用生物力学方法降低应力或增加表面积，至少在这项研究中报道的种植体存留率与其他研究相似（框图 13-4）。

框图 13-4　使用短种植体的原则

1. 增加种植体直径
2. 联合固定
3. 减小侧向力
4. 减少悬臂梁长度
5. 增加种植体表面积
6. 对于磨牙症患者选择覆盖义齿或固定义齿
7. 增加骨密度（渐进性负荷）

表 13-2　短种植体种植成功率分析（文献回顾种植体成功率高于 90%）

作者（年份）	种植体数量	成功率（%）	种植系统
Higuchi 等[42]（1995）	109	94	Brånemark
Lekholm 等[43]（1999）	101	94	Brånemark
van Steenberghe 等[44]（2000）	16	100	Astra
Testori 等[45]（2001）	31	97	3i
Tawil 等[46]（2006）	116	93	Brånemark
Misch 等[51]（2006）	437	99	BioHorizons
种植体总数：810			
平均种植体成功率：96.8%			

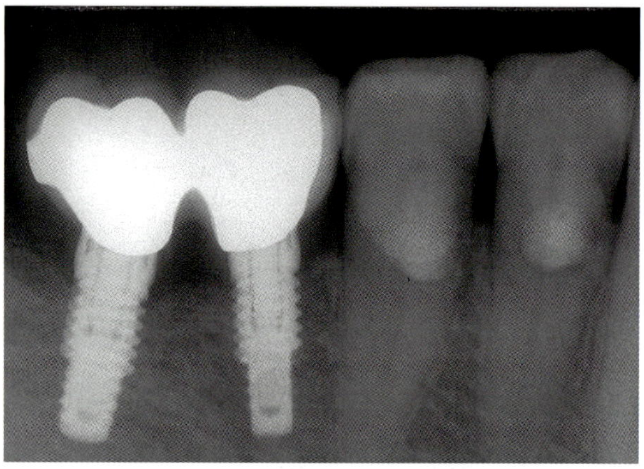

图 13-19　短于 10 mm 种植体可以通过其他生物力学方式来减小应力，如增加种植体数目、联合固定种植体、修复体无悬臂梁、无侧方加载力

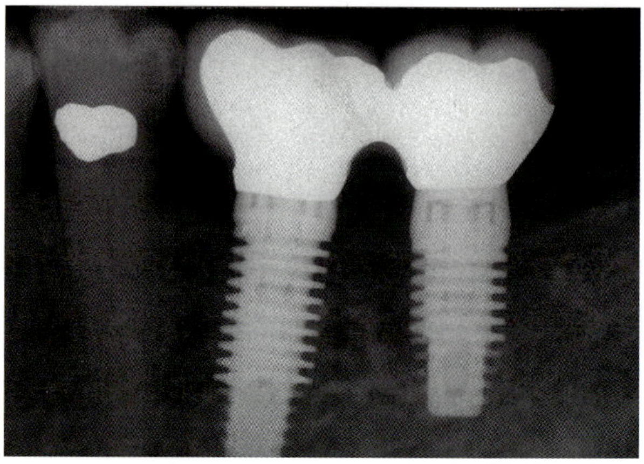

图 13-20　当使用短种植体时，它们应尽可能地与长种植体联合固定，并且可以增加种植体宽度

大部分关于短种植体成功率的报道都是在牙列缺损患者的后牙区域或牙列缺失的下颌，而其对颌为传统的总义齿。牙列缺损的患者由于有切导，所以在后牙区域不存在侧向力。对颌为总义齿、萎缩的下颌无牙颌其功能负荷显著下降，下颌前牙区有生物力学上的优势，而且通常具有较好的骨质条件。

理想的种植体长度

为了在大多数患者的力学因素或骨密度条件下获得可靠的种植成功率，基于种植体体部宽度和种植体设计，存在着一个理想的种植体长度[48]。当可用骨高度足够时，种植体长度应当介于 12～15 mm。当种植体的长度低于这个值，则需要考虑生物力学条件来减少种植体的应力。骨质越松软，建议使用体部长度和直径更大的种植体。

在文献中可以看到大量关于种植体的研究：当种植体的长度至少为 12 mm 时，种植体的存留率更高。例如：Ivanoff 等人报道短种植体的失败率为 30% 而长种植体只有 5%[53]。Winkler 等人发现长种植体和短种植体两者的失败率分别为 25% 和 3%[38]，而 Weng 等人的研究是 26% 和 9%[39]，Naert 的研究结果为 19% 和 8%[6]。Goodacre 回顾了 13 篇文献，得出的结论是短种植体的失败率为 15%，而长种植体只有 3%[32]。

短种植体通常会增加失败率，因此不是最初治疗计划中的首选。如果制订了治疗计划而种植体负荷表面积可能不足，就需要先明确，对于大多数种植体设计，不负荷愈合方式要求种植体最小长度通常为 12 mm。因此，一旦理想治疗计划确定了关键植入位点和种植体数目，大多数治疗计划中种植体长度至少为 12 mm。12～15 mm 的种植体对于大多数的临床病例是足够的。当不能植入理想长度的种植体时，可以选择植入短种植体同时增加种植体数目、直径，修复体不设计悬臂梁及避免侧向力。

在天然牙中，后牙和前牙的牙根虽然牙根宽度和外形不一样，但两者的长度没有明显区别。通常，天然牙的牙根长于 12 mm。因此，在牙周状况良好的情况下，相对于其他变量，牙根长度是一个比较稳定的因素。通过选择理想的种植体长度以获得理想的治疗效果是合理的。

种植体直径

宽直径种植体

几十年来，种植体的宽度逐步在增加。20 世纪 60～70 年代，Scialom 的针形种植体宽度不超过 2 mm[54]，之后 Brånemark 推出一种直径为 3.75 mm 的种植体[1]。随后，4 mm 直径种植体也出现了。当植入种植体的初期稳定性较差时，就主要使用 4 mm 直径种植体作为弥补或“备用”。当种植体直径超过 4 mm，则被称之为“宽直径种植体”。

20 世纪 90 年代后期，一些种植体制造商提供了直径大于 4 mm 的种植体，有些甚至高达 8～10 mm（图 13-21）。这种大直径种植体主要通过模仿天然牙直径来改善牙冠外形。如果种植体直径与牙齿接近时，牙冠会更为美观，这种观念逐渐趋于合理。宽直径种植体在外科手术、负荷和修复过程中有多种优势。此外，种植体的价格与其直径并不相关，所以植入 1 颗宽直径种植体比植入 2 颗小直径种植体更划算。

手术优势

手术优势指在常规尺寸种植体不能牢固锚固于骨质中时，使用宽直径种植体作为一种补救措施。取出常规种植体，换上宽直径种植体。当种植体失败后，由于种植体骨整合不够或者断裂，可以取出种植体，立即植入宽直径种植体[55]。这样不需要进行骨移植，避免了骨增量愈合时间，以及重新植入种植体的额外手术。同样的概念也可用于拔牙后即刻植入种植体[56]。因为大多数牙齿直径大于

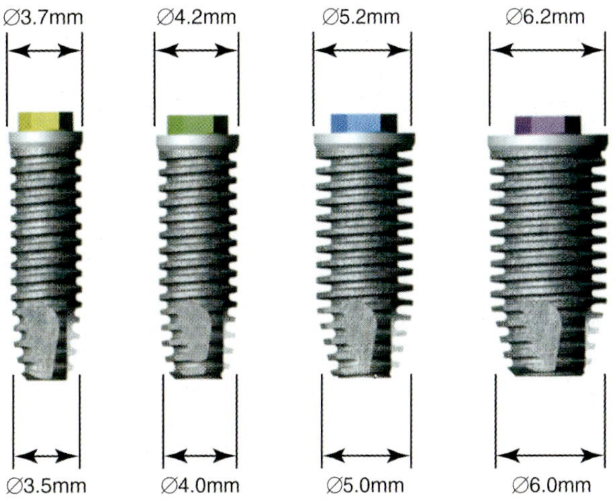

图 13-21　种植体厂商提供不同直径的种植体（BioHorizons Dental Implants, Birmingham, AL.）

4 mm，所以宽直径种植体在拔牙窝骨壁与种植体体部之间的间隙更小。此外，种植体与拔牙窝根尖区的骨壁锚固更加牢固（框图 13-5）。

负荷优势

在应力较高区域（如后牙区）增加种植体直径是增加功能表面积的合理手段，尤其当牙槽骨相对于种植体植入位点的标志处限制了种植体长度时。外形设计相同时，较宽的种植体要比较窄的种植体具有更多的骨接触面积，部分是由于增加了种植体与周围骨接触的缘故。依赖于种植体设计（如圆柱形和螺纹形设计），种植体直径每增加 1 mm，功能表面积增加 30%～200%[57]（图 13-9）。小于 12 mm 长度的种植体常常用于后牙区。在这些情况下，宽直径种植体可弥补不理想的种植体长度。在良好骨质条件下，种植体表面的应力集中于牙槽骨嵴顶，种植体的宽度要比长度显得更为重要；当然这是建立在种植体长度可获得初期稳定性，抗扭转和弯曲负荷达到最低限度的基础上。在天然牙中也可以看到此现象：在后牙区，为了抵抗更大的应力作用，磨牙的直径比前牙更宽而非牙根更长。

负荷优势与表面积加大有关，尤其在种植体的嵴顶区域。当患者作用力因素较高的时候，较大的种植体表面积大有益处。例如，副功能运动、增大的冠高度空间、增加的咀嚼肌动力和颌骨后部磨牙区域等。当必须使用悬臂梁结构修复缺失牙列的时候，无论近远中方向或者颊舌向方向，较大的种植体表面积都是一种优势。例如，最远端种植体作为悬臂梁结构的一个支点，受力最大。较宽的直径能降低过负荷的风险。种植体体部受到成角度负荷，会增加嵴顶边缘骨和基台螺丝的受力。大直径种植体降低了整个种植体系统的受力值。在骨密度较差的条件下，即使生理范围内的 力也会导致种植体过负荷。宽直径种植体可在较大面积上分散外力，能够降低以上风险（框图 13-6）。

Petrie 和 Williams 进行了一项不同直径种植体牙槽骨应变的对比研究[58]。在这项三维有限元分析中，宽直径种植体（达到 6 mm）与较窄直径种植体（3.5 mm）相比，应力降低 3.5 倍。值得注意的是种植体长度减少了 1.6 倍的应力值，而锥形种植体增加 1.6 倍的应力值。2004 年，Himmlova 等利用三维计算机模型分析在良好骨质中种植体长度和直径（2.9～6.5 mm）间的关系也证实了以上的发现[59]。应力主要存在于种植体嵴顶的边缘骨。

框图 13-5　宽直径种植体：手术优势

补救种植体

1. 种植体植入时稳定性较差
2. 种植体失败后取出立即植入宽直径种植体
3. 拔牙后即刻种植

框图 13-6　宽直径种植体：负荷优势

增加种植体表面积

1. 补偿不利的患者作用力因素
2. 减小悬臂梁的作用
3. 减小成角度种植体的作用
4. 补偿较差的骨质
5. 增加短种植体的表面积

直径在 3.6～4.2 mm 时，应力值降幅最大（31.5%），而 5 mm 直径种植体与 4.2 mm 相比降低的应力值较小（16.4%）。种植体长度也能降低应力值，但没有直径显著。Aparicio 和 Orozco 在 1998 年的一项研究中，使用 Periotest 值来评估临床上传递到种植体 - 骨复合体的应力降低情况[60]。5 mm 直径种植体在上颌骨和下颌骨的 Periotest 值分别是 1.1 和 0.6，低于相同患者植入的 3.75 mm 直径种植体。从这项研究中可以看出在松软骨质中植入较大直径种植体比在良好骨质中植入所获得的益处更多。

文献中的一些临床研究报道，与常规直径种植体相比，宽直径种植体存留率相似或增高。1994 年，Graves 等报道，2 年时间内 196 位患者的 268 颗宽直径种植体的存留率为 96%[61]。所有种植体失败均发生于第二阶段手术前，失败原因是种植体没有实现骨结合。2000 年，Winkler 等报道种植体直径和长度对种植体存留率的影响[38]。3.0～3.9 mm 直径种植体的存留率为 90.7%，4.0～4.9 mm 直径种植体 3 年以上存留率为 94.6%。2004 年，Krennmair 和 Waldenberger 在 114 位患者中植入 121 颗 5.5 mm 直径的种植体[62]，总体存留率为 98.3%，其中下颌存留率为 100%，上颌为 97.3%。Griffin 和 Cheung 在 167 例患者的骨高度降低的后牙区域植入 168 颗宽直径短种植体，这些种植体直径 6 mm、长度 8 mm 且表面涂覆 HA50。负荷后累积存留率为 100%，其中最长观察 68 个月（平均为 34.9 个月）。

2005 年，Anner 等研究了 45 颗 6 mm 宽且表面涂覆羟基磷灰石（HA）的锥形种植体，平均负荷 2 年后的存留率达到 100%[63]。2006 年，Misch 等比较了上颌骨和下颌骨后部植入 4 mm 和 5 mm 直径种植体，长度分别为 7 mm 和 9 mm[48]。在这项 5 年的回顾研究中，5 mm 直径种植体成功率为 100%，4 mm 直径为 98%。在 2007 年，Albrektsson 等人报道了来自 18 个不同研究中心的数据[64]，3.5 mm 直径种植体失败率为 11.8%，4.3 mm 直径种植体失败率为 2.8%。因此，这些近期的研究提示大直径种植体能够获得与标准 3.75 mm 直径种植体相似或更大的存留率。

修复优势

宽直径种植体的修复优势包括改善了牙冠的外部形态。种植体直径愈大，修复体牙冠外形越接近天然牙齿，尤其在后牙区域。大多数天然牙齿牙根横截面直径都超过 4 mm。在釉牙骨质界（CEJ）下 2 mm 区即理想的嵴顶骨水平（理想条件下），种植体直径越接近天然牙根，牙冠外形越相似。这种情况在上颌第一磨牙区域尤其明显，这是由于牙根直径接近 8 mm，即 2 倍于 4 mm 直径种植体（图 13-22）。宽大的牙冠外形也能减小邻间隙，并降低食物嵌塞的发生率（图 13-23A）。宽直径种植体通过改善牙冠穿龈轮廓，避免修复体使用盖嵴式设计，改善了龈沟日常卫生状况。改良的牙冠轮廓也允许器械在龈沟内进行牙周探诊。

1997 年，Jarvis 强调宽直径种植体的生物力学优势，尤其是降低了传递到种植体各部分的应力数值[65]。种植体直径与弯曲断裂抵抗力及转动惯量相关。只要所有其他几何特性不变，直径的增加能将断裂风险降低 75%。因此，基于力学因素的考虑，患磨牙症的年轻男性患者与无副功能运动的老年女性患者相比，他们植入的种植体应当具有较大的直径（图 13-23B）。

大直径种植体能够降低基台螺丝的受力[10]。Boggan 等人将种植体系统看作一种工程集合体，可以获得下面的公式：

$$Fs=[P(H)-R2(h)]^2/D$$

公式中：Fs 为基台螺丝受力；

P 为基台所受侧向力；

H 为基台高度；

R2 为外（或内）六角基台反作用力；

h 为种植体外（或内）六角基台高度；

D 为种植体平台直径。

A 点为基台旋转点（图 13-23）

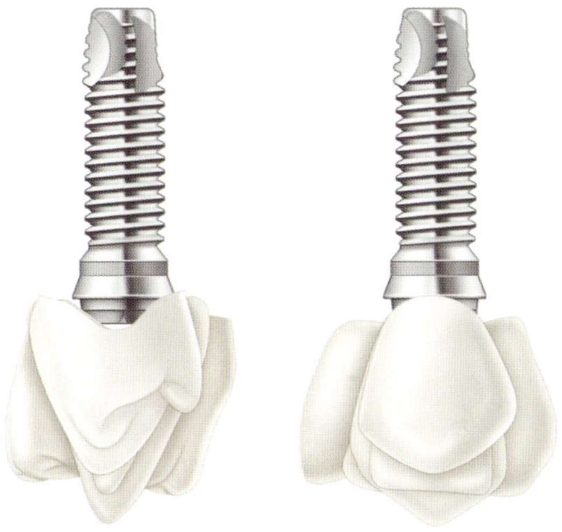

图 13-22　天然牙的直径常比种植体的直径要大。因此，种植体的直径越大，在颈部区域所形成的外形轮廓与天然牙越相似

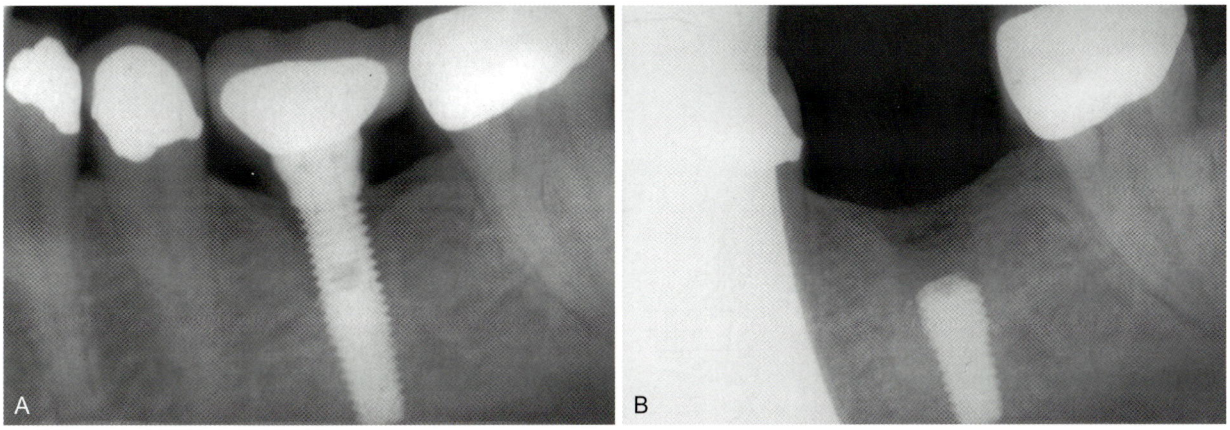

图 13-23　A. 在磨牙区植入 1 颗常规直径的种植体，在种植体与天然牙之间具有更大的龈外展隙，食物嵌塞更容易发生。图中种植体边缘骨吸收一直到第七个螺纹。B. 图 A 中的种植体在边缘骨吸收发生后，由于应力过大折断

因此，增加D值（平台直径），螺丝受力降低。种植体直径越大，基台螺丝受力越小。基台螺丝受力越小，其松动和折断的风险越小（图13-24）。增大种植体的直径，不仅减小种植体折断的风险，也减小了基台螺丝受力从而减小其发生松动的并发症（框图13-7）。当基台的直径小于种植体的直径时（平台转移），基台螺丝受力增加从而使其松动的风险升高。

Cho等人的一篇文章指出，宽直径种植体螺丝松动的发生率为5.8%，标准直径种植体为14.5%[66]。当较大的力作用于种植体系统时，2颗常规直径种植体要比1颗宽直径种植体在减少螺丝松动方面更有优势。如：Balshi等人报道植入1颗种植体修复单颗磨牙时，在3年期间内螺丝松动的发生率为40%[67]。当采用2颗种植体修复单颗磨牙，这种并发症会降低至8%。

宽直径种植体的缺点

宽直径种植体的缺点主要与外科手术和早期愈合阶段有关。一些报道强调了宽直径种植体要比常规直径种植体失败率高。Eckert等人发现63位患者的85颗宽直径种植体中，下颌骨的种植体丧失率为19%，上颌骨为29%[68]。Attard和Zarb比较了3.75 mm标准直径种植体的15年成功率和5 mm直径种植体修复后牙的5年存留率[69]。标准直径种植体的存留率为91.6%，而5 mm直径种植体为76.3%。Shin等发现5年时间内，5 mm直径种植体存留率为80.9%，而常规直径种植体为96.8%[70]。

Ivanoff等说明较高的失败率可能是由于患者早期的适应能力差，植入部位较差的骨质量，以及当标准直径种植体不能达到稳定或失败后才使用宽直径种植体补救[53]。此外，对于大多数种植系统，宽直径种植体与常规直径种植体相比并不采用更多的序列备洞来扩大种植窝洞。因此，在最后一级窝洞制备时会切削更多的骨量，增加产热，从而加剧骨组织损伤。

在后牙区，更大的咬合力、更低的骨密度仅靠增加种植体的宽度并不能解决问题。Ivanoff等人发现，6 mm长、5 mm宽的种植体在下颌的失败率为33%，在上颌为10%[53]。8 mm长、5 mm宽的种植体在上颌的失败率为25%，在下颌为33%。在这项研究中，当5 mm宽的种植体长度为10 mm、12 mm时，在下颌的失败率为0%，在上颌为10%。因此，这个研究说明为了弥补短种植体的缺陷，只增加种植体的直径是不够的。

宽直径种植体可能导致种植体与邻牙间距小于1.5 mm，或者与唇侧或腭侧骨板间距小于1.5 mm（图13-25）。因此，由“生物学宽度”所导致的种植体平台周围骨吸收、微间隙位置、骨下光滑金属颈环、剪切力下负荷都可能造成邻牙或种植位点唇侧骨吸收和牙龈退缩[71-73]。因此，充足的骨量对于植入宽直径种植体很有必要。

框图13-7 宽直径种植体：修复优势

1. 改善牙冠穿龈轮廓
2. 有助于口腔卫生和牙周健康
3. 减低种植体折断的发生率
4. 减少螺丝松动的发生率

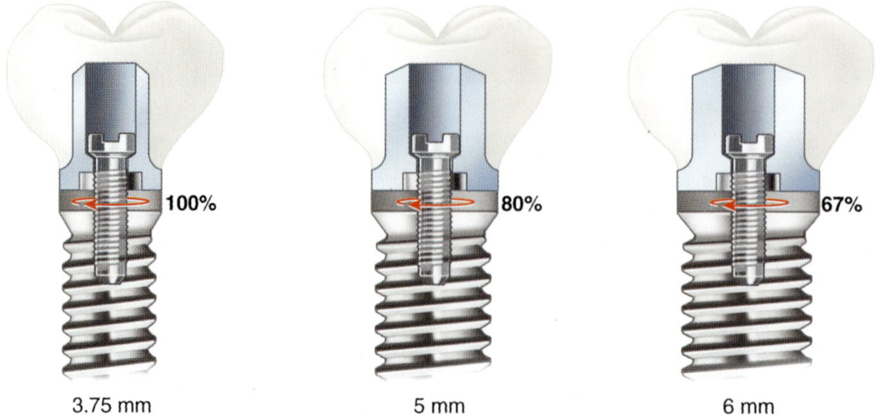

图13-24 较大直径的种植体传递更少的应力至基台螺丝，因此螺丝松动的发生率降低

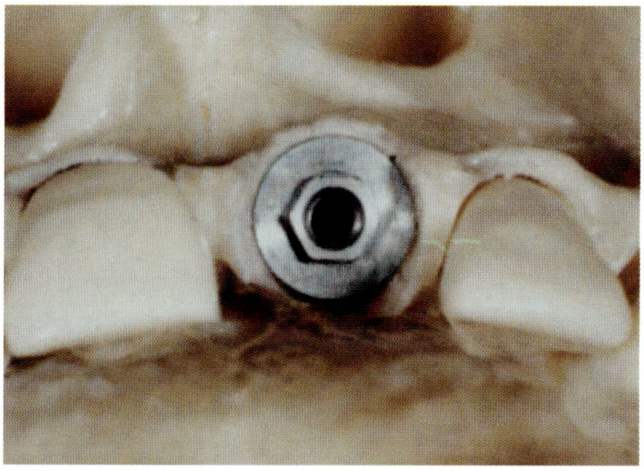

图 13-25　在前牙区植入较大直径的种植体可能会导致种植体与邻牙距离及唇侧骨板厚度低于 1.5 mm

当传导至种植体 - 骨界面的应力不足时，应力屏障就会产生，这会导致骨的废用性萎缩，这与天然牙缺失后，牙槽骨没有应变传递的情况相似。由于种植体的材料刚度是骨皮质的 10 倍，种植体的弹性模量（应力 - 应变曲线）与种植体的直径相关，大直径的种植体需要通过更大的应力来刺激骨组织。上颌前牙区往往最早就植入 6 mm 或更大直径种植体，这是由于中切牙牙根在釉牙骨质界直径为 6 mm。然而，这些种植体往往由于应力刺激不足，与邻近侧切牙过近导致嵴顶骨丧失。因此，骨吸收和牙龈退缩很常见（图 13-26）。在后牙区域，8 mm 直径种植体用于磨牙位点。同样，种植体直径较宽，牙槽骨常常不能够维持拉紧板层骨模式。相反，应变力缺乏会导致失用性萎缩和骨丧失（钛的弹性模量是细骨小梁的 20 倍）。8 mm 直径种植体的弯曲断裂抗力是 4 mm 直径种植体的 16 倍。因此，其对周围骨质的界面刺激很低而不能够保持骨量。所以，在近远中向空间充足的情况下，前牙区种植体直径不应大于 5 mm。同样，后牙区种植体直径不应大于 6 mm，除非有足够的应力来刺激骨组织（框图 13-8）。

窄直径（微）种植体

在 20 世纪 70 年代，直径低于 2 mm 的窄直径种植体在欧洲和南美地区非常流行。这些针状的种植体通常是每颗牙采用 2 颗或 3 颗种植体联合应用（图 13-27）。这种种植体并不能维持嵴顶骨，常常出现失败或折断，在 3.75 mm 种植体发展起来后逐渐消失。最近，这种种植体又重新在市面上出现。

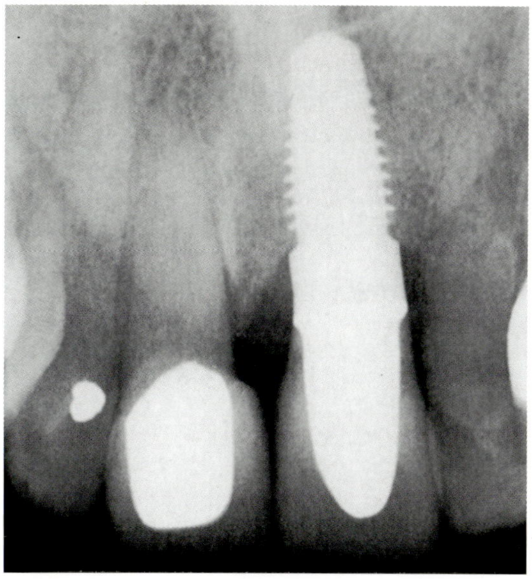

图 13-26　6 mm 直径的种植体以往常被用来植入上颌中切牙区。然而，它们常与侧切牙过近导致嵴顶骨吸收

框图 13-8　宽直径种植体缺点

1. 失败率增加
2. 骨组织损伤——序列备洞
3. 与邻牙过近，龈外展隙美观不足
4. 唇侧骨板过薄导致嵴顶骨吸收，增加牙周袋深度或致牙龈退缩
5. 应力屏障

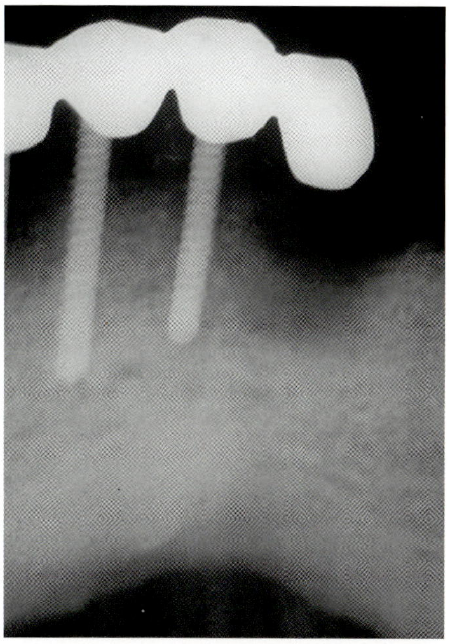

图 13-27　在 20 世纪 70 年代，窄直径种植体常被连接在一起支持修复体，它们并不能维持嵴顶骨，常发生失败和折断

窄直径种植体最初是为了支持过渡义齿，直径介于 1.8~2.4 mm。永久种植体植入后要经过两阶段愈合，在此期间，窄直径种植体被用来即刻修复和支持过渡义齿。在最初愈合阶段或为了在骨增量手术后保护骨移植区域，有些患者也并不想使用可摘过渡义齿，那么采用这种方式是有效果的。尽管临时的窄直径种植体在某些临床条件下可能会失败，但常规直径种植体和最终修复体并不会受到影响。

经过若干年，窄直径种植体被提倡用于支持覆盖义齿。这种方式使窄直径种植体与球帽附着体或其他覆盖义齿附着体系统相连，即刻支持与固位修复体（图 13-28）。由于可以不翻瓣植入窄直径种植体，它也被认为是一种增加患者舒适度的简便方式[74]。又因为其降低了费用，窄直径种植体更多地被患者接受。

窄直径（微型）植体缺点

3.75 mm 或更大直径种植体有着大量的临床报道，而窄直径种植体几乎没有长期的相关研究。时间长于 3 年的研究也是极少的。种植体直径低于 3 mm 时难以设计两段式或三段式种植体基台，常设计成一段式种植体（图 13-29）。这就意味着当植入种植体时，种植体的基台部分延伸至口内。因此，这种种植体在植入后受到更多的功能负荷。因为种植体的愈合和负荷同时发生，这就增加了在愈合阶段种植体失败的风险。

当种植体即刻修复，在愈合和早期负荷阶段的失败风险增加，失败率为 5%~30%，与之相关的因素包括种植体直径和设计。Albrektsson 等人报道了来自 18 个不同临床中心的数据，即刻或早期负荷的种植体失败率为 11.8%，延期负荷的种植体失败率为 1.7%[64]。在这项研究中，3 mm 直径种植体随着时间有 20% 发生了失败，3.5 mm 直径种植体失败率为 11.8%，4.3 mm 直径种植体为 2.8%。微种植体直径通常低于 2 mm。在 Misch 的一项研究中，每个患者采用 4~5 颗直径为 2.2~2.4 mm 的种植体在植入后即刻支持下颌牙列，其 6 周种植体存留率为 75.7%[74]。

使用更大直径的种植体增加种植体表面积利于降低种植体在愈合和早期负荷阶段失败的风险。因为微种植体直径过小，增加螺纹的深度很有限，它更像是一枚钉子而不是螺丝，所以它的表面积很小，这对于种植体的初期稳定性、早期负荷、常规负荷都是不利的。

微型种植体设计存在以下 7 方面的不足：①直径过小，负荷的种植体表面积也小；②螺纹深度不足；③初期稳定性差；④种植体折断风险高；⑤修复基台选择范围小；⑥种植体联合固定的难度大；⑦常需要即刻修复（框图 13-9）

植入微种植体常采用不翻瓣的手术方式，这使得手术操作更加简便同时减轻了患者的不适。然而增加了在牙槽骨凹面形态区域、窄的牙槽嵴顶区，种植体导致骨组织穿孔的风险。若无术前 CT 检查，不翻瓣几乎无法评估大部分牙列缺失的上颌和多数无牙颌的下颌。Misch 的一项研究显示：在种植术后疼痛用药方面，不翻瓣手术和常规的翻瓣手术没有差异[74]。因此，除非骨量充足或有术前 CT 结果支持，建议在植入种植体之前和术中翻瓣直接观察。

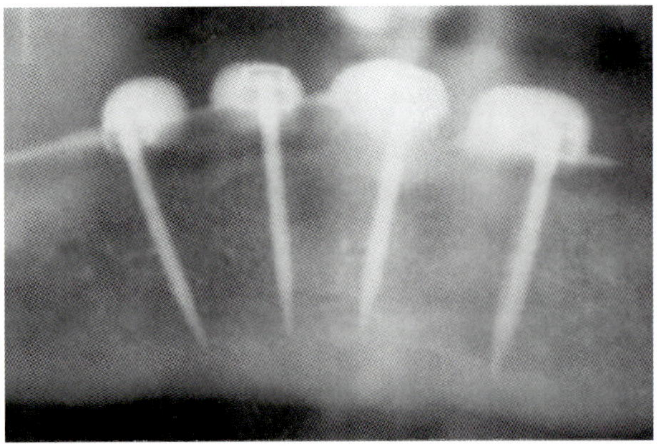

图 13-28 窄直径种植体近来被引入市场用作即刻支持覆盖义齿

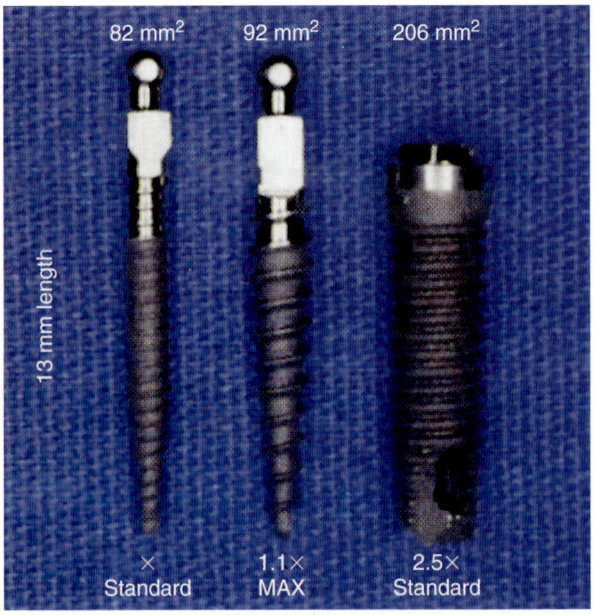

图 13-29 大部分的窄直径种植体由于过窄的直径，不能设计成分离的种植体基台连接，常常是一段式的种植体，基台与种植体体部一体，在植入后就发挥了功能作用

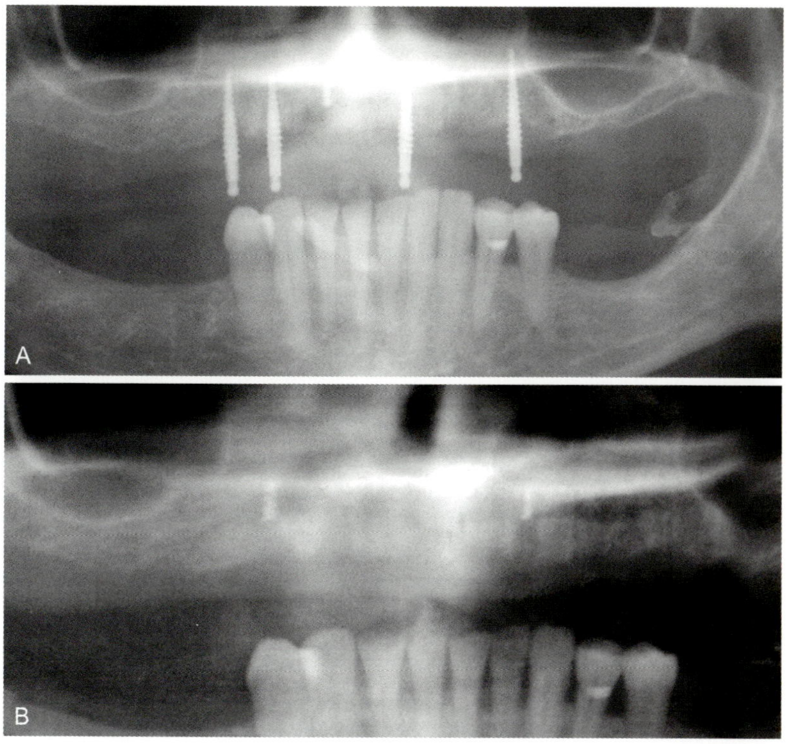

图 13-30　A. 5 颗微型种植体在上颌前牙区植入支持上颌牙列。左侧尖牙区种植体折断。B. 经过一段时间后，其他种植体也发生了折断

框图 13-9　窄直径（微型）种植体的缺点

1. 很少有超过 2 年的研究报道
2. 常常需要即刻修复
3. 负荷的表面积小
4. 初期稳定性差
5. 更高的失败率
6. 有限的修复选择
7. 较大的折断风险
8. 更高的治疗程序风险

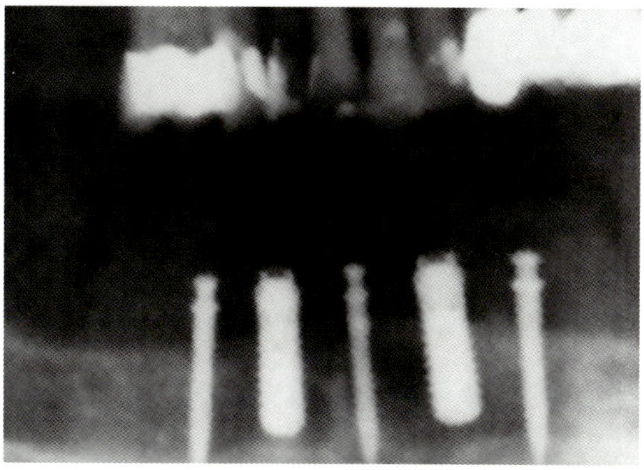

图 13-31　两段式常规直径种植体在负荷前发生了骨结合，可以有一系列的基台供选择用来支持修复体

当种植体通过联合固定时，其早期失败率会降低。微种植体常常是一个独立的单位，因为它没有成角度的基台（微型种植体的植体和基台是一体的）。因此，它所受的应力更大、失败率也更高。

除了更高的失败率，微型种植体的抗弯强度和抗疲劳强度只有 4 mm 直径种植体的 1/16（图 13-30）。微型种植体折断的循环力量为 200 N（1350 磅）的作用力下循环 11 000～20 000 次。牙齿在功能状态下经历 440 次 / 天的循环，副功能状态下为在最大殆力的 3/4 条件下循环 314 次 / 天[75]。因此，在承受负荷的 1 年内，微型种植体就很可能面临折断的风险。

微型种植体常作为一种对患者而言更加便宜的选择，对于医生来说成本约为常规尺寸种植体的一半。使用微型种植体面临着更高的早期失败率、折断的风险及独立修复体失败的风险，以及很有限的修复选择。两段式种植体在愈合阶段没有负荷干扰，具有更加可靠的骨结合成功率（图 13-31）。有一系列的基台可供选择，在成功骨结合后允许种植体单独或联合负荷。然而，微型种植体可以用来支持过渡义齿，并可以作为保护骨移植材料的一种过渡方式，尤其在患者不能接受可摘过渡义齿的情况下。

理想的种植体宽度

生物力学

天然牙根可以作为修复体负荷所需种植体宽度的指示器。天然牙列的牙根能够优化口内作用力的方向和大小。最小直径牙根在下颌前牙区，该区受力较少且外力方向沿着牙根长轴传导。上颌前牙牙根较粗，不同的横截面形态能够抵消偏载负荷的影响，这种偏载负荷会增加侧向力。尖牙牙根表面积较大以适应较高的𬌗力（90 磅 / 英寸^2 vs 35 磅 / 英寸^2）和下颌运动中的外力方向。

前磨牙比尖牙的表面积要小，因为在下颌运动中它们不会受到侧向力。磨牙的多牙根结合在一起支持一个牙冠。上颌后牙区骨密度最低，与之相对的下颌骨后部骨小梁更为粗大，但是上颌磨牙比下颌磨牙牙根多，牙根具有更大表面积以分散此区域内骨小梁的应力。磨牙牙冠直径几乎都是前磨牙的 2 倍，牙根表面积也是其 2 倍。这补偿了增加了 2~3 倍的咬合负荷，并降低了有害应力的风险（图 13-32）。

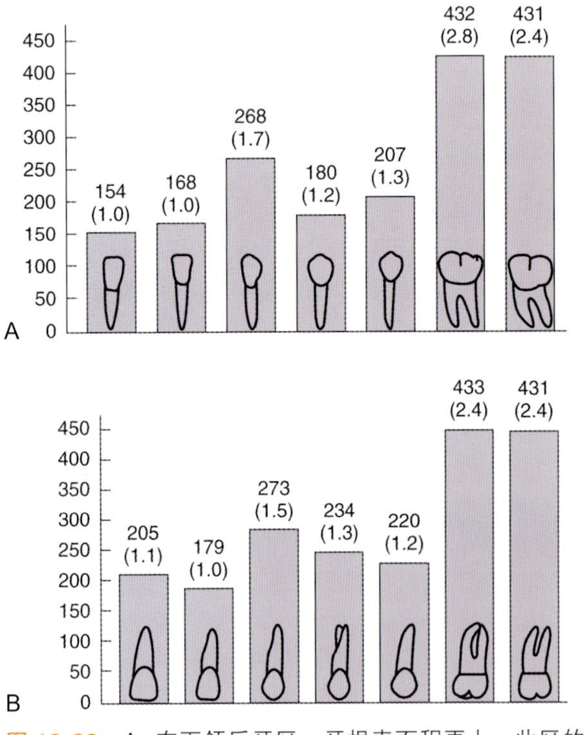

图 13-32 A. 在下颌后牙区，牙根表面积更大，此区的𬌗力也更大；B. 由于上颌骨质疏松，上颌牙根表面积比下颌牙根表面积大

据此，下颌切牙区和上颌侧切牙可以使用 3~3.5 mm 直径种植体；上颌前牙、上、下颌前磨牙、下颌尖牙可以使用 4 mm 直径种植体；上、下颌磨牙可以使用 5 mm 或 6 mm 直径种植体。当磨牙区域不能够使用大直径种植体的时候，需要考虑使用 2 颗 4 mm 直径种植体修复一颗磨牙，尤其是在上颌（框图 13-10）。

美 学

上颌单颗前牙修复

当采用 FP-1 修复体时，可用骨、软组织轮廓、种植体位点、种植体的尺寸应该要达到理想的状态。在这些因素中，种植体的尺寸是医生最可控的因素之一，这很可能会影响临床效果。通常选择较小直径的种植体比过大直径的种植体要好。

为了获得良好的美学效果，选择种植体的直径需要遵循以下几个原则。首先要考虑缺失牙的尺寸，中切牙的平均近远中跨度，男性为 8.6 mm，女性为 8.1 mm。对于侧切牙，男性为 6.6 mm，女性为 6.1 mm。对于尖牙，男性为 7.6 mm，女性为 7.2 mm。然而，种植体体部不应与天然牙或要修复的临床牙冠一样宽。否则，穿龈轮廓和牙间乳头区域就难以处理恰当。天然牙越往根尖越窄。上颌中切牙在釉牙骨质界颈部的近远中宽度平均为 6.4 mm，侧切牙为 4.7 mm，尖牙为 5.6 mm [75, 76]。这个尺寸对于种植体重建软组织和牙冠穿龈轮廓来说也显得太宽。

天然牙齿牙槽骨位于釉牙骨质界下 2 mm。天然牙齿在此高度的近远中尺寸较顶部小，中切牙为 5.5 mm，侧切牙为 4.3 mm，尖牙为 4.6 mm。因此，这最后一组数值与种植体的最宽直径最接近，以模拟天然牙齿的外形轮廓，就好像牙齿从软组织中长出来一样。

决定种植单冠近远中理想直径的第二个因素是种植体与邻牙牙根或相邻种植体间所需距离。种植体在嵴顶区，由于生物学宽度、种植体的设计或种

框图 13-10 理想的种植体直径：功能考虑

下颌切牙和上颌侧切牙：3~3.5 mm 直径
上颌中切牙，上、下颌尖牙和前磨牙：4 mm 直径
磨牙：5~6 mm 直径

植体过度负荷造成的种植体周围楔形骨缺损的水平宽度约 1.4 mm [77]。当种植体与邻牙牙根距离小于 1.5 mm 时，楔形垂直骨缺损可能变为水平缺损，导致邻牙牙根周围骨丧失。负荷后第一年内，最初种植体周围垂直骨丧失变化范围为 0.5～3 mm。这种作用是至关重要的，因为牙槽间隔骨高度决定了牙齿或种植体间牙龈乳头存在或缺失的发生概率 [78]。因此，种植体必须要距离天然邻牙 1.5 mm。

天然牙牙根间距常常小于 1.5 mm。因此，理想的近远中向种植体尺寸通常小于天然牙牙根尺寸。在大多数情况下，常使用 4 mm 直径种植体修复中切牙，3～3.5 mm 直径种植体修复侧切牙，4 mm 直径种植体修复尖牙（图 13-33）。

选择理想直径种植体的第三个原则是种植体的唇舌侧骨的三维尺寸。在美学区，为了防止唇侧嵴顶骨丧失，种植体在唇侧需要保持 1.5 mm 或更多的骨量。否则，如果发生骨丧失，随之而来的就是牙龈退缩。此外，当牙槽嵴宽度大于种植体颈部 2mm 或更多时（唇侧 1.5 mm 骨量），嵴顶骨丧失发生的概率更小。

总而言之，三方面条件决定了理想前牙种植体的近远中尺寸。理想直径大多符合缺失天然牙的釉牙骨质界下 2 mm 处的宽度。而且，种植体直径加上两边各 1.5 mm 距离应当等于或小于 2 颗天然牙根在剩余牙槽骨嵴顶水平的距离。第三，唇舌侧的三维骨量应该比种植体直径大 2 mm 或更多，其中在种植体颈部唇侧需要 1.5 mm 或更多的骨量（框图 13-11）。因此，对于一颗理想直径的种植体，获得良好功能和美学效果的决定因素是类似的。

正在讨论的种植体尺寸指的是嵴顶水平的尺寸，而不是种植体体部的尺寸。例如，种植体嵴顶处为 4.1 mm（3.75 mm 直径的种植体体部）时，需要近远中嵴顶骨尺寸为 7.1 mm。嵴顶处尺寸为 3.5 mm 的种植体（种植体体部直径为 3.25 mm）需要 6.5 mm 的骨组织。嵴顶处尺寸为 5.2 mm，需要 8.2 mm 的骨组织。

框图 13-11　理想种植体直径：美学考虑

- 天然牙的尺寸
- 种植体与天然牙近远中径的差别：大于等于 3 mm
- 骨组织的唇舌径

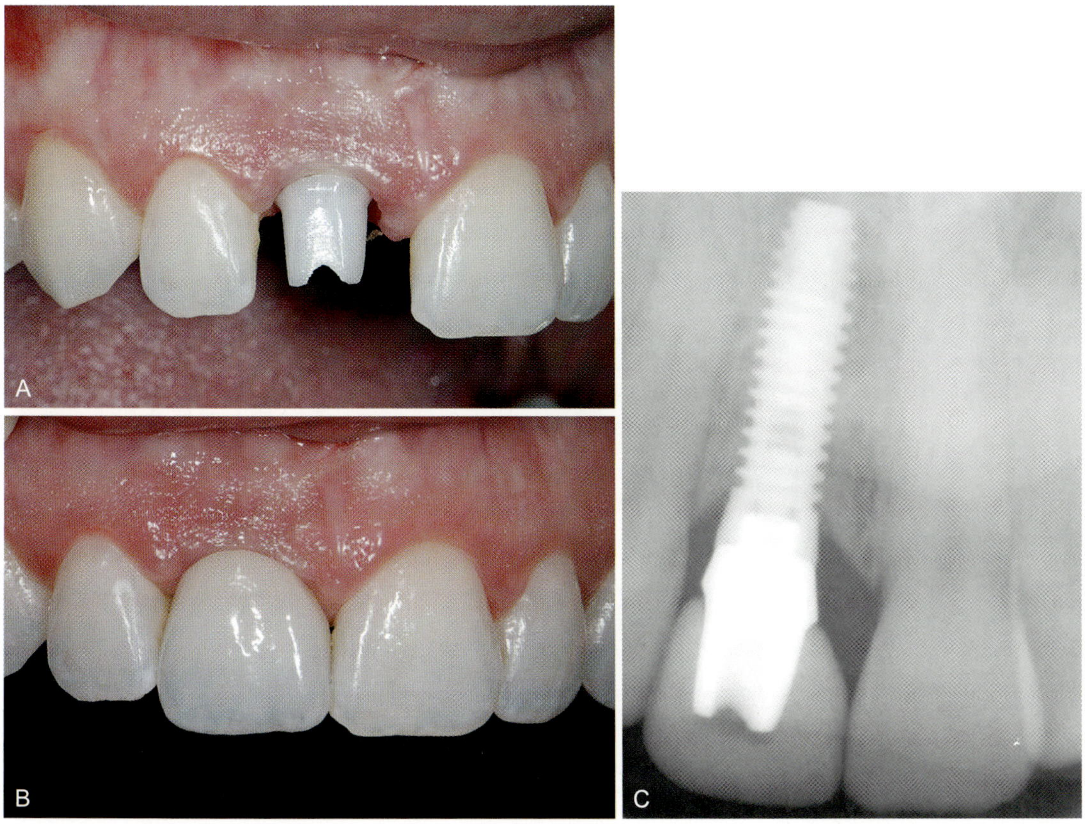

图 13-33　A. 在上颌中切牙区常选用 4mm 直径种植体；B. 牙冠所形成的突度使种植修复体的形态更逼真；C. 4 mm 直径种植体在术后 1 年的影像

4 mm 和 5 mm 直径种植体穿龈轮廓的临床差异常常不明显，但这一区域决定了种植体周围骨质的安全。

多颗前牙种植体

多颗相邻种植体应当联合固定在一起，这就允许采用更小直径的种植体来满足生物力学的原则。因此，当有所疑虑时，应当选用较小直径的种植体。例如，4 mm 直径种植体常常用于中切牙位点。同样，当近远中缺牙间隙小于 6.5 mm 时（图 13-34），3 mm 直径种植体常常用于侧切牙位点。这个原则的例外可能是夜磨牙患者。宽直径种植体在较大咬合负荷时可降低基牙螺丝松动、嵴顶骨丧失和长期种植体失败的风险。

相邻种植体建议最小间隔距离为 3 mm，尤其当预计会发生种植体周围嵴顶骨丧失时，以适应牙槽骨丧失的风险及保持牙槽间隔骨水平[77]。这个距离允许种植体出现 1.5 mm 的骨缺损，且不会使楔形的垂直骨缺损转变成水平骨缺损，从而增加种植体间软组织退缩的风险。

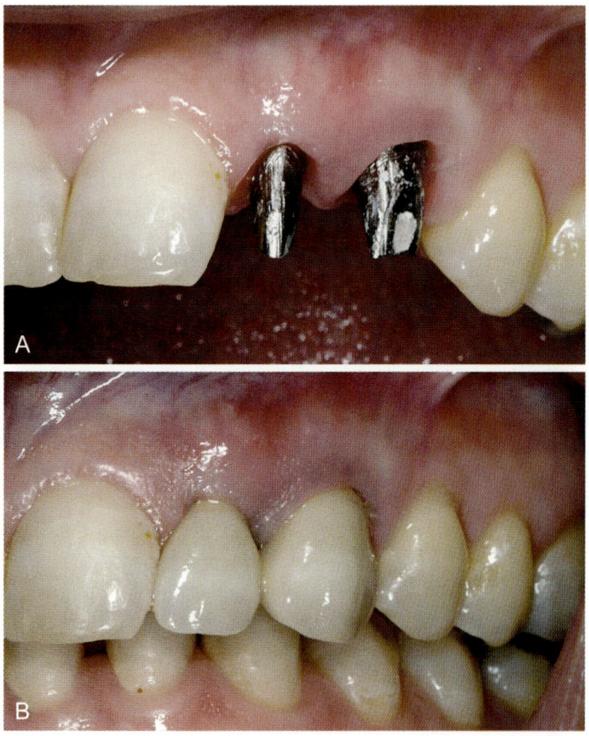

图 13-34 A. 当种植体修复 2 颗或更多相邻缺失牙，种植体的直径常被减小。在侧切牙用 3mm，在尖牙用 4 mm 直径种植体。B. 种植体联接在一起。减小的种植体直径为种植体之间软组织提供了空间，使得邻间牙乳头有可能恢复

为了获得相邻种植体间 3 mm 的空间，与单颗种植体的理想尺寸相比，2 颗相邻前牙种植体的尺寸大小应适当减小。较小的种植体直径增加了唇面的骨量和牙间软组织量，降低了美观性并发症的发生率。通常，相邻的种植体应当联合固定在一起，从而可以采用较小直径的种植体来避免生物力学并发症的发生。

后牙种植修复

上颌第一和第二前磨牙平均近远中长度分别为 7.1 mm 和 6.6 mm。这些牙齿在釉牙骨质界的尺寸为 4.8 mm 和 4.7 mm [75, 76]。釉牙骨质界以下 2 mm 处，尺寸变化不大，分别为 4.2 mm 和 4.1 mm。因此，尽管第一前磨牙的𬌗面常常比第二前磨牙略大，但在骨水平尺寸相当。1 颗 4 mm 直径的种植体常用来修复 1 颗前磨牙，2 颗 3.5~4 mm 直径的种植体常用来修复相邻的前磨牙。

后磨牙区理想种植体尺寸应遵循 4 个准则：

1. 种植体尺寸应当匹配天然牙齿（釉牙骨质界下 2 mm）。
2. 种植体应距离天然邻牙最少 1.5 mm。
3. 种植体应距离相邻种植体至少 3 mm。
4. 种植体直径至少为 4 mm，5~6 mm 的直径更加合适。

依据以上原则，1 颗种植体的骨丧失将不会影响邻牙或相邻种植体，种植体强度能够抵抗后牙区较高𬌗力导致的疲劳断裂和螺丝松动。

上颌磨牙在所有牙齿中直径最大，表面积最大。上颌磨牙由于直径大且牙根数目多，比前磨牙表面积增加 200%。第一磨牙的近远中距离为 10.4 mm，第二磨牙为 9.8 mm [75, 76]。这些牙齿的釉牙骨质界处（CEJ）近远中距离分别为 7.9 mm 和 7.6 mm。CEJ 下 2 mm 处两种牙齿都是 7 mm。在上颌磨牙位置理想种植体直径为 5~6 mm。因为，钛比天然牙齿刚度高约 10 倍，直径大于 6 mm 的种植体的弹性模量很大，可能会造成种植体 - 骨界面的应力屏障现象。因此，种植体骨质会因为缺乏有效的刺激而发生吸收。而且，6 mm 直径种植体不应当在前牙区域使用。这是由于外力的大小不能够给予宽种植体周围骨质足够的生理刺激。

在磨牙区，若为 D2 型骨，增加种植体直径不如在 D3、D4 型骨中显得必要，4 mm 直径种植体已经被证实具有较高的成功率[79]。在 D3、D4 型骨中，种植体的直径（或数目）对于减小生物力学负

荷非常重要。通常，5 mm 直径种植体足以用于大多数磨牙区。

当磨牙种植体的直径不能保证充足的表面积时，应当增加种植体数目。与其使用 2 颗种植体修复第一和第二磨牙，还不如考虑使用 3 颗种植体。利用种植体数目代偿种植体尺寸的治疗计划可以在骨质非常松软或不良外力条件（如副功能运动）下使用。当多颗毗邻后牙发生缺失，增加种植体数目比种植体尺寸对总表面积影响大。

小 结

种植体体部的理想尺寸应当在治疗计划中体现，而不是由术者在手术中确定种植体尺寸。种植体的最初尺寸包括长度和直径。在两阶段的愈合计划中，理想种植体长度应当在 12～15 mm。骨质越松软，殆力越大，种植体应越长。因此，最短种植体计划在下颌骨前部使用，上颌骨前部应当使用稍长点的种植体，下颌骨后部使用较长的种植体，理想种植计划中最长的种植体通常在上颌骨后部使用。

种植体的直径也是理想治疗计划中的一个重要部分。种植体的直径需要有外科手术、咬合负荷和修复体方面的考虑。在最初的治疗计划中，咬合负荷和修复方面的考虑至关重要。种植体宽度和总体功能表面积直接相关。因此，当作用力较强或者骨质较松软的时候，种植体直径就需要宽点，范围为 3～6 mm。按一般原则，下颌骨前部种植体最窄，其次是上颌前部和下颌后部种植体，上颌骨后部磨牙区的种植体直径最宽。

种植体宽度的修复考虑主要与穿龈轮廓、基牙螺丝受力和种植体组件的强度等因素相关。因此，较宽的种植体被用于磨牙区，标准直径的用于尖牙区、前磨牙区和上颌中切牙区，最小尺寸的种植体用于上颌侧切牙和下颌切牙区。

天然牙列遵循治疗计划中种植体尺寸考虑的各种原则。因为根据颌骨植入位点受力的大小和类型与植入区骨质类型之间的生物力学关系，发现天然牙列与种植体尺寸的关系最为相似。因此，在上颌，细纹理骨小梁被用于分散外力，作用力在磨牙区域最大。上颌前部受力角度在 12°～15°。下颌骨是作用力吸收结构，具有粗纹理骨小梁和致密骨皮质。牙齿尺寸差异体现为牙齿直径不同，而不是总体长度。这些决定天然牙和种植体尺寸的原则与工程学原理是一致的。

参 考 文 献

[1] Adell R, Lekholm U, Rockler B, et al: A 15-year study of osseointegrated implants in the treatment of the edentulous jaws, Int J Oral Surg 10: 387–416, 1981.

[2] Misch CE: Consideration of biomechanical stress in treatment with dental implants, Dent Today 25 (5): 80–85, 2006.

[3] Brunski JB: Biomechanics of oral implants: future research directions, J Dent Educ 52: 775–787, 1988.

[4] Brunski JD, Hipp JA, Cochran GVB: The infl uence of biomechanical factors at the tissue-biomaterial interface. In Hanker JS, Gianmaria BC, editors: Biomechanical materials and devices, Pittsburgh, 1989, Materials Research Society.

[5] Bidez MW, Misch CE: Force transfer in implant dentistry: basic concepts and principles, J Oral Implantol 18: 264–274, 1992.

[6] Naert I, Koutsikakis G, Duyck J, et al: Biologic outcome of implant-supported restorations in the treatment of partial edentulism. Part I: A longitudinal clinical evaluation, Clin Oral Implants Res 13: 381–389, 2002.

[7] Frost HM: Mechanical adaptation: Frost's mechanostat theory. In Martin RB, Burr DB, editors: Structure, function and adaption of compact bone, New York, 1989, Raven Press.

[8] Misch CE: Early crestal bone loss etiology and its effect on treatment planning for implants, Postgrad Dent 3: 3–17, 1995.

[9] Misch CE, Suzuki J, Misch-Dietsh FD, et al: A positive correlation between occlusal trauma and peri-implant bone loss—literature support, Implant Dent 14: 108–116, 2005.

[10] Boggan S, Strong JT, Misch CE, et al: Influence of hex geometry and prosthetic table width on static and fatigue strength of dental implants, J Prosthet Dent 82: 436–440, 1999.

[11] Gibbs CH, Mahan PE, Mauderli A, et al: Limits of human bite strength, J Prosthet Dent 56: 226–229, 1986.

[12] Scott I, Ash MM Jr: A six channel intra-oral transmitter for measuring occlusal forces, J Prosthet Dent 16: 56, 1966.

[13] Graf H: Bruxism, Dent Clin North Am 13: 659–665, 1969.

[14] Misch CE: Bone density: effect on treatment planning, surgical approach and progressive loading, Int J Oral Implantol 6: 23–31, 1990.

[15] Misch CE, Qu Z, Bidez MW: Mechanical properties of trabecular bone in the human mandible: implications for dental treatment planning and surgical placement, J Oral Maxillofac Surg 57: 700–706, 1999.

[16] Misch CE: The effect of bruxism on treatment planning for dental implants, Dent Today 9: 76–81, 2002.

[17] Bidez MW, Misch CE: Issues in bone mechanics related to oral implants, Implant Dent 1: 289–294, 1992.

[18] Roberts WE, Garetto LP, De Castro RA: Remodeling of devitalized bone threatens periosteal margin integrity of endosseous titanium implants with threaded or smooth surfaces: indications for provisional loading and axially directed occlusion, J Indiana Dent Assoc 68: 19–24, 1989.

[19] Misch CE, Bidez MW, Sharawy M: A bioengineered implant for a predetermined bone cellular response to loading forces: a literature review and case report: a case report demonstrating proof of principle, J Periodontol 72: 1276–1286, 2001.

[20] Cowin SC: Bone mechanics, Boca Raton, FL, 1989, CRC

Press.
[21] Misch CE, Bidez MW: Implant protected occlusion: a biomechanical rationale, Compend Contin Dent Educ 15: 1330–1343, 1994.
[22] Borchers I, Reidhart P: Three dimensional stress distribution around dental implants at different stages of interface development, J Dent Res 62: 155–159, 1994.
[23] Cawood JJ, Howell RA: A classifi cation of the edentulous jaw classes I to VI, Int J Oral Maxillofac Surg 17: 232–279, 1988.
[24] Misch CE: Divisions of available bone in implant dentistry, Int J Oral Implantol 7: 9–17, 1990.
[25] Engquist B, Bergendal T, Kallus T, et al: A retrospective multicenter evaluation of osseointegrated implants supporting overdentures, Int J Oral Maxillofac Implants 3: 129–134, 1988.
[26] Friberg B, Jemt T, Lekholm U: Early failures in 4,641 consecutively placed Brånemark dental implants: a study from Stage I surgery to the connection of completed prostheses, Int J Oral Maxillofac Implants 6: 142–146, 1991.
[27] Jaffi n RA, Berman CL: The excessive loss of Brånemark fi xtures in Type IV bone: a 5 year analysis, J Periodontol 62: 2, 4, 1991.
[28] Minsk L, Polson A, Weisgold A, et al: Outcome failures of endosseous implants from a clinical training center, Compend Contin Educ Dent 17: 848–856, 1996.
[29] Sevimay M, Turhan F, Kilicarslan MA, et al: Three-dimensional fi nite element analysis of the effect of different bone quality on stress distribution in an implant-supported crown, J Prosthet Dent 93: 227–234, 2005.
[30] Misch CE: Short versus long implant concepts—functional surface area, Dent Today 18: 60–65, 1999.
[31] Misch CE: Short versus long implant concepts—functional surface area, Oral Health 89: 13–21, 1999.
[32] Goodacre CJ, Bernal G, Runcharassaeng K, et al: Clinical complications with implants and implant prostheses, J Prosthet Dent 90: 121–132, 2003.
[33] Rieger MR, Adams WK, Kinzel GL, et al: Finite element analysis of bone-adapted and bone-bonded endosseous implants, J Prosthet Dent 62: 436–440, 1989.
[34] Tada S, Stegariu R, Kitamura E, et al: Infl uence of implant design and bone quality on stress/strain distribution in bone around implants: a 3 dimensional fi nite element analysis, Int J Oral Maxillofac Implants 18: 357–368, 2003.
[35] Sharawy M, Tehemar M, Weller N, Misch CE: Heat generation during implant drilling. Report 1: The signifi cance of motor speed, J Oral Maxillofac Surg 10: 1160–1169, 2002.
[36] Oikarinen K, Raustia AM, Hartikainen M: General and local contraindications for endosteal implants: an epidemiological panoramic radiographic study in 65-year-old subjects, Comm Dent Oral Epidemiol 23: 114–118, 1995.
[37] das Neves FD, Fones D, Bernardes SR, et al: Short implants—an analysis of longitudinal studies, Int J Oral Maxillofac Implants 21: 86–93, 2006.
[38] Winkler S, Morris HF, Ochi S: Implant survival to 36 months as related to length and diameter, Ann Periodontol 5: 22–31, 2000.
[39] Weng D, Jacobson Z, Tarnow D, et al: A prospective multicenter clinical trial of 3i machined-surface implants: results after 6 years of follow-up, Int J Oral Maxillofac Implants 18: 417–423, 2003.
[40] Jemt T, Lekholm U: Implant treatment in edentulous maxillae: a 5-year follow-up report on patients with different degrees of jaw resorption, Int J Oral Maxillofac Implants 10: 303–311, 1995.
[41] Saadoun AP, Le Gall MG: An 8-year compilation of clinical results obtained with Steri-Oss endosseous implants, Comp Contin Educ Dent 17: 669–678, 1996.
[42] Higuchi KW, Folmer T, Kultje C: Implant survival rates in partially edentulous patients: a 3-year prospective multicenter study, J Oral Maxillofac Surg 53: 264–268, 1995.
[43] Lekholm U, Gunne J, Henry P, et al: Survival of the Brånemark implant in partially edentulous jaws: a 10-year prospective multicenter study, Int J Oral Maxillofac Implants 14: 639–645, 1999.
[44] van Steenberghe D, De Mars G, Quirynen M, et al: A prospective split-mouth comparative study of two screw-shaped self-tapping pure titanium implant systems, Clin Oral Implants Res 11: 202–209, 2000.
[45] Testori T, Wiseman L, Woolfe S, et al: A prospective multicenter clinical study of the Osseotite implant: four-year interim report, Int J Oral Maxillofac Implants 16: 193–200, 2001.
[46] Tawil G, Aboujaoude N, Younan R: Infl uence of prosthetic parameters on survival and complication rates of short implants, Int J Oral Maxillofac Implants 21: 275–282, 2006.
[47] De Bruyn H, Collaert B, Linden U, et al: Clinical outcome of screw vent implants: a 7-year prospective follow-up study, Clin Oral Implants Res 10: 139–148, 1999.
[48] Misch CE: Short dental implants: a literature review and rationale for use, Dent Today 24: 64–68, 2005.
[49] Lum LB: A biomechanical rationale for the use of short implants, J Oral Implantol 17: 126–131, 1991.
[50] Griffi n TJ, Cheung WS: The use of short, wide implants in posterior areas with reduced bone height: a retrospective investigation, J Prosthet Dent 92: 139–144, 2004.
[51] Misch CE, Steigenga J, Barboza E, et al: Short dental implants in posterior partial edentulism: a multicenter retrospective 6-year case series study, J Periodontol 77: 1340–1347, 2006.
[52] Rocuzzo M, Bunino M, Prioglio F, et al: Early loading of sandblasted and acid-etched (SLA) implants: a prospective split-mouth comparative study, Clin Oral Implants Res 12: 572–578, 2001.
[53] Ivanoff CJ, Grondahl K, Sennerby L, et al: Infl uence of variations in implant diameters: a 3- to 5-year retrospective clinical report, Int J Oral Maxillofac Implants 14: 173–180, 1999.
[54] Scialom J: Tripodial pin implants in oral implantology. In Cranin NA, editor: Oral implantology, Springfi eld, IL, 1982, Charles C Thomas.
[55] Langer B, Langer I, Herrmann I, et al: The wide fi xture: a solution for special bone situations and a rescue for the compromised implants, part I, Int J Oral Maxillofac Implants 8: 400–408, 1993.
[56] Jividen GI Jr: Immediate placement of wide-diameter implants in the premaxilla, Dent Implantol Update 9: 89–92, 1998.
[57] Strong JT, Misch CE, Bidez MW, Nalluri P: Functional surface area: thread form parameter optimization for implant body design, Compedium 19 (3): special issue,

1998.
[58] Petrie CS, Williams JL: Comparative evaluation of implant design: infl uence on diameter, length and taper on strains in the alveolar crest. A three-dimensional fi nite element analysis, Clin Oral Implants Res 16: 486–494, 2005.
[59] Himmlova L, Dostaloua T, Kacovsky A, et al: Infl uence of implant length and diameter on stress distribution: a fi nite element analysis, J Prosthet Dent 91: 20–25, 2004.
[60] Aparicio C, Orozco P: Use of 5 mm diameter implants: periotest values related to a clinical and radiographic evaluation, Clin Oral Implants Res 9: 398–406, 1998.
[61] Graves SL, Jansen CE, Siddiqui AA, et al: Wide diameter implants: indications, considerations, and preliminary results over a two-year period, Aust Prosthodont J 8: 31–37, 1994.
[62] Krenmair G, Waldenberger O: Clinical analysis of wide diameter Frialit 2 implants, Int J Oral Maxillofac Implants 19: 710–715, 2004.
[63] Anner R, Better H, Chaushu G: The clinical effectiveness of 6 mm diameter implants, J Periodontol 76: 1013–1015, 2005.
[64] Albrektsson T, Gottlow J, Meirelles L, et al: Survival of Nobel Direct Implants: an analysis of 550 consecutively placed implants at 18 different clinical centers, Clin Implant Dent Relat Res 9 (2): 65–70, 2007.
[65] Jarvis WC: Biomechanical advantage of wide-diameter implants, Compend Contin Educ Dent 18: 687–694, 1997.
[66] Cho SC, Small PN, Elian N, et al: Screw loosening for standard and wide diameter implants in partially edentulous cases: 3- to 7-year longitudinal data, Implant Dent 13: 245–250, 2004.
[67] Balshi TJ, Hernanez RE, Pryzlak MC, et al: A comprehensive study of one implant versus two replacing a single molar, Int J Oral Maxillofac Implants 11: 372–378, 1996.
[68] Eckert SE, Meraw SJ, Weaver AL, et al: Early experience with wide-platform MK II implants. Part I: Implant survival. Part II: Evaluation of risk factors involving implant survival, Int J Oral Maxillofac Implants 16: 208–216, 2001.
[69] Attard NJ, Zarb GA: Implant prosthodontic management of partially edentulous patients missing posterior teeth: the Toronto experience, J Prosthet Dent 89: 352–359, 2003.
[70] Shin SW, Bryant SR, Zarb GA: A retrospective study in the treatment outcome of wide-bodied implants, Int J Prosthodont 17: 52–58, 2004.
[71] Handelsman M: Treatment planning and surgical considerations for placement of wide body implants, Compend Contin Educ Dent 19: 507–514, 1998.
[72] Small PN, Tarnow DP, Cho SC: Gingival recession around wide-diameter versus standard-diameter implants: a 3- to 5-year longitudinal prospective study, Pract Perio Aesthet Dent 13: 143–146, 2001.
[73] Spray R, Black CG, Morris HF, et al: The infl uence of bone thickness on facial marginal bone response: stage 1 placement through stage 2 uncovering, Ann Periodontol 5: 119–128, 2000.
[74] Misch KA: Small diameter dental implants for the stabilization of complete dentures: outcome assessments of pain, use of pain medication and oral health–related qualities of life. Masters thesis, 2008, University of Michigan.
[75] Carlsson GE: Bite force and masticatory effi ciency. In Kawamura Y, editor: Physiology of mastication, Basel, Switzerland, 1974, Karger.
[76] Kraus BS, Jordan RE, Abrams L: Dental anatomy and occlusion, Baltimore, 1969, Williams & Wilkins.
[77] Tarnow DP, Cho SC, Wallace SS: The effect of interimplant distance on the height of interimplant bone crest, J Periodontol 71: 546–569, 2000.
[78] Tarnow DP, Magner AW, Fletcher P: The effect of the distance from the contact point to the crest of bone on the presence or absence of the interproximal papilla, J Periodontol 63: 995–996, 1992.
[79] Tada S, Stegaroiu R, Kitamura E, et al: Infl uence of implant design and bone quality on stress/strain distribution in bone around implants: a 3-dimensional fi nite element analysis, Int J Oral Maxillofac Implants 18: 357–368, 2003.

第 14 章

与患者相关的殆力因素：种植体数量和尺寸的选择

Carl E. Misch

在口腔种植学中，生物力学应力是一项重要的危险因素，它的大小与力直接相关。因此，任何殆力因素的增加都会放大与并发症相关的应力风险。有文献报道，种植修复体的机械并发症发生率常常最高[1]。机械并发症包括修复体和基台螺丝松动，其中单颗种植修复体达 8%，多单位种植修复体为 6%，覆盖义齿为 3%。非粘接修复体的机械并发症发生率也超过总修复体的 10%。殆力大的患者可能半数以上会出现崩瓷，20% 的种植固定局部义齿树脂面出现断裂。牙槽骨丧失可能与过大殆力相关[2]。过负荷可使种植体失败从而导致修复失败。覆盖义齿的杆卡或附着体发生折断，该并发症发生的概率平均为 1/5[3]。对颌修复体的折断与受力直接相关，在对颌为义齿的种植覆盖义齿中平均发生率为 12%。生物机械力的增加也会导致义齿支架或下部结构的折断。此外，种植体可因其疲劳负荷发生断裂。不过，这种情况发生的概率远远小于大多数并发症。所有的机械并发症常常由过大应力或施加于种植 - 修复系统的应力循环所致(框图 14-1)。因此，在制订种植修复计划时，殆力的因素是一项重要的考量。

生物力越大，折断前的循环数就越少，也就是说折断的发生随力的增加而增加。不同的患者条件会呈现出在大小、持续时间、种类、方向上各不相同的力。另外，一些因素可能会增加负荷循环的次数或增大其他条件的影响。

在修复体的选择和关键种植位点确定后，就应该评估和计算即将施加于修复体上的潜在力水平以修正整个治疗计划。可以通过口腔评估时观察到的几个因素来预判未来作用于基台上的附加力。患者的殆力因素会影响种植体的初期愈合、负荷后存留率、边缘牙槽骨丧失、基台或修复体螺丝松动的发生率、修复体松动、咬合面修复材料崩裂以及组件折断。殆力因素是决定种植体数目和直径的主要因素，五大因素对种植体和修复体的应力环境产生主要影响：副功能运动、冠高空间（CHS)、咀嚼力、颌位及对颌牙列 / 修复体类型（框图 14-2)。

施加于牙上的正常作用力

咀嚼时，天然牙和种植体受到最大的自然作用力[4, 5]。这些力在后牙区主要垂直于殆平面，每天作用时间较短，对天然牙产生 51～441 磅的作用力。用嵌入式应变仪记录每个牙行使功能时的实际受力[6]，可以观察到在咀嚼生萝卜时存在 28 psi 的作用力，咀嚼肉时存在 21 psi 的作用力。咀嚼力作用

框图 14-1　应力过大导致的机械并发症

- 基台螺丝松动
- 修复体松动
- 修复体失粘接
- 崩瓷
- 树脂贴面折裂
- 牙槽骨吸收
- 固位卡或覆盖义齿附着体折断
- 对颌修复体断裂
- 修复体桥架结构折断
- 种植体折断
- 种植失败

框图 14-2　患者作用力因素

1. 副功能运动
    a. 磨牙症
    b. 紧咬牙
    c. 吐舌习惯或舌大小异常
2. 冠高度空间
3. 咀嚼力
4. 牙弓位置
5. 对颌牙弓情况

于牙齿上实际时间为每天 9 分钟[7]。口周肌和舌体对牙齿或种植体施加的力更为持久，但为较小的水平作用力。这些力在吞咽时达 31～51 磅[8]。一个人在清醒时每小时吞咽 25 次，睡眠时每小时 10 次，每天则吞咽 480 次[7]。因此，作用于牙上的自然作用力主要沿牙长轴方向，大小小于 30 psi，所有吞咽和咀嚼的正常作用力每天持续时间小于 30 分钟（框图 14-3）。

（译者注：PSI 英文全称为 pounds per square inch。P 是指磅 pound，S 是指平方 square，I 是指英寸 inch。美国习惯使用 psi 作单位。psi= 磅 / 平方英寸，是压力计量单位，1 bar ≈ 14.5 psi）

最大咬合力与咀嚼力不同，个体间有较大差异，主要取决于牙列和咀嚼肌状态。到目前为止，已经有许多量化最大正常咬合力的尝试。1681 年，Borelli 进行了一项开口状态下磨牙区悬吊重物的试验。该人仍能闭口的最大负荷区间为 132～440 磅。1892 年由 Patrick 和 Dennis 发明的颌力计记录了 165 磅的作用力，这是第一个记录殆力的仪器。Black 改良了这一早期设计，并可记录约 170 磅的平均力[10]。咀嚼侧和对侧作用力振幅非常相似（表 14-1）。最近的研究显示，牙齿正常最大垂直殆力为 45～550 psi[12，13]。

种植体支持的固定桥承受比天然牙大 4 倍的咀嚼力[14]。种植修复体缺乏天然牙的殆力感受，因此种植修复体与对应天然牙接触前不会减速。所以，在评估种植修复体时，患者的殆力因素非常重要。

需要强调的是，日常的咀嚼运动，不会达到最大咬合力。在某些情况下，咬合力会接近最大值、增加种植修复体负荷过大的风险。特别是磨牙症及紧咬牙的副功能运动，因为它们增加了作用力的大小和持续时间。

框图 14-3　施加于牙齿的正常作用力

咬合力
垂直殆平面
持续时间短
总周期短（9 分钟 / 天）
每颗牙的作用力：20～30 psi
最大殆力：50～500 psi

口周作用力
更持续
更轻
水平方向
吞咽时最大值（3～5 psi）
总体吞咽时间（20 分钟 / 天）

副功能运动

天然牙或种植体上的副功能运动作用力以重复或持续的咬合为特征，其对口颌系统的危害早已得到公认[22]。这种力作用于种植修复体时也会造成损害[23，24]。种植体无法达到稳定的骨结合可能是由于其上方黏膜支持式修复体受到副功能运动的作用力。当成功完成外科植入后，早期或后期种植失败的最常见原因即为副功能运动。因为骨密度减少和力矩的增加，这种并发症在上颌发生率更高[25]。在早期制订治疗计划时必须详细记录这些副功能运动情况。

Nadler 将副功能运动或非功能性牙齿接触的原因分为以下六类[26]：

1. 局部因素。
2. 全身因素。
3. 心理因素。
4. 职业因素。
5. 无意识行为因素。
6. 有意识行为因素。

局部因素包括牙的形态或咬合，以及软组织改变，如溃疡或冠周炎。全身因素包括脑瘫、癫痫和药物相关的运动障碍。心理因素最常出现，包括情绪紧张或焦虑[27]。职业因素涉及牙医、运动员、从事精密工作者、女裁缝以及养成其他口腔习惯的音乐家等。一些导致上下牙咬合的无意识行动，例如抬重物或驾驶时的急刹车，会促使副功能运动。而有意识行为因素包括嚼口香糖或咬铅笔、头 - 肩之间支撑电话、抽水烟等。

表 14-1 天然牙或种植体所受最大殆力平均值

作者（年）	天然牙或牙种植体	平均最大咀嚼力
Carr 和 Laney [79] (1987)	传统义齿	59 N
	种植体支持修复体	112.9 N
Morneburg 和 Proschel [21] (2002)	种植体支持的三单位烤瓷桥	220 N
	单个种植体：前牙	91 N
	单个种植体：后牙	12 N
Fontijn-Tekamp 等 [87] (1998)	种植体支持修复体	（单侧）
	磨牙区	50～400 N
	切牙区	25～170 N
Mericske-Stern 和 Zarb [90] (1996)	全口义齿 / 种植体支持式修复体	35～330 N
van Eijden [12] (1991)	尖牙	469 ± 85 N
	第二前磨牙	583 ± 99 N
	第二磨牙	723 ± 138 N
Braun 等 [13] (1995)	天然牙	738 ± 209 N（男性 > 女性）
Raadsheer 等 [78] (1999)	男性牙齿	545.7 N
	女性牙齿	383.6 N

* 在不同负荷条件下检测所产生咀嚼力的比较。研究结果均是以牛顿(N)记录。在相关研究中发现殆力存在男女性别差异。FPD，局部固定义齿

副功能运动分为磨牙症、紧咬牙、吐舌习惯或舌体肥大。口腔医学的文献中通常没有将磨牙症和紧咬牙区别为不同的概念。尽管在治疗方面有一些相似，但二者在诊断和治疗方面还是存在一定差异。所以，它们将作为不同的概念在这里进行讨论。

副功能运动的程度可以分为无异常、轻度异常、中度异常或重度异常 [23]。在任何种植修复的评估中，磨牙症和紧咬牙是最关键的因素。磨牙症和紧咬牙导致的重度副功能运动不可能实现修复体的长期成功。因而，医生应尽力判断是否存在这两种情况。

这并不代表有中度和重度副功能运动的患者不能接受种植治疗。如内科医生为一个患有未受控制的糖尿病患者提供治疗；尽管接受了治疗，这个患者仍可能失明或需要截肢。没有成功治疗该患者的糖尿病并不是内科医生的错。当然如果没有通过明显的糖尿病迹象和症状诊断出糖尿病，则另当别论。因为在口腔种植中，中度和重度副功能运动的患者有诸多风险，所以医生必须注意，了解如何在整个种植系统治疗中减少它们的不利影响。不幸的是，副功能运动很难诊断，特别是无牙颌患者佩戴了近期制作的义齿时，诊断难度更大。

磨牙症

磨牙症主要指水平方向、非功能性的牙齿磨损 [28]。其作用力远远超过正常生理情况下的咀嚼负荷。磨牙症可能会影响牙齿、肌肉、关节、骨、种植体以及修复体。患者清醒或睡眠时都会有这些力的作用，导致牙齿受力增大、受力时间延长至每天几个小时。磨牙症是最常见的口腔副功能运动。临床睡眠研究对夜间磨牙进行评估，发现约 10% 的观察对象伴有明显咬合接触的下颌运动 [29, 30]。超过半数的患者有影响美观的牙齿磨损。只有 8% 的患者意识到自己有夜间磨牙习惯，也仅有 25% 的患者配偶意识到他们的夜间磨牙习惯。不足 10% 的患者在早上出现肌肉压痛 [31]。一项有关口内有种植体的磨牙症患者的研究显示，80% 的夜间磨牙发生在浅睡眠期但不会导致觉醒 [32]。因此，有磨牙症的患者可能伴或不伴影响美观的牙齿磨损；他们可能在夜晚磨牙，但其伴侣大多情况下并未察觉；他们清醒时较少有肌肉压痛；也常常没有意识到他们的口腔习惯。简而言之，夜磨牙有时很难诊断 [33]。

磨牙症患者的最大咬合力超出平均值。就像一位有经验的举重运动员能够举起更重的物体一样，持续锻炼咀嚼肌的患者会产生更大的咬合力。一个

月内每天咀嚼固体石蜡 1 小时的人可以在 1 周内将咬合力从 118 psi 提升到 149 psi[34]。嚼口香糖、磨牙症和紧咬牙可能达到相同的惊人效果。爱斯基摩人的饮食非常坚硬，他们在制衣前会通过咀嚼皮革使之软化，所以他们的最大咬合力超过 300 psi。一个有长期磨牙史的 37 岁患者创造了最大咬合力超过 990 psi 的记录[35]。

大多数磨牙症患者的咬合力不会持续增大，当肌肉不能随他们的运动方式改变时，便会调整其大小和功能以适应现有的动力学。由此，咬合力和肌肉大小通常不会无限增加。

诊断

磨牙症并不是种植的绝对禁忌证，但是它确实显著影响了治疗计划的制订。首先要在治疗前识别这种状况。这种紊乱的症状可以在口腔病史中得到证实，可能包括反复的头痛、牙折史（或现有牙折）或修复史、反复的修复体松动或觉醒时的颌骨不适[22-36]。因此，当患者意识到肌肉压痛或配偶在睡眠时发现磨牙的噪音时，即可明确诊断（框图 14-4）。然而，许多患者并不认为这些问题是由过度咬合力所致，从而隐瞒病史。缺乏这些症状并不能完全排除磨牙症的可能。

许多临床症状会提示过度磨损，磨牙症症状包括颞肌和咬肌肥大，这些肌肉以及翼外肌在触诊时存在扪痛。其他症状包括开口时下颌偏斜、张口度受限、牙松动度增加、牙颈部缺损、牙折裂或修复体折断以及冠或固定修复体脱落[35]。

患者的临床检查应包括咀嚼肌的触诊，颞肌和咬肌在初诊时较容易检查。肌肉亢进并不总是有肌肉触痛，但是没有创伤或疾病的肌肉触痛是过度使用或肌群间的不协调的表征。磨牙症患者的翼外肌常使用过度，但却难以触诊。该区同侧翼内肌会提供更可靠的信息。作为功能亢进的翼外肌的拮抗肌，当它较敏感时，将会较好地提示翼外肌使用过度[37]。然而，诊断磨牙症最有效的方法是评估天然牙的磨损[23]（框图 14-5）。

切缘的非功能性磨损面最常出现在天然牙，而非修复体的陶瓷或金属冠咬合面，尤其是在下颌前牙及上颌尖牙。釉质 - 釉质比其他任何一种组合（如釉质 - 金属、金属 - 金属等等）更易导致殆面的磨损[38]。因此，在牙列缺损的患者中，磨牙的患者容易观察到釉质的磨损。

除了检查釉质磨损这一最简单的方法外，

框图 14-4　副功能运动：口腔病史中的磨牙症状

频繁头痛
现有或原有牙折断、修复史
修复体反复失粘接
觉醒状态的下颌不适
肌肉压痛
睡眠时配偶有所觉察

框图 14-5　副功能运动：磨牙症

1. 颞肌及咬肌大小增加
2. 颞肌、咬肌或翼外肌触诊疼痛
3. 开口时下颌偏斜
4. 张口度受限
5. 牙齿松动
6. 牙颈部缺损
7. 牙齿或修复体折断
8. 冠或修复体脱粘
9. 天然牙磨损
    a. 无异常
    b. 轻度异常
    c. 中度异常
    d. 重度异常

Misch 发现这一紊乱也可以分为无磨牙、轻度磨牙、中度磨牙或重度磨牙[23, 39, 40]。前牙无磨损意味着没有磨牙症存在。轻度磨牙症表现为前牙轻度磨损但不影响美观（图 14-1）。中度磨牙症有明显的切缘磨损斜面但尚无后牙磨损面（图 14-2）。重度磨牙症表现为由于过度磨损导致的切导丧失，且后牙磨损显著（图 14-3）。

天然牙的磨损在后牙区最有意义，因为后牙区的磨损表明磨牙症程度从中度提升到重度。后牙磨损的情况更难处理，因为它常伴有下颌侧向运动时前牙切导的丧失，侧向运动时后牙接触会对牙齿产生更大的力[41]。后牙接触时颞肌和咬肌收缩。当切导存在时，下颌侧向运动过程中后牙不发生接触，这时 2/3 的肌肉不收缩，咬合力显著降低。然而，当后牙保持接触时，下颌偏斜运动时牙齿受到的咬合力与正中咬合时的受力接近。因此，患有严重磨牙症的患者，殆平面或前牙切导可能会需要调整，以确保在种植修复前消除下颌非正中运动时所有后牙的接触。

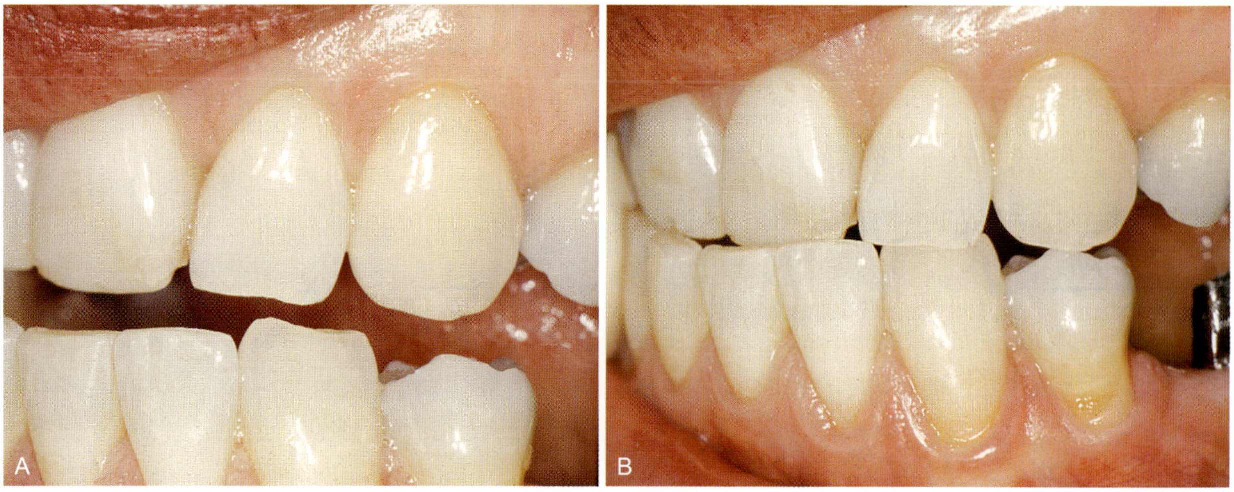

图 14-1 A. 轻度磨牙症。显示出下颌尖牙的磨损面以及上颌侧切牙的浅凹。B. 经常以一个特定、重复下颌运动磨牙的患者，称之为记忆性运动。当上、下颌磨损面接触时，应该注意牙齿的咬合位置。A 中的患者在该印迹位置中存在下颌前磨牙与上颌尖牙的接触。患者的后牙不应在这一位置咬合以减小前牙的受力

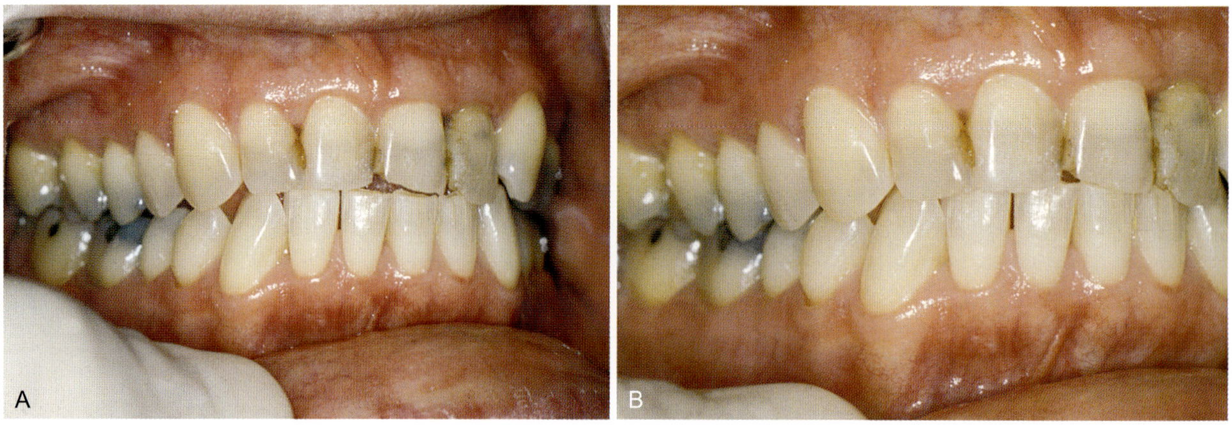

图 14-2 A. 中切牙的中度磨损（已影响美学形态）。B. 习惯性磨损运动使下前牙移动至上前牙切缘，并且导致切端磨损

磨牙症患者通常重复相同的下颌运动，这与下颌边缘运动不同且沿一特定方向。因此，咬合磨损非常明确，主要分布于单侧牙列或者仅仅在几颗牙上（图 14-4）。这种记忆性运动通常在治疗后仍存在。如果修复科医生重建其切导，这些被磨牙症严重累及牙齿的修复并发症发生率会增高。

对这种处于“破坏路径”中的牙齿进行修复，最常见的并发症就是崩瓷、修复体松动、脱落以及根折[35]。当种植体支持的牙冠处于“破坏路径”时，种植体可能断裂或出现牙槽骨吸收、基台螺丝松动、崩瓷或修复体脱落[39, 40]。如果患者一直保持这种严重磨牙状态，那么关注的问题便不再是并发症是否发生，而是何时、何种并发症发生了。医生应该告知患者，这些副功能运动的习惯将会引发哪些问题，这些问题虽然可能会通过治疗来改善，但如果磨牙的情况没有减少，并发症仍会出现。

磨牙症患者的咀嚼力在程度（更大咬合力）、持续时间（持续数小时而非数分钟）、方向（侧向而非垂直向）、类型（剪切力而非压力）以及放大倍数（为正常值的 4~7 倍）上都有所变化[39, 40]。即使重度磨牙症患者的主要诉求是美观性，他们的修复方案也非常棘手。前牙因为磨损，可能会发生代偿性萌出，使得总体咬合垂直高度（OVD）不发生变化。此外，牙槽突也会随着牙齿代偿萌出发生改建。同样，前牙进行美学修复（或重建切导）时，不能仅通过将冠高度提升至平均值来弥补缺失的冠高度[37]。然而，也有一些患者的天然牙不会随磨耗萌出，垂直咬合距离确有降低。因此，重度磨损的诊断必须包括 OVD 的评估。推荐如下方针：

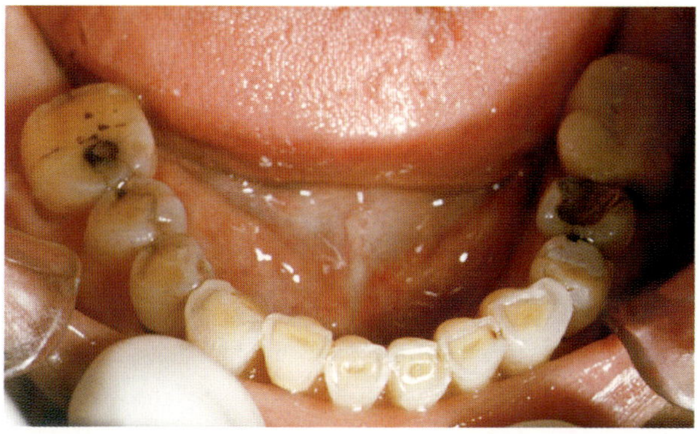

图 14-3　这个患者患有重度磨牙症，因为前后牙均存在咬合磨损（右侧）。在上牙弓固定修复前应先重建切导

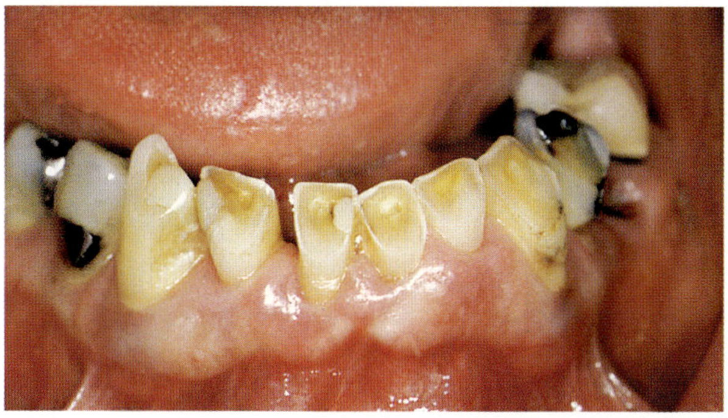

图 14-4　这个患者呈现的磨牙症印迹模式主要位于左侧前磨牙至中切牙区。右侧尖牙和侧切牙磨损面要少得多。应该在任一后牙修复前恢复切导。这种"破坏路径"是特定的

1. 确定上颌前牙的切缘位置。如果磨损同时牙齿萌出，切缘位置可能尚可接受。但也可能需要增加冠长来纠正切端磨损。上颌切缘应处于恰当位置（若可接受则保持现状，若不可接受则考虑修复）（图 14-5A）。
2. 确定理想 OVD。这不是一个确切的高度，可以在多个下颌位置上建立。然而，与大多因素相似的是，OVD 的确立在不同患者有特定范围，且需要遵循相应的原则。确定这个高度的最常见方法为面部测量法、最小发音空间、息止颌位、语音以及美学分析（图 14-5B～D），这是最重要的步骤。如果垂直高度因为前后牙的咬合磨损塌陷，则需恢复更多。这种情况在重度磨牙症、前牙切导丧失的患者中很常见。因此，重度磨牙症的磨损增加是由于作用力因素增多所致。累积的咬合磨耗可能导致 OVD 的丧失。当切导尚存时，OVD 几乎不会降低，这是因为后牙维持了高度，而前牙因为较少的作用力和较低的磨耗率而有时间萌出。
3. 必要时评估并修复下颌前牙的位置。过去，有人指出咬合重建应该从下颌前牙开始[37]。然而，只有当上颌前牙以及 OVD 建立后下颌牙列才能进行修复。许多美学和语音指标都可以帮助医生确定上颌前牙的位置。例如，当医生开始为无牙颌患者修复时，首先需要确定的通常是上颌蜡堤的切缘位置。

对于天然牙，在合适的 OVD 时下前牙与上前牙舌面接触，上颌切牙的覆𬌗以及下颌前伸运动切端接触的角度决定了切导的角度和高度。切导高度必须比关节盘－髁突复合体（关节结节后斜面角度）大，以使得下颌在非正中运动时后牙分离。

中至重度的磨牙症患者的覆𬌗高度及切导斜度都不应过大，这是因为作用于前牙基台、粘接剂、陶瓷的力直接与这些因素相关(图 14-6)。换而言之，前牙覆𬌗越大，非正中运动时后牙间距越大，此时前牙所受的力越大。因为重度磨牙症患者受力时间增加，则应减小前牙的作用力强度。

当前牙磨损伴随牙萌出以维持 OVD 时，该区牙槽骨已随牙齿萌出突向切端，不能仅修复磨损的切缘。应该磨除牙颈部区域的牙槽骨，并且在修复前行冠延长术。这在对颌有义齿的下前牙区非常必要，在长期重度磨牙患者口内其他区域也可观察到。此外，在前牙进行适当预备前应进行牙体牙髓治疗。在对颌存在义齿的下颌 I 类局部义齿所发生的综合症候群中，下颌前牙可能需要拔除，以获得恰当的切缘位置（图 14-7）。

如果切端磨损后 OVD 降低，并且牙齿还未代偿萌出，冠延长术则无需进行。相反地，牙齿可在现有状况下进行预备，通常冠预备不会磨除切缘。修复体恢复了 OVD、重建了前牙切导。

4. 后牙𬌗平面随后确定。这可能要首先借助上牙弓或下后牙弓才能完成。然而，如果双侧相同后牙象限同时完成当然最好，这样后牙𬌗平面可平行于水平面。无牙颌患者通常最先确定上颌后牙区。

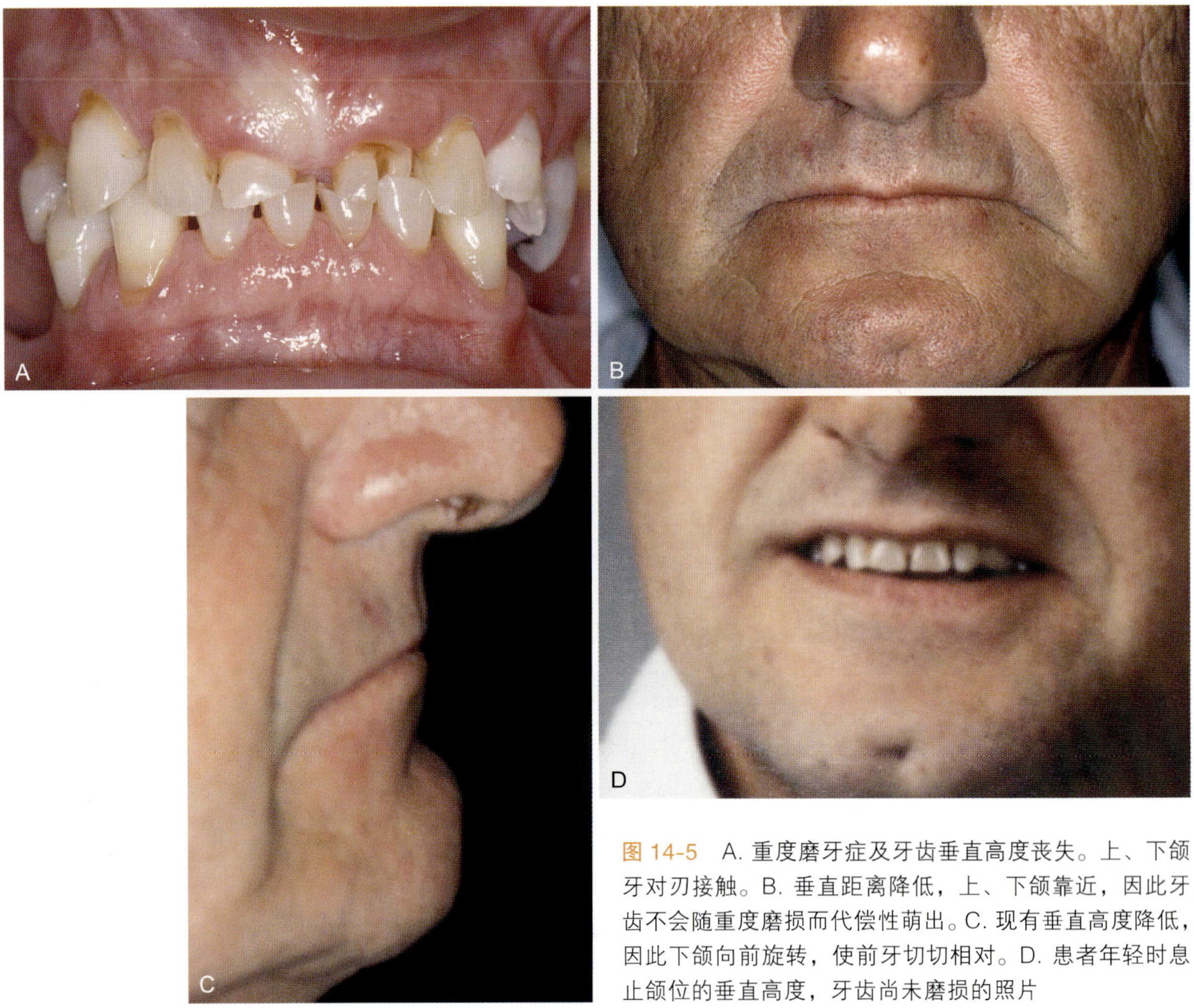

图 14-5 A. 重度磨牙症及牙齿垂直高度丧失。上、下颌牙对刃接触。B. 垂直距离降低，上、下颌靠近，因此牙齿不会随重度磨损而代偿性萌出。C. 现有垂直高度降低，因此下颌向前旋转，使前牙切切相对。D. 患者年轻时息止颌位的垂直高度，牙齿尚未磨损的照片

疲劳断裂

作用力时间延长是不容忽视的问题。材料遵循疲劳曲线，并且受循环负荷次数以及作用力强度影响[42, 43]（图 14-8）。一个很大的力可以一次性造成折断（如空手道劈木），然而在一个物体上持续施加低强度作用力，该物体仍将折断。弯曲的钢丝衣架第一次没有折断，但是重复弯曲将会使之断裂——这并非因为最后的弯曲力量更大而是因为应力疲劳。

两个原因导致磨牙症患者具有疲劳断裂的高风险。作用力强度会随肌肉的日渐强壮而增加，修复体组件上的应力循环数也增加。最终，如果副功能运动在程度和持续时间上没有改善，那么其中的组件（种植体、螺丝、基台、修复体）将会折断（图 14-9）。重度磨牙症患者的长期修复效果可预期性差。因此，当医生一旦发现种植修复体存在额外应

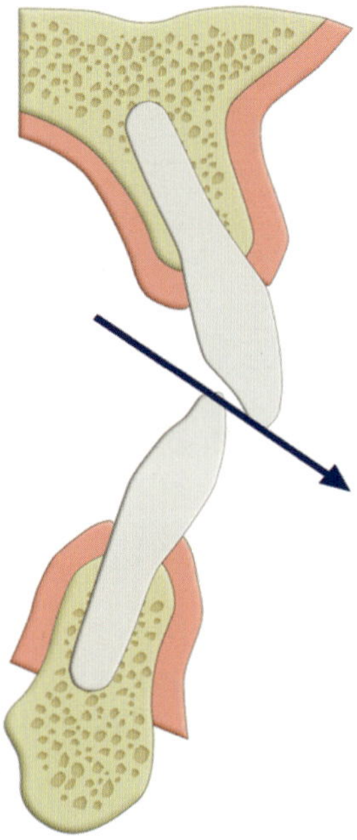

图 14-6 为了减少下颌非正中运动中前牙的受力，中至重度磨牙症患者的切导应该较浅（但是应比关节结节后斜面陡）

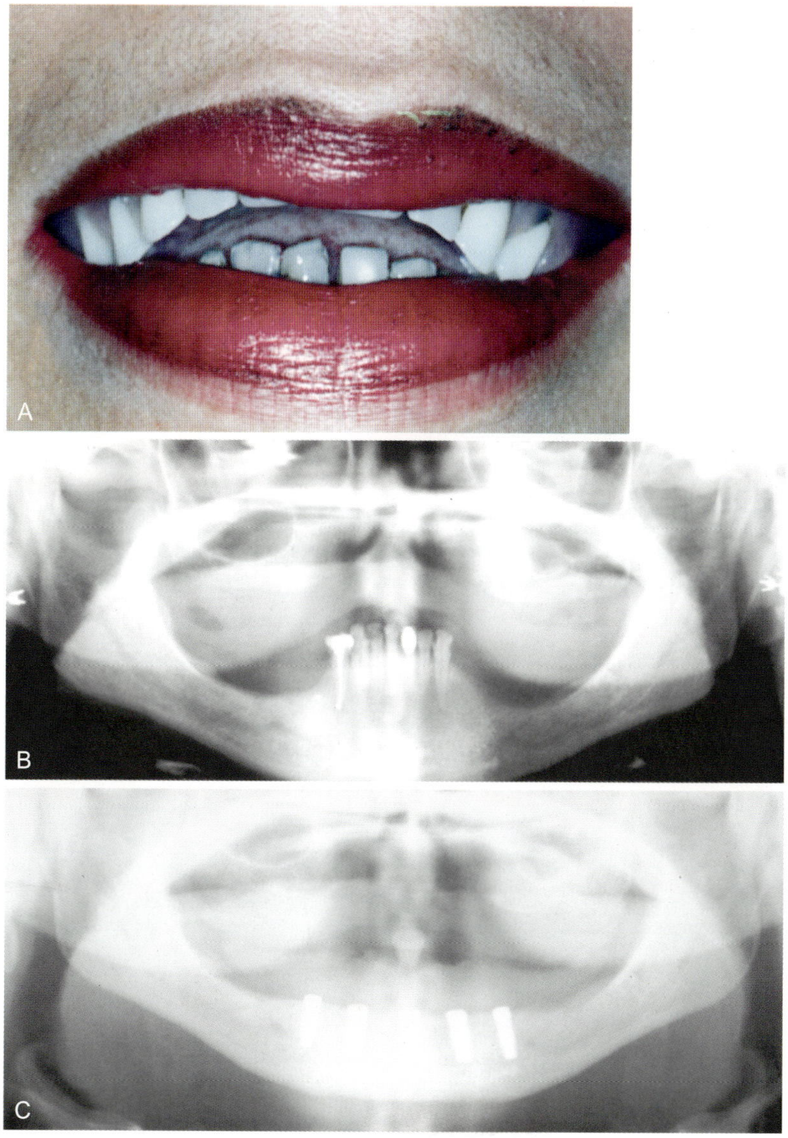

图 14-7 A. 患者上颌义齿对应的下前牙区为天然牙。注意上颌切牙位于唇缘以上，后牙区船平面较低。下切牙比自然位置更靠冠方。B. 上述患者的全景片。上颌骨前部吸收，下前牙代偿萌出伴牙槽突伸长。C. 天然牙需拔除以降低其突出的位置，恢复正确的切缘位置。在合适的垂直高度下，将有 5 个前牙种植体支持固定修复体

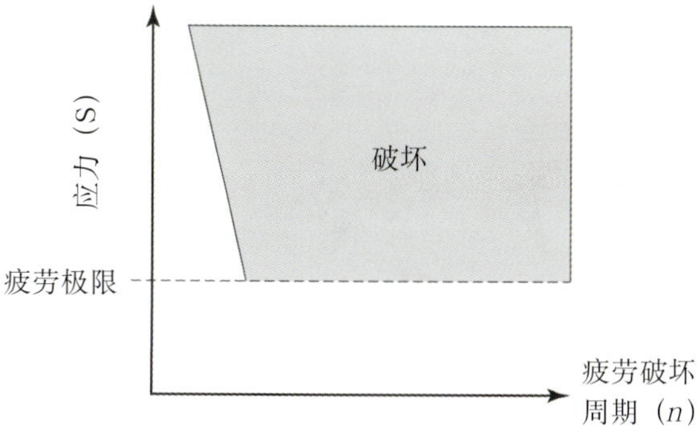

图 14-8 在材料的疲劳曲线中，纵轴代表应力，横轴代表疲劳破坏周期数。图上的点表示材料在一个周期后发生破坏时所承受的应力大小。当应力足够低时，无论周期数为多少，材料均不会发生破坏。安全区最高点的应力数值称为“疲劳极限”。副功能运动的患者会增加种植体修复系统的应力及高应力水平下的周期数。因此，疲劳破坏很常见

力，就应该改变治疗计划，将对种植体、骨、最终修复体寿命的负面影响降到最低。所有减小应力或修正疲劳因素的要素都很重要。

磨牙症患者进行种植修复，尤其需要关注修复体崩瓷问题(图 14-10)。在 Kinsel 和 Lin 的报告中，34% 的磨牙症患者都存在崩瓷，超过 15% 的磨牙症患者修复体存在崩瓷[44]。侧方运动恢复为组牙功能船时，仍有过半数的患者经历过种植修复体的崩瓷。因此，应该告知这类患者崩瓷的风险，在非美学区使用金属船面，并且使用种植保护船的概念 (即恢复切导)。

保护性船垫

磨牙症的原因有很多，其中可能包括咬合不调[37]。在考虑为磨牙症患者进行种植修复时，有必

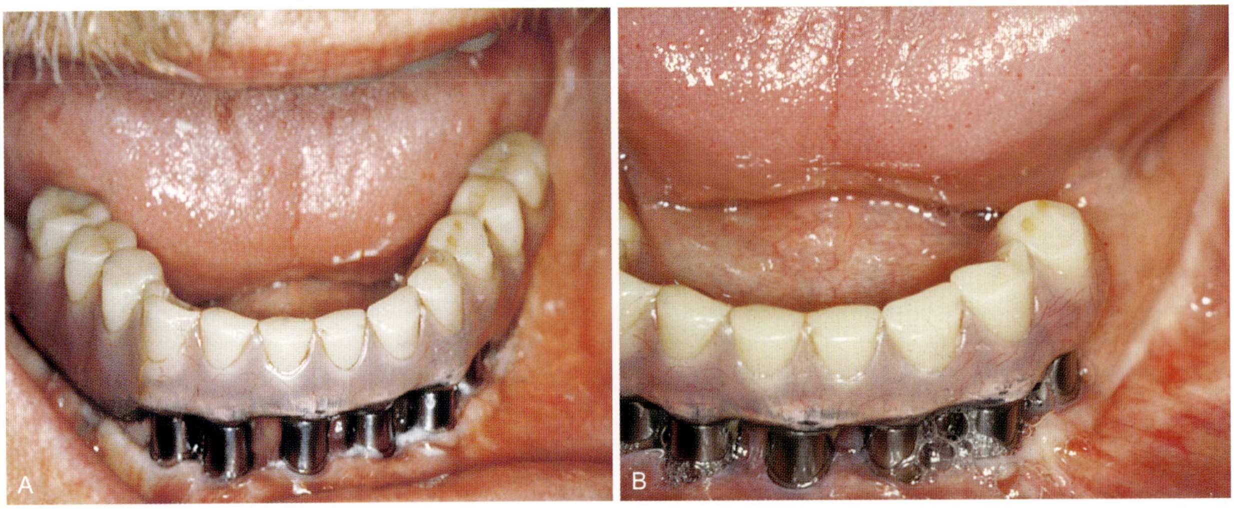

图 14-9 A. 该患者下颌为有悬臂梁的混合式种植固定修复体。前后牙的磨损表明患者有重度磨牙症。应告知患者应该恢复修复体切导关系。B. 该患者选择不恢复修复体切导关系。因此，非正中运动时后牙接触将受到很强的作用力，修复体即发生疲劳破坏

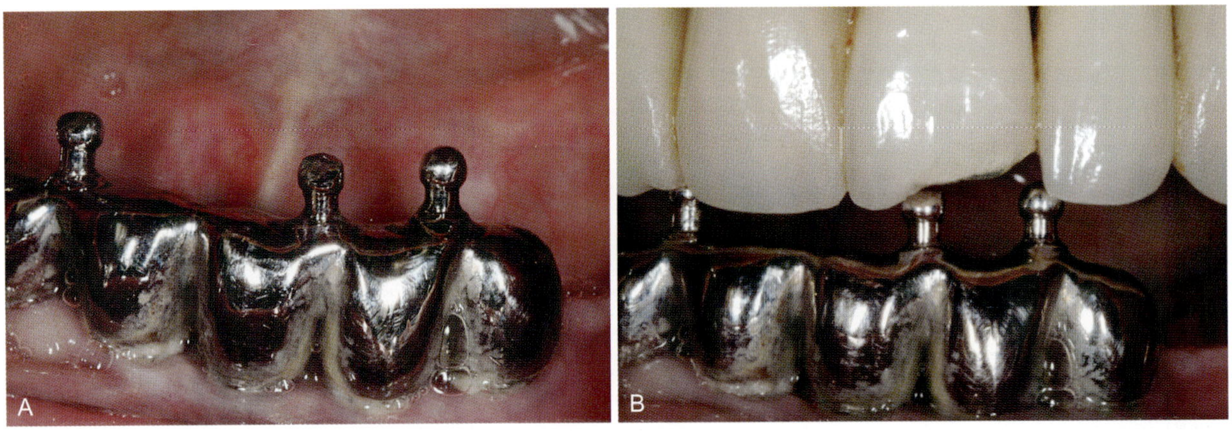

图 14-10 A. 患者没有在夜间佩戴种植覆盖义齿，其夜磨牙习惯导致前牙 O 形环附着体磨损；B. 夜磨牙引起上颌种植固定修复体的崩瓷

要进行咬合分析。下颌侧方运动时的早接触及殆干扰都会增加受力。消除非正中接触点，牙周膜及肌肉活动可能在 1~4 周内恢复。咬合协调不一定会消除磨牙症，但是进行咬合分析、消除早接触是必不可少的。尚无研究证明调殆后会加重副功能运动。因此，对于每一位诊断为磨牙症或紧咬牙的副功能运动患者而言，必须减小特定牙位咬合过负荷风险、减少其副功能运动。

殆垫是用于评估夜磨牙患者咬合不调的诊断工具。戴上 Michigan 殆垫，正中咬合时均匀接触；非正中运动时，由前牙引导，后牙不接触[46]。这种装置可在殆面用 0.5~1 mm 的有色丙烯酸树脂制作。在夜晚佩戴 4 周后，肌肉及牙周膜将得以恢复。如果患者再佩戴这个装置 1 个月或更长的时间，将可以直接观察到这种装置对磨牙症患者咬合的影响，这是因为佩戴时不存在早接触。如果有色丙烯酸树脂仍保持完整，那么夜间的副功能运动得到改善或消除。因此，即可进行咬合重建或修正。如果咬合板上的有色丙烯酸树脂被磨穿，那么调殆对减少这种副功能运动习惯并不会有影响。使用殆垫可在夜间副功能运动时缓解牙列所受的咬合力，但是治疗计划应该考虑更大的作用力。

中到重度磨牙症的作用力控制最难获得长期效果。患者的教育情况及知情同意有助于其配合，以消除或降低磨牙症的不利影响。如果对颌是软组织支持的可摘义齿，由于患者在晚上取下义齿，夜间习惯的影响将会降到最低。殆垫有助于固定修复的患者将系统内最薄弱的环节转移至可摘的丙烯酸树脂装置。强烈建议殆垫设计成正中关系位时的正中接触，以及非正中运动时前牙引导、后牙不接触，

并且可行适应上颌或下颌的相应设计。

与天然牙不同，种植体不会因为咬合接触的丧失而伸长。因此，在牙列缺损的患者中，上颌夜间殆垫在种植修复体周围会脱离接触，使得余留天然牙可以承受全部的负荷[23, 39]。例如，对于上颌中央的种植修复体来说，殆垫会悬空于修复体之上，那么将不会有咬合力传递至种植修复体（图 14-11）。当修复体位于下颌时，上颌殆面殆垫会悬于种植修复体之上，种植体也不会有咬合力的传递（图 14-12）。

全牙弓种植修复体的下颌后牙悬臂梁也可因上颌殆垫而脱离咬合。当一个象限的上颌后牙是种植固定修复体、对颌为天然牙时，可在殆垫的种植修复体周围放置软衬材料缓冲应力，并且减少修复体上的冲击作用力（图 14-13）。当上、下颌都是全牙弓种植修复体时，夜间殆垫将会在正中殆及下颌侧方运动时提供唯一的前牙接触（图 14-14）。因此，副功能运动作用力将会在前牙及种植体处得以减小，在后牙区得以消除。

治疗计划

重度磨牙症患者后牙区种植修复时，治疗计划主要进行两方面的调整：①数量更多、直径更宽的种植体是减少过负荷风险的方法之一；②可通过重建恰当的切导、避免侧方运动时的后牙干扰。当对颌为天然牙或种植体或牙支持的固定修复体时，建议消除侧方运动时后牙咬合接触。这对以下两方面有利：①因为侧方作用力会显著增加种植体 - 骨界面的应力，因此消除后牙接触可以削减磨牙时侧向力的负面影响[46, 47]；②非正中运动时的后牙接触以及几乎所有颞肌、咬肌及翼外肌肌纤维的收缩会对前牙和种植体产生更高的作用力。相反，缺乏后

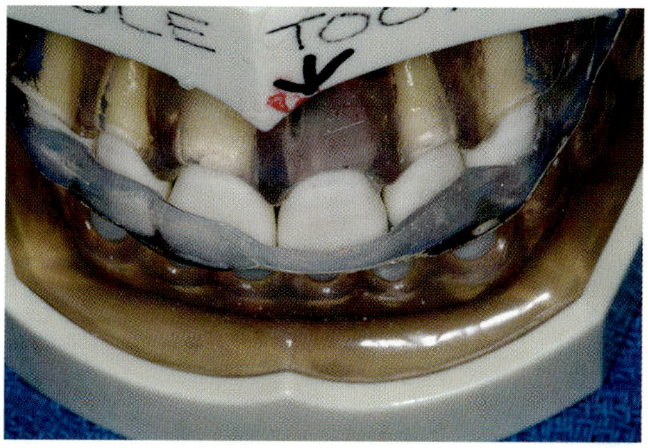

图 14-11　A. 为种植修复的牙列缺损患者设计夜间殆垫，可以将作用力转移至天然牙。上颌左侧种植体支持牙冠处的殆垫得到应力缓冲

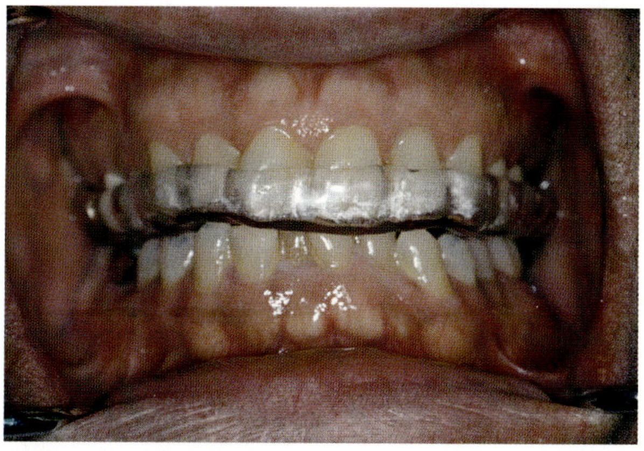

图 14-12　当种植修复体（右侧下颌金属冠）对颌牙弓为殆垫时，佩戴夜间殆垫可以保证后牙在正中殆、非正中运动时无咬合接触

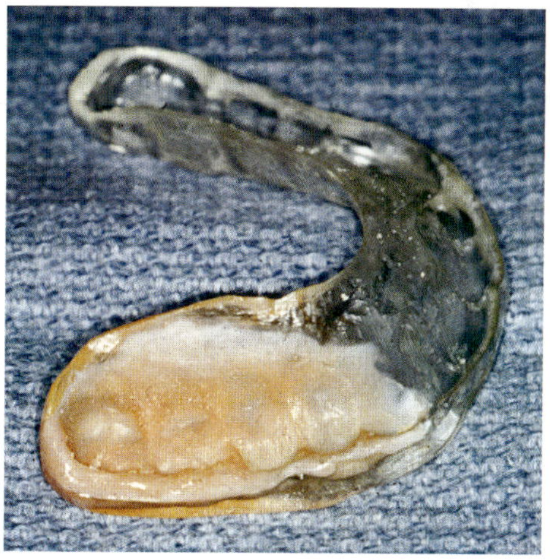

图 14-13　具有刚性丙烯酸树脂的夜磨牙殆垫以及上颌右侧后牙种植修复体区的软弹性衬垫可以减少副功能运动过程中的应力

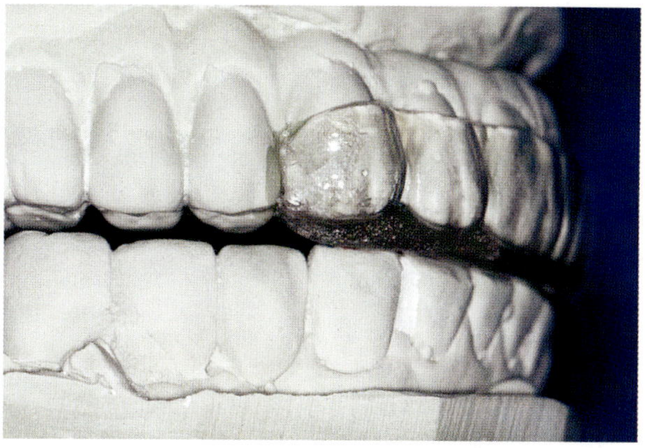

图 14-14　上、下颌相对的全牙弓种植修复体，戴上殆垫后，正中及下颌偏斜时可能仅存前牙接触

牙接触的侧方运动，会刺激较少的颞肌及咬肌肌纤维，施加于前牙种植体－天然牙系统上的作用力会减少 2/3[41]。

紧咬牙

紧咬牙指一种由一侧𬌗面对另一侧𬌗面施加的非运动状态下持续作用力的习惯。紧咬牙的习惯性位置不一定位于正中𬌗位。在静止负荷之前，下颌可能处于任何位置。因此，可能会存在磨牙与紧咬牙并存的情况。紧咬牙最常出现于重复的同一位置，几乎不随时间改变。负荷方向可为垂直向或水平向。其产生作用力明显超出正常生理负荷，并且在大小及持续时间上与磨牙症相似。然而，紧咬牙存在几种不同于磨牙症的临床情况[48, 49]。

诊断

许多临床症状和体征反映为天然牙的过度磨损。然而，紧咬牙的体征通常不明显。紧咬牙时产生的作用力更垂直于𬌗面，至少在后牙区是如此，牙齿磨损常不显著。因此，口内检查中常常会忽视紧咬牙的存在。所以在诊断时，医生应该具有更敏锐的观察力[29]。

紧咬牙的许多临床体征类似于磨牙症。当患者存在肌肉压痛（常发生于觉醒时）或牙齿冷刺激敏感的病史，应该强烈怀疑存在副功能运动。若无牙齿磨损，首先应怀疑为紧咬牙。牙齿松动、颞肌咬肌压痛或肥大、下颌开口偏斜、张口受限、釉质应力线、颈部缺损以及材料疲劳（釉质、釉质点隙、瓷及种植体组件）都是与紧咬牙相关的临床体征[48]。以上所有情况都可以在磨牙症患者身上出现[36]。然而，釉质磨损与磨牙症有很强的相关性，使之成为评估磨牙症的主要甚至常常为唯一的要素。因此，在诊断紧咬牙时应该特别注意这些不明显的临床表现。当切牙磨损不明显，而出现牙、肌肉或关节出现𬌗力过大导致的临床体征时，应高度怀疑紧咬牙的存在。

紧咬牙（及磨牙症）的肌肉评估包括下颌开口偏斜、张口受限及颞下颌关节（TMJ）触痛。开口时偏斜至一侧说明同侧肌肉不平衡[37]。张口度受限易于评估，可体现肌肉不平衡或关节退行性疾病。包括覆𬌗及覆盖，安氏Ⅰ类患者的上颌切缘至下颌切缘距离至少 40 mm，此为正常开口度。如果有水平向覆盖及覆𬌗，应从 40 mm 最小开口测量值中减去其毫米值[50]。在切端对切端的情况下，不考虑覆盖及覆𬌗的开口度范围为：男性 38～65 mm，女性 36～60 mm[51]。

临床上常发现紧咬牙患者舌体有扇形边缘，这在磨牙症患者中少见（图 14-15）。紧咬牙时舌体支撑上颌牙齿的舌面，对牙齿施加侧向压力，导致舌体出现扇形边缘。这种舌体支持位置也可伴有口内负压，则紧咬牙可以维持较长时间，这种情况通常出现在睡眠过程中。当医生要求患者大张口以评估最大张口度时（同时触诊 TMJ），应该观察侧方舌体是否有扇形边缘。如果该现象存在，就应高度怀疑紧咬牙（框图 14-6）。

牙齿松动度增加可能表明超出生理限制的作用力、骨丧失或二者共存。这需要进一步观察有无副功能运动，并且如果种植体置于松动牙区，这一指标就显得尤为重要。当周围存在松动牙时，刚性种植体会承受比相邻松动牙更大的𬌗力。震颤是一种

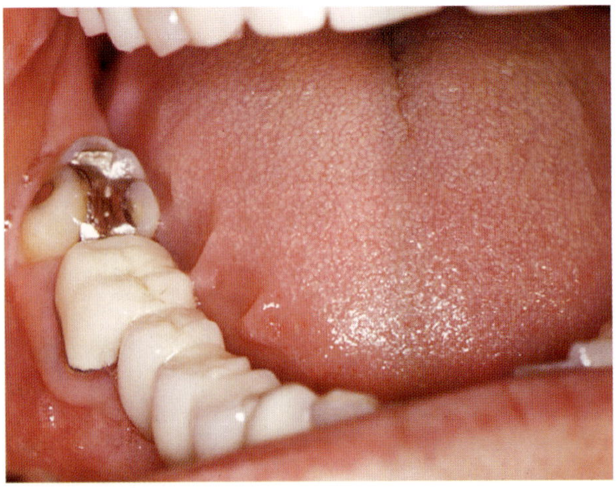

图 14-15 舌体扇形边缘最常见于紧咬牙患者。为了维持牙齿间的作用力，口内会产生负压，并且舌体上可见上颌牙齿的舌面形态

框图 14-6 副功能运动：无牙齿磨损的紧咬牙体征

- 现有或原有颞肌或咬肌压痛（通常在睡醒时）
- 牙齿冷刺激敏感
- 牙齿松动
- 颞肌或咬肌肥大
- 开口时下颌偏斜
- 张口度受限
- 釉质应力线
- 颈部缺损
- 材料折裂（釉质窝、修复体）
- 舌体扇形边缘

松动牙的震动类型，通常出现在紧咬牙的患者中。为了评估这种情况，医生的手指每次仅接触该牙的颊面，感受患者轻咬牙时的震动。震颤是局部咬合负荷过重的体征。

天然牙颈部硬组织缺损通常是紧咬牙或磨牙症等副功能运动的体征（图 14-16）。Black 曾分析了八大主流的牙颈部缺损理论，发现这些理论都不够明确[10]。这种现象被普遍称为“刷牙磨损”[46] McCoy 报道这种现象在牙齿上普遍存在，甚至在动物牙齿上也可以找到[52]。有这种体征的患者常常与副功能运动有关。三维有限元分析及光测弹性研究中，这种牙齿颈部的凹形缺损与作用力集中直接相关[53, 54]。在猫、鼠、狒猴中也可观察到这种牙体缺损，并且早在 1930 年就有文献记载，研究显示 56% 老年人有牙颈部硬组织缺损。

不是所有的牙颈部硬组织缺损都是由副功能运动引起的。然而，如果这种情况的确存在，则需将咬合与其他过度作用力的体征一起进行仔细评估。如果是由过度𬌗力引起的，就将这种情况称为“颈部缺损”[57]（图 14-17）。发生于磨牙症或紧咬牙患者的，有关釉质或咬合材料疲劳的其他体征包括：咬合凹陷或窝洞、釉质应力线、合金或丙烯酸修复体的应力线（Luder 线）以及材料折裂（图 14-18，图 14-19）。临床上，在许多颈部缺损而不松动的牙齿中也可观察到震颤。

疲劳折断

由磨牙或紧咬牙所致的作用力大小和持续时间的增加都应引起关注。上述磨牙症应力曲线在紧咬牙中同样适用。此外，在紧咬牙患者还可能存在“蠕变”现象，从而导致组件折断。一种材料在持续负荷的作用下随时间变化而不断变形，即发生了“蠕变”[43]（图 14-20）。即使负荷周期可能不会影响材料的变形，但是持续的作用力仍可导致其折断。换而言之，如果持续作用力没有减弱、降低强度或缩短持续时间，破坏即会发生（图 14-21）。这种情况也可能发生于骨，会导致种植体松动和失败。应该考虑一切能够减小紧咬牙的𬌗力及其不良后果的因素。

保护性𬌗垫

紧咬牙与磨牙症类似，将会影响治疗计划的实施。然而，垂直咬合力不如水平作用力产生的负面影响大，前牙咬合设计的改变也不像磨牙症患者那么关键。夜间𬌗垫也显得没那么有效了。然而，一个悬于种植体上方，具有硬丙烯酸外壳和软弹性内衬的夜间𬌗垫，对于紧咬牙患者也有益处。与天然牙不同的是，种植体不会伸长。因此，在有种植体

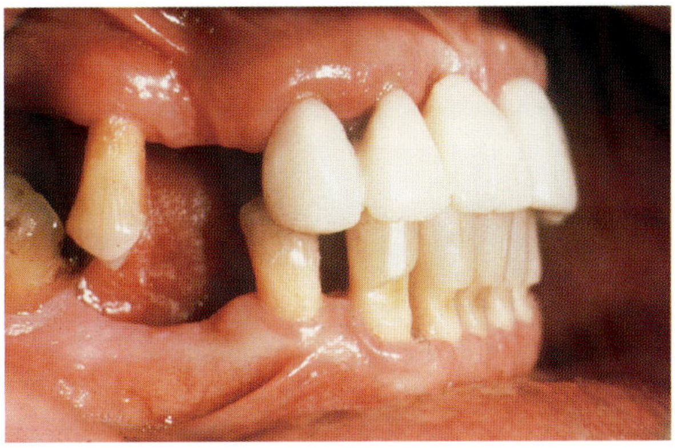

图 14-16 由于常常缺乏咬合磨损，紧咬牙习惯较难诊断。该紧咬牙患者下颌前牙存在颈部缺损。该患者的缺损显然并非由刷牙磨损所致

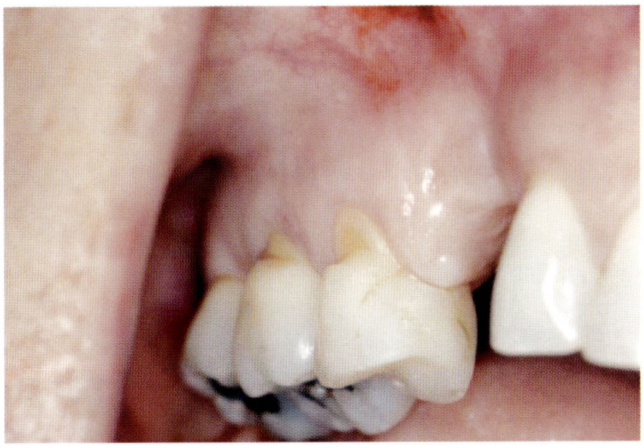

图 14-17 该患者的一侧尖牙缺失，并且前磨牙和磨牙存在颈部缺损（属于组牙功能𬌗且无尖牙）。因为前牙区不存在咬合磨损，提示紧咬牙

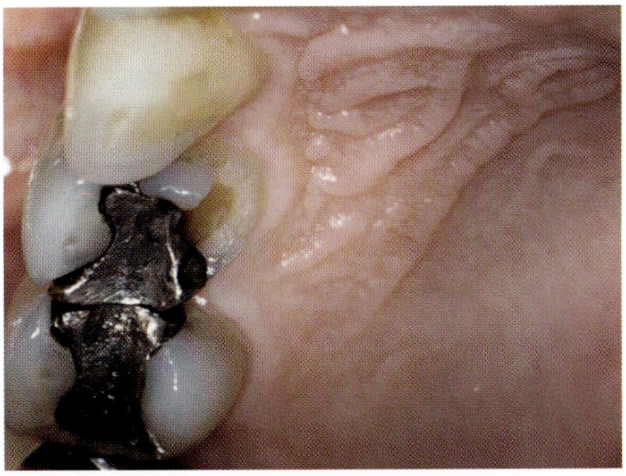

图 14-18 釉质窝洞（前磨牙牙尖）及牙尖折断都是紧咬牙的临床体征

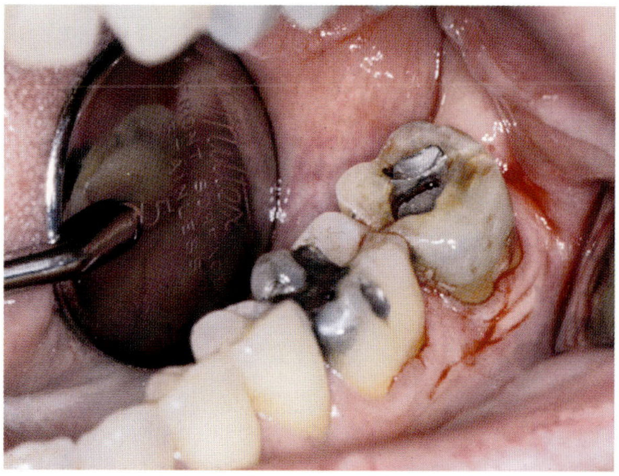

图 14-19 由于颞肌及咬肌肥大、舌体扇形边缘，该患者被诊断为紧咬牙。下颌第二磨牙也从近中 - 远中方向折裂

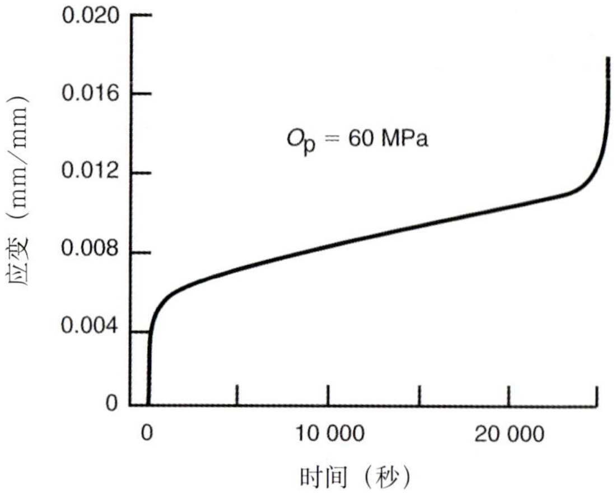

图 14-20 如图为持续负荷作用下材料的蠕变曲线，纵轴代表张力，横轴代表时间。这是一条在 60 Mpa 持续负荷下骨的爬行曲线。初期应力条件下骨的形态（也就是张力）发生改变，而后张力随时间不断增大，直至材料（如骨）断裂

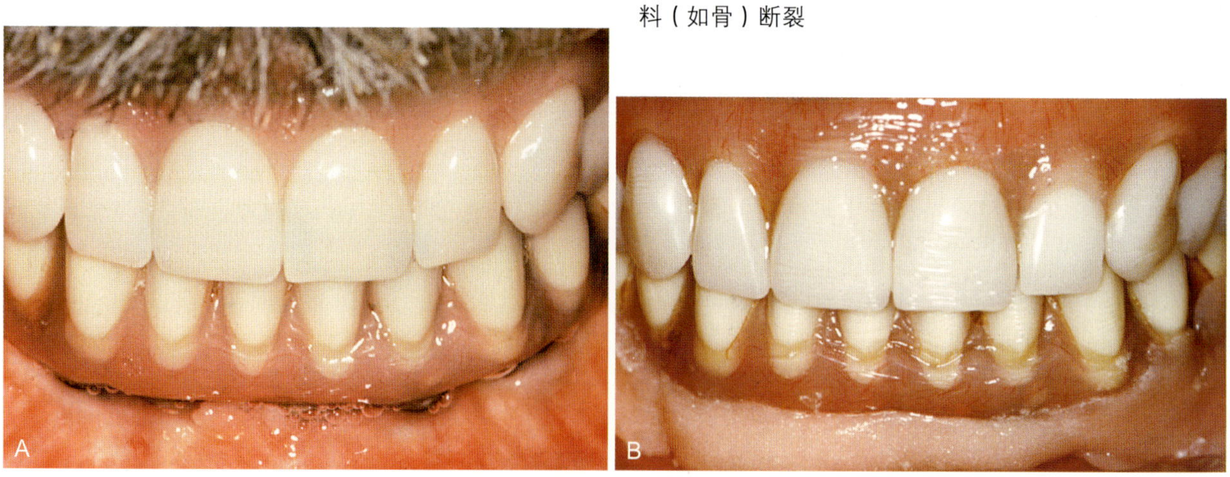

图 14-21 A. 该患者由于紧咬牙，在下颌混合式种植固定修复体的前牙区发生颈部缺损。该患者曾拒绝在夜晚佩戴保护性殆垫。B. 缺损将会持续进行，并且影响上、下颌义齿及混合式种植固定修复体的颈部区域。下颌种植体会因疲劳和蠕变发生折断

的颌弓内放置夜间殆垫，种植体周围没有接触，周围的天然牙将承担全部负荷。当夜间殆垫存在时，殆垫对颌的种植修复体要消除所有咬合接触（图 14-22），这也适于种植修复体的悬臂梁部分。在全牙弓种植体修复中，只有前牙发生咬合接触的夜间殆垫具有生物机械性优势，降低了紧咬牙时力的冲击作用[58]（图 14-23）。

修复的考量

愈合期种植体失败的常见原因是：有副功能运动的患者其潜入式种植体上方佩戴软组织支持式修复体。副功能运动会使种植体上覆盖的组织受到挤压。种植体过早负荷可能会导致骨内种植体产生微动，不利于骨结合。当覆盖于种植体上方的软组织支持式修复体因为副功能运动而产生压力时，可导致受压软组织坏死裂开。通过外科手术在种植体上方覆盖软组织也不能补救这种情况，一旦发现存在副功能运动，在种植体愈合过程中，软组织支持式修复体在种植体上方的区域必须充分避让。特别值得注意的是，愈合种植体上方的局部可摘义齿。软组织和金属支架之间的丙烯酸树脂厚度通常小于 1 mm。仅移除种植体上较薄的丙烯酸树脂层通常是不够的。相反，应该在相应位点钻一个直径为 6 mm 且穿透金属支架的洞以充分避让（图 14-24）。

应延长修复前间隔时间，这样可以通过渐进性负荷技术为种植体周围受载骨的生成提供充足的时间[59]。对于受副功能运动侧方作用力影响的前牙种

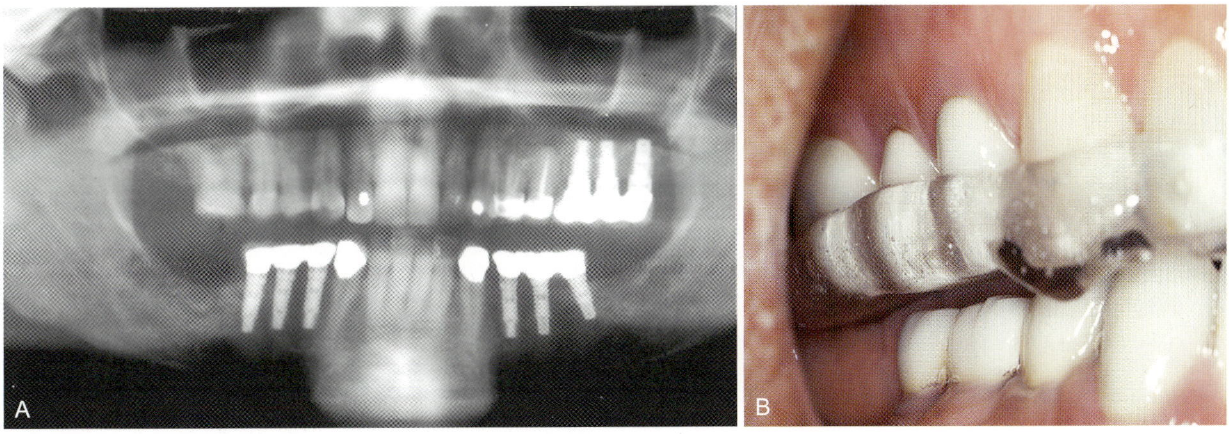

图 14-22　A. 一位紧咬牙患者的曲面体层片显示了种植修复体的 3 个后牙象限情况。B. 上颌夜磨牙保护殆垫使正中殆及下颌偏斜时只存在前牙咬合。殆垫与天然后牙接触，因而后牙不会发生伸长

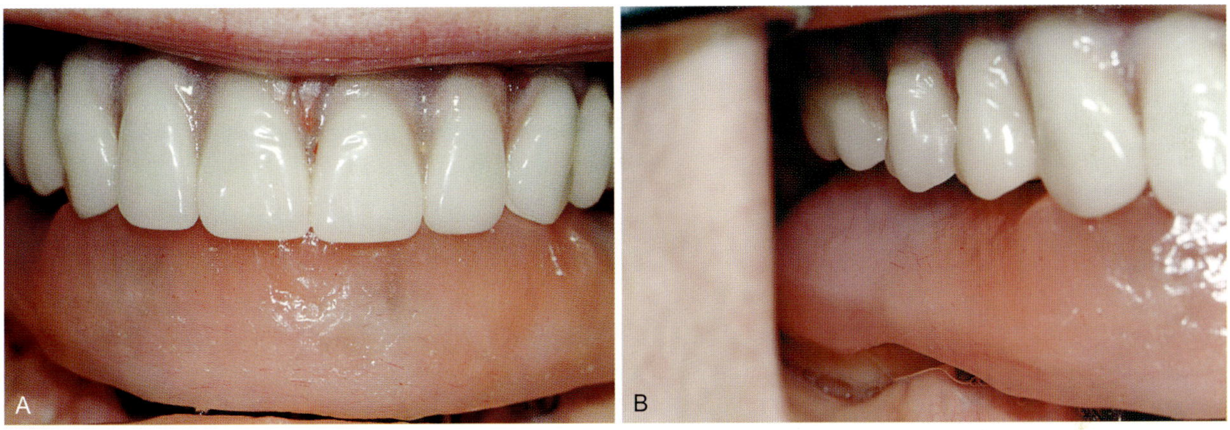

图 14-23　A. 该紧咬牙患者口内有上颌全牙弓混合式种植固定修复体，对颌为下颌 RP-4 覆盖义齿。一种下颌夜间殆垫已就位。B. 夜晚，患者取下覆盖义齿，佩戴在正中殆及下颌偏斜时只存在前牙咬合的夜间殆垫

植体，应深入考虑其治疗计划[60]。尽量选用直径更大、数量更多的种植体。如果口内存在健康的天然尖牙，尖牙将引导侧方运动。当种植体位于尖牙位点或该牙作为桥体修复时，应设计成相互保护殆，使前牙区其他种植体或天然牙一同分担侧方运动时的侧向力。修复体设计应改善应力分布，尽量使正中咬合时咬合接触沿种植体长轴分布。狭窄的后牙咬合接触点很有帮助，因为它可以避免非自主的侧方作用力，并且减小咬合作用力[60]。研究发现，调磨对颌天然牙的牙尖有助于改善垂直作用力的方向。

紧咬牙和夜磨牙会增加机械性失败的风险，例如崩瓷、粘接修复体松动脱落、基台螺丝折断、种植体折断以及牙槽嵴吸收（图 14-25）。因此，金属殆面修复体、更宽的种植体、更高强度的粘接材料（如磷酸锌水门汀）、钛合金种植体以及将更多的种植体联结到一起，这些方法都是很有利的。

舌习惯及舌体肥大

副功能运动中的舌习惯是指在吞咽过程中，舌体对牙产生的非自然作用力[61]。有文献记载，吞咽时前牙区及侧腭区的作用力在 41～709 g/cm^2[62]。正畸移动时，几克的持续作用力便已足够使牙移动。因此，这些作用力可能导致力相关的临床并发症。

舌习惯可分为几种，前牙、中间、后牙、单侧或双侧，以上都可能出现并且大多一同出现（图 14-26，图 14-27）。问题常在于：“哪一个最先发生？异常舌位置还是牙齿排列不齐？”无论如何，这种情况不利于种植体愈合且会增加修复并发症。尽管吐舌的作用力大小比其他副功能运动作用力小，它本质上是水平方向的，并且可能增加种植体黏膜位点的应力。这对非潜入式、即刻修复的种植体十分重要，此时种植修复部件暴露于黏膜表面，且骨结合界面尚处于早期愈合阶段（图 14-28）。如果因

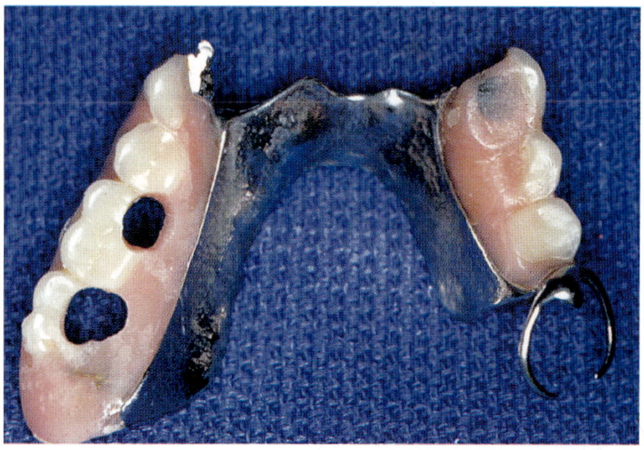

图 14-24 当愈合期种植体上方佩戴局部可摘义齿时，每一种植位点上 6 mm 的洞可以降低转移至覆盖组织上的副功能运动负荷的风险

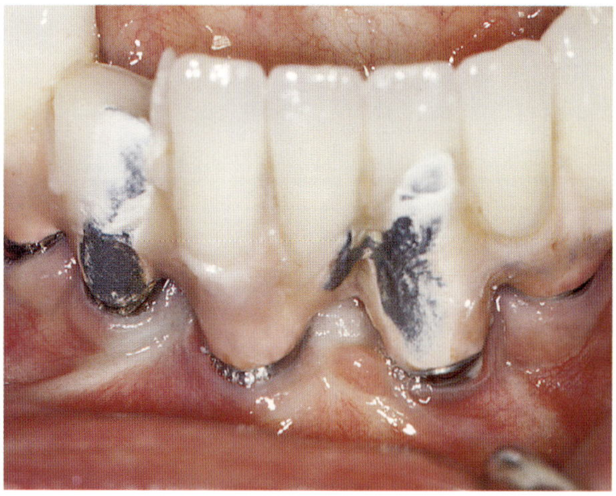

图 14-25 该患者的下颌种植固定修复体发生崩瓷。由于患者有紧咬牙习惯，颈部区域成为崩瓷的主要部位

为异常舌体位置或运动，处于吐舌区的天然牙丧失，将会加大种植体在初期愈合及早期修复负荷过程中的风险。

舌习惯可能也会导致骨移植或种植手术后创口裂开的问题，从而对软硬组织造成危害，这一问题在骨增量过程中特别突出。舌习惯可能会导致牙齿移动或松动，尤其是与种植体位于同一象限时更易发生。如果余留牙松动度增加，种植修复体可能会承担渐增的咬合负荷。

后牙舌习惯可能存在于佩戴上颌全口义齿、对颌为肯氏Ⅰ类牙弓的患者，且下颌后牙未被修复体修复的情况。这些条件下，上颌全口义齿通常会丧失封闭性，且由于只有前牙接触，正中船或非正中运动时会发生后牙翘起。为了避免这种问题，患者就会将舌体侧面深入无牙颌区以防止上颌全口义齿脱位（图 14-29）。

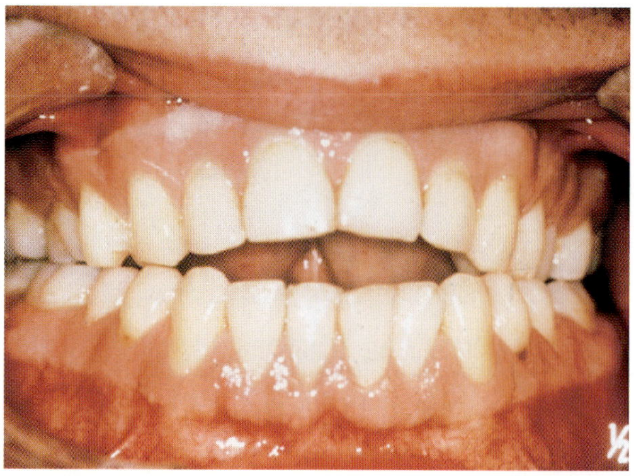

图 14-26 已将不同的舌习惯进行分类。该患者有前牙吐舌习惯，因此在任一下颌非正中运动中都不存在前牙引导

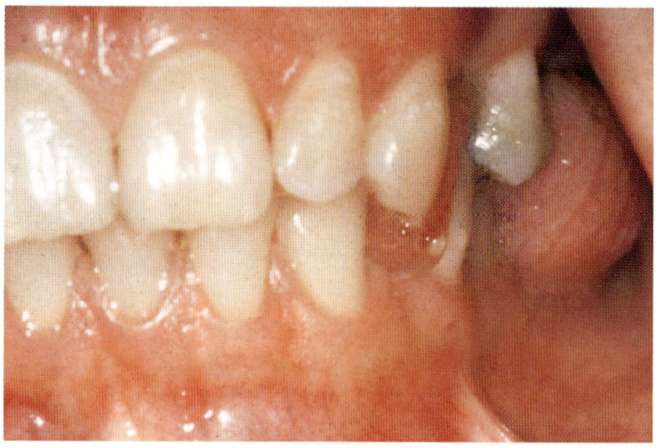

图 14-27 这个患者有单侧后牙舌习惯。当患者做吞咽动作时，舌体被迫位于上颌尖牙和第一前磨牙、下颌侧切牙和尖牙以及上下牙弓的无牙颌后牙区之间。后牙区的非埋入式种植体会承受即刻水平负荷。患者会感觉到种植修复体对舌体的压迫感

为了评估前牙吐舌习惯，医生应牵下唇向下，用注射器向患者口内注水，并要求患者吞下。正常的患者会将舌体置于前腭而使口内形成负压，便可轻松完成吞水动作。有前牙吐舌习惯的患者，由于下唇被牵开而不能在吞咽时创造所需的负压环境，因为封闭和负压环境存在于患者的舌体和下唇之间。因此，当下唇被牵开时，患者不能完成吞咽动作。

要评估后牙舌习惯，可以用口镜牵拉一侧颊部，使之离开后牙或无牙区，用水枪向口内注水，要求患者吞咽。吞咽过程中除了肉眼所见，还可能伴有口镜的压力，这也证实了侧向力的存在（图 14-27）。

有侧方舌习惯的患者，其潜在的修复体并发症是下颌种植修复后出现的舌体空间不足。减少

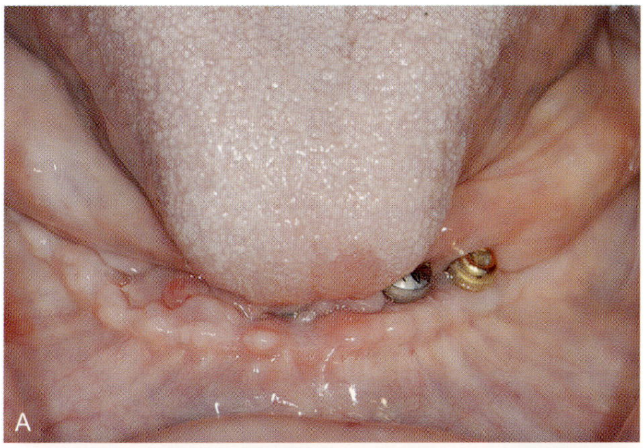

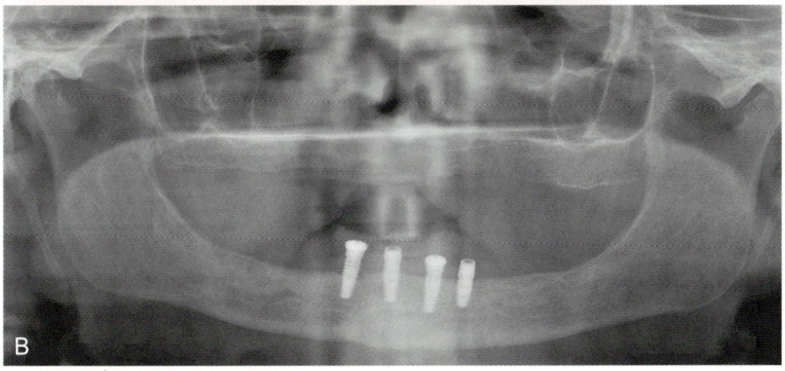

图 14-28　A. 该患者存在前牙吐舌习惯。已经植入 5 颗非潜入式愈合种植体；B. 其中 1 颗种植体结合失败，2 颗种植体在初期愈合中牙槽嵴吸收 1/3~1/2

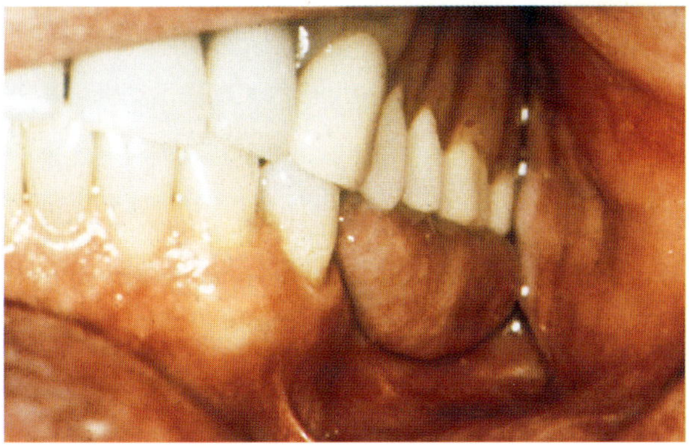

图 14-29　该患者佩戴上颌全口义齿且下颌后牙缺失。为了支持义齿，并防止咬合时义齿翘起，患者形成后牙舌位。修复并发症之一的咬舌风险随即增大

框图 14-7　副功能运动：舌习惯及舌体大小

1. 舌习惯
   a. 作用力小于磨牙或紧咬牙
   b. 持续的
   c. 水平方向的
2. 几种可能类型
   a. 前牙型
   b. 中间型
   c. 单侧或双侧后牙型
3. 术后缝合切口裂开
4. 非潜入式愈合方式或即刻修复的早期负荷风险
5. 修复并发症

下颌牙齿舌侧面宽度来为舌体提供更多空间是一种错误的修复方法。下颌后牙修复体的舌尖应该遵循 Wilson 曲线，且应具有恰当的水平向覆盖以在行使功能时保护舌体。削减下颌后牙宽度常常会增加咬舌情况的发生，并可能不会随时间消失。当下颌修复体舌面被磨除后，便需要重新制作整个修复体。医生应该在治疗前确定舌体位置，并且应告知患者，种植修复以后，舌体会有早期的学习适应周期（框图 14-7）。

即使没有舌习惯，舌体通常会适应即有空间，它的大小也会随牙齿缺失而增大（图 14-30）。因此，没有佩戴下颌义齿的患者，其舌体常较正常者大。该患者如果行种植体植入及义齿修复，将导致侧方作用力增大，且可能持续存在。随后，患者会抱怨舌体空间不足以及功能运动时咬舌。然而，这种情况通常持续时间较短，患者最终将适应新的口内环境。但是，有人发现这种患者更适合固定修复。对有舌习惯及舌体大小问题的患者来说，RP-5 修复

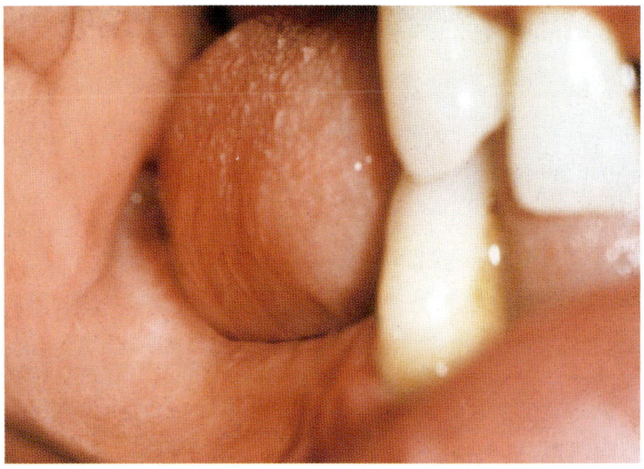

图 14-30 患者牙齿缺失，且未行修复治疗（如全口或局部义齿），其舌体通常发生增大。舌头没有转移吞咽时的侧方作用力。该舌体类型最能适应下颌后牙的种植修复体

较为不稳定，这种不稳定常发生于使用可摘种植修复体的患者。

冠高空间

颌间距离的定义为：在特定条件下，上、下颌牙齿或牙弓之间的垂直距离（如下颌处于休息位或咬合状态时）[63]。修复学中，没有一个名词描述单颌的距离。因此，Misch 提出了“冠高空间（CHS）”的概念[64]。对种植修复学来说，冠高空间在后牙区是指牙槽嵴顶到𬌗平面的距离，在前牙区为到切缘的距离（图 14-31）。在口腔前牙区，垂直覆𬌗的存在使上颌冠高空间大于牙槽嵴顶到对颌切缘的距离。总之，如果正中咬合时前牙有接触，说明存在垂直覆𬌗。因此，下颌前牙冠高空间为牙槽嵴顶到下颌切缘的测量距离。然而，上颌前牙冠高空间通常为上颌牙槽嵴到上颌切缘的距离，而非咬合接触位。

种植固定修复体所需的理想冠高空间应该在 8～12 mm。该距离考虑了“生物学宽度”、基台粘接固位或固定螺丝高度、修复材料强度、美观性，以及牙周自洁等因素。可摘义齿通常需要超过 12 mm 的距离，为义齿及丙烯酸树脂基托提供抗力，为附着体、固位杆及口腔清洁提供条件[65, 66]（框图 14-8）。

过大的冠高空间导致的生物力学后果

力放大器是指一种可以使施加于系统的作用力值增加的情况或装置，包括螺丝、滑轮、斜面以及杠杆。[42] 冠高空间的生物力学与杠杆力有关。

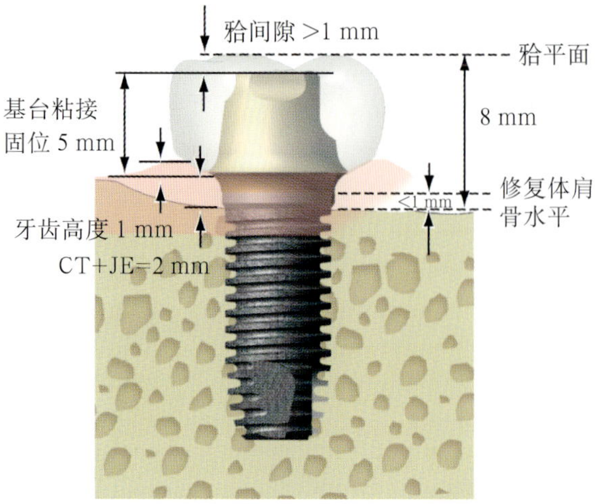

图 14-31 冠高度空间是从𬌗平面到牙槽嵴顶。FP-1 修复体的理想空间是 8~12 mm。CT：结缔组织附着；JE：结合上皮附着

框图 14-8 冠高空间（CHS）

- CHS 的测量是从𬌗平面到牙槽嵴顶
- CHS 没有一个特定的理想值。在固定修复体中，CHS 的可接受范围为 8～12 mm
- 种植可摘修复体需要≥ 12 mm 的 CHS，特别是运用杆卡式附着体进行覆盖义齿修复时
- CHS 受限或过度都会增加修复并发症的发生率

从 2000 年前的阿基米德时期开始，杠杆作用便备受关注（“给我一个支点和杠杆，我能撬动整个地球”）。对于无牙颌下颌的种植支持式修复体，修复失败、出现并发症与修复体后牙区悬臂梁过长直接相关[1]。冠高空间并非特指后牙悬臂梁，但是当任何侧向力作用时它就成为一种垂直向的悬臂梁，因此它也是一个力放大器[42]（图 14-32）。因为过度的冠高空间可以放大作用力，与种植修复相关的机械并发症也会增加，包括修复体脱落、螺丝（修复体或基台）松动、覆盖义齿附着体并发症等。

当𬌗力沿种植体长轴传导时，传导至骨组织的应力并没有因为冠高空间被放大（图 14-33）。然而，当𬌗力作用于悬臂梁或是施加于冠的侧向力时，𬌗力就会因为冠高空间而放大。Bidez 和 Misch 评估了悬臂梁对于种植体的影响，以及悬臂梁与牙冠高度的关系[42, 43]。当悬臂梁位于种植体处，种植体具有 6 个不同的潜在旋转点（即力矩）（图 14-34，表 14-2）。当冠高度从 10 mm 增加至 20 mm 时，2/6 的力矩就会增加 200%。

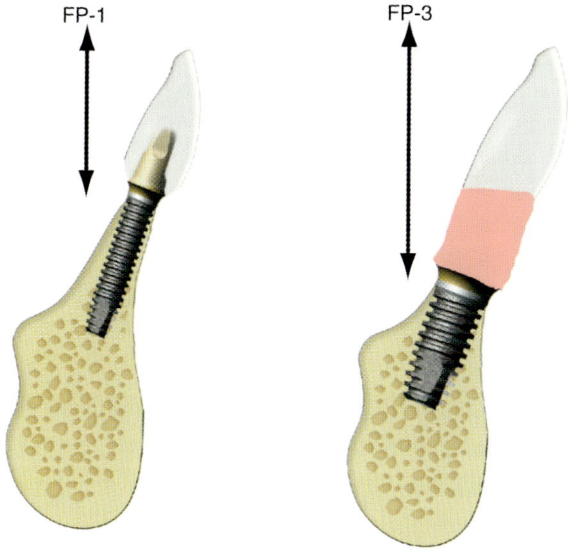

图 14-32　冠高空间对任何角度负荷或悬臂梁而言，是一个垂直悬臂梁。相对左侧种植体，右侧 FP-3 修复体传导至种植体的力更大。因此，右侧更适合宽径种植体以支持种植体修复

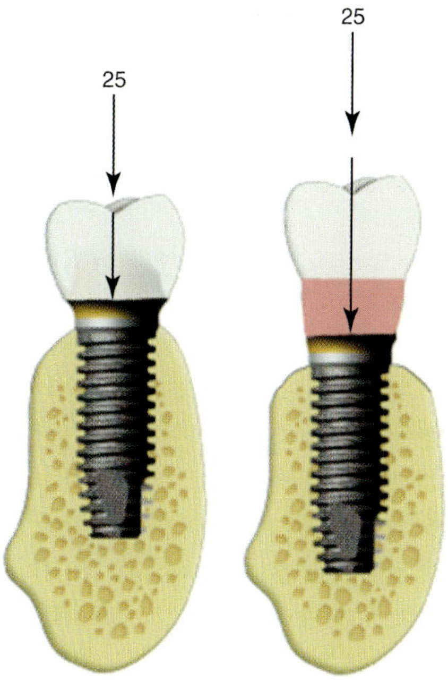

图 14-33　当受力方向沿种植体长轴时，冠高度不会产生力的放大。左、右侧种植体所受的作用力相似，因为负荷沿长轴加载

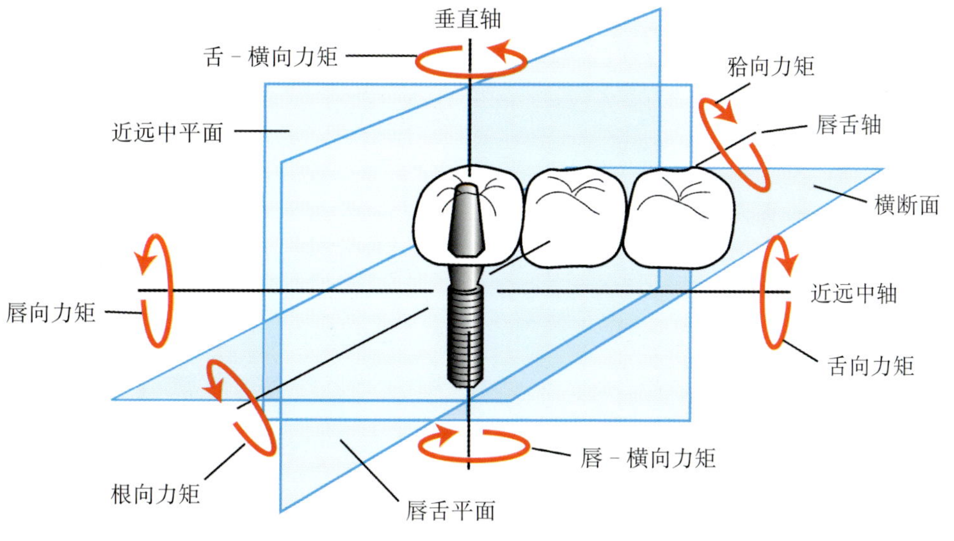

图 14-34　3 个平面内诱导旋转的力矩负荷。力矩负荷易产生 3 个平面的旋转，在 3 个平面的顺时针和逆时针旋转会产生 6 个力矩：舌 - 横向、颊 - 横向、殆向、根方、颊向、舌向

悬臂梁作用力可以沿任何方向：颊侧、舌侧、近中或远中。通常将颊侧或舌侧方向的悬臂梁作用力称为偏载。骨宽度主要是从无牙颌牙槽嵴的颊侧发生吸收。因此，种植体常常在比天然牙根偏舌侧的位置。这种情况常常形成颊侧悬臂梁修复体。当牙槽嵴顶吸收时，可用骨高度也减小，冠高空间增大。所以，在过度冠高空间条件下，种植体潜在长度通常减小，而偏舌侧的种植体位置会导致偏载。

从殆平面到种植体植入位点标记的垂直距离常为一个对个体而言的常数（除了上颌后牙，因为上颌窦腔扩张比颈部骨吸收导致的骨高度降低更迅速）。因此，牙槽骨吸收，冠高度增大，但可用骨高度降低（图 14-35）。冠高度与种植体高度之间存有间接关系。种植体植入前的中度骨吸收可能会

表 14-2 受到图 10-34 中的作用力时，牙槽嵴顶的力矩负荷

力矩影响	种植体冠－嵴顶界面施加的力矩（N/mm）	种植体冠－颈界面施加的力矩（N/mm）					
咬合高度（mm）	悬臂梁长度（mm）	舌向	颊向	根向	殆向	颊横向	舌横向
10	10	100	0	50	200	0	100
10	20	100	0	50	400	0	200
10	30	100	0	50	600	0	300
20	10	200	0	100	200	0	100
20	20	200	0	100	400	0	200
20	30	200	0	100	600	0	300

导致冠高度－骨高度比大于 1，相对骨量充足（即冠高度较短）时，种植体颈部骨受到的侧向力更大。外部负荷受力与种植体－骨界面的应力存在线性关系[67, 68]。因此，负荷越大，传导至骨界面和修复部件上的拉应力和压应力也会越大。但是，许多种植治疗方案的设计为：骨量充足条件下植入更多种植体，骨量不足时植入较少的种植体。实际上应该采用相反的种植方案：骨量越少，冠高度越大，应尽可能增加种植体数量（图 14-36）。

施加于冠上的角度负荷会放大种植体的受力。同样大小的力，呈 12° 角作用于种植体相比沿长轴作用于种植体时，种植体受力会增大 20%。这种力的增加会由于冠高度的存在更加明显。例如，12° 的角度加上 15 mm 的冠高度会把 100 N 的力放大至 315 N。换句话说，冠高空间的作用力放大效应比角度负荷更显著。

上颌前牙与殆平面的角度常大于或等于 12°，因此即便种植体植入理想位点也会长期承受角度负荷。另外，上颌前牙牙冠长度通常长于牙弓内其他牙。所以，常常因为冠高度而增加其风险。由于切导斜度一般是 20° 或更大，因此下颌前伸或侧方移动时种植体也会承受角度负荷[37]。下颌非正中运动时，前牙区种植冠受力通常与种植体长轴有较大的角度。因此，上颌前牙种植体的受力应该在治疗计划中得到补偿。

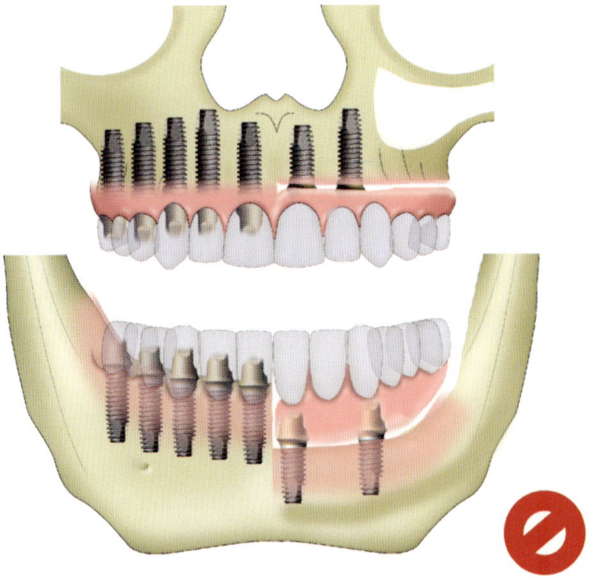

图 14-35 过去，治疗计划为骨量充足时植入更多更长的种植体（上）；骨量不足时植入更少、更短的种植体（下）。然而，冠高度随骨高度降低而增高，这种方法在骨高度降低时将形成不利的机械应力

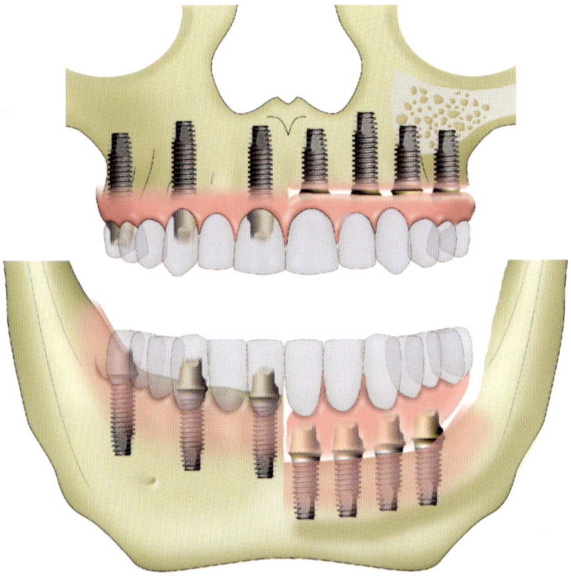

图 14-36 对于任何侧向负荷及水平悬臂梁来说，冠高度是一个殆力放大器。因此，可用骨高度降低时，冠高度越大，患者需要的种植体数量越多，悬臂梁长度越小

无论种植体设计及骨密度类型如何，对于已形成骨结合的种植体，大部分受力集中在颈部 7～9 mm 的骨上[3]。因此，种植体长度并非是对抗冠高空间效应的有效方法。换句话说，冠 - 根比是一个引导修复医生评估天然基牙的修复学概念。天然牙根越长，冠高度越短，且会形成一个以牙根冠 1/3 与中 1/3 交界处为转动轴的杠杆。然而，冠高度和种植体长度不能直接比较。由于冠高度是一个垂直悬臂梁，在任一天然牙或种植体支持的修复体中，都会放大其上的侧向或悬臂梁作用力。但是增加种植体长度，消除应力，也不会让这种情况有所改善。种植体受力后不会以其冠 1/3 与中 1/3 交界处为轴心发生天然牙根那样的旋转。相反，它会在牙槽嵴顶处承受作用力。

冠高空间越大，修复所需的种植体数目越多，特别是当其他船力因素存在时。这与原先提出的修复原则（骨量充足及冠高度低时，应增加修复体数量；牙槽骨萎缩而冠高度增加时，应减小种植体数量）截然不同。冠高空间增大，还应减少悬臂梁长度，并且如果存在其他力学因素时，可能需要完全去除悬臂梁。

冠高空间增大可能会增加种植体嵴顶骨的作用力及骨吸收的风险。而种植体嵴顶骨吸收又会使冠高空间增加。如此交替，冠高空间和整个支持系统的力矩可能会进一步增大，从而导致螺丝松动、嵴顶骨吸收、种植体折断以及种植失败。

过大冠高空间（CHS）

冠高空间如果超过 15 mm 就相对过大了，这主要是由于长期缺牙导致的牙槽骨垂直吸收引起的[65]，其他原因还包括遗传、创伤及种植体失败（框图 14-9）。种植体植入前，过度冠高空间的治疗包括正畸及外科方法。正畸对于牙列缺损（特别是在生长发育期）的患者来说是一种很好的选择，其他外科或修复方法通常费用较高且并发症风险较大。可以考虑几种外科手段，包括块状骨移植、配合钛网进行引导骨再生、嵌入式骨移植以及牵张成骨等。

框图 14-9　过大冠高空间的原因

长期缺牙及垂直骨吸收
遗传
创伤
种植体失败

颌骨重建的分期手术优于同期种植体植入术，特别是需要进行大规模骨增量时。大量的垂直骨增量甚至需要进行多次手术。

在垂直骨增量中，牵张成骨较 onlay 植骨更具优势。牵张成骨用于垂直骨增量，不会受限于移植骨块的尺寸、局部软组织的扩张度。它不需要开辟第二术区，且手术可在诊室环境完成。但是，牵张成骨需要良好的患者依从性，骨增量常常是单向性的。此外，临床研究发现，要植入种植体常常需要二次植骨[69]。Misch 提出了结合垂直骨牵张和水平 onlay 植骨的术式，达到三维重建缺损的目的。首先进行牵张成骨以增加垂直牙槽嵴骨量，扩大软组织量。随后，进行 onlay 植骨修复缺损（图 14-37）[65]。

在有过大冠高空间的病例中，骨增量优于修复治疗，尤其是对于 C-h 型或 D 型骨量而言。通过外科方法对剩余牙槽嵴进行骨增量，可以减小冠高空间、通过增加植入位点骨量和种植体数量改善种植体的生物力学性能。可使用宽径种植体来增加骨结合表面积（图 14-38）。通过修复体来改变过大冠高空间是最常见的方法，但这种方法应该最后使用。修复过大冠高空间的常用方法是：固定修复体使用牙龈色修复材料（粉色瓷或树脂）或采用可摘修复体（图 14-39）。

在上颌，垂直向骨丧失常常导致牙槽嵴的腭侧移位。种植体也因此经常被植于天然牙腭侧。在这种临床条件下，可摘修复体优势颇多，它不需要外展隙来自洁，而且可以在睡觉时将其取下，以减小冠高空间增加对夜间副功能运动带来的影响。它还可以为骨丧失后发生塌陷的唇颊部提供支持。覆盖义齿有足量的丙烯酸树脂材料，降低了修复体折断的风险。增大的冠高空间足以容纳义齿，无需削减义齿支架结构（图 14-40）。

对于冠高空间过大的种植可摘修复体，当无法植入较多的种植体时，建议利用软组织辅助支持。刚性覆盖义齿在行使功能时相当于固定修复体，因此对种植体位点和数量也有类似要求。Misch 把刚性种植覆盖义齿上方的悬臂杆形容为“隐蔽悬臂梁”[70]。如果覆盖义齿在功能活动时无动度，悬臂梁受力则不会终止于悬臂结构末端，而是终止于修复体最远中的咬合接触点，通常在第二磨牙远中。

覆盖义齿附着体类型和位点可能使其在功能运动中呈现刚性，在远中悬臂梁缺乏的情况下也是如此。例如，覆盖义齿的 3 颗前牙区种植体运用 Hader 杆卡式附着体连接，如果 Hader 固位夹与中线成角放置，那么附着体的运动受限而形成功能运动时的刚性覆盖义齿。Misch 建议：应该对修复体动度，而非个别附着体动度进行评估[70]。对于有过大冠高空间的覆盖义齿，修复体宜设计成有多向动度。

RP-5 修复体的过大冠高空间常导致修复体缺乏稳定性而需要更多软组织支持。在 RP-5 覆盖义齿中，冠高空间包括两个不同组成部分：①牙槽嵴顶到覆盖义齿附着体的距离；②覆盖义齿附着体到殆平面的距离。附着体到殆平面的距离越大，修复体受力增加导致附着体移动或发生旋转，修复体动度越大（稳定性越差）。因此，功能活动时需要更多的组织支持。这可能导致修复体下方的软组织压痛，加速后牙牙槽骨吸收（图 14-41）。

固定修复体的理想冠高空间是 8~12 mm，包括 3 mm 的理想软组织高度、2 mm 咬合材料厚度、5 mm 或以上的基台高度。值得注意的是大于 12 mm 的冠高空间，由于义齿加长，因此如果在美学区则需额外的牙龈材料来弥补。种植体比天然牙承受的冲击力更大，再加上冠高度增大，施加于种植体的力矩增加，继而加大了粘接修复体及其组件松动脱落、材料断裂的风险。当固定修复体的悬臂梁部分缺乏良好的受力时，这些问题尤为突出[65]。

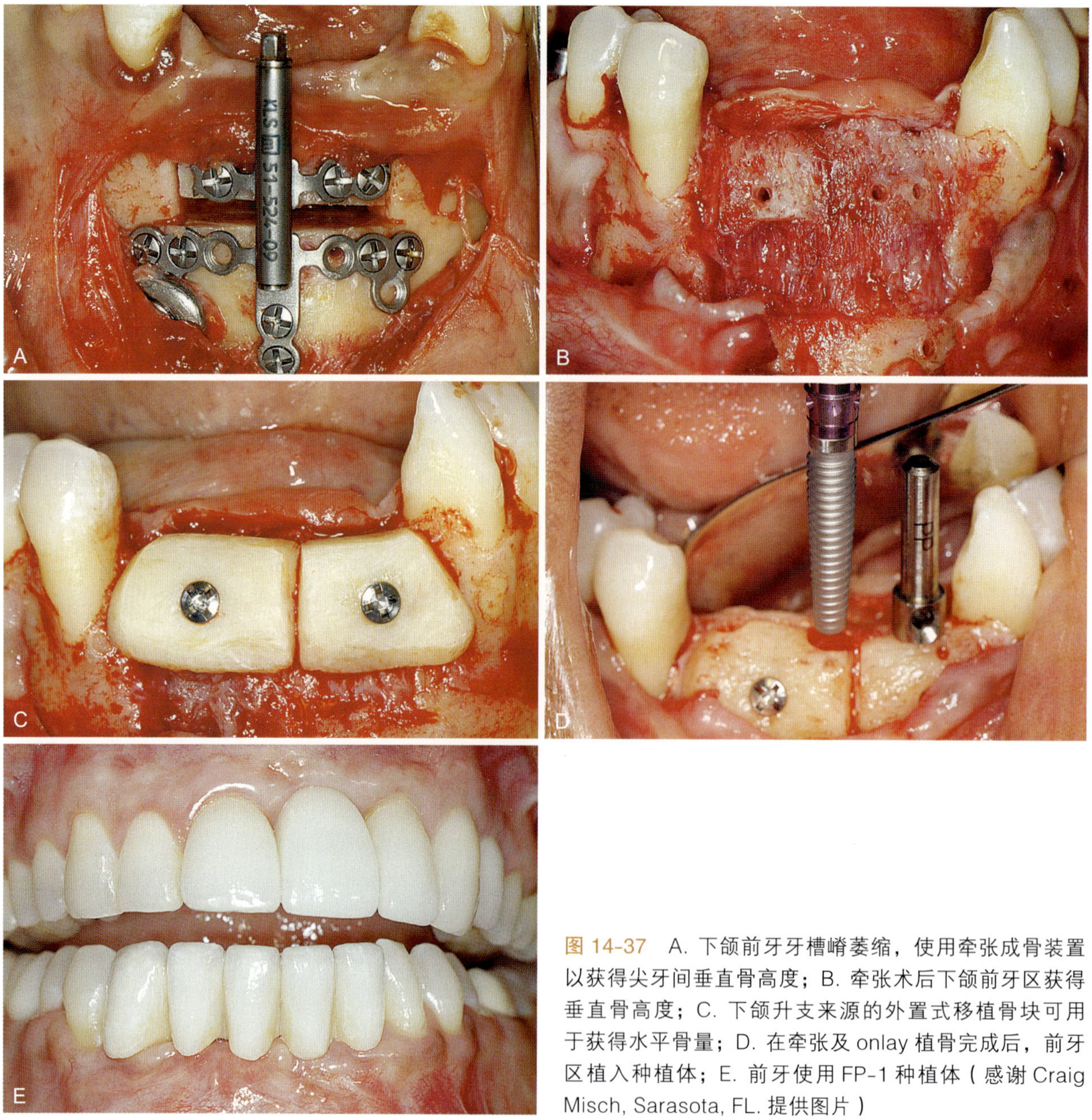

图 14-37 A. 下颌前牙牙槽嵴萎缩，使用牵张成骨装置以获得尖牙间垂直骨高度；B. 牵张术后下颌前牙区获得垂直骨高度；C. 下颌升支来源的外置式移植骨块可用于获得水平骨量；D. 在牵张及 onlay 植骨完成后，前牙区植入种植体；E. 前牙使用 FP-1 种植体（感谢 Craig Misch, Sarasota, FL. 提供图片）

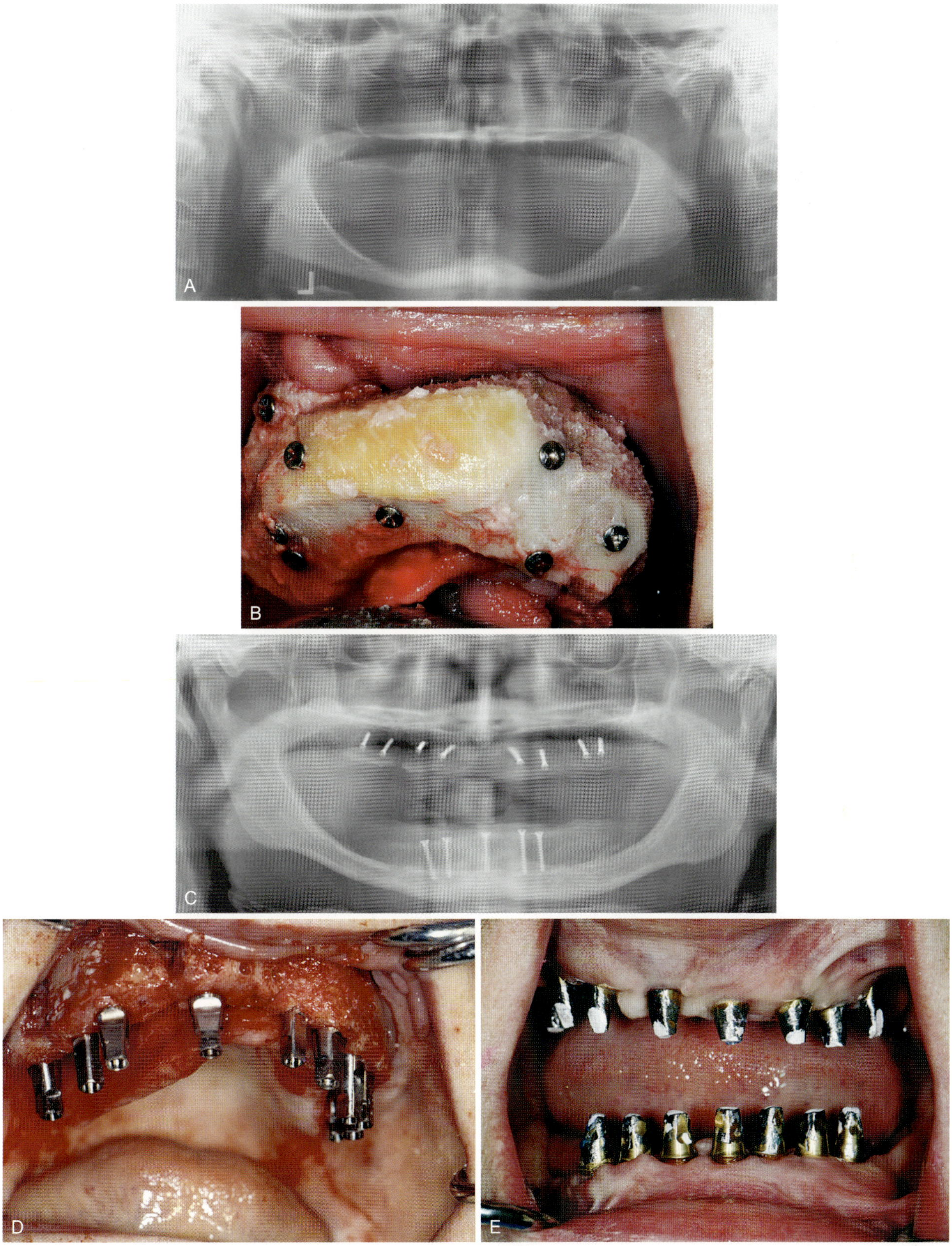

图 14-38　A. 上、下颌重度骨吸收患者的全景片；B. 行自体骨移植，增加可用骨高度，降低将来修复的冠高度（C 或 D 类骨骨量）；C. 上、下颌髂嵴骨移植术后的全景片；D. 种植体可以在 6 个月后植入植骨区；E. 进行粘接固位修复体的种植体基台预备

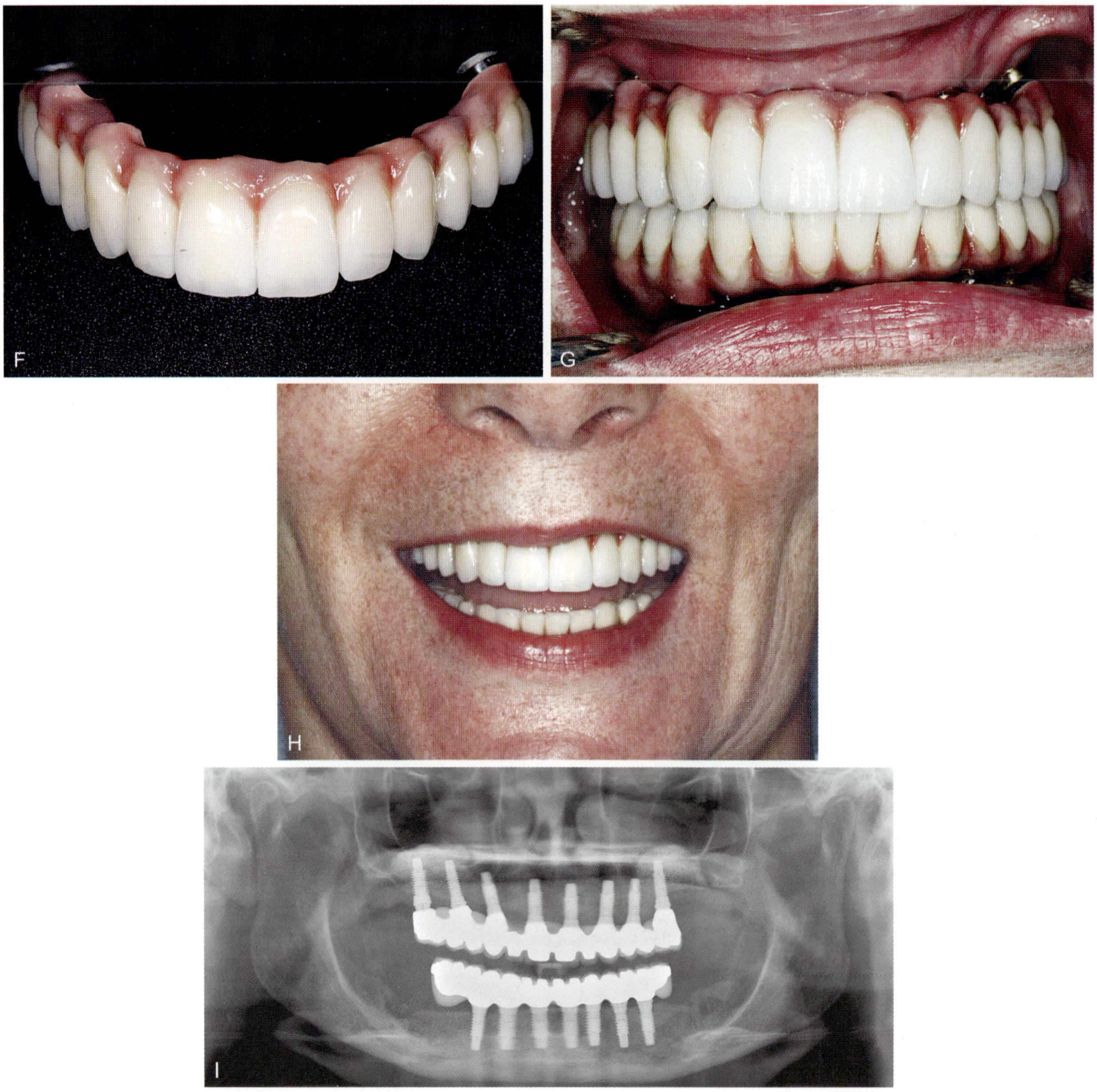

图 14-38（续） F. 制作 FP-3 固定修复体；G. 上、下颌 FP-3 修复体就位；H. 患者的高笑线；I. 髂嵴、种植体、修复体的全景片

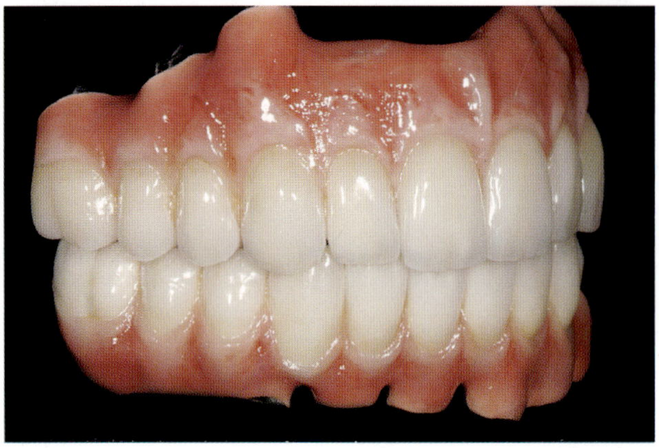

图 14-39 当冠高空间（CHS）超过 12 mm 时，粉红色瓷（或丙烯酸树脂）通常用于恢复修复体的组织外形

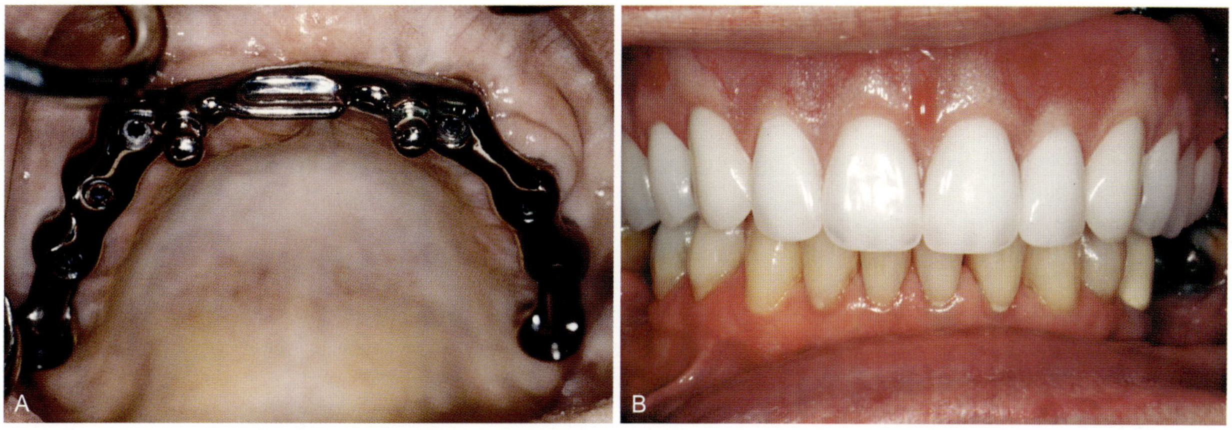

图 14-40　A. 为一位冠高空间过大的患者行上颌覆盖义齿修复；B. 冠高空间过大时，上颌覆盖义齿可能会对塌陷的唇颊部起支撑作用

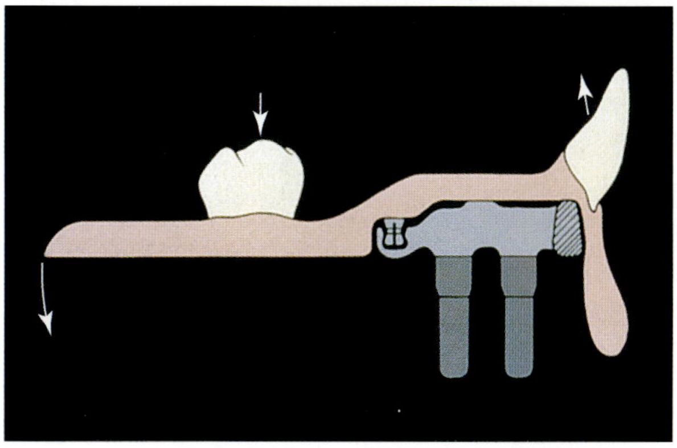

图 14-41　冠高空间过大，会导致 RP-5 覆盖义齿失去稳定性。修复体的冠高空间是从殆平面到附着体顶点的距离

冠高空间大于 15 mm，就意味着必须使用大量金属材料来恢复传统固定修复的内部结构，为瓷层留出 2 mm 的理想空间，这就需要传统固定修复的微调技术[66,71]。由于不同金属材料的冷却速率不同，铸造后很难控制金属结构的表面孔隙率。此外，铸件回炉制瓷时，由于铸件中的温度不同，陶瓷的不同区域会有不同的冷却速率[72]。如果没有对这些因素进行良好控制，那么负荷后崩瓷的风险将会增加[73]。若冠高空间过大，修复体（合金达 3 oz）的质量太大，试戴修复体时只能通过粘接剂来固位修复体。贵金属可以有效控制合金的热膨胀和腐蚀性，却会明显增加修复成本[74]。要解决这个问题，可以制作中空支架，包括使用特殊个别托盘来达到被动就位，但往往会使技工成本增加 2~3 倍。

进行固定修复时，如果冠高空间达到 15 mm 或更大，可以选择混合式固定修复体，它们的金属支架更小，通过树脂将支架、义齿等连接起来（图 14-42）。与烤瓷固定修复体相比，缩小的金属支架尺寸变化更小，且更能与基台精确适配，这对螺丝固定修复体来说尤其重要。此外，与前者相比，具有成本更低、更加美观（树脂成品牙）、牙齿及软组织恢复更加逼真、折断时更易修理的特点。由于牙齿和内部金属之间有树脂过渡，将减少咬合时对支架和种植体产生的冲击力。因此，这种固定修复体常用于冠高空间较大的种植修复。

为了保持口腔清洁，这种修复体边缘内的邻间区有时由技工室设计，称之为“高架桥”的修复体。这对下颌来说是一个非常好的方法，但是，会导致食物残留，影响空气流动，在上前牙区会影响说话。因此，由于这几个原因的存在，过大冠高空间可能会改变治疗计划（框图 14-10）。

冠高空间增加会直接导致生物应力增加。因此，无论冠高空间何时增加，种植修复的治疗计划都应包括减小应力的方法。这些方法包括[64-66]：

1. 缩短悬臂梁长度。
2. 将颊舌侧的偏载最小化。
3. 增加种植体数量。
4. 增加种植体直径。
5. 设计种植体，使其表面积最大化。
6. 制作有软组织支持的可摘修复体。
7. 睡觉时摘除可摘修复体，减小磨牙等副功能运动带来的不利影响。
8. 无论是支持固定修复体还是可摘修复体，都应将种植体连接在一起。

冠高空间是殆力放大器，冠高度越高，悬臂梁部分应该越短。当冠高空间超过 15 mm 时，除非其他所有涉及殆力的因素都非常小，否则不宜用悬臂梁。在种植支持系统中，应该减少任何偏斜方向上的咬合接触作用力，甚至消除正中咬合时后牙悬臂

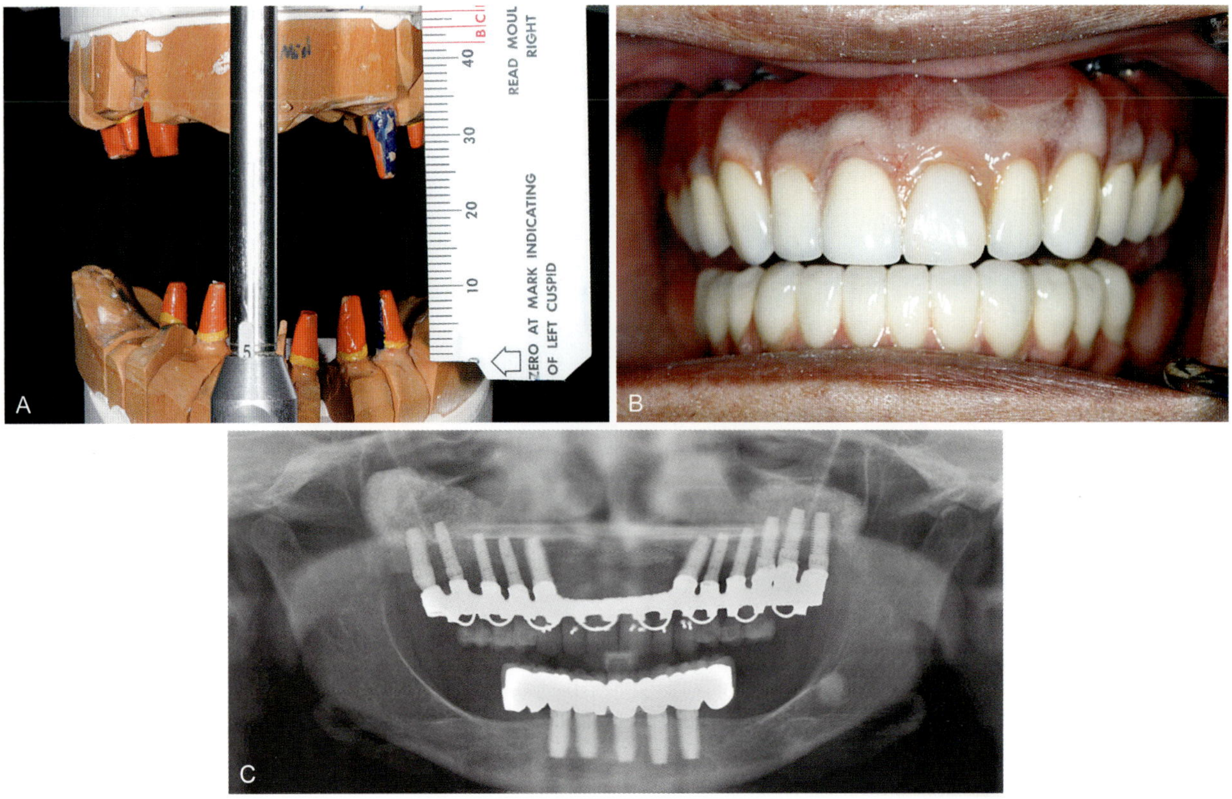

图 14-42 A. 对于 CHS 超过 15 mm 的临床情况而言，混合式固定修复体（由金属支架、丙烯酸树脂、树脂牙组成）具有许多优势；B. 在上颌修复体中，人工牙排列于金属支架和其表面的丙烯酸树脂基底上；C. 全景片示：上颌混合式固定修复体（由金属支架、丙烯酸树脂、树脂牙组成），以及下颌 FP-3 烤瓷修复体

框图 14-10 过大的冠高空间

- 对任何侧向作用力或悬臂梁来说，CHS 都属于垂直杠杆
- 过大 CHS 增加固定修复体机械并发症的发生
- 全口无牙颌患者常更需佩戴覆盖义齿
- RP-4 覆盖义齿的种植体支持应该与 FP 相当
- RP-5 覆盖义齿的 CHS 由两个部分组成：牙槽嵴顶到附着体顶端的距离，以及附着体到𬌗平面的距离
- RP-5 覆盖义齿需要足够的软组织支持
- 固定修复过程中，种植体植入前应该评估是否需要进行角化龈移植手术
- 与传统 FP 相比，FP-3 的金属和陶瓷收缩问题更为突出
- 建议使用混合式 FP-3 固定修复体，包括树脂牙、金属支架和丙烯酸树脂

CHS：冠高度空间；FP：固定义齿；RP：可摘义齿

梁（或偏斜区）上的咬合点。由此，因为大部分修复体的悬臂梁部分只有在行使功能（如咀嚼）时才承受负荷，副功能运动所形成的负荷也得以减小。

咀嚼动力学

咀嚼肌动力学会影响种植系统所受的作用力大小。包括以下几点影响因素：患者体型大小、性别、年龄、骨骼位置、牙列状况。患者体型可以影响𬌗力大小。身形魁梧、体格强壮的人𬌗力较大，身体虚弱的患者𬌗力往往较小[13]（图 14-43）。较大的𬌗力可能导致负荷后种植失败率增加、咬合材料折裂及基台螺丝松动的风险增大、种植体颈部牙槽骨吸收增多。

总体来说，女性产生的𬌗力比男性小 20 磅。肌肉大小和收缩力主要受睾酮影响。van Steenberghe 等的临床报道发现，与女性相比，牙列缺损的男性种植失败率为 13%[75]。Kinsel 和 Lin 的研究显示，男性患者崩瓷发生率为 13.1%，女性为 6.4%。修复体折断的男性患者为 26.9%，女性为 20%[44]。

老年患者𬌗力小于年轻患者。此外，年轻患者生存时间更长，因此需要植入更多数目的种植体以支持修复体使用更长时间（如在其他条件相同的情况下，80 岁的患者所需的种植支持时间比 20 岁患者短得多）。Wyatt 和 Zarb 的报告指出，第一年 X 线片显示的骨吸收与男性、低龄、种植修复体远中存在游离悬臂呈正相关[76]。临床报告证实，应在治疗前对咀嚼动力学进行评估。

牙弓位置可能会影响最大殆力值。面形方圆者产生的殆力是正常面形者的 3 倍（图 14-44）。如果伴有中至重度磨牙症或紧咬牙，就应特别关注这一点。骨性Ⅲ类患者咀嚼运动主要为垂直向，产生垂直向的殆力，很少伴有侧向移动。然而某些患者由于前牙骨吸收或后牙缺失，垂直高度降低，某些患者下颌前旋，表现为“假Ⅲ类畸形”。如果要恢复至Ⅰ类关系，则“假Ⅲ类”最终修复体的前牙区将会存在悬臂梁。将切缘恢复至原有位置时，这些患者会在正中咬合时会伴有下颌侧向移动。侧向殆力也会增加前牙种植体的受力（图 14-45）。

长期缺牙使咀嚼肌渐进性萎缩，最大咬合力也随之减小。15 年缺牙史可使最大殆力小于 6 psi[79]。种植修复后 3 年，殆力又会提高 300%。一般来说，牙弓内牙量越少，最大殆力值越小[80]。因此，生理状态、性别、年龄、肌肉量、颌骨位置、牙列情况都会对肌肉力量、肌肉动力学及最大殆力产生影响（框图 14-11）。这些因素越强，生物力学并发症风险越高。

若咀嚼肌动力因素增大，那么种植治疗计划中应该尽可能降低其他殆力放大器的作用。例如，应该减小悬臂梁长度，或进行骨增量以降低冠高度。种植体数量、尺寸及其设计都有可能增大负荷表面积。

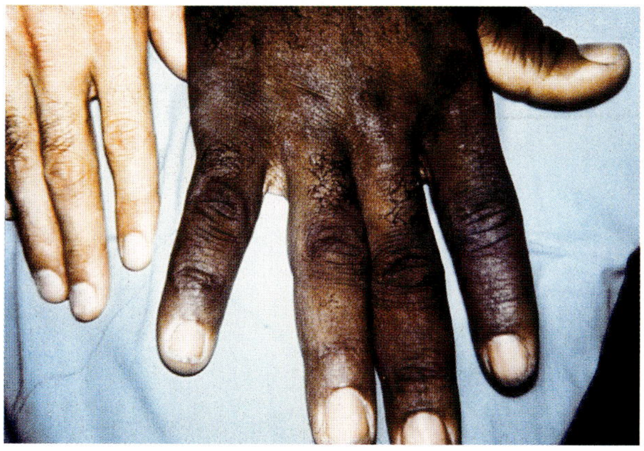

图 14-43　咀嚼力学受患者体型大小的影响（体型较大者殆力通常较大）

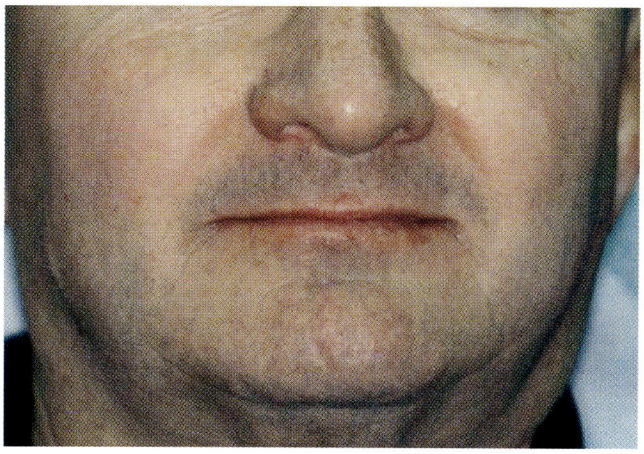

图 14-44　面形方圆的患者比普通患者的殆力大。尤其当存在副功能运动时尤为明显

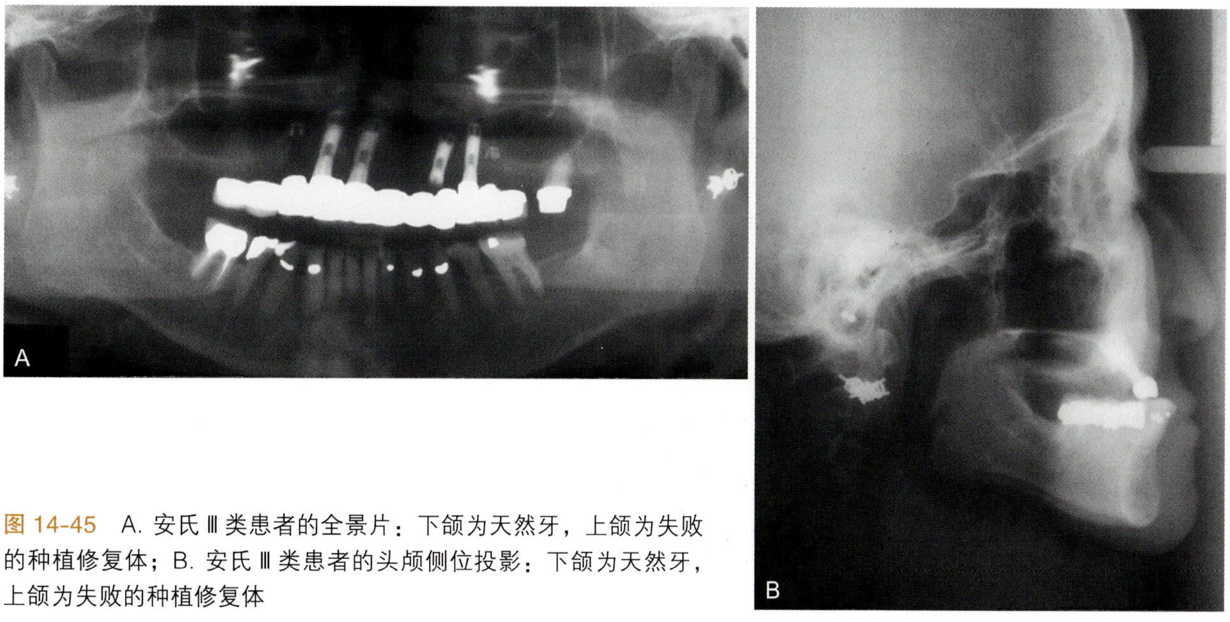

图 14-45　A. 安氏Ⅲ类患者的全景片：下颌为天然牙，上颌为失败的种植修复体；B. 安氏Ⅲ类患者的头颅侧位投影：下颌为天然牙，上颌为失败的种植修复体

框图 14-11 咀嚼动力学

患者体型大小
性别
年龄
肌肉量
颌骨位置
牙列状况

牙弓位置

磨牙区的𬌗力最大，且随位置前移而递减。切牙区最大𬌗力为 35~50 psi，尖牙区为 47~100 psi，磨牙区为 127~250 psi[11]（图 14-46）。Mansour 等用Ⅲ类杠杆估算了𬌗力大小和力矩，以髁突为支点，颞肌和咬肌作为力点[81]。通过数学计算和直接测量得到了相近的数值。第二磨牙𬌗力比第一磨牙高 10%，说明其𬌗力范围为 140~275 psi。

Chung 等对 69 名患者平均使用 8.1 年（范围为 3~24 年）的 339 个种植体进行研究，发现后牙种植体（即使伴有角化龈）年平均骨吸收量是前牙的 3.5 倍[82]。因此，𬌗力越大的区域，骨吸收可能越明显。

后牙无接触，前牙𬌗力降低；后牙正中或非正中接触时，前牙𬌗力增加[37, 83]。因此，除了Ⅲ类杠杆的机械作用外，要降低前牙𬌗力还需要考虑生物因素。后牙接触时，主要咀嚼肌收缩；后牙不接触时，2/3 的颞肌和咬肌纤维处于舒张状态。由此，𬌗力减小。

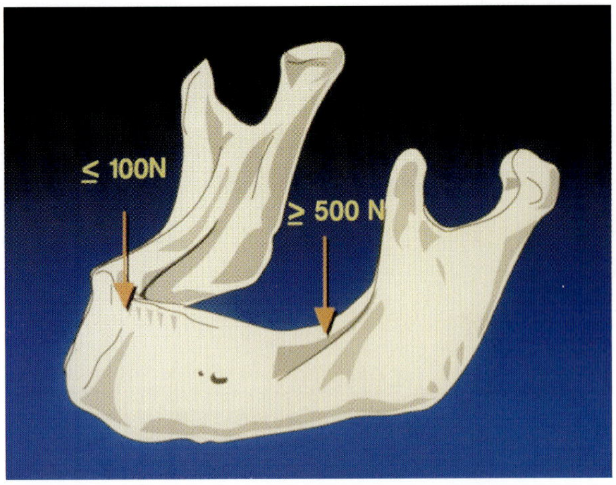

图 14-46 下颌后牙区产生的最大𬌗力高于前牙区

前牙区受力较小，因而前牙天然牙根的直径和表面积较后牙更小。天然牙表面积在磨牙区增加最明显，为前磨牙区的 2 倍。但是在种植修复中，我们往往通过现有骨量确定种植体长度，在前牙区植入较长的种植体，后牙区植入较短种植体（或将悬臂梁终止于前牙种植区，否则其长度会放大后牙𬌗力）。应该修改这种方法，遵循与天然牙类似的生物力学负荷原则。然而，很难通过种植体长度来分散𬌗力。相反，改变种植体的宽度和设计更加实际。减少𬌗力的最佳办法是增加种植体数量。因此，后牙区常常应该选择直径更大或数量更多的种植体（因为磨牙牙根较多），特别在其他𬌗力因素存在的情况下更应注意。

几乎所有天然牙都由薄的硬骨板及牙周组织包绕。然而，牙齿缺失将导致缺牙位点处的骨密度降低，且各个区域情况不同。后牙区所形成的骨密度一般较前牙区疏松，而上颌前牙区疏松于下颌前牙区。因此，下颌前牙区的种植体有较大优势。骨质越密，种植体 - 骨界面的抗力越强。也就是说，缺牙区骨密度与𬌗力大小及该位点天然牙根表面积成负相关。因此，最具风险性的种植位点为上颌后牙区，其次是下颌后牙，然后为上颌前牙。下颌前牙区是牙槽骨生理负荷区内最佳的种植体应力转移区[84]。

牙位因素中，还应将上颌前牙与下颌前牙进行比较。下颌前牙不仅骨密度更大，而且其𬌗力更偏向于牙体长轴。上颌前牙种植体 12°~15° 的角度负荷将会使𬌗力约增加 25%。虽然与下切牙（全口最小的牙）相比，上颌前牙直径和表面积较大，尽管上下前牙受到𬌗力大小接近，由于承受角度𬌗力，上颌前牙仍承受更大风险。

另外，还包括上颌与下颌的比较。如前所述，下颌骨密度大于上颌，尤其在后牙区。因此，由于骨密度较小，上颌缺牙区所需的种植体数量更多、直径更大。与下颌同名牙相比，上颌牙根更多且牙周膜表面积更大（框图 14-12）。但是上颌牙缺失后，上颌窦会迅速扩张，降低骨高度，因此可用骨高度比其他区域都要小。

对 颌

与软组织支持的全口义齿相比，天然牙通过咬合接触向对颌传递的𬌗力更大。此外，佩戴全口义齿的患者产生的最大𬌗力较局限，为 5~26 psi[79]。

框图 14-12　牙弓位置：后牙区

1. 磨牙区的最大殆力
   a. 机械方面：Ⅲ类杠杆
   b. 生物方面：收缩的肌群量
2. 骨结合种植体长时间后发生牙槽骨吸收
3. 骨密度比前牙区低
4. 上颌后牙比下颌后牙风险更大
5. 上颌后牙骨量最少
   a. 牙槽骨吸收
   b. 上颌窦扩张
6. 下颌后牙骨高度低于前牙
   a. 下颌神经管和颏孔位置

刚开始佩戴义齿时的殆力最大，随后不断降低。随时间推移，无牙颌患者往往会出现肌肉萎缩、因年龄或疾病所致的口腔黏膜菲薄、骨吸收等问题[85]（图 14-47）。一些患者可能会不断紧咬自己的义齿以维持肌肉量。然而，这种习惯往往会加速牙槽骨吸收。使用种植覆盖义齿可以改善咀嚼无力的情况。RP-5 覆盖义齿比全口义齿产生的殆力更大。

种植修复体所承受的最大殆力与对颌牙齿或种植支持修复体数量有关[86-88]。因此，牙列缺损患者的殆力比牙列完整者小（图 14-48）。佩戴局部义齿的患者产生的殆力在牙列完整者与佩戴全口义齿者之间，主要取决于肌肉、关节及余留牙的位置和情况。佩戴种植固定修复体的牙列缺损患者，其产生的殆力与天然牙更接近，但是由于缺乏本体感受器，在副功能或功能运动时可能会放大负荷的作用。

由于全口种植固定义齿缺少天然牙的本体感受，咀嚼运动时患者产生的殆力比天然牙大 4 倍[89]。因此，对颌有种植修复体时产生的殆力最强。与固定义齿相比，RP-4 覆盖义齿存在动度，而且常用丙烯酸或树脂牙，所以其殆力比全口固定种植修复体稍小（图 14-49）。此外，由于缺乏本体感觉，即使种植修复体在咬合或副功能运动时存在早接触也不会改变闭口轨迹[18]。因此，种植修复体承受的应力将持续增大（框图 14-13）。

对颌牙弓对整个种植治疗计划的影响不如副功能运动、咀嚼动力学或过大冠高空间明显，但却是崩瓷的主要危险因素。Kinsel 和 Lin 发现，对颌牙列不同，种植冠崩瓷的发生率也不同。[44] 当对颌为全口义齿、天然牙、修复冠、种植体时，种植体冠

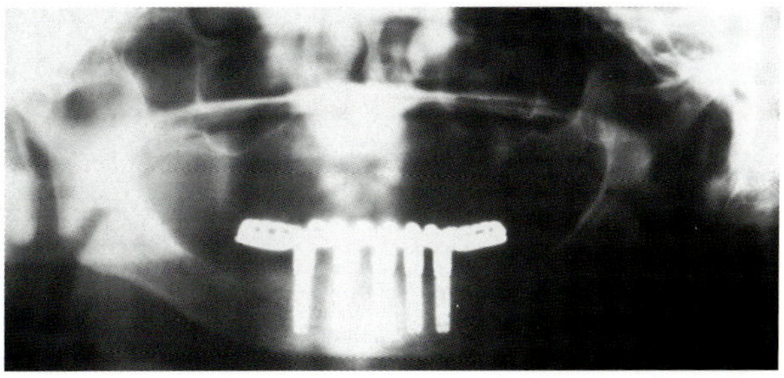

图 14-47　一般来说，对颌牙越多，殆力越大。当种植修复体对颌为全口义齿时（如全景片所示上颌），殆力较小

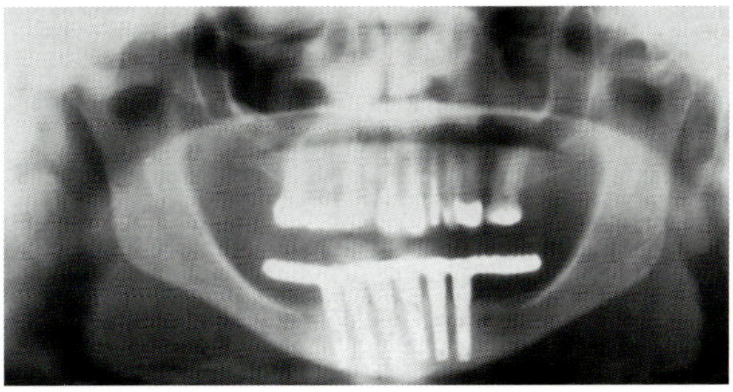

图 14-48　全景片示：种植修复体对颌为天然牙。与对颌为无牙殆的情况相比，应该缩短悬臂梁长度或增加种植体数量。由于悬臂梁长度以及对颌殆力增加，下颌修复体可能会松动

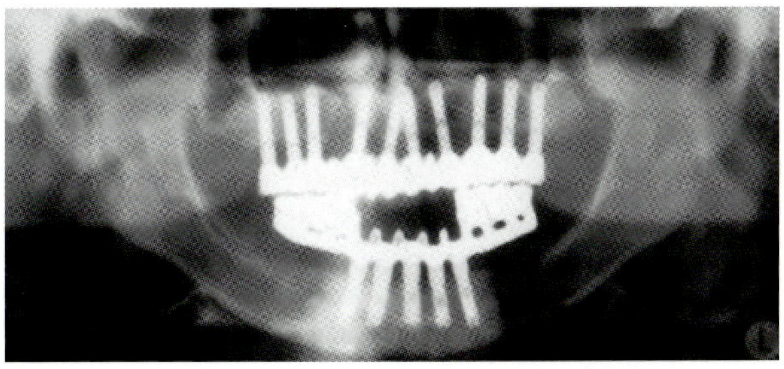

图 14-49　对颌为固定种植修复体时，殆力最大。本体感受缺乏导致功能及副功能运动时殆力加大。由于该患者冠高空间较大，应尽量缩短下颌修复体的悬臂梁长度

框图 14-13　对颌：对殆力的影响由小至大

软组织支持义齿
RP-5 覆盖义齿
牙列缺损
天然牙列
RP-4 覆盖义齿
固定种植修复体

注：RP，可摘义齿

折断率分别为0、3.2%、5.7%、16.2%。将发生崩瓷患者与未崩瓷患者比较，出现种植冠崩瓷的患者中对颌为天然牙的占19.4%，对颌为种植牙冠的占69.5%。因此，对颌牙列可能使殆力增加，从而加大崩瓷风险（框图14-14）。

由于种植修复体上的作用力强度受对颌牙列影响，应该修改治疗计划，尽量减小疲劳断裂及过度负荷的风险。不应通过保留对颌传统义齿来减小对种植体的殆力。但多数无牙颌患者会因为种植修复体费用高而选择保留上颌全口义齿。然而，患者应该关注上颌无牙颌持续性的牙槽骨吸收，为了维持现有骨量，应该在上、下颌均设计种植支持的修复体。

总　结

殆力因素存在很大的个体差异。在功能运动中，良好的种植修复体应具备承受负荷、抵抗应力的特性。理想的治疗计划应该考虑缺牙数目和位点，并根据不同患者的殆力因素进行调整。设计较多的种植体支持修复体是有必要的。如果种植体太少或太小，则可能发生牙槽骨吸收、种植体折断或失败。降低种植体过负荷风险的最佳选择为：设计额外种植体。

本章阐述了与患者条件相关的5项最重要的殆力因素。其中，副功能运动为决定治疗计划的首要因素。如果将其重要性进行评分（1~10分），轻、中、重度磨牙症则分别为4分、7分、10分。而轻、中、重度紧咬牙分别为3分、5分、9分。过大的冠高空间可使殆力加倍，因此评为7分。严重的咀嚼动力学问题也会使殆力加倍（7分），而轻度咀嚼力增加评分大于3。基台在牙弓中的不同位置决定不同殆力大小，下颌前牙区为1分，上颌前牙为3分，下颌后牙为5分，上颌后牙为7分（下前牙骨密度最理想，上后牙骨密度最低，对生物力最不利）。典型治疗条件下，对颌牙弓的殆力放大器作用最弱。全口种植修复体、天然牙、对颌为软组织支持义齿的影响评分分别为4分、2分、1分（框图14-15）。

框图 14-14　与对颌相关的种植冠崩瓷：风险从低到高

全口义齿（0%）
天然牙（3.2%）（19.4% 的患者）
天然牙上的冠修复体（5.7%）
种植冠（16.2%）（69.5% 的患者）

框图 14-15　殆力因素风险：1~10 分

1．副功能运动
- A．磨牙症
  - a．重度：10
  - b．中度：7
  - c．轻度：4
- B．紧咬牙
  - a．重度：9
  - b．中度：5
  - c．轻度：3

2．冠高空间（CHS）
- A．过大：7

3．咀嚼动力学
- A．重度：7
- B．轻度：3

4．牙弓位置
- A．上颌
  - a．后牙：5
  - b．前牙：3
- B．下颌
  - a．后牙：5
  - b．前牙：0

5．对颌牙弓
- A．全口种植修复体：4
- B．天然牙：2

患者具有的殆力危险因素越多，就需要植入更多、更宽、表面积更大的种植体。在高危因素的作用下，修复体的咬合面应选择金属材料，而种植体选择钛合金。患者的殆力风险因素增加特别是存在悬臂梁的情况下，更应重视种植体保护殆的建立。

参考文献

[1] Bragger U, Aeschlimann S, Burgin W, et al: Biological and technical complications and failures with fixed partial dentures (FPD) on implants and teeth after four to five years of function, Clin Oral Implants Res 12:26–43, 2001.

[2] Misch CE, Bidez MW: Occlusion and crestal bone resorption: etiology and treatment planning strategies for implants. In McNeill C, editor: Science and practice of occlusion, Chicago, 1997, Quintessence.

[3] Goodacre CJ, Bernal G, Rungcharassareng K, et al: Clinical complications with implants and implant prostheses, Prosthet Dent 90:121–132, 2003.

[4] Picton DC, Johns RB, Wills DJ, et al: The relationship between the mechanisms of tooth and implant support, Oral Sci Rev 5:3–22, 1971.

[5] Picton DC: The effect of external forces on the peridontium. In Melcher AH, Bowen WH, editors: Biology of the periodontium, London, 1969, Academic Press.

[6] Scott I, Ash MM Jr: A six-channel intra-oral transmitter for measuring occlusal forces, J Prosthet Dent 16:56, 1966.

[7] Graf H: Bruxism, Dent Clin North Am 13:659–665, 1969.

[8] Proffit WR: The facial musculature in its relation to the dental occlusion. In Carlson DS, McNamara JA, editors: Muscle adaptation in the craniofacial region. Proceedings of symposium, Craniofacial Growth Series, Monograph 8, Ann Arbor, MI, 1978, University of Michigan.

[9] Howell AH, Bruderold F: Vertical forces used during chewing of food, J Dent Res 29:133, 1950.

[10] Black GV: An investigation of the physical characters of the human teeth in relation to their diseases, and to practical dental operations, together with the physical characters of filling materials, Dent Cosmos 37:469, 1895.

[11] Carlsson GE: Bite force and masticatory efficiency. In Kawamura Y, editor: Physiology of mastication, Basel, Switzerland, 1974, Karger.

[12] van Eijden TM: Three dimensional analyses of human bite force magnitude and moment, Arch Oral Biol 36:535–539, 1991.

[13] Braun S, Bantleon HP, Hnat WP, et al: A study of bite force. Part I: Relationship to various physical characteristics, Angle Orthod 65:367–372, 1995.

[14] Trulsson M, Gunne HS: Food-holding and biting behavior in human subjects lacking periodontal receptors, J Dent Res 7(4):574–582, 1998.

[15] Haraldson T, Carlsson GE: Bite force and oral function in patients with osseointegrated implants, Scand J Dent Res 85:200–208, 1977.

[16] Lindquist LW, Carlsson GE: Long-term effects on chewing with mandibular fixed prostheses on osseointegrated implants, Acta Odontol Scand 43:39–45, 1985.

[17] Lundgren D, Laurell L, Falk J, et al: Distribution of occlusal forces in a dentition unilaterally restored with a bridge construction supported on osseointegrated titanium implants. In van Steenberghe D, editor: Tissue integration in oral and maxillofacial reconstruction, Brussels, 1985, Excerpta Medica.

[18] Haraldson T, Zarb GA: A 10-year follow-up study of the masticatory system after treatment with osseointegrated implant bridges, Scand J Dent Res 96:243–252, 1988.

[19] Richter E-J: In vivo vertical forces on implants, Int J Oral Maxillofac Implants 10:99–108, 1995.

[20] Falk H: On occlusal forces in dentitions with implants supported fixed cantilever prostheses, Swed Dent J 69:1–40, 1990.

[21] Morneburg TR, Proschel PA: Measurement of masticatory forces and implant loads: a methodologic clinical study, Int J Prosthodont 15:20–27, 2002.

[22] Ramfjord SP, Ash MM: Occlusion, ed 4, Philadelphia, 1995, WB Saunders.

[23] Misch CE: The effects of bruxism on treatment planning for dental implants, Dent Today 9:76–81, 2002.

[24] Falk J, Laurell L, Lundgren D: Occlusal interferences and cantilever joint stress in implant supported prostheses occluding with complete dentures, Int J Oral Maxillofac Implants 5:70–77, 1990.

[25] Jaffin R, Berman C: The excessive loss of Branemark fractures in type IV bone: a 5 year analysis, J Periodontol 62:2–4, 1991.

[26] Nadler SC: Bruxism, a clinical and electromyographic study, J Am Dent Assoc 62:21, 1961.

[27] Fischer WF, O'Toole ET: Personality characteristics of chronic bruxers, Behav Med 19:82–86, 1993.

[28] Alderman MM: Disorders of the temporomandibular joint and related structures. In Burket LW, editor: Oral medicine, ed 6, Philadelphia, 1971, JB Lippincott.

[29] Lavigne GJ, Montplaisir JY: Restless legs syndrome and sleep bruxism: prevalence and association among Canadians, Sleep 17:739–743, 1994.

[30] Glass EG, McGlynn FD, Glaros AG, et al: Prevalence of TM disorder symptoms in a major metropolitan area, Cranio 11:217–220, 1993.

[31] Ohayon MM, Li KK, Guilleminault C: Risk factors for sleep bruxism in the general population, Chest 119:453–461, 2002.

[32] Tosun T, Krabuda C, Cuhadaroglu C, et al: Evaluation of sleep bruxism by polysomnographic analysis in patients with dental implants, Int J Oral Maxillofac Implants 18:286–292, 2003.

[33] Thorpy MD, Broughton RJ, Cohn MA, et al, editors: The international classification of sleep disorders, revised: diagnostic and coding manual, Westchester, IL, 2001, American Academy of Sleep Medicine.

[34] Gibbs CH, Mahan PE, Mauderli A, et al: Limits of human bite force, J Prosthet Dent 56:226–229, 1986.

[35] Glaros AG, Rao SM: Effects of bruxism: a review of the literature, J Prosthet Dent 38:149–157, 1977

[36] Misch CE: Clenching and its effect on implant treatment plans, Oral Health August:11–21, 2002.

[37] Dawson PE: Differential diagnosis and treatment of occlusal problems, ed 2, St Louis, 1989, Mosby.

[38] Monasky GE, Tough DF: Studies of wear of porcelain, enamel and gold, J Prosthet Dent 25:299–306, 1971.

[39] Misch CE: Patient force factors. In Misch CE, editor: Contemporary implant dentistry, ed 3, St Louis, 2007, CV Mosby/Elsevier.

[40] Misch CE, Palattella A: Bruxism and its effect on treatment plans, Int Mag Oral Implant 2:6–18, 2002.

[41] Williamson EH, Lundquist DO: Anterior guidance: its effect on electromyographic activity of temporal and masseter muscles, J Prosthet Dent 49:816–823, 1983.

[42] Bidez MW, Misch CE: Force transfer in implant dentistry: basic concepts and principles, Oral Implantol 18:264–274, 1992.

[43] Misch CE, Bidez MW: Biomechanics in implant dentistry. In Misch CE, editor: Contemporary implant dentistry, St

Louis, 1993, Mosby.
[44] Kinsel RP, Lin D: Retrospective analysis of porcelain failures of metal ceramic crowns and fixed partial dentures supported by 729 implants in 152 patients: patient-specific and implant-specific predictors of ceramic failure, J Prosthat Dent 101(6):388–394, 2009.
[45] Sheikholescham A, Riise C: Influence of experimental interfering occlusal contacts on the activity of the anterior temporal and masseter muscles during submaximal and maximal bite in the intercuspal position, J Oral Rehabil 10:207–214, 1983.
[46] Rateitschak KJ, editor: Color atlas of dental medicine, Stuttgart, 1989, Thieme.
[47] Ishigaki S, Nakano T, Yamada S, et al: Biomechanical stress in bone surrounding an implant under simulated chewing, Clin Oral Implant Res 14:97–102, 2002.
[48] Misch CE: Clenching and its effects on implant treatment plans, Oral Health 92:11–24, 2002.
[49] Misch CE: Clenching and its effect on dental implant treatment plans, Texas State J 581–592, 2003.
[50] Tanaka TT: Recognition of the pain formula for head, neck, and TMJ disorders: the general physical examination, Calif Dent Assoc J 12:43–49, 1984.
[51] Mezitis M, Rallis G, Zachariatides N: The normal range of mouth opening, J Oral Maxillofac Surg 47:1028–1029, 1989.
[52] McCoy G: The etiology of gingival erosion, J Oral Implantol 10:361–362, 1982.
[53] Selna LG, Shillingburg HT Jr, Kerr PA: Finite element analysis of dental structure asymmetric and plane stress idealizations, J Biomed Mater Res 9:235–237, 1975.
[54] Hood JAA: Experimental studies on tooth deformation: stress distribution in Class V restorations, N Z Dent J 68:116–131, 1968.
[55] DuPont GA, DeBowers LJ: Comparison of periodontics and root replacement in cat teeth with resorptive lesions, J Vet Dent 19:71–75; erratum in J Vet Dent 19:230, 2002.
[56] Hand ASJ, Hunt A, Reinhardt JW: The prevalence and treatment implications of cervical abrasion in the elderly, Gerodontics 2:167–170, 1986.
[57] Grippo JO: Abfractions: a new classification of hard tissue lesions of teeth, J Esthet Dent 3:14–19, 1991.
[58] Perel M: Parafunctional habits, nightguards, and root form implants, Implant Dent 3:261–263, 1994.
[59] Misch CE: Progressive bone loading, Dent Today 14(1):80–83, 1995.
[60] Misch CE, Bidez MW: Implant protected occlusion, a biomechanical rationale, Compend Cont Educ Dent 15:1330–1342, 1994.
[61] Kydd WL, Toda JM: Tongue pressures exerted on the hard palate during swallowing, J Am Dent Assoc 65:319, 1962.
[62] Winders RV: Forces exerted on the dentition by the perioral and lingual musculature during swallowing, Angle Orthod 28:226, 1958.
[63] The glossary of prosthodontic terms, J Prosthet Dent 81:39–110, 1999.
[64] Misch CE, Misch-Dietsh F: Pre-implant prosthodontics. In Misch CE, editor: Dental implant prosthetics, St Louis, 2005, Mosby.
[65] Misch CE, Goodacre CJ, Finley JM, et al: Consensus conference panel report: crown-height space guidelines for implant dentistry—part 1, Implant Dent 14:312–318, 2005.
[66] Misch CE, Goodacre CJ, Finley JM, et al: Consensus conference panel report: crown-height space guidelines for implant dentistry—part 2, Implant Dent 15:113–121, 2006.
[67] Kakudo Y, Amano N: Dynamic changes in jaw bones of rabbit and dogs during occlusion, mastication, and swallowing, J Osaka Univ Dent Soc 6:126–136, 1972.
[68] Kakudo Y, Ishida A: Mechanism of dynamic responses of the canine and human skull due to occlusal, masticatory, and orthodontic forces, J Osaka Univ Dent Soc 6:137–144, 1972.
[69] Jensen OT, Cockrell R, Kuhlke L, et al: Anterior maxillary alveolar distraction osteogenesis: a prospective 5-year clinical study, Int J Oral Maxillofac Implants, 17:507–516, 2002.
[70] Misch CE: Mandibular implant overdenture. In Misch CE, editor: Contemporary implant dentistry, St. Louis, 1998, CV Mosby/Elsevier.
[71] Dabrowsky T: BIT Dental Laboratory, Dillon, CO, Personal communication, 2005.
[72] Bidger DV, Nicholls JI: Distortion of ceramometal fixed partial dentures during the firing cycle, J Prosthet Dent 45:507–514, 1981.
[73] Bertolotti RL, Moffa JP: Creep rate of porcelain-bonding alloys as a function of temperature, J Dent Res 59:2062–2065, 1980.
[74] Bryant RA, Nicholls JI: Measurement of distortion in fixed partial dentures resulting from degassing, J Prosthet Dent 42:515–520, 1979.
[75] van Steenberghe D, Lekholm U, Bolender C, et al: Applicability of osseointegrated oral implants in the rehabilitation of partial edentulism: a prospective multicenter study on 558 fixtures, Int J Oral Maxillofac Implants 5:272–281, 1990.
[76] Wyatt CC, Zarb Z: Bone level changes proximal to oral implants supporting fixed partial prostheses, Clin Oral Implants Res 13:12–168, 2002.
[77] Ingervall B, Helkimo E: Masticatory muscle force and facial morphology in man, Arch Oral Biol 23:203–206, 1978.
[78] Raadsheer MC, van Eijden TM, van Ginkel FC, et al: Contribution of jaw muscle size and craniofacial morphology to human bite force magnitude, J Dent Res 87:31–42, 1999.
[79] Carr AB, Laney WR: Maximum occlusal forces in patients with osseointegrated oral implant prostheses and patients with complete dentures, Int J Oral Maxillofac Implants 2:101–108, 1987.
[80] Helkimo E, Carlsson GE, Helkimo M: Bite force and state of dentition, Acta Odontol Scand 35:297–303, 1977.
[81] Mansour RM, Reynik RJ, Larson PC: In vivo occlusal forces and moments: forces measured in terminal hinge position and associated moments, J Dent Res 56:114–120, 1975.
[82] Chung DM, Oh TJ, Shotwell B, Misch CE, et al: Significance of keratinized mucosa in maintenance of dental implants with different surface conditions [master's thesis], Ann Arbor, MI, 2005, University of Michigan.
[83] Belser UC: The influence of altered working side occlusal guidance on masticatory muscles and related jaw movement, J Prosthet Dent 53:406–413, 1985.
[84] Misch CE: Density of bone: effect on treatment plans, surgical approach, healing and progressive bone loading, Int J Oral Implantol 6:23–31, 1990.
[85] Michael CG, Javid NS, Colaizzi FA, et al: Biting strength

and chewing forces in complete denture wearers, J Prosthet Dent 3:549–553, 1990.

[86] Carlsson GE, Haraldson T: Functional response in tissue-integrated prostheses osseointegration. In Brånemark PI, Zarb GA, Albrektsson T, editors: Clinical dentistry, Chicago, 1985, Quintessence.

[87] Fontijn-Tekamp FA, Slageter AP, van't Hof MA, et al: Bite forces with mandibular implant-retained overdentures, J Dent Res 77:1832–1839, 1998.

[88] Lassila V, Holmlund J, Koivumaa KK: Bite forces and its correlations in different denture types, Acta Odontol Scand 43:127–132, 1985.

[89] Trulsson M, Gunne HS: Food holding and bite behavior in human subjects lacking periodontal receptors, J Dent Res 77(4):574–582, 1998.

[90] Mericske-Stern R, Assal P, Buergin W: Simultaneous force measurements in three dimensions on oral endosseous implants in vitro and vivo: a methodological study, Clin Oral Implants Res 7:378–386, 1996.

第 15 章

口腔种植学中的应力处治原则：种植计划的关键

Carl E. Misch

口腔医学是科学和艺术的结合，是一门特殊的医学专业。口腔医学的某些分支甚至更强调艺术性，如美容牙科主要通过改变牙齿的颜色和形态，改善患者的整体外观和笑容。对于牙列缺损或者无牙颌患者，修复义齿也起到很大的美学作用（图 15-1～图 15-3）。负责义齿最终美学效果的主要是技师；医生之所以有“医生”的职衔，主要是因为他们具备科学知识，而非艺术造诣。

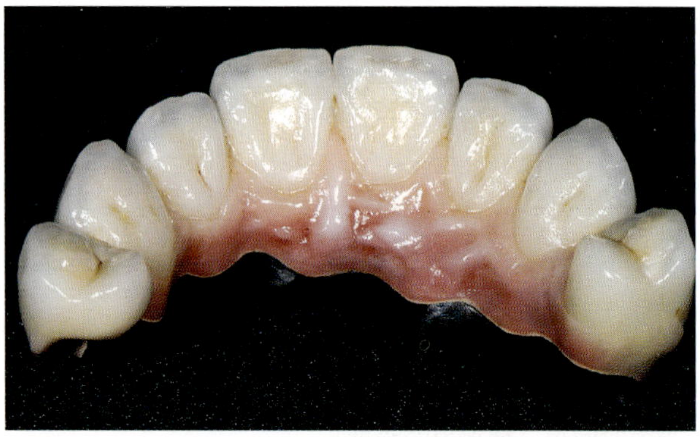

图 15-1　口腔医学的艺术形式是指制作非常逼真的义齿

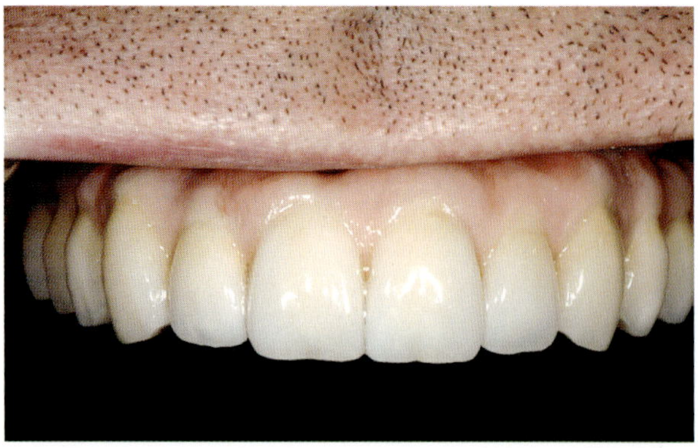

图 15-2　不论是天然牙支持还是种植体支持的义齿，其制作的规则是类似的

口腔科学知识主要包括口腔生物学和口腔生物力学两部分。对于大部分口腔医生，在职业教育中更强调的是口腔生物学内容。因为大多数天然牙的疾病，如牙周病、龋病、根尖病变，是与口腔微生物学相关的[1-3]。实际上，口腔医生获得的学位是口腔生物科学学位。

牙齿支持的固定修复体失败往往与生物因素和力学因素有关。例如三单位固定桥最常见的失败原因是：①龋病；②根尖病变；③固位力丧失；④修复体崩瓷[4，5]。生物学并发症与生物力学并发症相比更为频发，分别为 11%～22% 和 7%～10%，医生对两方面都要理解。但对大多数口腔医生来说，除了和牙齿移动相关的正畸学外，参与口腔生物力学讲座的机会较少。

口腔种植治疗的内容是使用种植修复体替代缺失的天然牙。种植并发症，大多数与口腔种植科学有关[6]。与天然牙不同，种植义齿的生物并发症较少。

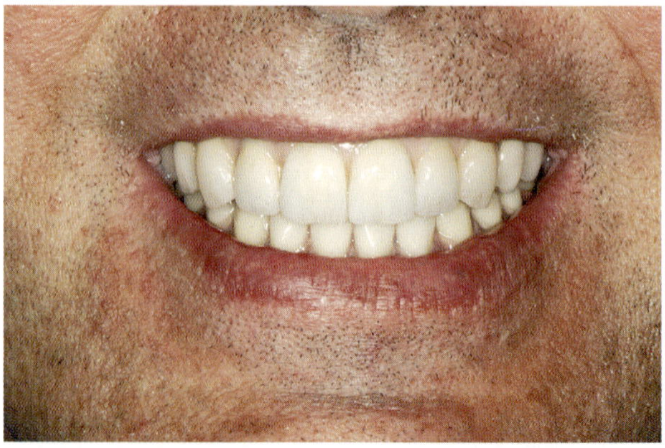

图 15-3　无牙颌患者的治疗目标是提供类似天然牙的修复体。只有技术高超的技师才能同时制作出逼真的义齿和义龈效果

例如，种植体和骨组织形成直接的结合属于生物学范畴，非常可靠。近期的报告表明，不论何种种植体系统，骨结合的成功率均大于 95% [7-10]。但是，种植修复体的生物力学并发症高达 30% 以上 [6]。

天然牙 VS 种植修复体

与种植体相比，天然牙的结构可以更有效地降低传递到牙齿、修复体和牙槽骨的机械生物力。牙周膜、生物力学特性、神经血管复合体、咬合材料、周围环绕的骨质类型等因素综合起来，有助于天然牙避免过度负荷的风险 [11]（表 15-1）。

牙周复合体 VS 直接骨结合

天然牙周围的牙周膜能够有效地降低传导至骨组织的应力，特别是在牙槽嵴顶 [12]。牙周膜内的纤维组织类似于黏弹性的能量吸收器，降低了传导到骨组织的应力量级，延长了应力消失的时间（降低了应力的强度）[13]。这种应力的传递非常有效，在理想情况下牙齿周围会形成一薄层类似骨皮质样的筛板。牙齿缺失后，这种骨皮质板衬里消失，证明这是骨组织适宜应力的生理反应。

与牙齿相比，种植体直接与骨组织形成骨结合，界面没有任何弹性。种植体周围没有骨皮质板衬里，表明应力没有很好地传导。咬合力量没有在牙槽嵴顶得到分散，反而以更大的强度传递到了牙槽嵴顶和种植体界面。

天然牙受到𬌗创伤后松动度会增加，这种牙齿的移位可以分散传导到修复体或者牙槽骨的压力。当𬌗创伤解除之后，牙齿又会恢复到最初的状态 [14]。𬌗创伤同样会造成种植体松动，但是即使去除咬合接触，种植体也不能恢复到最初的状态，通常会以失败告终。

天然牙受到侧向力时，会很快将力量分散至根尖处，健康的天然牙生理动度达到 56～108 μm，以根尖 1/3 处为轴心发生旋转 [13, 15]（图 15-4），从而降低了牙槽嵴顶处的受力。种植体受到侧向力时不会发生这样迅速的移动。根据局部骨组织黏弹

表 15-1　天然牙 VS 种植体系统

天然牙	种植体
1．牙周膜	1．直接骨结合
a．吸收能量	a．更大的冲击力
b．分散牙齿周围的力量	b．力量集中在牙槽嵴顶
c．受力后牙齿移位	c．种植体始终稳定（失败时才会出现松动）
d．生理动度分散侧向力	d．侧向力增加骨组织应力
e．受力后震颤	e．没有震颤
f．受力后 X 线片上发生相应变化（可逆）	f．牙槽嵴顶处有 X 线片变化（骨吸收，不可逆）
2．生物力学设计	2．种植体设计
a．受力时间长（降低力的强度）	a．受力时间短（增加力的强度）
b．横截面形态与受力相关	b．横截面为圆形
c．弹性模量与骨组织接近	c．弹性模量是骨皮质的 10 倍
d．直径与受力大小相关	d．直径与牙槽嵴宽度相关
3．牙齿周围具有感觉神经复合体	3．没有感觉神经
a．咬合创伤引起充血和冷刺激敏感	a．不能感知轻度的𬌗创伤
b．本体感受功能（减少最大𬌗力）	b．咬合感受力弱 2～5 倍（最大𬌗力更大）
4．𬌗面材料：牙釉质	c．功能𬌗力大 4 倍
a．釉质磨耗，应力线，磨损和凹坑	4．𬌗面材料：瓷（金属牙冠）
5．周围为骨皮质	a．没有早期迹象的𬌗力
a．适应性强	5．周围为骨小梁（可能很纤细）
b．强度高	a．适应性弱
	b．强度低

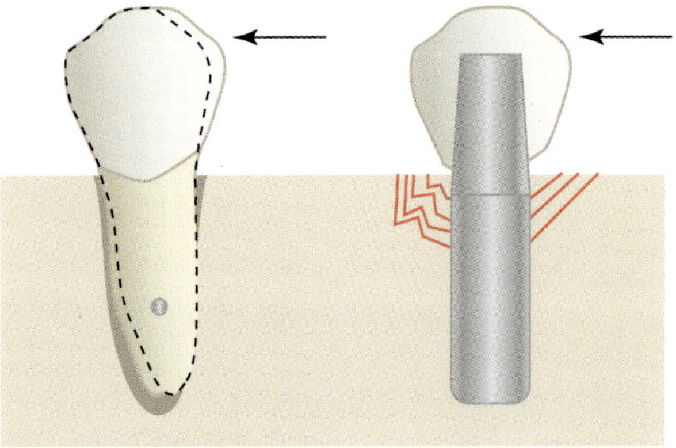

图 15-4 天然牙受到侧向力时，会以根尖 1/3 处为轴心旋转。种植体受到侧向力时，牙槽嵴受力较大

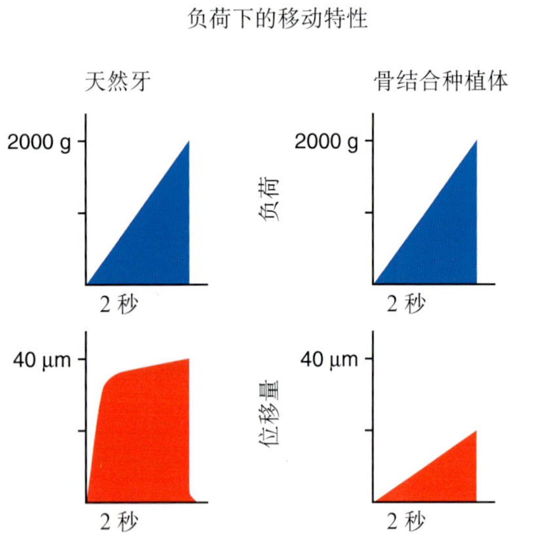

图 15-5 当牙齿受力逐渐增加（左上），轻力就可以使牙齿发生生理性移位（左下）。当种植体受到同样的负荷（右上），轻力下种植体几乎不发生移动（右下）

性的不同，会延迟移动 10～50 μm [16]（图 15-5）。此外，这种移动并非是以根尖 1/3 处为轴心的旋转，会让牙槽嵴顶处形成应力的集中。因此，受到同样的侧向力或非轴向力时（如早接触），种植体系统（牙冠、粘接或螺丝固位、基台螺丝、边缘骨、种植体 - 骨界面）比天然牙会承受更大的应力。

医生通过检查牙齿的松动度来评估基牙的状况。Miller 0度的牙齿比 Miller 2度的牙齿要牢固。而种植体临床检查是没有动度的，如石头一般坚硬。因此，医生可能会认为种植体比天然牙要牢固，文献中也有报道，前部 4 颗种植体可以支持带有远中悬臂梁的全口义齿 [17]。但是，如果考虑到应力的因素，适当的松动度更具优势。天然牙的牙周膜对于分散生物力学应力是最理想的一套系统，细菌相关的感染性疾病是天然牙的薄弱环节。种植体系统不

框图 15-1 种植体系统部件

- 牙冠咬合面饰瓷
- 粘接剂或修复固位螺丝
- 基台螺丝
- 牙槽嵴顶边缘骨
- 骨结合界面
- 种植体和修复体

能有效分散生物力学应力（应力集中在牙槽嵴顶），健康种植体也不会发生松动度增加，所以生物力学应力是种植体系统的薄弱环节。

天然牙可以通过震颤来调整咬合，将手指置于牙齿颊侧、轻轻叩齿就可以感受到这种运动。种植冠咬合接触时不会发生震颤，这使得咬合力量的调整更加困难。

天然牙𬌗创伤的影像学表现是牙周膜增宽、硬骨板增厚。种植冠𬌗创伤时影像学表现不是种植体周围骨改建，而是表现为牙槽嵴顶的骨吸收，种植体 - 骨界面也可能发生破坏，种植体周围被纤维组织包裹，发生松动。

生物力学设计

当两个物体迅速碰撞在一起（数微秒内）（也称之为冲击），会产生很大的反作用力。当碰撞发生在一个重物和一个弹簧平台之间，弹簧发生形变吸收应力。这与带有牙周复合体的天然牙碰撞类似。当相同的应力（大小和速度）发生在两个刚性平台之间，应力的强度更大，这与种植冠的碰撞类似 [11]（图 15-6）。

种植体由于没有类似牙周膜的缓冲结构，受到的冲击力比天然牙要大。种植体比天然牙稳定意味着种植体比天然牙承受更大的应力，发生生物力学并发症的风险更大。种植体系统包括牙冠𬌗面的饰瓷（可能崩瓷）、粘接或者螺丝固定的修复结构（可能失粘接或螺丝松动）、基台螺丝（可能松动）、牙槽嵴顶边缘骨（可能因负荷过大而吸收）、种植体 - 骨界面（可能破坏而发生松动、失败），种植体和修复结构（折断）（框图 15-1）。

种植体和天然牙受到冲击力时表现不同，好比使用铁锤或者橡皮锤钉钉子。锤子越是坚硬，钉子受到的力越大，更容易钉入到木板里。而橡皮锤子的力量有一部分被形变所吸收。

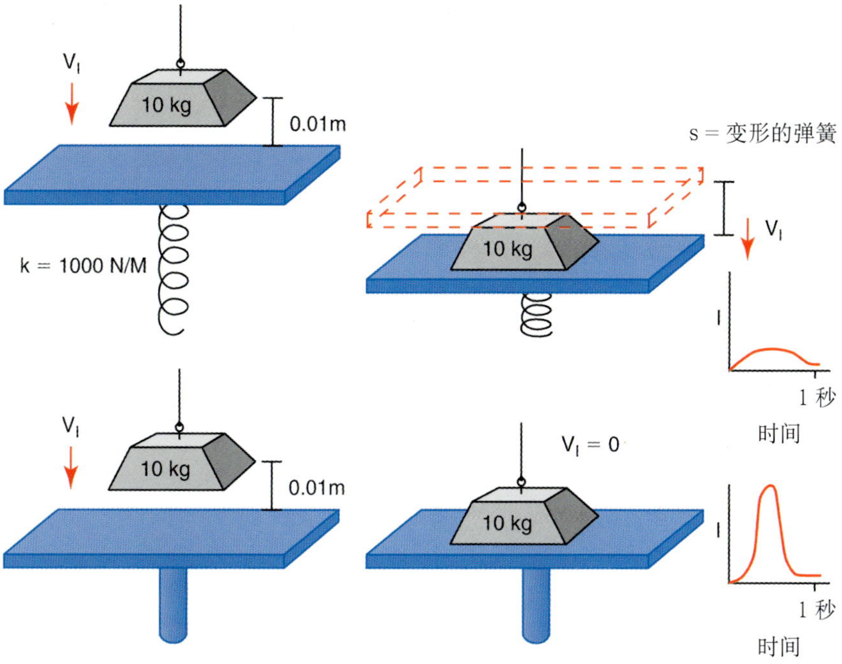

图 15-6　当重物落在弹簧支持的平台，弹簧形变吸收能量、减小冲击力（上图）。当类似的重物落在坚固的平台，能量会更大（下图）

天然牙的宽度几乎都比替代的种植体的宽度大。不论是牙齿还是种植体，穿龈部分的宽度越大，传导到周围骨组织的应力越小[11]。这就是后牙宽度一般都大于前牙宽度的原因。种植体的宽度往往取决于局部的骨量，通常小于原有的牙齿。另外，种植体在口内不同区域的宽度几乎都一样。

天然牙根据牙齿的抗折强度和咬合力方向的不同，有不同的横截面形状，这更有利于抵抗侧向力。比如下颌前牙的颊舌径较大（对抗前伸的力量），尖牙与前牙的横截面不同，以对抗不同方向的侧向力。然而，种植体横截面为圆形，对抗侧向力的效果欠佳，增加了牙槽嵴顶应力集中。

天然牙牙根和表面积是与其受到的生物机械力大小相关的。磨牙的尺寸大于双尖牙，由于周围骨质的不同，上颌磨牙表面积大于对颌磨牙。而种植体尺寸的选择往往受到局部骨量的限制，并没有考虑咬合力的大小和方向。因此，表面积最大的种植体往往植入在下颌前部、上颌前部，最短的种植体却植入到上颌磨牙区。种植体的设计也往往忽略了这些。

与现有的种植材料相比，天然牙的弹性模量更接近于骨组织。钛比骨皮质和骨小梁硬 10～20 倍。两种材料的弹性模量差距越大，受力后发生的相对位移越大[11]。另外，弹性模量差距越大两种材料接触区（牙槽嵴顶）的应力集中越大。所以，同样的机械负荷下，种植体周围以及牙槽嵴顶会产生更大的压力和拉力。

感觉神经复合体 VS 骨结合界面

天然牙早接触或咬合创伤的早期症状通常是可逆的，如充血、咬合敏感或冷刺激敏感[14]。此时患者多会求助于医生，医生通过调𬌗治疗、降低咬合力、减小应力集中，从而缓解充血咬合敏感或冷刺激敏感。如果患者没有及时就诊，牙齿可能会发生移位。因此，天然牙过负荷时，通常有早期的表现，或者牙齿发生移位，来降低应力的集中，及时处理可恢复。

种植体有𬌗创伤时，并不会像天然牙一样的早期可逆性表现。种植体和骨组织之间的直接结合，使得应力集中在种植体周围骨结合界面处[11]。这种压力会导致骨组织的微小骨折；使种植体周围骨组织负荷过大，产生骨吸收[19]；或者导致种植体、修复体的机械并发症（如崩瓷、基台螺丝松动）[6]。

与天然牙过负荷时表现的可逆性症状和体征不同，种植体周围骨吸收或修复体松动大多没有任何预兆。基台螺丝的松动提示种植体负荷过重。种植体周围边缘骨吸收通常没有症状。不通过外科处理，这种骨吸收是无法恢复的，这会导致种植体周围支持组织减少，龈沟深度增加。由于种植体不会因过负荷而发生移位，最终随着种植体周围骨组织的渐进性吸收，导致种植体失败。

天然牙和牙周膜有本体感觉，以及感知早期咬合负荷和干扰的功能。牙齿可以感知超过 20 μm 的早接触，会改变下颌闭口运动轨迹，降低早接触、非轴向力的危害[20]。另外，天然牙列患者在使用最大咬合力咬透食物之前可以几乎停止继续用力。这就是为什么牛排中没被发现的骨头会导致牙尖的折断，因为下颌运动在接触骨头之前没有减速。种植修复体行使功能时没有天然牙齿一样的咬合感知能力。这就导致咬合或副功能运动的咬合力被放大，闭口运动轨迹也不会因为早接触而改变。

有研究表明，种植修复体比天然牙有更大的咬合力，但是感知能力较弱。Trulsson 和 Gunne 比较了 3 组患者，用牙齿叼住花生 3 秒，再咬碎花生[21]。天然牙组没有任何的问题，传统义齿组叼住花生有很大的困难，种植修复组叼住花生没有问题，但是咬碎花生的力量是天然牙组的 4 倍。4 倍的咬合力加载到种植体系统，而不是传统义齿组的牙龈软组织或者天然牙组的牙周复合体。因此，种植修复患者由于本体感受力的降低，咀嚼运动中会产生更大的咬合力。

有研究证实天然牙比种植修复体的咬合感知敏锐。Jacobs 和 van Steenberghe 研究了不同患者对咬合干扰的感知[22, 23]。天然牙可以感知 20 μm 的咬合高点，种植体和天然牙一起可以感知 48 μm 的咬合高点，种植修复体之间只能感知 64 μm 的咬合高点，天然牙和种植体支持的覆盖义齿之间可以感知 108 μm 的高点。Mericke-Stern 使用不锈钢薄膜测量了口腔精细感觉；种植修复体的最小感知厚度（3.2）明显高于天然牙（2.6）[24]。Hämmerle 也有类似的报道，种植体（100.6 g）对力的感知明显比天然牙（11.5 g）迟钝[25]。由于种植修复体对咬合力感知程度和质量的下降，早接触不会引发咬合运动的适应性改变（图 15-7）。

天然牙和种植体对于感知的传导速度也不同。天然牙受到很大压力时产生快速、明显的痛感，从

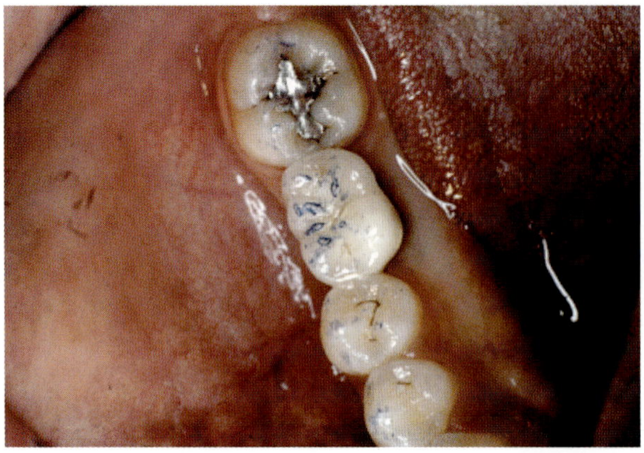

图 15-7 种植体对于早接触的感知力比天然牙要弱

而激发保护机制，但是种植体只能产生缓慢、迟钝的感觉[26]。种植体通常不会有咬合敏感，往往会导致更严重的并发症。

咬合材料

咬合力过大会在天然牙列有所体现，如釉质磨耗斜面、应力线、Luder 线（银汞充填）、牙颈部缺损、牙尖陷窝[20]。种植冠除了应力疲劳折断，不会有相应的临床表现。临床上也很难找到相应的临床表现来提示医生对种植修复体减轻咬合力。牙齿的釉质在侧向力或早接触的时候反复磨耗，减轻了非轴向力。种植冠饰面瓷不会有磨耗，不会在有侧向早接触时减少不良咬合力。

周围骨组织

天然牙从童年开始逐渐萌出，缓慢建立咬合关系。牙齿周围的骨组织随着生物机械负荷而发育，没有建立咬合的乳牙或恒牙周围是没有筛状板的。恒牙逐渐萌出，承担咬合负荷。因此，牙周膜可以逐渐承担负荷，包括修复体基牙。但是种植修复的过程要短的多，种植体周围骨组织负荷的咬合力也大得多。

当种植体或牙齿反复承受咬合负荷，会导致微小的应力骨折、机械硬化和疲劳。疲劳性骨折与咬合应力大小以及负荷循环次数有关[11]。与天然牙不同，种植部件、螺丝或粘接剂无法自我调节和修复。种植体可能修复行使功能数十年，增加了疲劳曲线周期和长期并发症的风险。结果，咬合力微小的改变，对于种植体可能会造成更严重的长期并发症，影响其存留率（表 15-2）。

生物机械参数是客观的、可以测量的，是很好的风险观测指标。降低生物机械应力是降低种植体系统机械并发症最常用的手段[18]。医生可以判断什么情况下风险更高，增加了多少。换句话说，如果临床条件的改变导致种植体周围应力增加，医生应该通过调整降低应力。种植体系统包括饰面瓷、粘接剂或者修复基台螺丝、牙槽嵴顶边缘骨、种植体 - 骨界面和种植体本身。过高应力会导致其中任何一处出现并发症[18]（框图 15-2）。

任何复杂的工程结构都存在薄弱环节，种植体也不例外。工程学通常的办法是找出问题的原因，对症处理。天然牙最常见的是生物并发症。种植体也会发生生物应力并发症，但是生物力学应力导致的并发症更常见（框图 15-3）。因此，整个治疗计

表 15-2　天然牙和种植体负荷后的特点对比

标　准	天然牙	种植体
连接	牙周膜	功能性固连
冲击力	降低	增加
动度	前牙大于后牙	没有
运动	牙周膜缓冲作用	应力集中在牙槽牙槽嵴顶
根尖向	迅速压缩 28 μm	无初始运动（3 μm）
侧向	56～108 μm	无初始运动
直径	大	小
横截面	不是圆形	圆形
弹性模量	与骨皮质类似	骨小梁的 10～20 倍
水肿反应	有	无
正畸移动	有	无
震颤	有	无
放射学改变	牙周膜和硬骨板增宽	嵴顶骨吸收
递增负荷	萌出序列（牙槽嵴顶骨吸收）	负荷周期短
磨耗	釉质磨耗，局部裂纹，颈部缺损，牙尖凹坑	极少磨耗
精细感知	高	低
咬合反馈（本体感受）	高；对早接触敏感	低；早接触咬合力更大

框图 15-2　生物应力并发症

1. 崩瓷
2. 树脂剥脱
3. 修复体脱落
4. 修复螺丝松动
5. 基台螺丝松动
6. 修复支架折断
7. 覆盖义齿附件调整
8. 覆盖义齿附件折断
9. 覆盖义齿树脂基托折断
10. 基台螺丝折断
11. 殆力导致嵴顶骨吸收
    a. 美学并发症
    b. 种植体周围病
12. 早期种植体失败（特别是骨质软或植入短种植体）
13. 种植体折断

框图 15-3　应力处治理论：生物性 VS 生物力学

生物性	生物力学
种植体失败	
手术失败	早期负荷失败
初期愈合	微动度
修复并发症	
	附着体磨耗
	义齿树脂牙折断
	附着体折断
	对颌修复体折断
	螺丝松动折断
	部件折断
	种植体折断
	树脂或瓷层崩裂
	树脂基托折断
	支架折断
嵴顶骨吸收	
剥离骨膜	细胞生物力学反应
自身免疫（细菌）	骨力学
生物性微间隙	工程原理
截骨术	

划必须考虑：①种植体受到的应力因素；②建立保护种植体－骨－修复体系统的机制。

天然牙支持修复体的失败

天然牙支持的修复体通常在中、长期发生失败，多由生物因素导致。例如三单位固定桥 5 年存留率 95% 以上，10 年失败率约 30%，15 年失败率几乎达到 50%。失败的主要原因是基牙龋坏。因此，失败的主要原因是患者口腔卫生维护不足，细菌菌斑导致的生物并发症。

早期负荷失败

种植体手术和早期愈合阶段与生物因素相关，可预期性很高。种植修复比天然牙修复的中、长期存留率要高，因为种植体不会发生龋坏，不需要做根管治疗[7-10]（图 15-8）。尽管种植体早期愈合的成功率极高，仍有存在早期负荷失败的可能性。失败之前种植体很牢固，临床检查可能没有异常。但是种植体负荷后出现松动，通常发生在 18 个月之内（图 15-9），这被称作早期负荷失败[27]。因此，种植修复体可能出现早期失败，天然牙修复体长期失败率更高。种植修复体早期失败的主要原因是生物力学因素作用于种植体－骨界面，早期负荷失败率比愈合期要高出 5 倍。理解早期失败的原因很重要，可以尽量避免这种并发症（图 15-10）。

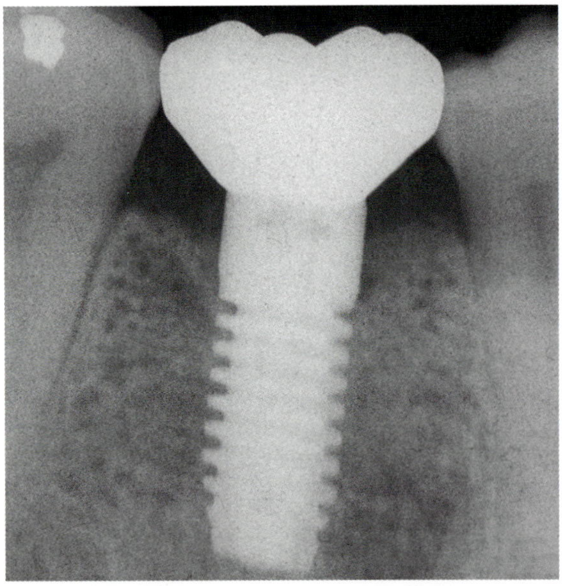

图 15-8　种植修复体有更好的中长期存留率，因为其不会发生龋坏、不需要根管治疗。注意牙槽骨位于种植体－基台连接之上

细胞生物力学

从细胞水平看，骨组织的改建取决于周围的力学压力环境[28]。应变是指长度的变化除以原有的长度，单位是以百分比计算。一种材料应变的大小与其所受的压力直接相关[11]。𬌗力通过种植修复体可以直接作用到种植体－骨界面[18]。界面骨组织所受的应力与𬌗力的大小直接相关。骨组织内的应力感受器可以感知微小的应力，小于骨极限强度 1% 的应力就会激发骨的改建，进而可能引发骨吸收[29]（图 15-11）。

1972 年 Kummer 等最早报道了压力与骨改建相关的理论[30]。Frost 报道了骨细胞对微应力的反应[19, 31]。如果骨组织的应力不足，会发生吸收；如果骨组织的应力合适，可以维持现有结构。骨组织应力达到 10 000 到 20 000 微应力单位（1%～2% 的形变）时发生骨折；当应力达到 4000 微应力单位（20%～40% 骨折应力值）时，会产生细胞因子，

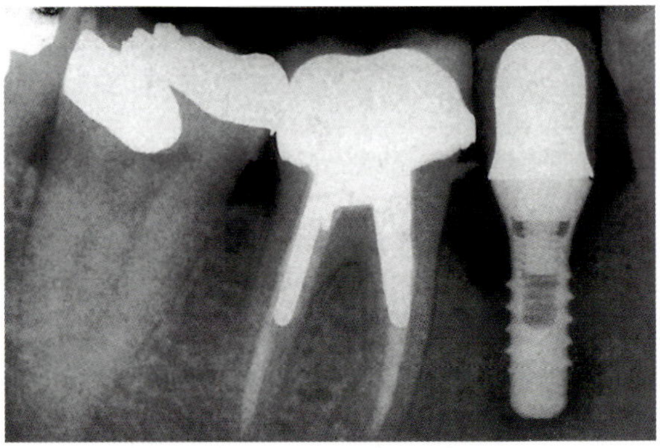

图 15-9　种植体失败最常见于修复负荷之后

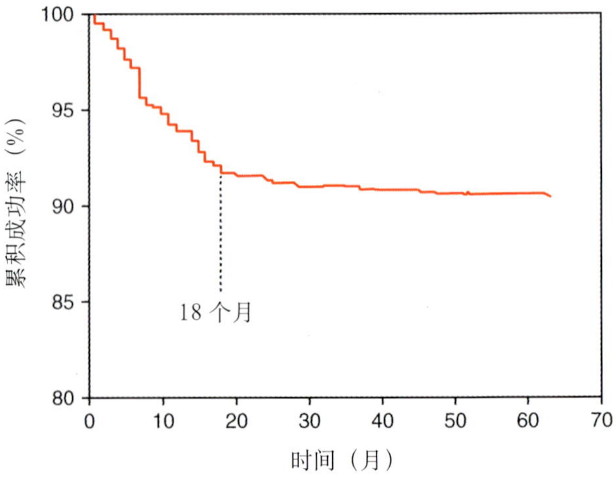

图 15-10　大多数的种植体失败发生在负荷 18 个月之内，主要由生物力学引起（如使用短种植体或骨质松软）

引发骨吸收反应（图 15-12）。有趣的是从人体髋关节置换失败的装置上发现了这种细胞因子 [32]。种植体失败很可能也是这种骨吸收导致。骨组织应力过大不仅会发生病理性骨折，也会发生骨吸收。

应力决定了骨细胞的反应。当应力适当，骨组织维持结构，承担负荷；当应力过大，骨组织吸收。因此有假说认为过大的殆力，会导致种植体周围的骨吸收。

工程原理

材料的弹性模量决定了压力和应力的关系 [11]。弹性模量是指材料受到一定压力时体积的变化程度。牙齿的弹性模量与骨皮质接近。种植体通常由钛或钛合金制成。钛的弹性模量是骨皮质的 5~10 倍，是骨松质的 20 倍。因此，当 50 单位的应力加载到钛金属，其形变的程度小于骨组织（图 15-13）。种植体和骨组织生物力学应力的差异可能导致骨组织受到过大的应力。当压力减小的时候，种植体和骨组织生物力学应力差异较小，骨组织处于合适的应力状态（图 15-14）。

当骨组织受到的微应力适宜，骨组织和种植体的结合可以很好的保持（图 15-15）。Isidor 采用猴

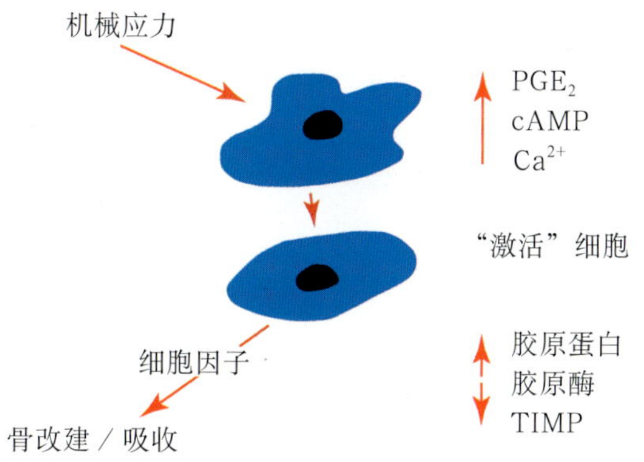

图 15-11 骨细胞具有力学感知功能，其形状的改变会引发细胞反应，当压力 - 应力超过负荷能力，产生骨吸收

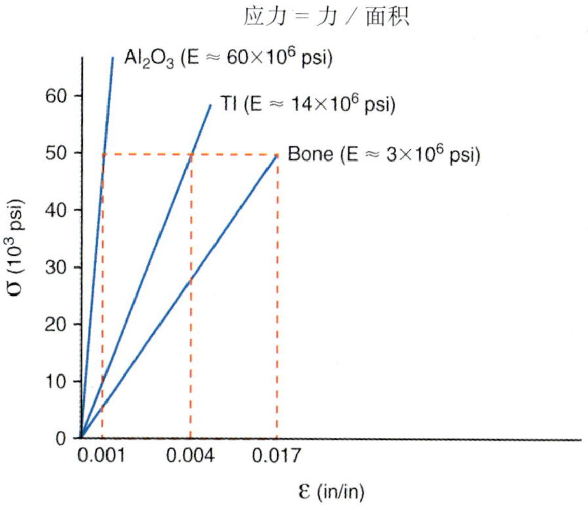

图 15-13 钛金属的弹性模量大于牙槽骨。当把压力绘制在 *y* 轴，应力绘制在 *x* 轴，可以得到弹性模量。钛金属比周围骨的刚性大 5~20 倍。当 50 单位的应力作用在钛金属和骨上时，钛和周围骨之间的微应变的差异也许会处于病理过负荷区

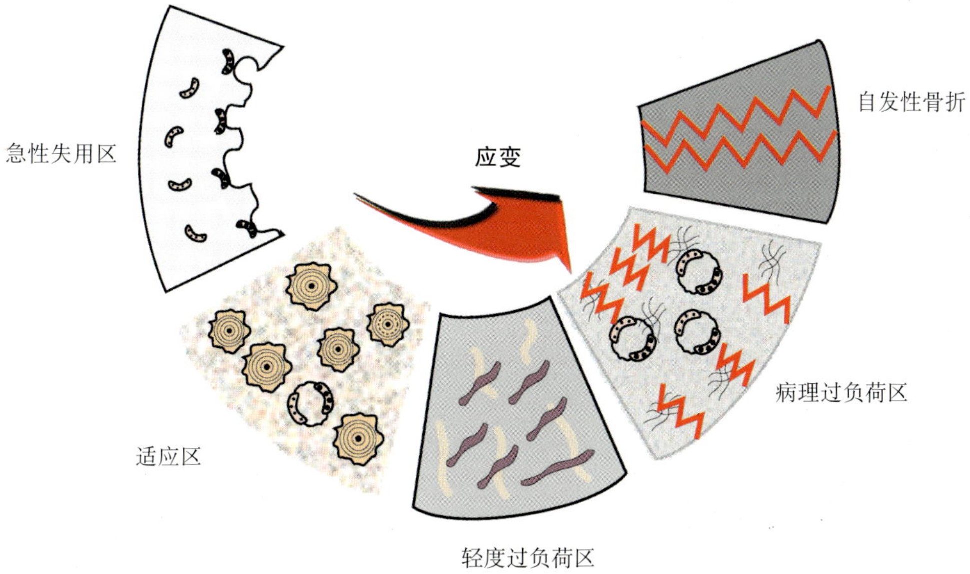

图 15-12 当牙槽骨没有负荷，可能发生吸收（急性失用区）。当牙槽骨负荷合适，处于适应区。牙槽骨严重过负荷时，可能发生骨折。应力小于引发骨折的 20%~40%，可能产生骨吸收（病理过负荷区）

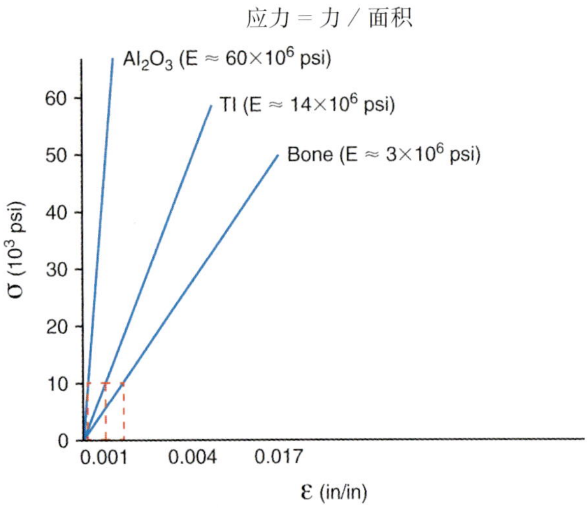

图 15-14 当 10 个单位的压力作用到钛金属和牙槽骨，微应变的差异在牙槽骨的适应区范围，种植体的骨结合界面得以维持

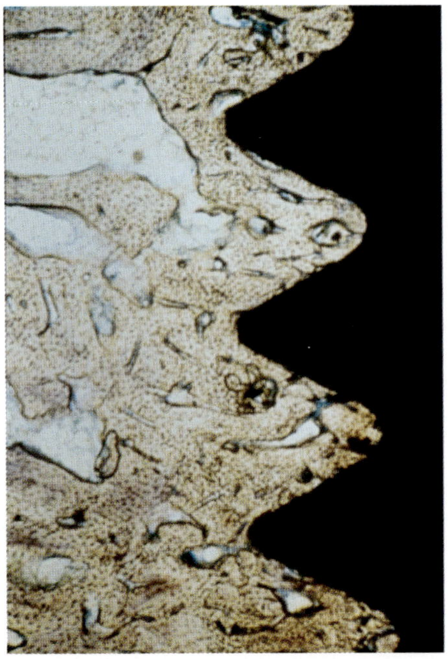

图 15-15 当种植修复完成后，负荷在牙槽骨适应区范围时，牙槽骨可以保持和种植体的结合

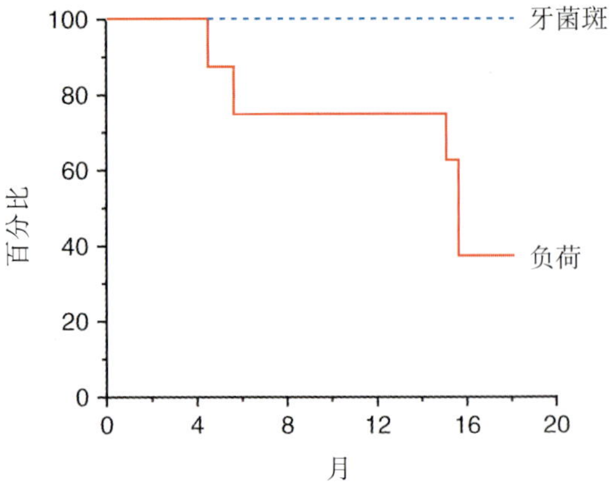

图 15-16 由于严重的早接触，8 个骨结合种植体有 6 个在 14 个月内失败。18 个月后，龈沟内埋线的种植体没有失败

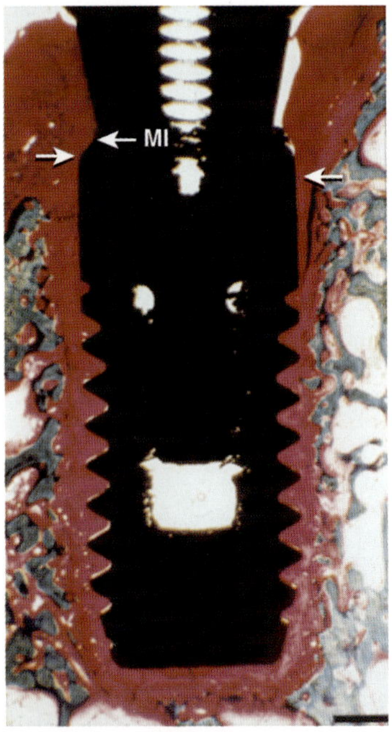

图 15-17 6 个种植体由于早接触导致松动，周围产生纤维组织包裹（引自：Isidor F: Loss of osseointegration caused by occlusal load of oral implants: a clinical and radiographic study in monkeys, Clin Oral Implants Res 7: 143–152, 1996.）

做了动物实验，植入 8 颗种植体，骨结合后进行冠修复，均有很明显的早接触[33-34]。14 个月之后，6 个种植体失败（图 15-16）。同样的动物，8 个骨结合的种植体没有负荷，龈缘处埋线增加菌斑附着量。18 个月后并没有发生失败。在这个实验中，种植体早期失败的原因主要是生物力学因素，而不是细菌微生物因素（图 15-17）。

早期失败的种植体通常与修复体负荷过大[35]或者种植体周围骨密度有关[36-37]。有文献综述表明，种植体长度小于 10 mm 或者周围骨质很软，早期负荷失败率约 16%[6]。这两组失败病例都是典型生物力学因素导致的早期负荷失败。松软骨质不能承受加载到种植体的负荷；种植体长度不足导致表面积减少，增加了骨结合界面的应力[38, 39]。目前还没有这种早期负荷失败与生物因素相关的报道。值得关注的是，生物力学因素导致的失败与生物因素比较，往往与医生相关（图 15-18）。

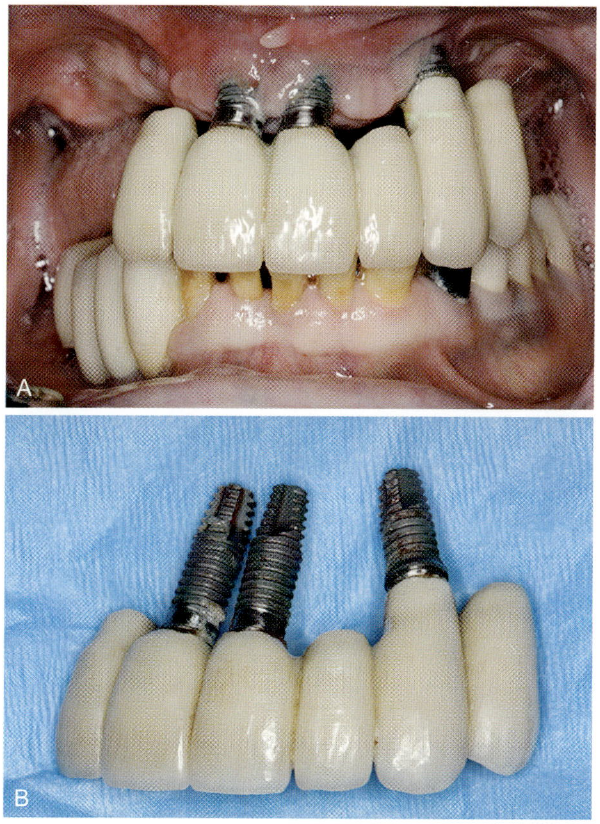

图 15-18 A. 生物力学导致种植体骨丧失和失败的比例大于生物因素；B. 医生对于生物力学导致的失败更容易处置，而生物因素导致的失败较难处置

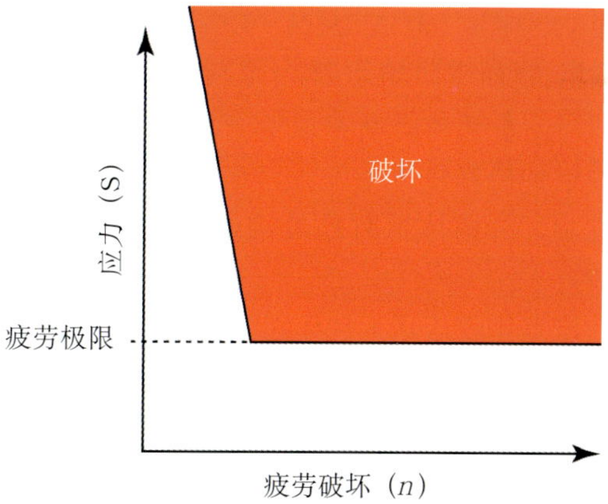

图 15-19 将应力绘制在 y 轴，疲劳周期数绘制在 x 轴，建立了材料的疲劳曲线。当负荷足够的周期，任何大于承受疲劳极限的压力都会引起材料破坏

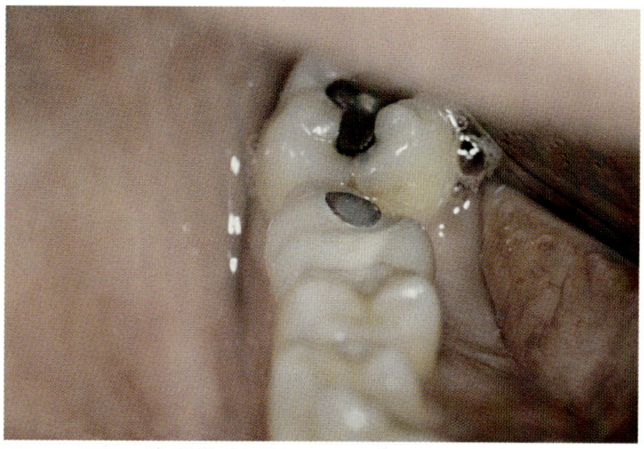

图 15-20 种植修复体的崩瓷率比天然牙修复体要高，主要与受力相关

早期负荷失败可能比手术失败还糟糕，因为患者可能会抱怨修复医生。这种失败也让修复医生与技师此前付出的时间和劳动付之东流。之后的种植手术可能需要骨增量，骨增量手术通常失败风险更大，手术难度也高。这对于一个刚经历过种植治疗失败的患者而言，医生的风险和压力都更大。

修复部件过度负荷

疲劳折断和并发症

对于种植体系统，最常见的生物力学来自功能性咬合。大多数生物力学并发症不是一次偶然事件导致的，而是长时间的咬合作用。材料有疲劳曲线，与循环次数和𬌗力强度相关[11]。如果𬌗力极大，可能一次循环就引起折断（如锤子砸玻璃）。但是如果低强度的反复敲打物体（超过其承受极限），也会造成折断（图 15-19）。一个铁丝做的衣架一次不会折断，但是反复弯曲后可以折断，并不是因为最后一次力量很大，而是因为铁丝发生了疲劳效应。患者经常会抱怨种植修复体损坏前并没有用力咬合，但实际上那是“压垮骆驼的最后一根稻草”。最常见的生物力学并发症是由疲劳效应引发的。

修复体和部件折断

2009 年 Kinsel 和 Lin 回顾分析了种植体支持的金属烤瓷固定修复体，崩瓷患者 0%～53% 与𬌗力相关[40]（图 15-20）。其中有磨牙症患者 35% 发生崩瓷，没有磨牙症患者 17% 发生崩瓷。对颌牙为天然牙，没有崩瓷；对颌牙为种植体，16% 发生崩瓷。种植体系统的𬌗力高，导致生物力学并发症增加。即使是𬌗力不高的患者，种植修复体的崩瓷率也比天然牙高。

种植体支持的覆盖义齿附着体折断或并发症发生率达 30%，义齿折断率达 12%；种植体支持的固定义齿饰瓷崩裂率达 22%。固定义齿金属支架折断率也有 3%，覆盖义齿支架折断率 0%～27%[6]。

种植固定修复体（部分和整体）修复螺丝折断

率平均为4%（范围为0%～19%）[6]。基台螺丝通常较粗，折断率平均为2%（范围为0.2%～8%）（图15-21）。种植体折断率最低，约为1%，通常在长期固定种植修复体上发生。在一篇15年的回顾性研究中，种植体折断是最常见的失败原因[41]（图8-22）。

修复体脱落是天然牙固定修复体失败的第三个常见原因[4，5]。这种情况在种植体基台更常见，因为种植体更牢固，粘接界面承受𬌗力更大。修复体脱位多见于长期负荷或者存在剪切力的情况（如有悬臂梁）。粘接强度对于剪切力的抵抗最弱。磷酸锌水门汀可以承受12 000 psi的压力，但是只能承受500 psi的剪切力。采用悬臂梁修复时对粘接界面会产生剪切力。

螺丝松动

种植体基台螺丝的松动率平均为6%[6]。种植单冠的基台螺丝松动率最高，早期的种植系统可达到25%。近期的研究显示种植单冠的基台螺丝松动率降至8%，多单位种植固定修复体基台螺丝松动率为5%，种植体覆盖义齿螺丝松动率为3%。基台螺丝松动会导致很多并发症，细菌可在接口开放处繁殖，导致嵴顶骨吸收。当粘接固位的种植修复体基台螺丝松动，还要破坏牙冠才能找到螺丝通道（图15-23）。

修复体受到的压力越大（单牙、覆盖义齿）基台螺丝松动的风险越大。悬臂梁增加了螺丝松动的风险。悬臂梁越长，风险越高[42]。牙冠的长度越大，加载到螺丝的压力越大，螺丝松动或折断的风险越高[43]（图15-24）。

种植体内部抗旋结构的深度也与基台螺丝的受力有关。内六角的高度（或深度）越大，螺丝受力越小，螺丝松动折断风险越小[43]。种植体平台的直径更为重要。大直径种植体，可以减少基台螺丝

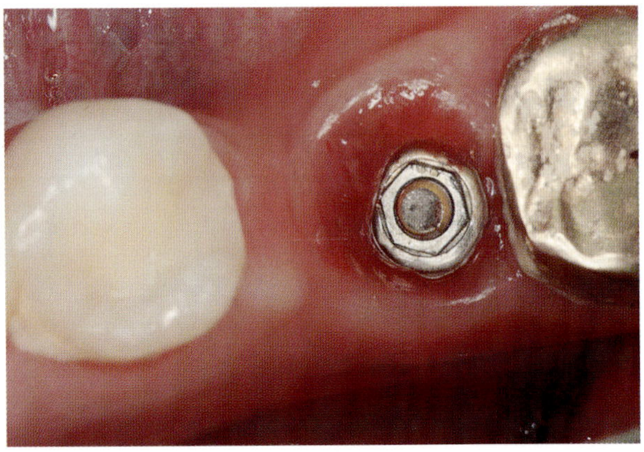

图15-21 基台螺丝比修复螺丝粗，较少折断。种植悬臂梁修复增加了受力，更容易折断

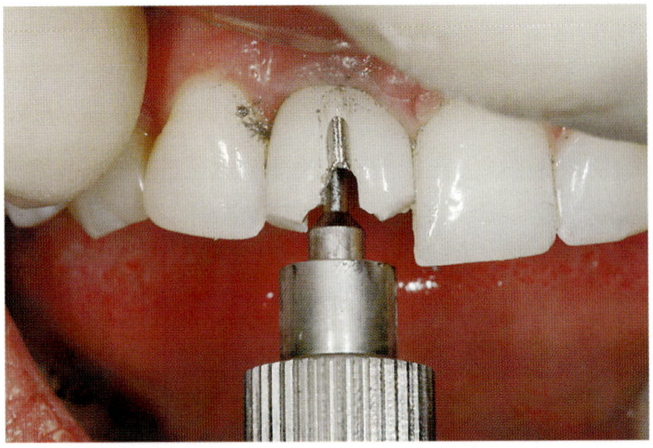

图15-23 基台螺丝松动会引发一系问题。松动的螺丝减少了对粘接剂的冲击力，粘接固位的牙冠无法取下。只有破坏牙冠，才能重新锁紧螺丝。松动的螺丝也会导致种植体周围嵴顶骨的吸收

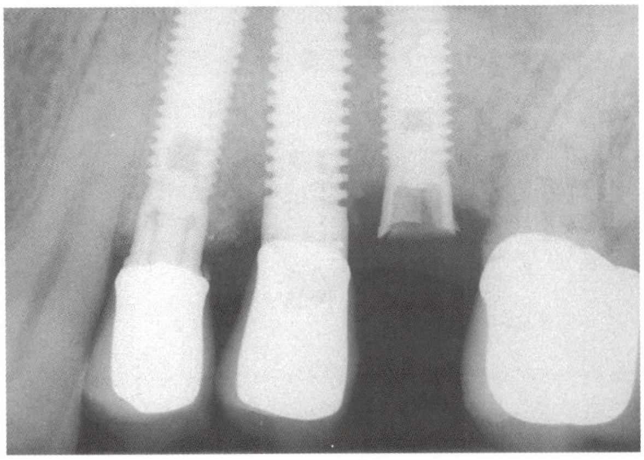

图15-22 这个患者的种植体和基台螺丝发生折断。在长期的种植患者中，这种并发症更常见

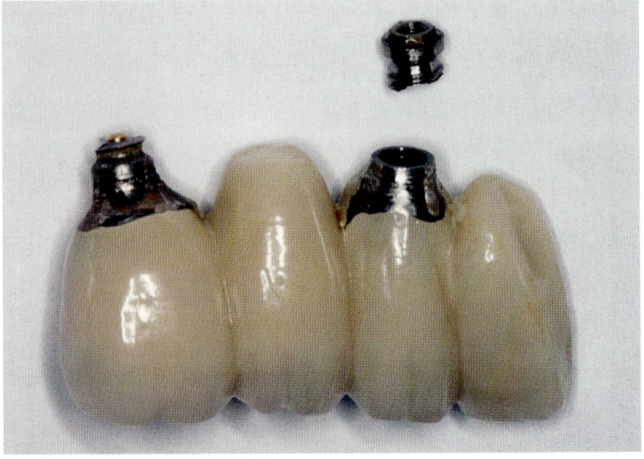

图15-24 悬臂梁修复和过长的牙冠，放大了𬌗力，增加了螺丝松动或种植体部件折断的风险

受力，改变基台嵴顶部分的位移方式[43]。Cho 等报道，4 mm 直径种植体 3 年后基台螺丝松动率为 15%，而 5 mm 直径种植体 3 年后基台螺丝松动率小于 6%[44]。因此，可以通过以上方式，降低基台螺丝的应力，减少相应的并发症。

由于上述的一系列生物力学并发症，对于应力的评估、诊断以及治疗计划调整就非常重要了。医生明确了种植体受力情况后，应该改进治疗计划，减少其对于种植体、骨组织、修复体的长期不良影响。

边缘骨吸收

边缘骨吸收这一概念特指在种植体成功植入并良好的骨结合后，在二期手术暴露及负荷后出现的种植体周围骨吸收，可导致种植体周围硬组织丧失乃至种植体完全失败[45–56]。

1981 年，Adell 等学者首先报告并量化了发生在机械加工螺纹种植体（Nobel Biocare）周围的边缘骨吸收现象[17]。研究显示种植修复负荷后第一年边缘骨吸收的程度及发生率均更高，平均为 1.2 mm（骨吸收大于 3 mm 的种植体并未被纳入研究）。需要提到的是，本研究将种植体的第一螺纹作为边缘骨吸收 0 mm 的基线水平，而不是种植体植入后牙槽嵴顶的位置（位于第一螺纹冠方 1.8 mm）。因此，种植体植入后第一年出现的种植体周围边缘骨吸收量平均为 3.3 mm（图 15-25）。

种植体植入后，种植体周围的原始骨缺损呈类似“沟形”或“碟形”的 V 形或 U 形骨缺损[47]。目前对于种植体周围边缘骨吸收形成原因主要有生物学因素，包括翻瓣手术时对骨膜的损伤、种植窝洞预备、基台与种植体之间的微间隙、细菌入侵以及生物学宽度的影响；以及生物力学因素，包括基台的微动度及生物力学应力等[48–50]（框图 15-4）。

由于种植体周围的软组织高度（如游离龈缘与龈乳头）与边缘骨高度直接相关，种植体周围边缘骨吸收会直接影响种植修复的美学效果。种植体周围边缘骨吸收伴随牙龈退缩会导致修复体过长，以及种植体与邻牙或种植体之间的龈乳头消失（图 15-26）。若种植体周围边缘骨吸收而牙龈并未退缩，则会导致探诊深度加深，种植体周围厌氧菌水平升高，进而导致种植体周围炎的出现，边缘骨会出现进一步吸收及溢脓[51]。因此，深入了解种植体边缘骨吸收的原因，对预防种植体早期失败、维持种植体长期健康以及增加种植体及种植修复的长期成功

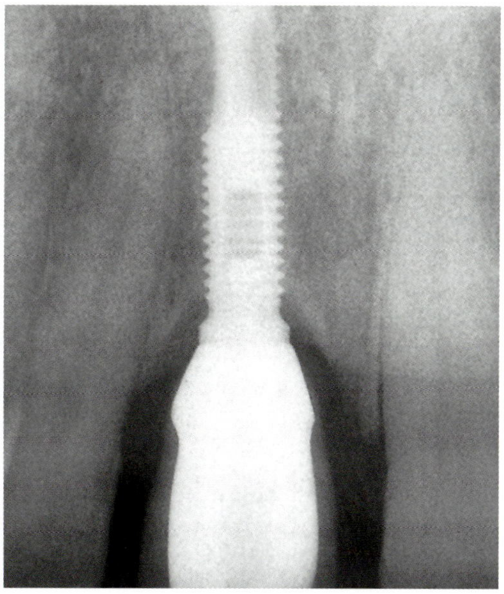

图 15-25 通常种植体周围边缘骨吸收发生在第一年。早期研究以种植体第一个螺纹作为骨吸收的参考位置。因此，这颗种植体可能没有骨吸收。骨吸收到第一个螺纹处的原因和之后发生骨吸收的原因是不同的

框图 15-4 种植体周围嵴顶骨吸收原因

生物性因素
- 剥离骨膜
- 种植窝洞预备
- 自身免疫反应
- 生物学宽度
- 种植体嵴顶部设计

生物力学因素
- 殆创伤
- 种植体嵴顶部设计
- 种植体体部设计
- 部件间的微动

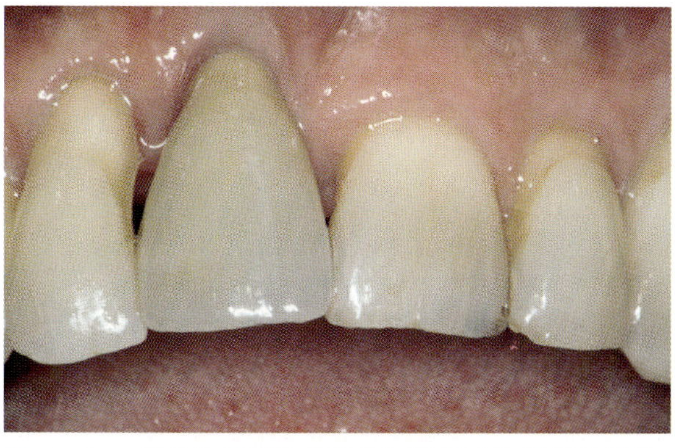

图 15-26 种植体周围的骨吸收可能导致软组织的退缩，使得牙冠变长，邻面牙龈乳头丧失

率非常重要。

多年来，出现了大量针对种植体边缘骨吸收原因的临床研究及基础研究。现有的临床证据表明，预防种植体周围边缘骨吸收需要从种植治疗的所有阶段做起，包括诊断、治疗计划的制订，直至最终修复体的制作。事实上，边缘骨吸收的病因是多因素的，包括多种生物因素以及生物力学因素。

生物因素

骨膜翻瓣假说

种植外科手术中翻起黏骨膜瓣的操作过程会改变牙槽嵴骨皮质的血供。人体的长骨中，90% 的动脉血供及全部的静脉回流来源于骨膜[52]。在骨膜被翻起后，骨皮质的血供将受到严重的影响，导致骨表面营养物质缺乏及成骨细胞坏死。基于上述理论，骨膜翻瓣假说被认为与种植体周围早期边缘骨吸收有关。因此，有学者建议采用不翻瓣种植技术，直接在黏膜表面打孔并预备种植窝洞，可以避免种植体边缘骨骨膜损伤，以减少边缘骨吸收。

尽管翻瓣术的创伤可能会导致牙槽骨细胞死亡，在术后骨膜再生后，被损伤的血供还会恢复。血液中单核细胞形成的切割锥，为新生血管长入到嵴顶骨区域开辟通道。随后成骨细胞会重建牙槽骨的解剖外形[53]。复合骨在骨膜表面快速形成，修复缺损的骨质。此外，骨皮质下方的骨松质也是其血供来源。骨皮质下方的骨松质越多，术后骨皮质的丧失越少[54]。为了保证种植体可以植入到合适的骨质中，种植区域牙槽嵴宽度应至少为 5 mm。在这种情况下，种植体周围的骨松质会为种植窝洞周围的牙槽骨提供足够的血供，以保证翻瓣后骨皮质不会发生明显的吸收。

按照骨膜翻瓣假说的理论，如果种植术中牙槽嵴颊舌侧黏骨膜均被翻开，则会引发广泛的水平骨吸收，而并非种植体周围常见的局限的碟形骨吸收。事实上，在种植体植入后 4~6 个月的二期手术时很少发现广泛的水平骨吸收(图 15-27)。因此，骨膜翻瓣假说并非种植体周围边缘骨吸收最主要的直接原因。

种植窝洞预备假说

种植窝洞预备被认为与种植体周围早期骨丧失有因果关系。骨组织对热敏感。在种植窝洞预备后，与种植体接触的骨组织会受到创伤，种植体周围 1 mm 的骨组织活力降低。因此，在种植体 - 骨界面需要有足够的血供以保证骨组织的重建。而牙槽嵴顶区域骨皮质血供较少，加之骨质致密，如果扩孔钻不够锋利则备洞时产热更多，更易出现牙槽骨的吸收[55, 56](图 15-28)。因此，种植窝洞预备被认为与种植体边缘骨吸收有直接关系。

但是，如果种植体边缘骨吸收只是由窝洞预备过程中的创伤和产热导致的，那么在种植一期手术后 4~6 个月的二期手术翻瓣时应看到明显的骨吸收。事实上，在大多数情况下，二期手术时并不能看到明显的种植体周围边缘骨吸收，却常发现牙槽骨覆盖于种植体覆盖螺丝上。当种植体植入骨下稍深时，这种现象更为多见。

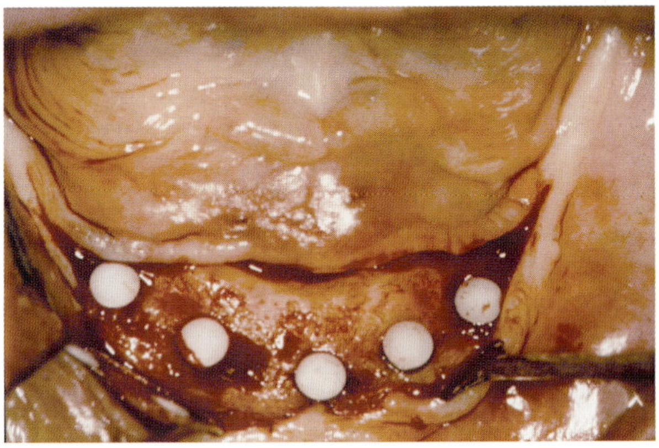

图 15-27 在二期手术时，种植体周围骨水平通常与植入时一样甚至覆盖了种植体。因为一期手术时都要分离骨膜，预备窝洞植入种植体，这并不是骨吸收的原因

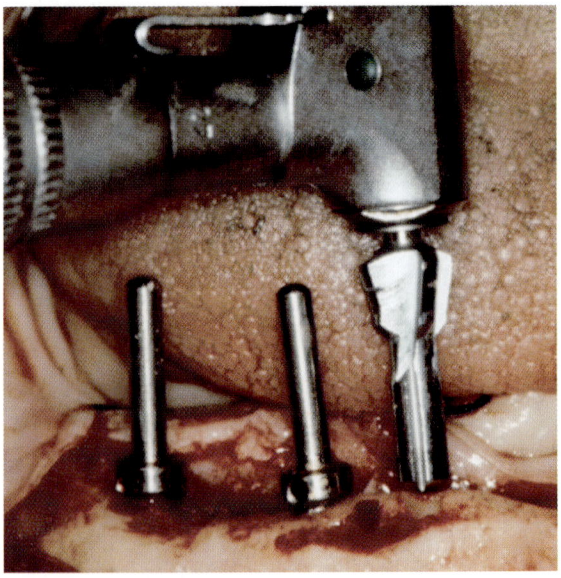

图 15-28 预备种植窝洞时，牙槽嵴顶成型钻可能会造成种植体周围骨创伤

临床文献显示，种植一期手术与二期手术期间骨吸收平均为 0.2~1 mm。例如，Manz 等学者研究发现，无论种植区骨质如何，种植一期手术与二期手术期间的骨吸收为 0.9 mm[57]。而 Hoar 等学者的研究结果显示种植一期手术与二期手术期间的骨吸收约 0.2 mm。需要明确的是，此 0.2 mm 为骨吸收的平均值，并非骨吸收的范围[58]（图 15-29）。因此，如果在 1 颗种植体上发现 2 mm 的骨吸收，而另外 9 颗种植体均未发现骨吸收，则骨吸收的平均值也为 0.2 mm。事实上，大多数种植体在二期手术时均未发现明显的骨吸收。尽管不同的种植系统或术式会对该数值产生影响，但总体而言，二期手术时的骨吸收是很少的。因此，窝洞预备假说并非种植体周围边缘骨吸收的主要原因。

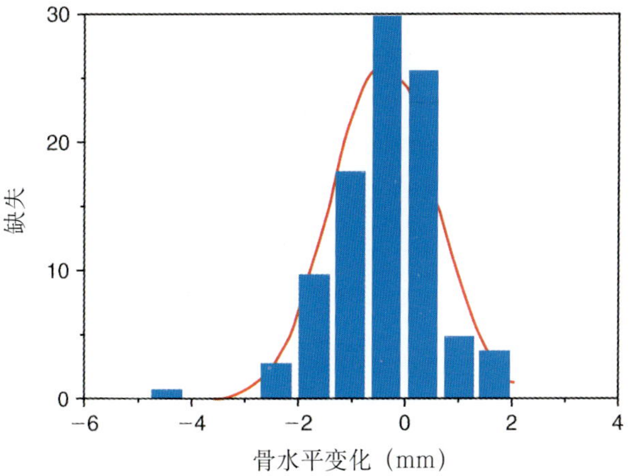

图 15-29　二期手术时骨丧失约 0.2 mm。范围从 +2 mm 到 −4 mm。造成骨丧失范围从 −2 mm 到 −4 mm 的原因与骨再生的原因不同

机体自身免疫反应假说

天然牙发生牙周炎、牙槽骨丧失的始动因素是牙菌斑。有研究表明，细菌直接侵袭破坏及其引发的免疫炎症反应是天然牙垂直牙槽骨吸收的主要原因[59]。虽然殆创伤会加快牙周炎时牙槽骨吸收的速度，但是单纯的殆创伤并不会导致牙周炎的发生。牙列缺损患者的种植体龈沟内存在与天然牙类似的菌群[51]。按照上述理论，如果将种植体看成是天然牙，那么可以推测种植体的边缘骨吸收主要由细菌引起，而不良咬合关系可以起到促进疾病进展的作用。

可是，Adell 等学者对 125 颗种植体的回顾性研究显示，80% 种植体的龈沟区域并无炎症反应[60]。Lekholm 等学者也发现种植体周围的龈袋加深与牙槽骨吸收并无直接关系[61]。已经有多篇研究发现种植体负荷后的第一年边缘骨会吸收至螺纹种植体的第一螺纹处。如果细菌是边缘骨吸收的主要原因，那为什么种植负荷后第一年的骨吸收较多（3.3 mm），而后续每年的骨吸收缺较少（0.1 mm）呢？细菌引起种植体周围龈袋加深，势必会改变龈袋内的菌群结构，使厌氧菌的比例增加，进一步引起持续的骨吸收。如果细菌是 Adell 所报道的种植负荷后第一年 3.3 mm 骨吸收的主要原因，那么在种植负荷第一年后，种植体的龈下环境究竟发生了什么改变，使得牙槽骨吸收速度较第一年大幅降低为 1/15 呢？综上所述，细菌引发的自身免疫假说也无法解释种植体周围边缘骨吸收的原因。

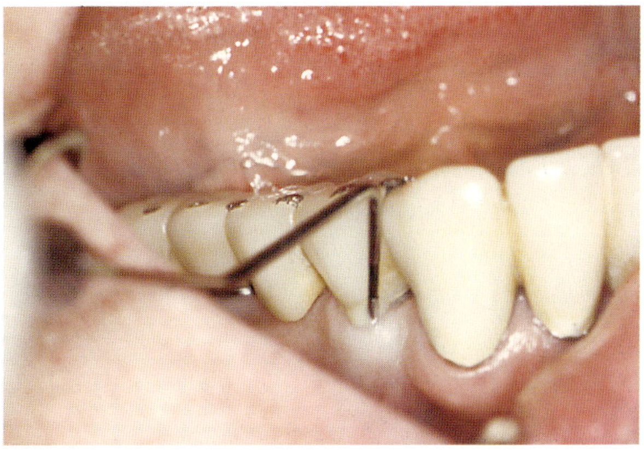

图 15-30　当种植体周围探诊深度大于 5 mm，由于厌氧菌的存在，更容易发生炎性渗出

尽管细菌理论无法完美地解释种植体负荷后第一年内边缘骨吸收的原因，但这并不能否认细菌是种植体周围骨吸收的主要因素之一。种植体的粗糙螺纹表面暴露于致病菌会导致种植体周围牙槽骨快速吸收[62]。同时，有研究显示口腔卫生差可以加快种植体周围骨吸收[10, 63]。因此，细菌与种植体边缘骨吸收毫无关系的说法是不正确的。在多数情况下，细菌是种植体周围骨吸收的直接原因，尤其是在种植体探诊深度大于 5 mm 或基台螺丝松动的情况下（图 15-30）。但是，对于种植体负荷后第一年骨吸收较明显，而后续每年骨吸收量明显降低的现象，细菌假说并不能很好地进行解释。也就是说，细菌并不是种植体负荷早期边缘骨吸收的直接原因。

“生物学宽度”假说

种植体周围软硬组织结构与天然牙周围牙周组织结构有诸多相似之处。种植体与天然牙周围附着

龈上皮钉突与龈沟上皮衬里的结构都是相似的。与天然牙类似[64]，游离龈与种植体之间的沟内上皮也是非角化上皮，且龈沟底的结构也与天然牙的结合上皮类似。但是在种植体与天然牙[65]，龈沟底的上皮结构还是存在着明显的结构差异。

在天然牙，龈沟底到牙槽嵴顶的宽度平均为2.04 mm，即生物学宽度[66]。但需要明确的是，“生物学宽度”在不同的牙位也存在相应的变化。在后牙区，生物学宽度往往较前牙区宽，甚至有可能超过4 mm[67]。在天然牙，生物学宽度由结缔组织宽度(平均1.07 mm)和结合上皮宽度(平均0.97 mm)两部分组成。在不同个体之间，结缔组织宽度往往较为恒定[68]。

天然牙结合上皮与牙齿的结合并非不可穿透、牢固的结合。牙周探针可以轻易穿透半桥粒与牙骨质的结合，冲洗器喷出的大量气体也可以将其分开。菌斑堆积可以破坏半桥粒的结合，排龈操作也可以将其分开。也就是说，半桥粒的连接结构中并无纤维穿通，属于锚定连接，并非一种紧密的连接（图15-31）。

天然牙的牙龈结缔组织中共存在11组牙龈纤维，分别是龈牙纤维（冠向、水平向和根向）、牙槽龈纤维、毛细血管间纤维、穿龈纤维、环形纤维、半环形纤维、牙骨膜纤维、越隔纤维、龈骨膜纤维、环内纤维和龈内纤维[68]。其中至少有6组纤维插入到天然牙牙骨质内，包括龈牙纤维、牙骨膜纤维、越隔纤维、环形纤维、半环形纤维和穿龈纤维。此外，部分来源于牙周纤维束的牙槽骨纤维也会插入牙槽嵴顶冠方的牙骨质内。这些由Sharpey纤维组成的牙龈与牙齿之间真正的连接可以阻止牙周探诊时探针对牙周膜的损伤，并可以延缓牙菌斑向根方的侵袭破坏。

生物学宽度的存在为牙龈结缔组织与牙齿提供了紧密结合的空间，并阻止了龈沟中细菌向深部侵袭，破坏深部的牙周组织。如果修复体边缘侵犯了生物学宽度，牙槽骨将会向根方吸收以重新获得足够的龈牙结合空间[69-70]（图15-32）。

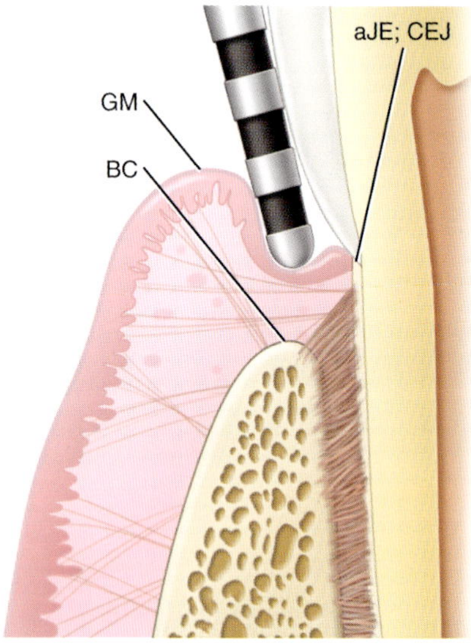

图 15-31 天然牙的生物学宽度有结缔组织带，与牙齿的牙骨质相连。牙周探针可以穿过龈沟和结合上皮。GM：游离龈缘，BC：牙槽嵴，aJE：结合上皮，CEJ：釉牙骨质界

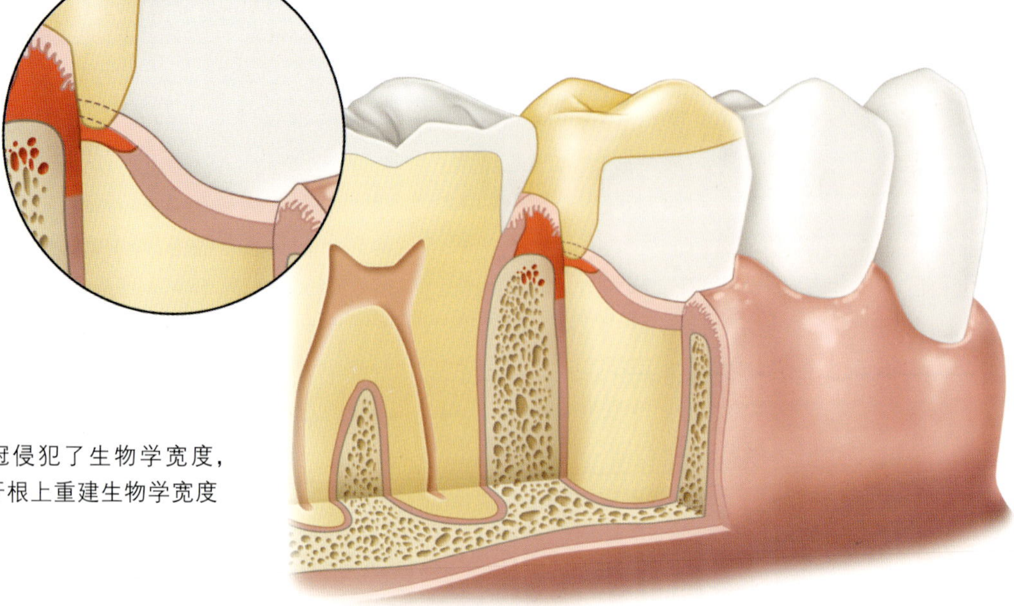

图 15-32 当牙冠侵犯了生物学宽度，牙槽骨退缩，在牙根上重建生物学宽度

许多种植系统的外科指南推荐将骨水平种植体植入到平齐牙槽嵴顶或牙槽嵴顶根方水平。与天然牙的冠修复边缘相比，种植体与基台连接处存在的间隙被称为“微间隙”（图 15-33）。Berglungdh 等学者关于犬的动物研究显示，种植二期手术并连接基台后 2 周，种植体边缘骨会发生 0.5 mm 的牙槽骨吸收[65]。Lindhe 等学者也发现种植体 - 基台连接处冠方至根方 0.5 mm 处的结缔组织存在炎症表现[71]。Wallace 和 Tarnow 认为天然牙的生物学宽度概念同样适用于种植体，种植体 - 基台连接处可视为天然牙的冠边缘[72-73]。

Cochran 等学者的研究显示，种植体的生物学宽度是 3.3 mm。但是与天然牙的生物学宽度不同，Cochran 提到种植体的生物学宽度除了包括结缔组织宽度、结合上皮宽度外，还包括龈沟深度。因此，根据上述理论，如果种植体 - 基台连接处位于牙槽嵴顶水平，那么种植体边缘骨吸收则约为 2 mm。所以，生物学宽度假说可以较好地解释种植体植入后边缘骨无吸收，而二期手术连接基台后几个月出现边缘骨吸收的现象。

在种植体周围软组织中，只有两组牙龈纤维即环形纤维和龈骨膜纤维存在，并无牙周膜组织存在[64]（图 15-34）。这些纤维组织并不像天然牙那样垂直插入到种植体中[75]。相反，种植体周围的胶原纤维是平行于种植体表面排列的[64-65]。因此，种植体周围只存在结合上皮“附着”系统。天然牙生物学宽度中的结缔组织部分由多组牙龈纤维组成，而在种植体牙槽骨冠方则不存在这种结构。因此，种植体的“生物学宽度”与天然牙的结缔组织附着并无可比性。

James 和 Keller 是率先开始系统研究种植体周围软组织生物封闭现象的学者[64]。由半桥粒构成的基板样结构是种植体生物封闭的有效区域[65]。但是，由胶原样成分构成的线性小体并不能与种植体表面产生物理性的附着[77]。种植体周围环形的牙龈组织中的半桥粒所起到的封闭作用可以阻止牙龈与种植体分离[78]。但是，半桥粒的糖胺聚糖层与种植体的附着力比天然牙弱。与天然牙附着的半桥粒由透明板和致密板组成，而与种植体附着的半桥粒由致密板、透明板和透明板下层组成，而透明板下层的附着力是较弱的。

种植体周围的生物封闭可以在一定程度上阻止细菌和内毒素向深部骨组织侵袭。但是，它并不具备像天然牙那样完善的生物封闭结构。在种植体周围探诊时，牙周探针可能会通过软组织与种植体的贴合区域并抵达骨面（图 15-35）。因此，种植体基台连接后早期的边缘骨吸收并不像是生物学宽度形成、软硬组织改建的结果。由于种植体周围不存在结缔组织附着的区域，种植体周围的软硬组织改建的实现缺乏解剖条件。

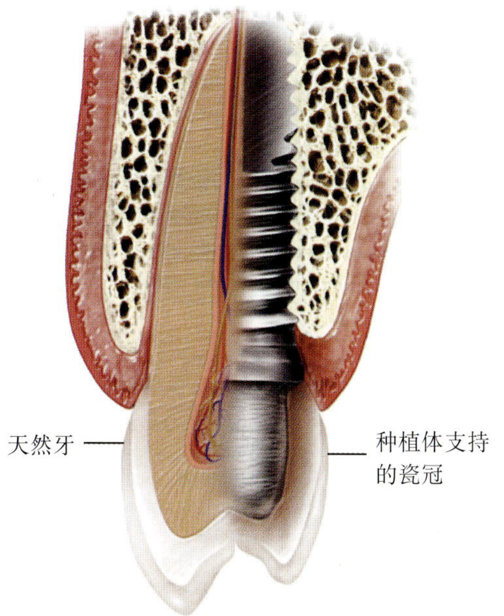

图 15-33　种植体 - 基台连接处可以看做牙冠边缘。因此，有假说认为当连接处放在牙槽嵴顶，会引起骨吸收，重建生物学宽度

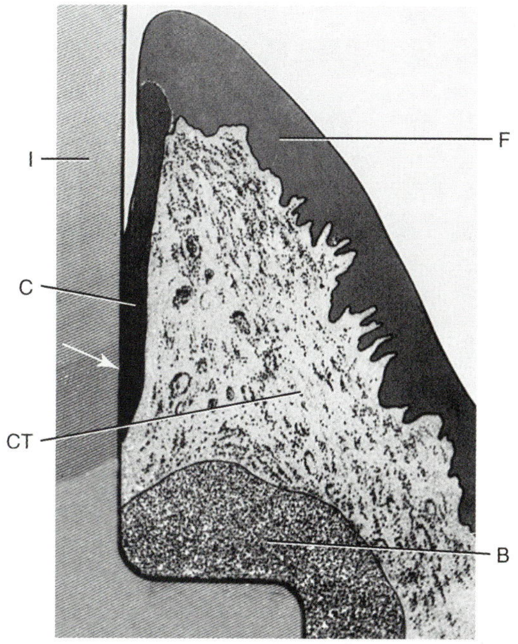

图 15-34　种植体周围主要有两组纤维：环形纤维和牙槽嵴顶纤维。但是这些纤维都不会插入种植体或基台，并与之结合。B：骨；C：结合上皮附着；CT：结缔组织；F：游离龈；I：种植体

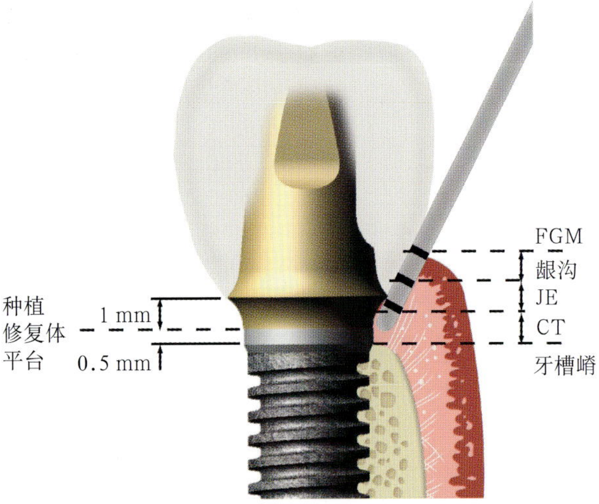

图 15-35 种植体周围探诊时，探针穿透龈沟和结合上皮，没有结缔组织带。FGM：游离龈缘；JE：结合上皮；CT：结缔组织

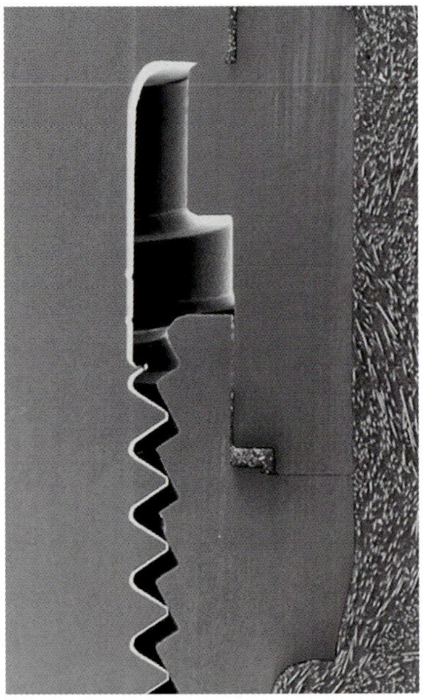

图 15-36 种植体 - 基台连接没有微间隙；连接处的间隙是 0 μm（BioHorizons, Birmingham, AL.）

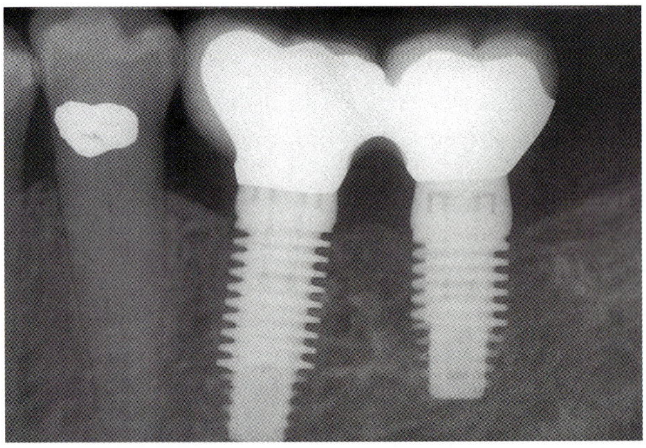

图 15-37 种植体 - 基台连接处的骨丧失通常小于 1 mm（与种植体设计相关）

事实上，种植体 - 基台连接处的“微间隙”并不是一个实际的空隙，甚至不是一个微空隙。种植体与基台之间的距离是 0 μm。所谓的“微间隙”是一个连接结构，并非一个“空隙”（图 15-36）。种植体与基台之间由于连接结构设计的不同，可能会存在裂隙，但这种裂隙是金属与金属之间的紧密接触，没有宽度。但是，如果基台螺丝出现松动或由于侧向力出现了弯曲，种植体和基台之间就有可能出现动度，产生微间隙。

从物理结构上看，种植体埋入式愈合时覆盖螺丝与种植体之间的微间隙与种植体 - 基台连接处的微间隙是类似的，但是种植体埋入式愈合过程中牙槽骨却可以生长到覆盖螺丝冠方。因此，微间隙本身并不是牙槽骨吸收的原因[74]。但是，当二期手术时取下覆盖螺丝并换上愈合基台时，基台与种植体之间的微间隙会暴露于口腔环境中，随后边缘骨逐渐吸收至种植体 - 基台连接根方 0.5 mm 处[74, 79]。这也可能是由于种植体与基台之间存在较明显的动度有关。因此，种植体 - 基台连接处导致边缘骨吸收的现象是存在的，但是范围有限（与种植体嵴顶部的设计有关）[80]。

如果种植体初期的边缘骨吸收只与种植体的生物学宽度有关，这意味着所有不同设计的种植体都会在种植体 - 基台连接处产生至少 2 mm 的边缘骨吸收。但事实上，并非所有的种植体都如“生物学宽度假说”那样，在二期手术早期发生 2~3 mm 的边缘骨吸收。有研究表明，在同样的植入深度下，某些种植体的早期边缘骨吸收小于 1 mm，而有些种植体的早期边缘骨吸收大于 3 mm。甚至不存在种植体 - 基台连接的一段式种植体也会存在边缘骨吸收的现象（图 15-8，图 15-37）。例如，叶片状种植体、穿骨种植体、种植钉、一段式螺丝固位种植体甚至骨膜下种植体都会出现边缘骨吸收的现象[47]。但是，可以确定的是种植体周围的边缘骨吸收确实是在取下愈合螺丝并连接愈合基台后 4 周内出现的[64, 74, 79, 81]。边缘骨吸收至种植体 - 基台连接处根方 0.5 mm 的现象可以被定义为“种植体生物学宽度”，因为在几乎任何种植体设计中这种现象都会出现。但最主要的问题是，如果种植手术中医生将种植体 - 基台连接处置于牙槽嵴顶水平或牙槽嵴冠方，“种植体生物学宽度”引起的骨吸收是如何局限于 2~3 mm 的呢？

种植体嵴顶部设计假说

生物学宽度引起的骨吸收意味着所有种植体，不论种植体的结构与表面处理如何，均会发生同等程度的骨吸收。有研究表明，具备不同的宏观、微观结构的种植体，其早期边缘骨吸收的量也不尽相同[9, 80, 82]。不同的种植体设计还可能影响生物学宽度及负荷前早期骨吸收的量。种植体嵴顶部是指从种植体－基台连接面到种植体骨结合部分（如螺纹、粗糙表面、平台）之间的结构。

Hermann 等学者在一项研究中对 6 种不同结构的种植体进行了对比研究，其中有两组针对一段式种植体[79, 81]。其中一组种植体的粗糙表面植入至牙槽嵴顶水平，另一组种植体牙槽嵴顶至嵴顶下 1.5 mm 为光滑颈，其根方才是粗糙表面（图 15-38）。两组种植体在 6 个月内均未负荷（图 15-39）。在第一个月内，骨下 1.5 mm 为光滑颈的种植体的边缘骨吸收了 1.5 mm，达到了粗糙面的位置，而在之后的 5 个月内骨水平保持稳定（图 15-40）。而另一组粗糙表面位于牙槽嵴顶的种植体则在 6 个月内均未出现边缘骨吸收。

Gotfredsen 等学者也发表了一篇类似的研究[83]。但是在该研究中，两组种植体的设计与 Hermann 的研究略有不同。其中一组一段式种植体的粗糙面位于牙槽嵴顶，而另一组为机械加工的螺纹光滑面的一段式种植体，种植体的第一螺纹位于骨嵴顶根方 2 mm（图 15-41）。研究结果显示，粗糙面位于牙槽嵴顶的种植体未出现明显骨吸收（图 15-42），而另一组种植体的边缘骨吸收到了第一螺纹处（图 15-43）。

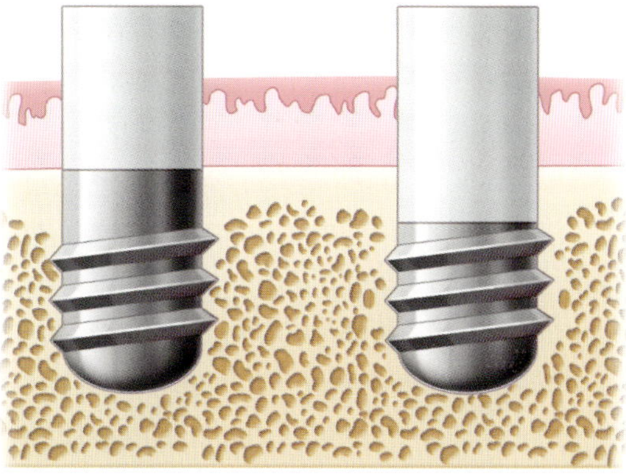

图 15-38 研究了 2 种一段式种植体负荷前骨吸收的情况，左侧种植体牙槽嵴顶处是粗糙表面，右侧种植体有 1.5 mm 光滑面位于骨下

在 Hermann 和 Gotfredsen 的研究中，种植体植入区域的骨质均良好，且种植体并未进行负荷。看来，由于种植体“生物学宽度”导致的骨吸

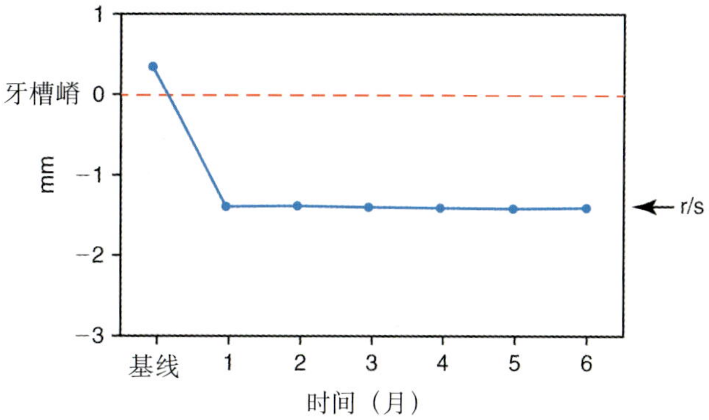

图 15-39 当种植体光滑表面位于骨面下 1.5 mm 时，1 个月后骨吸收到其粗糙表面处。接下来的 5 个月骨水平保持稳定

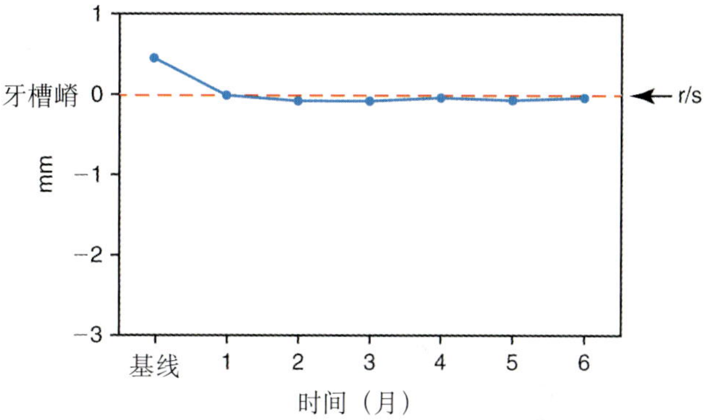

图 15-40 粗糙表面种植体植入到牙槽嵴顶，6 个月后牙槽骨水平稳定

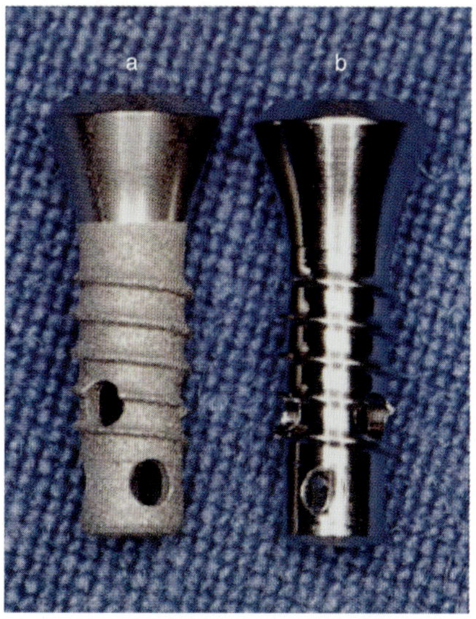

图 15-41 植入 2 颗类似的种植体，研究早期牙槽嵴顶骨吸收。左侧有粗糙表面，平齐骨面，右侧光滑表面前 2 个螺纹植入到骨面下

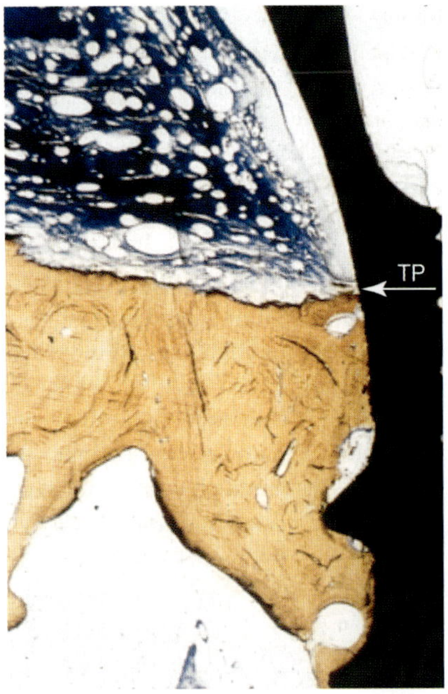

图 15-42 粗糙表面种植体周围骨水平保持稳定（无咬合负荷）。TP：初始骨水平

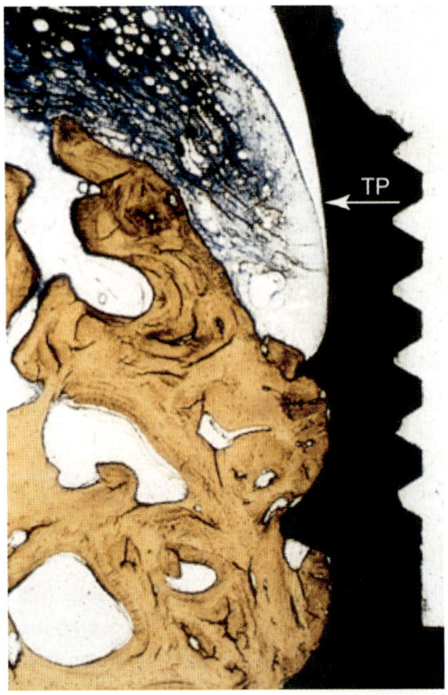

图 15-43 光滑表面植入骨下，牙槽嵴顶骨吸收至第一个螺纹处。TP：初始骨水平

收的多少与种植体植入后骨下的光滑颈环长度有关，也与机械加工种植体第一螺纹在骨下的位置有关。但是，很多种植体嵴顶部设计有光滑颈环（图 15-44）。虽然光滑颈环的存在是为了减少在骨吸收出现时种植体颈部的细菌沉积，但是研究表明种植体的光滑颈环设计与种植体周围边缘骨吸收有直接关系。

当种植体暴露于口腔时，边缘骨会发生早期骨吸

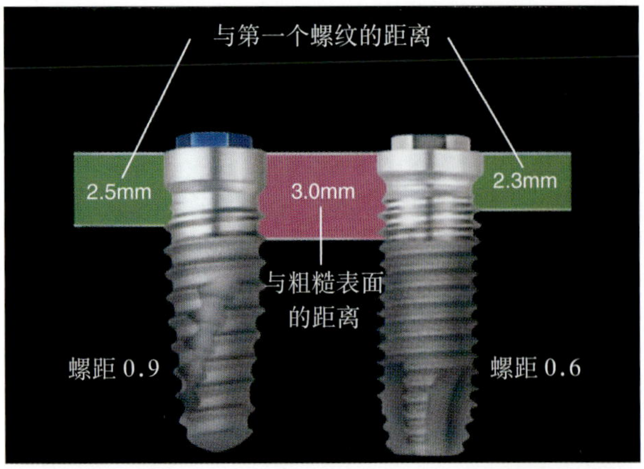

图 15-44 许多种植体在牙槽嵴顶处带有光滑面的设计（Biomet; 3i implants）

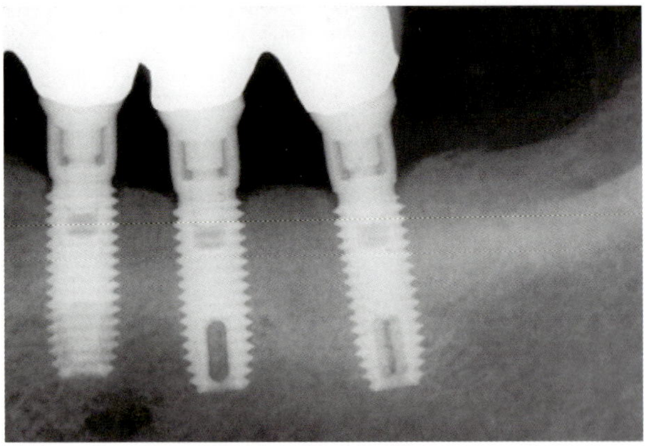

图 15-45 种植体第一个螺纹上如有 4 mm 光滑面，通常会吸收 4 mm 牙槽骨。早期牙槽嵴顶骨吸收主要与骨面下的光滑面有关

收。在粗糙表面种植体中，边缘骨会吸收至种植体－基台连接面根方的粗糙表面处；而在机械加工的螺纹种植体中，边缘骨则会吸收至第一螺纹处[74, 79]。粗糙表面或者第一螺纹的位置越靠根方，发生的骨吸收量也越多。上述的骨吸收现象往往发生于种植体负荷之前。因此，我们有理由认为这种早期骨吸收的现象与种植体生物学宽度有关。但是，与天然牙的生物学宽度不同（2 mm，较为恒定），种植体的生物学宽度的范围从小于 1 mm 到大于 4 mm 不等（取决于种植体的颈部设计）。在不同设计的种植体中，种植体的粗糙表面或第一螺纹距离种植体－基台界面的距离是不同的。对于机械加工螺纹种植体，第一螺纹位于骨下 4 mm 的种植体边缘骨吸收较位于骨下 2 mm 的种植体多；对于粗糙表面的种植体，粗糙面的位置不同，边缘骨吸收的量也不同（图 15-45）。因此，“种植体生物学宽度”的概念与种植体嵴顶部的不同设计有关。

总之，无论种植体是否负荷，由种植体生物学宽度引发的边缘骨吸收一般发生于种植体暴露于口腔 1 个月内。而边缘骨吸收的多少与种植体的嵴顶部设计以及两段式种植体植入的深度有关，与骨质的致密程度似乎无关。因此，医生可以通过以下方式减少种植体的边缘骨吸收：使用两段式种植体时不要植入过深；使用一段式种植体时尽量采用颈部为粗糙表面或第一螺纹靠近骨嵴顶的种植体设计方式（图 15-46，图 15-47）。

但是，“种植体生物学宽度”的概念并不能解释种植负荷后发生的骨吸收，亦不能解释负荷后较疏松的骨与较致密的骨在骨吸收量存在差别等现象。

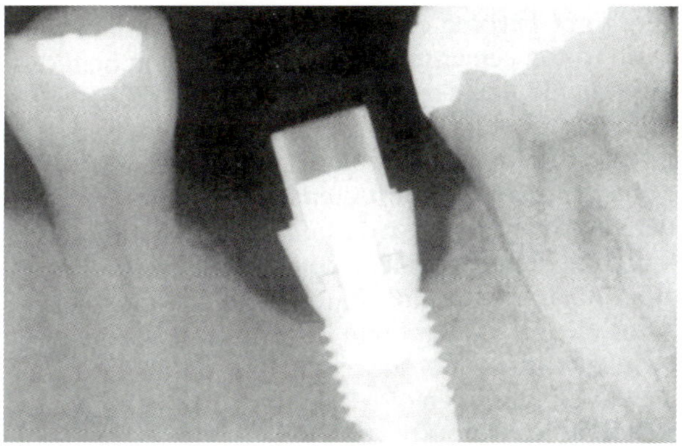

图 15-46　不要将种植体植入到牙槽嵴顶下，这样可以减少种植体周围骨吸收。将种植体植入到牙槽嵴顶下，当取下覆盖螺丝、连接基台后，牙槽嵴发生改建，吸收至第一螺纹或种植体粗糙表面处

生物力学因素

殆创伤假说

对于咬合应力因素在种植体负荷后发生的骨吸收中所扮演的角色，目前还存在争议[48]。这里所提到的由咬合应力导致的“种植负荷后的骨吸收”特指发生于种植体嵴顶部连接结构与种植体第一螺纹或粗糙面根方之间的骨吸收（也就是说，是发生于种植体分散咬合应力部位的骨吸收，图 15-48）。有文献表明，种植体周围骨吸收（非种植体失败病例）主要由生物学因素或并发症引起[49, 50, 84]。但是也有学者认为，种植体边缘骨吸收与咬合应力过大有关[85, 87]。因此，明确种植体周围骨吸收的病因，对减少种植体周围骨吸收的发生率、促进种植体周围组织的长期健康，并最终延长种植修复体的使用时间非常重要[88]。

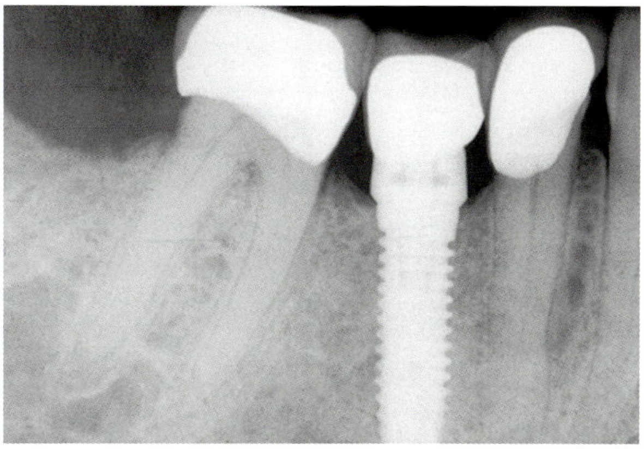

图 15-47　牙槽嵴顶处带有粗糙表面或螺纹的种植体更容易保持周围骨水平的稳定

“殆创伤”是指过大的殆力对牙周附着组织产生的损害[89]。自 1901 年 Karolyi 提出了有关天然牙殆创伤与牙周炎的关系以来，殆创伤与天然牙骨吸收的关系一直存在争议[90]。但大多数学者认为，虽然殆创伤对天然牙的牙周炎进展有促进作用，但是，细菌的存在仍是骨吸收的必要因素[91-95]。

不过，Waerhaug 和很多其他学者认为，殆创伤与牙周组织破坏的程度并无关系[96]。Lindhe 等学者的研究结果显示，殆创伤并不会引起牙周组织破坏[97]。殆创伤只会对牙周膜产生影响，这种影响可能是暂时的，也可能是永久的，但是并不会对牙周骨组织产生影响。根据以上研究结果，又有一些学者发现殆创伤与种植体周围边缘骨吸收无关[98]。但是，目前大多数研究认为殆创伤可以导致种植失败。那么问题是，殆创伤是单纯引起嵴顶骨吸收，

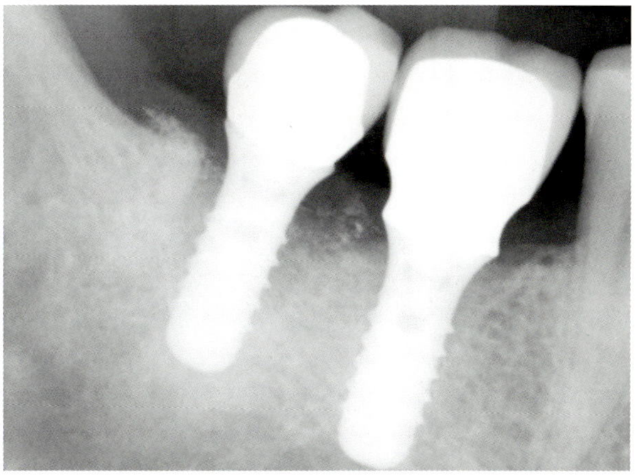

图 15-48　种植体负荷后骨吸收的评估是参考第一个螺纹或种植体粗糙表面。左侧种植体周围骨吸收至第四个螺纹处，右侧种植体周围骨吸收至第二个螺纹处

而不是整个种植体－骨界面骨吸收的原因吗？

对于医生而言，殆创伤比生物学因素更容易控制。不同的治疗计划、种植体植入位置、种植体数目和上部结构设计等因素均会对咬合负荷的大小、方向和持续时间产生影响。为了进一步探究边缘骨吸收与过度咬合负荷的关系，后面我们还将探讨一些与机械原则、骨的机械性能、骨的生理学功能、种植体的生物力学设计、动物研究和临床研究相关的文献[87]。

工程原理

本章前面的部分涉及了细胞的生物力学和钛、骨弹性模量不匹配的问题。殆创伤会对骨组织产生过多的“微压力”，这种微压力会导致种植体－骨界面破坏，导致早期种植失败。

组合梁分析方法可以在不进入材料内部的前提下，分析两种弹性模量不同的材料中的一种受力后，在材料接触面处应力集中现象的大小[99]。在种植体－骨组织界面，牙槽嵴顶处的应力集中区面积更大。这种现象在对种植体负荷后的种植体－骨界面进行光弹性分析和三维有限元分析时都可以被发现（图 15-49，图 15-50）。这种病理性应力过大的现象会导致种植体修复负荷后嵴顶部位的边缘骨吸收[100]。

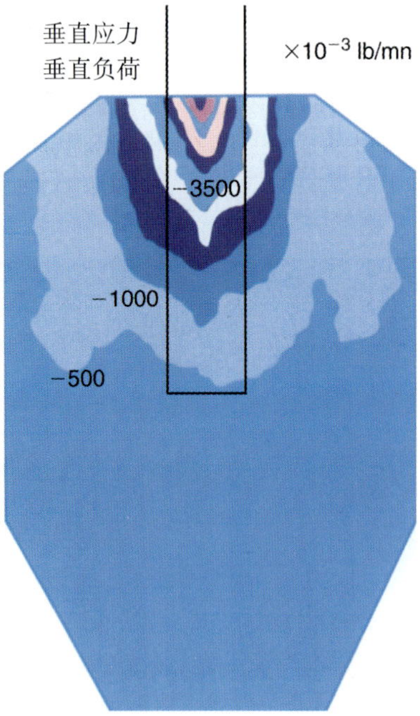

图 15-49　种植体轴向受力后的三维有限元分析。在牙槽嵴顶处应力最为集中，呈 V 形，沿着种植体的长度应力逐渐减小

骨的机械特性

牙槽骨的致密程度与其强度与弹性模量直接相关[38]。与较软的牙槽骨相比，较硬的牙槽骨在相同应力下承受的压力更小（图 15-51）。因此，在相似的咬合负荷下，较软的牙槽骨所发生的骨改建较较硬的牙槽骨更明显[19]。牙槽骨的改建越少，种植体周围边缘骨吸收就越少。在最近的一项人体

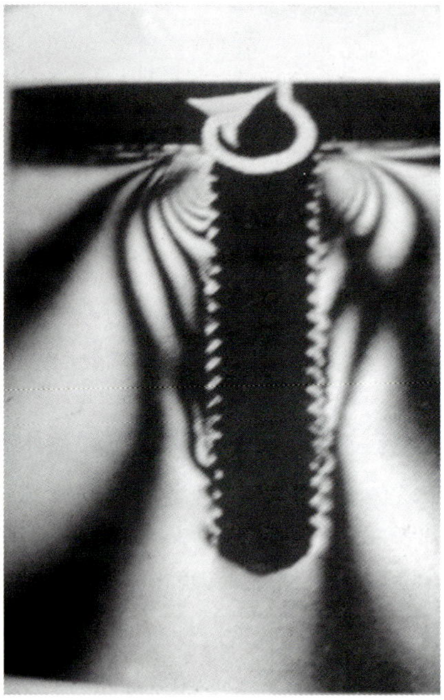

图 15-50　光弹性研究模型表面种植体在骨内受力增加后应力主要集中在牙槽嵴顶区域

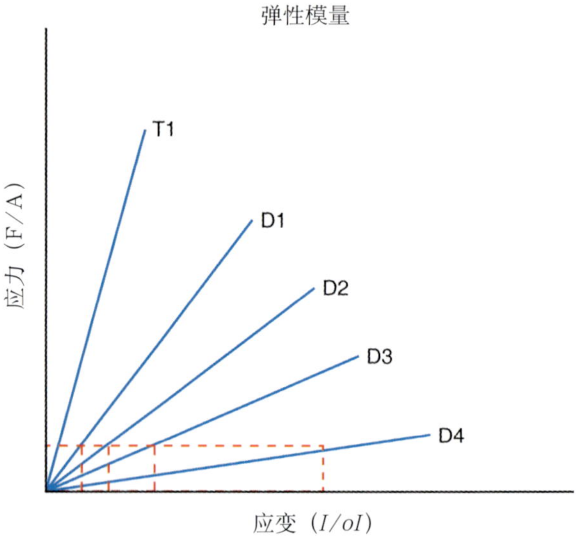

图 15-51　骨组织的弹性模量和其密度相关。密度高的骨组织更硬

研究中，Manz 观察了植入不同骨质的种植体边缘骨吸收[57]。研究选择两段式种植体，并将种植体-基台连接面植入到牙槽嵴顶水平。结果显示，种植体植入到种植体二期暴露期间发生的初始骨吸收的量在不同骨质中均无显著差异。但是在修复负荷后 6 个月，根尖片测量结果显示：I 类骨骨吸收约 0.68 mm，Ⅱ类骨骨吸收为 1~1.1 mm，Ⅲ类骨骨吸收为 1.24 mm，而Ⅳ类骨骨吸收为 1.44 mm（图 15-52）。也就是说，骨质越致密，修复负荷后 6 个月发生的边缘骨吸收越少。这也说明，种植体修复负荷后所发生的边缘骨吸收并不是由“种植体生物学宽度”引起的。因为以上 4 种骨质中的种植体设计、植入深度均完全相同。但需要知道的是，发生在 I 类骨的 0.68 mm 骨丧失可能是由（或部分由）生物学宽度导致的。

Appleton 等学者发现，对人类第一前磨牙区域的单牙缺失种植体进行渐进式负荷，种植体冠方 1/2 的骨质密度逐渐增加，与非渐进式负荷的种植体相比边缘骨吸收更少[101, 102]（图 15-53）。即便自身对照研究的方法也可以发现类似的结论。骨密度的增加说明骨强度、弹性模量均有增加，而边缘骨吸收降低。因此，上述的研究结果也支持种植体边缘骨吸收与咬合压力有关的理论。

动物研究

部分动物研究的文献探讨了种植体植入对牙槽骨组织的影响。Hoshaw 等学者将种植体按垂直于骨长轴并垂直于骨单元的方向植入犬的股骨，随后对种植体施加牵拉力[103, 104]。仅仅 5 天后，可以看到骨细胞在种植体螺纹周围生长以抵抗施加于种植体的牵拉力。这种独特的骨组织反应只出现于种植体周围 3~4 mm 深的区域。在受力的种植体周围可以发现边缘骨吸收，而未受力的种植体周围未发现骨吸收（图 15-54）。因此，这种骨吸收可被认为与应力过大有关。种植体植入后骨组织势必会发生骨改建。在本研究中，骨改建过程与种植体所承受的生物应力作用有关。因此，生物应力作用会对种植体周围的骨组织产生压力，这种压力会引起骨组织的改建，改变其结构或引起骨吸收（在应力过大的情况下）。

在 Miyata 的研究中，已获得骨结合的种植体按照以下 4 种方式进行冠修复：无咬合接触和高出 𬌗平面 100 μm、180 μm 和 250 μm 的早接触[105–107]。冠修复 4 周后，对种植体周围进行骨块截除，并进

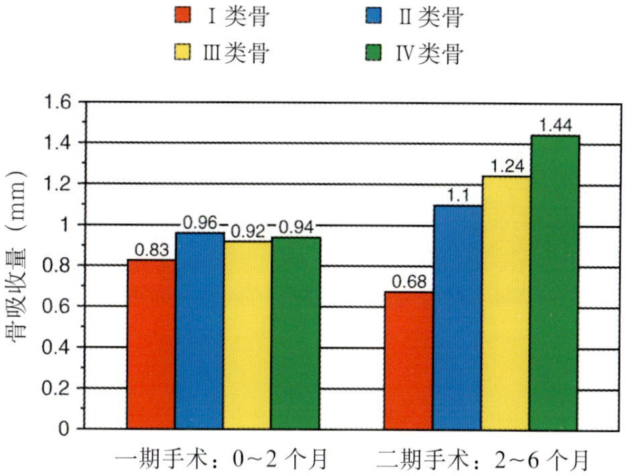

图 15-52 骨组织质量和种植体周围平均垂直向骨变化的研究。Manz 观察发现，一期手术到二期手术时骨丧失量和骨组织质量无关。但是负荷 6 个月后，Ⅳ类骨（最软的骨）骨丧失最多（引自：Manz MC: Radiographic assessment of peri-implant vertical bone loss: DIRG Implant Report No 9, J Oral Maxillofac Surg 55(suppl): 62–71, 1997.)

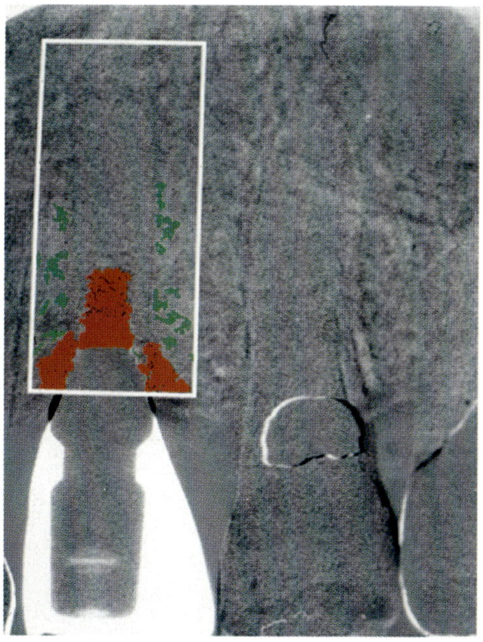

图 15-53 人体研究表明，上颌第一磨牙区渐进性负荷骨吸收较少

行组织学研究。结果显示，无咬合接触（对照组）与 100 μm 早接触的种植体边缘骨水平无显著差异。但是，与对照组相比，180 μm 早接触组的嵴顶骨组织吸收显著增加（图 15-55），而在 250 μm 早接触组的骨吸收则更明显，是 180 μm 早接触组的 2~3 倍。由此可见，种植修复体的𬌗力越大，骨吸收就越明显。

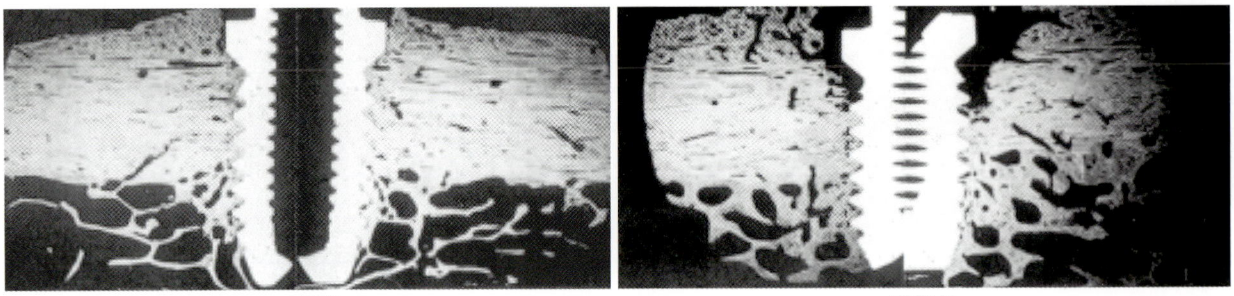

图 15-54 在犬的胫骨内植入螺纹种植体，负荷后局部纤细的骨小梁会变粗壮。另外，负荷（右）与休眠种植体（左）相比，负荷的种植体周围有骨吸收（引自：Hoshaw SJ, Brunski JB, Cochran GVB: Mechanical loading of Brånemark fixtures affects interfacial bone modeling and remodeling, Int J Oral Maxillofac Implants 9: 345-360, 1994.）

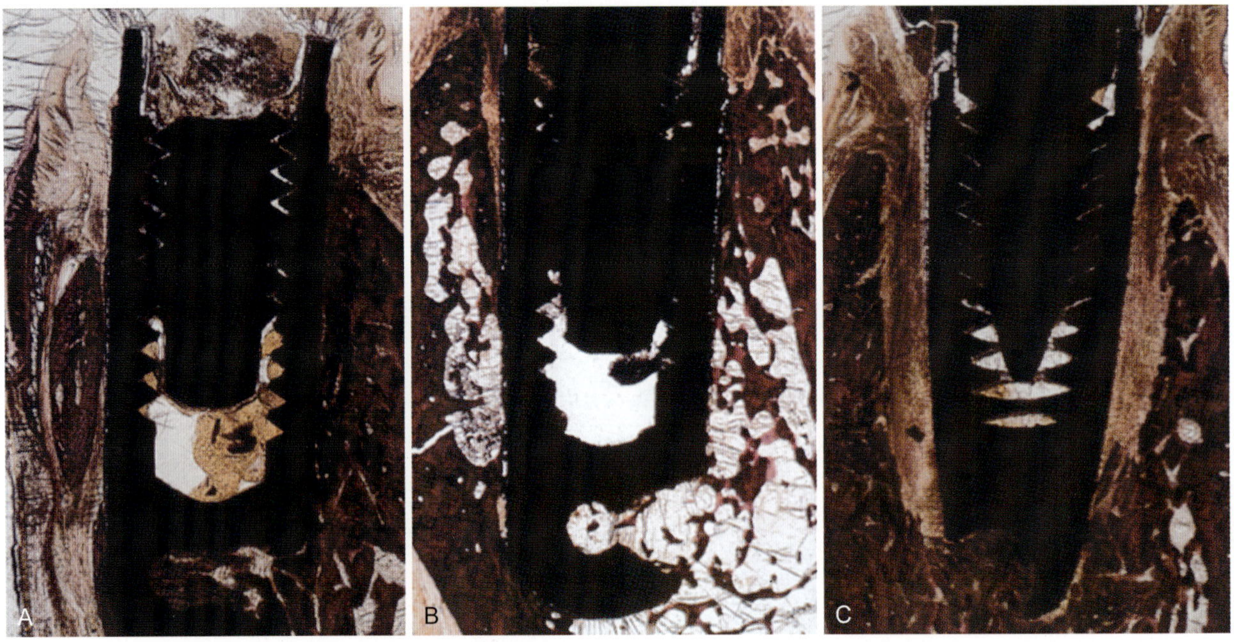

图 15-55 Miyata 等对骨结合种植体进行早接触负荷 4 周[105-107]，牙冠咬合高点分别为 100 μm，180 μm，250 μm。A. 牙冠咬合高点为 100 μm 时种植体周围没有骨吸收；B. 牙冠咬合高点为 180 μm 时种植体周围产生 V 形骨吸收；C. 牙冠咬合高点为 250 μm 时种植体周围骨吸收更为严重。证明了负荷越大牙槽骨吸收越严重（引自：Miyata T, Kobayashi Y, Araki H, et al: The influence of controlled occlusal overload on periimplant tissue, 3: A histologic study in monkeys, Int J Oral Maxillofac Implants 15: 425-431, 2000.）

Duyck 等学者在犬模型上评估了螺丝固位种植体不负荷（对照组）、静态负荷和动态负荷时牙槽骨吸收的差异[108]。结果显示，只有动态负荷组出现了牙槽骨吸收。由于以上两个研究的变量均只有殆力负荷的方式或强度，说明动态殆力负荷可能是种植体周围骨吸收的原因之一。这些文献也在一定程度上挑战了“生物学宽度”引起骨吸收的理论，因为在上述研究中，静态负荷的种植体并未出现骨吸收，且骨吸收的范围与种植体所承受的机械应力直接相关。

临床报告

临床研究表明靠近悬臂梁结构的种植体边缘骨吸收的量增加[109-111]（图 15-56）。悬臂梁长度与靠近悬臂梁的种植体所承受的应力直接相关。这种现象也验证了边缘骨吸收与咬合应力有关这一猜测[112]（图 15-57）。Quirynen 等学者对 93 名接受口腔种植的患者口内多类种植修复体进行了评估，结果显示，边缘骨吸收与咬合应力有明确的关系[85]。也有学者发现，在前牙无咬合接触或存在功能异常习惯的全口固定种体植修复的患者中，种植体周围

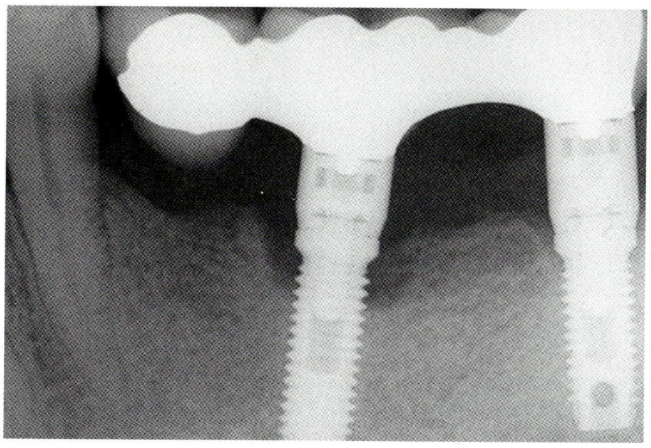

图 15-56 Rangert 等观察了带有悬臂梁的固定种植修复体，接近悬臂梁的种植体周围骨吸收增加。注意远离悬臂梁的种植体没有骨吸收

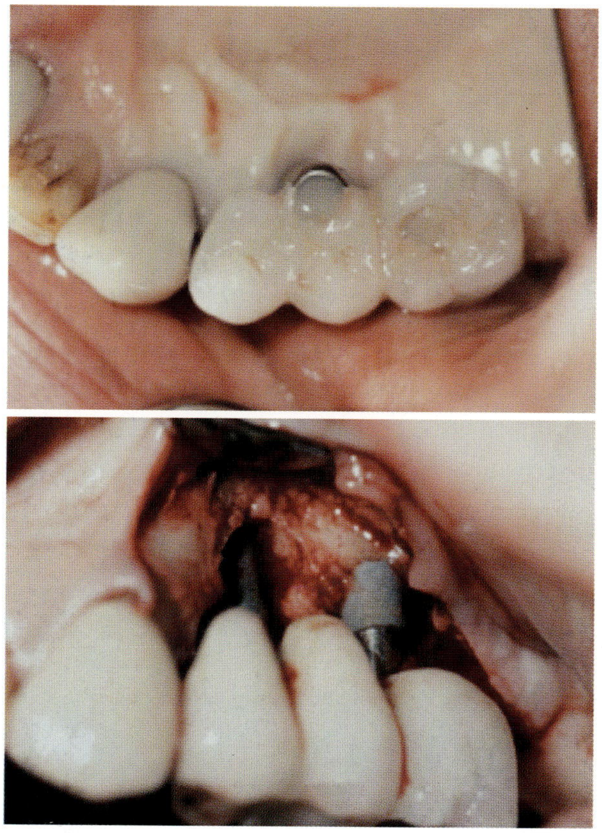

图 15-57 第二对尖牙处近中颊侧有悬臂梁。种植体颊侧骨吸收与此有关

边缘牙槽骨吸收会增加。前牙区无咬合接触意味着下颌侧方运动时组牙功能𬌗的𬌗应力增加。而功能异常习惯同样会增加𬌗力与受力时间。在对 589 颗种植体的连续观察的研究结果显示，由功能异常习惯引起的𬌗力过大是种植体失败和边缘骨吸收最有可能的原因（图 15-58）[113]。

Rangert 等学者认为，种植修复的𬌗力会使

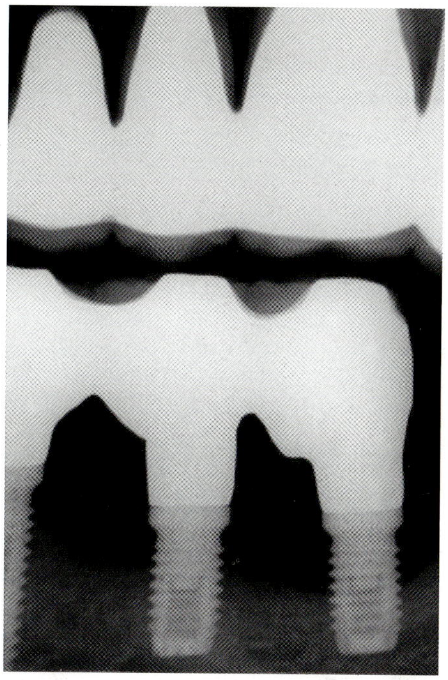

图 15-58 有副功能运动的患者更容易发生种植体周围骨吸收

种植修复体有弯曲的趋势。这样的应力会直接作用于边缘骨的位置，除此之外还会导致种植体折断[114]。回顾性研究显示，发生了折断的种植体在折裂之前，往往已经发生了边缘骨吸收（图 15-59）。也就是说，引起种植体折断的应力会先引起边缘骨吸收。

Rosenberg 等学者评价了由负荷过大导致种植失败和由生物学因素引起的种植体周围炎两种情况的种植体周围菌群[115]。结果显示，二者存在明显差异。Uribe 等学者报道了一例发生了边缘性种植体周围炎和骨吸收的下颌种植体[116]，其组织学研究发现了缺损区由大量的致密纤维结缔组织和少量的炎性细胞组成，而这种结构与典型种植体周围炎慢性炎症状态下的组织结构并不相同。作者推测这种组织学形态的出现与𬌗创伤有关。

种植体体部设计假说

有报道称，不同的种植体体部设计会导致不同程度的边缘骨吸收。吸收通常超过种植体颈部穿骨嵴顶部分而限于种植体体部范围内。种植体体部设计和表面处理会影响种植体 - 骨界面的应力分布[119]。Zechner 等评估了行使功能负荷的螺丝固位种植体周围骨吸收的情况，这些种植体体部的设计包括表面经机械切削的 V 形螺纹凹槽类型和表面经喷砂或酸蚀的矩形螺纹凹槽类型[120]（图

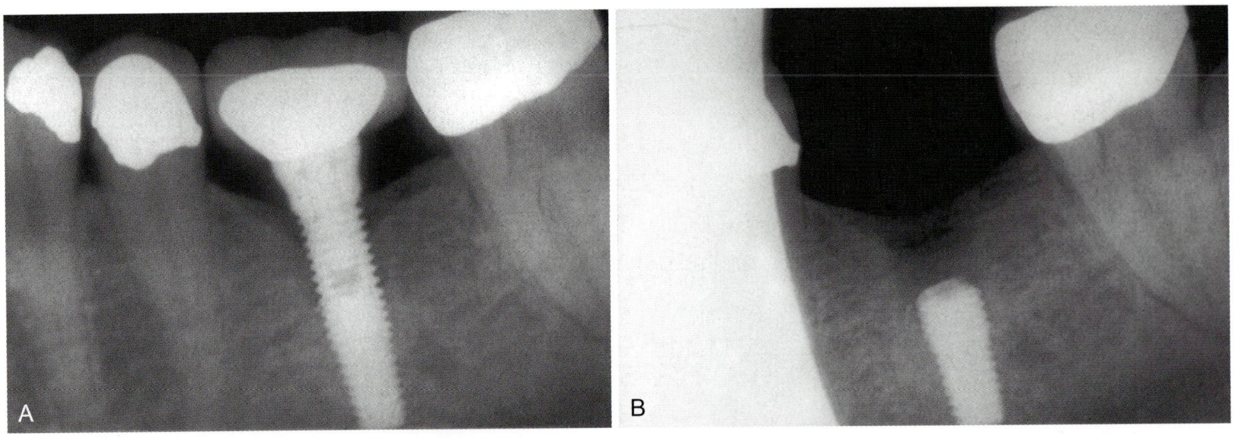

图 15-59　A. 负荷后种植体周围骨吸收至第七螺纹处；B. 几个月后，种植体折断

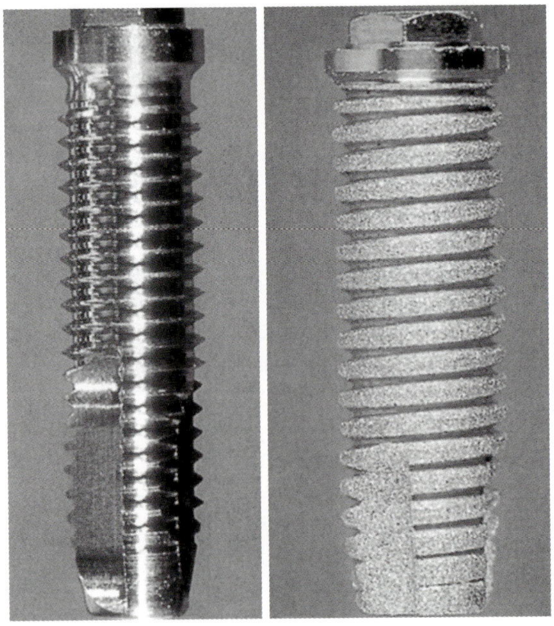

图 15-60　Zechner 等比较了不同设计的种植系统在下颌前牙区 3~7 年的表现，左侧种植系统有 V 形机械螺纹，右侧有粗糙矩形螺纹 [120]

15-60)，它们具有相似的种植体－基台连接方式以及嵴顶部设计。在 36 名患者的下颌骨双侧颏孔间（通常是骨密度最理想的位置）种植 4 颗种植体并观察 3~7 年，在此期间，机械切削 V 形螺纹种植体的骨吸收范围为 0.1~8.5 mm，而粗糙表面矩形螺纹植体的骨吸收范围在 0.2~4.8 mm。并且超过 20% 的 V 形螺纹植体的骨吸收量大于 4 mm，而不到 3% 的矩形螺纹植体的骨吸收量大于 4 mm。超过 20% 的粗糙表面矩形螺纹植体的骨吸收量小于 1 mm，而骨吸收量少于 1 mm 的机械切削 V 形螺纹植体不足 5%（图 15-61）。两组均未发现炎症或渗出。

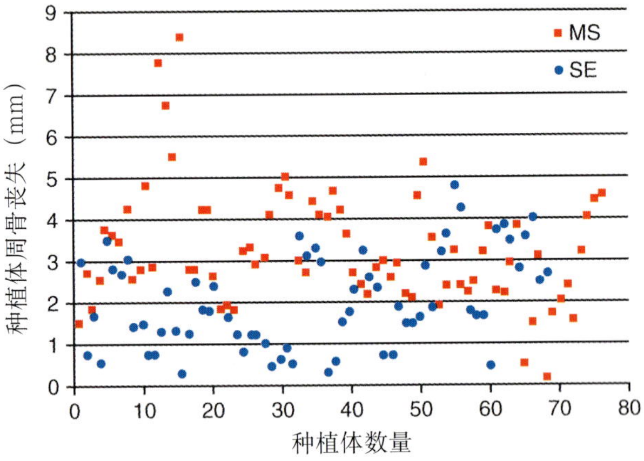

图 15-61　大部分种植体周围骨吸收大于 4 mm 的为 V 形螺纹设计（MS；红方块）。种植体周围骨吸收小于 1 mm 为粗糙矩型螺纹设计（SE；蓝点）

Zechner 等报告的有关不同种植体表面处理和螺纹设计的骨吸收范围的研究提示，生物学宽度、微间隙位置和外科因素等都与种植体边缘骨吸收进程有关。研究中的所有种植体均位于下颌前牙区，且两组种植体连接方式相似。种植体体部设计差别会对骨产生不同的应力－应变情况，比如机械切削 V 形螺纹的应力就比粗糙表面矩形螺纹要高。这提示生物力学应力或咬合负荷是种植体周围边缘骨吸收的因素之一。

Karousis 等学者做的一项前瞻性研究也显示，不同的植体设计和表面处理对应不同的嵴顶骨吸收 [121]。该纵向研究对同一生产厂家的 3 种不同设计的种植体进行了长达 10 年以上的评估。其中一种设计有 26% 的种植体骨吸收超过 5 mm，另两种设计造成骨吸收超过 5mm 的比例分别占 37% 和 39%。第一种设计有 22% 的种植体骨吸收超过

6 mm，而在另两种设计中分别为 35% 和 33%。这些结果提示，某种种植体设计的边缘骨吸收可能会比另一种设计更少，这意味着临床上即使遵循相似的愈合和负荷规范，不同的种植体设计和表面处理也会导致不同的嵴顶骨吸收。种植体设计和表面处理影响应力传递到骨组织的量，而不同的种植体设计具有不同的骨吸收量则提示生物力学应力同骨吸收相关。因此，种植体周围骨吸收是生物和生物力学多因素导致的（框图 15-4）。

在骨科领域，髋关节置换术的多种并发症包括伤口感染、假体周围骨折、假体脱位、机械部件故障和骨质溶解[122]。骨质溶解指的是在粘接或非粘接的整形植入物周围出现的骨吸收（图 15-62）。植入物 - 骨界面骨溶解导致的无菌性骨组织松解是关节置换长期失败（10 年内发生率 10%）的首要原因，机械负荷因素主要同这种情况有关[123, 124]。增加负荷失败的患者因素包括体重和运动强度[125]。动物模型和人体的研究发现交界面骨吸收同过度力学负荷有关系[126]。整形外科的文献报告认为过度机械负荷会导致植入物 - 骨界面的骨吸收[127]。

髋关节置换术最常用的金属同口腔种植体的金属是一样的（钛合金），而且植入物 - 骨交界面同口腔种植体也是非常相似的。另外，髋关节置换术的无菌环境不像口腔存在细菌感染、微间隙位置和微生物相关骨吸收等潜在致病因素。据此可以合理地推断，这些研究进一步支持了种植体周围边缘骨吸收同生物力学应力之间的关系。

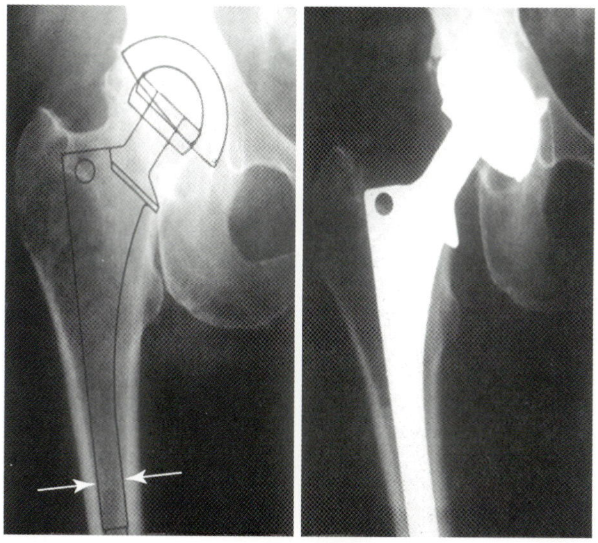

图 15-62　骨科植入物周围的骨吸收主要由机械应力导致

阻止嵴顶骨丧失

有关𬌗力和种植体周围骨吸收间的关系令人困惑的一点是直到种植体失败前缺乏持续的骨吸收。比如在 Adell 等人的研究中，种植体第一年自第一螺纹的平均骨丧失量是 1.2 mm，之后的年平均骨吸收量在 0.05~0.13 mm 之间[17]。其他研究报告种植体第一年自第一螺纹的平均骨丧失量是 0.93 mm，范围为 0.4~1.6 mm，首年之后的平均骨吸收量为 0.1 mm[46]。这也是骨嵴顶早期吸收的生物学宽度假说引人注目的一个主要原因。因为学者们频繁观察到骨嵴顶早期吸收，所以提议的种植体成功标准常常不包含种植体第一年骨吸收量[60]。

种植体冠高空间（CHS）是指从骨嵴顶到𬌗平面的高度。冠高空间形成了垂直方向上的悬臂梁，这会放大作用于修复体的应力。当存在垂直向骨缺损时，种植体冠高空间会相应增大，由此造成嵴顶骨吸收后咬合负荷增大[128]。因此，如果咬合负荷能造成嵴顶骨吸收的话，那么力矩会因此增大从而进一步加速骨吸收直至种植体脱落。然而，大多数临床研究表明，骨吸收速率在负荷一年后降低，并在之后维持在极低的吸收速率。

因为骨吸收在负荷第一年后趋于静止，所以很多学者认为咬合负荷并不是种植体周围骨吸收的原因。即便过度咬合负荷造成了初期种植体边缘骨吸收，在早期吸收后骨水平趋于稳定也是由这两个原因导致：骨生理学和种植体力学设计。

骨生理学

牙槽骨在种植体负荷 6~12 个月后比二期手术时要更致密、更能承载𬌗力[129]。种植后 4 个月时骨组织已经矿化了 60%，共需要 52 周才能完全矿化[130]。部分矿化的骨弱于完全矿化的骨，并且骨组织的显微结构在第一年内依然在发生改变。编织状骨结构松散并且弱于板层状骨，后者结构更有序、矿化更完全。在编织状骨修复和替代种植体植入时外科创伤造成的种植体周围死骨后数月，板层状骨才开始形成[129]。种植术后第一年时，𬌗力可能会造成编织状骨微骨折或过负荷，但骨组织完全矿化成熟后强度就足以在随后数年承受这种𬌗力了。

当功能性𬌗力作用于种植体时，种植体周围骨组织特别是偏嵴顶段会在负荷的前半年到一年间适应这种压力并增强其密度。Piattelli 等对猴子的负荷和非负荷种植体周围骨反应做的组织学和组织形态学研究[131]表明，初期愈合后纤细的骨小梁结构在承载负荷后变得更加致密和粗糙，特别是在种植体 - 骨界面的偏嵴顶段（图 15-63）。Hoshaw 对犬植入螺纹种植体后施加张力负荷，结果也显示种植体周围纤细的骨小梁变成粗糙的骨小梁[103，104]。另外，骨改建过程也使骨组织更能适应咬合负荷的类型和方向。

纤细的骨小梁不如粗糙的骨小梁致密[38]。由于骨密度同它的强度和弹性模量直接相关，嵴顶骨强度与钛 - 骨生物力学的不匹配可能会在功能性负荷阶段逐渐消除。

当作用于种植体周围骨组织的应力过大时，可能会在第一年内造成嵴顶周围骨吸收，因为在嵴顶区的应力是最大的。然而，嵴顶下方骨组织承受的应力要低若干数量级，并且会适应这种生理应力从而增加骨密度和强度（图 15-48，图 15-64）。因此，

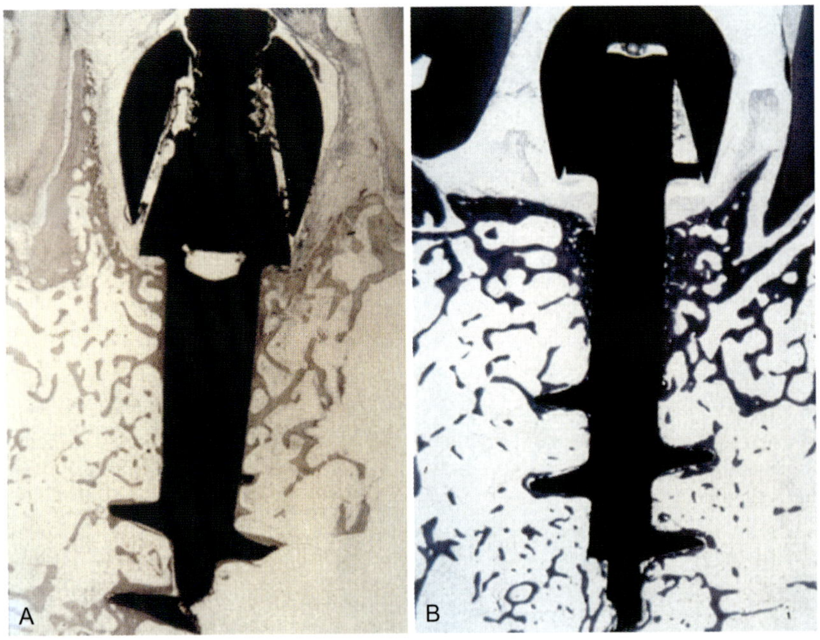

图 15-63 A. 研究种植体愈合后周围骨组织的猴动物模型，纤细的骨小梁；B. 种植体负荷后，骨小梁变粗，特别是牙槽嵴顶处。当负荷过大，发生骨吸收。当负荷在生理承受范围内，骨密度增加（引自：Piattelli A, Ruggeri A, Franchi M, et al: A histologic and histomorphometric study of bone reactions to unloaded and loaded non-submerged single implants in monkeys: a pilot study, J Oral Implantol 19: 314–319, 1993.）

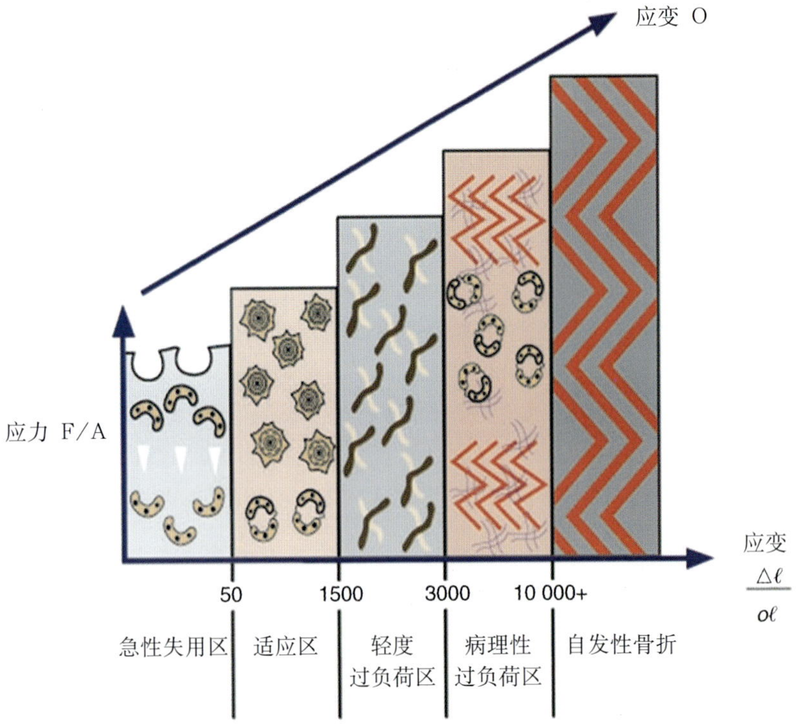

图 15-64 咬合负荷后，牙槽嵴顶处可能产生病理过负荷的区域，但是其他区域的骨组织可能在适合的生理负荷区内

尽管咬合负荷会造成初期骨吸收（过负荷），但当骨组织变得成熟、致密后不会有持续的骨吸收。

Appleton 等学者做的临床研究显示，人类前磨牙区渐进性负荷的单颗种植体在嵴顶段的种植体－骨界面处较非渐进性负荷的相同颌骨区域甚至同一患者的对侧相同区域表现出更少的骨吸收和更高的骨密度[101,102]（图 15-53）。多个临床报道显示，下颌骨比上颌骨更致密，下颌骨的边缘骨吸收少于上颌。下颌骨、致密骨和渐进性负荷的嵴顶骨吸收的发现表明应力－应变是种植体负荷后嵴顶骨丧失的主要原因。因此，嵴顶区应力可能会在第一年内导致微骨折或过负荷，而负荷和矿化完成后骨强度会发生改变继而改变应力－应变关系并降低随后发生微骨折的风险。

种植体设计的生物力学

种植体设计可能影响种植体－骨界面受力的大小和类型。柱形种植体传导至骨面的剪切力比 V 形或矩形螺纹植体大。骨对压应力的抗性最强，对拉应力抗性降低 30%，对剪切力降低 65%[132]。从种植体植入到二期暴露期间，粗糙面柱形设计种植体周围的骨组织可能会长到第一螺纹以上（包括植体颈部），但一旦开始负荷，柱形种植体界面承受的剪切力可能会导致骨组织过度负荷。种植体受力类型在第一螺纹处从剪切力转变为压应力或拉应力。因此，在很多情况下，由于力量类型从剪切力转变为压应力或拉应力，骨强度增加了 35%～65%，所以骨吸收进程被终止了。这可能就是为何圆柱形种植体第一螺纹以上无论是 2 mm 粗糙面还是 4 mm 粗糙面都会吸收到“第一螺纹”这一标志点的原因之一[18]。曾有一篇综述解释了不同种植体设计的骨吸收范围。因为种植体嵴顶部设计和体部设计都会影响骨吸收量，而且种植体设计影响力在种植体－骨界面的传导，所以应力相关理论作为嵴顶骨吸收原因之一得到了进一步支持。

讨　论

数十年来的很多研究都可以观察到种植体穿龈部分的边缘骨吸收情况。有关嵴顶骨吸收原因的假说包括术中翻瓣、种植体窝洞预备、种植体－基台微间隙位置水平、细菌侵入、生物学宽度建立、种植体嵴顶部表面处理设计和过度咬合负荷等多种理论。

导致种植体周围边缘骨吸收最可能的关键因素就是时间。两段式种植体的时间总共分为五个阶段：①手术期（手术当天直到二期再暴露时）；②二期暴露植体到修复体负荷；③修复体负荷早期；④中间时期（种植后 1～5 年）；⑤远期（5 年以上）（框图 15-5）。

在第 1 阶段（手术期），骨吸收最可能的原因是术中预备窝洞。第 2 阶段（种植体暴露期）骨吸收原因更常见于种植体－基台连接处相对于骨嵴顶的位置以及种植体嵴顶部的表面处理和设计方式。第 3 阶段（负荷早期）骨吸收原因更可能是由于咬合负荷及种植体体部设计导致。这些因素受种植体周围骨密度影响。第 4 阶段（中间时期）的骨吸收通常与种植体体部设计和细菌相关因素有关。第 5 阶段（远期）的骨吸收则同细菌－宿主反应相关（框图 15-6）。

医生能够控制一部分可能影响种植体周围骨吸收量的变量。微间隙相对于骨嵴顶的位置关系和种植体嵴顶部设计可以由种植外科医师控制。种植治

框图 15-5　不同时期嵴顶骨吸收

1. 手术期
2. 二期暴露到修复前
3. 负荷早期
4. 中期（1～5 年）
5. 长期（大于 5 年）

框图 15-6　不同时期嵴顶骨吸收的可能原因

1. 手术期
   a. 种植窝洞预备
2. 二期手术至修复前
   a. 种植体－基台连接位置
   b. 种植体嵴顶部的表面和设计
3. 负荷早期
   a. 䪼力大小
   b. 种植体体部表面和设计
   c. 骨密度
4. 中期
   a. 种植体体部设计
   b. 细菌因素
5. 长期
   a. 细菌－宿主反应

疗计划、咬合负荷和植体体部设计影响第3、第4阶段。但另一方面，医生往往面对宿主的自身免疫情况和患者对于细菌及外科植入手术创伤的反应无能为力。

总 结

细胞生物力学、工程学原理、同骨密度相关的骨吸收差异、动物学研究和临床报告等多方面来源的文献都证实了咬合过度负荷可能是种植体周围骨吸收的原因之一。有关骨关节置换装置的文献显示，生物力学的应力和过度负荷能造成种植体－骨界面骨吸收。第一年后骨组织矿化和改建程度增高，种植体－骨界面骨密度增高和种植体第一螺纹处受力类型改变等因素可能是骨吸收现象在初期边缘骨吸收后被终止的原因。尽管咬合过度负荷理念不能否定其他边缘骨吸收的相关因素，但相较其他参数，这一变量同临床医师的关系更大。因此，提倡采用能降低种植修复体受力的治疗方案。

当患者戴上最终修复体后，很多涉及边缘骨吸收的情况已经出现了，但咬合过度负荷及其同骨质间关系等因素依然存在。医生可以通过降低受力的治疗设计方案（即关键种植体的位点和种植体数量）、种植体设计、䶮学理念等方式把过度咬合负荷变为最可控的因素。因为咬合过度负荷和嵴顶骨吸收存在关联，降低种植体交界面应力的方法就显得合理了。

治疗计划的作用

理解应力及相关并发症的关系为连贯的治疗体系提供了基础。明确并发症原因并提出相应的解决办法是工程学的常规思路。口腔种植体及承受负荷基台的临床长期成功很大程度上由它们行使功能的生物力学环境所决定[128]。作者提出的这种应力治疗与理念指出：几乎所有同口腔种植学相关的治疗都应该以应力的生物力学理念为中心[18, 133]。

影响种植治疗计划的应力相关因素包括牙缺失后的骨缺失量、牙缺失后骨质降低程度、外科并发症、种植位点、种植体交界面初期愈合情况、种植体初期负荷情况、种植体设计、䶮学理念、修复体固定方式、边缘骨吸收、种植体失败、种植体配件断裂、修复体断裂和种植体折断等。生物力学参数是评估风险是否增加的绝佳预测指标，因为它们客观并且可以测量。这一参数不仅可以预测是否存在更大的应力、风险是否增大，而且可以量化风险增加的程度。

危险因素并不是绝对禁忌证，而是会显著增加并发症概率的因素。由于涉及的变量非常多，所以种植治疗成功或失败往往是个非常复杂的问题，且有时不能完全用科学来解释，但这并不意味着不能建立某种降低风险的方法。例如，吸烟是影响种植体长期存留的一个危险因素。一个长期吸烟者活到75岁的概率要比正常人低75%。但这并不意味着长期吸烟者一定会在非吸烟者的平均寿命之前死亡，因为香烟并不是会造成人立即死亡的毒药。很多年前，地球上寿命最长的人活到了116岁，他就是位烟民。然而，这也不能否认吸烟是威胁种植体长期存留的危险因素。同样，力也可能成为危险因素。较大的力并不意味着种植体一定失败或出现并发症，特别是当涉及如此多的影响因素时（如种植体周围骨密度）。但这种风险可以通过减少整个修复系统的整体受力而降低。要评估风险因素是否增加需要区别考虑每一种因素，目的就是为了降低整体风险。

理解应力及相关并发症的关系为连贯的治疗体系提供了基础。应力治疗理念已经发展成为特定的治疗计划序列（框图15-7）。

修复体设计

无论是牙列缺损还是牙列缺失患者，他们想要的其实是修复体而非种植体，所以在选择“地基”（种植体）之前要向患者展示具象化的“最终结果”（修复体）。修复体的设计跟几个因素有关。几乎所有牙列缺损患者都设计为固定修复，而固定修复必须要考虑到软组织，以及是否需要采用外科或修复方法弥补软组织的缺失。

牙列缺失患者则可以采用可摘修复或固定修复。无论采用哪一种方法，牙列缺失导致的骨吸收

框图15-7 治疗方案对于应力处理原则的规划

- 修复体设计
- 患者䶮力因素
- 种植位点骨密度
- 种植体植入位点和数量
- 种植体直径和长度
- 局部的骨量
- 种植体设计

以及如何降低未来牙槽骨继续吸收都应该成为治疗计划要考虑的内容。几乎所有患者最后都应该采用完全由种植体支持的修复方式。

患者力学因素

一个种植团队在制订治疗计划前要评估60多种因素[18]。在诸多考虑因素中，影响患者咬合力的因素对治疗的影响可能比其他因素加起来都要大[133]。因为应力等于力除以所施加的力的面积，所以力的大小同应力大小直接相关。有关患者力的因素有如下几个：①磨牙症；②紧咬牙；③吐舌习惯；④冠高度；⑤咀嚼动力学；⑥牙弓位置；⑦对颌牙弓情况。修复体受力的区分标准包括：①强度；②时长；③类型；④先决致病因素（如悬臂梁等）。

有些患者的力学因素的影响比其他患者更明显。比如严重磨牙症就是最显著的一个因素，如果把危险度按 1~10 分类的话，重度磨牙症就是 10[134]。磨牙症的𬌗力往往也是长期观察中最难控制和协调的一种[135]。由此更可能造成种植体边缘性骨吸收、基台损坏、种植体或修复体疲劳断裂等。作用力的强度和时长增大是一个很显著的问题。磨牙症患者在两个方面的危险度非常高。由于咀嚼肌力量增大并且磨牙症这种副功能运动导致修复部件进行口腔咀嚼循环的次数增多，所以增加了力的强度。如果不能减缓这一咬合疾病的程度或时长，最终就会有“某一部分”折断或损坏。重度磨牙症患者的种植体全部出现了远期并发症。

第二位的危险因素就是紧咬牙，危险度按 1~10 分类的话，紧咬牙是 9[136, 137]。悬臂梁、冠高度则紧随其后，再就是咀嚼肌动力学。种植体在牙弓位置的危险度占到 5，对颌牙弓则占 4（可摘义齿 =1，种植修复体 =4）。这些数字定得略显武断，因为它们还受其他因素影响。然而，医生需要评估患者的咬合力情况以及相应的影响因素。当整体的风险数字增高时，生物力学并发症的风险也就增高了。当危险因素增加时，整体的治疗计划就需要调整以降低整体受力或增加受力面积（或二者兼有）。

骨密度

骨密度同骨的强度直接相关。Misch 等曾经报道过 4 种不同密度的下颌骨的生物力学特性[138]。致密的骨皮质（D1）比软的、纤细的骨松质（D4）强度大 10 倍。D2 比 D3 型骨强 50%。另外，骨的刚度受骨密度影响。紧凑的骨组织相较骨松质而言，其杨氏模量大 10 倍。骨越致密，骨的刚性就越大，那么负荷时钛种植体同骨界面之间生物力学不匹配程度就越小。

骨质较软时应该调整对种植体数量、规格和设计的选择以增大接触面积。渐进性负荷会改变软质骨的种植体 - 骨界面密度。应该逐渐增加𬌗力负荷，给予骨组织充分适应的时间。这能增加种植体交界面的骨质并改善整个支持系统的作用机制。

关键种植位点

从应力控制角度上来说，任何修复体都会有某些种植体的位点相较其他更重要。悬臂梁有力量放大作用，对种植体的支持、螺丝松动、嵴顶骨吸收、部件折断和其他不良力学相关问题都是明显的危险因素。因此，种植体位点选择应该尽可能消除悬臂梁，特别是当其他力学风险增加时。

对五至十四单位的修复体，中间基台的位置非常重要，因为它要把缺失牙弓的跨度限制在 3 个桥体以内。然而 3 个桥体的修复体较双桥体种植体弯曲度大 19 倍（较单桥体种植体弯曲度大 27 倍），而双桥修复体较单桥体种植体弯曲度大 8 倍。

尖牙区是非常重要的种植位点。无论是考虑𬌗力设计、作用力方向还是力的强度，只要条件允许都应该尽可能地在该处植入种植体，特别是当尖牙及其两邻牙均缺失时。因此，当尖牙连同相邻两颗前磨牙缺失或侧切牙、尖牙和第一前磨牙缺失或侧切牙和中切牙连同尖牙一起缺失时，一定要在尖牙处植入种植体。

第一磨牙是牙列缺损或全牙弓上颌修复的关键位置。这一区域力的强度是前牙区的 4 倍，是前磨牙区的 2 倍。如果患者的牙列缺损种植修复体包含第一磨牙，则应该在第一磨牙处植入种植体。

种植体数量

在制订治疗方案时，应该考虑到降低应力并尽可能减少初期和远期并发症。医生要控制很多变量，改善穿骨区环境以控制种植体周围及内部受到的应力。应力的定义是力除以受力面积。降低应力的一种生物力学方法就是增加种植体支撑系统的表面积[128]。

通过增加受力面积可以降低种植体系统受到的整体应力。增加种植体支撑系统表面积最有效的方法就是增加支撑修复体的种植体数量（图 15-32）。比如，Bidez 和 Misch 等人的研究显示，三基台在嵴顶骨上的应力分布较双基台更局限[142]。这一研究只适用于夹板式固定的种植体。因此，只要患者的受力比那些受力较小的理想患者大，那么制订治疗计划时就应该降低桥体数量，增加种植体基台数。

夹板式种植固定修复体的存留数量更高。这一方法也能降低修复体脱落的发生率。夹板式种植固定修复体也能降低崩瓷的风险。同时，种植体系统受到的整体应力降低，种植冠边缘嵴由联冠的连接部支持使瓷冠更多地受到压应力而非剪切力。

临床经验表明，宁可错误地多种一颗种植体，也比少种一颗强。一旦少种了一颗，整个治疗可能就会失败。但即使多种一颗，一般情况下也不会有太明显的问题。即使不考虑风险因素，每个颊根种1颗种植体也不是适宜的治疗设计。然而，对于有严重功能紊乱的年轻男性患者而言，在后牙区可能适于采用一对一的种植修复。牙列缺失牙弓一般不超过10颗种植体，但更不能少于5颗种植体。

种植体规格

种植体长度过长对于骨质良好的嵴顶骨界面并没有太大帮助，但能增加初期稳定性和整体的种植体－骨接触面积[143]。长度增加还能提高对拧入基台时扭力或剪切力的抗性[144]。然而，额外的长度对于降低过度咬合负荷时种植体周围骨嵴顶的应力并无多少裨益[145，146]。除了那些需要即刻负荷和骨质较差的病例，额外的长度对于降低应力并没有太大效果。

另一方面，如果生物力学控制不得当，短种植体负荷后失败率可能更高[39]。因此，初始的治疗计划应该选择长度至少10mm以上的种植体，12～15mm比较理想。骨松质比密质骨需要更长的种植体。

种植体表面积同种植体宽度直接相关。宽的根形种植体的骨接触面积比窄种植体要大（在相似的种植体设计情况下）。圆柱形种植体直径每增加0.25mm，整体面积增加5%～10%。如果应力因素增大，那么可能需要扩增骨宽度，并且需要选择比理想情况下的种植体直径宽1mm的宽径种植体。另外，增加种植体直径可能比分散植入更多种植体能更有效地降低应力[147]。此外，宽径种植体不仅能降低应力还能降低种植体折断的风险，并减少作用于基台螺丝的力量从而降低螺丝松动的可能。

有趣的是，前牙区的天然牙较细，受到的力也较小。随着受力增大，前磨牙区和磨牙区天然牙的直径则有所增加，上颌磨牙的表面积相较下颌前牙增加了300%。虽然天然牙的牙根长度从前牙到后牙并没有明显增加，但横截面积却显著增加了。

可用骨量

在完成之前这些治疗计划的步骤后就需要评估未来拟种植区域的可用骨量了。如果拟种植位点的骨量足以满足之前选择的种植体位点、数量和规格，那么治疗序列就向下一步推进。如果没有足够骨量，那么就需要进行骨扩增或骨改形。如果这些选择都不具备可行性，那么治疗序列就要重新考虑，从修复体设计重新开始。

过去，可用骨量是首先要评估的因素，种植体的位点和数量都根据这一情况而定，基本上不太考虑修复体设计或种植体规格。这种治疗方案常常导致更高概率的并发症，而这些并发症与应力增加有关。

种植体设计

种植体的宏观设计可能比增加种植体宽度更能影响表面积。圆柱状种植体（子弹形）的表面积比相同规格的常规螺纹植体少30%。Strong等[148]发现了影响种植体整体功能表面的11个变量。有10个螺纹的10mm长的种植体比5个螺纹种植体的表面积更大。0.2mm螺纹深度的种植体比0.4mm螺纹深度的种植体表面积更小。因此，种植体设计是显著增加表面积并降低种植体界面整体风险的最简单方式。

小　结

对于种植体常见并发症病因的理解引导出基于应力的治疗计划理念。当医生找到种植体系统的受力来源后，治疗计划就要尽可能地降低应力对于种植体、骨和最终修复体的负面影响。在这种情况下，一致的解决方案就是增加种植体－骨接触面积。增加种植体数量、宽度或高度能够降低应力，增加种植体数量、减少桥体数量能够更有效地分散作用于骨面的应力，特别是在嵴顶区域。更多的种植体基台有助于最终修复体或上部结构的存留。当种植体数量增加时，种植体与骨的接触面积也成倍增加。

参考文献

[1] MacDonald JB: The etiology of periodontal disease. Bacteria as part of a complex etiology, Dent Clin North Am 11:699–703, 1960.
[2] Waerhaug J: Subgingival plaque and loss of attachment in periodontosis as evaluated on extracted teeth, J Periodontol 48:125–130, 1977.
[3] Priest GF: Failure rates of restorations for single tooth replacements, Int J Prosthodont 9:38–45, 1996.
[4] Goodacre CJ, Bernal G, Rungcharassaeng K, et al: Clinical complications in fixed prosthodontics, J Prosthet Dent 90:31–41, 2003.
[5] Creugers NH, Kayser HF, Van't Hof MA: A meta analysis of durability data on conventional fixed bridges, Community Dent Oral Epidemiol 22:448–452, 1994.
[6] Goodacre CJ, Bernal G, Rungcharassaeng K: Clinical complications with implants and implant prostheses, J Prosthet Dent 90:121–132, 2003.
[7] Jemt T, Lekholm U, Adell R: Osseointegrated implants in the treatment of partially edentulous patients: a preliminary study on 876 consecutively placed fixtures, Int J Oral Maxillofac Implants 4:211–217, 1989.
[8] Gunne J, Jemt T, Linden B: Implant treatment in partially edentulous patients: a report on prostheses after 3 years, Int J Prosthodont 7:143–148, 1994.
[9] Kline R, Hoar J, Beck GH, et al: A prospective multicenter clinical investigation of a bone quality-based dental implant system, Implant Dent 11:1–8, 2002.
[10] Koutsonikos A: Implants: success and failure—a literature review, Ann R Australas Coll Dent Surg 14:75–80, 1998.
[11] Bidez MW, Misch CE: Forces transfer in implant dentistry: basic concepts and principles, J Oral Implantol 18:264–274, 1992.
[12] Bidez MW, Misch CE: Issues in bone mechanics related to oral implants, Implant Dent 1:289–294, 1992.
[13] Misch CE, Bidez MW, Sharawy M: A bioengineered implant for a predetermined bone cellular response to loading forces, J Periodontol 72(9):1276–1286, 2001.
[14] Glickman I: Inflammation and trauma from occlusion: co-destructive factors in chronic periodontal disease, J Periodontol 34:5–10, 1963.
[15] Muhlemann HR: Tooth mobility: a review of clinical aspects and research findings, J Periodontol 38:686, 1967.
[16] Sekine H, Komiyama Y: Mobility characteristics and tactile sensitivity of osseointegrated fixture-supporting systems. In van Steenberghe D, editor: Tissue integration in oral maxillofacial reconstruction, Amsterdam, 1986, Elsevier.
[17] Adell R, Lekholm U, Rockler B, et al: A 15 year study of osseointegrated implants in the treatment of the edentulous jaw, Int J Oral Surg 10:387–416, 1981.
[18] Misch CE: Consideration of biomechanical stress in treatment with dental implants, Dent Today 25(5):80–85, 2006.
[19] Frost HM: Bone's Mechanostat: a 2003 update, Anat Rec Part A 275A:1081–1101, 2003.
[20] Dawson PE: Occlusal disease in functional occlusion from TMJ to smile design. In Dawson PE, editor: Functional occlusion: from TMJ to smile line, St Louis, 2007, Mosby/Elsevier.
[21] Trulsson M, Gunne HS: Food-holding and -biting behavior in human subjects lacking periodontal receptors, J Dent Res 77(4):574–582, 1998.
[22] Jacobs R, van Steenberghe D: Comparative evaluation of oral tactile function by means of teeth or implant support prostheses, Clin Oral Implants Res 2:75–80, 1991.
[23] Jacobs R, van Steenberghe D: Comparison between implant supported prostheses and teeth regarding passive threshold level, Int J Oral Maxillofac Implants 8:549–554, 1993.
[24] Mericske-Stern R, Assal P, Mericske E, et al: Occlusal force and oral tactile sensibility measured in partially edentulous patients with ITI implants, Int J Oral Maxillofac Implants 19:345–353, 1995.
[25] Hammerle CH, Wagner D, Bragger U, et al: Threshold of tactile sensitivity perceived with dental endosseous implants and natural teeth, Clin Oral Implants Res 6:83–90, 1995.
[26] Mullbradt L, Ulrich R, Mohlman H, et al: Mechano perception of natural teeth vs endosseous implants revealed by magnitude estimation, Int J Oral Maxillofac Implants 4:125–130, 1989.
[27] Jividen G, Misch CE: Reverse torque testing and early loading failures—help or hindrance, J Oral Implantol 26:82–90, 2000.
[28] Cowin SC, Hegedus DA: Bone remodeling I: theory of adaptive elasticity, J Elasticity 6:313–326, 1976.
[29] Cowin SC, Moss-Salentign L, Moss ML: Candidates for the mechanosensory system in bone, J Biomech Eng 113:191–197, 1991.
[30] Kummer BKF: Biomechanics of bone: mechanical properties, functional structure, functional adaptation. In Fung YC, Perrone H, Anliker M, editors: Biomechanics: foundations and objectives, Englewood Cliffs, NJ, 1972, Prentice-Hall.
[31] Frost HM: Bone "mass" and the "mechanostat": a proposal, Anat Rec 219:1–9, 1987.
[32] Chiba J, Rubash JE, Kim KJ, et al: The characterization of cytokines in the interface tissue obtained from failed cementless total hip arthroplasty with and without femoral osteolysis, Clin Orthop 300:304–312, 1994.
[33] Isidor F: Loss of osseointegration caused by occlusal load of oral implants: a clinical and radiographic study in monkeys, Clin Oral Implants Res 7:143–152, 1996.
[34] Isidor F: Histological evaluation of peri-implant bone at implant subjected to occlusal overload or plaque accumulation, Clin Oral Implants Res 8:1–9, 1997.
[35] Bragger U, Aeschlimann S, Burgin W, et al: Biological and technical complications and failures with fixed partial dentures (FPD) on implants and teeth after four to five years of function, Clin Oral Implants Res 12:26–34, 2001.
[36] Johns RB, Jemt T, Heath MR, et al: A multicenter study of overdentures supported by Brånemark implants, Int J Oral Maxillofac Implants 4:187–194, 1992.
[37] Jaffin R, Berman C: The excessive loss of Brånemark fixtures in type IV bone: a 5 year analysis, J Periodontol 62:2–4, 1991.
[38] Misch CE, Qu M, Bidez MW: Mechanical properties of trabecular bone in the human mandible: implications of dental implant treatment planning and surgical placement, J Oral Maxillofac Surg 57:700–706, 1999.
[39] Misch CE: Short dental implants: a literature review and rationale for use, Dent Today 26:64–68, 2005.
[40] Kinsel RP, Lin D: Retrospective analysis of porcelain failures of metal ceramic crowns and fixed partial dentures supported by 729 implants in 152 patients: patient specific

and implant specific predictors of ceramic failure, J Prosthet Dent 101(6):388–394, 2009.
[41] Snauwaert K, Duyck J, van Steenberghe D, et al: Time dependent failure rate and marginal bone loss of implant supported prostheses: a 15-year follow up study, Clin Oral Invest 4:13–20, 2000.
[42] Kallus T, Bessing C: Loose gold screws frequently occur in full-arch fixed prostheses supported by osseointegrated implants after 5 years, Int J Oral Maxillofac Implants 9:169–178, 1991.
[43] Boggan S, Strong JT, Misch CE, et al: Influence of hex geometry and prosthetic table width on static and fatigue strength of dental implants, J Prosthet Dent 82:436–440, 1999.
[44] Cho SC, Small PN, Elian N, Tarnow D: Screw loosening for standard and wide diameter implants in partially edentulous cases: 3- to 7-year longitudinal data, Implant Dent 13(3):245–250, 2004.
[45] Lekholm U, Adell R, Lindhe J, et al: Marginal tissue reactions at osseointegrated titanium fixtures. II. A cross sectional retrospective study, Int J Oral Maxillofac Surg 15:53–61, 1986.
[46] Adell R, Lekholm U, Rockler B, et al: Marginal tissue reactions at osseointegrated titanium fixtures, 1: A 3-year longitudinal prospective study, Int J Oral Maxillofac Surg 15:39–52, 1986.
[47] Linkow LI: Statistical analyses of 173 patients, J Oral Implants 4:540–562, 1974.
[48] Oh T-J, Yoon J, Misch CE, et al: The cause of early implant bone loss: myth or science? J Periodontol 73:322–333, 2002.
[49] Esposito M, Hirsch J-M, Lekholm U, et al: Biological factors contributing to failures of osseointegrated oral implants. II. Etiopathogenesis, Eur J Oral Sci 106:721–764, 1998.
[50] Tonetti MS, Schmid J: Pathogenesis of implant failures, Periodontology 2000 4:127–138, 1994.
[51] Rams TE, Roberts TW, Tatum H Jr, et al: The subgingival microflora associated with human dental implants, J Prosthet Dent 5:529–539, 1984.
[52] Rhinelander FW: Circulation of bone. In Bourne GH, editor: The biochemistry and physiology of bone, New York, 1972, Academic Press.
[53] Roberts WE, Smith RK, Zilberman Y, et al: Osseous adaptation to continuous loading of rigid endosseous implants, Am J Orthodont 86:95–111, 1984.
[54] Wilderman MN, Pennel BM, King K, et al: Histogenesis of repair following osseous surgery, J Periodontol 41:551–565, 1970.
[55] Haider R, Watzek G, Plenk H: Effects of drill cooling and bone structure on IMZ implant fixation, Int J Oral Maxillofac Implants 8:83–91, 1993.
[56] Brisman EL: The effect of speed, pressure and time on bone temperature during the drilling of implant sites, Int J Oral Maxillofac Implants 11:35–37, 1996.
[57] Manz MC: Radiographic assessment of peri-implant vertical bone loss: DIRG Implant Report No 9, J Oral Maxillofac Surg 55(suppl 5):62–71, 1997.
[58] Hoar JE, Beck GH, Crawford EA, et al: Prospective evaluation of crestal bone remodeling of a bone density based dental system, Comp Contin Educ Dent 19:17–24, 1998.
[59] Glickman I, Samelos JB: Effect of excessive forces upon the pathway of gingival inflammation in humans, J Periodontol 36:141–147, 1965.
[60] Albrektsson T, Zarb GA, Worthington P, et al: The long-term efficacy of currently used dental implants: a review and proposed criteria of success, Int J Oral Maxillofac Implants 1:11–25, 1986.
[61] Lekholm U, Ericsson I, Adell R, et al: The condition of the soft tissues of tooth and fixture abutments supporting fixed bridges; a microbiological and histological study, J Oral Clin Periodontol 13:558–562, 1986.
[62] Kent JN, Homsby CA: Pilot studies of a porous implant in dentistry and oral surgery, J Oral Surg 30:608, 1972.
[63] Becker W, Becker BE, Newman MG, et al: Clinical and microbiologic findings that may contribute to dental implant failure, Int J Oral Maxillofac Implants 5:31–38, 1990.
[64] James RA, Keller EE: A histopathological report on the nature of the epithelium and underlying connective tissue which surrounds oral implant, J Biomed Mater Res 8:373–383, 1974.
[65] Berglundh T, Lindhe J, Erricsson I, et al: The soft tissue barrier at implants and teeth, Clin Oral Implants Res 2:81–90, 1991.
[66] Gargiulo AW, Wentz FM, Orban B: Dimensions and relations of the dentogingival junction in humans, J Periodontol 32:261–267, 1961.
[67] Vacek JS, Gher ME, Assad DA, et al: The dimensions of the human dentogingival junction, Int J Periodontontics Restorative Dent 14:155–165, 1994.
[68] Rateitschak KJ, editor: Color atlas of dental medicine, Stuttgart, Germany, 1989, Thieme.
[69] Maynard JS, Wilson RD: Physiologic dimensions of the periodontium significant to the restorative dentist, J Periodontol 50:170–174, 1979.
[70] Tarnow D, Stahl S, Maner A, et al: Human gingival attachment: responses to subgingival crown placement marginal remodeling, J Clin Periodontol 13:563–569, 1986.
[71] Lindhe J, Berglundh T, Ericsson I, et al: Experimental breakdown of peri-implant and periodontal tissues. A study in the beagle dog, Clin Oral Implants Res 3:9–16, 1992.
[72] Wallace S, Tarnow D: The biologic width around implants. In Meeting of the International Congress on Implants, Munich, Germany, October 1995.
[73] Wallace SS: Significance of the biologic width with respect to root form implants, Dent Implants Update 5:25–29, 1994.
[74] Cochran DL, Hermann JS, Schenik RS, et al: Biologic width around titanium implants: a histometric analysis of the implanto-gingival junction around unloaded and loaded nonsubmerged implants in the canine mandible, J Periodontol 68:186–198, 1997.
[75] Hansson HA, Albrektsson T, Brånemark PI: Structural aspects of the interface between tissue and titanium implants, J Prosthet Dent 50:108–113, 1983.
[76] Gould TRL, Westbury L, Brunette DM: Ultrastructural study of the attachment of human gingiva to titanium in vivo, J Prosthet Dent 52:418–420, 1984.
[77] McKinney RV, Steflik DE, Koth DL: Evidence for a junctional epithelial attachment to ceramic dental implants: a transmission electron microscopic study, J Periodontol 56:579–591, 1985.
[78] Weber HP, Buser D, Donath K, et al: Comparison of healed tissue adjacent to submerged and non-submerged unloaded

titanium dental implants: a histometric study in beagle dogs, Clin Oral Implants Res 7:11–19, 1996.
[79] Hermann JS, Cochran DL, Nummikoski PV, Buser D: Crestal bone changes around titanium implants. A radiographic evaluation of unloaded nonsubmerged and submerged implants in the canine mandible, J Periodontol 68(11):1117–1130, 1997.
[80] Abrahamsson I, Berglundh T, Wennstrom J, et al: The peri-implant hard and soft tissue characteristics at different implant systems: a comparative study in dogs, Clin Oral Implants Res 7:212–219, 1996.
[81] Hermann JS, Buser D, Schenk RK, et al: Crestal bone changes around titanium implants: a histometric evaluation of unloaded non-submerged and submerged implants in the canine mandible, J Periodontol 71:1412–1424, 2000.
[82] Van Steenberghe D, Tricio J, Van den Eynde, et al: Soft and hard tissue reactions towards implant design and surface characteristics and the influence of plaque and/or occlusal loads. In Davidovitch Z, editor: The biological mechanism of tooth eruption, resorption and replacement by implants, Boston, 1994, Harvard Society for the Advancement of Orthodontics.
[83] Gotfredsen K, Berglundh T, Lindhe J: Bone reactions adjacent to titanium implants with different surface characteristics subjected to static load. A study in dog, Clin Oral Implants Res 12(6):552–558, 2001.
[84] Lang NP, Wilson TG, Corbet EF: Biological complications with dental implants: their prevention, diagnosis and treatment, Clin Oral Implants Res 11(suppl):146–155, 2000.
[85] Quirynen M, Naert I, van Steenberghe D: Fixture design and overload influence on marginal bone loss and fixture success in the Brånemark implant system, Clin Oral Implants Res 3:104–111, 1992.
[86] van Steenberghe D, Lekholm U, Bolender C: The applicability of osseointegrated oral implants in the rehabilitation of partial edentulism: a prospective multicenter study on 558 fixtures, Int J Oral Maxillofac Implants 5:272–281, 1990.
[87] Misch CE, Suzuki JB, Misch-Dietsh FD, et al: A positive correlation between occlusal trauma and peri-implant bone loss: literature support, Implant Dent 14:108–114, 2005.
[88] Misch CE: Early crestal bone loss etiology and its effect on treatment planning for implants, Dental Learning Systems Co, Inc, Postgrad Dent 2:3–17, 1995.
[89] Glossary of prosthodontic terms, ed 7, J Prosthet Dent 81:1–141, 1999.
[90] Karolyi M: Beobachtungen über Pyorrhea alveolaris, Oster-Lingar v jahres Zahn 17:279, 1901.
[91] Glickman I: Clinical significance of trauma from occlusion, J Am Dent Assoc 70:607–618, 1965.
[92] Macapanpan LC, Weinmann JP: The influence of injury to the periodontal membrane on the spread of gingival inflammation, J Dent Res 33:263–272, 1954.
[93] Posselt U, Emslie RD: Occlusal disharmonies and their effect on periodontal diseases, Internat Dent J 9:367–381, 1959.
[94] Bergett F, Ramfjord S, Nissle R, et al: A randomized trial of occlusal adjustment in the treatment of periodontitis patients, J Clin Periodontol 19:381–387, 1992.
[95] Belting CM, Gripta OP: The influence of psychiatric disturbances on the severity of periodontal diseases, J Periodontol 32:219–226, 1961.
[96] Waerhaug J: The infrabony pocket and its relationship to trauma from occlusion and subgingival plaque, J Periodontol 50:355–365, 1979.
[97] Lindhe J, Nyman S, Ericsson I: Trauma from occlusion. In Lindhe J, editor: Clinical periodontology and implant dentistry, ed 4, Oxford, 2003, Blackwell.
[98] Heitz-Mayfield LJ, Schmid B, Weigel C, et al: Does excessive occlusal load affect osseointegration? An experimental study in the dog, Clin Oral Implants Res 15:259–268, 2004.
[99] Baumeister T, Avallone EA: Marks' standard handbook of mechanical engineers, ed 8, New York, 1978, McGraw-Hill.
[100] Kilamura E, Slegaroui R, Nomura S, et al: Biomechanical aspects of marginal bone resorption around osseointegrated implants: consideration based in a three dimensional finite element analysis, Clin Oral Implant Res 15:401–412, 2004.
[101] Appleton RS, Nummikoski PV, Pigmo MA, et al: Peri-implant bone changes in response to progressive osseous loading [special issue], J Dent Res 76:412, 1997.
[102] Appleton RS, Nummikoski PV, Pigno MA, et al: A radiographic assessment of progressive loading on bone around single osseointegrated implants in the posterior maxilla, Clin Oral Implants Res 16:161–167, 2005.
[103] Hoshaw S: Investigation of bone remodeling and remodeling at a loaded bone-implant interface [thesis], Troy, NY, 1992, Rensselaer Polytechnic Institute.
[104] Hoshaw SJ, Brunski JB, Cochran GVB: Mechanical loading of Brånemark fixtures affects interfacial bone modeling and remodeling, Int J Oral Maxillofac Implants 9:345–360, 1994.
[105] Miyata T, Kobayashi Y, Araki H, et al: An experimental study of occlusal trauma to osseointegrated implants: part 2, Jpn Soc Periodontol 39:234–241, 1997.
[106] Miyata T, Kobayashi Y, Araki H, et al: The influence of controlled occlusal overload on peri-implant tissue: a histologic study in monkeys, Int J Oral Maxillofac Implants 13:677–683, 1998.
[107] Miyata T, Kobayashi Y, Araki H, et al: The influence of controlled occlusal overload on peri-implant tissue. Part 3: A histologic study in monkeys, Int J Oral Maxillofac Implants 15:425–431, 2000.
[108] Duyck J, Ronold HJ, Oosterwyck HV, et al: The influences of static and dynamic loading on marginal bone reactions around osseointegrated implants: an animal experimental study, Clin Oral Implant Res 12:207–218, 2001.
[109] Lindquist LW, Rockler B, Carlsson GE: Bone resorption around fixtures in edentulous patients treated with mandibular fixed tissue integrated prostheses, J Prosthet Dent 59:59–63, 1988.
[110] Shackleton JL, Carr L, Slabbert JC: Survival of fixed implant-supported prostheses related to cantilever lengths, J Prosthet Dent 71:23–26, 1994.
[111] Wyatt CC, Zarb GA: Bone level changes proximal to oral implants supporting fixed partial prostheses, Clin Oral Implants Res 13:62–68, 2002.
[112] Duyck J, Van Oosterwyck H, Van der Sloten J, et al: Magnitude and distribution of occlusal forces on oral implants supporting fixed prostheses: an in vivo study, Clin Oral Implants Res 11:465–475, 2000.
[113] Naert I, Quirynen M, Van Steenberghe D, et al: A study

of 589 consecutive implants supporting complete fixed prostheses. Part II: Prosthetic aspects, J Prosthet Dent 68:949–956, 1992.
[114] Rangert B, Krogh PHJ, Langer B, et al: Bending overload and implant fracture: a retrospective clinical analysis, Int J Oral Maxillofac Implants 10:326–334, 1995.
[115] Rosenberg ES, Torosian JP, Slots J: Microbial differences in 2 clinically distinct types of failures of osseointegrated implants, Clin Oral Implants Res 2:135–144, 1991.
[116] Uribe R, Penarrocha M, Sanches JM, et al: Marginal peri-implantitis due to occlusal overload: a case report, Med Oral 9:159–162, 2004.
[117] Jung YC, Han CH, Lee KW: A 1-year radiographic evaluation of marginal bone around dental implants, Int J Oral Maxillofac Implants 11:811–818, 1996.
[118] Leung KC, Chew TW, Wat PY, et al: Peri-implant bone loss: management of a patient, Int J Oral Maxillofac Implant 16:273–277, 2001.
[119] Wiskott HW, Belser UC: Lack of integration of smooth titanium surfaces: a working hypothesis based on strains generated in the surrounding bone, Clin Oral Implants Res 10:429–444, 1999.
[120] Zechner W, Trinki N, Watzek G, et al: Radiographic follow-up of peri-implant bone loss around machine-surfaced and rough-surfaced interforaminal implants in the mandible functionally loaded for 3 to 7 years, Int J Oral Maxillofac Implants 19:216–222, 2004.
[121] Karousis IK, Brägger U, Salvi G, et al: Effect of implant design on survival and success rates of titanium oral implants: a 10 year prospective cohort study of the ITI Dental Implant System, Clin Oral Implants Res 15:8–17, 2004.
[122] Winemaker MJ, Thornhill TS: Complications of joint replacement in the elderly. In Rosen CJ, Glovacki J, Bilezikian JP, editors: The aging skeleton, San Diego, 1999, Academic Press.
[123] Maloney WJ, Herzwurm P, Papiosky W, et al: Treatment of pelvic osteolysis associated with stable acetabular component inserted without cement as part of a total hip replacement, J Bone Joint Surg 79(suppl A):1628–1634, 1997.
[124] Lewallen DG, Berry DJ: Periprosthetic fracture of the femur after total hip arthroplasty, J Bone Joint Surg 79(suppl A):1881–1890, 1997.
[125] Barrack RL: Modularity of prosthetic implants, J Am Acad Orthop Surg 2:16–25, 1994.
[126] Thornhill TS, Ozuna RM, Shortkeoff S, et al: Biochemical and histologic evaluation of the synovial-like tissue around failed (loose) total joint replacement prostheses in human subject and a canine model, Biomaterials 11:69–72, 1990.
[127] Morrey BF: Difficult complications after hip joint replacement: dislocation, Clin Orthop Relat Res 334:179–187, 1997.
[128] Misch CE, Bidez MW: Occlusion and crestal bone resorption etiology and treatment planning strategies for implants. In McNeill C, editor: Science and practice of occlusion, ed 1, Chicago, 1997, Quintessence.
[129] Roberts WE, Turley DK, Brezniak N, et al: Bone physiology and metabolism, J Calif Dent Assoc 54:32–39, 1987.
[130] Roberts WE, Garetto LP, De Castro RA: Remodeling of devitalized bone threatens periosteal margin integrity of endosseous titanium implants with threaded or smooth surfaces: indications for provisional loading and axially directed occlusion, J Indiana Dent Assoc 68:19–24, 1989.
[131] Piattelli A, Ruggeri A, Franchi M, et al: An histologic and histomorphometric study of bone reactions to unloaded and loaded non-submerged single implants in monkeys: a pilot study, J Oral Implant 19:314–319, 1993.
[132] Reilly DT, Burstein AH: The elastic and ultimate properties of compact bone tissue, J Biomech 8:393–405, 1975.
[133] Misch CE: Stress factors: influence on treatment planning. In Misch CE, editor: Dental implant prosthetics, St Louis, 2005, Elsevier.
[134] Misch CE: The effect of bruxism on treatment planning for dental implants, Dent Today 9:76–81, 2002.
[135] Misch CE, Palatella A: Bruxism and its effect on implant treatment plans, Int Mag Oral Implant 2(3):6–16, 2002.
[136] Misch CE: Clenching and its effect on implant treatment plans, Oral Health August:11–21, 2002.
[137] Misch CE: Clenching and its effect on dental implant treatment plans, Texas State J, 581–592, 2003.
[138] Misch CE: Bone character, second vital implant criterion, Dent Today 7(5):39–40, 1988.
[139] Misch CE: Treatment plans related to key implant locations. The canine and first molar position, Oral Health, August:43–48, 2008.
[140] Misch CE, Silc JT: Key implant positions: treatment planning using the canine and first molar rules, Dent Today 28(8):66–70, 2009.
[141] Misch CE: Treatment plans related to key implant positions: Three adjacent pontic rule, Oral Health, 16–21, 2007.
[142] Bidez MW, Misch CE: The biomechanics of inter-implant spacing. In Proceedings of the 4th International Congress of Implants and Biomaterials in Stomatology, Charleston, SC, 1990.
[143] Sertgoz A, Guvener S: Finite element analysis of the effect of cantilever and implant length on stress distribution on implant supported prosthesis, J Prosthet Dent 75:165–169, 1996.
[144] Weinberg LA, Kruger B: An evaluation of torque on implant/prosthesis with staggered buccal and lingual offset, Int J Oral Maxillofac Implants 16:253, 1996.
[145] Lum LB, Osier JF: Load transfer from endosteal implants to supporting bone: an analysis using statics, J Oral Implantol 18:343–353, 1992.
[146] Lum LB: A biomechanical rationale for the use of short implants, J Oral Implantol 17:126–131, 1991.
[147] Sato Y, Shindoi N, Hosokawa R, et al: A biomechanical effect of wide implant placements and offset placements of three implants in the partially edentulous region, J Oral Rehabil 27:15–21, 2000.
[148] Strong JT, Misch CE, Bidez MW, et al: Functional surface area: thread form parameter optimization for implant body design, Compend Contin Educ Dent 19:19–25, 1998.

第 16 章

种植支持修复体的咬合考量：种植体保护𬌗

Carl E. Misch

作为负荷载体，种植体的临床成功及寿命很大程度上取决于它们所处的力学环境。治疗计划关乎修复体设计以及种植体的数量和位置。种植修复过程中，最常见的并发症与生物力学因素有关，如崩瓷、修复体松动脱落（粘接或螺丝固位）、基台螺丝松动、负荷后的早期种植体失败以及种植组件断裂[1-4]（图 16-1）。此外，在适当的牙槽骨高度及健康牙龈上进行刚性修复后，超过硬组织生理极限的机械压力或张力是导致种植体周骨吸收的主要原因[5-13]。如果探诊深度大于 5 mm，牙槽骨吸收便会影响种植体周围封闭。深牙周袋中存在的厌氧菌将会引发生物并发症。另外，牙龈退缩可能使临床冠加长、牙乳头消失，甚至暴露颈部种植体组件（图 16-2）。

在外科及修复顺利完成后，种植体及周围组织的不良应力及负荷主要来自咬合接触。随访研究中报导的并发症（修复体或支持骨）表明咬合是修复成功与否的决定性因素[13, 14]，但是种植修复的咬合方案众多且存在争议。咬合方案在下颌副功能运动中尤为重要，这是因为副功能运动产生的𬌗力大小及持续时间大于功能运动。当种植体数量不足或种植体－骨界面位置不理想，负荷面积减小时，更需要制订合理的咬合方案。

几乎所有关于种植体咬合的概念都是以天然牙为基础，而且几乎不加修改地应用于种植支持系统中。这种方法并非全无道理。佩戴全口义齿的患者下颌运动方式及速度不同于天然牙列者。然而，Jemt 等发现为无牙颌患者行种植固定修复后，在下颌开口及功能运动时，其植入侧表现出与天然牙类似的运动方式及速率[15]。Gartner 等也证明种植牙与天然牙患者的咀嚼习惯相似[16]。肌电图显示，产生最大𬌗力时，种植牙患者的工作及非工作肌群类似天然牙列者。因此，天然牙的咬合原则似乎同样适用于种植体。但是由于种植体比天然牙承受更

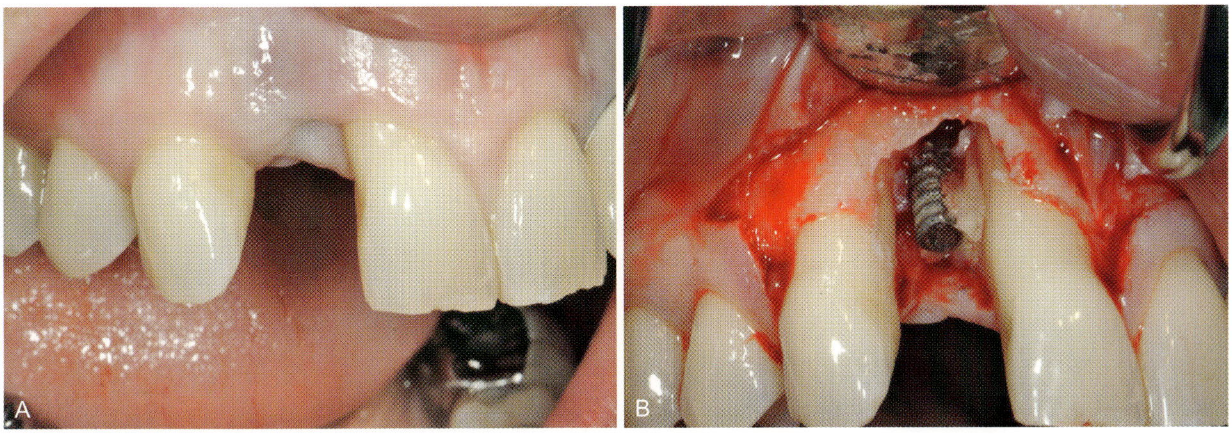

图 16-1　A. 侧切牙缺失，伴牙槽骨吸收和牙龈退缩；B. 牙槽骨吸收后种植体折断，影响了种植位点和邻牙

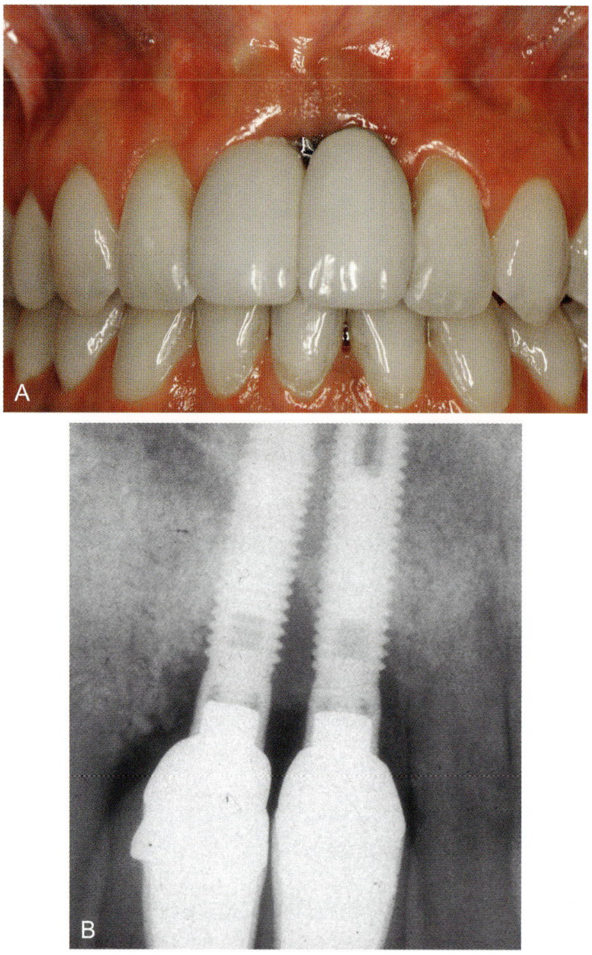

图 16-2 A. 2 颗中切牙种植体冠之间牙龈乳头美观性较差；B. 放射片示牙槽骨嵴顶吸收

大的生物力学风险，故应该对种植体的咬合设计概念进行修改和完善。

天然牙 VS 种植体系统

与种植体相比，天然牙支持系统更能有效地减少牙、修复体及牙槽嵴所受的𬌗力。牙周膜、生物力学设计、材料的弹性模量、牙髓牙本质复合体、咬合材料、牙槽骨类型等多种因素存在，都能降低天然牙系统超负荷咬合带来的风险。种植体系统（修复体、粘接或螺丝固位、基台螺丝、边缘骨、种植体－骨界面、种植体组件）所受应力相对较高[17]（框图 16-1）。

天然牙的牙周膜能大大削减传递至牙槽骨的应力，特别是牙槽嵴顶的应力[18]。牙周膜的可让性使之可以作为弹性减震器，缓冲牙周纤维组织界面（牙周韧带）的能量，有利于降低牙槽嵴承受的应力、延长负荷消散的时间（减小力的冲击作用）[19]。在

框图 16-1 种植体系统具有更大的生物力学应力

1. 修复体
2. 粘接或螺丝固位系统
3. 基台螺丝
4. 边缘骨
5. 种植体－骨结合界面
6. 种植体组件

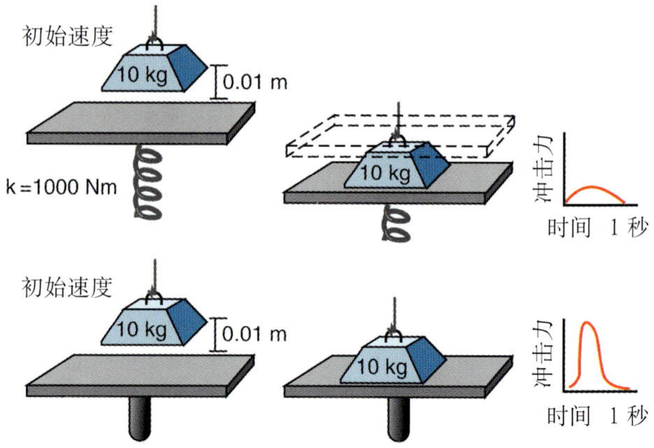

图 16-3 在弹簧支撑的平面上放置一重物，则弹簧将吸收一定压力，降低冲击力（上图）。相同重物直接置于刚性平面，产生的冲击力较大（下图）

应力有效传递及牙槽骨张力条件理想的情况下，牙周形成薄层类骨皮质（筛状骨）。牙体缺失后，骨皮质线（解剖结构）的消失证明骨硬板的产生是由于存在理想的骨张力界面。相比于牙，种植体－骨结合界面缺乏弹性。由于牙槽嵴并未削减咬合力产生的能量，而是将应力传至边缘骨界面，因此种植体周不会形成骨皮质线（图 16-3）。

由于种植体周围没有牙周膜，故其所受的冲击力更大。种植体更具刚性，因此种植体系统承受的𬌗力更大，且生物力学风险更高。种植系统中，可能发生冠𬌗面崩瓷、修复体折断、粘接或螺丝固位修复体松动脱落、基台螺丝松动、超负荷作用下的边缘牙槽嵴吸收，种植体－骨结合界面破坏可能导致松动、失败，中后期种植体周围炎可能导致不良的美学效果，种植体组件可能发生断裂（框图 16-2）。

种植体与天然牙上冲击力的差别，类似于用铁锤（刚性结构）和橡胶锤（弹性结构）敲击钉子所产生的效果差异。前者会传递更强的应力，钉子钉入木板更深，而后者由于弹性产生角度偏斜，从而削弱了部分能量。

框图 16-2 生物力学过负荷的后果

1. 崩瓷
2. 修复体折断
3. 粘接固位体松动脱落
4. （基台）螺丝松动
5. 早期牙槽嵴吸收
6. 早期种植体失败
7. 中后期种植体骨吸收
8. 种植体周围炎（骨吸收所致）
9. 美观性差（骨吸收后软组织萎缩）
10. 中后期种植体失败
11. 组件折断

创伤𬌗可以使天然牙动度增加。这种动度使邻牙骨界面或修复体组件上的压力和张力得以削减。消除创伤𬌗后，天然牙可以恢复原有动度。同样，种植体动度也会因创伤𬌗增大。不过，即使创伤因素解除，种植体也不会恢复原有稳固状态，且由于其健康受损，整个种植体系统濒临失败。

作用于天然牙的侧向力从牙槽嵴顶至根方骤减。在侧向压力作用下，健康的天然牙即存在 56～108 μm 的动度（主要的牙移动），并且以根尖 1/3 为支点旋转[19-20]（图 16-4）。这种移动使牙槽嵴上的负荷降到最低。即使受到侧向力，种植体也不会发生这种即刻移动，但是如果作用力加大，由于弹性骨移动，将会出现 10～50 μm 的延迟二期移动[21]。此外，这种移动不会像天然牙那样绕根尖 1/3 旋转，而是会使牙槽嵴顶集中受力。因此，当种植体冠和天然牙受到相同大小和方向的侧向或成角负荷（例如早接触）时，种植系统（冠、粘接或螺丝固位体、基台螺丝、边缘骨、种植体 - 骨结合）将承受更大的负荷。

几乎所有天然牙都比其替代种植体更宽（图 16-5）。骨内部分（牙或种植体）越宽，传递到周围牙槽骨的作用力越弱[17]。磨牙比前磨牙大（磨牙区𬌗力较大），上颌磨牙牙根表面积大于下颌同名牙，弥补了上、下颌骨密度和骨形态的差异。而相应牙位可选用的种植体大小常和天然牙相反，前者往往由现有骨量而非𬌗力大小和方向决定。因此，常在下颌前牙植入最大（表面积）的种植体，其次是上颌前牙、下颌后牙，上颌后牙的种植体往往最小。

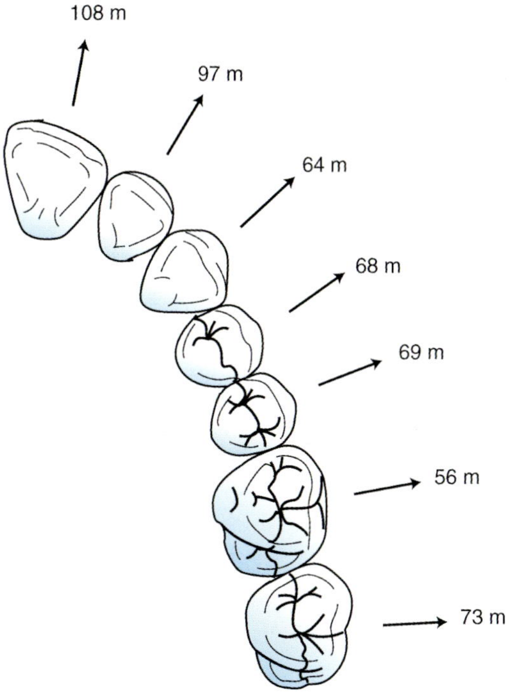

图 16-4 天然牙水平动度范围为 56~108 μm，不同牙位水平动度有差异。前牙动度大于后牙。因此，与后牙种植单冠相比，前牙种植单冠在牙移动后出现早接触的风险更高

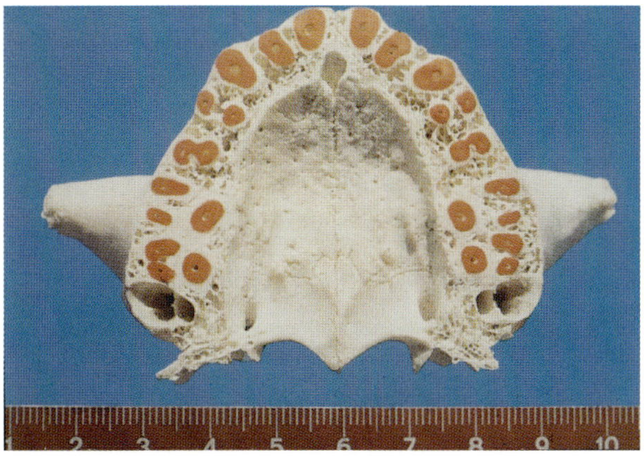

图 16-5 天然牙通常比相应种植体直径更宽

在生物力学方面，由于天然牙的弯曲断裂抗力（转动惯量）及所受的𬌗力方向，牙颈部的横截面形态有利于抵抗侧向力（颊舌向）。因此，下颌前牙唇舌向直径更大（以抵抗前伸𬌗力）；尖牙与其他前牙相比，不同横截面形态各异，这是为了承受多向侧方作用力。相反，种植体横截面为圆形，则不能有效抵抗侧向弯曲负荷，因此，牙槽嵴顶处的应力集中随之增大。

与现有的任一种植体生物材料相比，天然牙的弹性模量更接近于骨。另外，纯钛的硬度比骨皮质

或骨松质大10～20倍。两种材料（金属与骨，或牙齿与骨）的弹性模量差异越大，负荷后在二者表面产生的潜在动度就越大，二者最先接触点（牙槽嵴顶）的应力集中就越大。因此，相同力学条件下，种植体产生的压力和张力大于天然牙（特别是牙槽嵴顶）。

天然牙出现充血、咬合或冷刺激敏感的前驱症状，往往说明早接触或创伤𬌗处于可逆期。为了缓解敏感，患者常寻求专业治疗，接受调𬌗及减小𬌗力等措施，常常使充血及相关症状得以减轻。如果患者没有调𬌗，牙齿动度将增加，咬合无力；调𬌗后，牙齿动度会降低。因此，天然牙出现过度生物力学的早期症状和体征，有利于口颌系统的保护，且往往是可逆的。如果患者没有接受相应治疗，牙齿可能会在𬌗力作用下松动移位。

但创伤𬌗早期可逆的症状和体征并不会出现在骨内种植体上。种植体与骨之间缺乏软组织，所以大部分应力集中在种植体－骨结合界面[17]。𬌗力大小可能会导致骨组织微小折裂，且由于周围骨处于病理负荷区，可能引起牙槽骨吸收及修复或种植组件的机械性失败（如崩瓷、基台螺丝松动）[23]。与天然牙不同的是，种植体牙槽骨丧失或修复体松动常常毫无征兆。基台螺丝松动往往在负荷1年内发生，且标志着种植体系统承受生物力学已超出极限。种植体周的边缘骨吸收也没有体征，且常在第一年内发生。除非进行外科干预，否则种植体周围骨吸收将无法恢复，导致种植体支持丧失及基台周围龈沟深度加深。由于种植体不能随𬌗力发生移位，故除非负荷后骨密度增加或咬合力大小及持续时间降低，否则骨吸收会持续进展，直至种植体失败。

天然牙的牙周膜存在本体感受器，能够早期察觉咬合负荷和干扰。所以，大于20 μm的早接触即可改变下颌闭口运动轨迹，减小早接触及角度𬌗力带来的影响[24，25]。此外，天然牙列者几乎能在穿透食物、产生最大咀嚼力前停止咀嚼运动。这可以解释为什么咬到肉中的骨头会损伤牙尖——接触骨块前未降低咀嚼速率。在功能运动中，种植修复体没有类似天然牙的本体感受。因此，咀嚼及副功能运动时的咬合力可能更大，而闭口轨迹也不会因为有早接触而改变。

一些研究证实天然牙与种植体所受𬌗力相似。例如，Trulsson和Gunne将患者分成3组，要求他们咬住花生3秒后再将其咬碎[26]。天然牙组毫无障碍，义齿组的患者较难咬住花生而不让其掉落或移位，种植组也能轻松咬住花生。然而，在咬穿花生的瞬间，种植组及义齿组患者产生的𬌗力是天然牙组的4倍。如此大的𬌗力直接施加于种植体系统，而非义齿组的软组织。因此，种植修复患者的本体感受缺乏使之在功能及副功能负荷过程中承受更大的𬌗力。

天然牙与种植体所传递的本体感受性质不同。前者为一种高压下迅速、尖锐的痛觉，可以触发其保护机制。而后者为缓慢的钝痛，可能触发延迟反应[27]。种植体咬合敏感并不常见，但一旦出现，则意味着更加严重的并发症。

天然牙创伤𬌗的影像学特征包括：牙周膜间隙整体增宽，硬骨板阻射性增强、厚度增加（不只包括牙槽嵴顶）[24，25]。过大𬌗力作用下，种植体周并没有广泛的影像，仅在牙槽嵴顶处存在骨吸收（但可能被误诊为"生物学宽度"或种植体周围炎）[10]。

天然牙应力过大的临床表现包括釉质磨损面、应力线、Luder线（银汞合金充填）、牙颈部缺损、牙尖缺损（图16-6）。除了疲劳折断外，种植体冠很少有生物力学增大的临床体征。因此，很少有诊断信息能够提示医师及时降低施加于种植体系统上的应力。

不同咬合接触面相对咬合的情况中，釉质－釉质引起的总磨损量最大（上、下颌咬合面总量）[28]。当存在重复的侧向力及早接触情况时，天然牙的釉质磨耗可能会减小早接触的作用力大小及角度。相比之下，种植冠的瓷咬合面在侧向早接触时不会像天然牙那样磨损得那么快、那么多。

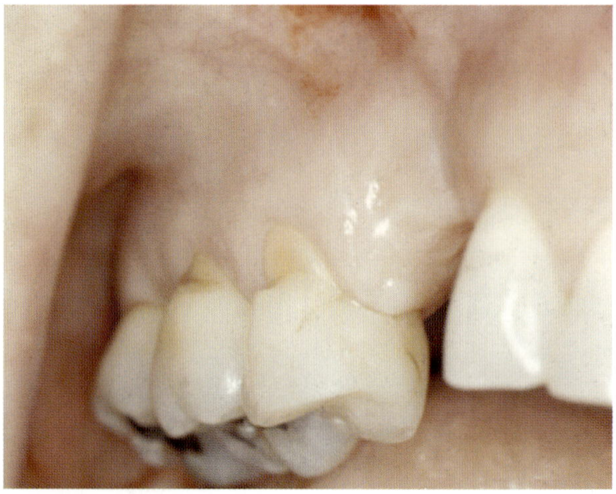

图16-6 天然牙创伤𬌗可能有一系列临床体征：松动、釉质磨损、应力线或点隙、颈部缺损。该患者尖牙缺失，所以前磨牙和磨牙参与组牙功能𬌗。由于应力增大，这几颗牙均存在颈部缺损

自儿童时期，天然牙就不断缓慢萌出，直至咬合高度。在生物力学作用下，周围牙槽骨也不断形成。注意，在负荷之前，乳牙或恒牙周围的筛状骨板排列混乱。在其他牙齿承受压力的情况下，恒牙逐步萌出形成咬合接触。因此，牙周组织逐渐改建完成，以承担较大负荷，包括修复体对其施加的力。种植体周唯一的渐进性骨负荷由医生在很短时间内完成，而且负荷强度更大。

在重复的咬合负荷作用下，种植体和天然牙可能出现微观应力折裂、机械硬化及疲劳等问题。疲劳断裂与应力大小及负荷循环数有关[17]。天然牙牙根周围的牙骨质及牙槽骨能够修复微小破坏。但是，种植体组件、上部结构螺丝或粘接材料都无法进行自我调整及修复，最终会发生折断。由于种植体使用年限较久，故疲劳曲线循环数增加，长期并发症的风险随之增加。因此，相比于天然牙，种植体的𬌗力引起的变化虽小，但由于它会引发骨或种植体组件的并发症，故可造成影响种植体存留的更为严重的长期问题。

医生常用松动度来评估天然牙的健康质量。松动度的米勒指数为 0 的天然牙比松动度评分为 2 者更“坚固”。种植体不存在临床松动度，其刚性结合可以用“坚若磐石”来形容。因此，医生认为种植体比天然牙更稳固。有相关文献证明，由 4 颗前牙种植体支持的远中悬臂梁可以用于修复整个牙弓[29]。

如果考虑𬌗力因素，松动便成为一种优势。生物力学作用下，天然牙（弹性模量接近骨）、牙周膜、独特的横截面形态及大小组成了绝佳的应对系统。事实上，虽然应力问题得以解决，细菌性疾病却成为薄弱环节。由于弹性模量是周围骨的 10~20 倍以上，种植体系统难以应付𬌗力（牙槽嵴顶应力集中），也无法增加其松动度来缓冲应力，因此生物力学相关问题为系统中最薄弱的一环。所以，要想把种植体系统风险降到最低，就应该密切关注减小生物力学应力的方法（表 16-1）。

表 16-1　天然牙与种植体生物力学特性的比较

天然牙	种植体
1．牙周膜	1．直接种植体 - 骨结合
a．减震器	a．冲击力更大
b．𬌗力作用时间更长（冲击力减弱）	b．𬌗力作用时间更短（冲击力增强）
c．将𬌗力分散至牙周	c．𬌗力主要位于牙槽嵴
d．牙齿动度可能与𬌗力相关	d．种植体为刚性结构（缺乏动度）
e．动度使𬌗力分散	e．侧向力使骨的应力增加
f．震颤（与𬌗力相关）	f．无震颤
g．影像学改变与𬌗力相关，可逆	g．影像学改变位于牙槽嵴顶处（牙槽骨吸收），不可逆
2．生物力学设计	2．种植体设计
a．横截面与应力方向及大小相关	a．横截面为圆形，为手术设计
b．弹性模量接近于骨	b．弹性模量是骨皮质的 5~10 倍
c．直径（与𬌗力大小相关）	c．直径（与现有骨量有关）
3．牙周组织的感觉神经复合体	3．无感觉神经
a．创伤𬌗引发充血及冷刺激敏感	a．创伤𬌗不会引发充血及冷刺激敏感
b．本体感受（减小最大𬌗力）	b．咬合感知降低 2~5 倍
c．功能运动时𬌗力较小（功能运动时最大𬌗力更大）	c．功能运动的𬌗力高达 4 倍
4．咬合材料：釉质	4．咬合材料：陶瓷（金属冠）
a．釉质磨损、应力线、缺损、凹坑	a．无早期应力增大的体征
5．周围骨为骨皮质	5．周围骨为小骨梁（可能较细）
a．抵抗变化	a．易于变化

固定义齿崩瓷即为系统中存在生物力学高风险的例子。天然牙冠崩瓷率为3%，而天然牙支持的固定修复冠崩瓷率为7%~10%。此外，Kinsel和Linz于2009年发现夜磨牙症患者种植体冠崩瓷率为34.9%，无磨牙症者为17.2%[30]（图16-7）。也就是说，即使没有夜磨牙习惯，种植患者的并发症风险也高于天然牙列者。个体牙冠数据评估显示，男性（𬌗力更大）种植体冠崩瓷率为13.1%，女性为6.4%。所以，种植系统上的生物力学负荷带来的风险显然比天然牙支持的修复体高。

目前尚无对照研究对各种天然牙咬合理论进行对比，何况种植体。即使修复指南存在差异，不同研究者所报道的种植体存留率（非健康质量）也往往比较接近。由于患者群的变量太多，故无法实施针对不同种植咬合理论的病例进行系列研究。上述说法并不是要降低咬合的重要性，减少我们对于精准调𬌗的需要，而是为了鼓励专家进一步发展这一理论。

首先要进行危险因素分析，而非解决咬合问题及其所引发的问题（如早期种植体脱落、牙槽嵴顶骨吸收及其他并发症）。例如，吸烟是一种危害健康的危险因素，不是所有吸烟者都会出现健康问题，但是专家将其列为危险因素。同样，未受控的糖尿病是影响牙周健康的危险因素之一，某些糖尿病患者却没有罹患牙周病，但并不能否定糖尿病这一危险因素的存在。同理，种植体及其修复体的危险因素必须包括生物力学应力：应力越大，并发症风险越大。因此，种植治疗计划和咬合设计中均应包括减少生物力学应力的措施。比如，带有悬臂梁种植修复具有某些优势，但同时也增大了生物力学并发症的风险[31]。

生物力学参数的具体性及可测量性使之成为评估风险的绝佳指标。牙医可以确定何种条件下有高风险及风险增加的多少。因此，基于生物力学风险因素，作者在本章提出咬合的概念[32,33]。也就是说，如果种植修复系统面临较高的生物力学应力，医生就应采取相应措施降低应力。

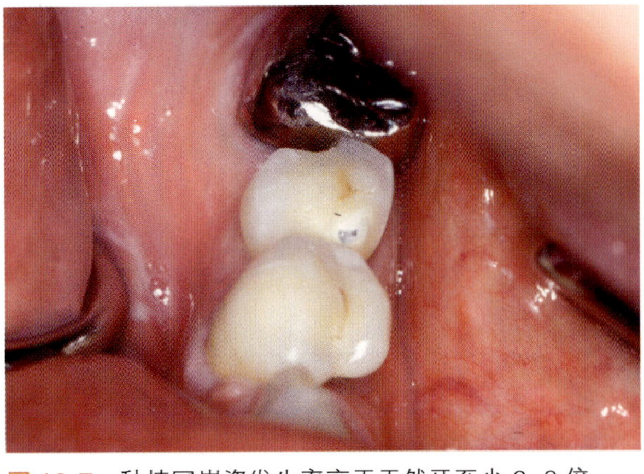

图16-7 种植冠崩瓷发生率高于天然牙至少2~3倍

种植体保护𬌗

恰当的咬合方案是实现种植修复长期存留的基本要求，特别是存在副功能运动时。咬合方案的缺陷会徒增种植体系统中负荷及生物力学（和张力）的强度。这些因素使种植体及支持骨的并发症更加频发。牙槽嵴吸收将导致厌氧龈沟加深，引发种植体周疾病，以及软组织萎缩、邻间乳头高度下降、美观性较差。咬合负荷（功能性或副功能性）产生生物力学应力，从而可能引发以上并发症。

种植体保护𬌗（implant protective occlusion，IPO）是指一种专为种植修复设计的咬合方案，有利于降低生物力学并发症的发生率、延长种植体和修复体的临床使用寿命[32, 33]。作者经过长期临床观察及生物力学研究，提出了这一概念的生物力学依据（曾被称为“居中的舌向集中𬌗”）[34]。该一概念专门用于牙列缺损或牙列缺失患者的固定义齿。其临床考量来自于修复的基本概念、骨的生物力学原理、有限元分析，旨在减小不良咬合负荷、建立和谐的咬合体系。

咬合方案的主要目标为：将传递至种植系统的咬合负荷控制在生理及生物力学范围内，不同患者或修复体的范围不尽相同。患者产生的𬌗力受副功能运动范围、咀嚼动力学、种植体位点、牙弓形态、冠高度等影响。种植治疗计划存在较大的个体差异，主要取决于这些参数。通过选择适当位点、数目及种植体大小，必要时通过渐进性骨负荷提高骨密度，运用应力释放设计选择恰当的咬合方案等方法，种植医生得以最大程度地处理这些因素。

多样化的种植体和天然牙位点、数目、大小，以及修复体设计，使得出现的并发症各异。然而，应该建立一致的𬌗型。制作种植支持固定修复体应该遵循如下原则。针对全口义齿或RP-5种植覆盖义齿，作者将咬合概念稍作调整，称之为“居中的舌侧集中𬌗”（见第18章）。

应用固定修复的IPO原则可以降低种植系统应力，包括现有咬合、种植体的角度负荷、种植体冠的牙尖斜度、相互保护𬌗、悬臂梁或偏载、冠高度、

框图 16-3　种植体保护殆

- 无早接触或殆干扰
- 相互保护殆
- 种植体的角度负荷
- 种植体冠的牙尖角度（牙尖斜度）
- 悬臂梁或偏载
- 冠高空间（垂直偏载）
- 种植体冠形态
- 殆位
- 咬合接触时间
- 薄弱组件的保护

牙冠形态、咬合接触点位置、咬合接触时间、薄弱组件的保护（框图 16-3）。

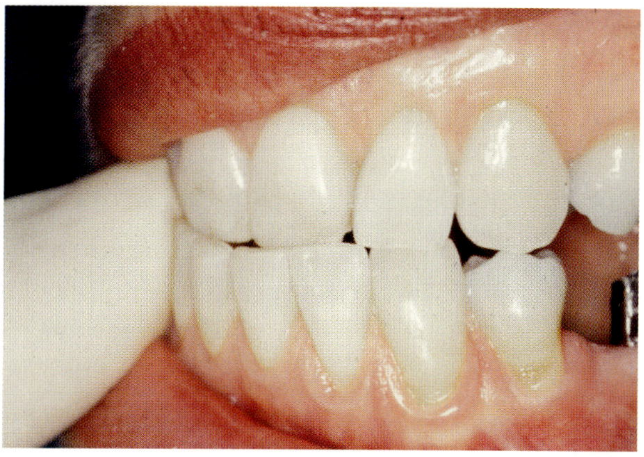

图 16-8　患者轻度磨牙（牙齿磨损程度最低）。牙齿磨损的记忆性位置表示：下颌偏向左侧时，下颌第一前磨牙与上颌尖牙的牙尖接触。后牙缺失区的种植冠不应承受侧向力。前磨牙的颈部缺损及轻微动度表明存在增大的生物力学风险

固定种植修复体的咬合考量

现有咬合情况

最大牙尖交错殆（MI）是指不考虑髁突位置，上、下颌牙牙尖交错达到最广泛接触时的咬合关系，有时称之为不考虑髁突位置的最适殆位[24]。正中殆（CO）为下颌处于正中关系位（CR）时上、下颌牙的咬合状态[25]。二者并不总是一致。修复医生需要注意 MI 和 CR（不考虑咬合接触，髁突位于关节窝上前位时的神经肌肉位）的关系。需要调殆消除下颌闭口运动中的早接触点，并评估其对现有牙列及未来修复体的潜在不良影响。

在治疗前矫正偏斜接触的益处颇多，可采用一系列方法（按照错殆畸形的严重程度）：选择性正畸（消减技术）、冠修复（可行或不行牙髓治疗）、拔除问题牙。现有咬合的最佳评估方法是面弓转移，利用 CR 的咬合记录将上、下颌诊断模型上殆架。

关于是否应使 MI 与 CO（正中殆）保持一致，一直存在争议。绝大多数患者二者不一致，但未出现临床病理体征或牙齿缺失加速的情况。因此，并不能说这两种位置必须保持一致。然而，评估现有咬合及下颌偏斜，以决定是否需要调改目前的咬合关系，这一点很重要，医生需明确自己应该顺应还是调改患者的咬合状态（图 16-8）。

许多医生在为患者戴入最终种植修复体时才开始评估咬合关系，但这时往往时机太晚，不利于得到最合适的修复（图 16-9）。在种植修复前，需要确定是否应为患者矫正咬合关系，观察患者的临床

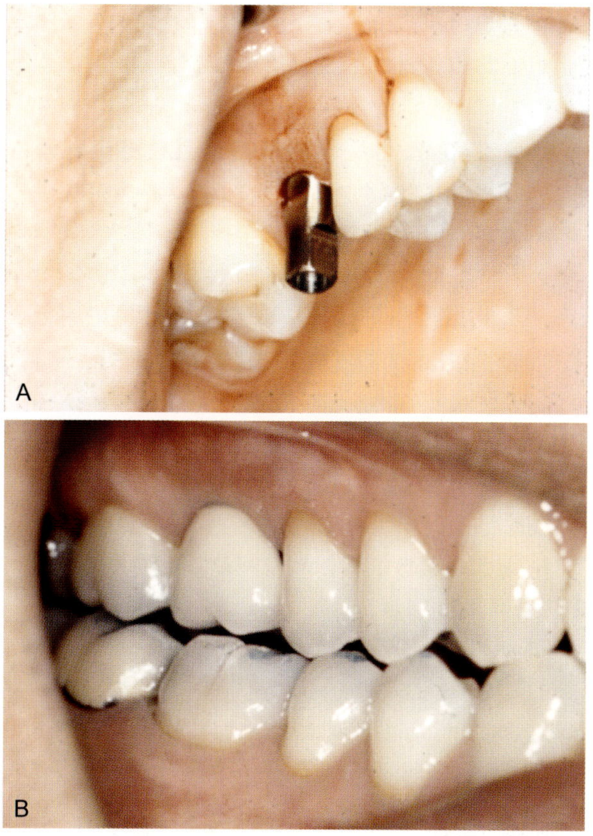

图 16-9　A. 上颌第一前磨牙处植入种植体。下颌非正中运动时，前牙应承担侧向殆力。B. 种植冠就位，下颌偏向右侧。前磨牙颊尖有轻微干扰。上颌前磨牙牙龈轻度退缩，釉牙骨质界下方出现初步颈部缺损。若后牙在非正中运动时不存在干扰，侧向力将会减小。因此，应降低前磨牙的颊尖斜度。如果未来尖牙牙尖持续磨损，后牙侧方运动时接触，则需调殆

症状有助于这一决策，包括颞下颌关节（TMJ）情况、牙齿敏感性、动度、磨损、牙折、颈部缺损或崩瓷[24, 25]。这些症状越轻微，就越不需要在修复前进行整体调𬌗。但是，医生应该防患于未然，不能在治疗前忽视这些情况。

一般来说，需要修复或替代的牙越多，就越有可能修复至 CO。例如，如果为无牙下颌的患者行种植支持固定义齿修复，CO 建𬌗可以达到𬌗架及口内实际情况的一致性和可重复性。𬌗垂直距离（OVD）的微小变化、其与前牙种植基台位置及𬌗力方向的关系，都可以通过𬌗架进行研究及调整，而无需重新记录患者的 OVD。另一方面，单颗前牙修复时，即使可能存在后牙干扰和向前滑入尖窝交错位（与理想状况的临床差距极小），现有的 MI 位置常常能达到满意的修复效果。然而，对于牙列缺损的患者，则需评估现有咬合，确定是否存有不利条件。

咬合早接触

生物力学的基本公式为：应力等于作用力除以受力面积（S=F/A）[17]。因此，无论是最大牙尖交错𬌗还是 CO，都不应有早接触，特别是在种植支持冠中。早接触常导致对颌牙冠的局部侧向负荷[35]。由于早接触面积较小，故对骨的压力大小成比例增加。这时，所有𬌗力将作用于一个区域，而未被各颗牙或基台所分担。因为斜面最常出现早接触，水平分力使牙槽嵴顶的剪切力以及整个种植体系统的总压力均增大。由于剪切力导致的并发症更多，故𬌗面饰瓷、基台螺丝、粘接固位牙冠的风险随之增高。

天然牙存在普遍的标准，但是因为承受更强的冲击力，且缺乏本体感受（原因见前述），故种植修复体的调𬌗显得尤为重要。Myata 等对猴（食蟹猴）种植体冠的早接触进行评估[11]。在种植体冠早接触为 100 μm、180 μm、250 μm 的条件下，对牙槽嵴顶进行 4 周的组织学观察[12]。早接触为 100 μm 时几乎没有骨改变。180 μm 组出现几毫米的 V 形骨吸收。4 周后，250 μm 组的种植体周出现很大的 V 形缺损，超出种植体的 2/3 以上（图 16-10）。这是因为种植体为刚性材料，不能像天然牙一样，通过增加动度或磨耗咬合材料来缓冲早接触带来的负荷。

Isidor 等对猴子口内的 8 颗骨结合种植体进行为期 20 个月的观察，评估种植体上的过大早接触。6 颗种植体在 2~14 个月时失败。其他未失败的种植体，其骨质更密，且牙槽嵴顶骨吸收的破骨过程局限于螺纹内（图 16-11）。种植系统的早接触使早期基台螺丝松动、崩瓷、早期负荷失败及牙槽嵴顶骨吸收的风险增加。

患者的习惯性副功能运动，使其𬌗力大小及作用时间增加，消除早接触即显得尤为重要。由于缺

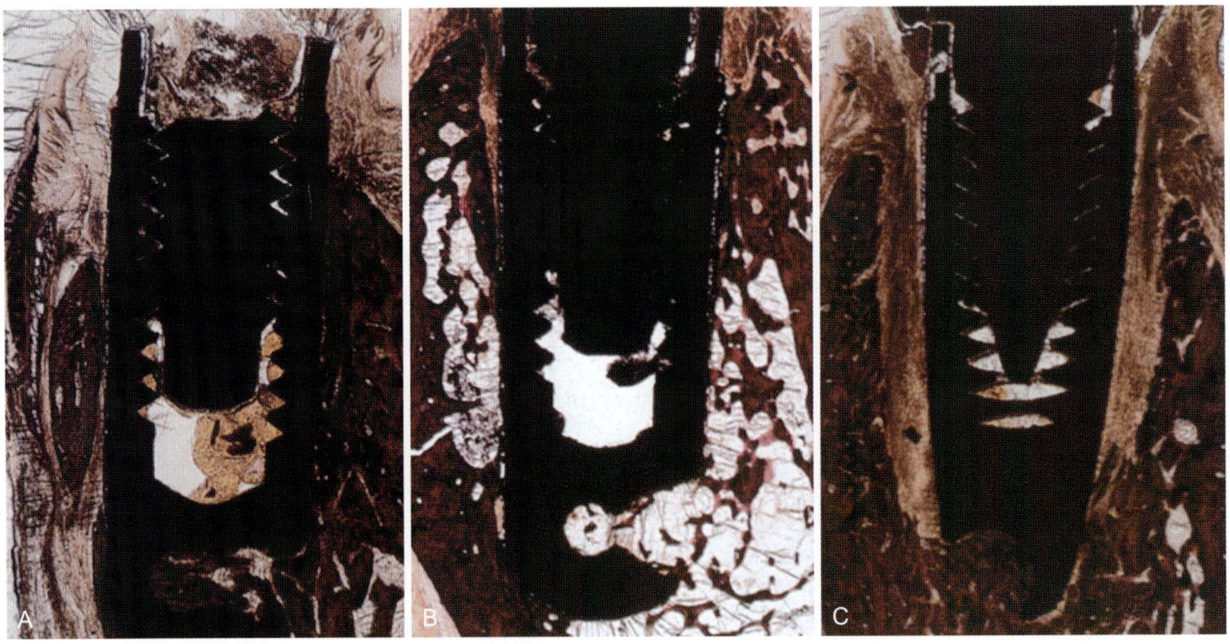

图 16-10 A. 早接触为 100 μm 的种植体冠在 4 周后几乎没有牙槽嵴顶变化；B. 早接触为 180 μm 的种植体冠在 4 周后存在 2~3 mm 的牙槽嵴吸收；C. 早接触为 250 μm 的种植体冠在 4 周后出现边缘骨吸收，超过种植体长度的 2/3

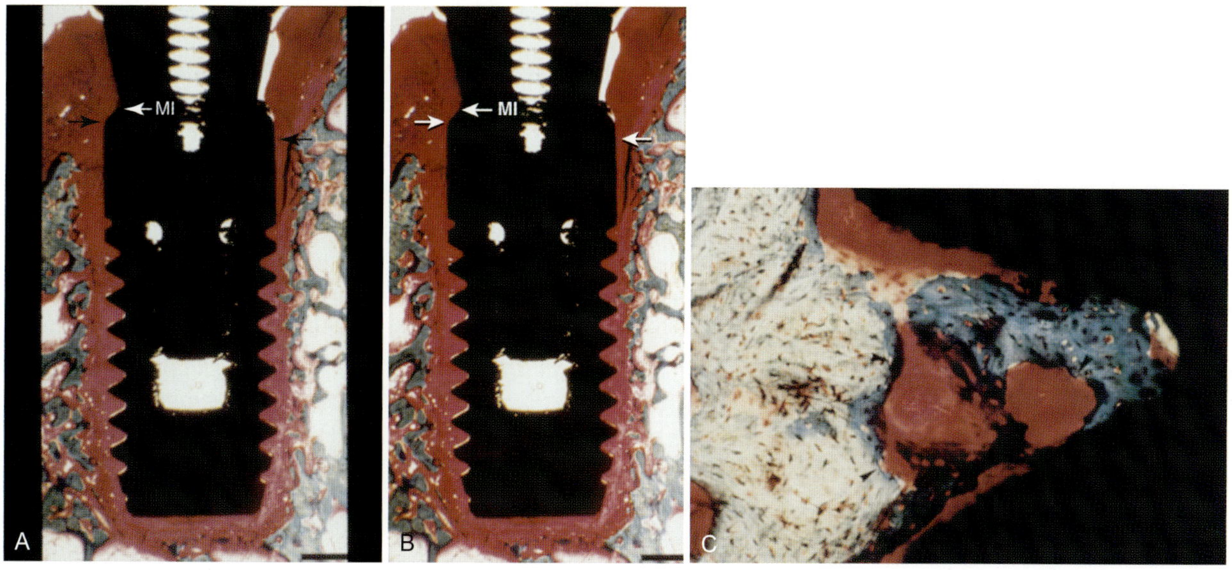

图 16-11　A. 3/4 的早接触骨结合种植体在负荷后 2~14 个月时发生种植体失败；B. 未失败的种植体存在牙槽嵴顶骨吸收；C. 未失败的种植体螺纹内破骨细胞活跃（引自：Isidor R: Histological evaluation of peri-implant bone at implants subjected to occlusal overload or plaque accumulation, Clin Oral Implants Res 8: 1–9, 1997.）

乏本体感觉及动度（可分散殆力），故消除种植系统内的早接触更加关键。天然牙本体感觉较敏锐，其初期早接触常常影响下颌闭口，从而导致 MI 与 CO 的差异。种植冠的早接触不受益于这种保护机制，因而种植系统风险增大。因此，与天然牙相比，种植体的早接触破坏性更大，所以更应仔细评估牙列缺损种植患者 CO 及 MI，必要时进行调整[36]。

种植体方向

作用于天然牙和种植体上的殆力均为矢量（具有大小和方向）[17]。殆力为典型的三维概念，存在沿单个或多个临床坐标轴方向的分力。主要殆力可以分解成多个平面上的分量。由于种植体更具刚性，因此在种植系统内，即使相同大小的力也会因为负荷方向不同而产生不同效应。

天然牙的修复体设计主要沿牙长轴。绝大多数天然牙根都垂直于 Wilson 曲线和 Spee 曲线。虽然咀嚼轨迹为"水滴"状，但当最终牙齿接触时，殆力仍沿牙根长轴方向，尤其是在咀嚼力较强时（图 16-12）。天然牙的根向动度比侧方动度小。上颌前牙承受侧向负荷，天然牙动度增加，使侧向分力负荷影响降低，从而减小侧向力带来的后果。

种植体的设计也是沿着长轴。1970 年，Binderman 用二维有限元分析对 50 颗骨内种植体设计进行评估，发现所有种植体设计的应力主要集中于穿骨区（牙槽嵴顶）[37]。此外，沿种植体长轴方向的负荷所产生的应力小于角度负荷。随后，其他二维或三维有限元分析均得出类似结果[38–51]（图 16-13）。

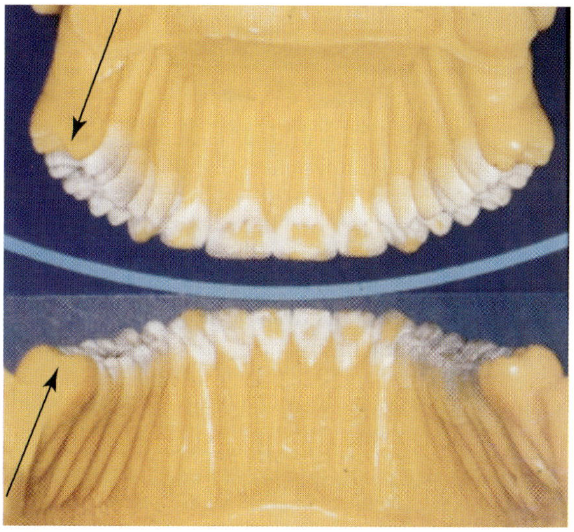

图 16-12　天然牙咬合方向垂直于 Wilson 曲线和 Spee 曲线

相比于角度负荷，沿种植体长轴的负荷所产生总应力更小，垂直方向上的分力（即压力）更大。如果种植体负荷沿长轴方向，那么 100 N 的作用力将产生 100 N 的长轴分力，无侧向分力。因此，种植体应该效仿天然牙，垂直于 Wilson 曲线和 Spee 曲线植入。

骨的解剖变异（例如骨倒凹）最常见于颊侧，且影响种植体倾斜度。为了避开颊侧凹陷，种植体可按15°角植入，因而与𬌗力的夹角为15°。成角度种植体可以通过15°的角度基台进行修复。从牙槽嵴顶至𬌗面来看，种植体角度基台似乎与轴向种植体基台一致。因此，技师和修复医生常常将成角度种植体和轴向种植体等同对待。但是，与轴向种植体相比，15°的种植体对颊侧牙槽骨产生的负荷增加了25.9%[32]（图16-14）。如果术中将种植体按30°角植入，则任一负荷形成的颊向分力都会使颊侧骨的负荷增加50%[32]。

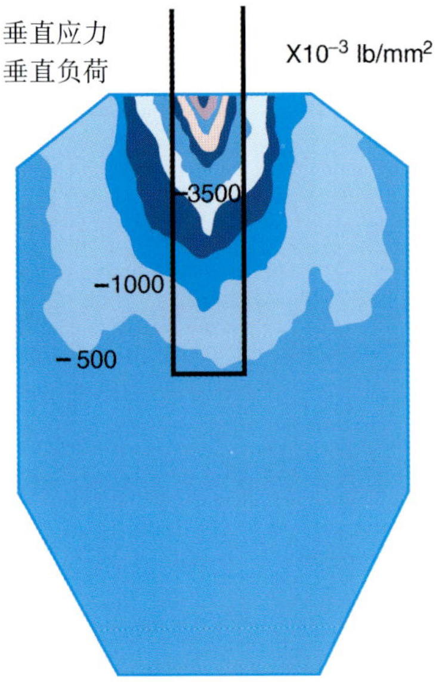

图16-13 对种植体（承受长轴方向负荷）进行三维有限元分析。应力主要集中在牙槽嵴顶区，且主要产生压应力

因此，成角度种植体使牙槽嵴吸收的风险增加[52, 53]。此外，大多数种植系统将承受更大的𬌗力。角度基台的存在可以使𬌗面瓷轴向受力，但是与骨所承受的负荷相比，该负荷使基台螺丝松动及种植体组件断裂的风险大大增加。因此，尽管修复医生可以放置30°的角度基台，且按轴向种植体的方案进行修复，但是两者早期负荷失败、牙槽嵴吸收、基台螺丝松动等情况及其风险都截然不同（图16-15）。

𬌗力方向及骨的力学

骨的非均质性将使偏载或角度负荷带来的负面影响大大加剧。“非均质性／异向性”是基于骨的一种力学特征，包括极限强度，它取决于骨负荷的方向及作用力类型。例如，在人类长骨中，骨皮

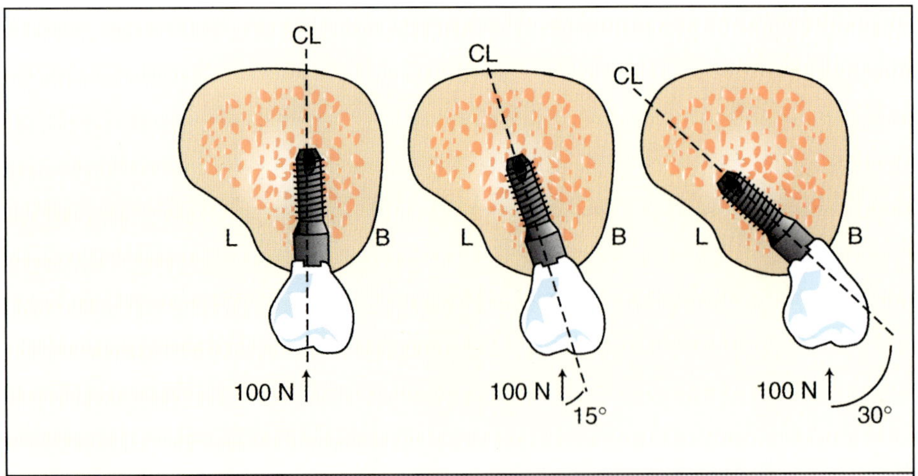

牙槽嵴负荷	0	0	0
轴向分力	100 N	96.9 N	86.6 N
颊侧分力	0	25.9 N	50.0 N

图16-14 种植体的轴向力不会使颊侧分力增加（左侧）。与长轴成15°的负荷将使颊侧分力增大25.9%（中间）。30°的负荷将使颊侧分力增加50%。当𬌗力沿种植体长轴方向时，应力集中于牙槽嵴顶区（最左侧），其大小不会因种植体位置而变化。图中央的种植体与长轴成15°角，使用15°的角度基台后，种植修复即与前述情况类似，然而这种情况下，牙槽嵴顶应力增加了25.9%，其他因素不变。最右侧的种植体与长轴成30°角，使用30°的角度基台后，牙冠看似与之前相同，但是基台螺丝、基台-种植体连接处、种植体-骨界面都将处于种植系统颊侧应力增大50%的环境下（引自：Misch CE: Contemporary implant dentistry, ed 2, St Louis, 1999, Mosby.）

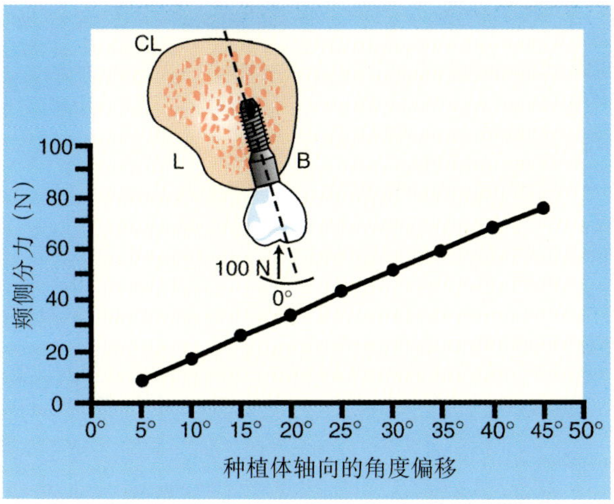

图 16-15　种植体负荷角度增加时，整个冠 - 种植体 - 骨系统的应力随之增加（引自：Misch CE: Contemporary implant dentistry, ed 2, St Louis, 1999, Mosby.）

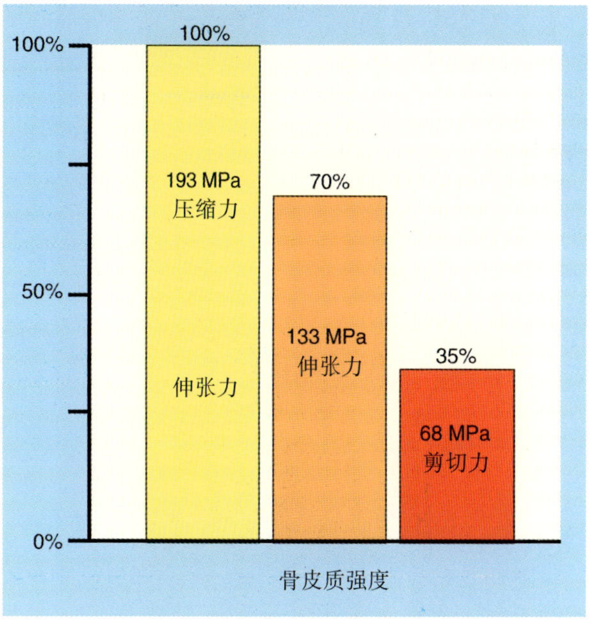

图 16-16　骨发生折裂前的受力强度取决于作用力类型。骨对压力抗力最佳，张力下减弱 30%，剪切力下仅为压力下的 35%。因此，应尽可能使骨承受压力负荷（引自：Misch CE: Contemporary implant dentistry, ed 2, St Louis, 1999, Mosby.）

质抗压性能最强，而在张力和剪切力作用下分别减弱 30% 和 65%[54]（图 16-16）。瓷、钛组件、粘接剂对负荷的剪切分力抗性最弱。由于骨、瓷、钛组件、粘接剂对剪切负荷最为薄弱，可试着建立 IPO 以消除或减小种植系统中的全部剪切力。

可将任一与种植体成角的咬合负荷分解为正常作用力(压力和张力)和剪切作用力。当角度增加时，压力和张力大小会随夹角余弦改变。因此，作用力减小甚微。但是剪切作用力作为另一分力，等于力乘以正弦，角度增加时负荷明显增大。骨所受的作用力为压力、张力、剪切力的集合。例如，与长轴成 12° 角、大小为 100N 的力作用于骨，则其总作用力大小为 100 N×cos 12°（=97.81 N）+100 N×Sin 12°（=20.79 N）=118.60 N（几乎增加了 20%）。与种植体长轴的夹角越大，压力、张力、剪切力越大（图 16-17）。

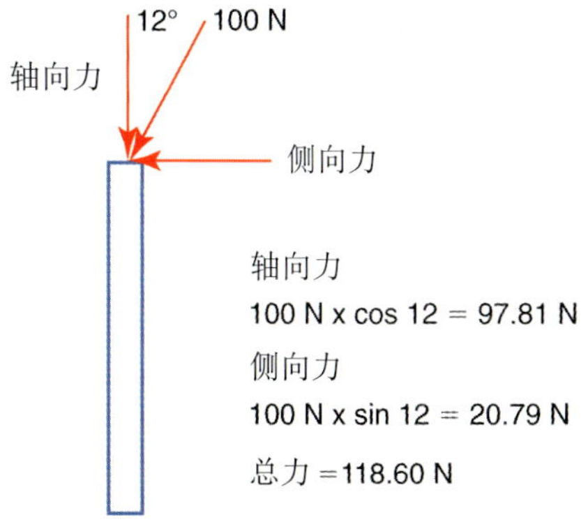

图 16-17　与长轴成 12° 角的作用力使种植系统受力增加 18.6%

有限元分析指出，夹角更大或更偏向水平的作用力会使受力增加 3 倍或以上[51, 52]。此外，相比于轴向力，张力和剪切力将增加 10 倍以上。对一个植入种植体的颌骨进行光弹性测试，可以观察到骨的应变轮廓（图 16-18）。轴向负荷的种植体所受的应变较小（见图中左侧及右下方）。角度种植体应力线较密，表示其所受负荷更大（右上方种植体）。

与种植体长轴成角的负荷将使负荷对侧牙槽嵴顶的压力及同侧张力均增加；且角度越大，牙槽嵴顶存在破坏应力的风险越大。例如，三维有限元分析证明，将垂直负荷加载于 100% 骨结合的种植体，可产生 4000 psi 的压力（27.6 MPa），而牙槽嵴顶处的种植体 - 骨界面几乎没有张力存在[51]。将负荷按 45° 角加载于相同种植体，张力将提高至 14000 psi（96.6 MPa）。因此，45° 负荷下，压力增至 3 倍，张力将增加 1000 倍。

骨的应力轮廓三维模拟研究与临床上种植体早期牙槽嵴吸收类似。因此，角度负荷不仅增大应力，还会产生更不利的剪切分力，促使骨吸收和螺丝松动[39]。作用力角度越大，剪切分力越大。剪切负荷下骨的抗力减弱 65%。因此，作用力越大，骨强度越弱。有文献指出，角度𬌗力会削弱天然牙骨修复

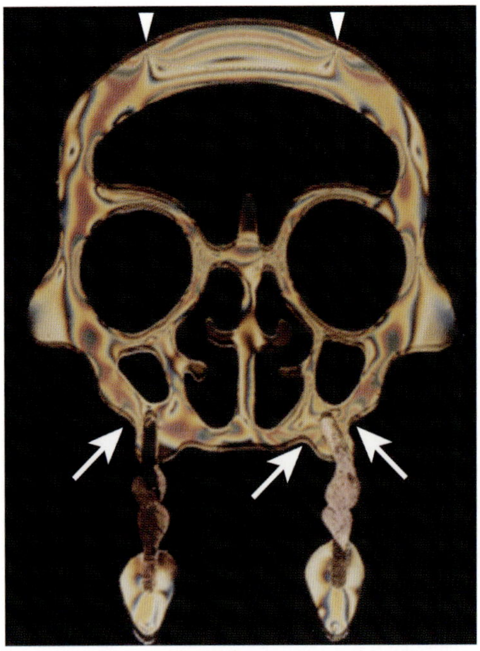

图 16-18 对上、下颌接触的种植体进行光弹性研究。其中一个上颌种植体与负荷方向存在夹角。3 个受轴向负荷的种植体，其应力轮廓线数目相似，而角度种植体的应力轮廓线增加

的能力。同理，角度骀力也会危害种植体周的骨重建[55]。

骨对剪切负荷抗力最弱，不仅如此，骨的角度作用力会进一步影响其压力和张力的生理强度极限[54, 56]。30°的角度作用力使骨的压力强度降低10%，张力强度降低25%（表 16-2）。60°的作用力使骨的压力强度降低30%，张力强度降低55%。因此，不仅种植体周的牙槽嵴顶负荷随角度骀力增加，而且在剪切力、张力、压力下，骨的极限强度将降低。负荷角度越大，骨的极限强度越低。因此，IPO 可消除种植支持修复体的侧向负荷或角度负荷，以免作用力增大、骨强度减弱的情况发生。

Barbier 和 Schepers 对狗的种植体轴向及角度负荷进行组织学分析[57]。轴向负荷种植体的骨结合界面存在板层骨。板层骨已完成矿化和力学改建，在骨科学中称“承重骨”。种植体的离轴负荷交界处为编织骨，代表骨的修复过程。相比板层骨，编织骨矿化程度较低、排列较不规则、强度较低（图 16-19）。因此，骨的离轴负荷应变加大，将启动骨修复，且发生过度负荷和骨吸收的风险随之增加。

综上所述，牙槽嵴顶的微应变随角度负荷增大，即从生理限度内的轴向负荷到过大的病理性角度负荷不断变化，最终导致骨吸收。角度负荷还将对整

表 16-2 与角度负荷相关的骨皮质强度

力的类型	强度（MPa）	负荷方向
压力	193	纵向
	173	与长轴成 30°
	133	与长轴成 60°
	133	横向
张力	133	纵向
	100	与长轴成 30°
	60.5	与长轴成 60°
	51	横向

引自：Reilly DT, Burstein AH: The elastic and ultimate properties of compact bone tissue, J Biomech 80:393–405, 1975.

个种植系统产生更大的作用力，尤其是剪切力。骀面饰瓷对剪切力抗力较弱，可能发生崩瓷；粘接修复体的粘接剂对剪切力抗力最差，可能发生松动脱落；基台螺丝在剪切力作用下更易松动；牙槽嵴顶区可能发生骨吸收；更大的剪切负荷可使种植体组件断裂频发。因此，当角度负荷增大、剪切力增加时，应该尝试减小角度负荷带来的负面影响[58]。

骀力的主要分力应沿种植体长轴方向，而不是与种植体成角或沿角度基台方向（图 16-20）。角度基台仅用于改进修复体就位道或最终美学效果。承受基台轴向负荷的角度基台，将向整个种植体系统传递较大的力矩（例如，可造成种植体转动或摇动的力）。

修复体的角度负荷

光弹性分析及三维有限元分析已经证实了角度负荷下牙槽嵴顶应力增加的情况。无论是骀力作用于角度种植体，还是角度负荷（牙尖存在早接触）作用于与骀平面垂直的种植体，其结果都是相似的（图 16-21）。种植体系统的生物力学风险将增加。

即使种植手术时在理想情况下植入种植体（垂直于骀平面），修复医生仍可能将修复冠成角负荷。不良剪切作用力增加、牙槽嵴顶骨强度减小、种植体组件及基台螺丝的剪切负荷增加。因此，成角度种植体或种植体冠的角度负荷均使种植系统牙槽嵴顶的应力增加，大部分骀力转变为剪切力，同时削弱骨、瓷、粘接剂的强度。相反，当负荷沿种植体长轴方向且垂直于骀平面时，种植系统周围的应力

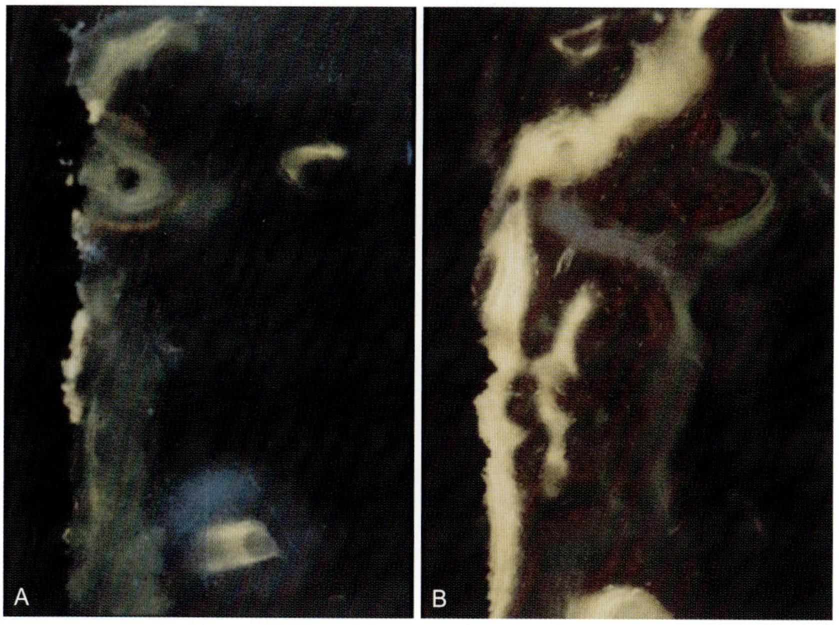

图 16-19　A. 轴向负荷下的种植体骨结合界面存在板层骨；B. 受到非轴向负荷的种植体其骨结合界面为编织骨（修复型骨），表示其应变高于理想状况（引自：Barbier L, Schepers E: Adaptive bone remodeling around oral implants under axial and nonaxial loading conditions in the dog mandible, Int J Oral Maxillofac Implants 12(2): 215-223, 1997.）

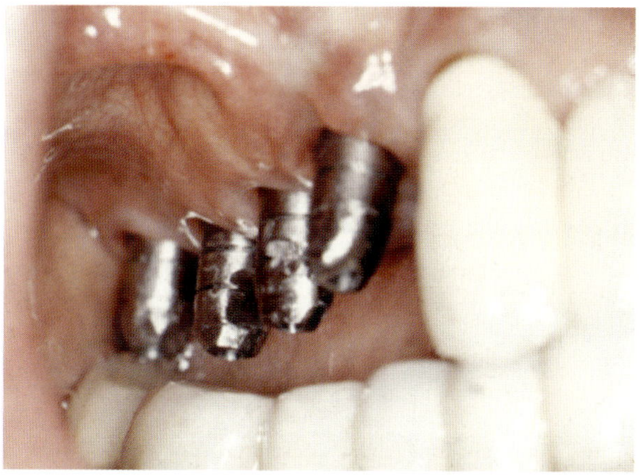

图 16-20　理想状态下，种植体应垂直于𬌗平面，且与主要咬合接触方向一致。上图所示的上颌后牙种植体位于下颌后牙颊尖上方，不垂直于水平面，但垂直于 Wilson 和 Spee 曲线

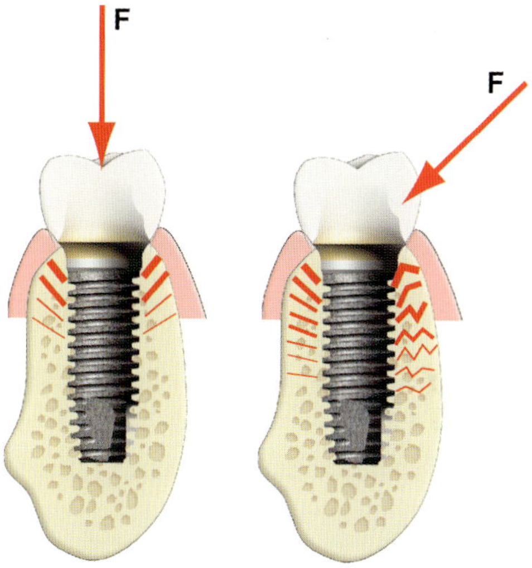

图 16-21　种植体受到角度负荷后，受力点对侧压力增加，同侧张力和剪切力增加。骨对张力和剪切力抗力较弱，骨的风险由于以下原因增加：①应力增大；②应力类型偏向张力和剪切力

最小，骨、瓷、粘接剂的强度最大。以上所有因素均要求降低种植系统内的角度作用力（图 16-22）。

植入方向与𬌗平面夹角大于 12° 的绝大多数种植体都需要角度基台。外科及修复医生均需要明白：角度基台为分体式，与直基台相比，这种设计较为脆弱。由于角度基台靠近螺丝开孔一侧的被覆金属较少，为了修复成理想的牙冠形态，却难以减小冠的宽度，会增加基台断裂风险。此外，角度基台使基台螺丝及牙槽嵴顶的横向负荷增加，从而加大了基台螺丝松动的风险。Ha 等对上颌前牙区角度基台及直基台发生螺丝松动的情况进行研究，发现循环负荷下，角度基台的螺丝松动率大于直基台[59]。

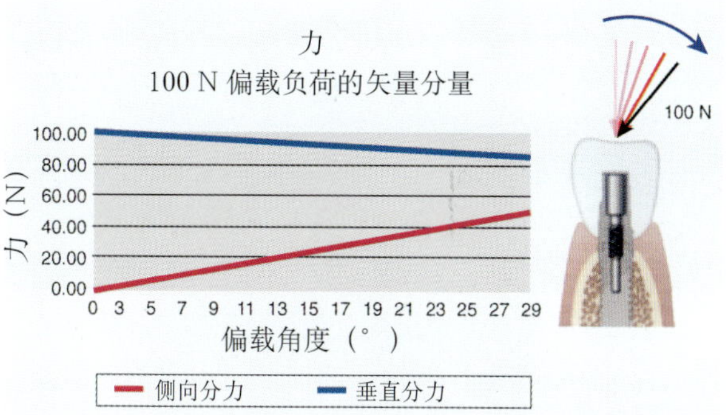

图 16-22　种植体所受的角度负荷（或角度𬌗力）随𬌗力角度增大而增大。𬌗力增大主要是由负荷的偏载角度所致

角度负荷的解决方法

如果无法避免侧向或角度负荷，则可通过减小殆力或增加种植支持表面积的方法降低种植系统生物力学并发症的风险。例如，若需将3个相邻种植体按负荷长轴、与负荷成15°、与负荷成30°依次植入，则通过以下方法可降低手术风险：①在角度最大的种植体缺牙侧植入另一种植体；②增加角度种植体直径；③选择表面积更大的种植体。其中，增加种植体是降低系统总应力最有效的方法[60]。同时，增加种植体数目也可使修复体固位更佳。

医生将通过以下方法降低过度负荷的风险：①种植体联冠修复；②减小第二颗种植体的咬合负荷，进而减小第三颗种植体的负荷；③消除最大角度种植体上的所有侧向或水平向负荷，在后牙区完全消除这些负荷。

下颌前牙（殆力级别类似于上颌前牙）的种植体通常垂直于殆平面，且采用直基台。上颌前牙，即使在理想条件下，种植体也应成角度植入以远离颊侧骨板，从而使基台朝向牙冠颊侧。这时需放置角度基台，种植体也更常承受角度负荷。事实上，上颌前牙承受的负荷常常与殆平面成12°～15°（图16-23）。

与下切牙相比，上前牙牙根较大，加上受力时牙动度增加，上前牙这些特征可以缓冲上颌受力。因此，应在上颌采用大直径种植体或增加种植体数目，尽可能降低每一个基台对应的牙槽嵴顶应力，尤其是伴重度磨牙症的患者。种植体植入前可能需要牙槽嵴增量，以改善位点情况，利于大直径种植体植入。当种植体受角度负荷时，IPO旨在降低殆力、增加种植体数量、加大种植体直径。

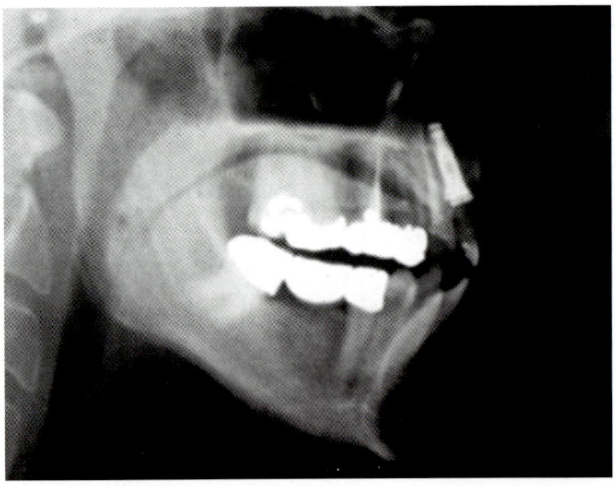

图16-23 上颌前牙种植体最常承受下颌前牙的角度负荷，因此应尽量减小该负荷。当后牙不接触时，前牙所受的殆力随之减小。然而，紧咬牙患者可能具有较大的前牙殆力。可通过调殆、选择较大直径的种植体、增加种植体数量、种植体联合修复、殆垫等方法进行调整

后牙冠的牙尖斜度

类似于种植体的角度负荷，种植体的角度殆力可能受种植体冠牙尖斜度的影响。天然牙列中，后牙牙尖高陡；义齿和修复冠的牙尖角度也常设计为30°（图16-24）。通常，牙尖斜度越大，美学效果越好，咀嚼效能越高[61]。要消除角度牙尖接触带来的不利影响，应保证同侧牙尖两个或两个以上的咬合点同时接触（图16-25），不过这在临床上几乎无法实现。

即便不是早接触点，仅仅一个角度牙尖的咬合接触也会形成种植系统的角度负荷（图16-26）。如果成角咬合接触不是早接触，而是几颗牙或几个种植体的均匀负荷，那么殆力将大大减小。但是，角度牙尖负荷将增加拉伸力和剪切力，因而生物力学风险增加（例如，基台螺丝松动、崩瓷、粘接修复体松动脱落）。

因此，理想的种植冠咬合接触应为垂直于种植体的平整表面。使后牙种植体冠的中央窝（位于基

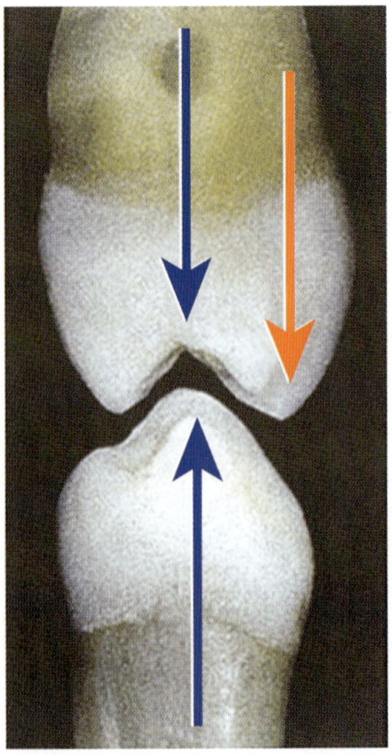

图16-24 天然牙牙尖斜度通常为30°。因此，对于具有相同牙尖斜度的种植体冠，如果早接触位于牙尖斜面，那么负荷方向可能与种植体成30°

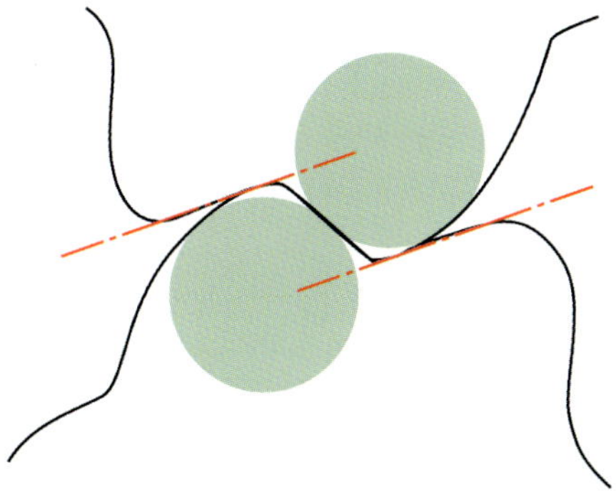

图 16-25　对颌牙接触时，3 个牙尖斜面必须同时接触以形成轴向负荷

台中央上方）增宽至 2~3 mm，即可实现这种咬合接触。应调改对颌牙尖，使之与种植冠中央窝接触良好（图 16-27）。换句话说，技师应首先确定种植体的中央位置，再平行于 Wilson 和 Spee 曲线，制备 2~3 mm 的中央窝（图 16-28）。随后，调改牙冠的颊舌面外形（分别调磨下颌后牙颊面及上颌后牙的舌侧）。对颌牙尖形态可能需要重新调整，帮助𬌗力沿种植体长轴传递。

相互保护𬌗

𬌗力测量及肌电图研究证明：当后牙不接触，前牙接触时，口颌系统的𬌗力明显降低[62,63]。例如，后牙区（前牙不接触）最大𬌗力为 200~250 psi，前牙区（后牙不接触）最大𬌗力为 25~50 psi。这种差异是由于后牙不接触时，生物性反应及力学状态不同所致。后牙不接触时，约有 2/3 的颞肌和咬肌纤维未收缩[62]。此外，颞下颌关节 - 牙复合体形成 3 类杠杆（如胡桃钳）[25]。因此，物体离铰链关节（TMJ）越近，所受的作用力越大。同时，由于前牙的侧向动度比后牙更大（108 μm vs 56 μm），使非正中运动的侧方作用力产生的危害减小。

在许多天然牙的咬合方案中，都选择非正中运动时前牙引导、后牙脱离接触（即切道斜度大于髁道斜度）[63-69]。由于 CO 时后牙保护前牙，非正中运动时前牙保护后牙，故称之为“相互保护𬌗”。这种咬合设计基于一种理念——将上颌尖牙作为咬合方案的关键以避免侧向运动时后牙受到侧向力[69]。CO 时，后牙的咬合接触分担了前牙区的𬌗力。若尖牙的存在使上下后牙在侧方运动时互不接触，则成为“尖牙保护𬌗”。

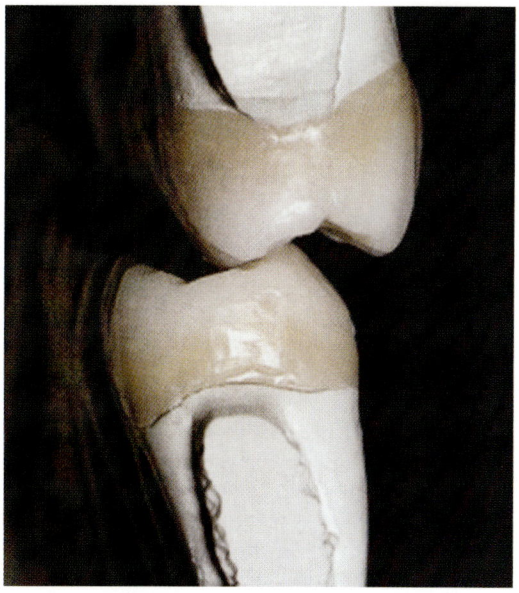

图 16-26　下颌颊尖斜面与上颌舌尖斜面接触。角度牙尖的咬合接触向种植体传递角度负荷

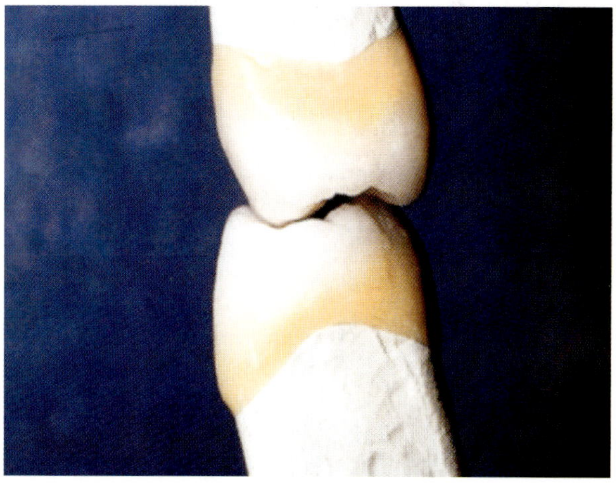

图 16-27　后牙种植体冠中央窝应该更宽，且垂直于种植体、平行于𬌗平面。应调改对颌牙尖使之与增宽的中央窝接触

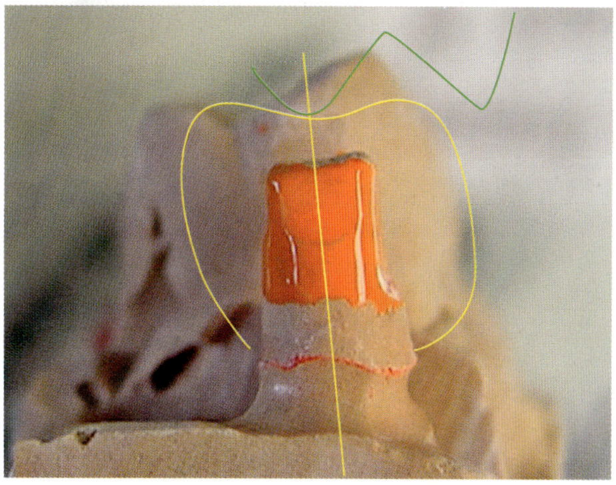

图 16-28　技师通常在种植体冠中央窝下方放置种植体基台

如果口内健康前牙或尖牙尚存，即形成相互保护𬌗，这些牙将分担非正中运动时的水平（侧向）负荷，而后牙不发生接触（如尖牙引导或相互保护𬌗）（图 16-29）。非正中运动时，前牙引导保护后牙免受侧向力的影响，而后牙不接触也使前牙受力减小。换句话说，当前牙受侧方或角度𬌗力时，应力级别增加。然而，相互保护𬌗可使侧向力带来的影响降低。

可将相互保护𬌗的概念应用于 IPO。下颌前伸运动时，中切牙和侧切牙接触而后牙不接触。侧方运动时，尖牙接触（侧切牙也可能），后牙不接触。CO 时，上下后牙及尖牙均接触。若中切牙和侧切牙为天然牙，那么它们在 CO（或 MI）时也可能接触；若前牙为种植体，则 CO 时它们可能不设计成接触关系，尤其是在对颌也为种植支持修复体的情况下。

余留牙存在牙槽骨吸收时，则需要建立组牙功能𬌗（或单侧平衡𬌗），即用更多牙分担非正中运动的侧向负荷。例如，根据这个概念，下颌右侧运动时，应尽可能多地使右侧前、后牙保持接触。但这一概念不能应用于 IPO 中。后牙的侧向力增加后牙种植体的转矩负荷。如果非正中运动时后牙接触，由于肌肉收缩量及咬合接触点更接近于 TMJ（3 类杠杆），则后牙种植体将承受较大作用力。此外，非正中运动中，后牙的侧向负荷会增加前牙或种植体受力。因此，前、后牙种植体组件都将承担更大的应力风险（图 16-30）。

Jemt 等研究发现，若上颌为种植支持义齿，对颌为天然牙，则组牙功能𬌗比前牙引导下的下颌非正中运动速率更快[15]。因此，种植修复体在组牙功能𬌗时所受𬌗力更大。Kinsel 和 Lin 发现，形成组牙功能𬌗的种植修复体中 16.1% 发生崩瓷，（崩瓷）占种植患者的 51.6%[30]。如果非正中运动时前牙接触，则种植体冠崩瓷率为 5.3%，有 15.9% 的患者受到这种并发症的影响（相差超过 3 倍）。

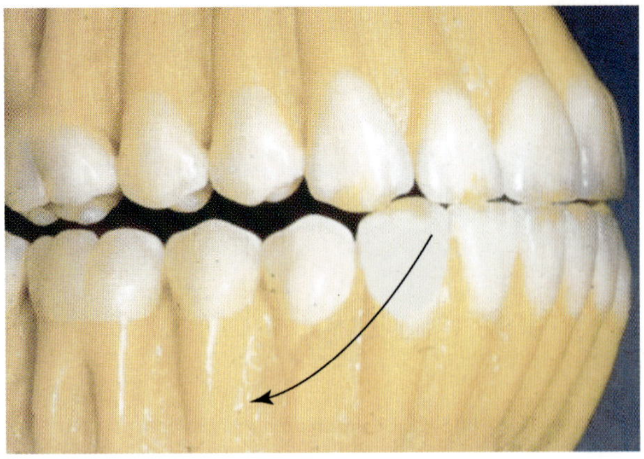

图 16-29 所有下颌非正中运动中，均应使前牙接触，后牙不接触

切导斜度越大，前牙或种植体所受𬌗力越大。因此，前牙种植义齿的切导宜较浅。依据 Weinberg 和 Kruger 的研究，分离角每改变 10°，负荷即相差 30%（图 16-31）。10° 的作用力将使上颌前牙种植体受到 68psi 的负荷；当切导为 20° 时，负荷增至 100 psi；切导为 30° 时，负荷进一步增至 132 psi。由此，研究者认为切导应该小于 20°。然而，髁道斜度通常为 20°~22°，切导斜度应该大于该值才能保证后牙不接触[25]。当切导斜度小于关节结节后斜面斜度时，非正中运动时后牙仍会接触。所以，建议大多数患者 IPO 的切导斜度至少为 23°~25°。

切导斜度增加，负荷随之增加；而下颌沿斜面作前伸运动时，过大的冠高度 / 过深的覆𬌗将形成杠杆，使负荷进一步增加（图 16-32）。修复体的理想覆𬌗为 5 mm，而实际上常常大于这个值，尤其是在安氏Ⅱ类 2 分类的患者中。然而，对于种植修复体，尤其是存在副功能运动的患者，应尽可能减小其切导斜度（23°~25°），使覆𬌗小于 4 mm，保证非正中运动时后牙不接触（图 16-33，图 16-34）。

临床上，种植体支持的上颌尖牙冠的咬合方案有时成为一个两难的问题。上颌尖牙缺失，需行单冠种植修复。前牙区侧切牙最为薄弱，后牙区第一前磨牙常最薄弱。因此，这些基牙均不能作为三单位修复体的最佳候选，尤其是前磨牙将受到侧向力。

非正中运动时，由于天然尖牙的本体感受机制，约 2/3 颞肌和咬肌不发生收缩；由于后牙不接触，𬌗力减小[62]。尖牙进行麻醉后，紧咬及侧方𬌗运动时肌肉收缩量均大于麻醉前[71]。因此，天然尖牙的牙周膜神经复合体有助于减小非正中运动时的𬌗力。

若将麻醉后的天然尖牙与种植体的本体感受进行对比[72]，发现种植体有通过周围骨传递而来的本体感受，但是与天然牙相比强度减小。相互保护𬌗仍有利于尖牙的单冠种植修复。换句话说，当天然前牙的牙根参与非正中运动时，天然牙所受的侧向力小于种植体冠；但种植体冠也可减小𬌗力，且优于尖牙区的桥体设计。此外，非正中运动时后牙不接触，此时尖牙处的 3 类杠杆机制有助于降低𬌗力。

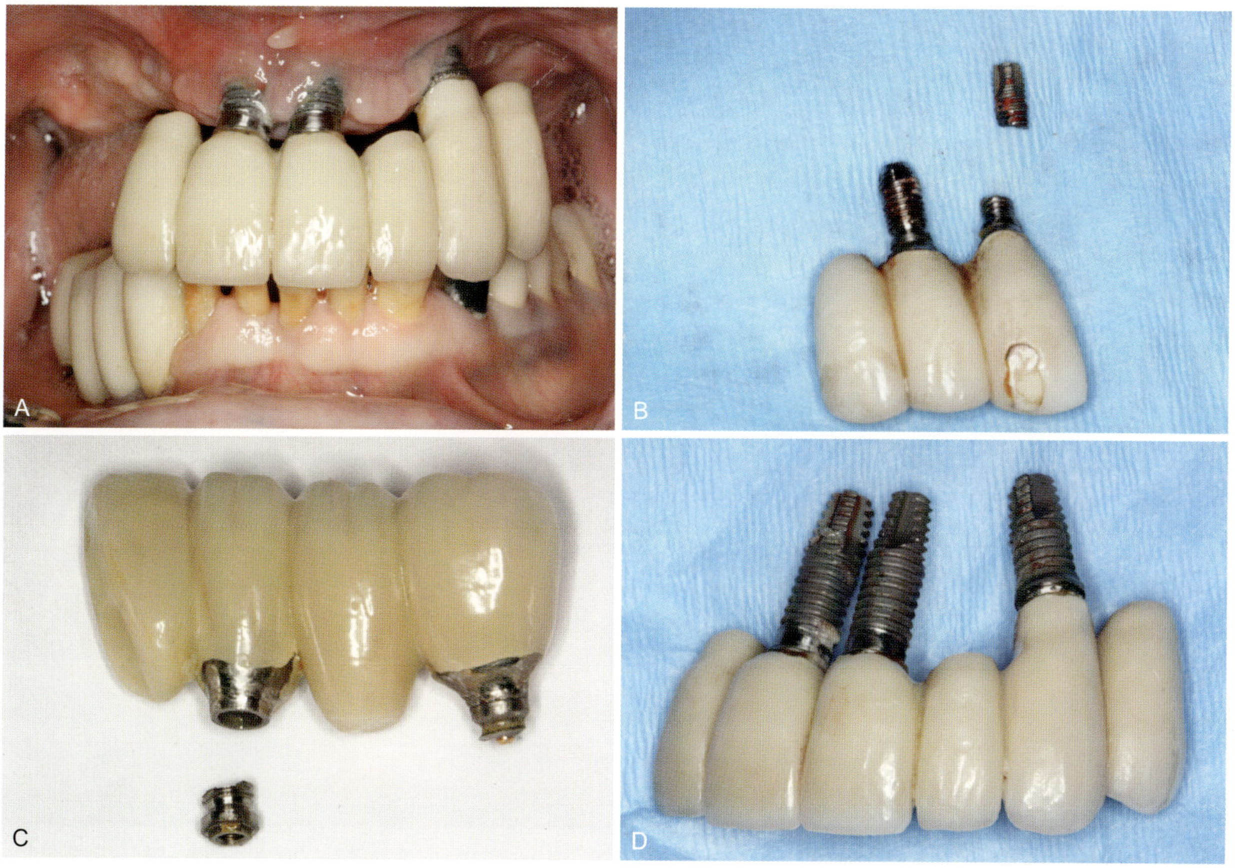

图 16-30　A. 该患者行组牙功能殆修复；B. 右上后牙的 2 颗种植体折裂；C. 右下后牙的 2 颗种植体折断；D. 上颌前牙种植体脱落

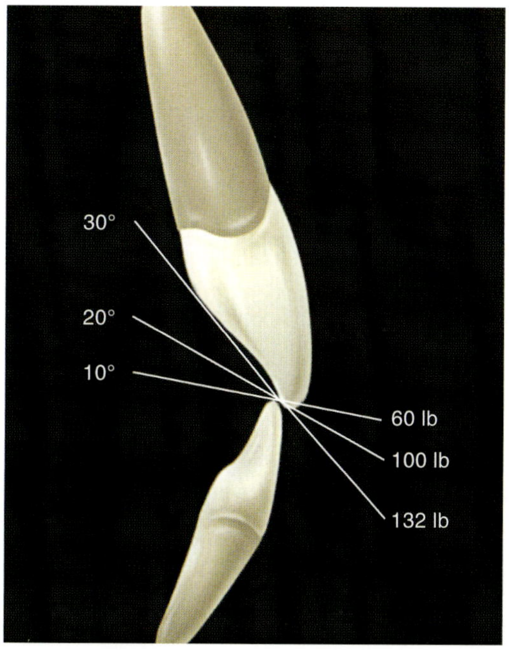

图 16-31　角度每增加 10°，负荷即存在 30% 的差别（引自：Weinberg LA, Kruger G: A comparison of implant / prosthesis loading for clinical variables, Int J Prosthodont 8: 421–433, 1995）

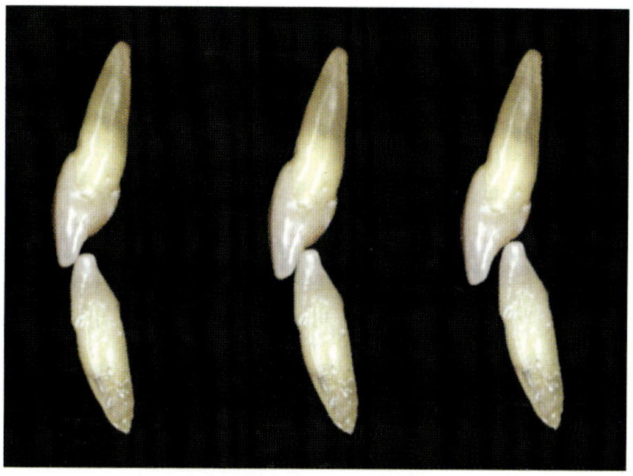

图 16-32　非正中运动时，前牙负荷从正中接触（最右）向切端接触（最左）不断增加

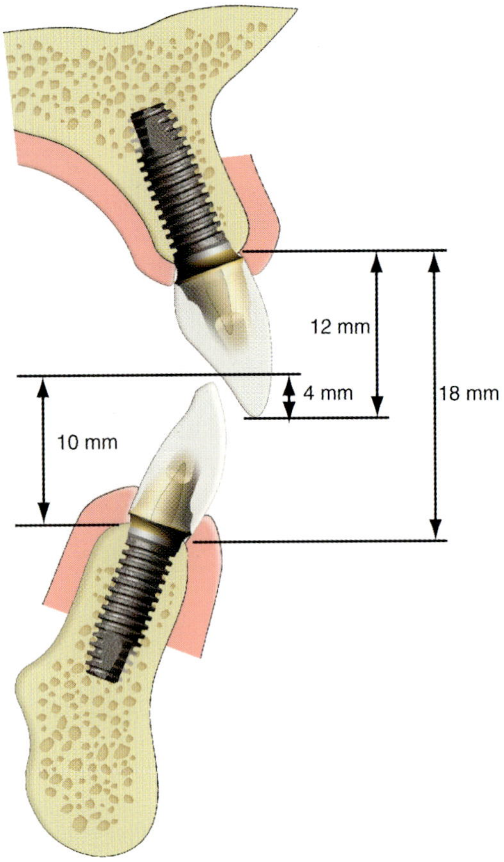

图 16-33 种植义齿的覆𬌗距离应不超过 4mm。若上、下颌均为种植体，则正中𬌗时，两尖牙间不应有咬合接触

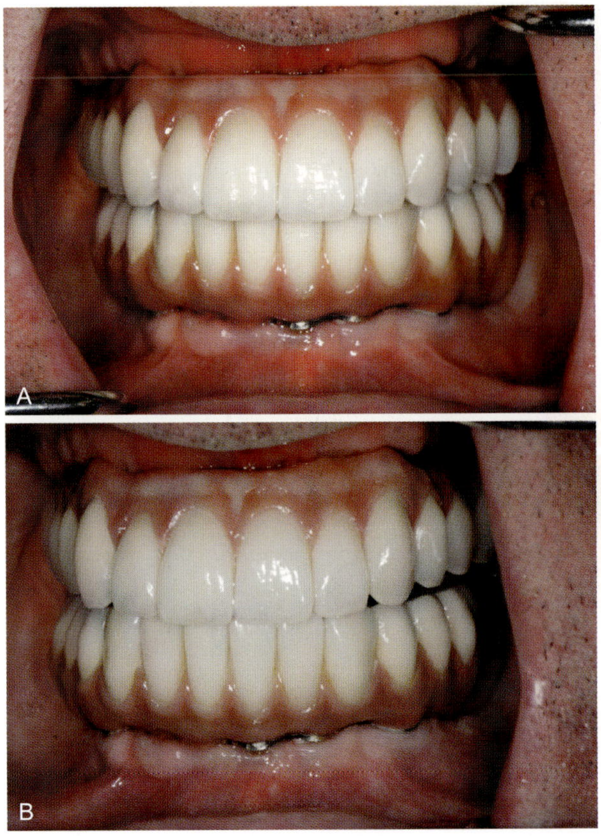

图 16-34 A. 垂直向覆𬌗为 3mm 的全口种植义齿修复；B. 切导斜度为 25°，使下颌非正中运动时后牙得以分离（不接触）

下颌侧方运动时，非工作侧尖牙种植体单冠不发生咬合接触。理想情况下，前伸运动尖牙种植体单冠也不接触。若咬合接触不可避免，可调整至轻咬合时不接触。前伸运动时，重咬合才可能使尖牙种植体冠接触。

需要特别重视尖牙种植冠位于工作侧的情况。因为天然牙的本体感受强于种植体，医生应试图在侧方𬌗运动中考虑纳入天然牙。由于侧切牙距 TMJ 更远，故应尽可能在相互保护𬌗方案中纳入侧切牙。因此，𬌗力较小的侧方𬌗运动时，工作侧侧切牙首先接触并发生 97μm 的位移（健康状态下），随后尖牙种植体冠接触，保证后牙不接触。在𬌗力较大的侧𬌗运动中，侧切牙和种植体冠发生咬合接触时受力相当（图 16-35）。然而，由于骨性Ⅱ类 1 分类的患者覆盖过大，故需在非正中运动方案中考虑第一前磨牙，而非侧切牙。

综上所述，若对颌为固定义齿或天然牙，则所有侧方𬌗运动中 IPO 尽可能以前牙或前牙种植体来确保后牙不接触，其侧向力由颌骨前份分担，从而总𬌗力减小。无论口内是否有前牙种植体，均应遵循这一咬合方案。然而，如果存在前牙种植体，必须保证后牙不接触，非正中运动初期尽可能首先让天然牙接触，以分担前牙种植体受力。多颗前牙缺失时，可能的情况下可将 2 个或 2 个以上的种植体进行联冠修复，以利于侧向力的分散。

悬臂梁和种植体保护𬌗

悬臂梁是Ⅰ类杠杆[17]。例如，如果两个相距 10mm 的种植体连接 20mm 长的悬臂梁，则其力学结果如下：悬臂梁的力学效应为 20mm/10mm=2。因此，无论悬臂梁受何种力，最远端种植体所受𬌗力均为其 2 倍。当压力作用于悬臂梁时，远端种植体受到拉力和剪切力。最邻近悬臂梁的种植体（作为支点）受到的负荷为压力，且为二者之和（远端种植体和悬臂梁负荷）（图 16-36）。因此，就此例而言，若悬臂梁所受𬌗力为 100N，那么最远端基牙将受到 200N 的拉力或剪切力，而近悬臂梁的基牙将承受 300N 的压力。

粘接剂和螺丝难以抵抗拉力，所以距悬臂梁最

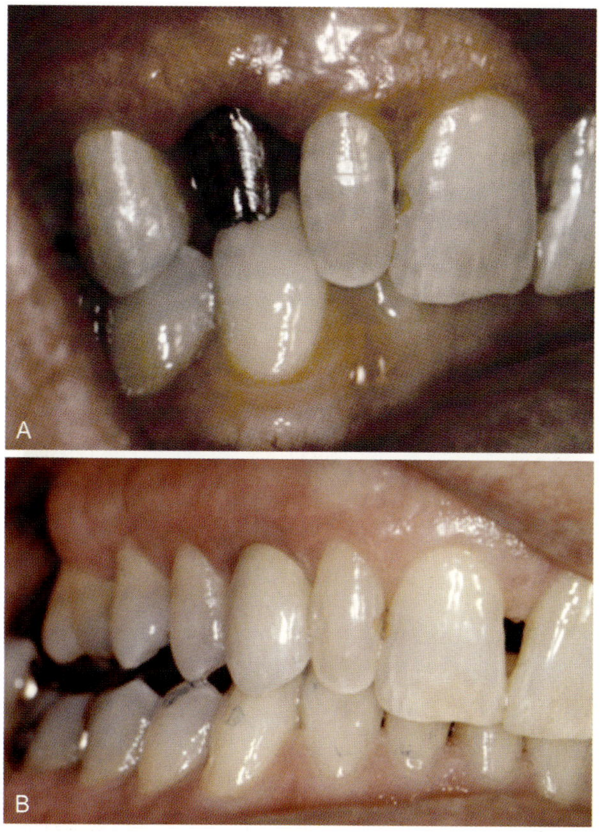

图 16-35　A. 右上颌尖牙行种植修复。该患者为安氏 II 类 2 分类的患者，因此覆殆较深。切导斜度较陡因而殆力较大，这或许可以解释牙体牙髓治疗后的尖牙折裂。B. 评估下颌右侧运动时，应首先进行轻咬合，再进行重咬合。理想的是实现侧切牙先接触、尖牙后接触。因此，须消除侧向运动时第一前磨牙的接触，以减轻种植体受力

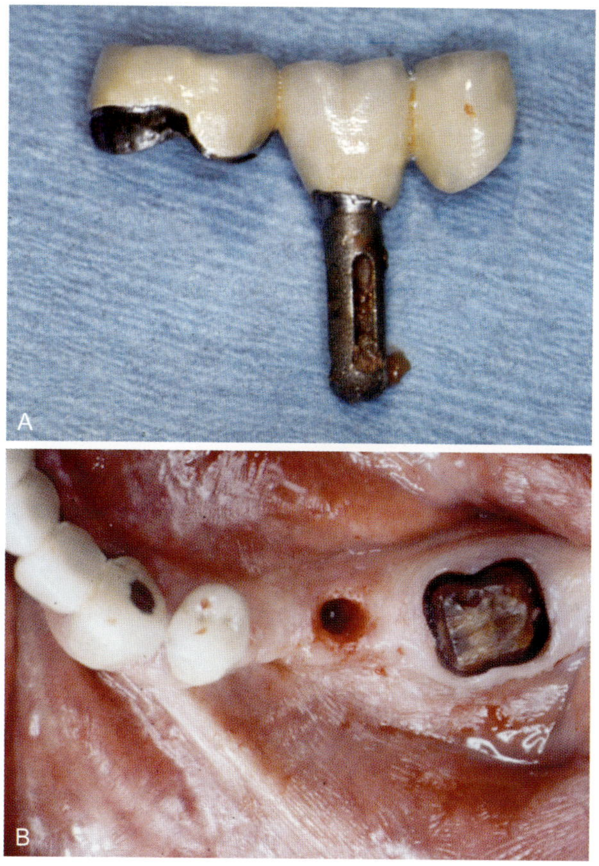

图 16-37　A. 天然牙动度大于种植体。因此，相较于天然牙，种植体作为支点向悬臂梁远端基牙传递的张力和剪切负荷更大。B. 种植体近中的悬臂梁导致远中磨牙的粘接剂被破坏。因此，由支点种植体承载所有负荷，从而导致种植体失败

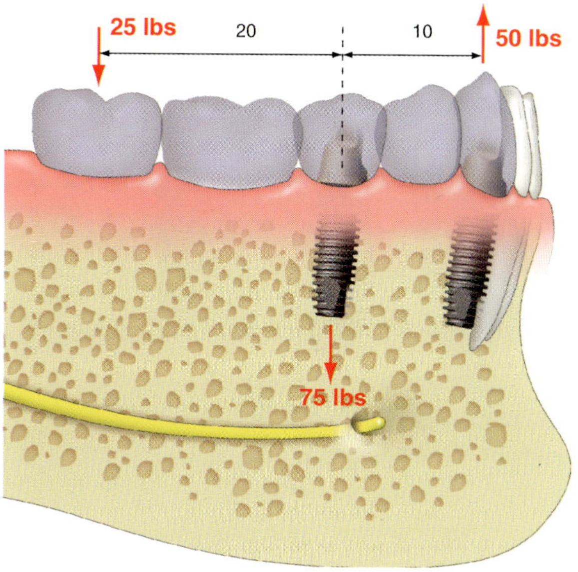

图 16-36　2 颗种植体上方的悬臂梁为 I 型杠杆。当种植体相距 10 mm，悬臂梁长 20 mm 时，力学效应为 2。因此，远端种植体承受的负荷将为悬臂梁负荷 2 倍，而近悬臂梁的种植体将承受二者的总负荷

远的种植体基台通常发生松动脱落，而支点基台被迫承受全部负荷。由于种植体刚性大于天然牙，故将其作为支点时传递的殆力更大。种植体悬臂梁比天然牙悬臂梁风险更高（图 16-37）。因此，在远离悬臂梁的种植体基台与修复体脱离后，将快速发生牙槽嵴吸收、修复部件折断、种植体失败。总之，悬臂梁使种植体系统应力增大。

由于悬臂梁的放大作用，悬臂上受殆力越大，种植体受力越强。因此，副功能运动产生的负荷（生物力学超负荷）尤其危险。悬臂梁越长，则力学效应越大，种植体负荷越大；种植体间距离越短，力学效应越大，种植体受力越大（图 16-38）。悬臂梁作用力随种植体数目不同而存在差异[73, 74]。众所周知，悬臂梁加大了种植体和修复体组件发生生物力学失败的概率，特别是螺丝固位或粘接固位修复体的失败。Lundquist 等的临床病例报告也认为，长悬臂梁与种植体周围牙槽嵴吸收增加有关[75]。

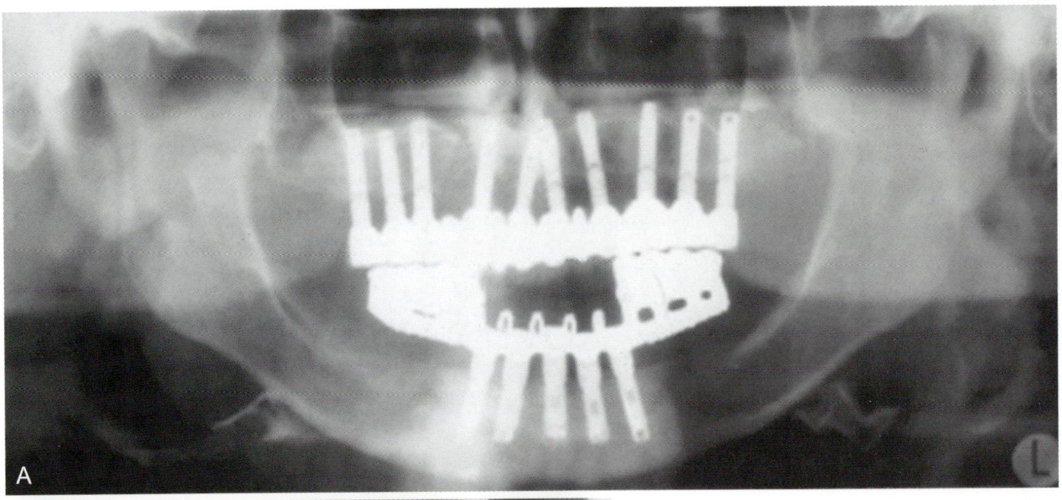

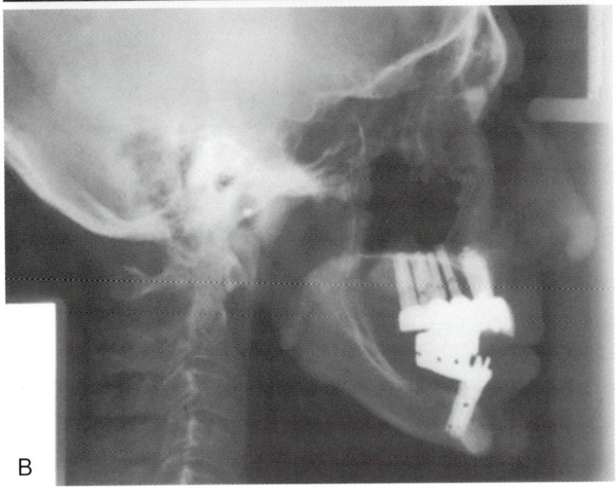

图 16-38　A. 全景片示上、下颌固定种植修复体。下颌种植体位于颏孔之间，支撑上方的悬臂梁结构。B. 头颅侧位片示：种植体前后间距（A-P）约为 6 mm。修复体悬臂梁长度超过 A-P 径长度的 4 倍。后牙咬合负荷经悬臂梁放大超过 4 倍后，作用于前牙种植体，且最远端的种植体承担前后负荷之和。此外，对颌亦为种植支持修复，与天然牙相比，本体感受较弱、殆力较强。以上所有危险因素均使下颌修复结果更加难以预料。应尽可能减小悬臂梁长度、减少后牙咬合接触、佩戴夜间殆垫（仅前牙接触）、每隔几年预防性更换修复螺丝

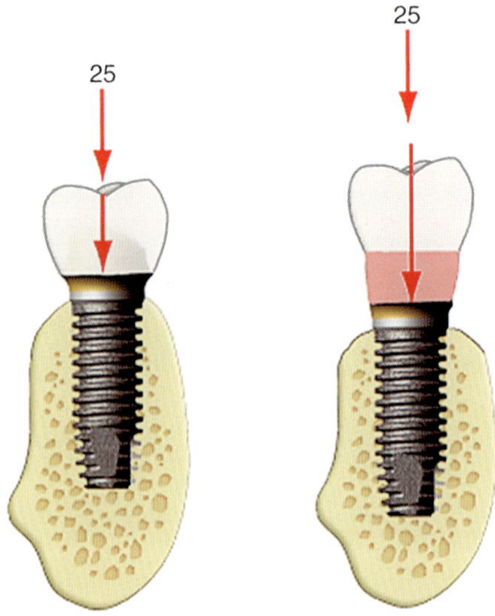

图 16-39　当殆力方向沿种植体长轴时，冠高度将不会放大种植体系统的应力

与悬臂梁相关的 IPO 目标为：降低杠杆区悬臂受力（相比于受力区位于种植体基台上方或种植体之间的情况）。为了减小经悬臂梁放大的殆力，需要降低修复体悬臂梁部分所受的殆力。宜采用殆力沿悬臂梁不断递减的梯度负荷。此外，无论修复体位于前牙区还是后牙区，使悬臂梁部分均不受侧向负荷。虽然咀嚼过程中的功能性殆力可能不会由此发生明显变化，但是在进行梯度殆力的调殆后，副功能作用力显著降低。

冠高度与种植体保护殆

即使是在 A 类骨中，种植体冠高度也往往大于原有的天然解剖牙冠高度。如果种植体沿长轴负荷，则冠高度不会放大殆力（图 16-39）。然而，当受到侧向、角度或悬臂梁等任一负荷时，冠高度即成为殆力放大器（垂直悬臂梁）[17]（图 16-40），放大的殆力作用于种植体系统中大部分结构（粘接或螺丝固位修复冠、基台螺丝、边缘骨、种植体-骨界面）。冠高度越大，由殆力侧向分力（包括角度负荷形成的作用力）产生的嵴顶转矩越大。同样，角度基台沿成角方向受力，冠高度增加后，基台的嵴顶转矩负荷增大，这是由种植体的侧向负荷及增大的冠高度杠杆效应所致。

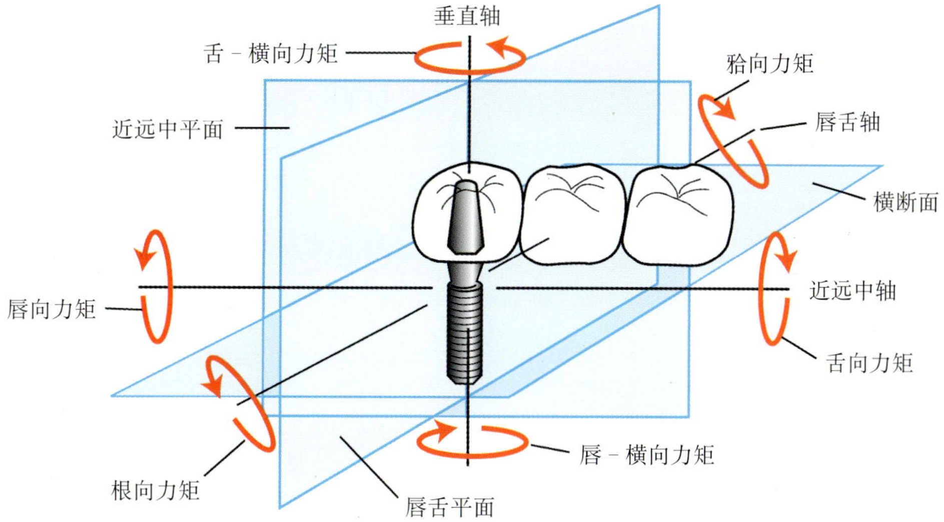

图 16-40　悬臂梁负荷将在种植体上方产生 6 个不同的转矩，增加冠高度会直接增加其中 2 个力矩

与种植体成 30° 的角度负荷、30° 负荷的种植体冠或斜度为 30° 牙尖咬合接触产生的结果类似：50% 的咬合负荷转换为种植系统的水平分力或剪切分力。然而，冠高度可以看作一个垂直悬臂梁，所以种植体冠角度负荷比角度种植体带来的嵴顶风险更大。因此，无论骀面（或牙尖角度）受到何种负荷，都被冠高度放大。例如，100 N、12° 的角度负荷作用于种植体冠，会额外产生 21 N 的侧向分力。然而，如果牙冠高 15 mm，则牙槽嵴顶及基台螺丝的最终负荷为 21 N × 15 mm=315 N-mm 力矩（图 16-41）。所以医生应该意识到，冠高度将放大由牙尖斜度不当或种植体冠角度负荷带来的负面影响。

如果垂直于 Wilson 和 Spee 曲线的负荷作用于成角种植体，则冠高度不会放大施加给种植体的负荷。角度种植体会增加骀力分力，但不会被冠高度放大。因此，骀面的角度负荷比成角种植体更棘手。

当冠高度增加、骀力增大或骀力作用时间延长时（副功能运动），种植体轴向负荷尤为关键。需谨记：若不存在悬臂梁或侧向负荷，冠高度不会成为骀力放大器。无论冠高度是 10 mm 还是 20 mm，100 N 的轴向负荷对种植体系统的作用相同。咬合方案和牙冠骀面解剖形态应该考虑到种植体的轴向负荷，即使不能实现轴向负荷，也应思考如何减小侧向负荷的不利影响。由于水平负荷或侧向负荷增大了种植系统的拉力和剪切力，故咬合方案中应该减小这些负荷，尤其是在使生物力学负荷增加的力学系统中。

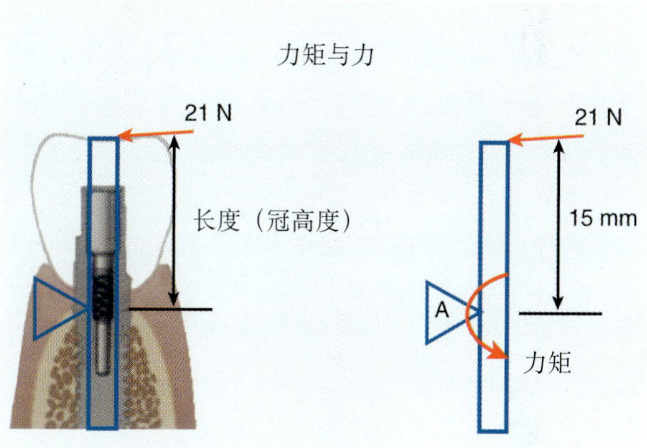

图 16-41　冠高度将直接放大角度骀力的效应。例如，100 N、12° 的力会使侧向或剪切分力增加 21 N，此时若冠高度为 15 mm，则 21 N 的力将转变为 315 N-mm 的力矩

后牙种植冠外形

后牙区的颊侧或舌侧悬臂梁称为偏载，且符合 I 类杠杆原理。即偏载越大，种植体系统负荷越大。偏载也可源于颊侧或舌侧咬合接触，其产生的力矩使整个种植体系统的压力、张力、剪切力增加（图 16-42）。

选择直径更宽的种植体可放宽垂直咬合接触的范围，而偏载时向牙槽嵴顶传递较小的力。较小直径种植体更易受骀面宽度及偏载影响。因此，在 IPO 中，骀面宽度与种植体宽度直接相关[33]。

技师在制作种植体冠时，往往试着保持其骀面、颊面、舌面外形与天然牙相似。一旦超出美学区，

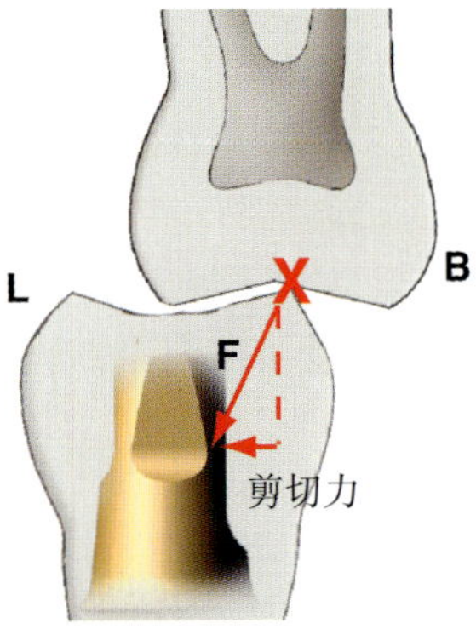

图 16-42 若咬合接触位于种植体颊侧或舌侧悬臂梁，则称为偏载。悬臂梁或偏载使杠杆长度和剪切分力增加，从而放大㿆力。后牙种植体最常位于种植冠中央窝。颊尖往往受偏载或悬臂梁负荷。理想的咬合接触应位于种植体正上方

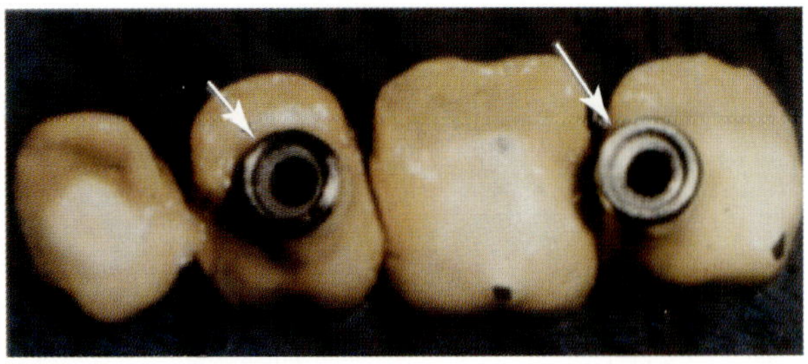

图 16-43 种植体直径小于天然后牙。如果牙冠外形类似天然牙，则会在颊侧形成悬臂梁结构，通常将其设计为盖嵴式（作为固定局部义齿的桥体）

应对后牙种植体冠进行减径处理。较宽的㿆面易导致咀嚼和副功能运动中的偏载接触。种植体冠缩窄的㿆面外形也可降低崩瓷风险。种植体直径较小(如原本 10 mm 宽的天然牙，由 4~6 mm 直径的种植体冠代替)，如果此时种植体冠外形与天然牙相似，则修复材料会形成悬臂梁结构。这种悬臂梁式牙冠外形常常应用于局部固定义齿中的盖嵴式桥体（图 16-43），且由于牙冠邻近牙龈部分也为陶瓷材料，颊侧瓷层通常没有金属底层。因此，下颌颊尖及上颌舌尖产生的剪切力更易增加崩瓷风险。种植体基台承受的冲击力大于天然牙，从而进一步加大了这种风险。过宽牙冠外形不仅使偏载增加，还常常需要修复体在基台颊侧牙龈处过度延伸形成盖嵴式悬臂（图 16-44）。因此，过多延伸的设计将削弱种植体的龈沟自洁能力。虽然牙线或探针可从盖嵴处伸至游离龈缘，却不能进入龈沟，所以日常自洁难以维持。后牙缩窄的㿆面外形有利于日常的龈沟清洁，再配合调磨颊侧外形（下颌后牙），即可促进日常口腔卫生维护、调整轴向负荷、降低崩瓷风险。而美学区的种植修复则应保留盖嵴式设计，而非拆除后行骨增量、重新植入种植体。

下颌后牙牙冠

随着牙槽骨吸收，A 类骨转变为 B 类骨，同时下颌后牙发生舌侧吸收。因此，骨内种植体也比其原来的天然牙更偏舌侧。相对上颌，下颌 C-h 类和 D 类的牙槽嵴顶偏向颊侧。但是，由于下颌神经上方的可用骨高度有限，种植体往往不能植入理想位点（图 16-45）。

应该对下颌种植体冠的颊侧和上颌牙冠舌侧进行调磨，以减小“杵臼牙尖”偏载。下颌后牙颊侧调磨后，仍能保持（并增大）水平覆盖关系，因此不会引起咬颊。下颌种植体舌侧外形与天然牙相似（图 16-46），这样可维持水平覆盖，且在咬合接触时隔开舌体（天然牙下颌舌尖不存在咬合接触）。

下颌后牙区，植入种植体直径越小，越需要降低颊尖，以减小悬臂梁负荷的偏载长度。可以保留牙冠舌侧外形，以维持与上颌舌尖之间的水平覆盖，功能运动时将舌体推离㿆面。舌尖不承受咬合负荷（与天然牙一致）（图 16-47）。

咀嚼运动时，穿透食团的㿆力大小与㿆面宽度有关。例如，切割同一肉块时，尖刀（接触面较窄）比钝刀（接触面较宽）用力更小。㿆面较宽，表面积越大，因此达到同一效果所需㿆力越大。因此，㿆面越宽，口颌系统产生的穿透食团的力越大。然而，这些功能作用力一般小于 30 psi。副功能运动产生 10~20 倍的㿆力，因此成为不良生物力学作用力的罪魁祸首。

上颌后牙牙冠

若上颌种植体冠位于高笑线患者的美学区，应使其颊侧外形近似于天然牙，以提高美学效果、保持颊侧覆盖关系从而防止咬颊。然而，正如天然牙一样，上颌种植体冠颊尖也无咬合接触。理想情况下，当上颌后牙种植体位于美学区时，应将种植体靠嵴顶偏颊侧植入。而舌侧属于非美学区，在咬合运动中为杵臼牙尖，常产生偏载，故应对种植体冠舌侧进行调磨（图 16-48）。

当颈部处于非美学区时，上颌后牙种植体的理想功能位置位于中央窝下方。因此，与下后牙颊尖相同，上颌后牙种植体舌尖将受到悬臂梁作用力，应调磨舌侧外形，减小舌侧偏载（图 16-49）。

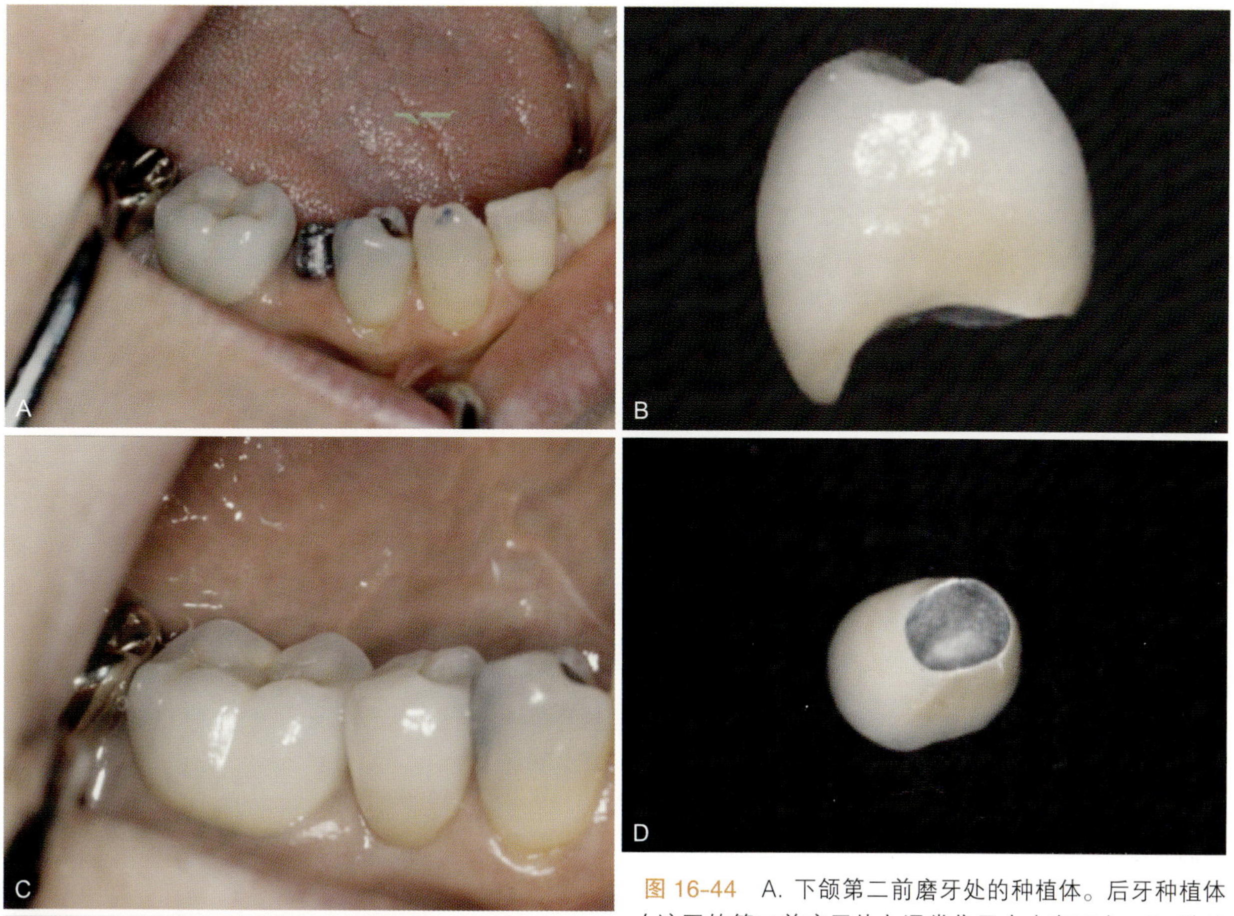

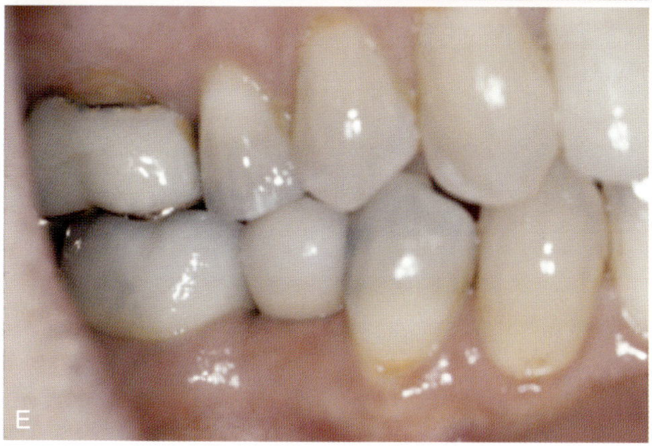

图 16-44　A. 下颌第二前磨牙处的种植体。后牙种植体（该图的第二前磨牙处）通常位于中央窝下方。B. 种植体比牙冠更为缩窄。技工间制作与缺失牙等大的种植体冠时，通常制成颊侧盖嵴式牙冠，以恢复完整的牙齿外形。盖嵴式牙冠的龈沟自洁性差，且难以从颊侧探入。C. 修复冠形似天然牙冠，但是后牙牙颈部未处在美学区域。因此，偏载、崩瓷、基台螺丝松动风险增加。D. 磨除盖嵴部，调改颊侧外形（注意无支撑悬臂饰瓷的金属支架材料）。E. 牙冠调改后就位。提高了牙冠自洁能力，降低其生物力学风险。第二前磨牙种植体冠就位后，恢复缺失牙的殆面形态和功能活动。由于患者在功能活动、说话、微笑时均不显露该牙冠的颊颈部，因此可牺牲一定的美观性来改善自洁、增加抗力

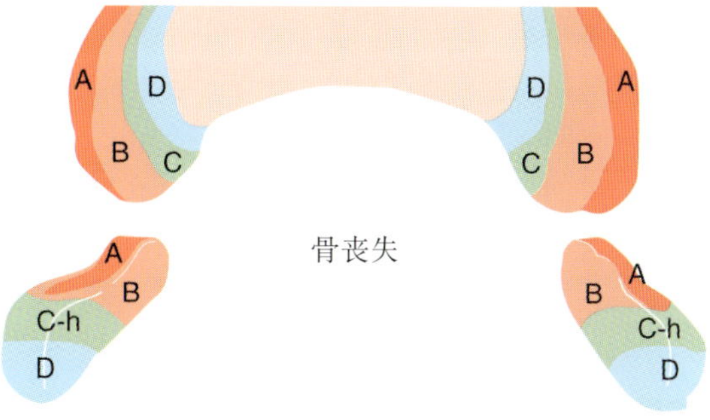

图 16-45　上下后牙缺牙区牙槽嵴舌侧吸收，使骨量从 A→B→(B-)→(C-) 类骨转变。下后牙缺牙区牙槽嵴颊侧吸收后，转变为 C-h 类和 D 类骨

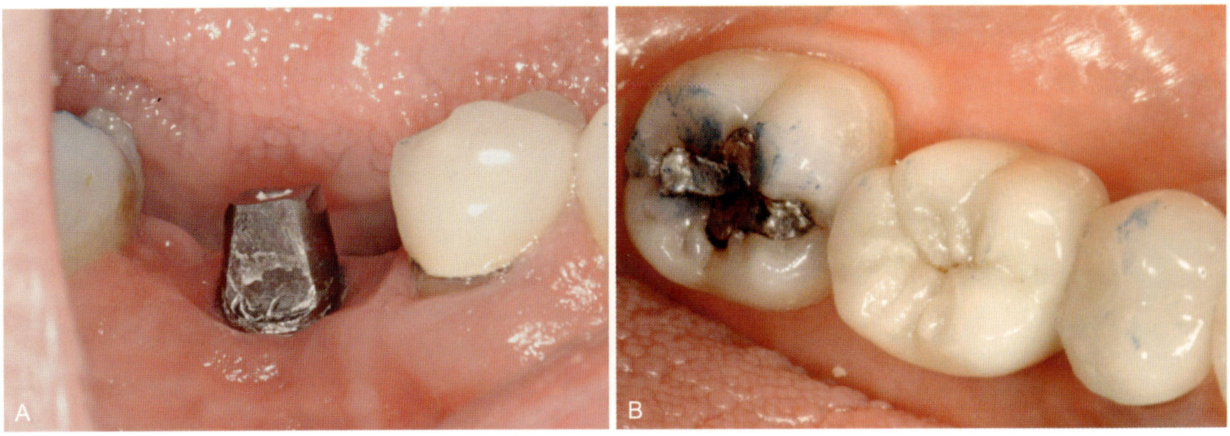

图 16-46 A. 下颌第一磨牙区的种植体；B. 口内戴入第一磨牙牙冠。舌侧外形与天然牙相似，颊侧减径处理

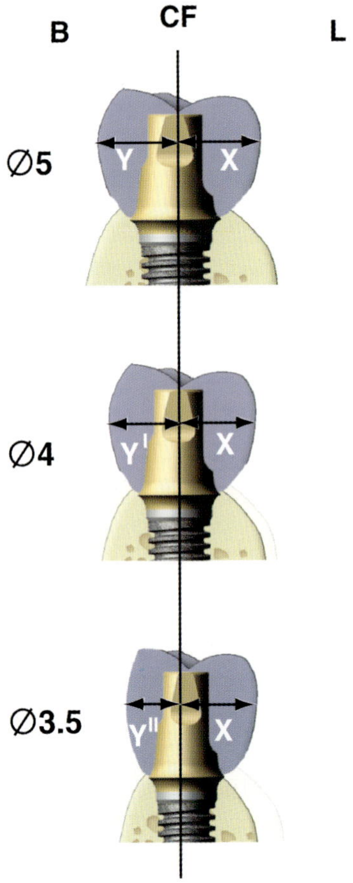

图 16-47 种植体直径越大，种植冠殆面越宽。当下颌骨宽度减小时，应减小种植体直径。随后，应调磨种植体冠颊侧外形，而保持舌侧外形。若美学区牙槽嵴较窄，可通过骨增量获得足够骨宽度，以植入宽径种植体，使种植体冠近似天然牙。B：颊侧；CF：中央窝；L：舌侧

覆殆的存在使上颌后牙牙槽嵴比下颌略偏颊侧。上颌牙缺失后，缺牙区牙槽嵴向中线吸收，即从 A 类骨转变为 B 类骨，B 类骨变为 C 类骨，C 类骨转变为 D 类骨（图 16-45），穿黏膜种植位点随即逐渐转向中线。上颌窦提升术为上颌后牙骨内种植体（甚至 D 类骨）提供条件。由于牙槽骨吸收后骨宽度减小，上颌后牙穿黏膜种植位点相对于下颌天然牙更偏腭侧。

美学区的牙冠外形应该尽量与天然牙接近，而非美学区（后牙区）的牙冠外形则不然。种植体颊舌径小于天然牙，种植体中央最常位于缺牙区牙槽嵴中央。牙槽嵴吸收后，嵴顶偏向腭侧，因而种植体往往不再与对颌牙尖相对，而是靠近中央窝甚至更腭侧，上颌种植体中央甚至可位于原天然牙舌尖对应处（图 16-50）。这时，技师往往会在制作过程中使后牙种植体冠与天然牙大小相近，即形成颊侧悬臂梁。由此，下颌“杵臼牙尖”——颊尖（发生咬合接触）常常施加给上颌颊侧悬臂偏载（图 16-51）。

当上颌后牙不属于美学区时，可将牙冠设计为反殆(图 16-52)。舌侧覆盖可防止咬舌，颊侧覆盖(下牙）可防止咬颊，种植体受到下颌舌尖的轴向负荷，且口腔自洁得以改善（图 16-53）。

一些学者提倡在后牙区交错植入种植体以改善生物力学抗力[76]。牙槽嵴较宽、种植体较窄时交错位点增加，此时该方法最为行之有效。然而，可以通过增加种植体直径或采用联冠修复来降低嵴顶负荷，且效率更高。若无法在理想方向植入种植体，应通过调殆、增大种植体直径和数量来减少任一种植体所受的负荷，并降低骨结合界面的应力和应变。

综上，当修复体解剖外形和咬合类型类似于天然牙时，往往会发生偏载（增加应力和相应并发症风险）、日常护理繁杂、崩瓷风险增加等问题。所以，应适当减小非美学区种植体冠的殆面宽度（图 16-54，图 16-55）。

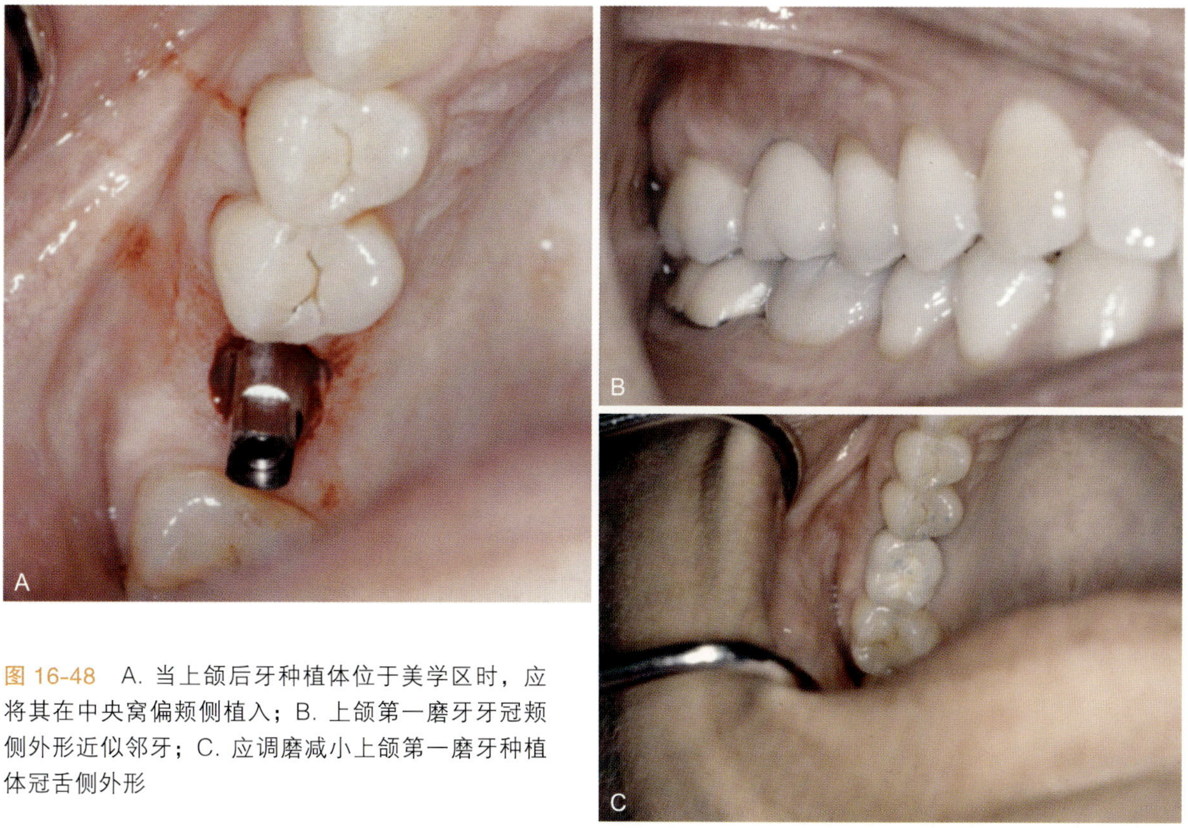

图 16-48　A. 当上颌后牙种植体位于美学区时，应将其在中央窝偏颊侧植入；B. 上颌第一磨牙牙冠颊侧外形近似邻牙；C. 应调磨减小上颌第一磨牙种植体冠舌侧外形

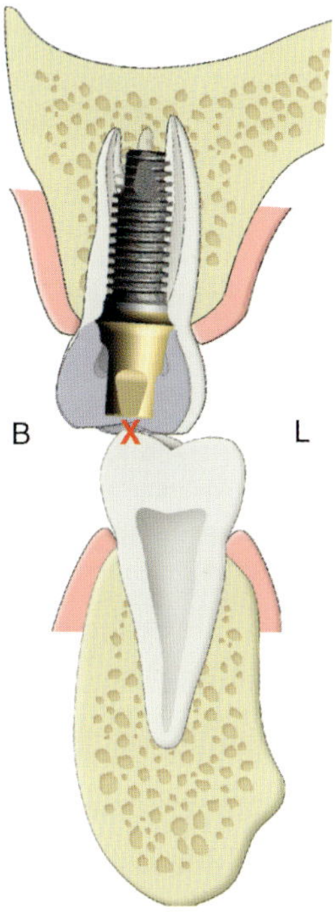

图 16-49　当颈部处于非美学区时，上颌后牙种植体最常位于中央窝下方。通常调磨上颌后牙种植冠腭侧外形，达到改善自洁、减小种植体偏载的作用

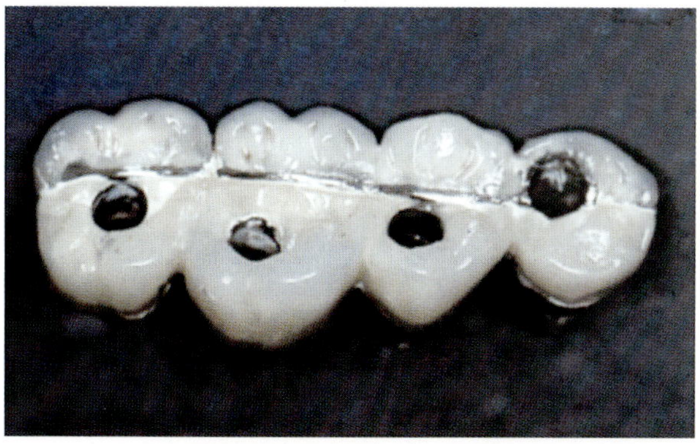

图 16-50　第二前磨牙和第一磨牙的种植体位于舌尖下方。技师往往会恢复颊侧牙冠外形，使之接近缺失牙。因此，种植冠颊侧受到偏载作用。下颌颊尖对上颌中央窝产生的咬合负荷可能会加重该悬臂梁作用力

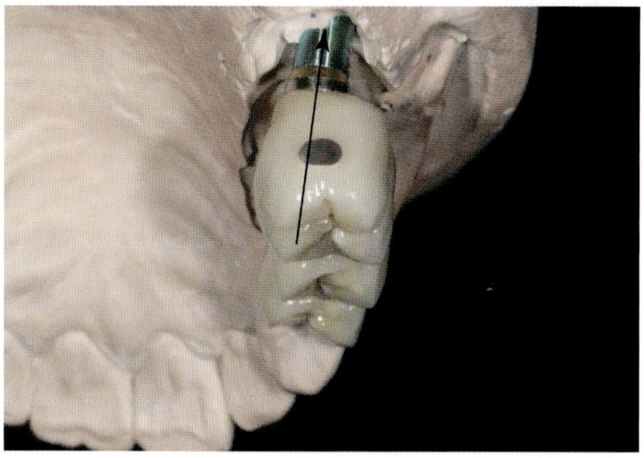

图 16-51　在上颌后牙区，种植体可能位于舌尖下方。为使种植冠外形接近天然牙，技师在制作过程中往往形成颊侧悬臂梁

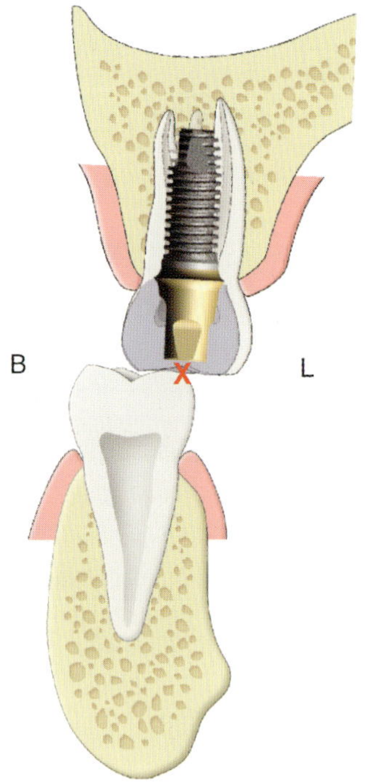

图 16-52 当上颌后牙种植体位于非美学区，骨量为 B 类至 D 类骨时，常将种植冠修复为后牙反𬌗关系。上颌舌侧水平覆盖可防止咬舌，下颌颊侧覆盖可防止咬颊，主要咬合接触位于种植体上方的中央窝

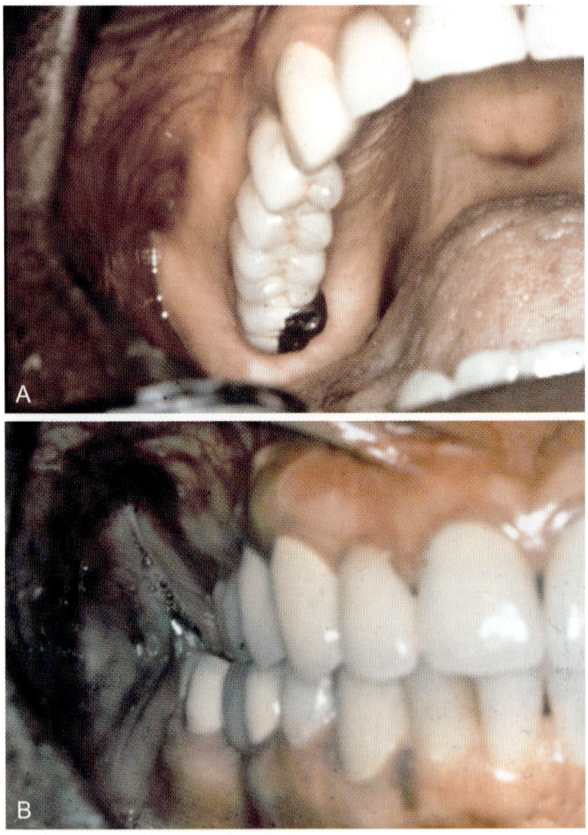

图 16-53 A. 上颌第一磨牙和第二前磨牙种植体与天然牙的舌尖位置相对应；B. 由于位于高笑线美学区以外，因此可将上颌磨牙种植冠修复成反𬌗关系

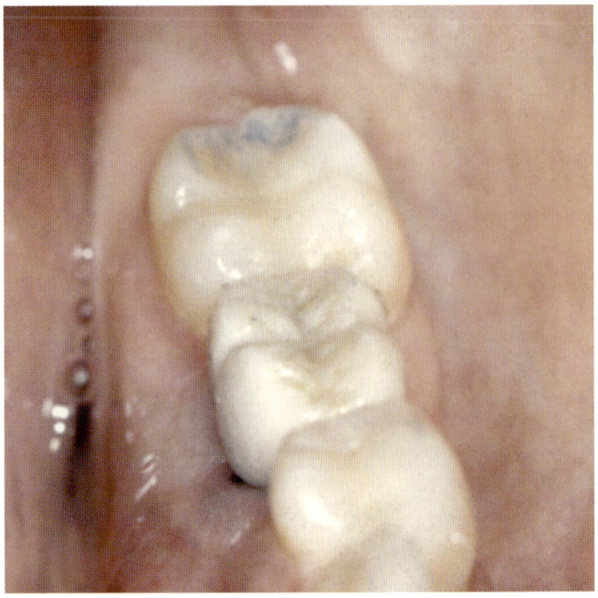

图 16-54 图示下颌第一磨牙种植冠。由于舌尖不是功能尖，故可使舌侧外形接近邻牙，而颊侧进行减径处理

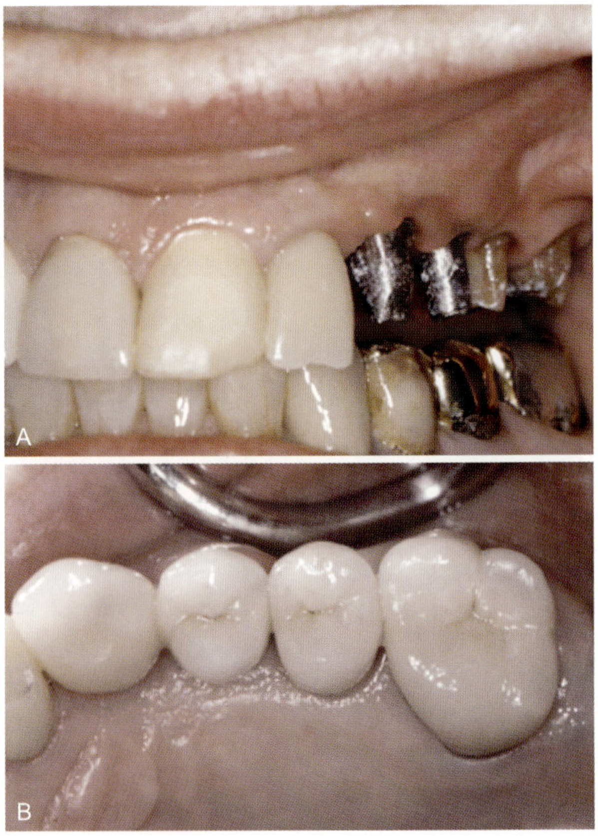

图 16-55 A. 美学区种植体（图中为尖牙和前磨牙）靠颊侧植入，可在不采用颊侧盖嵴式牙冠的同时，保证修复冠外形近似天然牙。B. 上颌尖牙和第一前磨牙行种植修复。第二前磨牙和第一磨牙为天然牙。相比于天然牙冠，尖牙和第一前磨牙舌侧缩小

后牙咬合接触的位置

咬合方案不同，理想咬合接触点的数目也不同。例如，Peter K Thomas 咬合理论认为，每一功能尖（杵臼牙尖）、边缘嵴、中央窝均应存在三点接触，则上、下颌磨牙分别有 15 个和 18 个独立的咬合接触点[77]（图 16-56）。其他咬合接触理论则倾向于将磨牙咬合接触点减少至 5~6 个，包括下颌颊尖的主尖（杵臼牙尖）和上颌舌尖、边缘嵴、中央窝。

大多数技师会进行𬌗面的蜡型堆塑、加热，后利用对颌模型进行调𬌗，直到天然牙达到咬合接触。但是，由于缺乏明确指标，故几乎不可能控制咬合接触点的位置及数量。

咬合接触的位置决定了𬌗力方向，尤其是在副功能运动中。悬臂梁负荷指施加于种植体（作为支点）近/远中的𬌗力。偏载，即颊/舌侧的𬌗力，可使种植体系统受力增加。当种植体位于中央窝下方时，下后牙颊尖或上后牙舌尖的咬合接触通常形成偏载，因为功能尖处于悬臂状态（相对于种植体来说）（图 16-57）。此外，牙尖斜度也会使种植体承担角度负荷。

后牙种植体最常位于牙槽骨颊舌径中央。术者在牙槽嵴中央行种植窝预备，种植体的颊舌侧各留出至少 1.5 mm 牙槽骨厚度。在任一牙弓内，缺牙区的牙槽嵴中心最常对应于后牙牙冠的中央窝；有时会对应于天然牙的舌尖，而较少位于天然牙颊尖下方。

单颗种植体冠的边缘嵴也承受悬臂梁负荷，这是由于种植体并非位于边缘嵴正下方，而是离之几毫米远。如果种植体直径为 5 mm，原有磨牙近远中径为 12 mm，则边缘嵴处的咬合接触可能会将𬌗力放大 3.5 倍，即 100 N 的负荷在边缘嵴处放大为 350 N（图 16-58）。

磨牙牙冠的近远中径通常大于颊舌径，因而边缘嵴的咬合接触引发的生物力学风险更大。此外，技工间往往制作全瓷边缘嵴（无金属支架结构），使陶瓷材料承受剪切负荷，从而进一步加大崩瓷风险。边缘嵴的力矩也可能增加基台螺丝松动的概率。因此，应尽可能避免单颗种植冠或联冠修复两端边缘嵴的咬合接触。

若边缘嵴的咬合接触点位于两联合种植体之间，则该咬合接触不属于悬臂负荷。此外，边缘嵴处的陶瓷材料应由连接种植体的金属支架支撑，使

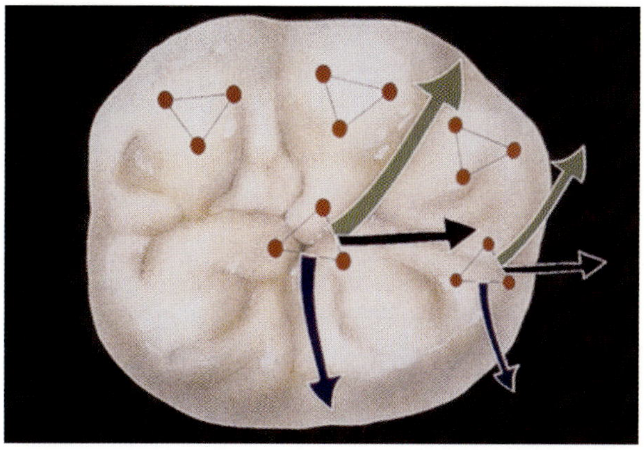

图 16-56 咬合接触的理想数目在不同文献报道中存在差异，通常设计为 15~18 个咬合接触点

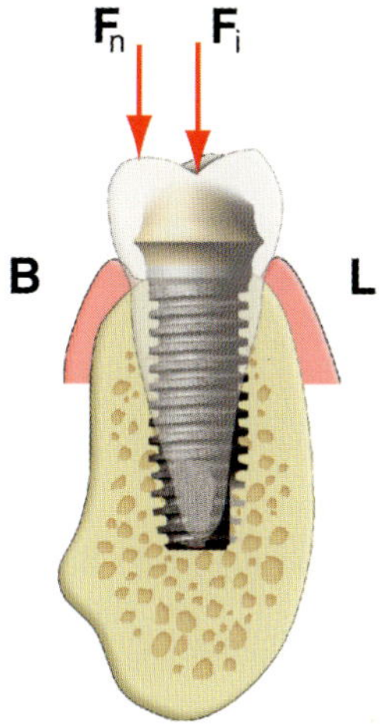

图 16-57 种植体偏载时种植系统的应力增加。下颌后牙颊尖或上颌后牙舌尖的咬合接触对于种植体来说为偏载。B：颊侧；Fn：颊尖接触；Fi：中央窝接触；L：舌侧

崩瓷风险降到最低。联冠修复可以减小牙槽嵴顶的𬌗力、降低基台螺丝松动的发生率、减小粘接界面应力、增加牙冠固位、减小种植体-骨界面应力。因此，相邻种植体冠宜采用联冠修复，咬合接触位置可从最近中向最远中的种植体延伸（除了最两端的边缘嵴）（图 16-59）。

后牙螺丝固位修复体往往需要悬臂咬合接触。由于封闭材料容易疲劳或断裂，螺丝孔位置很少有负荷。因此，通常不会将螺丝固位修复体冠的咬合接触点直接放置于种植体上方，而是偏离几毫米。这会使种植体系统承受更大的转矩负荷，但往往螺丝孔位置却是咬合接触的最佳位置。

未经调改过的天然后牙，在非咬合相关病理状况下，咬合接触平均为 2.2 个（每颗牙 1~3 个咬合接触）[78]。如果进行了咬合面修复，那么咬合接

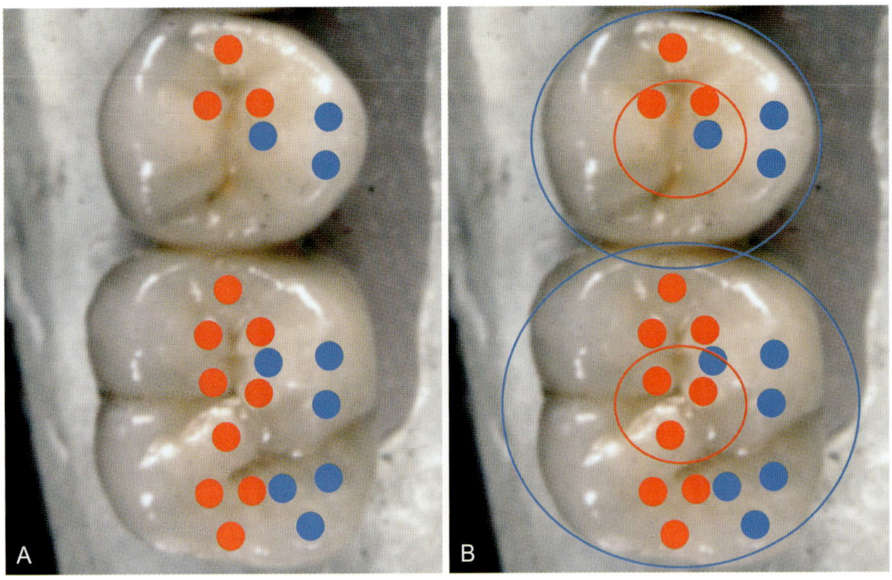

图 16-58 单颗种植体冠的理想咬合接触应位于种植体正上方。边缘嵴咬合接触为偏载（类似于上颌后牙舌尖的咬合接触）

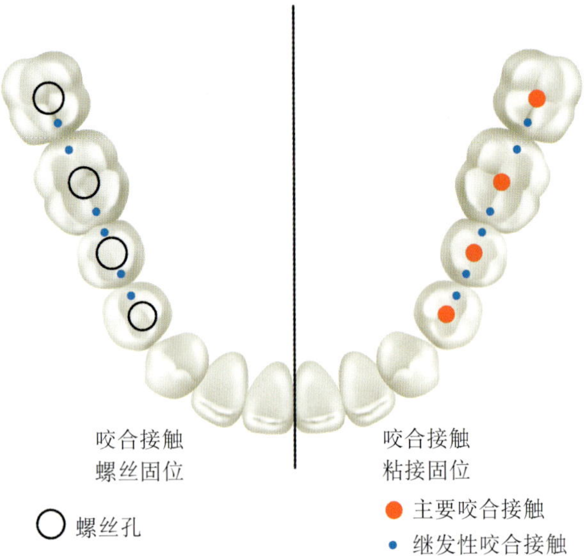

图 16-59 种植体连接修复时，咬合接触应位于中央窝、种植体正上方、种植体之间的延伸区域。种植体间的边缘嵴也可存在继发性咬合接触

触数目通常减至 1.6 个。显然，将天然牙咬合数目减少至 1~3 个并无大碍。因此，相比理论上复杂的咬合接触点设计，简化咬合设计方案是合理的。因此，要使每颗牙的咬合接触对种植体产生的偏载最小，那么当种植体植入该区后，应该将中央窝设计成主要咬合接触位点。

后牙种植体冠的中央窝宽度应为 2~3 mm，且平行于𬌗面。上、下颌种植体的理想功能位置最常位于中央窝正下方。因此，主要咬合接触宜位于种植体直径范围内（中央窝内）。次要咬合接触应位于种植体外周 1 mm 范围内，以减小其力矩负荷。除了种植联冠修复，其余情况均应尽量避免边缘嵴咬合接触。当种植体近“杵臼牙尖”（下颌颊尖 / 上颌舌尖）植入时，由于咬合接触位于种植体上方，应使牙尖斜度较为平缓（图 16-61）。

上颌后牙偶尔会位于美学区，此时种植体可更靠近颊尖，即距离牙槽嵴正中偏颊侧（骨量充足时）1~2 mm，以改善上颌种植冠的美学效果。因而，中央窝更偏颊侧，种植冠舌侧外形缩小，且咬合接触位于种植体舌侧（中央窝下方）。

咬合接触的时机

修复过程中，医生通常会询问患者“咬合感觉如何？牙冠有无高点？”，以此确定咬合接触的时机。Jacobs 和 van Steenberghe 通过对𬌗干扰的感觉来评估咬合感知[79, 80]。当上下牙相互接触时，20 μm 的干扰可以被感知到[24, 25]。若一侧为天然牙、一侧为种植冠，则 48 μm 的干扰才被感知，是前者的两倍多；若上、下颌都是种植冠，则 64 μm 的干扰可被感觉到；若天然牙对颌为种植覆盖义齿，则天然牙的咬合感知为 108 μm（是天然牙相对时的 5 倍）。Mericske-Stern 等用不锈钢薄片对口腔触觉灵敏度进行测量[81]。种植体的最小压力检测阈值明显大于天然牙（3.2 vs. 2.6 钢箔）。同样，Hämmerle 等发现种植体平均阈值（100.6 g）比天然牙（11.5 g）高出 8.75 倍[82]。因此，由于咬合感知的存在，这种询问“咬合感觉如何？种植冠有无高点？”的调𬌗方法难以作为咬合高点的指标

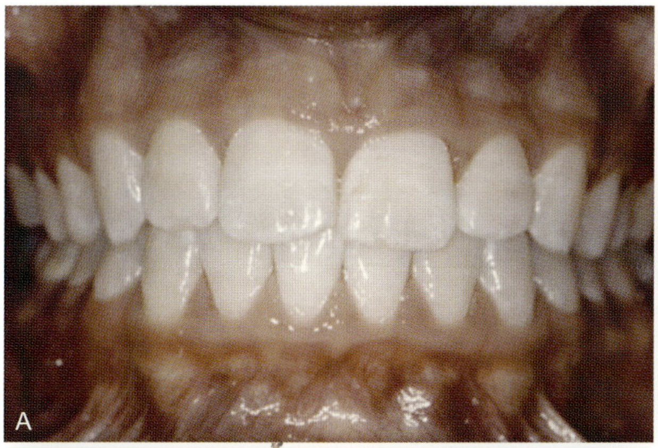

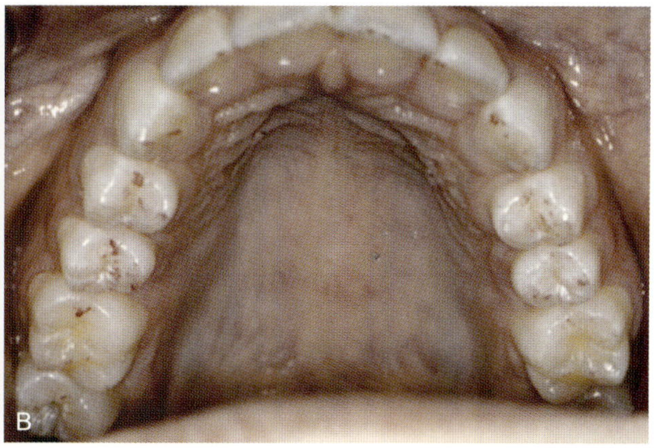

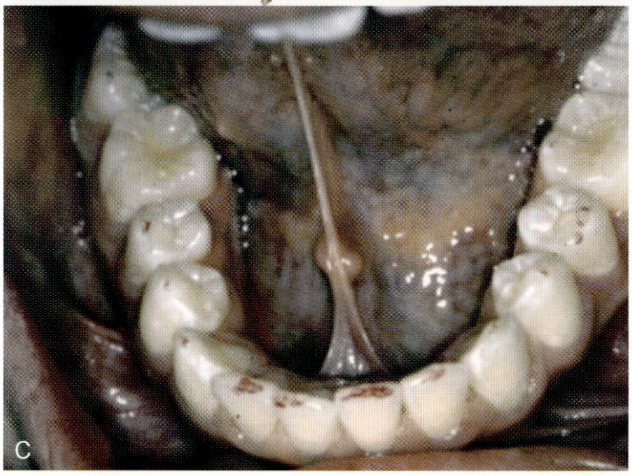

图 16-60　A~C. 天然后牙区咬合接触点平均值为 2.2 个（范围为 1~3）

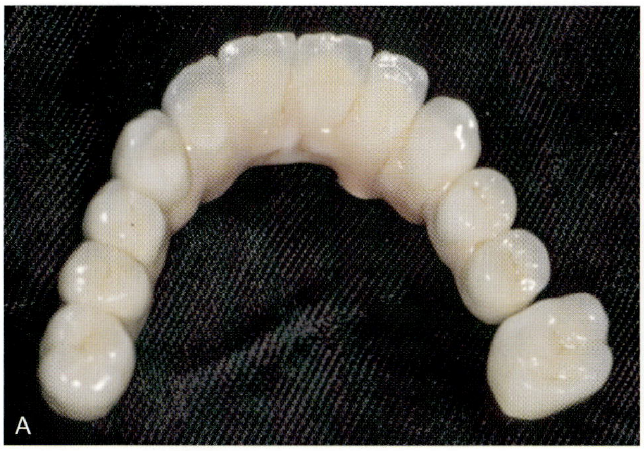

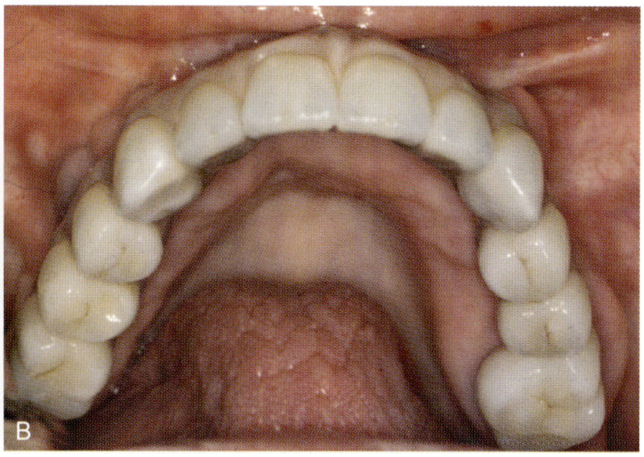

图 16-61　A. 理想情况下，咬合接触应位于种植体正上方。位于牙尖下方时，牙尖角度应该较为平坦。B. 种植冠舌侧比天然磨牙更缩窄

（相比于天然牙冠）。由于种植体咬合感知数量和质量的下降，因而调殆后仍然可能出现早接触。

关于刚性固定的种植体与天然牙联冠修复后是否具有较高的成功率，一直存有争议[83, 84]。争议的焦点在于，因为种植体没有牙周膜，故当“不可动”的种植体与“可动”的天然牙联合修复时，刚性的种植体可能承受所有的殆力。与种植体相连后，天然基牙潜在的动度将成为治疗效果的最主要影响因素。然而，天然牙与种植体动度不相同这一差异，不仅在天然牙和种植体联合修复时要考虑，当种植体植入缺牙区时，无论牙齿是否与种植体相连，都要考虑到上述类似的生物力学差异。

垂直向移动

在 3~5 磅负荷下，天然牙存在 8~28 μm 的短暂初期垂直移动，且取决于牙根大小、数目、形态，

以及上次负荷后所经过的时间[19, 20]。这种移动是由牙周复合体移动所致，称为“初始性”牙移动。种植体没有初始的垂直移动。较大𬌗力作用下，种植体可能发生根向移动 5 μm。初始性运动发生后，若受到更强的负荷，则由于周围牙槽骨的黏弹性出现继发性牙移动。垂直向的继发性牙移动极小（天然牙为 3~5 μm）（图 16-62）。

继发牙移动与种植体-骨移动类似。换句话说，在轻𬌗力作用下，种植体的轴向移动并非初期、短暂的。与发生迅速移动的天然牙相比（即便是在轻负荷作用下），种植体仅仅在较大咬合负荷下移动，甚至几乎无动度。额外𬌗力导致骨变形后，种植体动度可达 5 μm，且这种动度与种植体长度无关。事实上，与其他因素相比，种植体的“继发性”移动与骨密度的关系更为密切。

当上下天然牙相对时，上、下颌牙齿均发生根向移动，一共 56 μm（28 μm+28 μm）。天然牙对颌为种植体时，初期根向联动仅为 28 μm（28 μm+0 μm）。换句话说，当种植修复体对颌为天然牙时，口内其他天然牙与种植体之间动度的差异可能会使种植体承受更大的负荷。

在轻负荷作用下，当上、下颌种植冠相对时，种植体总的垂直动度为 0 μm（口内其他天然牙为 56 μm）。因此，即使轻负荷下天然牙咬合接触的设计较为理想，种植体上也会存在早接触，尤其是当𬌗力较大时。同一牙弓内，天然牙和种植体的初期垂直动度差可达 28 μm，故初期咬合接触的设计中应考虑到这种差异，否则，种植体将承受比邻牙更大的负荷。

在进行种植修复之前，医生应首先评估现有咬合状况；在消除天然牙所有早接触之后，再进行种植修复的最终咬合评估。随后，在植入种植体前，应确定是建立 MI 还是 CO。

试戴过程中，应消除任一种植修复体上的早接触。咬合纸上的凡士林涂层有利于染料释放，使得天然牙和种植体冠上的咬合接触更加准确可辨（图 16-63）。随后，牙医用薄的咬合纸（厚度小于 25 μm）在轻𬌗力下完成种植体的初步调𬌗（图 16-64），此时种植修复体几乎不应存在接触，而周

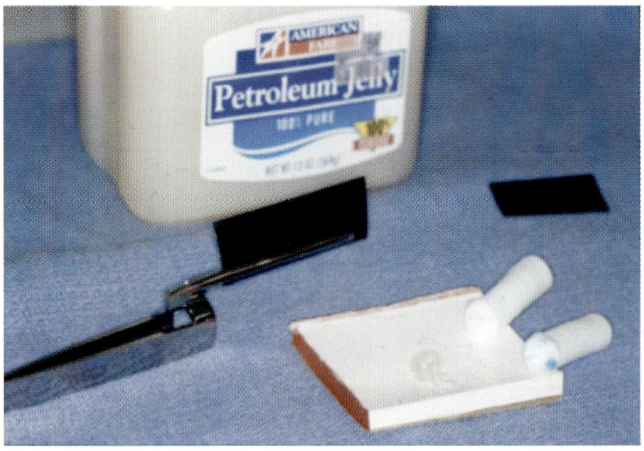

图 16-63 咬合纸上的凡士林涂层有助于染料释放，使咬合印记更加清晰

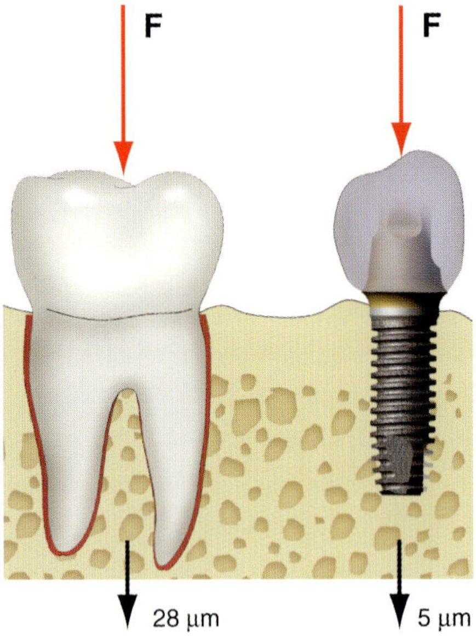

图 16-62 轻力（F）作用下，天然牙生理状况下的垂直动度为 28 μm。𬌗力较大时，种植体的垂直动度仅为 5 μm

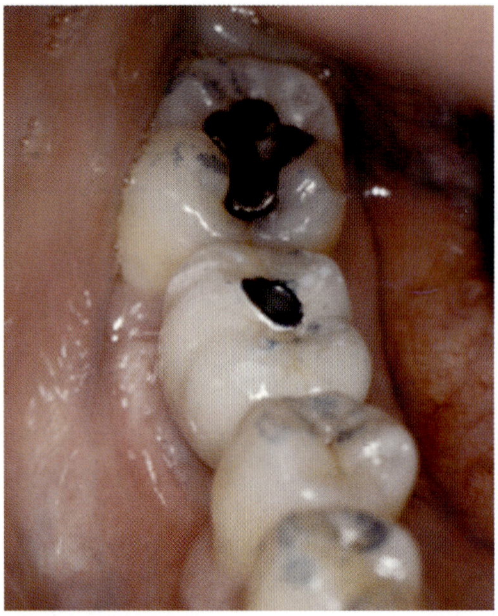

图 16-64 首先在种植体和天然牙上施加轻𬌗力。第一磨牙种植冠的初期咬合接触少于天然牙

围牙（同一牙弓）应该具有更多的初期咬合接触。换句话说，种植冠上仅限轴向上的咬合轻接触。

在完成轻殆力调殆后，再用咬合纸记录患者重殆力时的咬合（图 16-65）。宜使用塑料咬合纸，因其在咬合力较大时也不易撕碎（例如，20 μm，Accufilm；Parkell，Farmingdale，NY）。种植冠的咬合接触点应该与种植体轴向保持一致，且可能与邻牙接触强度相近。施加重殆力后，所有咬合因素的反应相似。因此，要想协调种植体和天然牙的殆力，医生需要仔细调整重殆力时的咬合，这是因为重殆力使天然牙压低，而种植体位点几乎不变，二者间距缩小，故咬合负荷由二者共同承担[33]。

当同一牙弓同一象限的所有后牙均为种植支持修复体时，推荐建立相同的咬合时机。在 CO 施加轻殆力时，对侧前后牙的咬合接触稍重于种植修复体。在重殆力作用下，全牙弓咬合接触接近。可以用全牙弓咬合纸评估以上咬合接触（图 16-66）。

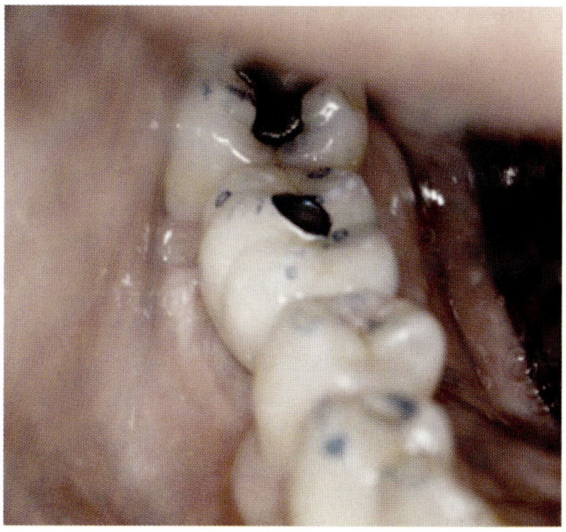

图 16-65 在咀嚼运动的重殆力下，对第一磨牙种植冠进行评估（特别是副功能运动的患者）。咬合标记点显示舌尖和边缘嵴处存在偏载，应该对此患者的种植冠进行调改

若同侧上、下颌种植修复体相对，则在重殆力调殆时必须考虑到种植冠与其余天然牙间存在 56 μm 的垂直动度差异。因此，应该用全牙弓咬合纸再次进行轻殆力调殆——种植体 - 种植体的部分几乎无接触，而前、后天然牙相对的部分咬合接触较多。承受重殆力时，双侧牙弓的咬合接触类似。

Kinsel 和 Lin 研究发现，当对颌为可摘义齿时，种植修复体不会发生崩瓷[30]。当对颌为天然牙、天然牙冠修复、种植冠时，种植冠折裂率分别为 3.2%、5.7%、16.2%。因此，当上、下颌均为种植修复体时，重殆力调殆显得尤为关键。

全牙弓种植支持修复体与全牙弓天然牙相对时，无需评估轻、重殆力的咬合接触差异。同理，当上、下颌均为种植修复体时，也无需评估轻、重殆力咬合时机差异。

水平向移动

在发生继发性牙移动之前，健康天然前牙初期侧向移动距离为 68～108 μm，即比根向移动大 2～4 倍（图 16-4）。种植体并不会立即发生水平向（侧向）移动，且受到重殆力后移动范围为 10～50 μm（图 16-67）。因此，相比于后牙，天然前牙与种植体侧向移动之间的差距更大。当前牙种植体与天然牙未联合修复，且下颌非正中运动时使后牙不发生咬合接触时，应遵循类似的平衡方案。

非正中运动时，前牙接触，后牙不接触，由于不承受侧向力，无需考虑后牙的侧方牙移动（56～73 μm）；而此时前牙种植体和天然牙均存在侧向动度，且差异较大，因此侧向的咬合调整显得尤为关键。首先，医生可用轻殆力和薄咬合纸，确保初期咬合或侧方移动时种植冠上没有或几乎没有咬合接触。随后，在 CO 和非正中运动下施加重殆力，使前牙种植体和天然牙咬合接触相似（图 16-68）。

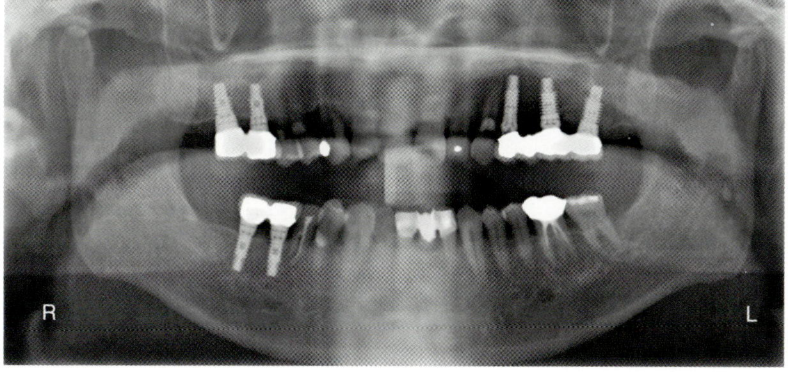

图 16-66 若同一牙弓内存在多颗种植体和天然牙，则可用全牙弓咬合纸调殆

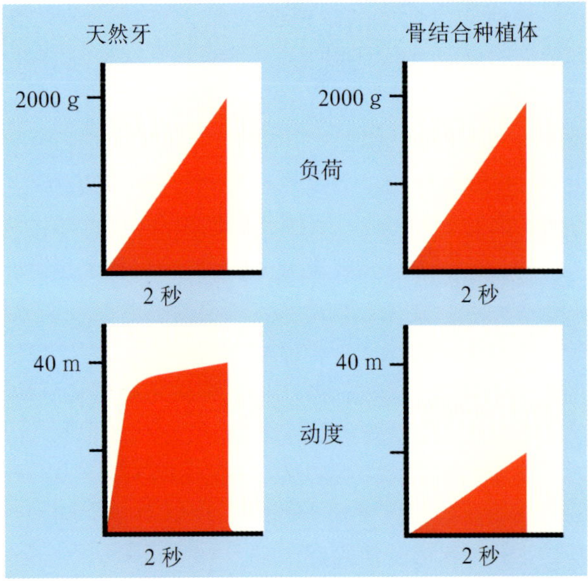

图 16-67 天然牙（左上）和种植体（右上）承受递增负荷时，二者的动度范围全然不同。骀力极小时，天然牙（左下）立即发生移位（初级牙移动），且随着骀力逐渐增大而不断移动（次级牙移动）。初级牙移动源于牙周膜，次级牙移动源于周围骨 - 牙的动度。种植体则随骀力增大发生渐进式移动，这种移动与次级牙移动类似。同一牙弓内种植体和天然牙的调骀应该设法补偿初级牙移动（短暂的、水平动度范围为 56~108 μm）。轻咬合接触即可评估初级牙移动；重咬合接触的咬合调整可以评估次级牙移动，且与种植体微动有关

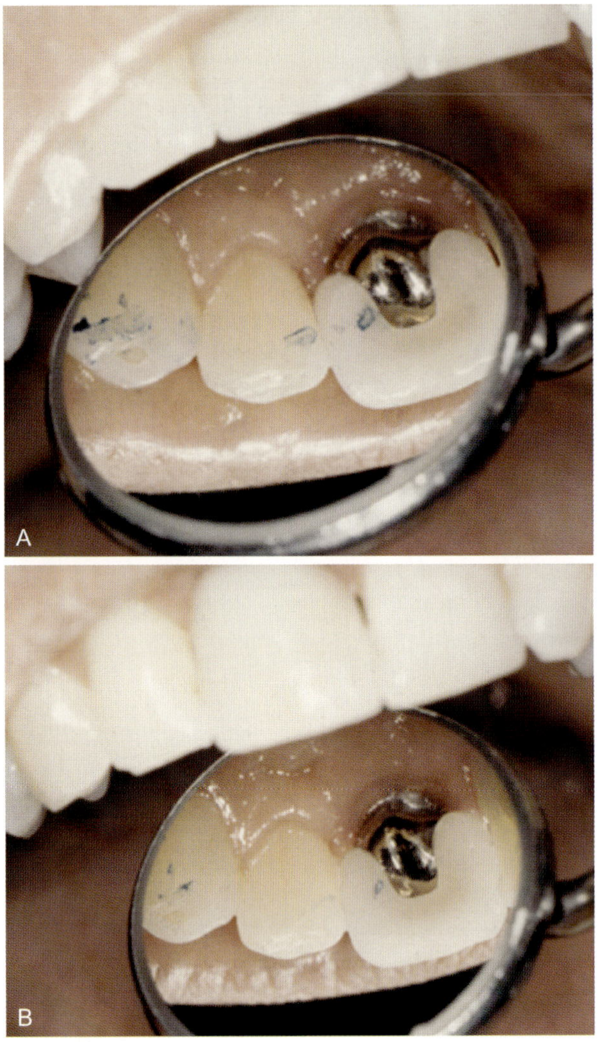

图 16-68 A. 前牙种植冠可首先在轻咬合接触下，在正中骀（CO）和非正中运动时进行的调骀。B. 随后，前牙种植冠在重咬合接触下，在正中骀（CO）和非正中运动时进行的调骀。前牙区初始牙移动和初始种植体移动的差距较大

可以用以下两种方法来补偿上颌前牙种植体和天然牙之间水平动度的差异（100 μm）。第一，对下颌切缘的唇侧接触面进行调磨，同时告知患者这一操作仅仅是调磨颊侧切缘，而非降低冠高度。上颌前牙缺失后，对颌下切牙常常唇侧倾斜，此时种植体植入位点和咬合调整显得尤为关键。第二，上颌前牙的舌侧轮廓应当更加凹陷一些，以适应重骀力下的调骀（图 16-69）。

一些医生可能会低估重骀力调骀的重要性。可以将这一概念的重要性与后牙单冠修复进行对比。技工间加工后，可以直接将牙冠不经调骀而戴入患者口内吗？即使印模、咬合记录、面弓转移、全口石膏模型都很精确，牙冠仍需要一定程度的咬合调整。原因何在？

技工间不能在工作模型上进行精确的咬合调整。技师通过两个上下相对的石膏模型来评估咬合接触，但石膏代型不会发生 28~108 μm 的移动。因此，在口内调骀可以对初级和继发牙移动做出一定补偿。如果种植冠戴入时未进行重骀力调骀，医生可能没意识到种植体已存在过度负荷（类似于口内戴入未经调骀的新修复冠）。

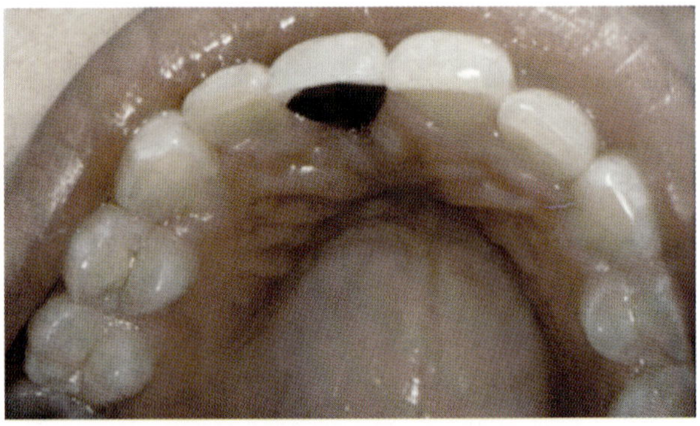

图 16-69 上颌前牙种植冠舌面通常做成凹面，以适应与相邻天然牙之间存在的咬合接触差异

重殆力调殆并非要调到种植牙冠与对颌天然牙无接触、导致对颌牙移动或位置变化，而是二者间存在正常的咬合接触。与种植体相对的天然牙并未脱离咬合，每天简单的咬合接触可使牙齿保持原位(与口内其他牙类似)。此外，由于骨性Ⅰ类患者中，大多数牙齿与2颗对颌牙接触（除了下颌中切牙外），故对颌牙更易保持原位。换句话说，与种植冠相对的2颗天然牙仍然与种植冠相邻的牙齿存在咬合接触。然而，牙齿会随时间变化不断移动。种植体则不然，它不会因为殆力而发生伸长、旋转或迁移。由此，修复医生可在不改变种植体位置的情况下改变其承受的殆力大小。相反，天然牙会随时间发生近中迁移和殆位的轻微改变。

没有咬合方案可以避免近中迁移和微小牙移动的发生。此外，每年的釉质磨耗大约为30 μm。因此，每次复诊对咬合接触的常规评估和控制为IPO理论不可或缺的组成部分，这样可以及时纠正长期功能运动过程中发生的微小变化，有利于避免崩瓷、基台螺丝松动等种植修复体应力相关并发症。

当种植体与天然牙联合修复时，应该考虑类似的生物力学因素，调殆也应遵循类似方案。可使用轻殆力和薄咬合纸，且应保证种植体冠咬合接触最少(与天然牙相比)。桥体上应运用递减殆力。随后，在重殆力作用下建立所有天然牙和修复体（无论是种植体支持还是牙支持式）的咬合接触平衡。应尽可能减小种植体基台上的侧向力，即便是在前牙区。

薄弱牙弓的设计

任一复杂的工程构造都会在其最薄弱的环节失败，种植体也不例外。因此，应仔细斟酌IPO所有的治疗计划：①找出修复体最薄弱的部分；②确立保护修复体部件的咬合和修复方案。

应力释放部件可减小种植修复体的冲击负荷，从而减小分散到种植体系统中的殆力。例如，传统可摘义齿对颌为种植修复体时，其软组织移位可超过2 mm，即作为有效的应力缓冲器，且由于该修复体不是刚性的，故它所产生的侧向负荷并不大。另外，牙缺失可使患者的殆力骤减。长期佩戴义齿的患者所产生的最大殆力可能小于6 lb/in^2。因此，可摘全口义齿所在牙弓最为薄弱，应选择恰当的咬合方案。常用的无牙颌患者的种植治疗计划包括：上颌为传统软组织支持的全口义齿，下颌为种植支持修复体。进行此种修复时，宜建立双侧平衡殆，结合居中的舌侧集中殆的理论，并且升高后牙殆平面。当下颌为FP-1（1型固定义齿）、FP-2、FP-3、RP-4（4型可摘义齿）或RP-5时，均需遵循以上方案。

双侧平衡殆指正中殆和非正中运动中双侧均发生接触，这一咬合设计常用于软组织支持的可摘义齿，尤其是存在副功能运动的患者，因为其有利于义齿稳定。然而，相比于传统的下颌义齿，下颌种植修复体对上颌骨前部产生的殆力更大，从而加速骨吸收。所以咬合方案的修改旨在通过消除尖牙近中前牙的所有咬合接触点（当下颌前牙处于CO时），来保护前部上颌骨。

当种植体区的咬合接触存在悬臂梁或偏载时，也需运用“最薄弱环节”这一理论。种植体上咬合接触较重，而随悬臂梁的延伸逐渐减小，这样可以减小最远端悬臂接触的压力和最前端种植体基台的拉力和剪切力。后牙悬臂梁和前牙偏载的桥体上应尽可能消除非正中运动时的侧方咬合接触以减轻殆力，从而最大程度减小基台力矩、降低末端种植体基台的负荷（图16-70）。如果上、下颌的种植体均不能轴向负荷，那么需要保护的区域则取决于骨密度、种植体表面、修复体类型。上颌种植体通常更需要受到轴向负荷作为保护（图16-71）。

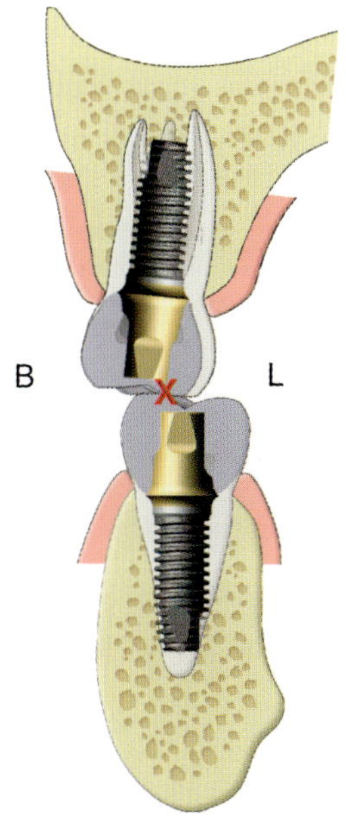

图 16-70 当颊侧颈部区域位于非美学区时，上下相对的后牙区种植体均位于中央窝下方。上颌舌尖和下颌颊尖减径处理。若骨质较为疏松，或联冠种植体数目较少，或上颌种植体直径小于下颌种植体时，主要咬合接触应位于上颌种植体正上方。B：颊侧；L：舌侧

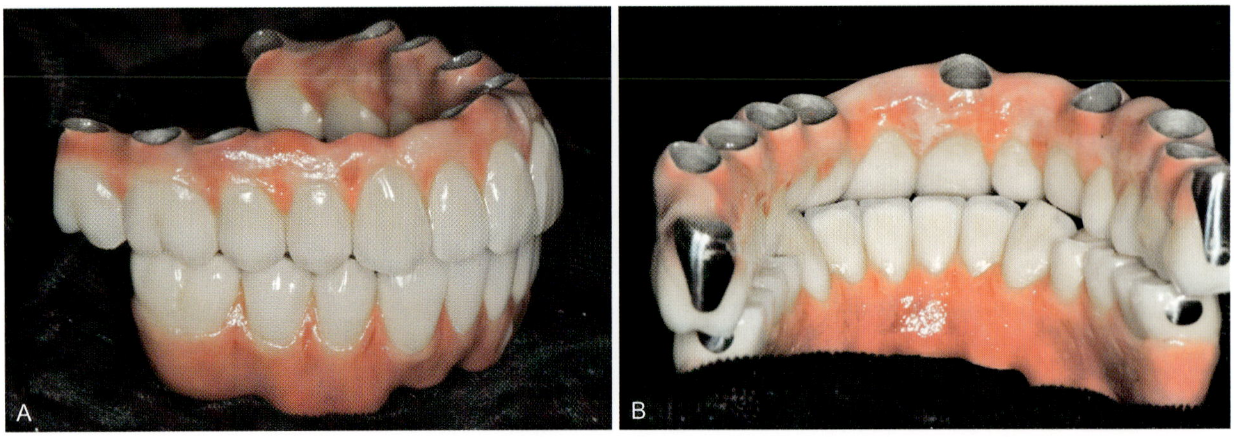

图 16-71 A. 上、下颌全口种植义齿。覆𬌗为 3 mm，正中𬌗（CO）时上颌双侧尖牙近中间的区域均无咬合接触。B. CO 时，种植体承受轴向负荷，当无法在上下牙弓同时实现轴向负荷时，应更倾向于上颌种植体承受轴向负荷

根据“最薄弱环节”理论，如果上、下颌均存在单端固定桥，那么二者相对最理想。然而，上颌后牙区不像下颌后牙区，后者常常需要悬臂梁修复。当上颌前牙悬臂梁由后牙种植体支持，下颌后牙悬臂梁由前牙种植体支持时，这种方案便不能将上、下颌承受的𬌗力降至最低。此时，上颌前牙通常为最薄弱的部分，应该降低该区𬌗力。下颌后牙悬臂梁对应上颌后牙种植体优于下颌后牙为种植体而对颌为单端固定桥的情况。详尽的技工间记录中显示了种植体冠外形及其主要咬合接触信息（图 16-72）。

骨量概要

A 类骨

当后牙缺牙区牙槽嵴高度和宽度足够，骨吸收甚微时，可在咬合及美观均很理想的位点植入种植体。下颌种植体通常植入剩余牙槽嵴的中央。在牙槽嵴顶中央行种植窝预备，并且逐渐扩大至最佳宽度。注意避让颊侧倒凹、保护菲薄的颊侧骨皮质，以减小唇侧骨裂等手术并发症。由此，种植体可植入原天然牙的中央窝下方。A 类骨中，主要咬合接触应位于中央窝，使种植体得以承受轴向负荷。

若上颌后牙牙槽嵴宽度足够且颈部属于美学区，种植体可稍偏颊侧植入（距离牙槽嵴中央 1~2 mm）。牙冠颊侧边缘位于美学区时，为了建立理想的穿龈区外形，可使用上述方法。此时，种植体平台的腭侧部分仍位于中央窝，而咬合负荷恰好作用于中央窝。如果上颌颈部区域在唇位较高时属于非美学区，则种植体应植入牙槽嵴中央，尽量减小舌尖的悬臂负荷。

在任一牙弓中，杵臼牙尖（下颌颊尖、上颌舌尖）均承受悬臂负荷，不应具有咬合接触。这个方案也适用于种植单冠的边缘嵴。

牙槽窝愈合后，颊侧骨板开始发生骨吸收，下颌种植体最常植入中央窝下方，应对其颊侧外形进行调磨。医生常会通过减小𬌗面宽度（调磨颊面）使非美学区的牙齿承受轴向负荷。这种颊侧外形增加了上下磨牙咬合时的水平覆盖，防止咬颊、美观性较差等情况发生。下颌种植冠的中央窝可增加至 2~3 mm 宽。当对颌为天然磨牙时，上颌舌尖（主要功能尖）与下颌种植体冠中央窝相对，同时降低下颌颊尖的高度和宽度。由此，与天然牙相比，所有咬合接触均偏向中线。下颌种植冠的舌侧外形与原有的天然牙列相同，功能运动时与上颌舌尖接触从而防止咬舌。无论下颌颊尖还是上颌舌尖均不应有咬合接触，以消除副功能运动时的偏载。

不能因为𬌗面减径而影响上颌种植修复的美观效果。上颌天然牙颊尖不承受𬌗力。然而，上颌舌尖不位于美学区。骨宽度足够时，上颌前磨牙和第一磨牙区并不属于微笑上唇线美学区，此时种植体植入牙冠中央窝下方，中央窝和对颌天然牙的颊尖发生咬合接触。因此，上颌种植体与下颌天然牙相对时，下颌颊尖为主要接触尖。医生应该仅调磨上颌后牙牙冠的舌面，缩减𬌗面宽度，从而增加咬合时的舌侧覆盖，防止咬舌，同时不影响美观。

当上、下颌种植体相对时，需考虑上颌种植冠的颊尖的美观性。为了尽可能减小𬌗面宽度，使种植体承受轴向负荷，应调磨其他非美学区牙面。如果无法保证上、下颌均轴向负荷，则应侧重于最

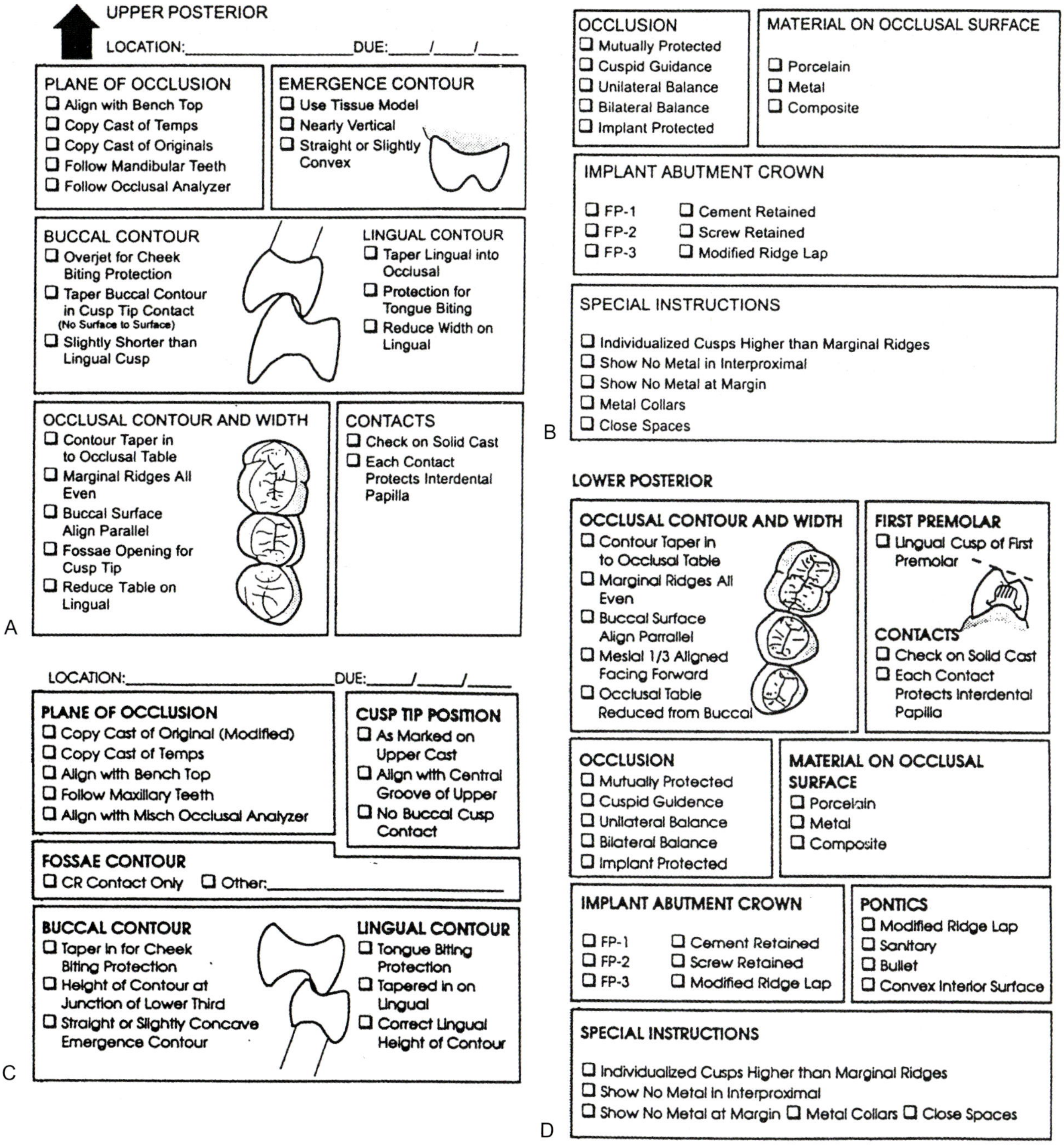

图 16-72　Peter Dawson 和 Carl Misch 共同设计的技工间表格，便于医生交流种植冠外形和主要咬合接触信息。将上颌和下颌后牙种植冠分开的表格，有利于技师设计修复体。A~C. 上颌冠；D. 下颌冠

薄弱的牙弓——通常是上颌（骨密度较低）。总之，种植冠下方没有直接的轴向种植体支持时，应尽量避免其𬌗面的咬合接触。或者可植入额外种植体来分散𬌗力。

B 类骨

B 类骨中，上、下颌种植体更偏向于原天然牙舌尖的位置。因此，应进一步调磨下颌牙冠颊侧，以避免偏载咬合接触。上颌天然后牙的主要咬合接触位于舌尖，应对舌尖进行调整，使负荷轴向加载于种植体。下颌种植体冠颊尖位于原天然牙的中央窝处。下颌 B 类骨的种植体冠更靠中线，其中央窝可能比原有天然牙更靠舌侧。牙冠的舌侧外形与原天然牙相似，且与对颌天然牙形成适当水平覆盖，避免咬舌。

为避免下颌下腺窝的倒凹，下颌后牙种植体有

时较为舌倾。因此，使用角度基台和较直的舌面可大大缩小修复体的舌侧部分。此时，如果殆力因素适中，可能需要进行下颌B类牙槽嵴骨增量从而改善种植位点情况、改进修复方案。

上颌为B类骨时，种植体偏原天然牙舌尖处植入。出于美观考虑，不能总是调磨上颌殆面的颊侧部分；因此，颊尖虽然受到颊侧偏载，但在CO和下颌非正中运动时完全脱离咬合接触。应该重塑对颌天然牙颊尖的高度和宽度，以减小上颌种植体的偏载。应降低上颌种植冠舌尖斜度，保证中央窝平坦且平行于殆平面。CR时的主要咬合接触为：上颌种植体体部上方的腭尖与下颌天然牙的中央窝。由于上颌骨密度较低，颊侧牙冠外形美观要求较高，因此相对于下颌，更推荐进行骨增量以植入较宽的种植体。

上、下颌均为B类骨时，上、下颌缺牙区的修复遵循上述方案。但是，几乎无法保证上、下颌种植体均承受轴向负荷，而且由于它所在的牙弓最为薄弱，与骨密度、骨宽度、修复体类型（固定vs. 可摘）相关的种植体，决定了轴向负荷的需要。

C类和D类上颌骨

有时，牙槽嵴萎缩（从A类骨转变为C类或D类骨）可能导致上颌牙槽嵴位于上颌舌尖顶处。虽然上颌窦植骨可恢复可用骨高度，但无法使已吸收的剩余牙槽嵴恢复原位。因此，种植体可能位于上颌牙舌尖下方。

当下颌为天然牙，对颌为种植冠时，为了尽量减小CR位时的偏载，应重塑下颌天然牙的颊尖外形。医生可能会保留上颌颊尖（美观性）而调磨功能殆面。

增宽殆面有助于建立上颌后牙美学区（高笑线可见上后牙牙颈部）的颊面外形和美观性。上述美学区可能需要植骨来增加骨宽度，从而可以采用大直径种植体，恢复颈部和颊侧的美学形态。理想情况下，医生可将种植体平台置于颊尖和中央窝之间，使其颊侧穿龈外形与前牙种植体相似。

上颌骨为C类或D类骨时，为了改善受力方向，通常将非美学区（如第一磨牙远中及第二磨牙）修复至反殆。理想状态下，上颌种植体应位于下颌舌尖正上方。上颌种植体体部上方的咬合接触应位于上颌增宽了的中央窝。设计上颌腭尖水平覆盖可防止咬舌；下颌颊尖比上颌颊尖更偏向颊侧增加水平覆盖可防止咬颊。

总 结

种植体应承受轴向负荷。上颌A类牙槽嵴的种植体可以在天然牙中央窝和颊尖之间植入。下颌天然牙颊尖为功能尖。应调磨上颌后牙种植体冠的腭侧以消除偏载。为了维持美观，上颌颊尖位置应该与原天然牙一致，且在CR和所有非正中运动中脱离咬合接触。如果骨吸收持续进展，牙槽嵴转变为B类至C类骨，则上颌腭尖成为主要咬合接触区（位于种植体正上方）。此时降低腭尖斜度，使咬合接触区恰位于种植体基台正上方。因此，种植体咬合接触与天然牙不同。

下颌为A类骨时，种植体在中央窝下方植入；而下颌为B类骨时，种植体偏原天然牙舌尖区域植入。换句话说，下颌骨内种植体的位点通常比原天然牙颊尖更靠中线。所有咬合接触均位于增宽的中央窝，且比原下颌天然牙更靠中线。

可对上颌无牙颌行一体式全牙弓修复。然而，医生可能会选择在尖牙远中放置两个刚性附着体（Pin Des Marets）。虽然这样可以保证牙弓良好的生物力学性能，但在修复体松动或崩瓷等并发症处理时，可能需分三部分移除修复体。非正中运动时前牙的侧向力只能由前牙分担。但是，一体式刚性结构确实可以将部分殆力分散至后牙种植体。当对颌为牙支持或种植体支持的固定牙列，且存在中至重度殆力因素时，则需在上颌植入7~10个种植体来支持十二单位的固定修复体。在上颌，后牙区植入种植体更为关键，这样可以消除后牙悬臂梁，并增加前后种植体间距，从而进一步降低上颌前牙种植体的应力。

小 结

任何复杂的机械结构均会在其最薄弱的环节失败，种植体也不例外。因此，IPO的所有治疗计划的决策均应基于以下方面考量：①找出修复体的最薄弱部分；②建立保护修复体部件的咬合和修复方案。

口腔种植学中局部的咬合考量包括骨内应力传导、骨的生物力学特性、基础生物力学原理、天然牙与种植体差异、咀嚼肌和殆力以及骨吸收等。以上因素共同作用决定了种植体的咬合方案（IPO）。

本章从基本修复概念、骨的生物力学原则、降低不良咬合负荷的有限元分析出发对临床进行考量，建立了统一的咬合理论。减小种植系统殆力的 IPO 理论包括：种植体与咬合负荷所成角度、牙冠的牙尖斜度、相互保护殆、悬臂梁或偏载长度、冠高度、牙冠外形、咬合接触时机、最薄弱环节的保护等。理想状态下，种植体应承受轴向殆力（垂直于殆面）。后牙区的咬合接触应位于种植体正上方（最常位于牙冠中央窝）。在相互保护殆中，应消除后牙种植修复体的所有侧向力。不应为上颌牙列缺失或上／下颌牙列缺损的患者设计悬臂梁结构。当冠高度大于 15 mm 时，应减小下颌缺牙区的悬臂梁长度。牙列缺损患者咬合接触时机由天然牙决定，应保护种植系统中最薄弱的部分，降低殆力影响。本章综合了临床经验和生物力学理论，提出了咬合设计方面的统一方法。

参考文献

[1] Goodacre CJ, Kan JK, Rungcharassaeng K: Clinical complications of osseointegrated implants, J Prosthet Dent 81:537–552, 1999.

[2] Misch CE: Progressive bone loading. In Misch CE, editor: Contemporary implant dentistry, St Louis, 1993, Mosby.

[3] Jemt T, Linden B, Lekholm U: Failures and complications in 127 consecutively placed fixed partial prostheses supported by Brånemark implants: from prosthetic treatment to first annual checkup, Int J Oral Maxillofac Implants 7:40–44, 1992.

[4] Naert I, Quirynen M, van Steenberghe D, et al: A six year prosthodontic study of 509 consecutively inserted implants for the treatment of partial edentulism, J Prosthet Dent 67:236–245, 1992.

[5] Misch CE: Early crestal bone loss etiology and its effect on treatment planning for implants, Postgrad Dent 3:3–17, 1995.

[6] Isidor F: Loss of osteointegration caused by occlusal load of oral implants, Clin Oral Implants Res 7:143–152, 1996.

[7] Hansson S: The implant neck smooth or provided with retention elements, Clin Oral Implants Res 10:394–405, 1999.

[8] Quirynen M, Naert I, van Steenberghe D: Fixture design and overload influence marginal bone loss and fixture success in the Brånemark system, Clin Oral Implants Res 3:104–111, 1992.

[9] Misch CE, Bidez MW: Occlusion and crestal bone resorption: etiology and treatment planning strategies for implants. In McNeil C, editor: Science and practice of occlusion, Chicago, 1997, Quintessence.

[10] Oh T, Yoon J, Misch CE, et al: The cause of early implant bone loss: myth or science? J Periodontol 73:322–333, 2002.

[11] Miyata T, Kobayashi Y, Araki H, et al: The influence of controlled occlusal overload on peri-implant time. 4. A histologic study in monkeys, Int J Oral Maxillofac Implants 17:384–390, 2002.

[12] Miyata T, Kobayashi Y, Araki H, et al: The influence of controlled occlusal overload on peri-implant tissue: a histologic study in monkeys, Int J Oral Maxillofac Implants 3:677–683, 1998.

[13] Isidor R: Histological evaluation of peri-implant bone at implants subjected to occlusal overload or plaque accumulation, Clin Oral Implants Res 8:1–9, 1997.

[14] Rangert B, Krogh PH, Langer B, et al: Bending overload and implant fracture: a retrospective clinical analysis, Int J Oral Maxillofac Implants 7:40–44, 1995.

[15] Jemt T, Lindquist L, Hedegard B: Changes of the general chewing pattern in complete denture wearers after insertion of bridges on osseointegrated oral implants in the lower jaw. In Proceedings of the Symposium on Prosthetic Reconstructions on Osseointegrated Implants, Goteborg, Sweden, 1983, pp 143–150.

[16] Gartner JL, Mushimoto K, Weber HP, et al: Effect of osseointegrated implants in the coordination of masticatory muscles: a pilot study, J Prosthet Dent 84:185–193, 2000.

[17] Bidez MW, Misch CE: Force transfer in implant dentistry: basic concepts and principles, Oral Implantol 18:264–274, 1992.

[18] Hillam DG: Stresses in the periodontal ligament, J Periodontal Res 8:51–56, 1973.

[19] Muhlemann HR, Savdirl S, Rakeitshak KH: Tooth mobility: its cause and significance, J Periodontol 36:148–153, 1965.

[20] Parfitt GS: Measurement of the physiologic mobility of individual teeth in an axial direction, J Dent Res 39:68, 1960.

[21] Sekine H, Komiyama Y: Mobility characteristics and tactile sensitivity of osseointegrated fixture-supporting systems. In van Steenberghe D, editor: Tissue integration in oral maxillofacial reconstruction, Amsterdam, 1986, Elsevier.

[22] Glickman I: Inflammation and trauma from occlusion: co-destructive factors in chronic periodontal disease, J Periodontol 34:5–10, 1963.

[23] Schulte W: Implants and the periodontium, Int Dent J 45:16–26, 1995.

[24] Dawson PE. Functional occlusion—from TML to smile design, St Louis, 2007, Mosby.

[25] Dawson PE: Evaluation, diagnosis, and treatment of occlusal problems, ed 2, St Louis, 1989, Mosby.

[26] Trulsson M, Gunne HS: Food-holding and -biting behavior in human subjects lacking periodontal receptors. J Dent Res 77:574–582, 1998.

[27] Mullbradt L, Ulrich R, Mohlman H, et al: Mechano perception of natural teeth vs endosseous implants revealed by magnitude estimation, Int J Oral Maxillofac Implants 4:125–130, 1989.

[28] Monasky GE, Tough DF: Studies of wear of porcelain, enamel and gold, J Prosthet Dent 25:299–306, 1971.

[29] Brånemark PI, Svensson B, van Steenberghe D: Ten year survival rate of fixed prostheses on four or six implants ad modum Brånemark in full edentulism, Clin Oral Implants Res 6:227–231, 1995.

[30] Kinsel RP, Lin D: Retrospective analysis of porcelain failures of metal ceramic crowns and fixed partial dentures supported by 729 implants in 152 patients: patient-specific and implant-specific predictors of ceramic failure, J Prosthet Dent 101(6):388–394, 2009.

[31] Shackleton JL, Carr L, Slabbert JC, et al: Survival of fixed implant-supported prostheses related to cantilever lengths,

J Prosthet Dent 71:23–26, 1994.
[32] Misch CE, Bidez MW: Implant protected occlusion: a biomechanical rationale, Compend Contin Dent Educ 15:1330–1343, 1994.
[33] Misch CE: Occlusal considerations for implant-supported prostheses. In Misch CE, editor: Contemporary implant dentistry, St Louis, 1993, Mosby.
[34] Misch CE: Medial positioned lingualized occlusion. In Misch Institute manual, Birmingham, Mich, 1991.
[35] Abrams L, Coslet JG: Occlusal adjustment by selective grinding. In Cohen DW, editor: Periodontal therapy, ed 4, St Louis, 1968, Mosby.
[36] Falk H, Laurell L, Lundgren D: Occlusal interferences and cantilever joint stress in implant-supported prostheses occluding with complete dentures, Int J Oral Maxillofac Implants 5:70–77, 1990.
[37] Binderman I: NIH grant study on two-dimensional FEA study of 54 implant body designs, 1973 (personal communication).
[38] Kinni ME, Hokama SM, Caputo AA: Force transfer by osseointegration implant devices, Int J Oral Maxillofac Implants 2:11–15, 1987.
[39] Papavasiliou G, Kamposiora P, et al: Three dimensional finite element analysis of stress distribution around single tooth implants as a function of bony support prosthesis type and loading during function, J Prosthet Dent 76:633–640, 1996.
[40] Soltesz U, Siegele D, Riedmuller J, et al: Stress concentration and bone resorption in the jaw for dental implants with shoulders. In Lee AJC, Albrektsson T, Brånemark PI, editors: Clinical applications of biomaterials, New York, 1982, John Wiley.
[41] Cunningham WP, Felton DA, Bayne SC, et al: Finite element analysis comparing IMZ dental implant to mandibular cuspid, J Dent Res 69:116, 1990 (abstract 64).
[42] Lavernia CJ, Cook SD, Weinstein AM, et al: An analysis of stresses in a dental implant system, J Biomech 14:555–560, 1981.
[43] Matsushita Y, Kitoh M, Mizuta K, et al: Two-dimensional FEM analysis of hydroxyapatite implants: diameter effects on stress distribution, J Oral Implantol 16:6–11, 1990.
[44] Soltesz U, Siegele D: Principal characteristics of the stress distributions in the jaw caused by dental implants. In Huiskes R, Van Campen D, DeWijn J, editors: Biomechanics: principles and applications, London, 1982, Martinus Nijhoff.
[45] Takuma M, Tsutsumi S, Fukunaga S, et al: Stress distribution around alumina, hydroxyapatite and plasma-sprayed titanium dental implants, J Osaka Univ Dent Sch 28:73–82, 1988.
[46] Borchers L, Reichart P: Three-dimensional stress distribution around a dental implant at different stages of interface development, J Dent Res 62:155–159, 1983.
[47] Clelland NL, Ismail YH, Zaki HS, et al: Three dimensional finite element stress analysis in and around the screw-vent implant, Int J Oral Maxillofac Implants 6:391–398, 1991.
[48] Cook SD, Klawitter JJ, Weinstein AJ, et al: The design and evaluation of dental implants with finite element analysis. In Gallagher RA, editor: Finite elements in biomechanics, Tucson, 1980, University of Arizona.
[49] Misch CE, Ismail YH, Ibiari W: Stress analyses of two blade implants with increased width and length of their neck portion, J Dent Res 69:117, 1990 (abstract 67).
[50] Siegele D, Soltesz U: Coated dental implants: a finite element study of the influence of interface conditions on the stresses in the jaw bone. In Transcripts of the Fourth World Biomaterials Congress, Berlin, 1992, Society for Biomaterials.
[51] Misch CE: Three-dimensional finite element analysis of two plate form neck designs, master's thesis, 1989, University of Pittsburgh.
[52] Clelland NL, Lee JK, Bimbenet OC, et al: A three dimensional finite element stress analysis of angled abutments for an implant placed in the anterior maxilla, J Prosthodont 4:95–100, 1995.
[53] Clelland NL, Gilat A: The effect of abutment angulation on stress transfer for an implant, J Prosthodont 1:24–28, 1992.
[54] Reilly DT, Burstein AH: The elastic and ultimate properties of compact bone tissue, J Biomech 80:393–405, 1975.
[55] Qin YX, McLeod KJ, Guilak F, et al: Correlation of bony ingrowth to the distribution of stress and strain parameters surrounding a porous coated implant, J Orthop Res 14:862–870, 1996.
[56] Cowin SC: Bone mechanics, Boca Raton, FL, 1989, CRC Press.
[57] Barbier L, Schepers E. Adaptive bone remodeling around oral implants under axial and nonaxial loading conditions in the dog mandible, Int J Oral Maxillofac Implants 12(2):215–223, 1997.
[58] Ko CC, Kohn DH, Hollister SJ: Micromechanics of implant/tissue interfaces, J Oral Implantol 18:220–230, 1992.
[59] Ha C-Y, Lim Y-J, Kim M-J, et al: The influence of abutment angulation on screw loosening of implants in anterior maxilla, J Oral Maxillofac Implants 26:45–55, 2011.
[60] Duyck J, Van Oosterwyck H, Vander Sloten J, et al: Magnitude and distribution of occlusal forces on oral implants supporting fixed prostheses: an in vivo study, Clin Oral Implants Res 11:465–475, 2000.
[61] Kaukinen JA, Edge MJ, Lang BR: The influence of occlusal design on simulated masticatory forces transferred to implant-retained prostheses and supporting bone, J Prosthet Dent 76:50–55, 1996.
[62] Williamson EH, Lundquist DO: Anterior guidance: its effect on electromyographic activity of the temporal and masseter muscles, J Prosthet Dent 49:816–823, 1983.
[63] Belser UC, Hannam AG: The influence of working-side occlusal guidance on masticatory muscles and related jaw movement, J Prosthet Dent 53:406–413, 1985.
[64] Shupe RJ, Mohamed SE, Cristensen LV, et al: Effects of occlusal guidance on jaw muscle activity, J Prosthet Dent 51:811–818, 1984.
[65] Manns A, Chan C, Miralles R: Influence of group function and canine guidance on electromyographic activity of elevator muscles, J Prosthet Dent 57:494–501, 1987.
[66] Lucia VO: Modern gnathological concepts, St Louis, 1961, Mosby.
[67] Alexander PC: Analysis of cuspid protected occlusion, J Prosthet Dent 13:307–317, 1963.
[68] Goldstein GR: The relationship of canine protected occlusion to a periodontal index, J Prosthet Dent 41:277–283, 1979.
[69] D'Amico A: The canine teeth: normal functional relation of the natural teeth of man, J S Calif Dent Assoc 26:1–7, 1958.

[70] Weinberg LA, Kruger G: A comparison of implant/prosthesis loading for clinical variables, Int J Prosthodont 8:421–433, 1995.
[71] Manno AE, et al: Canine protected occlusion with and without anesthesia, Cranio 9 (3) 212–219, 1991.
[72] Jacob R: Quantitative evaluation of the masseteric post-stimulus EMG complex following mechanical or acoustic stimulation of osseointegrated implants, J Oral Maxillofac Implants 1995.
[73] McAlarney ME, Stavropoulos DN: Theoretical cantilever length vs clinical variables in fifty-five clinical cases, J Prosthet Dent 83:332–343, 2000.
[74] Wang S, Hobkirk JA: Load distribution on implants with a cantilevered superstructure: in vitro pilot study, Implant Dent 5:36–42, 1996.
[75] Lundquist LW, Rockler B, Carlsson GE: Bone resorption around fixtures in edentulous patients treated with mandibular fixed tissue integrated prostheses, J Prosthet Dent 59:59–63, 1988.
[76] Sato Y, Shindoi N, Hosokawa R, et al: A biomechanical effect of wide implant placement and offset placement of three implants in the posterior edentulous region, J Oral Rehabil 27:15–21, 2000.
[77] Thomas PK: Syllabus for full mouth waxing technique for rehabilitation tooth to tooth cusp-fossa concept of organic occlusion, ed 2, San Francisco, 1967, University of California School of Dentistry, Los Angeles.
[78] Welcott J: A simplified occlusal concept, J Prosthet Dent 1989.
[79] Jacobs R, van Steenberghe D: Comparative evaluation of oral tactile function by means of teeth or implant support prostheses, Clin Oral Implants Res 2:75–80, 1991.
[80] Jacobs R, van Steenberghe D: Comparison between implant supported prostheses and teeth regarding passive threshold level, Int J Oral Maxillofac Implants 8:549–554, 1993.
[81] Mericske-Stern R, Assal P, Mericske E, et al: Occlusal force and oral tactile sensibility measured in partially edentulous patients with ITI implants, Int J Oral Maxillofac Implants 19:345–353, 1995.
[82] Hammerle CH, Wagner D, Bragger U, et al: Threshold of tactile sensitivity perceived with dental endosseous implants and natural teeth, Clin Oral Implants Res 6:83–90, 1995.
[83] Astrand J, Astrand P, Ahlen K, et al: Implants in partially edentulous patients: a longitudinal study of bridges supported by both implants and natural teeth, Clin Oral Implants Res 3:49–56, 1992.
[84] Chee WWL, Cho GC: A rationale for not connecting implants to natural teeth, J Prosthodont 6:7–10, 1997.

第 17 章

渐进式骨负荷：通过修复方案增加骨密度

Carl E. Misch

Brånemark 教授等人报道并发展了一系列的外科手术和修复治疗方案，可以使用根形种植体形成可靠的种植体 - 骨结合界面[1]。当初期的种植体 - 骨结合界面形成，并在愈合后的二期手术时得到进一步确认的情况下，种植体失败率最高或牙槽骨吸收最多的时间点是负荷后的 1 年以内[2-8]。种植体失败和牙槽骨丧失的发生主要是由于在种植体早期负荷时咬合力过度或种植体 - 骨结合界面处骨强度较差。造成早期修复相关种植并发症的三个主要因素是非被动就位的上部结构、部分未固位的修复体以及超出种植体 - 骨结合界面强度的种植体负荷[9, 10]。

一般会用质量或密度来描述骨组织外部（骨皮质）和内部（骨小梁）的结构，这可以反映许多的生物力学参数，比如强度、弹性模量、骨种植体接触百分比和骨内承受负荷的种植体周应力分布（框图 17-1）。缺牙区余留牙槽骨的骨密度对于治疗计划、手术步骤、种植体设计、愈合时间以及在修复重建过程中判断是否需要早期的渐进式骨负荷有着重要的影响[11-15]。

骨密度对于种植体成功率的影响

一些独立研究小组报道了不同的失败率与骨组织质量的关联性。事实上，早期的种植体失败更多情况下是和骨密度而不是在牙弓中的位置相关联。比如，Zarb 和 Schmitt 报道在骨质较好的下颌无牙颌患者中，早期负荷的失败率为 3.3%[16]。Naert 和 Quirynen 发现在牙齿部分缺失的患者中早期负荷的失败率为 2.5%[8]。Salonen 等人在一项 204 颗种植体的研究中报道了 3.9% 的失败率[7]。

另一方面，更加早期的负荷失败也被报道过，尤其是在骨质比较松软的情况下。比如，Johns 等人报道过在骨密度中等条件的情况下，种植体的失败率为 3%，而在骨质类型最差的情况下种植体的失败率为 28%[17]。Engquist 等人发现在报道过的所有种植失败案例中有 78% 是在松软骨质支持覆盖义齿时发生的[18]。Friberg 等人观察到 66% 的种植失败案例发生在存在骨吸收的松软上颌骨[19]。Jaffin 和 Berman 在一项长达 5 年的随访中发现，在上颌骨骨密度较差的情况下上颌种植失败率为 44%，在骨密度较差的情况下全口任何区域的种植体丧失率为 35%，其中所有种植体失败案例中有 55% 是发生在松软骨质类型中的[4]。Smedberg 等人报道在骨密度最差的条件下失败率为 36%[20]。

Hermann 等人发现种植体失败率和患者本身有很强的相关性，包括患者的骨质，尤其是在骨量很少的情况下（这些患者中有 65% 都经历过种植体失败）[21]。Schnitman 等人报道在 3 年的时间里骨质松软的上颌后牙区域失败率为 22%，而骨质较好的下颌前牙区域失败率为 0%[3]（图 17-1）。Jemt 等人报道虽然种植体在外科手术后可以成功存留，但是早期种植体失败率高达 35%，特别是当

框图 17-1　骨的生物力学性能

1. 强度
2. 弹性模量
3. 种植体 - 骨接触率
4. 应力分布

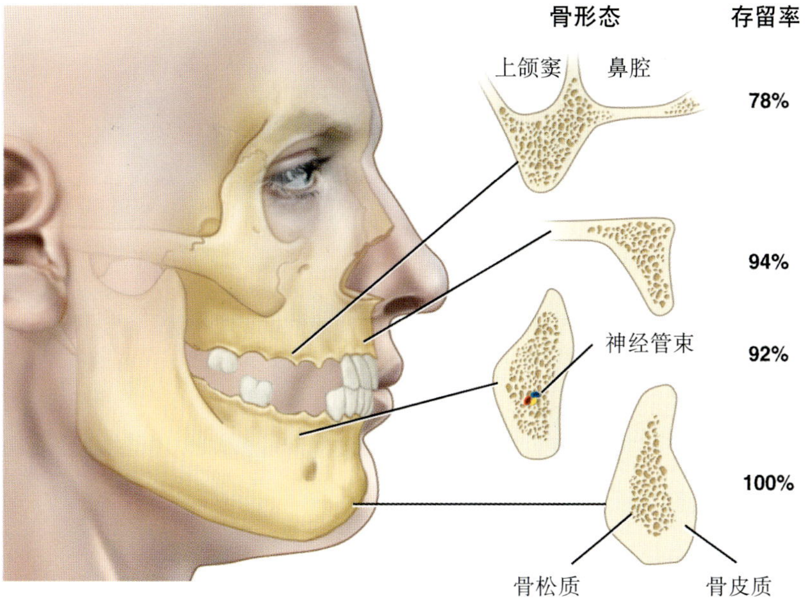

图 17-1　Schnitman 等人报道，下颌前牙区和上颌后牙区的种植体 3 年存留率分别是 100% 和 78%[3]

骨质较差时[5]。Sullivan 等人报道上颌和下颌的种植体晚期失败率分别为 7% 和 1.4%，在二期时反向扭矩检测确认了有 6.4% 的上颌种植体和 3.2% 的下颌种植体失败[22]。

这些被报道的失败案例并不主要与外科手术的愈合相关联，而是出现在修复负荷以后。换而言之，早期负荷后种植体的存留率数值差异较大，很多报道都提出较差的骨密度显著增加了失败的风险。因此，近些年许多遵循标准化外科手术和修复计划的独立临床小组通过相关数据资料证明了骨密度对于临床成功率的影响[23–25]。

在一项关于 22 177 颗种植体的报道中，Root 技工间发现，从终印模到初戴修复体，有 5.9% 的种植体丧失[26]。共 7403 名患者接受了这 22177 颗种植体的植入，平均每个修复体由 3 个种植体支持。修复体失败率为 15%（表 17-1）。换而言之，当早期种植体失败率被报道了以后，被影响到的修复体失败总数量也许要被增加 3 倍。因此，对于患者和修复医生来说，早期负荷是种植修复失败一个很大的危险因素。

为了在修复重建的过程中减少早期种植体失败率，Misch 在 1980 年根据观察和经验所得到的信息，率先提出了渐进性骨负荷的概念[27]。这个理论是指骨组织会像一束肌肉那样，对机械力学应力产生反应。当没有受到刺激时，肌肉（骨）会变得越来越弱。按照逻辑去推理，可以认为当肌肉（骨）受到刺激时，肌肉（骨）就会变得越来越强壮。

表 17-1　种植修复失败

根形种植体总数*	
7403 名患者	22 177 颗种植体
7403 名患者	1107 例 (15.0%) 丧失 1 颗或多颗*
22 177 颗种植体	1319 例 (5.9%) 丧失*

* 种植体丧失发生在取终印模和负荷期间

引自：Root Laboratory: Statistics report on implant and prosthesis failure during the first year, Leawood, KS, 1992, Root Laboratory

1988 年，作者制订了一套适应于治疗计划、种植体选择、手术方式、愈合规则和初期修复体负荷的方案，使得在所有类型的骨密度条件下和所有的牙弓位置上都可以获得相似的种植体成功率[12–15]。Misch 等人报道了在遵循渐进性负荷模式后，104 位患者的 364 颗种植体在二期暴露时的存留率为 98.9%，并且在行使功能后的第一年内没有出现早期负荷的失败[28]。Misch 等人还在另一篇报道中提到，在遵循基于骨密度的种植体设计和渐进性负荷的原则后，5 年内未观察到上颌后牙区域的 453 颗种植体和 131 个修复体出现早期负荷失败[29]。Misch 等人一项关于短种植体渐进性骨负荷的 10 年随访研究观察到在这个时间框架内种植体成功率为 99.5%[30]。Kline 等人还报道了在按照类似的渐进性骨负荷计划实施后 495 颗种植体的 5 年存留率为 99.5%[31]（表 17-2）。

表 17-2 松软骨质早期负荷失败

文献参考	早期负荷失败率 (%)
Johns 等人 [17]	28
Jaffin 和 Berman [4]	35
Smedberg 等人 [20]	36
Jemt 等人 [5]	35
Misch 等人 [27]	0
Misch 等人 [29]	0
Kline 等人 [31]	1
Misch 等人 [30]	1

这些年来，作者对这一概念又进行了评估和改进，加入了时间间隔、饮食、咬合、修复体设计和咬合材料等内容。此外，有报道提到在较为松软的骨质中，这种渐进性骨负荷的过程也可以减少早期牙槽骨丧失 [32, 33]。本章介绍了和种植修复中渐进性骨负荷相关的骨密度方面的内容。

骨密度变化的病因学

骨是一种能够根据一些因素而发生改变的组织，这些因素包括激素、维生素和生物力学。然而，生物力学参数，比如传递到骨组织上的张力，起着决定性的作用 [34]。一个多世纪前就有关于这种骨改建能力的报道了。在 1887 年，Meier 定量地描述了股骨中骨小梁的结构 [35]。在 1888 年，Kulmann 注意到了股骨中骨小梁的结构模式同 Eiffel 使用的建筑横梁中的应力轨迹具有相似性 [36]（图 17-2）。1892 年，Wolff 进一步详细描述了这些概念并且指出，“骨内部结构和骨组织外部形状的明确变化，会导致骨的组织状态和功能或仅仅是骨组织功能的各种改变，这些改变都遵循数学原理” [37]。Murry 还报道了脊柱骨骼发生骨组织适应性的功能变化和内部及外部形态发生的明确性改变都是由于受到力学负荷的影响 [38]。

当骨组织没有受到足够的刺激时，骨量会减少。这个现象出现在整个骨骼系统中，就如被证明的那样，在将骨组织固定不动 3 个月以后，骨皮质板会减少 15%，以及骨小梁会出现广泛的丧失 [39]。还有人也曾报道过在骨失用以后骨皮质会减少 40%，骨小梁会减少 12% [40, 41]。另一方面，骨还会对增加的压力做出反应，骨密度在应对生理学范围内的刺激时会增加 [42]。Dahin 和 Olsson 报道过在压力刺激下骨皮质的厚度和总体的矿物质成分会增加 [43]。举重者拥有直径更大且密度更高的骨骼系统。职业网球运动员主要使用的那只手臂有着更加粗大的手腕、肱骨和尺骨。因此，骨量的丧失或增加可能和骨骼系统所受张力的强度相关。

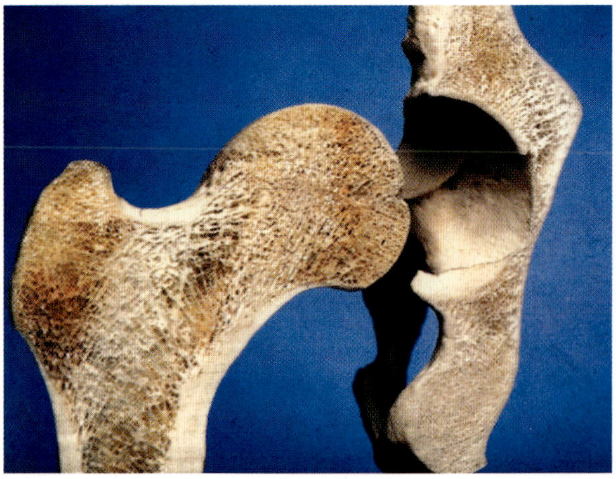

图 17-2 股骨中的骨小梁通过抵抗功能状态下受到的应力轨迹而改建

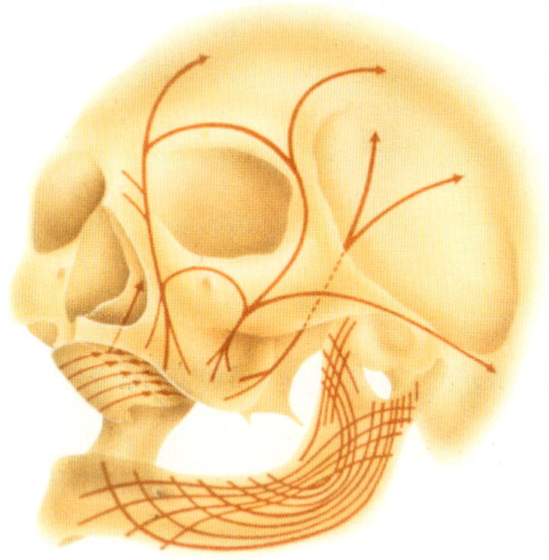

图 17-3 上颌骨是作用力发散单位，下颌骨是作用力吸收单位

生物力学造成的骨结构的改变在颌骨上也已被发现。MacMillan 和 Parfitt 都已经报道过颌骨上牙槽骨内骨小梁的结构特征和变化 [43, 44]。上颌和下颌有着不同的生物力学功能（图 17-3）。作为一个独立的结构，下颌骨被设计为一个应力吸收的单位。因此，当牙齿存在时，外部的骨皮质会越来越密、越来越厚，骨小梁会更加粗糙（图 17-4）。另一方面，上颌是一个应力分散的单位，施加到上颌骨的压力会被颧弓和腭部转移，从而远离脑部和眼眶，结果就是上颌的牙齿周围有着薄的骨皮质和纤细的骨小梁（图 17-5）。

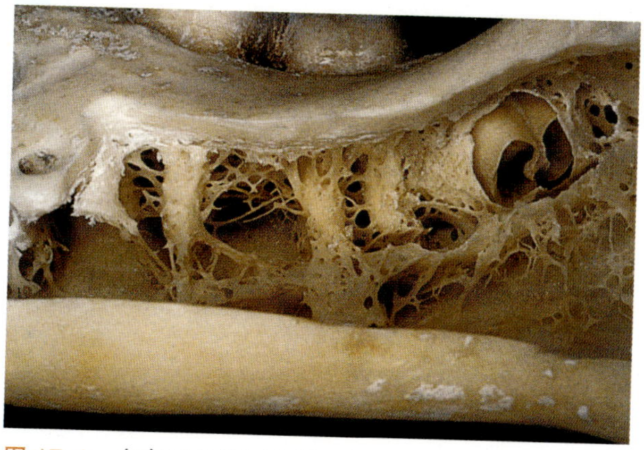

图 17-4 在有牙齿的下颌骨，较粗的骨小梁周围有致密多孔的骨皮质板

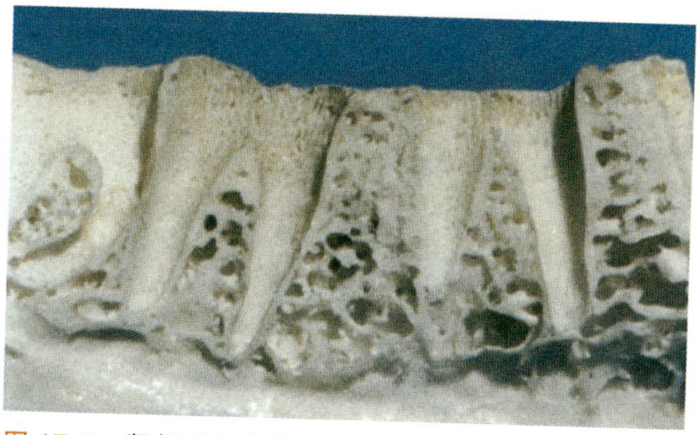

图 17-6 紧邻牙齿的骨是线性骨皮质，通常在靠近嵴顶处更为致密，在根尖部位致密程度最小

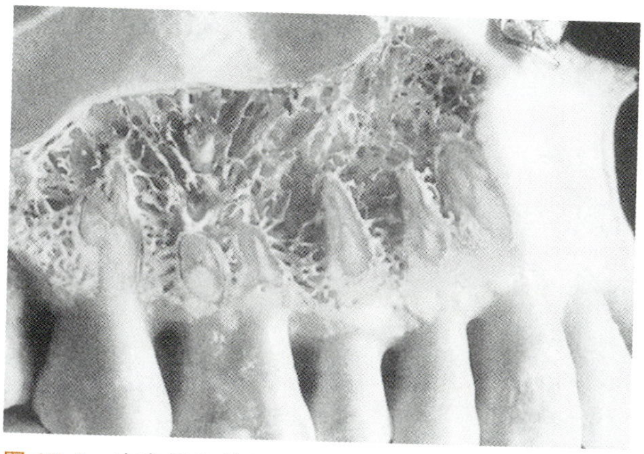

图 17-5 在有牙齿的上颌骨，多孔的骨皮质板更薄，骨小梁较细

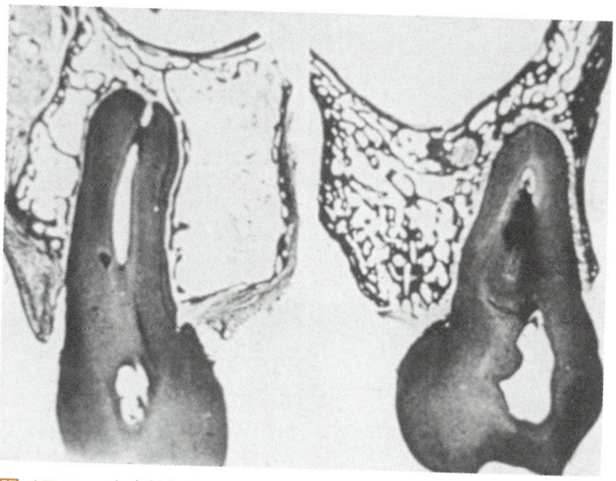

图 17-7 左侧的磨牙对颌牙齿缺失，没有咬合功能。右侧的牙齿与天然牙相对。牙槽骨改建的密度反映了牙齿的功能[48]

Neufeld 发现牙齿周围的骨密度最高（筛状骨板），牙齿周围牙槽嵴处的骨比根尖区域要更加致密（图 17-6）。和正畸治疗相关的牙槽骨吸收也解释了牙槽改建过程的生物力学敏感性[46, 47]。Orban 证实了跟与对侧有咬合接触的牙齿相比，没有咬合接触的磨牙周围的骨小梁更少[48]（图 17-7）。

在牙缺失后颌骨上的骨密度也会减小。这种缺失主要相关因素包括：无牙颌区域缺牙和不当负荷的时间长短、最初的骨密度、下颌的弯曲和扭转，以及牙齿缺失前后的副功能运动[49–51]。总之，牙齿缺失后骨密度变化在上颌骨后部最大，在下颌骨前部最小。

Misch 骨密度分类

致密或多孔的骨皮质存在于骨的外表面，包括无牙颌牙槽嵴顶。粗细结合的骨小梁存在于外层骨皮质壳内，偶尔存在于无牙颌剩余牙槽嵴的嵴顶表面。这 4 种骨的大体结构从最不致密到最致密排列，这最早被 Frost 和 Roberts 提出：致密的骨皮质，多孔的骨皮质，粗骨小梁和细骨小梁[34, 52]（图 17-8）。综合而言，这 4 类渐增宏观密度构成了 Misch 提出的建立在上、下颌无牙颌区域的 4 种骨类型（D1、D2、D3、D4）[13]（图 17-9）。不同骨皮质密度的区域性分布要比高度变化的骨小梁更加具有一致性。

D1 型骨主要是致密的骨皮质。D2 型骨包括由致密到多孔的嵴顶骨皮质和种植体位点的侧面骨皮质。在这层骨皮质外壳下层的是粗纹理骨小梁（图 17-10）。D3 型骨在牙槽嵴顶处、表面以及舌侧区域由较薄的多孔骨皮质组成，细纹理的骨小梁处于种植体相邻区域（图 17-11）。D4 型骨几乎没有牙槽嵴顶骨皮质和多孔侧面骨皮质板。细纹理的骨小梁构成了几乎全部相邻种植体的骨质（图 17-12）。骨类型可以通过其所在的大体牙弓位置、手术中的触感或计算机 X 线影像评估来进行判断。

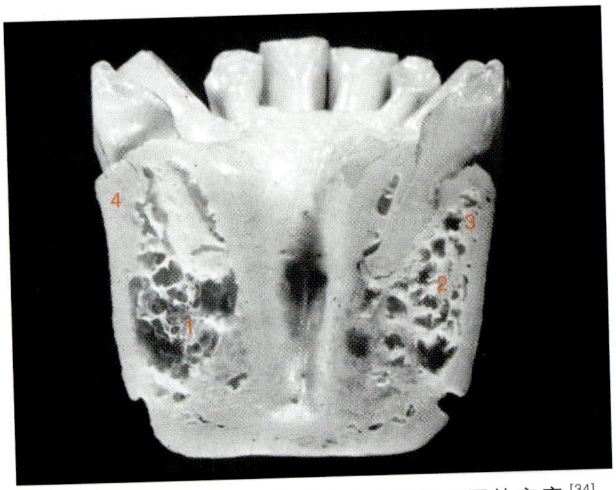

图 17-8 不同类型的骨有不同的形态和不同的密度[34]：1. 细骨小梁；2. 粗骨小梁；3. 多孔骨皮质；4. 致密骨皮质

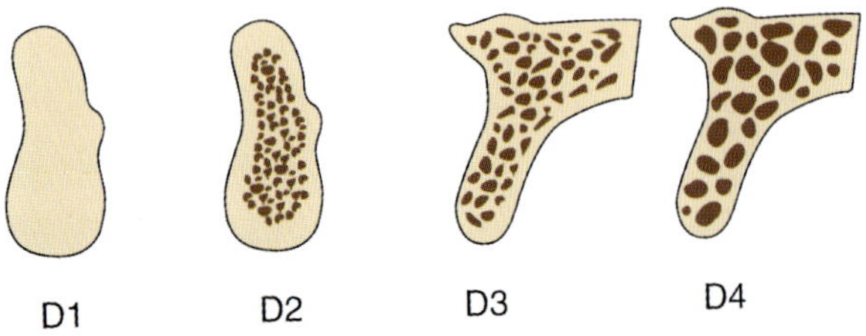

图 17-9 D1 型骨通常被发现于下前牙区。D2 型骨被发现于任意颌骨，但还是更常见于下颌骨。D3 型骨通常被发现于上颌和下颌后部区域。D4 型骨通常被发现于上颌后部

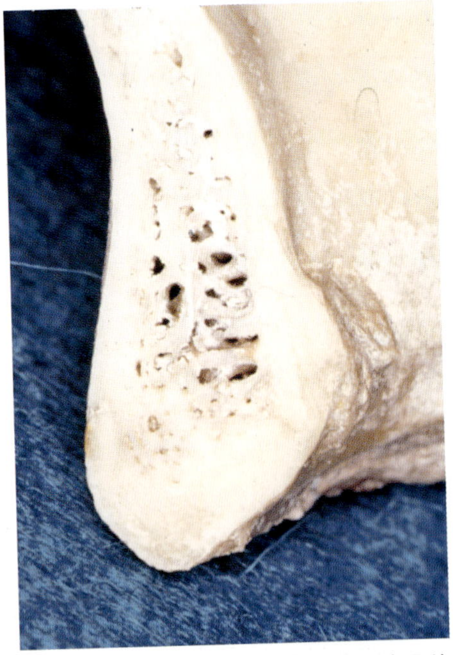

图 17-10 一个 D2 型骨质的下颌前部，嵴顶处是粗糙多孔的骨皮质，种植位点周围是较粗的骨小梁

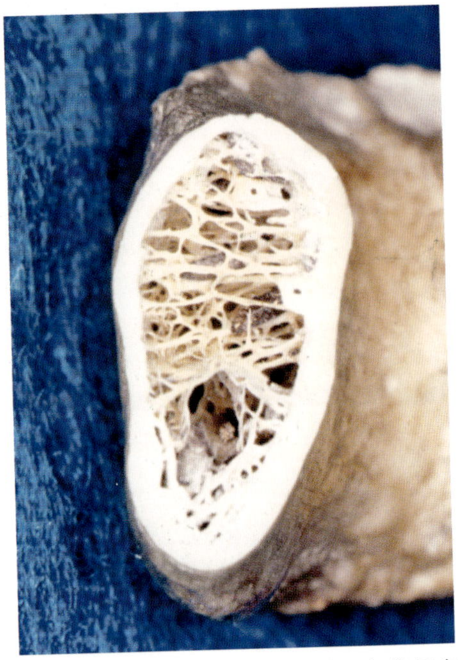

图 17-11 D3 型骨质的下颌后部，嵴顶部位是多孔的骨皮质，种植位点处是较细的骨小梁

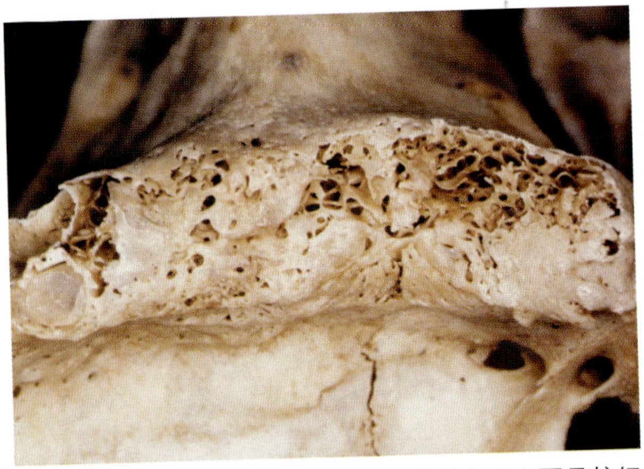

图 17-12 D4 型骨质的上颌后部，种植位点主要是较细的骨小梁

基于骨密度进行种植治疗的科学原理

许多学者已经得出了体外实验的数据，确定了弹性模量、结构密度和骨最大强度与相对骨密度之间的直接关系。

骨强度和密度

骨密度和骨发生裂纹前的强度直接相关[53]。骨密度的判断最初依赖于临床印象，现在可完全和 CT 扫描中获得的量化性客观数值以及骨强度测量值相关联。这些数值有助于防止在较差骨密度的特殊情况下出现治疗失败。Misch 等人根据 Misch 密

度分类法，给出了骨小梁的机械力学性能[54]。D1 型至 D4 型骨的骨强度可以相差 10 倍（图 17-13）。与 D3 型骨相比，D2 型骨的极限压缩强度要高出 47%~68%。换而言之，骨强度以 10 分制评分，D1 型为 9~10 分；D2 型骨为 7~8 分；D3 型骨强度不及 D2 型的一半，骨强度评分只有 3~4 分；D4 型骨只有 1~2 分，只有 D1 型骨的 1/10（框图 17-2）。

应当注意，骨强度的研究是在成熟的骨类型基础上进行的。种植手术后 4 个月有 60% 的骨发生矿化，骨强度和矿化量相关联。因此，当骨密度为 D3 型或 D4 型时，有理由在种植体负荷前多等待一段时间。术后 3~4 个月的愈合时间对于 D1 型和 D2 型骨来说是足够的。术后 5~6 个月的愈合期有利于 D3 型或 D4 型骨。

弹性模量和密度

弹性模量是指在一定量应力作用下产生的应力变化（变化长度除以原始长度）。它与骨组织的表观密度直接相关[55]。材料的弹性模量是一个与材料的刚度相关的数值。骨组织的弹性模量要比钛更高。当较高的应力作用于种植修复体时，钛材料产生的应变（外形变化）低于骨组织。两种材料的这种差异会产生病理性负荷的微应变环境，造成种植体失败。当施加于种植体的应力最小时，钛和骨的微应变差别降到最低，并处于适应区范围，保留了界面处承重板层骨[56]。

Misch 等发现不同骨密度的人类颌骨的弹性模量是不同的[54]（图 17-14）。因此，当应力施加于 D1 型骨上的种植修复体时，钛和 D1 型骨界面会产生很小的微应变差异。当相同大小应力施加于 D4 型骨中种植体时，钛和 D4 型骨界面的微应变较大，有可能处于病理性过负荷区内（图 17-15）。因此，D4 型骨更有可能造成种植体松动和失败。这些结论与之前的研究相符，认为治疗计划阶段和早期负荷阶段需要进行骨质量的评估，这对长期预后很重要。

框图 17-2 不同密度的骨对应的强度（按 1~10 评分）

D1 型骨	9，10
D2 型骨	7，8
D3 型骨	3，4
D4 型骨	1，2

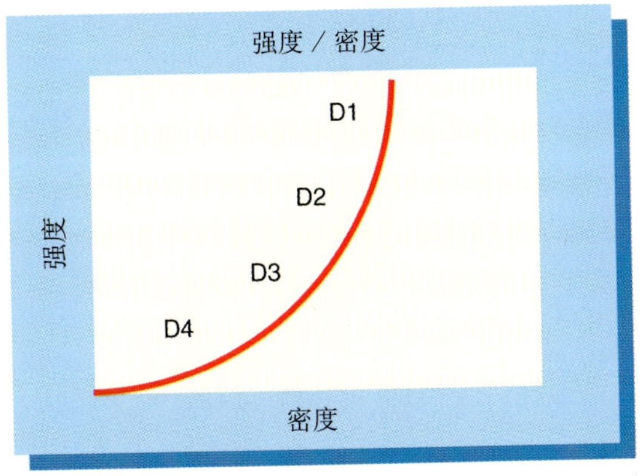

图 17-13 不同密度的骨有不同的强度。D1 型骨强度最高，D4 型骨强度最低

骨密度和种植体 - 骨接触百分比

最初的骨密度不但为种植体骨愈合期间提供机械固位，而且在愈合后允许应力从修复体到种植体 - 骨界面分布和传递。应力的机械分布主要发生于与种植体接触的骨组织。开放的骨髓腔或无序纤维组织区域都不能容许可控作用力的消散或产生局部骨细胞的微应变环境。因为应变等于作用力除以作用面积，所以在其他因素不变的情况下，骨与种植体接触面越小，总体应变越大。因此，种植体 - 骨接触百分比可能影响界面的应力和应变的值。

Misch 在 1990 年就提出骨密度会影响与种植体表面接触的骨量，这种影响不仅存在于第一阶段手术期，而且存在于二期暴露和早期修复体负荷阶段[13]。种植体 - 骨接触（BIC）百分比在骨皮质中明显高于骨松质。非常致密的 D1 型骨使得骨内种植体与骨接触最多，BIC 近乎 85% 以上（图 17-16）。D2 型骨在早期愈合后，通常会达到 65% ~75% 的 BIC。D3 型骨在早期愈合后，BIC 只有 40%~50%（图 17-17）。D4 型上颌骨后部的骨小

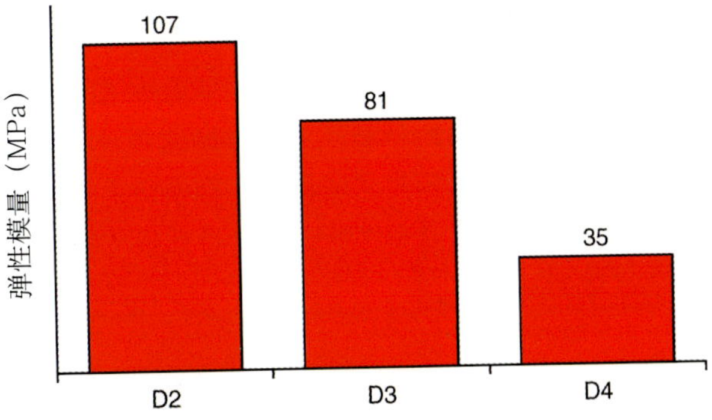

图 17-14 每种骨密度的骨小梁，弹性模量不同。D2 型骨质的骨小梁比 D4 型的骨小梁更硬

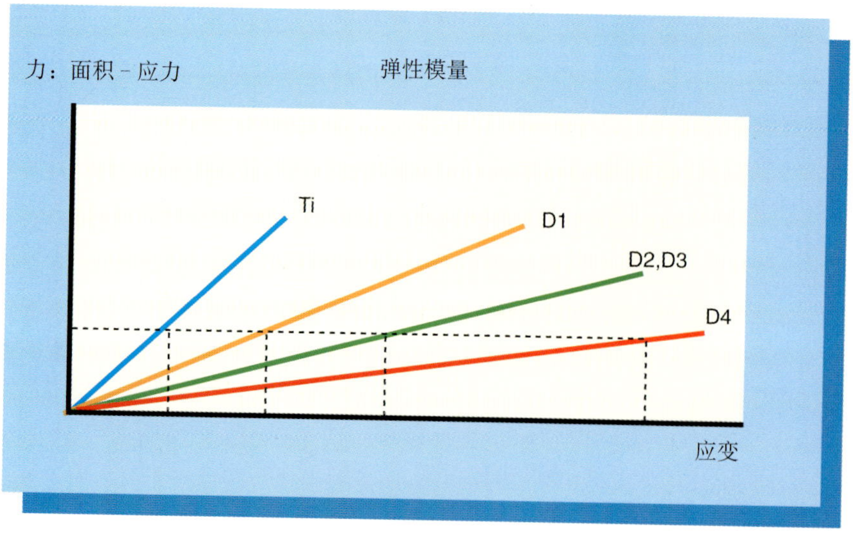

图 17-15　对每种骨密度来说，钛相较于骨的生物力学不匹配性也是不同的。D1 型骨，差异最小；D4 类骨，差异最大

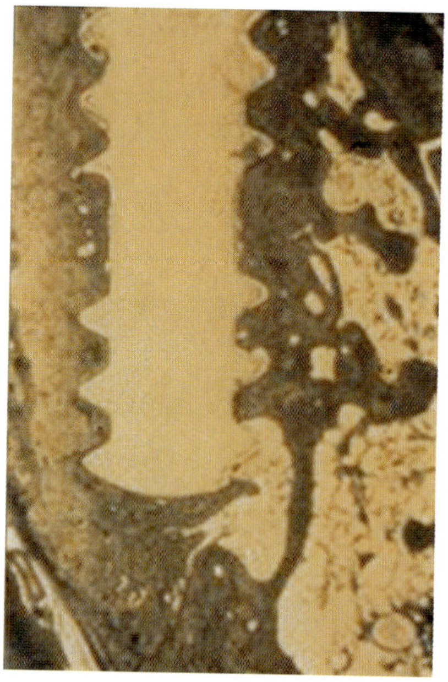

图 17-16　D1 型骨的种植体 - 骨接触率最高

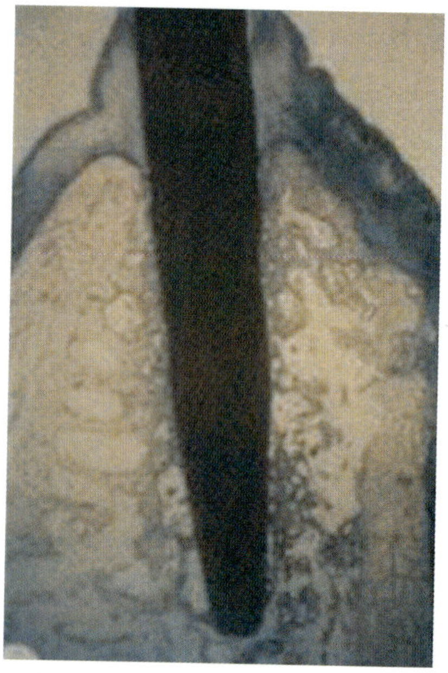

图 17-17　愈合后 D2 型骨的种植体 - 骨接触率通常是 65%~75%

梁很稀疏，这样导致与种植体体部接触面较小。对于机械加工表面的种植体，其 BIC 不足 30%，与种植体设计和表面处理密切相关（图 17-18）。

因此，在松软骨中需要较多的种植体表面积以获得与致密骨类似的种植体 - 骨接触面[6]。所以和骨密度较低的上颌后部区域相比，种植体的数量和大小、种植体设计或渐进性负荷对骨质致密的下颌前部区域影响较小。

骨密度和应力传导

负荷后牙槽嵴顶骨的丧失可能由于种植体 - 骨界面的过度应力而发生[32, 33, 57]。学者们已经观察到不同骨密度中的种植体在相似的负荷环境下发生了一定范围内的骨丧失。Manz 研究发现二期暴露之后，负荷了 6 个月的种植体周围中央骨丧失的发生和骨密度直接相关联。在这 6 个月的时间里，D1 型骨丧失的边缘骨最少，而 D4 型骨丧失得最多[58]。Misch 和 Bidez 在 1990 年就指出，可以通过有限元分析每种骨密度在不同骨量下的骨内应力线来部分解释这种现象[59]。

早期种植体的失败可能和不同骨密度间的应力传递差异相关。Misch 和 Bidez 利用三维有限元应力分析方法研究了 A 类骨、B 类骨和 C-w 类骨患者[59]。每一种骨量的力学模型包含的骨皮质和骨松

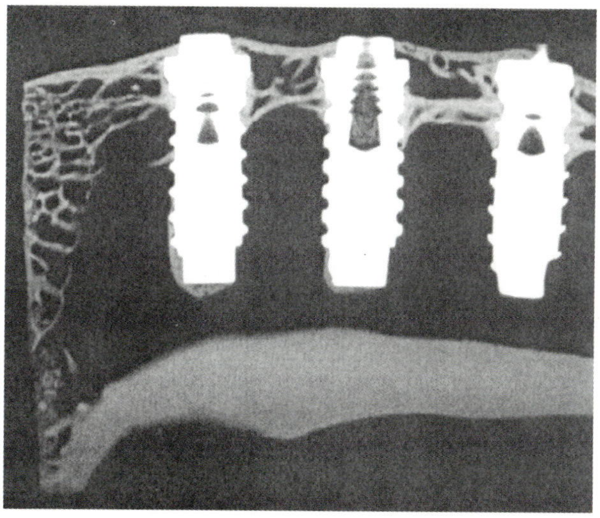

图 17-18　初期愈合后 D4 型骨的种植体 - 骨接触率小于 30%

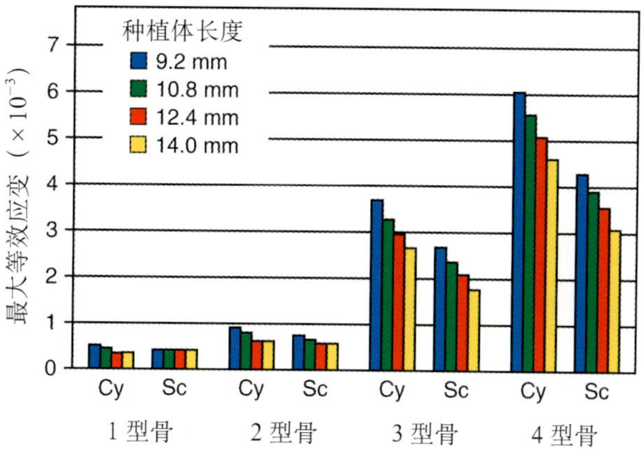

图 17-19　骨密度影响种植体周围的应变情况。不论是何种种植体长度，3 型和 4 型骨的应变是 1 型或 2 型骨的 4~6 倍[62]。Cy：柱状种植体设计；EQV：等效；Sc：螺纹种植体设计

质，分别对应于 D1（100%），D2（75%），D3（50%）和 D4（25%）这 4 类骨密度中的骨皮质和骨松质的材料特性。他们发现骨质的强度和密度之间存在着相关性。在所有的 D4 型骨模型中的临床失败都可通过数学计算预见，D3 型骨模型中有 2 例预见到了失败，这取决于骨量。

其他研究利用有限元分析模型，评估了不同种植体设计和骨质量时的种植体周围骨应力 - 应变分布[60, 61]。比如，Tada 等人测量了不同骨质下不同长度种植体周围的三维改变[62]（图 17-19）。D3 型和 D4 型骨的种植体周围应变是其他类骨的 4~6 倍，其中最短的种植体周围应变最大。

由于骨密度和弹性模量、种植体 - 骨接触百分比相关联，所以当负荷加于种植体后，每种骨密度的骨内应力线都不同[63]。在 D1 型骨中，最高的应变集中于种植体嵴顶周围，且此区域内数值较低。同样的负荷加载于 D2 型骨时，嵴顶应变轻度增高，且应力强度进一步沿着种植体朝向根尖部延伸。D4 型骨出现最高的嵴顶应变，种植体上应力数值沿着种植体根尖部延伸最远。

因此，与失败相关的牙科文献、骨重建的骨科手术文献、颌骨生物力学的文献和有限元分析都表明松软骨质会有更高的种植体失败风险[64]。由于弹性模量、种植体 - 骨接触率、不同骨密度的种植体周围应变区以及与密度相关联的骨强度不同，所以即使修复体负荷数值接近，基于骨密度不同，仍然会在种植体 - 骨界面出现如下 3 种情况：①在可适应区域内的生理性骨负荷，没有出现边缘性骨丧失；②骨负荷处于轻度过负荷到病理性过负荷间，出现嵴顶骨丧失；③广泛的病理性过负荷，出现种植体失败。因此，为了在每个种植修复中都获得相似的临床效果，要么消除、减小患者相关的各种因素，要么在治疗计划中就应当予以考虑。

相对于骨密度而言，由于许多因素不能被消除，故治疗计划（包括种植体数量、大小和设计）应当进行相应的调整。针对最松软骨质的渐进性骨负荷也增加了骨密度以及和它相关的强度力学因素、弹性模量、种植体 - 骨接触率和应力传递。

渐进性骨负荷的原理

骨生理

人体内的骨皮质和骨松质通过塑型和改建的方式一直发生着变化[65]。塑型发生在骨形成和吸收的独立位点，能够导致骨外形或大小的变化。改建是骨吸收和骨形成在同一位点发生的一种过程，能够替换原有的骨组织，主要形成骨组织内部的更新，这些位点包括牙齿缺失区或紧邻骨内种植体的区域。这种适应现象已被证实与宿主骨内生物应力和应变环境的交替变化有密切联系[66]。

骨组织会根据激素和生物力学规律做出反应[67]。然而，即便是钙需求量很大时（这是激素调控的主要目的），仍然可以通过功能性负荷来与之抗衡并保存住骨块[68]。大部分的女性都意识到在绝经后激素发生改变，患骨质疏松症的风险会随之增加，但是骨丧失（或增加）更多情况下是被生物力

学因素而不是激素所控制。当动物体内血钙水平低至可能导致死亡的程度时，对它的四肢进行训练，骨组织就会从血液中摄取钙来增加自身强度，最终导致该动物的死亡。换而言之，对骨组织所进行的生物力学刺激可以引起以牺牲个体生命为代价的细胞活动[69]。

应力是作用力值除以其作用的功能面积；应变指物体长度变化除以原始长度。加载于骨组织的应力值越大，骨组织的应变越大[70]。骨组织的最初塑型和改建部分或全部受周围环境中应变力的控制。总之，牙槽骨密度的变化是微应变引起的机械形变的结果。机械力学造成的牙槽骨形变甚至和骨板的厚度有关。

临床研究证实，当天然牙有副功能运动时，骨松质数量和骨皮质厚度会增加。医生可以在拔牙时发现这些骨密度的改变。当患牙功能严重异常时，在拔牙过程中，往往会由于周围包绕的骨组织强度比牙齿更高而发生折裂。如果是拔一颗失去对颌牙齿的上颌第二磨牙，则会因为骨组织极其松软造成整个骨结节和周围的骨折片、牙齿及其周围附着的骨组织被一同拔除。

Frost 提出骨量的形成是通过运用机械力学锻炼骨骼后的直接结果[52, 71-73]。他提出了一种机械力学适应性变化的分类表，描述了当骨组织承受轻微负荷、生理性负荷、过负荷和病理性负荷时微应变的范围。他的研究表明，骨皮质受到相应的应力作用后骨量增加。骨皮质量的增加和该区域骨组织受到的应变相关（图 17-20）。这些分类还可以被用来描述颌骨内紧邻口腔种植体的骨小梁反应[56, 74, 75]。

骨组织所受到的实际应变力会启动一系列的反应活动，最终产生生物学效应。Cowin 和 Hegedus 提出了骨组织中细胞感知力学负荷的潜在机制[76, 77]。他们认为细胞水平的应变几乎是组织水平应变大小的 10 倍。提出的细胞学机制内容包括细胞膜的变形、细胞内反应和细胞外反应。

骨细胞和细胞外基质构成了应变 - 感知群，并且都在界面处扮演了重要的调节角色。一篇关于体内体外实验的回顾性综述表明，动态、周期性循环的骨负荷对于激起骨细胞群的代谢变化来说有重要意义[78-84]。骨组织受到的应变变化率越大，骨形成就越多[85]。应变作用对于骨组织的影响不仅取决于施加负荷的速度，而且取决于负荷的大小和持续时间。

换而言之，口腔种植体修复后的负荷改变了骨细胞的数量和密度。周期性负荷对于激起骨细胞群显著的代谢变化来说是必不可少的。较小的多次周期性负荷能够和较大的有限次周期性负荷引起相同的合成代谢效果[80]。因此，当种植体承受合理的负荷时，可引起骨密度的增加。

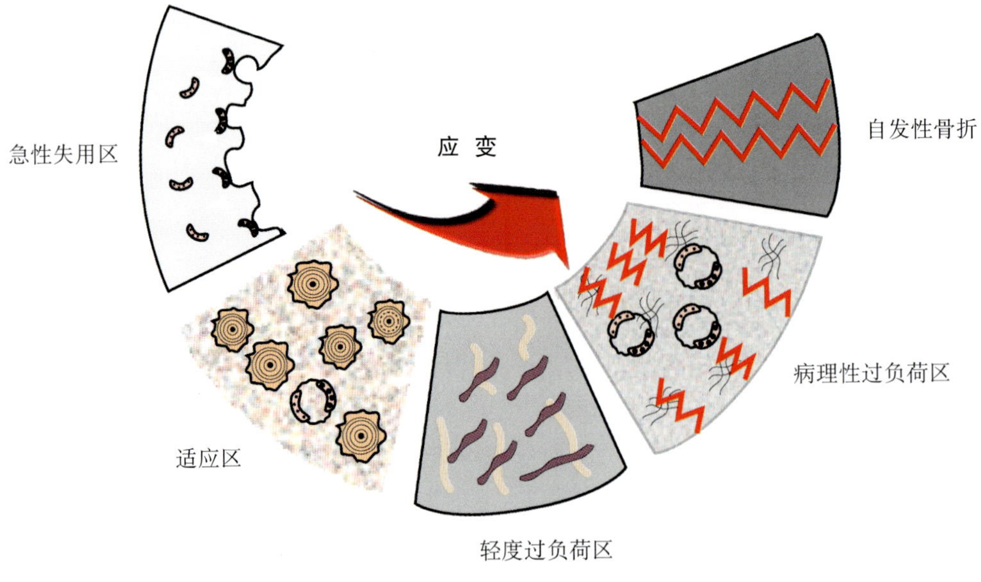

图 17-20 施加在骨组织上的微应变情况决定了细胞活动。理想的负荷区是在可适应负荷区内，病理性过负荷会导致骨吸收

支持渐进性骨负荷的临床研究

生物力学环境对新的种植体 - 骨结合界面处的成骨的质量和构成有着错综复杂的影响。在负荷的过程中，骨组织表现为一个有组成和建筑构架的组织和生物系统[86]。种植体的功能性负荷带来了其他生物力学效应，极大地影响了种植体 - 骨结合界面处的成熟。通过数字减影图像分析和交互式的图像分析系统对稳固的种植体进行的计算机辅助评估发现，在种植体植入后的 6 个月到 4 年内，种植体周围的骨质结构密度有所增加[87, 88]。种植体周骨组织聚集主要发生在种植体负荷 2 年以后（图 17-21）。骨密度的增加主要反映了局部应力因素的情况，无牙颌颌骨中骨密度的增加主要通过在骨内植入种植体改变颌骨应变状况得以实现[89]。持续负荷的种植体能够在骨组织内保持稳定，是由于在挤压状态下新骨的形成以及骨小梁对线性应力做出的适应性改变[89]。

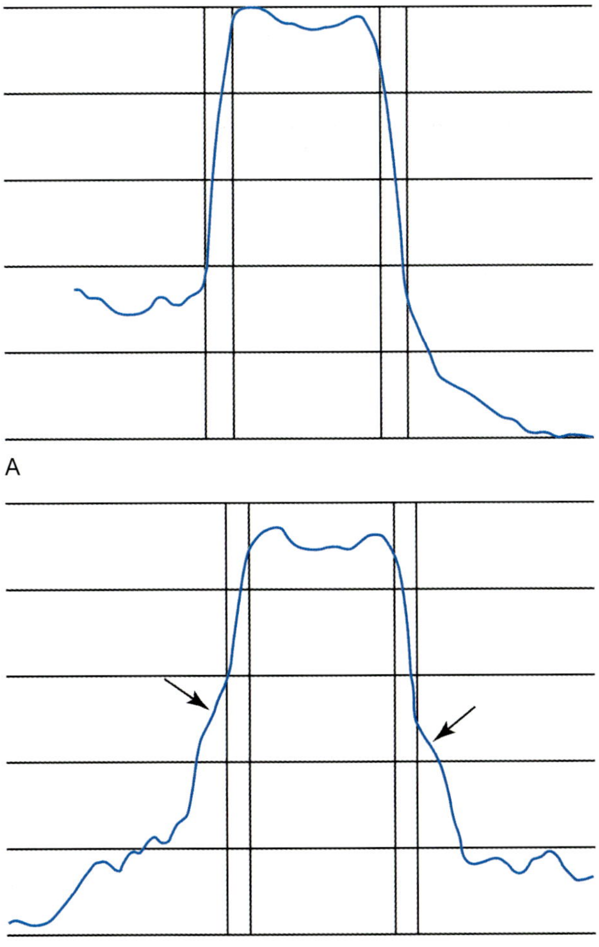

图 17-21　A. 初期愈合后的种植体界面比手术那天的界面要脆弱，因为种植体周围主要是编织骨；B. 负荷以后，种植体 - 骨结合界面比最初的骨组织强度更高，因为骨组织发生了和局部应变相关的骨改建[87]

由于骨组织会对生理学应力做出反应，所以修复过程中的渐进性负荷会刺激骨密度的增加。Pierazzini 等人通过动物实验已经证实，渐进性负荷的种植体周围骨小梁会变得更加致密[90]。Piattelli 等人在以猴子为研究对象的动物实验中进行了负荷和非负荷情况下的单颗非埋植式种植体周骨组织反应变化的组织学和组织形态学分析[91]。发现 6 颗种植体中，有 3 颗种植体 - 骨界面处存在负荷，有 3 颗未进行负荷，15 个月后进行种植体 - 骨界面的相关评价。结果和未负荷的种植体相比，存在负荷的种植体周围区域骨皮质板更厚（图 17-22）。骨密度和骨量的增加主要发生在负荷种植体周围的嵴顶区域。引起负荷环境改变的种植体可以引导骨小梁在骨髓腔内的生长和重新排列[92, 93]。

作者使用 Periotest 动度仪对 250 颗种植体进行了超过 2 年时间的检测，从而对渐进性负荷指南的临床应用效果做出评价[94]。这个仪器评价了与动度直接相关种植体、修复体和牙的减震效应。Periotest 值的范围在 −8～+99。Periotest 值在 −8～+9 范围都可以表示没有出现临床动度。在二期手术时，D1 型骨内种植体的 Periotest 度数在 −8～−3 范围内，大多数情况下在 −7～−5 范围内。D2 型骨内种植体的 Periotest 值在 −5～0 这一范围内，大多数情况下度数是 −4～−2。D3 型骨内种植体的 Periotest 值被检测记录在 −3～+1 范围内，且 Periotest 值最常见为 −1。D4 型骨内的种植体，其 Periotest 值为 −2～+6，最常见的度数大多在 0～+2 之间。一般来说，第一次暴露时种植体的读数往往是一个更倾向于正数的值，随着时间的延长，这个数值会更加倾向于负数。几乎所有的种植体在行使了 1 年功能以后，其 Periotest 值会更加倾向于负数。在种植体行使功能的第一年以后，Periotest 值在接下来的几年内会保持在一个相似的水平。

D1 型骨内的种植体在渐进性负荷以后，尽管其 Periotest 值通常是 −7 分，但是没有统计学意义上的改善。D2 型骨内种植体的 Periotest 值平均会减少 1 分。D3 型骨内种植体在渐进性负荷后，其 Periotest 值会比 D2 型骨内种植体减少得要稍微多一些。最大的数值变化发生在 D4 型骨中。在种植体渐进性负荷以后，D4 型骨内的 Periotest 值会平均减少将近四个单位，最终会和 D2 或 D3 型骨内许多种植体的 Periotest 值相接近。因此，骨密度越差（D3 和 D4 型骨），种植体 Periotest 值（一个和种植体周围骨动度、骨密度相关联的数值）的减小越明显。随着负荷时间的增加，Periotest 值会减小，但这和骨密度的增加之间并没有明确的线性关系。

Rotter 等人将渐进性负荷的计划同延长愈合期进行了比较[95]。该研究包括共 8 名患者接受了来自不同厂家 26 颗种植体的修复治疗。其中有 15 颗种植体使用渐进性负荷的方案，还有 11 颗种植体用牙龈成型器覆盖直到修复前才暴露。研究者们计算了从二期手术到最终修复完成的这段时间内这 26 颗种植体 Periotest 值的变化情况（表 17-4）。非负荷组（但是延长了愈合时间）的 Periotest 平均变化值是 0.27，渐进性负荷组的 Periotest 平均变化值是 1.51。D2 型骨内渐进性负荷种植体的 Periotest 值减少了 1 分，D3 型骨内渐进性负荷种植体的 Periotest 值减少了 2 分，愈合期更长的种植体的 Periotest 值减少了 0.3 分。无论是何种种植体设计、涂层或长度，渐进性骨负荷都减小了 Periotest 值的读数（表 17-4）。因此，在最终修复前延长一段时间确实是有意义的，但是最重要的还是要在延长的愈合期内使种植体 - 骨结合界面逐渐增加负荷。

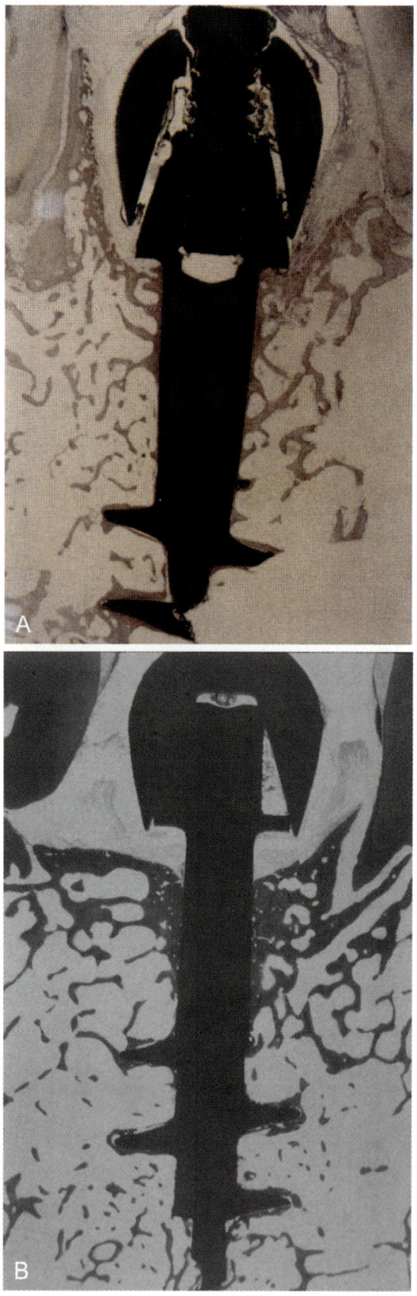

图 17-22　A. 初期愈合后的种植体周围有较细的骨小梁与之接触；B. 负荷以后，骨密度会有所增加，尤其是在嵴顶骨的区域[91]

表 17-3　渐进性骨负荷过程中 Periotese 值的变化

	Periotest 值		种植体百分比
D1 型骨内种植体			
无负荷阶段	−8～−3	−8	20
		−7～−5	60
		−4～−3	20
渐进性负荷后	8～−4		
平均 PTV 减小值	<1		
D2 型骨内种植体	−5～0	−5	14
无负荷阶段		−4～−2	65
		−1～0	21
渐进性负荷以后	−8～0		
平均 PTV 减小值	1		
D3 型骨内种植体			
无负荷阶段	−3～+1	−3～−2	15.5
		−2～−1	26.5
		−1～0	51.5
		0～+1	6.5
渐进性负荷后	−5～0		
平均 PTV 减小值	2		
D4 型骨内种植体			
无负荷阶段	−2～+6	−2～0	30
		0～+1	42
		+2～+6	28
渐进性负荷后	−4～+2		
平均 PTV 减小值	4		

PTV：Periotest 值

表 17-4　渐进性负荷与延长愈合期

骨类型	初始 Periotest	数值	变化值
渐进性负荷			
	D2	−3.15	−0.95
	D3	−0.45	−1.99
非渐进性负荷			
	D2	−2.71	−0.25
	D3	−0.83	−0.33

引自：Rotter 等人[95]

Appleton 等人研究了种植体周骨组织对渐进性骨负荷的反应性变化[96]。为了探究在上颌单颗前磨牙种植冠上施加渐进性骨负荷的效果，设计一项临床随机对照研究。在前期研究中，共 10 名患者接受了 13 颗羟磷灰石涂层的柱状种植体的植入。对照组在潜入式愈合后的 6 个月进行了金属烤瓷冠的修复。实验组采用丙烯酸塑料临时冠进行渐进性负荷。渐进性负荷以 2 个月为 1 个周期，共 3 个周期，每个周期通过调整丙烯酸来逐渐增加咬合。用数字图像分析和数字减影测量嵴顶骨丧失和种植体周围骨密度（图 17-23）。渐进性骨负荷种植体的平均嵴顶骨丧失在 2 个月时为 0.13 mm ± 0.05 mm，在 4 个月时为 0.18 mm ± 0.10 mm，在 6 个月时为 0.24 mm ± 0.12 mm，在 12 个月时为 0.32 mm ± 0.16 mm。对照组在 2 个月时为 0.31 mm ± 0.08 mm，在 4 个月时为 0.35 mm ± 0.13 mm，在 6 个月时为 0.41 mm ± 0.22 mm，在 12 个月时为 0.47 mm ± 0.47 mm。

换言之，在这个试验性研究的第一年内，渐进性骨负荷种植体在骨负荷的 4 个阶段发生骨丧失的量都要更少一些。这项研究发现通过对种植体进行渐进性骨负荷可以减少嵴顶骨丧失。这项研究证实了 Manz 之前的研究，即骨密度和负荷后最初 6 个月内的骨丧失存在直接关联性[58]（图 17-24）。

渐进性骨负荷计划的实施对于较低密度骨而言更加重要，因为它们比那些骨皮质充足的骨脆弱很多。副功能运动、悬臂梁的存在以及导致应力过大的因素都可以增加作用在修复体上的力及其剪切分力，并能够造成种植体周围的病变区发生骨组织微折裂或微应变[97–99]。渐进性骨负荷的目的是为了增加骨密度，减小种植体 - 骨整合失败的风险和减少嵴顶骨丧失。

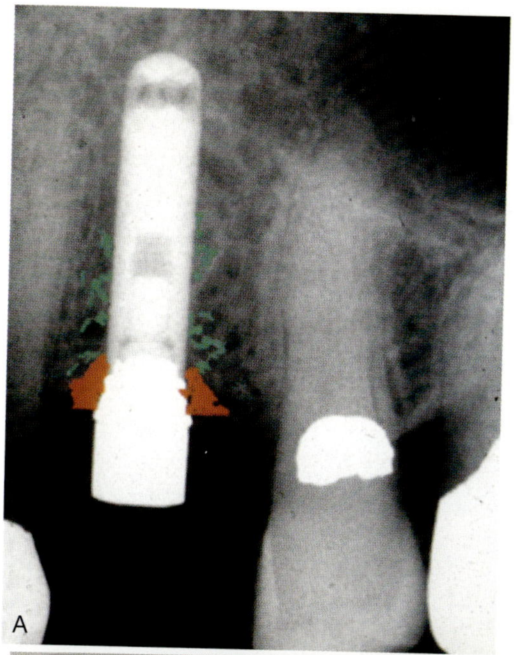

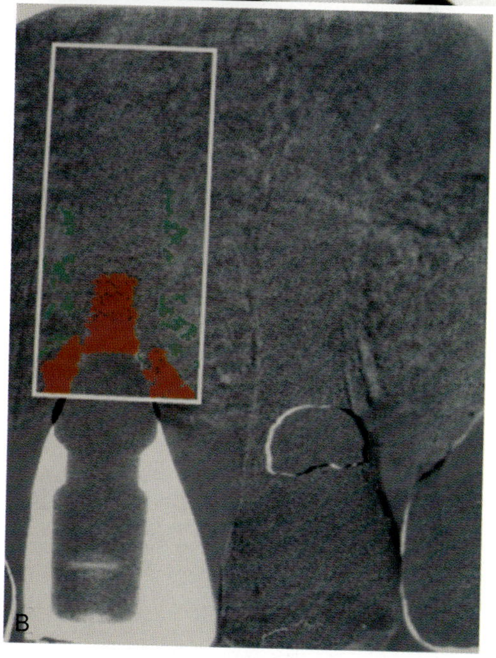

图 17-23　A. 上颌第一前磨牙位点种植体的伪彩色增强数字减影图像。绿色代表骨密度增加，红色代表骨丧失[91]。B. 和对照组相比，渐进性骨负荷组内的种植体嵴顶骨丧失更少[96]

渐进性负荷的治疗计划

种植体数量、位点和大小都很合适，几乎不存在悬臂梁的全牙弓修复很少有使用渐进性负荷的必要，除非其骨密度很低。全牙弓理想的生物力学条件下甚至可以进行即刻负荷[100]。但是，种植体的数量越少或者骨质越松软，就越推荐使用渐进性负荷。

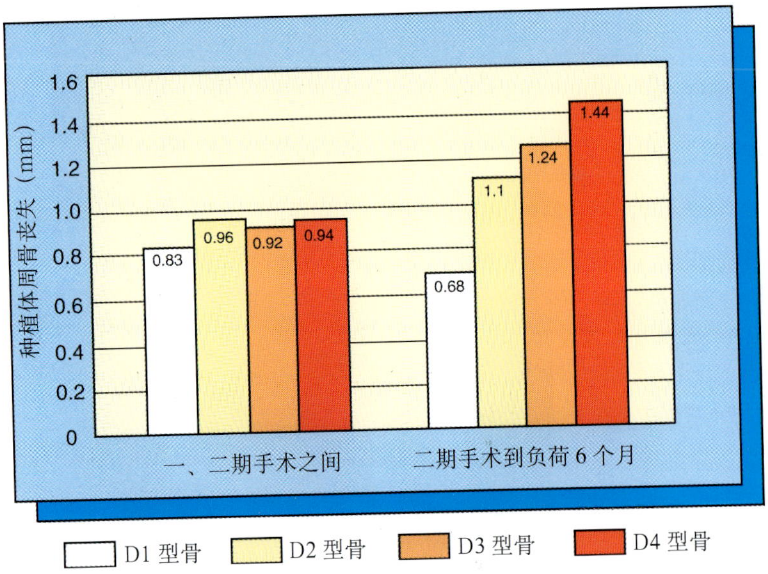

图 17-24 D1 型骨（白色）、D2 型骨（黄色）、D3 型骨（橙色）和 D4 型骨（红色）内种植体间的骨丧失差异。从二期手术到负荷后的最初 6 个月，骨丧失情况和骨密度直接相关联[58]

悬臂梁、患者自身咬合力因素和种植体的位点可能会增加口腔种植过程中的风险。即使种植体的位点和数量都令人满意，较差的骨密度仍然会对种植成功造成威胁。此外，嵴顶骨丧失有可能会随着渐进性负荷而减少。

渐进性负荷的理念是让骨组织不断适应逐渐增加的生物力学应力。因此，比起让种植体－骨界面即刻负荷，这种随时间缓慢增加应力的方法更为有益。渐进性负荷采用粘接固位的联冠修复。因为螺丝固位的联冠修复体无法达到完全被动就位，且施加在螺丝上的扭力比殆力更大，故传统的螺丝固位修复体不能通过渐进性负荷来逐渐增加骨组织负荷。

一般而言，风险因素越高，就越推荐使用渐进性负荷。渐进性负荷的原理在粘接固位修复体中被展现得最好，它最不适用于螺丝固位的杆卡支持式的下颌可摘义齿（可摘义齿第 5 型，RF-5）。此外，渐进性负荷于 RP-4 或者 RP-5 的螺丝固位杆卡式上部结构是很困难的，因为这个过渡修复体在修复过程中通常处于可摘除的状态。此外，大部分为了固位杆或修复体而施加于螺丝和种植体上的力导致上部结构非被动就位。因此，螺丝固位的修复体不能使用渐进性负荷计划。

当应力比较大或者骨质比较松软时，建议延长第一阶段和第二阶段之间的愈合时间。在基台螺丝的负荷传递到种植体体部之前，这段时间可以让更多骨组织矿化并使种植体周围形成更加成熟的骨板界面。

渐进性负荷计划中有 6 种不同的方法，用来逐渐负荷骨组织或增加种植体周围的骨密度（框图 17-3）。这些骨组织的变化可以帮助医生来评估渐进性负荷的进展过程。

框图 17-3 渐进性负荷的影响因素

- 时间间隔
- 饮食
- 咬合材料
- 咬合接触
- 修复设计

时 间

初期愈合

与种植体接触的骨的组织学类型变化各异，会影响骨组织在生理范围内可以承受的应力值。对种植修复体而言，板层骨是理想的骨组织状态骨[100]。板层骨是高度组织化的，但是在种植手术造成创伤以后，需要 1 年左右的时间才能完全矿化[34]。编织骨是种植体界面周围最快最先形成的骨组织类型；但是，只有部分编织骨可以发生矿化，并且呈现出不规则的组织学结构，因此不太能够承受过大的应力。在第 16 周时，种植体周围只有 70% 的骨组织发生了矿化，并且仍然以编织骨为主要组织成分。计算机辅助的 X 线影像密度计量研究证明，在种植体植入手术过后的最初几个月内，种植体－骨结合界面面积减小[88]。骨组织矿化的比例和种植体周围支持骨组织的类型决定了种植体－骨界面所承受的负荷是否在其可接受的生理范围内。

据报道，种植体 - 骨结合率和骨密度、愈合时间都有关联。比如在 Carret 等人的研究中，下颌骨的种植体 - 骨接触率比上颌骨要大（下颌骨骨质通常更加致密）[101]。此外，颌骨内第 6 个月时的种植体 - 骨接触率要大于第 3 个月。在术后第 3 个月和第 6 个月之间这段时间内，上、下颌骨的种植体 - 骨接触率都会增加，增加范围为 7%~9%[101]（图 17-25）。因此，种植体负荷之前的这段愈合时间和骨密度是相关联的，因为要伴随更长的一段时间后才有可能出现骨强度和种植体 - 骨接触率的增加。所以，D1、D2 型骨需要 3~4 个月的愈合时间，D3、D4 型骨需要 5~6 个月的愈合时间，相较于更短的愈合时间，这种计划可以减小种植体失败的风险。从外科植入手术到最终修复负荷之间的这段时间长短是可以根据不同骨密度而有所变化的。

宏观粗糙骨松质的愈合时间比致密骨皮质要短 50% 左右。尽管致密的骨皮质愈合更加缓慢，但是 D1 型骨强度最高且有更大的板层骨接触面积。从一期手术到二期手术之间，D1 型骨和 D2 型骨的愈合时间大致相似，都在 3~4 个月。由于 D3 型骨和 D4 型骨的种植体 - 骨接触面积更小且骨皮质量更少，所以需要更长的时间（分别为 5 个月和 6 个月）来让结合界面处骨组织成熟并让一些板层骨生长。当骨组织非常不成熟时，愈合时间可能要延长至 8 个月。

在上颌后牙区可以发现典型的 D4 型骨的种植体 - 骨结合界面，该界面呈现出的初期骨接触面积最小，且在嵴顶或根尖处几乎没有骨皮质的存在。种植手术在初期可能会激发该区域骨量的增加。比如，在股骨的开放骨髓腔内植入钛钉后，其周围可观察到骨组织的生长[102]。骨细胞初期活跃性的增加最有可能是由于外科手术的创伤和局部增生[103]。骨密度最差时最好延长初期愈合时间。

因此，在松软骨质中，建议延长初期愈合的时间并使用渐进性负荷计划。一般来说，D1 型骨在负荷之前需要 3 个月或者更长的时间，D2 型骨需要 4 个月或者更长的时间，D3 型骨需要 5 个月或者更长的初期愈合时间，D4 型骨则需要 6 个月或者更长的时间。

对 D1~D4 型骨质进行观察，发现非负荷种植体周围的宏观骨量和二期手术时种植体周围的微观骨类型在 D1~D4 不同骨质中的差别很大。但是，种植体进行负荷后，骨的密度和强度会随着时间而增加。

当患者部分或完全牙缺失，采取骨内种植体支持的粘接修复体进行咬合重建时，这个修复过程建议被分为 4 个阶段。根据初期手术中观察到的骨密度状况，这 4 个阶段中的每个时间段也都各不相同。此外，在每一个修复阶段，口腔医生要试着去逐渐增加种植体的负荷。

这 4 个修复阶段是：①基台的戴入、预备、终印模的制取和临时冠修复（主要是在美学区使用临时冠）；②金属基底试戴和新的咬合记录；③修复体初戴；④修复体的最终评价和口腔卫生宣教。

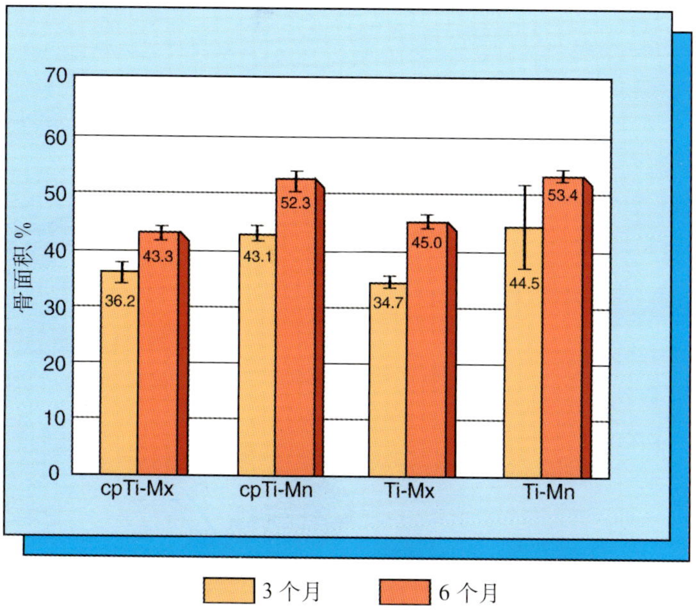

图 17-25　无论是上颌还是下颌，6 个月时的骨面积百分比都要大于 3 个月时的骨面积

在简单的修复案例中，修复复诊次数可能会被缩减到 3 次：①基台的选择、预备、终印模的制取、对颌印模的制取和闭口咬合记录；②修复体初戴；③最终评价阶段（同时伴有口腔宣教）。

D1 型骨的优势是在修复过程中的初期阶段，种植体周围可以获得最大量的板层骨接触。因此，通过在每个修复阶段之间间隔时间来实现种植体界面的渐进性负荷就不那么重要了，每次修复复诊之间的间隔时间可以缩减至 1 周。D2 型骨对生理范围内的负荷会做出积极的反应。在种植体渐进性负荷的过程中，4 个修复阶段之间每次要间隔至少 2 周。因此，整个治疗时间会超过 5.5 个月，包括术后愈合的最初 4 个月和修复阶段的 2 个月。

D3 型骨的每次修复复诊之间要间隔至少 3 周，整个治疗大概要 7 个月左右才能完成，其中包括 5 个月的初期愈合时间。在这期间内，种植体 - 骨接触率会增加，细编织骨小梁会逐渐成熟变成粗的板层骨小梁，矿化的骨组织量也会增多。相较于 D2 型骨或 D 类骨而言，渐进性骨负荷对 D3 型骨来说至关重要，因为 D3 型骨骨质脆弱并且初期种植体 - 骨接触更少。

在 D4 型骨中，渐进性负荷计划是最重要的。为了安全起见，修复各阶段的时序安排必须保守，每个阶段之间要间隔至少 4 周。因此，D4 型骨的全部治疗时间是 D1 和 D2 型骨的 2 倍，至少需要 9 个月（包括 6 个月的初期愈合时间）。延长的时间间隔可以让种植体界面处的板层骨有足够的时间生长和矿化成熟，还能够增加种植体表面和周围的骨小梁数量（表 17-5）。

当医生在同一个患者身上进行不同位点的种植手术时，骨质最差的区域决定了渐进性负荷的计划。因此，如果要在上颌前部和上颌后部同时进行修复，那么初期愈合时间和每次修复复诊的间隔长短将由上颌后部的骨质决定。

饮　食

为了防止在修复过程中的早期阶段发生种植体过度负荷，医生需要监控患者的饮食状况。在初期愈合阶段，医生要指导患者避免用术区进行咀嚼，尤其是当种植体在第一阶段植入时使用了暴露的愈合基台时。二期手术暴露之后，连接了基台的粘接固位种植体在负荷的过程中失败风险更大。从终印模制取到最终修复体初戴这段时间内，患者只能够食用软食，比如面条和鱼肉。咀嚼这类软食所需的咬合力大概是 10 psi。这种饮食方式不仅减小了种植体所受的咀嚼力，而且还降低了临时修复体或部分非粘接固位修复体折断的风险。以上这几种结果都会导致种植体过度负荷，致使不利的并发症产生。

在修复治疗阶段不能忽略饮食习惯的问题。大部分口腔医生已经观察到，如果在过渡性修复阶段忽略了饮食的种类，那么咀嚼较硬的食物可能会造成丙烯酸塑料暂冠的折裂和修复体脱落的频繁发生。

在最终修复体初戴之后，患者可以开始食用肉类食品，这大概需要 21 psi 的殆力。最终修复还可以承受更大的殆力，且不存在修复体折裂或脱落的风险。

在对修复体进行了最终评估以后，患者可以咀嚼包括生蔬菜在内的食物，这大概需要 27 psi 的殆力。只有对最终修复体、咬合状况和合适的粘接效果进行了评估以后，才能够让患者正常进食。

要注意的是，对暂时（或最终）修复体最有破坏力的是副功能运动，而不是咬合功能本身。因此，在将修复体戴入咬合之后，对副功能运动的评估和采取措施减少其破坏作用对于负荷过程来说至关重要。

表 17-5　粘接固位修复体渐进性骨负荷的治疗时间

骨密度	初始愈合时间（月）	复诊间隔时间（周）	重建时间（周）	总时间（月）
D1	3	1	3	4
D2	4	2	6	5.5
D3	5	3	9	7
D4	6	4	12	9

咬合材料

为了让种植体－骨结合界面渐进性负荷，咬合材料可能会发生变化。在初期阶段，种植体没有咬合接触，因此这个时候其实没有咬合材料覆盖。在后续的复诊过程中，口腔医生使用丙烯酸树脂作为咬合材料，这样做的好处是与金属或者瓷材料相比，可以减小咬合撞击力。而金属或者瓷材料被用作最终咬合材料。

如果副功能运动或者悬臂长度造成了早期种植体－骨界面所受咬合力的问题，口腔医生可以让患者咀嚼软食并延长丙烯酸树脂暂时修复体戴用时间。这样一来，骨组织就能拥有更长的时间进行矿化和调整排序，以便于适应更高的聆力。

咬　合

医生在构建咬合的过程中逐渐增加咬合接触。在初期愈合阶段不能有任何咬合接触（阶段 1）。在牙列缺损患者中，最初的过渡修复体是没有咬合功能的（阶段 2），然后咬合接触的建立与种植体支持的最终修复体相似。但是，悬臂和偏载处不能有咬合接触（阶段 3）。最终修复建立的咬合接触应遵循保护种植体的咬合原则（本书第 16 章内容）[103]。

修复体设计

在修复过程中可有 4 种修复体设计。在初期愈合阶段，医生要避免给种植体施加任何负荷，包括软组织负荷。因此，无牙颌患者需要进行软组织的减压成形。牙列缺损患者的第一个过渡性丙烯酸树脂修复体没有任何咬合接触和悬臂梁。这样做的目的是为了将种植体连在一起，通过机械力学优势来减小应力，让种植体只承受咀嚼过程中产生的力。第二个丙烯酸树脂过渡修复体有施加在种植体上的咬合接触，且咬合状况和最终修复相似，但是在非美学区没有悬臂梁。最终修复体的聆力范围有限而且悬臂梁处咬合接触的设计遵循保护种植体的咬合原则[103]。

渐进性负荷阶段

在二期暴露或一期种植体愈合以后，术者要评估临床动度、骨丧失（水平向和垂直向）与设计和负荷角度相关的修复体合理放置、附着龈的范围和牙龈厚度。在这次复诊结束时，医生通常要在种植体体部安上一个价格低廉的愈合基台。这个部件要顺着组织延伸约 2 mm，而且受到早期负荷的保护（图 17-26）。

在筛选出来的病例中，外科医生和修复医生通常是同一个人，如果软组织在美学区以外并且在一期手术时没有进行骨组织修整或植骨，或者种植体没有采用潜入式植入，那么在这次复诊时就可以制取初印模了。医生要告知后牙缺失进行种植修复的患者，术后不要佩戴任何可摘修复体。如果可摘义齿上包括前牙区域，那么通常要在局部义齿种植位点处的愈合基台周围打穿一个直径为 7 mm 的洞，这样就不会给种植体造成负荷。当患者是全口无牙颌时，义齿的组织面要在种植体表面和周围余留至少 5 mm 的空间，然后填上软组织调整剂。软组织调整剂充填后也要余留几毫米的空间。2 周后患者复诊拆线，可将组织调整剂换成软衬材料。

首先阐述牙列缺损为肯式 I 分类或 II 分类的患者需要的操作步骤。当选择粘接固位修复体时，渐进性骨负荷所需的复诊顺序如下（表 17-6）：

1. 最初基台的选择，终印模的制取，第一个过渡修复体的戴入。
2. 金属上部结构的试戴，第二个过渡修复体的戴入。

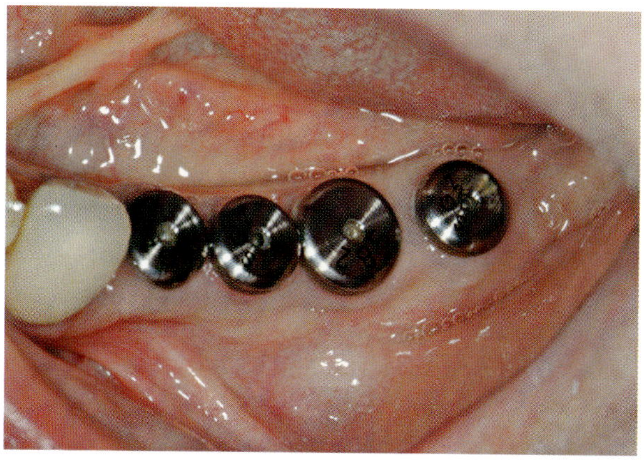

图 17-26　医生在种植体植入时或者在二期暴露时将愈合基台旋入。理想情况下，在修复之前，软组织可以愈合

3．最终修复体初戴。
4．最终评估和口腔卫生宣教。

第一次复诊

最初基台的选择，终印模的制取，第一个过渡修复体的试戴

第一次修复复诊的目的是为了评估种植体和软组织状态，确保这次复诊的所有修复部件和细节都合适。还要观察患者的咬合情况，这次复诊要采取闭口正中咬合关系的记录。当医生完成了手术，第一次复诊就可以在二期手术后拆线的过程中或者在二期手术中进行。

终印模的制取，第一个过渡性修复体的试戴

医生将愈合基台从种植体上取出，选择合适的或两段式粘接固位基台。医生将基台放入合适的位置，所用的力矩大概是 10 N-cm（图 17-27）。然后医生根据 X 线片确认基台是否完全就位。当基台的抗旋结构完全就位以后，根据螺丝的材料和设计，用对抗反向旋转的扭矩工具和扭矩扳手给基台螺丝加载 20～35 N-cm 的力矩。扭矩通常是用来稳住基台的，而扭矩扳手则是用拉力向或切向的负荷来拧紧螺丝。这可以防止扭矩被施加到种植体本身（图 17-28）。

这次复诊时医生要完成最终基台的预备。在最终基台预备前，医生要选择合适的咬合材料，并评估基台的固位。龈下边缘被标记好以后，医生可在龈沟内放置排龈线。医生还可制作临时冠（或者重新调磨预先制作好的过渡修复体）来促进软组织愈合，建立一个更好的边缘形态。然后医生要制取终印模，当正中关系和正中咬合一致时在闭口位置记录患者的正中咬合关系，必要的时候用面弓记录前

表 17-6 粘接固位修复体渐进性负荷的复诊方案

阶段	步 骤	饮食	咬合材料	咬合接触
1	最终基台 终印模 临时修复体	软食	丙烯酸树脂	1*；无 2*；无悬臂
2	临时修复体 II 金属基底试戴 咬合记录	软食	丙烯酸树脂	1 和 2*；只有种植体上有咬合接触；桥体或悬臂梁上无咬合接触；咬合方案和最终修复相同
3	最终修复体 咬合调整	更硬	金属或瓷	遵循保护种植体咬合原则的咬合方案；有限的咬合接触
4	最终评价 口腔卫生宣教	正常	金属或瓷	同上

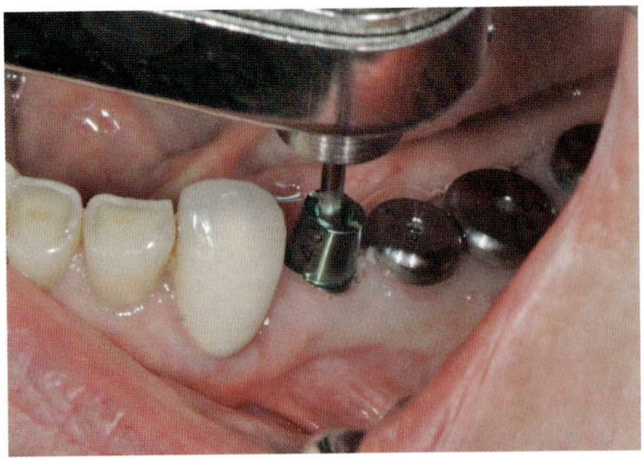

图 17-27 放入粘接固位基台，将其旋进种植体内

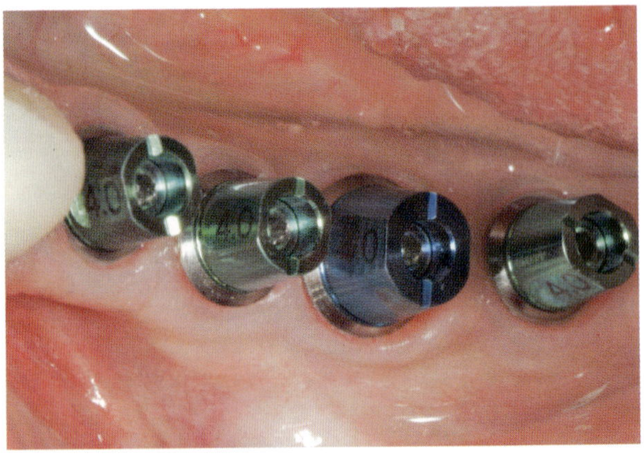

图 17-28 最终，在牙片确认就位后，最终的粘接固位基台被扳手加力到位

伸咬合状态和检查咬合。然后医生用不含丁香油的氧化锌粘接剂来粘固第一个过渡修复体，此时是完全没有咬合接触的（图 17-29）。

医生应告知患者："现在种植体和骨组织的状态同你期待中的是完全一样的"。但是，骨组织还不成熟、还很脆弱，就像骨折后断掉的手臂周围的保护石膏刚被去除了一样。如果种植体过早地被施加了太多的力，就会发生种植体变松或者是种植体周围骨组织丧失。其中的任何一种情况都会增加额外的治疗时间和成本。因此，医生需要指导患者在进食时避免使用这个区域。应该食用像是面条或是鱼肉这一类软食。患者不能咀嚼黏性食物或是口香糖，应该避免用力咀嚼食物，还要避免可能会造成过渡修复体松动破坏的口腔不良习惯。医生还应告知患者，由于过渡修复体不恰当使用而造成的并发症将会增加额外的手术次数、修复复诊次数和治疗成本。

技工间阶段 I

技师用超硬石膏灌制终印模，根据修复原则堆塑模型，制作一个全解剖形态的诊断蜡型，再回切在修复支架上需要上瓷的区域，切掉大约 2 mm 的厚度。然后技师铸造一个贵金属上部结构（图 17-30），用丙烯酸咬合记录转移之前的咬合关系。

间接修复的修复复诊 I

可以选择的方法包括使用一个适合种植体的直接或间接的印模转移柱。制取开窗式印模时，长的固位螺丝要从船面穿出印模托盘。印模材料就位以后，将螺丝拧下，然后就可以从口内取出印模托盘和固定在印模材料内的印模柱了。然后医生将种植体代型安置在印模相应的位置上。医生将低穿龈高度愈合基台重新安在种植体上，接着记录正中关系位时的咬合状况。然后进行上颌骨的面弓转移。医生要指导患者不要用该区域进行咀嚼，而且要用氯己定漱口水轻柔地冲刷愈合基台，然后才可以让患者离开。

技工间阶段 II

技师用石膏灌注模型，必要时还要安上种植体代型，然后切割模型，根据咬合记录和面弓转移的情况将模型和对颌颌弓咬合在一起。技师将基台连接到种植体替代体上，然后在修复体轮廓范围内调整基台的高度、平行度和位置。

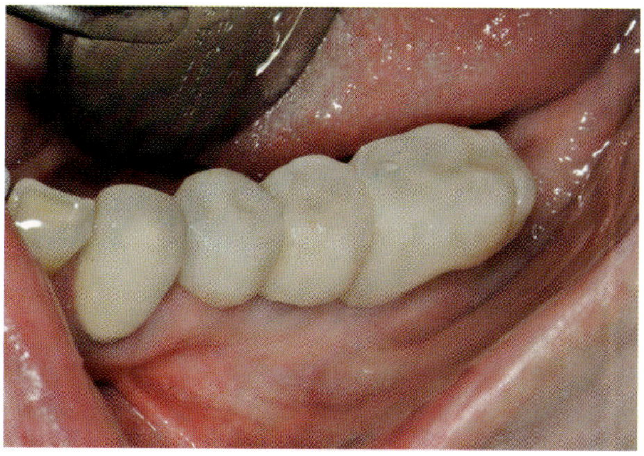

图 17-29　用临时粘接剂粘接第一个过渡修复体。这个修复体完全没有咬合功能

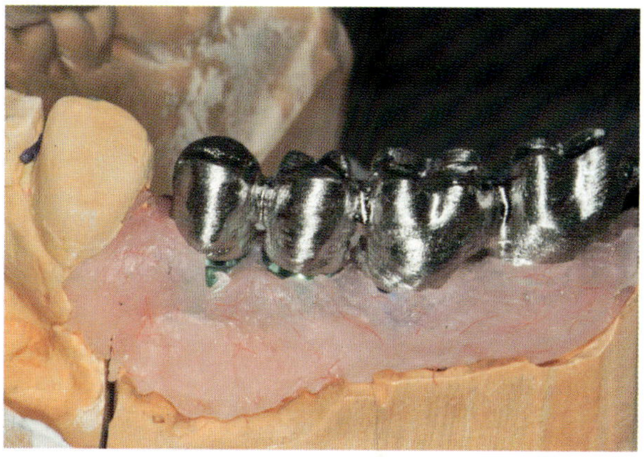

图 17-30　技师制作一个贵金属支架，将基台连起来

接着技师就可以制作一个临时的丙烯酸树脂修复体。对牙列缺损患者来说，第一个过渡修复体最好完全没有咬合接触。它的主要目的是为了将种植体牢牢地连在一起。如果有悬臂存在的话，不能让悬臂那部分有任何咬合接触。

第二次修复复诊

金属基底试戴

根据骨密度的情况，患者要在 1~4 周（或者更长时间）以后回来复诊。医生取下第一个过渡性的修复体，并且评估它的固位情况以便于为最终修复体选择合适的粘接剂。然后试戴金属上部结构（图 17-31）。由于没有给患者进行麻醉，而且嘴巴也只是张开了几分钟，所以对医生来说，这是一个校正正中关系的理想时机。如果患者咬在了之前技工间丙烯酸树脂咬合记录的原位置上，那么前面的咬合记录是很准确的。如果患者咬在了不同的位置，那么医生要评估并且按照指示出来的情况在铸件上更

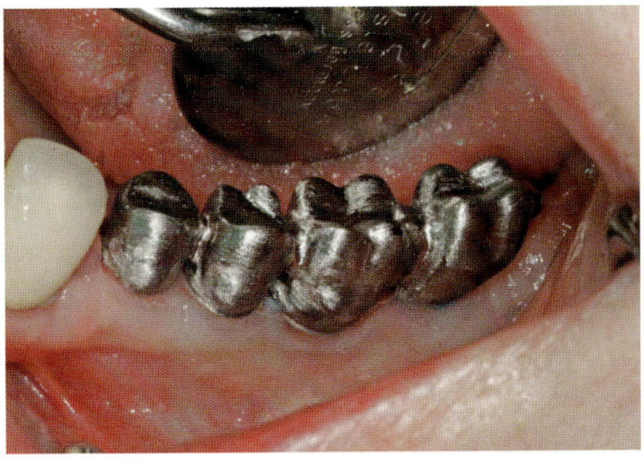

图 17-31 检查铸造金属基底

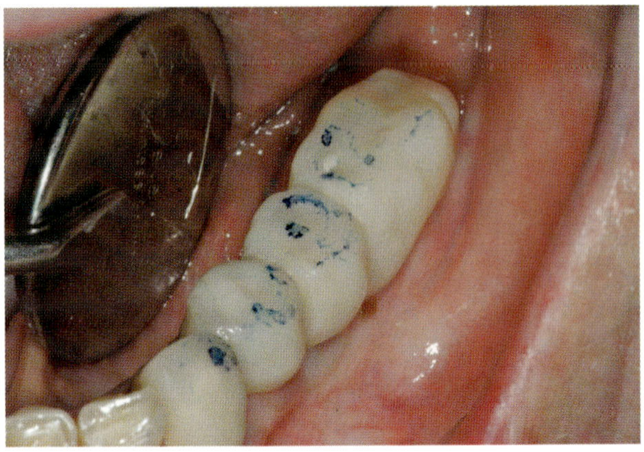

图 17-33 通过在𬌗面添加树脂来改良最初的过渡修复体，调整重𬌗力所在的位置

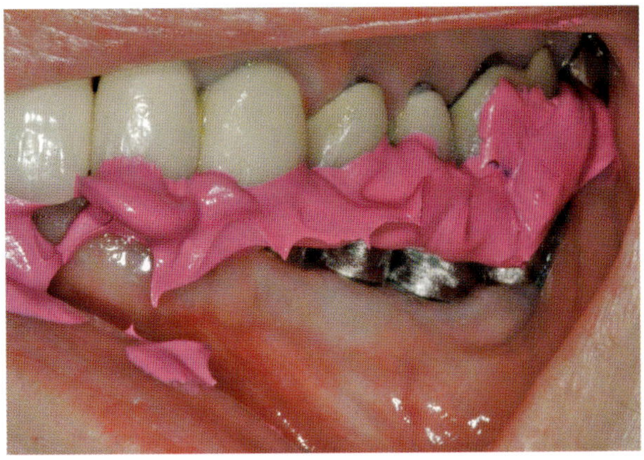

图 17-32 在金属支架上取闭口式正中关系记录

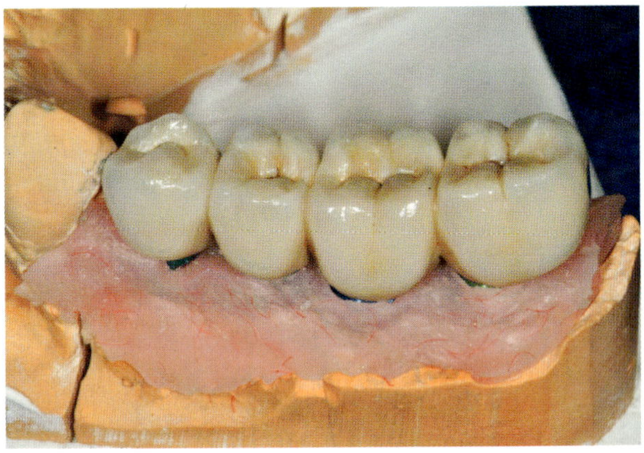

图 17-34 技师完成最终修复体的制作

正咬合情况，然后在铸件的顶部用硬质加成硅橡胶材料记录闭口时的正中咬合状况（图 17-32）。

医生给患者戴入第二个过渡修复体（图 17-33）。这个修复体有可能是一个新的过渡修复体，更多情况下是在第一个修复体上，通过在𬌗面上添加丙烯酸树脂修改而来的。首先在过渡修复体的𬌗面涂抹单体，然后在对颌牙齿上涂抹凡士林。医生将丙烯酸树脂添加到过渡修复体的𬌗面，然后让患者咬到材料，在各个方向上进行咬合运动。医生将非工作侧和工作侧的咬合接触点磨除，使桥体区域和角度基台处承受轻正中咬合；慢慢地在种植体的理想位置上给予较重的咬合接触。除非美观需求，否则修复体上一般不做悬臂。此时的咬合设计和最终修复体相类似。医生通过调整重咬合来评估咬合状况。咬合接触必须局限于直接通过种植体体部。饮食上，依旧要求患者一直食用软食，如面条、鱼肉或者更软的食物。

技工间阶段 Ⅲ

技师遵循保护种植体的咬合原则完成修复体的制作(图 17-34)。医生要注意到种植体的倾斜角度，以便于咬合接触区能沿种植体长轴分布或者减少咬合强度。

第三次修复复诊：最终修复体初戴

根据不同的骨密度情况，下一次复诊时间一般在 1~4 周以后。医生将过渡修复体取出，然后评估它的固位情况，以便选择最终修复体要用的粘接剂。如果固位情况很好，医生就可以在最终修复体的初戴时使用类似的粘接剂。但是，最好还是用丁香酚基粘接剂，因为要被粘接的是金属修复体而不再是丙烯酸树脂修复体。

医生为患者戴入最终修复体，仔细评估和咬合接触相关的情况（图 17-35）。在轻咬合力下调整咬合接触平衡后，再在重咬合力下进行调整，使各方向小范围内都没有侧方咬合(图 17-36)。粘接后，

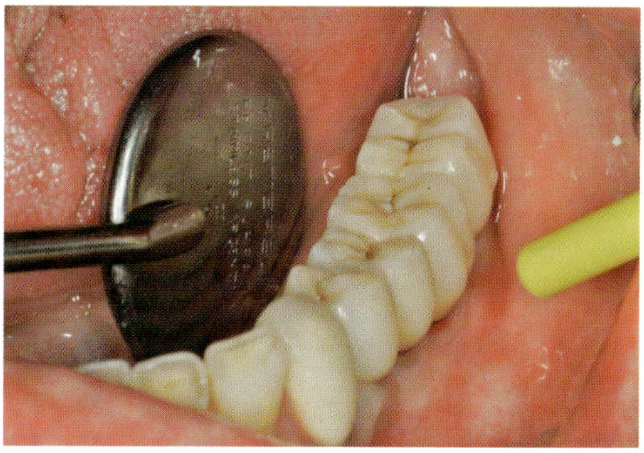

图 17-35　在口内评价最终修复体

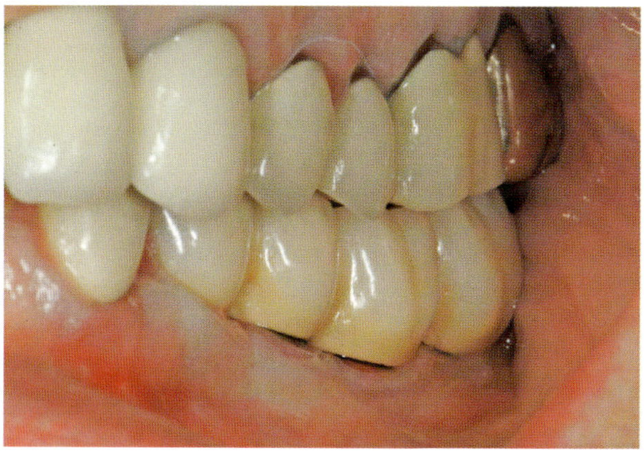

图 17-36　评价咬合时重咬合的情况

医生要让患者拍摄一张小牙片，作为未来评估槽嵴顶骨丧失和种植体健康情况的基线（图 17-37）。如果医生发现，和二期复诊暴露手术时相比已经出现了嵴顶骨丧失，那么应该怀疑该患者有副功能运动，并且制作夜磨牙𬌗垫来控制应力。

在这段额外的时间里，骨组织获得了良好的生长，现在骨组织的矿化程度更高，而且和初戴第一个过渡修复体时相比，其负荷能力也有所提高。此外，更坚固的最终修复体（相较于临时修复体而言）可以承受更大的𬌗力。因此，现在患者可以食用更硬的食物，比如肉类。

第四次修复复诊：最终评估和口腔卫生宣教

患者在大约 4 周后回来复诊。这次复诊通常要为接下来的复诊进行一些口腔卫生宣教。医生先评估修复体的固位情况。如果固位力充足，就不需取下修复体，在最终粘接时使用软质粘接剂。如果医生只是用手指的力量就可取下修复体，那么就要用性能更强的粘接剂来粘固修复体。医生要评估软组织情况和口腔卫生的家庭护理，然后进行最终咬合调整。饮食上，患者可以咀嚼蔬菜和其他更硬的食物。3~4 个月后患者需要再来进行一次维护复诊。

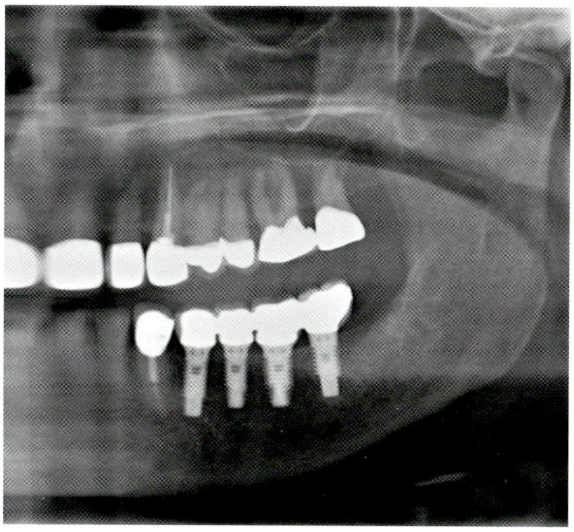

图 17-37　拍 X 线片评估修复基线水平

全口无牙颌患者的治疗计划

全口修复的设计中还包括了对之前讨论计划的一些改良。全口无牙颌修复设计经常要使用间接（技工间）的方式来选择或者准备（或者制作）基台。由于没有天然牙的存在，所以在过渡义齿试戴初期，种植体就要承受负荷。无牙颌患者和肯氏 I 类或 II 类牙缺失的患者间存在差别，医生应该遵循强调了这一差别的计划方案。

第一次修复复诊

最初基台的选择和初印模的制取

在外科手术之前或手术中，医生可以制订一个治疗计划，包括将患者的垂直距离恢复到合适的高度以及决定最终修复体的正确牙位。医生可以在可摘义齿上做一个透明导板，然后将其修整以适应周围的软组织边缘（图 17-38）。在患者口内将义齿和导板就位（0.008 英寸），然后记录其相对于对颌的咬合情况。医生将义齿从导板上取下，之后这个导板还可以作为由对颌指导就位的个性化托盘。

医生将粘接固位的两段式直基台插入种植体上（图 17-39）。医生在直基台上将导板、咬合关系就位，以便于粘接。这个导板可以用作闭合式托盘印模制取中的个性化印模托盘。在上颌，医生首先会

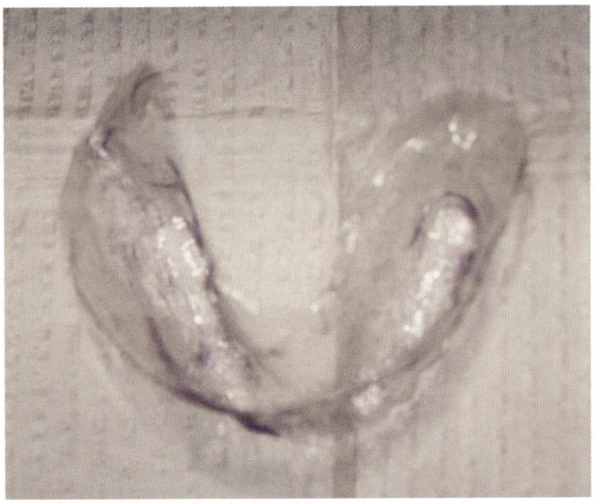

图 17-38 在患者的义齿上制作一个透明导板（0.008 英寸），然后对其进行修整以便于贴合软组织边缘。这个模板将会被做成个性化印模托盘，然后医生就可以将垂直咬合距离和切缘位置记录下来供技工间使用

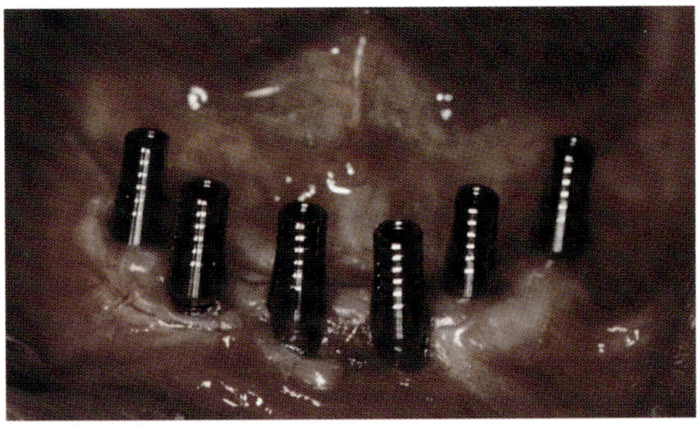

图 17-39 两段式转移帽适配于六角种植体。用个性化印模托盘制取种植体转移帽区域的闭口式印模

将印模材料放在透明导板的腭侧区域，来占据全口义齿的腭侧部分厚度。然后医生要评估基台的长度，可以在口内做修整。当透明修复导板在患者的垂直正中颌位就位以后，做一个简单的评估，然后用印模材料填满透明修复导板并将其重新插进去。患者闭口咬合到之前的咬合位置上。医生将模型印模和咬合硅橡胶取走，这会被用作初印模和初期咬合垂直距离，然后在技工间将其和对颌印模相匹配（图 17-40）。

如果事先没有制作修复模型或者是个性化托盘，那么医生可以将一条膏泥状加成型硅橡胶放到基台上，然后引导下颌在近似的垂直距离时移动到正中关系位上。然后制取粘接基台的初印模和对颌初印模。

医生取下粘接基台，然后将其与种植体替代体

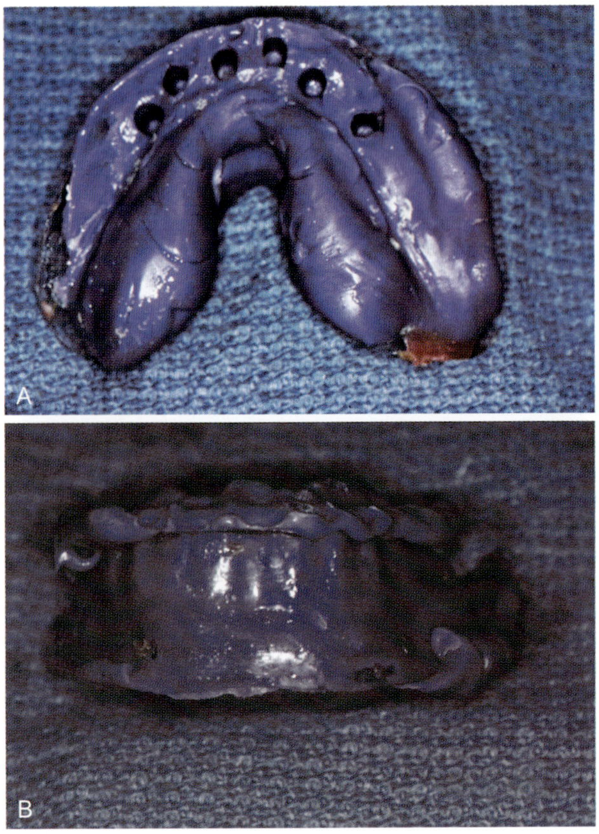

图 17-40 A 和 B. 带有正中关系位时咬合记录的个性化印模托盘

连接起来，使它们在印模上就位。医生重新将二期愈合基台戴回种植体上并松开愈合基台上的软衬。要指导患者只能食用非常柔软的食物，而且为了避免夜间副功能运动的发生，要在晚上取下义齿。对于无牙颌患者来说，这个时期发生的副功能运动是导致过度负荷的最主要原因，因为种植体之间彼此独立，不具有连接到一起后的生物力学优势。患者要在 1～2 周后回来进行下一次修复复诊。

技工间阶段 I

第一次修复复诊后的技工间步骤包括：用石膏灌制带有种植体基台和种植体替代体的初印模。从石膏上将导板取下之前，技师用导板或是个性化托盘和咬合硅橡胶将模型转移到𬌗架上（图 17-41）。用诊断蜡型或者义齿导板作为参考，技师可以调整基台的长度、角度和合适牙冠的边缘外形（图 17-42，图 17-43）。有树脂牙列的诊断蜡型可以反映出最终修复体的设计形态。技师在这个诊断蜡型上制作一个导板。

然后技师采用修复导板在研究模型上制作一个临时的丙烯酸树脂修复体用来评估基台。除非有美

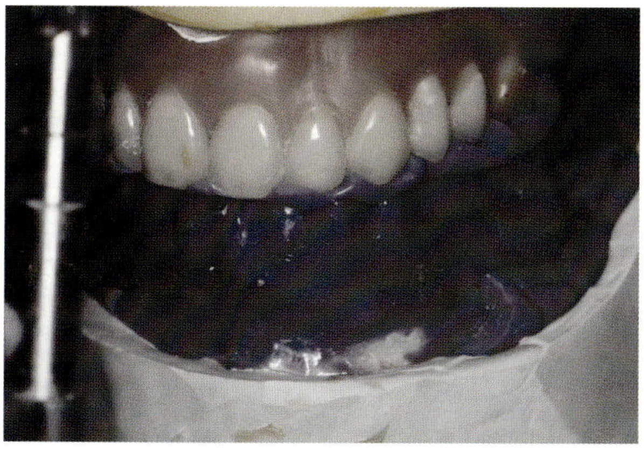

图 17-41　将印模转移帽安到种植体上，灌模，然后用个性化印模托盘将其与对颌牙列咬到一起

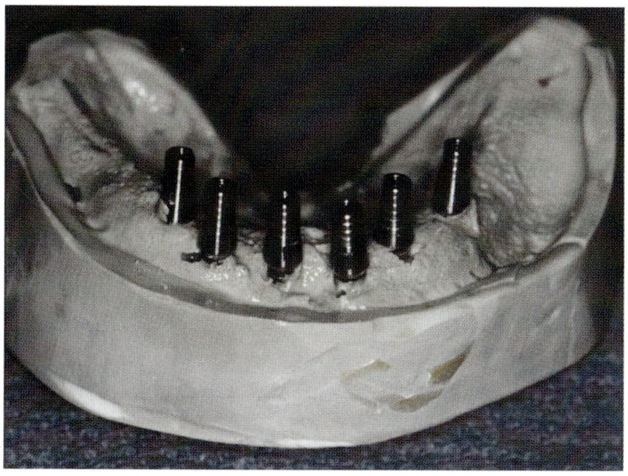

图 17-42　从工作模型上取下个性化印模托盘

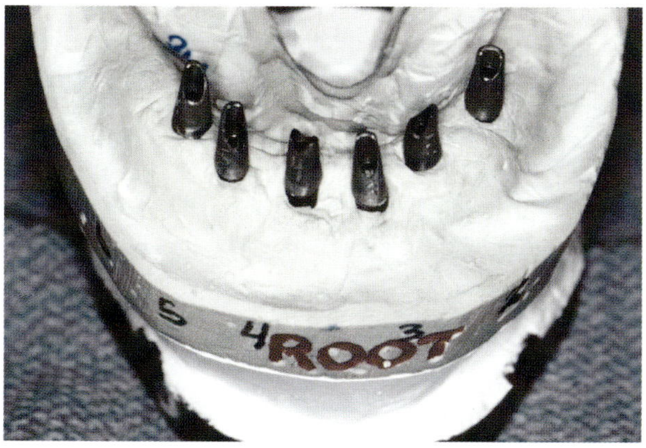

图 17-43　选择最终基台，并根据共同就位道和牙位进行相应的调改预备

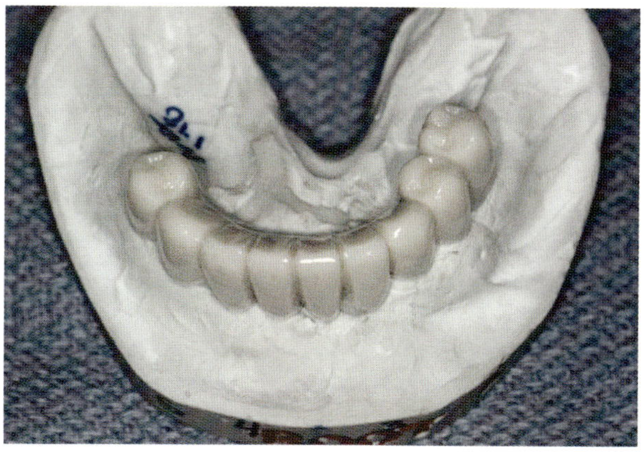

图 17-44　在预备好的种植体基台上制作临时修复体

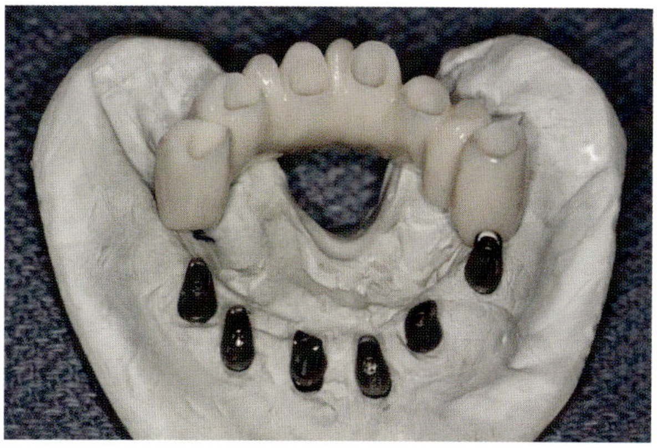

图 17-45　临时修复体上没有悬臂梁

观需求，否则第一个过渡修复体上不应该存在悬臂梁（图 17-44，图 17-45）。桥体的部分也不应该有咬合。理想情况下，在这个早期负荷阶段，只有能够负荷 20° 以内轴向力的种植体才能有咬合接触。如果有足够的前牙或者种植体存在，那么在下颌运动的过程中就不应存在后部牙齿的咬合接触，尤其当修复体的对颌为固定修复体或天然牙时。

设计第一个过渡修复体时，要完全填充上颌骨前部种植体的邻间隙区域。医生用固定修复来给上颌全口牙缺失的患者做治疗时，最常被报道的并发症就是发音困难。患者必须适应修复体上没有腭基托的这种感觉，而且空气经常会从包绕种植体之间的间隙漏进去。临时修复体的体积越大，就越能够使患者比较舒适地从可摘义齿过渡到固定修复，并且能够让患者更快地适应发音状况。

技师根据最终修复体的诊断蜡型制作第二个透明修复导板，以防下一次临床复诊时医生还要再做一个不同的临时修复体。这个透明导板还可以被医生用来评估口内基台预备情况。

技师制作一个改良的基托，然后在基台上放置蜡（图 17-46）。和全口义齿加工方法相类似，蜡堤是被用来记录切缘位置、咬合垂直高度、中线、高位唇线和正中关系位的。技师还可在这个工作模型上制作个性化印模托盘。

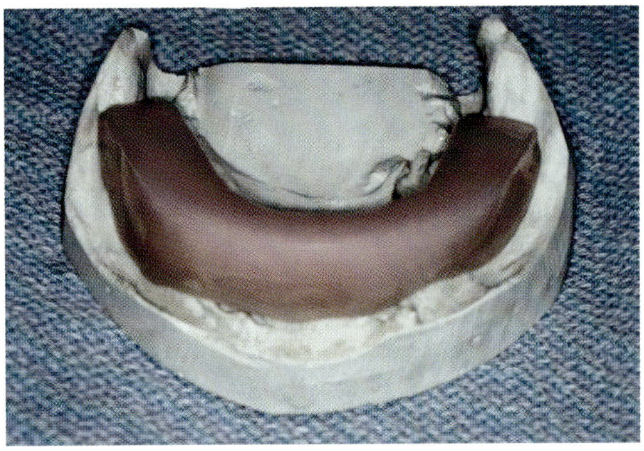

图 17-46　在工作模型上制作基托和蜡堤，以便于在下一次修复复诊时确定和记录垂直咬合距离和正中咬合关系

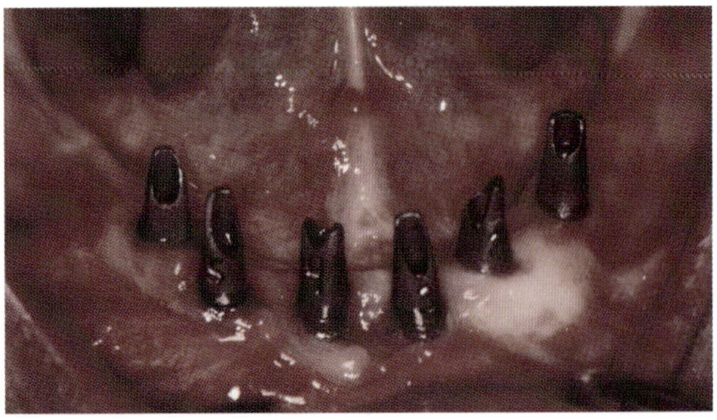

图 17-47　将技工间预备好的基台就位于种植体上，并保证基台螺丝扭矩为 30 N-cm

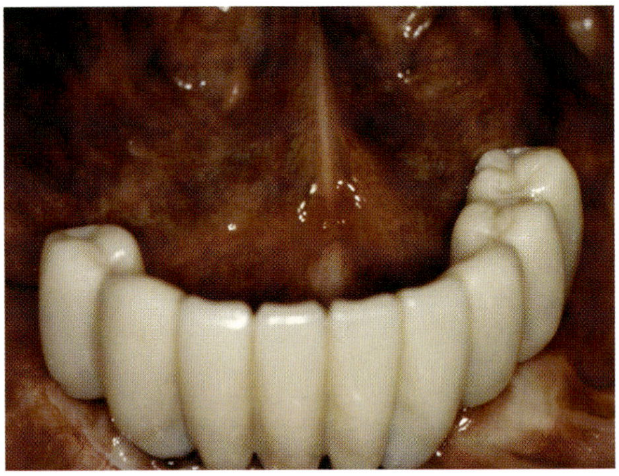

图 17-48　戴入没有悬臂梁的第一个过渡修复体。医生要指导患者只能食用软食

第二次修复复诊

终印模和过渡修复体 I

医生将愈合基台取下并将连接到最终的粘接基台（图 17-47）。医生将最终修复蜡型的透明导板就位，评估基台的理想位置和高度（至少要低于𬌗平面 1~2 mm，视不同的咬合材料而定），然后根据需要重新修整外形。

医生为患者戴入第一个过渡修复体（图 17-48）。一个最重要的步骤就是要根据美观和发音来评估临时修复体的切缘位置。医生应该在制作上部结构之前就先确定这个位置，以确保在最终修复时瓷或者树脂的理想支撑。这个位置还极大地影响了后牙在其他颌位时的咬合关系。医生可以测量丙烯酸过渡修复体表面到粘接固位基台之间的厚度，以确保最终修复体上为金属和瓷层留有了足够的空间。如果临时修复体戴入后，切缘、咬合垂直距离、美观度和中线不够理想，医生应该放入改良的基托和蜡堤，然后用它们来让临时修复体达到和上颌全口缺失时相类似的修复标准。然后医生在基托和蜡堤上获得正中关系咬合记录，或者通过在合适的垂直高度时用颌位固定装置来获得。在下一次复诊时，医生要在金属支架上重新评估这些关系和标准。

当过渡修复体有了正确的切缘、垂直距离和符合必要的修复原则后，医生可以制取终印模并做咬合记录。根据排牙导板的指导或者利用治疗修复中的研究模型，选择前牙的形状和排列情况，以便于获得最终个性化的美学效果。医生进行上颌颌弓的面弓转移，将模型按照正确的水平向位置上到𬌗架上，然后用不含丁香油的氧化锌临时粘接剂粘接临时修复体。改性剂或者蜡膏经常被添加到韧性较好的粘接剂中，以便在多基台时易于取下过渡修复体而不造成其他并发症。

医生要仔细地评估咬合接触情况。在正中关系位时，种植体最好只接受轴向的负荷。尽量不要有偏载或者悬臂梁。此外，第一个过渡修复体上的长跨度桥体不能有咬合接触。此时的咬合计划方案和最终修复时很相似。

自戴用可摘义齿以后，患者第一次戴上固定修复体。在这个时期，患者仍然只能吃非常柔软的食物（比如面条和鱼肉）。医生最好和患者解释这段时间需要保持食用非常柔软食物的原因。过大的𬌗力会造成种植体过度负荷或者造成临时修复体的粘接封闭被破坏，这可能会导致悬臂梁的出现，还会使种植体承受集中应力。医生要提醒患者，从这个阶段开始，如果出现了任何种植体脱落或骨丧失，那么都可能需要将种植体取出进行植骨和种植体再植入，同时还要等待更长的愈合时间。

技工间阶段Ⅱ

技师首先用面弓和正中记录将工作石膏模型上到䫓架上，移开面弓，然后根据单独的咬合记录将过渡修复体的模型放上去，或者将改良基托和蜡堤插入到工作石膏模型上。技师在过渡修复体的切缘和牙齿表面或者蜡堤上找到合适的位置做出标记，然后重新将工作石膏模型上到䫓架上。技师要为最终修复制作一个诊断蜡型，然后在合适的区域切掉 2 mm 左右的厚度，为瓷层留出空间。然后技师用贵金属制作金属基底。

技师可以在金属上部结构上使用白蜡来成形和堆塑 6 颗前牙，这样就可以在铸件上对切缘、美观度和发音进行临床评估。记录咬合垂直距离时，技师在后牙区域做出丙烯酸树脂咬合标记，以便于在预约金属基底试戴时确认准确性。

第三次复诊：金属基底试戴和过渡性修复体Ⅱ

医生评估过渡修复体的固位情况，然后取下修复体。如果修复体不松动，那么医生就可以在这次修复结束时使用同样的粘接剂。接着医生试戴金属基底（图 17-49）。如果固位太紧，则不需要把铸件按压到相应的位置，而是要用粗糙的金刚砂来调磨粘接固位的基台。当医生检查铸件贴合合适以后，就可以用后部的咬合树脂记录来检查正中咬合和咬合垂直距离（图 17-50）。患者没有被麻醉，而且已经有了过渡修复体修复阶段，只需短暂的张口时间就可使坚强稳定的修复结构就位。最终，医生可评估或者得到一个准确的颌骨位置关系记录。如果医生发现有任何不同于原始咬合记录的变化，就表明需要重新制取记录。医生调整后部的树脂标记（和金属䫓面）到合适的咬合垂直距离，并且从唇位、发音和美观度的方面评价前牙上的白色蜡型。医生要决定唇高线的位置，然后在蜡型的颈部区域做出相应的标记。此时，医生可以做出选择固定修复 2 类或 3 类修复体相关的最终决定。

当固定修复体对颌为天然牙或固定修复体时，下颌在做侧方或前伸运动时后牙区域没有咬合接触的发生。前牙引导是后牙离开咬合接触的主要原因。因此，在决定了咬合垂直距离和切缘位置后，可以进行下颌的前伸和侧方运动的评估。医生在这个阶段要确认最终的牙冠外形（来自于排牙导板），并为牙龈和牙齿选择合适的颜色。

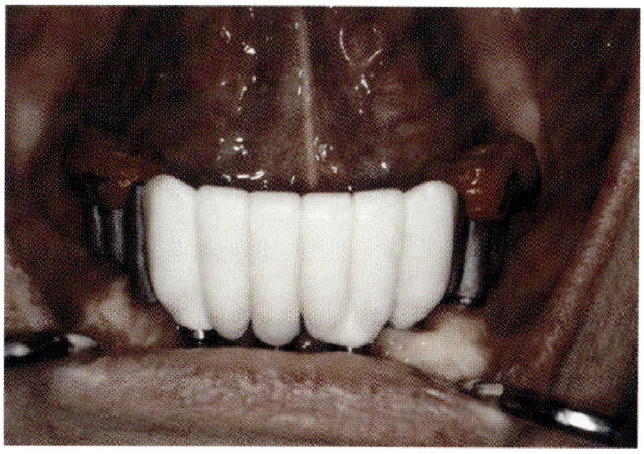

图 17-49 在金属试戴复诊时评估修复体支架的情况。用白蜡来评估切缘的位置。用后部区域的丙烯酸树脂标记来评估咬合垂直距离和正中咬合关系

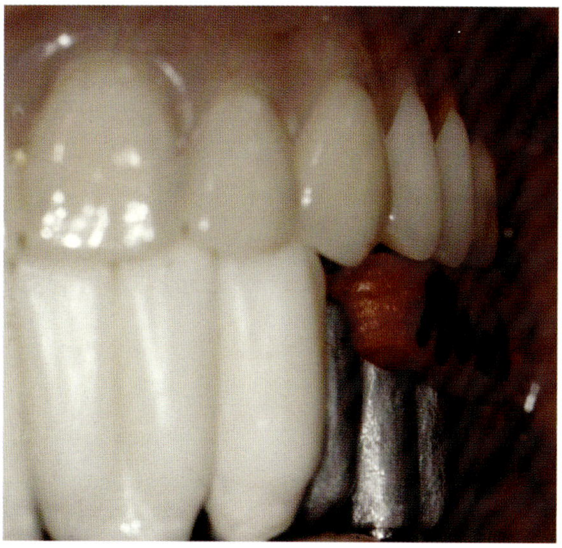

图 17-50 确认之前正中咬合记录的准确性，必要时重新记录

然后，医生调改第一个过渡修复体（或者再做一个过渡修复体）。医生在䫓面添加单体，在对颌的牙齿上铺蜡。医生要在过渡性修复体的䫓面上添加丙烯酸树脂，然后患者咬到材料上，各方向上小范围内移动牙齿。医生要去除非工作侧和工作侧的接触，这样可以使桥体区域和角度基台处承受轻正中咬合；使重咬合力施加在位置理想的种植体上。除非美观要求，否则修复体上不能有悬臂梁存在。咬合计划方案和最终修复时类似。后牙的邻间隙可以扩大打开以利于保持口腔卫生的清洁。

医生用软质粘接剂来粘接临时修复体（图 17-51）。如果在这次复诊开始时取下过渡修复体非常困难，那么医生可以使用粘接力较弱的粘接剂，反之亦然。

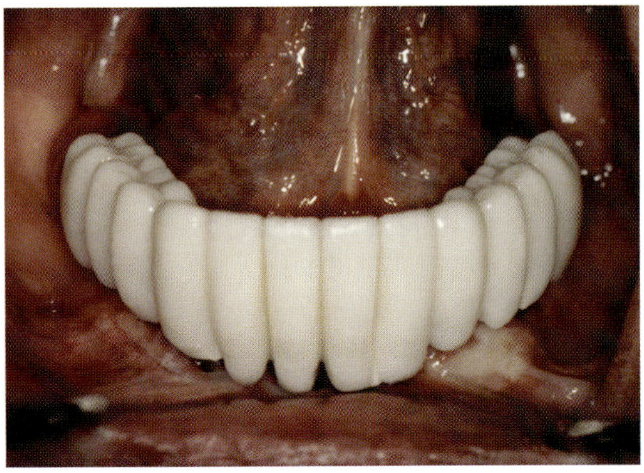

图 17-51 在第三次复诊快结束时试戴第二个过渡修复体

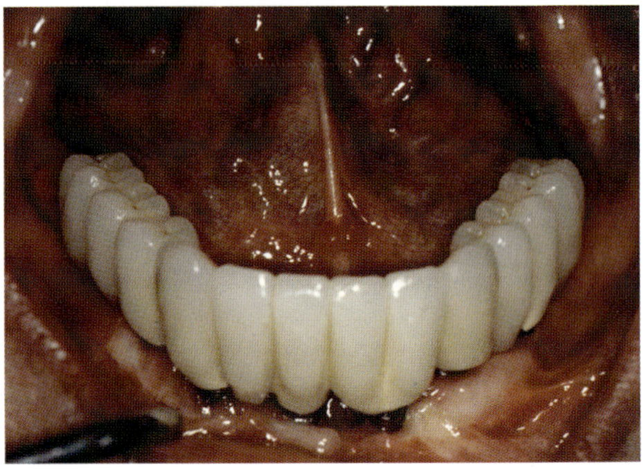

图 17-52 患者试戴最终修复体。这个修复体属于 2 类固定金属烤瓷修复体

下次复诊前，患者还是要继续食用柔软的食物，如面条和鱼肉，仍然要避免食用较硬的食物（如肉类，咀嚼胡萝卜）。表现出副功能运动的患者要一直在这个阶段至少戴用 4 个月的过渡树脂修复体。修复体在这段延长期间通常需要经过技工间的处理加工。如果患者𬌗力过大且同时修复体有两个以上桥体，那么在这段延长过渡期内，最好使用金属基底的复合固定桥。

第四次复诊：最终修复体初戴

第四次修复复诊（2~4 周后）意味着要给患者初戴最终修复体（图 17-52）。修复体就位后，医生要按照指示内容调改最终咬合。要尽可能地使种植体轴向承载𬌗力。粘接完成后，医生要让患者拍摄 X 线片和垂直咬翼片来建立嵴顶骨高度的基线，以便于复诊时的水平比较，还要将此阶段的骨水平和种植体潜入式愈合阶段的种植体骨水平进行比较。

医生使用软质粘接剂来粘接修复体，同时要强化、展示和强调保持口腔卫生的方法原则。饮食方面，患者仍然不能食用较硬的食物，可以食用肉类，但是还不能咀嚼蔬菜或者脆硬的食物。

第五次修复复诊：最终评价和口腔卫生宣教

在第五次修复复诊（大约 4 周以后）时，医生评估最终修复结果并改善较难清洁区域的口腔卫生状况。医生要仔细检查患者的软组织健康状况和卫生习惯。在这次复诊时，要对种植体周围进行探诊，以便于确立软组织水平基线。然后要改善患者的咬合。当对颌为天然牙或固定义齿时，后牙在下颌的小范围运动过程中没有咬合接触。最好使用软质粘接剂，但是部分未固位的修复体给其余的粘接单位带来了相当大的风险。因此，如果没有悬臂梁存在，通常使用带有 2- 乙氧基苯甲酸的丁香油氧化锌。如果悬臂梁存在，医生可以在最远中和前面的基台上使用粘接力更强的粘接剂（如磷酸锌），因为这些位置上更有可能出现张力。

此时患者可以正常饮食。全牙弓修复时，夜磨牙患者通常需要戴用夜间丙烯酸树脂保护𬌗垫，紧咬牙患者需要戴用较软的𬌗垫。医生要告诉患者，第一年内每 3~4 个月要回来进行一次复诊，以便于医生评估骨的改变和咬合模式。1 年以后如果患者的情况比较理想，可以安排患者每 4~6 个月复诊，进行口腔卫生维护。

小　结

在第一年内，修复体的稳固固位、最小骨丧失情况下的功能恢复都和骨重建过程有关。渐进性骨负荷方案，从两个方面为种植体界面处的骨负荷生长提供了良好的环境：延长施加最大功能性负荷之前的时间；并将𬌗力主要限制在垂直轴向上。此外，渐进性负荷让骨组织有了适应的过程。渐进性骨负荷让骨密度有所增加，可通过影像学评估、Periotest 测量（减小的 Periotest 值）、种植体动度以及和更快速的负荷方案相比改善了的种植体周围嵴顶骨状况来佐证这一事实，最终可以提高种植体存留率、减少嵴顶骨丧失。

参考文献

[1] Brånemark P-I, Hansson BOBD, Adell R, et al: Osseointegrated implants in the treatment of the edentulous jaw: experience from a 10 year period, Stockholm, Sweden, 1977, Almquist and Wiksell International.

[2] Adell R, Lekholm U, Rockler B, et al: A 15-year study of osseointegrated implants in the treatment of the edentulous jaw, Int J Oral Surg 6:387–416, 1981.

[3] Schnitman PA, Rubenstein JE, Whorle PS, et al: Implants for partial edentulism, J Dent Educ 52:725–736, 1988.

[4] Jaffin RA, Berman CL: The excessive loss of Brånemark fixtures in type IV bone: a 5-year analysis, J Periodontol 62:2–4, 1991.

[5] Jemt T, Linden B, Lekholm U: Failures and complications in 127 consecutively placed fixed partial prostheses supported by Brånemark implants: from prosthetic treatment to first annual checkup, Int J Oral Maxillofac Implants 7:40–44, 1992.

[6] Snauwaert K, Duyck D, van Steenberghe D, et al: Time dependent failure rate and marginal bone loss of implant supported prostheses: a 15-year follow-up study, Clin Oral Investig 4:13–20, 2000.

[7] Salonen M, Oikarinen K, Virtanen K, et al: Failures in the osseointegration of endosseous implants, Int J Oral Maxillofac Implants 8:92–97, 1993.

[8] Naert I, Quirynen M: A six year prosthodontic study of 509 consecutively inserted implants for the treatment of partial edentulism, J Prosthet Dent 67:236–245, 1992.

[9] Goodacre CJ, Kan JK, Rungcharassaeng K: Clinical complications of osseointegrated implants, J Prosthet Dent 81:537–552, 1999.

[10] Misch CE: Early crestal bone loss etiology and its effect on treatment planning for implants, Postgrad Dent 3:3–17, 1995.

[11] Misch CE: Bone character: second vital implant criterion, Dent Today June/July:39–40, 1988.

[12] Misch C: Progressive bone loading, Dent Today 12:80–83, 1995.

[13] Misch CE: Density of bone: effect on treatment plans, surgical approach, healing and progressive bone loading, Int J Oral Implantol 6:23–31, 1990.

[14] Misch CE: Progressive bone loading, Pract Periodont and Aesthet Dent 2:27–30, 1990.

[15] Misch CE: Progressive bone loading, Dent Pract April/June:21–27, 1995.

[16] Zarb GA, Schmitt A: The longitudinal clinical effectiveness of osseointegrated dental implants: the Toronto study. I. Surgical results, J Prosthet Dent 63:451–457, 1990.

[17] Johns B Jr, Jemt T, Heath MR, et al: A multicenter study of overdentures supported by Brånemark implants, Int J Oral Maxillofac Implants 7:513–522, 1992.

[18] Engquist B, Bergendal T, Kallus T, et al: A retrospective multicenter evaluation of osseointegrated implants supporting overdentures, Int J Oral Maxillofac Implants 3:129–134, 1988.

[19] Friberg B, Jemt T, Lekholm U: Early failures in 4,641 consecutively placed Brånemark dental implants: a study from stage I surgery to the connection of completed prostheses, Int J Oral Maxillofac Implants 6:142–146, 1991.

[20] Smedberg JI, Lothigius E, Bodin L, et al: A clinical and radiological two-year follow-up study of maxillary overdentures on osseointegrated implants, Oral Clin Implants Res 4:39–46, 1993.

[21] Herrmann I, Lekholm U, Holm S, et al: Evaluation of patient and implant characteristics as potential prognostic factors for oral implant failures, Int J Oral Maxillofac Implants 20:220–230, 2005.

[22] Sullivan DY, Sherwood RC, Collins TA, et al: The reverse-torque test: a clinical report, Int J Oral Maxillofac Implants 11:179–185, 1996.

[23] Hutton JE, Heath MR, Chai JY, et al: Factors related to success and failure rates at 3 year follow up in a multicenter study of overdentures supported by Brånemark implants, Int J Oral Maxillofac Implants 10:33–42, 1995.

[24] Minsk L, Polson A, Weisgold A, et al: Outcome failures of endosseous implants from a clinical training center, Compend Contin Educ Dent 17:848–859, 1996.

[25] Fugazzotto PA, Wheeler SL, Lindsay JA: Success and failure rates of cylinder implants in type IV bone, J Periodontol 64:1085–1087, 1993.

[26] Root Laboratory: Statistics report on implant and prosthesis failure during the first year, Leawood, KS, 1992, Root Laboratory.

[27] Misch CE: Gradual load on an implant restoration, St Petersburg, FL, 1980, Tatum Implant Seminars lecture.

[28] Misch CE, Hoar JE, Hazen R, et al: Bone quality based implant system: a prospective study of the first two years of prosthetic loading, J Oral Implantol 25:185–197, 1999.

[29] Misch CE, Poitras Y, Dietsh-Misch F: Endosteal implants in the edentulous posterior maxilla—rationale and clinical results, Oral Health 90:7–16, 2000.

[30] Misch CE, Steigenga J, Cianciola LJ, et al: Short dental implants in posterior partial edentulism a multicenter retrospective 10-year case series study, J Periodontol 77:1340–1347, 2006.

[31] Kline R, Hoar JE, Beck GH: A prospective multicenter clinical investigation of a bone quality based dental implant system, Implant Dent 11:224–234, 2002.

[32] Misch CE: Early crestal bone loss etiology and its effect on treatment planning for implants, Postgrad Dent 2:3–17, 1995.

[33] Oh T, Yoon J, Misch CE, et al: The cause of early implant bone loss: myth or science? J Periodontol 73:322–333, 2002.

[34] Roberts EW, Turley PK, Brezniak N, et al: Bone physiology and metabolism, J Calif Dent Assoc 15:54–61, 1987.

[35] Meier GH: Die architektur der spongiosa, Arch Anat Physiol Wess Med 34:615–628, 1887.

[36] Kulmann C: Die graphische Statik 1, Aufl, Zurich, 1888, Meyer and Zeller.

[37] Wolff J: Das Gesetz der transformation der Knochen A' Hirschwald, Berlin, 1986, Springer-Verlag (originally published in 1892; translated by P Marquet and R Furlong).

[38] Murry PDF: Bones: A study of development and structure of the vertebral skeleton, Cambridge, 1936, Cambridge University Press.

[39] Kararian LE, Von Gierke HE: Bone loss as a result of immobilization and chelation: preliminary results in Macaca mulatta, Clin Orthop 65:67, 1969.

[40] Minaire MC, Neunier P, Edouard C, et al: Quantitative histological data on disuse osteoporosis: comparison with biological data, Calcif Tissue Res 17:57–73, 1974.

[41] Uhthoff HK, Jaworski ZF: Bone loss in response to long-

term immobilisation, J Bone Joint Surg Br 60B:420–429, 1978.
[42] Aloia JF: Prevention of involutional bone loss by exercise, Ann Intern Med 89:356, 1978.
[43] MacMillan HA: Structural characteristics of the alveolar process, Int J Orthod 12:722–730, 1926.
[44] Parfitt AM: Investigation of the normal variations in the alveolar bone trabeculation, Oral Surg Oral Med Oral Pathol 15:1453–1463, 1962.
[45] Neufeld JO: Changes in the trabecular pattern of the mandible following the loss of teeth, J Prosthet Dent July:685–697, 1958.
[46] Harris EF, Baker WC: Loss of root length and crestal bone height before and during treatment in adult and adolescent orthodontic patients, Ann J Orthod Dentofac Orthop 98:463–469, 1990.
[47] DeAngelis V: Observations on the response of alveolar bone to orthodontic force, Am J Orthod 58:284–294, 1970.
[48] Orban B: Oral histology and embryology, ed 3, St Louis, 1953, Mosby.
[49] Mercier P, Inoue S: Bone density and serum minerals in cases of residual alveolar ridge atrophy, J Prosthet Dent 46:250–255, 1981.
[50] Atwood DA, Coy WA: Clinical cephalometric and densitometric study of reduction of residual ridges, J Prosthet Dent 26:280–295, 1971.
[51] Lavelle CLB: Biomechanical considerations of prosthodontic therapy: the urgency of research into alveolar bone responses, Int J Oral Maxillofac Implants 8:179–184, 1993.
[52] Frost HM: Mechanical adaptation. Frost's mechanostat theory. In Martin RB, Burr DB, editors: Structure, function, and adaptation of compact bone, New York, 1989, Raven Press.
[53] Carter DR, Hayes WC: Bone compressive strength: the influence of density and strain rate, Science 194:1174–1176, 1976.
[54] Misch CE, Qu Z, Bidez MW: Mechanical properties of trabecular bone in the human mandible: indications for dental implant treatment planning and surgical placement, J Oral Maxillofac Surg 57:700–706, 1999.
[55] Rice JC, Cowin SC, Bowman JA: On the dependence of the elasticity and strength of cancellous bone on apparent density, J Biomech 21:155–168, 1988.
[56] Misch CE, Bidez MW, Sharawy M: A bioengineered implant for a predetermined bone cellular response to loading forces: a literature review and case report, J Periodontol 72:1276–1286, 2001.
[57] Misch CE, Suzuki JB, Misch-Dietsh FD, et al: A positive correlation between occlusal trauma and peri-implant bone loss—literature support. Implant Dent 14:108–116, 2005.
[58] Manz MC: Radiographic assessment of peri-implant vertical bone loss: DICRG interim report no. 9, J Oral Maxillofac Surg 55:62–71, 1997.
[59] Misch CE, Bidez MW. Bone density and implant dentistry, IIBS abs, Int J Oral Implant 7(1):80, 1990.
[60] Crupi B, Guglielmino E, LaRosa G, et al: Numerical analysis of bone adaptation around an oral implant due to overload stress, Proc Inst Mech Eng [H] 218:407–415, 2004.
[61] Sevimay M, Turhan F, Kilicarsian MA, et al: Three-dimensional finite element analysis of the effect of different bone quality on stress distribution in an implant-supported crown, J Prosthet Dent 93:227–234, 2005.
[62] Tada S, Stegaroiu R, Kitamura E, et al: Influence of implant design and bone quality on stress/strain distribution in bone around implants: a 3-dimensional finite element analysis, Int J Oral Maxillofac Implants 18:357–368, 2003.
[63] Ichikawa T, Kanitani H, Wigianto R, et al: Influence of bone quality in the stress distribution—an in vitro experiment, Clin Oral Implants Res 8:18–22, 1997.
[64] Kitagawa T, Tanimoto Y, Nemoto K, et al: Influence of cortical bone quality on stress distribution in bone around dental implants, Dent Mater J 24:219–224, 2005.
[65] Enlow DH: Principles of bone remodeling: an account of post-natal growth and remodeling processes in long bones and the mandible, Springfield, IL, 1963, Charles C Thomas.
[66] Currey JD: Effects of differences in mineralization on the mechanical properties of bone, Philos Trans R Soc Lond B Biol Sci 1121:509–518, 1984.
[67] Klemetti E, Vaino P, Lassila V, et al: Trabecular bone mineral density and alveolar height in postmenopausal women, Scand J Dent Res 101:166–170, 1993.
[68] Marks SC, Popoff NN: Bone cell biology: the regulation of development structure and function in the skeleton, Am J Anat 193:1–44, 1988.
[69] Allisson N, Brooks B: An experimental study of the changes in bone which result from non-use, Surg Gynecol Obstet 33:250, 1921.
[70] Bidez MW, Misch CE: Force transfer in implant dentistry: basic concepts and principles, J Oral Implantol 18:264–274, 1992.
[71] Frost HM: Bone "mass" and the "mechanostat": a proposal, Anat Rec 219:1–9, 1987.
[72] Frost HM: The mechanostat: a proposed pathogenetic mechanism of osteoporoses and the bone mass effects of mechanical and nonmechanical agents, Bone Miner 2:73–85, 1987.
[73] Frost HM: Vital biomechanics: proposed general concepts for skeletal adaptations to mechanical usage, Calcif Tissue Int 42:145–155, 1988.
[74] Roberts WE, Smith RK, Zilberman Y, et al: Osseous adaptation to continuous loading of rigid endosseous implants, Am J Orthod 86:96–111, 1984.
[75] Garretto LP, Chen J, Parr JA, et al: Remodeling dynamics of bone supporting rigidly fixed titanium implants. A histomorphometric comparison in four species including human, Implant Dent 4:235–243, 1995.
[76] Cowin SC, Hegedus OH: Bone remodeling. I. Theory of adaptive elasticity, J Elasticity 6:313–326, 1976.
[77] Cowin SC, Hegedus OH: Bone remodeling. II. Small strain adaptive elasticity, J Elasticity 6:337–352, 1976.
[78] Hasegawa S, Sato S, Saito S, et al: Mechanical stretching increases the number of cultured bone cells synthesizing DNA and alters their pattern of protein synthesis, Calcif Tissue Int 37:431–436, 1985.
[79] Brighton CT, Sennett BJ, Farmer JC, et al: The inositol phosphate pathway as a mediator in the proliferative response of rat calvarial bone cells to cyclical biaxial mechanical strain, J Orthop Res 10:385–393, 1992.
[80] Duncan RC, Turner CH: Mechanotransduction and functional response of bone to mechanical strain, Calcif Tissue Int 57:344–358, 1995.
[81] Sun YQ, McLeod KJ, Rubin CT: Mechanically induced periosteal bone formation is paralleled by the upregulation

of collagen type one mRNA in osteocytes as measured by in vivo reverse transcript: polymerase chain reaction, Calcif Tissue Int 57:456–462, 1995.
[82] Clinton T, Lanyon KLE: Regulation of bone formation by applied dynamic loads, J Bone Joint Surg Am 66:397–402, 1984.
[83] Buckley MJ, Banes RD, Jordan AJ: The effects of mechanical strain on osteoblasts in vitro, J Oral Maxillofac Surg 48:276–282, 1990.
[84] Lanyon LE, Rubin CT: Static versus dynamic loads as an influence on bone remodeling, J Biomech 17:897–906, 1984.
[85] Townsend PR, Rose RM, Radin EL: Buckling studies of single human trabeculae, J Biomech 2:217, 1974.
[86] Roesler H: The history of some fundamental concepts in bone biomechanics, J Biomech 20:1025–1034, 1987.
[87] Braggen U, et al: Digital subtraction radiography for the assessment of changes in peri-implant bone density, Int J Oral Maxillofac Implants 6:160–166, 1991.
[88] Strid KG: Radiographic results of tissue integrated prostheses. In Brånemark P-I, Zarb GA, Albrektsson T, editors: Tissue integrated prostheses: osseointegration in clinical dentistry, Chicago, 1985, Quintessence.
[89] Roberts WE, Garetto LP, DeCastro RA: Remodeling of demineralized bone threatens periosteal implants with threaded or smooth surfaces, J Indiana Dent Assoc 68:19–24, 1989.
[90] Pierazzini A: Peri-implant histological reactions: preliminary observations and experimental research, Int J Oral Implantol 8:33–41, 1991.
[91] Piattelli A, Ruggeri A, Franchi M, et al: An histologic and histomorphometric study of bone reactions to unloaded and loaded non-submerged single implants in monkeys: a pilot study, J Oral Implantol 19:314–319, 1993.
[92] Biewener AA, Fazzalari NL, Konieczynski DD, et al: Adaptive changes in trabecular architecture in relation to functional strain patterns and disuse, Bone 19(1):1–8, 1996.
[93] Lanyon LE: Experimental support for the trajectoral theory of bone structure, J Bone Joint Surg Br 56:160–166, 1974.
[94] Misch CE: Progressive bone loading. In Misch CE, editor: Contemporary implant dentistry, St Louis, 1993, Mosby.
[95] Rotter BE, Blackwell R, Dalton G: Testing progressive loading of endosteal implants with the Periotest: a pilot study, Implant Dent 5:28–32, 1996.
[96] Appleton RS, Nummikoski PV, Pigmo MA, et al: Peri-implant bone changes in response to progressive osseous loading, J Dent Res 1996 (IADR abstract).
[97] Holmes DC, Loftus JT: Influence of bone quality on stress distribution for endosseous implants, J Oral Implantol 23:104–111, 1997.
[98] Stanford CM, Brand RA: Toward an understanding of implant occlusion and strain adaptive bone modeling and remodeling, J Prosthet Dent 81:553–561, 1999.
[99] Clelland NL, Lee JK, Bimbenet OC, et al: Use of an axisymmetric finite element method to compare maxillary bone variables for a loaded implant, J Prosthodont 2:183–189, 1993.
[100] Degidi M, Piatelli A: Immediate functional and nonfunctional loading of dental implants: a 2 to 60 month follow-up study of 646 titanium implants, J Periodontol 74:225–241, 2003.
[101] Carr AB, Larsen PE, Gerard DA: Histomorphometric comparison of implant anchorage for two types of dental implant after 3 and 6 months' healing in baboon jaws, J Prosthet Dent 85:276–280, 2001.
[102] Plenk H Jr, Danhel Mayhauser M, Haider R, et al: Histomorphometrical comparison of 69 Brånemark's and Ledermann's dental screw implants in sheep (abstract). In Proceedings of the First World Congress of Implants and Biomaterials, Paris, 1989.
[103] Bidez MW, Misch CE: Implant protected occlusion: a biomechanical rationale, Compendium 15:1330–1344, 1994.

第 18 章

与种植修复体相对的上颌全口义齿咬合改良概念

Carl E. Misch

美国人中有 1800 万是全口无牙颌患者，占成年人口的 10.5%。此外，有 1200 万人（占成年人口的 7%）为上颌无牙颌，对颌尚有天然牙余留。因此，有 17% 的美国成年人佩戴了上颌全口义齿。不过，口腔医生仅仅花费不足 1%~5% 的时间来治疗无牙颌患者。

全口义齿的最常见问题就是稳定性和固位性的欠缺。患者通常认为上颌义齿的固位和稳定都还是可以接受的，而下颌义齿则有着更多的问题。因此，对于无牙颌患者来说，常见的治疗计划是在下颌设计种植支持式修复体，在上颌设计一个传统的黏膜支持式全口义齿[1-3]（图 18-1）。对很多无牙颌患者来说，上颌全口义齿可以很好地代替缺失牙齿行使功能。但是，当患者佩戴了下颌种植修复体以后，则会开始意识到上颌可摘义齿的稳定性、支持力和固位力的不足[4, 5]。

在许多方面，上颌全口义齿与下颌种植支持式义齿之间的关系类似于上颌全口义齿与下颌天然牙列之间的关系。良好固位的下颌牙齿使上颌修复体成为了牙列中最不稳定的一部分。此外，下颌牙列的𬌗平面经常变化且处于非理想状态，所以想要获得一个理想的咬合来稳定上颌义齿就变得更加困难了。

如果下颌是更加坚固的覆盖义齿或固定修复，那么就要预料到在戴入上颌可摘修复体后有可能会出现一些并发症。患者会抱怨软组织的疼痛点和上颌义齿的不稳定。上颌义齿覆盖区会出现软组织疼痛点，部分原因是当对颌是种植固定修复体时，能够产生接近天然牙的𬌗力，但是全口义齿患者的𬌗力尚不足天然牙𬌗力的 25%[6]。而且𬌗力还会集中于某个特定方向和位置，甚至有可能导致义齿中央的断裂[7]。此外，近期研究显示，上颌骨相应的牙

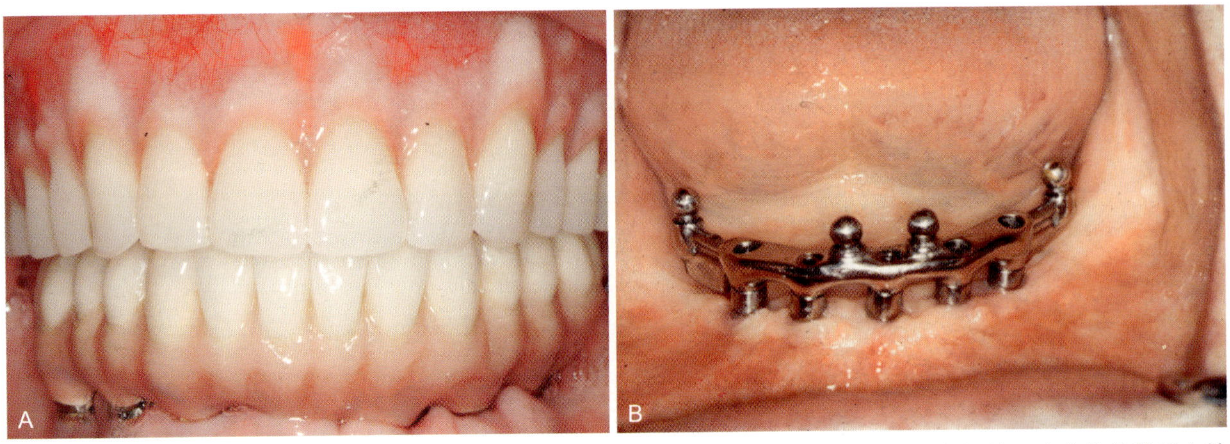

图 18-1 A 和 B. 对于无牙颌患者来说，常见的治疗计划是在下颌设计种植修复体，在上颌设计一个传统的黏膜支持式义齿。下颌修复体可以是固定义齿（A）或者是覆盖义齿（B）

槽骨吸收和软组织炎症可能会引发上颌牙弓的系列综合征效应[8, 9]。

由于患者下颌义齿稳定性和𬌗力的提高，患者对于上颌义齿的𬌗力也会更加在意[7]。下颌种植覆盖义齿增强了患者佩戴义齿后的本体感受，并加强了下颌闭口位置的连续性。传统的黏膜支持式的全口可摘下颌修复体在行使功能时，可有最多 10 mm 的移位，以此调整适应早接触或者是咬合不准确的情况。患者已经适应了在下颌小范围运动时，下颌义齿会出现从下颌后部牙槽嵴处翘起这一问题[10]。下颌种植修复体更加稳定后，患者对于上颌义齿的稳定性会更加在意（框图 18-1）。

当义齿支持区条件不好时，有几种方法可以改善义齿的治疗效果。各种软组织印模制取技术、改良的咬合方案设计和广义的可摘义齿修复概念，都展现了当对颌是种植修复体时对于最终修复体的改进。可惜很多患者只寄期望于义齿稳固剂来提高固位。这样往往无法保证义齿的长期贴合，需要频繁使用义齿稳固剂，同时也会影响患者味觉（图 18-2）。

许多教科书都已经描述了上颌义齿的制作步骤，那些完整的指南描述比本章节讨论得更深入。但是，本章节中会讨论到一些更为具体的细节要素。

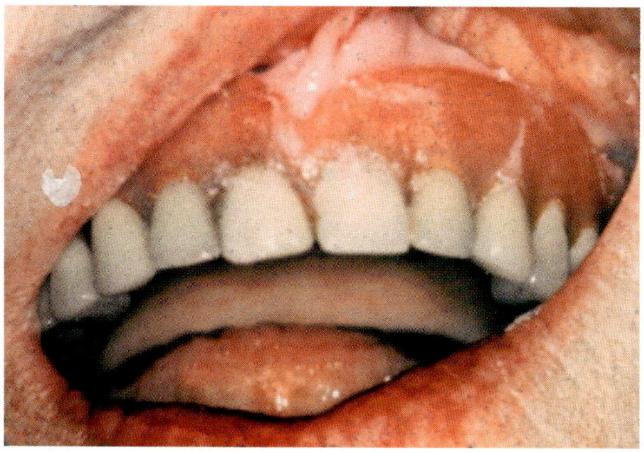

图 18-2 当与上颌义齿相对的下颌为种植修复体时，常常需要通过使用义齿固位剂来提高上颌义齿的固位力

框图 18-1 与下颌种植支持式义齿相对的上颌义齿的并发症

1. 软组织压痛
2. 加速上颌前部骨组织的丧失
3. 义齿不稳定

当下颌为种植修复体时，为了减少上颌义齿的并发症，医生应秉持以下几种理念，这些理念包括在修复前进行手术来改善上颌牙槽嵴解剖形态和专门用来解决这些问题的修复方法，比如抬高后部𬌗平面（和传统义齿概念类似）、恢复咬合的垂直距离、将上、下颌后牙放在更加偏牙槽嵴中间的位置以及在最终修复时建立双侧平衡𬌗[11–14]（框图 18-2）。这一章节的目的是为了强调在设计、制作与种植修复体相对的上颌义齿时需要考虑的特殊方面。

上颌软组织评估

黏膜支持式可摘义齿的成功有诸多前提。但是，缺牙颌弓的基本解剖条件是修复体获得支持和稳定的第一要素。

口腔医生要评估义齿的支持性、稳定性、固位性、美观性、咀嚼效率、发音、延展性和咬合。上颌义齿的支持力是义齿抵抗垂直向作用力的能力。剩余牙槽骨和其上方覆盖的软组织是最主要的支持区域[15, 16]。

上颌义齿得以建立的基础是骨组织、覆盖于骨组织上的黏膜下层和黏膜。血管和神经位于黏膜下层和骨性结构中。上颌义齿的支持力主要来源于纤维结缔组织紧密附着的区域，也就是缺牙区牙槽嵴处[16]。医生很少能够在前牙区域将牙齿排列在剩余牙槽嵴的正上方以便于提高支持力，因为伴随着骨吸收的进程，牙槽嵴位置改建到了理想义齿牙位的腭侧。

和大多数的观点相反，上腭并不是上颌义齿或种植覆盖义齿的一个主要承托区[16]。鉴于腭中缝处的组织通常较薄且不可移动，所以其附近的黏膜即便是在最小的压力下都不能承受挤压。在该区域，可以对义齿基托进行选择性的缓冲设计，以免当垂直向作用力传递到上颌修复体时在此处形成一个杠杆支点并因此造成义齿不稳定和疼痛的发生。与种植支持式修复体相对的上颌义齿要承受更大的力，

框图 18-2 与下颌种植修复体相对的上颌义齿

1. 上颌颌弓的修整手术
2. 抬高后牙𬌗平面
3. 恢复咬合垂直高度
4. 将后牙排列成“中间位置舌侧集中𬌗”
5. 双侧平衡𬌗

医生应该在这个区域考虑设计大范围的缓冲来避免软组织损伤。腭中部区域是一个缓冲区，因为覆盖于其上面的组织和上颌其他部位相比要更加薄。

医生还应该为切牙乳头的位置提供缓冲，避免义齿在行使功能时对相关的血管和神经造成压迫。这样可以消除义齿在行使功能时由于组织压迫造成的烧灼感，尤其是在下颌是种植支持修复体、咬合力增加的情况下。

硬腭的后部是一个次固位区，而不是支持区[15, 16]。其黏膜下层富含黏液腺和血管，在垂直作用力下更加富有弹性。与上颌牙槽嵴顶或上颌前部相比，该区域的负荷能力要更小一些（图 18-3）。

固位力是指义齿抵抗拉力或者作用于切端位置的垂直向殆力的能力。义齿的边缘封闭性和义齿近似凹面的外形是影响义齿固位的重要因素。影响上颌义齿性能的解剖要素变化非常多，但是在行使功能的过程中，上颌义齿保持边缘封闭的能力远大于下颌义齿，而且这点可以弥补其他一些减小固位力的因素[17, 18]。

上颌结节相对稳定，高于殆平面数毫米，必要时需要通过外科手术来修整去除增生的组织。翼上颌切迹位于上颌结节和翼突内侧板之间。腭后封闭区位于这个充满疏松结缔组织的区域，以便于改善组织接触和固位力。翼突下颌缝（翼下颌韧带）的

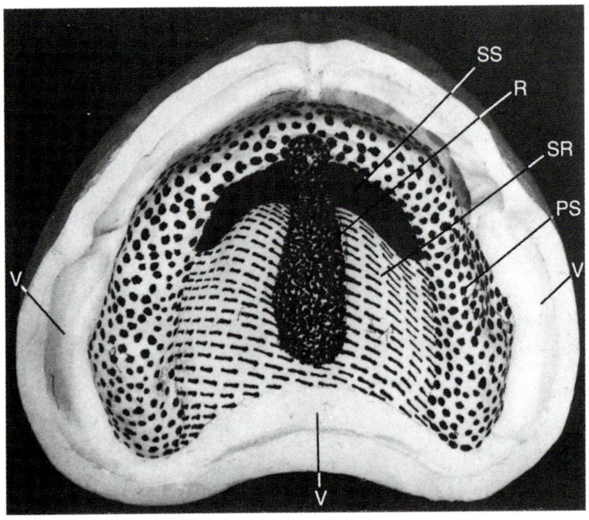

图 18-3 上颌义齿的主要承托区是无牙颌牙槽嵴上坚实的角化黏膜。副承托区是上颌前部的腭侧面，可以抵抗义齿的侧向移动。切牙乳头和腭中缝区域是义齿的缓冲区，而硬腭是次缓冲区（引自：Zarb GA, Bolender CL, Hickey JC, et al. Boucher's prosthodontic treatment for edentulous patients, ed 10, St Louis, 1990, Mosby.）

附着是从翼突钩到磨牙后垫，义齿的设计不能妨碍该区域的解剖结构。修复体的后方范围界限和软腭颤动线相关联，更多情况下软腭颤动线是一个区域，而不只是一条明确的线[15, 16]。

义齿的稳定性是指义齿抵抗侧向力，防止侧向移位的能力。来自硬腭上的垂直向剩余牙槽嵴是提高义齿稳定性的主要因素。缺牙患者的上颌前部是保证义齿稳定性的一个最重要的结构。上颌前牙区牙槽嵴垂直向吸收会使上颌义齿的稳定性受到很大影响[17]。此外，上颌前部的黏膜皱襞区是义齿的副承托区[15, 16]。在下颌运动时，该区域还可以抵抗义齿向前移动。重要的是，要让患者意识到覆盖了义齿的上颌骨前部仍然会继续出现骨丧失，除非在颌骨内植入种植体对牙槽骨产生生理性刺激，否则骨丧失的发生将是持续性的，而且义齿的稳定性会越来越低。

在修整无牙颌牙槽嵴时，支持组织的类型和移动也是需要考虑的重要因素。上颌牙槽嵴的软组织要够坚实，以抵抗咬合过程中产生的会导致义齿移动的侧向作用力。颌骨上组织的移动程度直接影响了义齿稳定性，而且会造成软组织磨损。如果观察发现牙槽嵴的前部或后部有软组织移动程度太大的情况，那么医生就要考虑在修复前进行相应的软组织手术。如果组织是可以移动的，那么义齿在侧向力作用时是不具有稳定性的。

口腔黏膜一般被认为是可移动的、非附着的未角化黏膜，或者是不可移动的、附着的角化黏膜。这两种分类在作为义齿的支持组织时都过于简单化了。附着角化黏膜的厚度会随着牙槽骨吸收而增加，这种情况主要发生在上颌前部。组织厚度经常会超过数毫米，而且可移动的程度特别大。尽管这些组织被归类为附着龈，但是仍然算比较差的义齿支撑基底（图 18-4）。类似地，通过在骨组织和骨膜之间填入羟基磷灰石，可以使非附着的未角化组织变厚且变得不可移动，然后这种组织就可以充分地成为义齿支持基底了。因此，义齿支持组织的临床相关特性主要是和厚度及可移动性相关联，未必和组织学表面有关。

硬组织评估

提高上颌修复体支持的外科技术包括牙槽骨增量技术。如果能够在植骨手术后短期内再植入种植体，那么对萎缩的上颌骨进行自体骨移植来实现牙

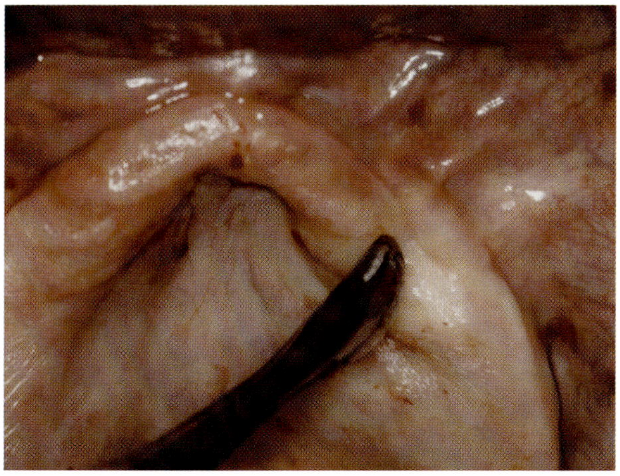

图 18-4 对义齿来说，游离的角化黏膜仅是一种条件较差的软组织支持，应该在义齿制作前对其进行修整

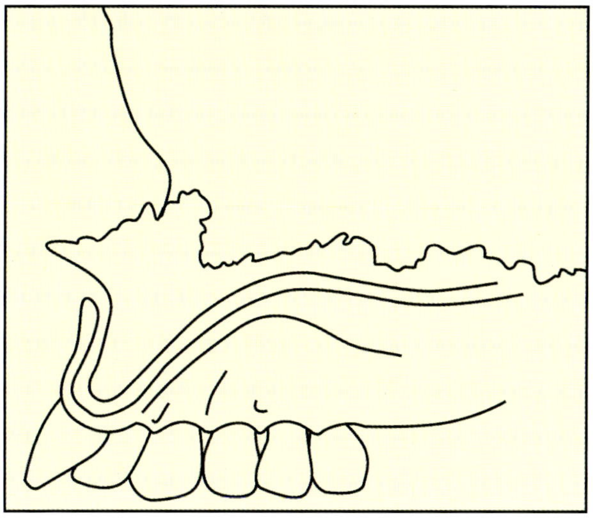

图 18-5 维持义齿佩戴者上颌前部的高度是很重要的，可以防止义齿在颌骨运动的过程中发生前部翘起、后部下沉，防止后部边缘封闭和固位性的丧失（引自：Misch CE: Contemporary implant dentistry, ed 2, Mosby, 1999, St Louis.）

槽嵴骨增量就是一个切实可行的选择办法。但如果自体移植仅仅是为了改善软组织支持情况，那么在术后 3～5 年内持续的骨组织吸收可达 90%[19]。在这个快速吸收的过程中，需要对软组织支持式的义齿进行反复的重衬和重制，以维持义齿与牙槽嵴的贴合状态。结果是软组织会变得动度增加，且由于下方牙槽嵴吸收而丧失了支持，患者会经常抱怨软组织反复发生磨擦，以及修复体移动度大、稳定性差且固位不良。因此，在植骨后，一定要使用种植体来维持已经成形的骨组织形态。

如果近期治疗计划中不包括种植体植入，在修复前手术中致密的不可吸收的羟基磷灰石会被作为牙槽嵴增量的填入材料，来改善义齿支持区域的状况，它已经被认为是一种常规的辅助材料了[20]。羟基磷灰石牙槽嵴增量术可以减缓牙槽嵴吸收的速率。这种致密的材料可以和骨皮质结合，用来增加义齿的支持组织。临床经验表明，在羟基磷灰石牙槽嵴增量手术后最好多等一段时间再重衬上颌修复体[21, 22]。

上颌骨可以被划分为 3 个区域：左后部分，右后部分和前面部分。上颌骨的后部很少需要牙槽嵴增量术来改善牙槽嵴的形状或轮廓，结节区域通常维持原牙槽嵴形态。义齿后部的腭侧封闭区则不是由后部的牙槽嵴形态决定的。无论后部牙槽嵴的外形轮廓如何，此区域通常都可以给予义齿在后部区域足够的侧方稳定性。

上颌义齿稳定程度的不同主要受上颌前部骨组织形态的影响。牙齿缺失后，骨组织首先在宽度上发生吸收，切牙乳头最终会变成缺牙区牙槽嵴的最前端。切牙乳头的前界通常位于中切牙切缘后方 7～9 mm 处，上颌无牙颌的前牙区会发生严重的牙槽嵴吸收。上颌前部牙位是由美观和功能需求所决定的。义齿距离牙槽骨位置越靠前、垂直向距离越大，那么义齿在行使功能的过程中稳定性就越低。

上颌前部骨组织的垂直高度也是防止上颌全口义齿前部旋转和后部边缘封闭区脱位的关键要素。在下颌运动过程中，尤其是当前牙切断食物时，随之产生的前方作用力会作用于上颌修复体上。在咀嚼时，小块的食物会变成义齿旋转的支点（图 18-5）。因此，在义齿行使功能的过程中，上颌前部的作用主要是防止义齿移动并提高可摘义齿的稳定性。

羟基磷灰石（HA）植骨术的适应证

上颌骨 A 类牙槽嵴通常有足够的骨高度和骨宽度来支持、固位和稳定修复体。有时，唇侧倒凹会造成固位不良并增加软组织磨损。因此，医生需要将羟基磷灰石填入唇侧倒凹区域来改善牙槽嵴轮廓形态。B 类或 C-w 类前部牙槽嵴或 Kent 等人分类的 I 类和 II 类牙槽嵴非常适合进行羟基磷灰石牙槽嵴增量术[22]（图 18-6）。医生可以同期进行前庭沟加深术来增加上颌前部的牙槽嵴高度，进一步提升义齿的稳定性和固位力（图 18-7）。在接下来的 10～14 天内，患者需要佩戴一个外科手术模板来支持移植物以及维持前庭沟加深术后的形态。

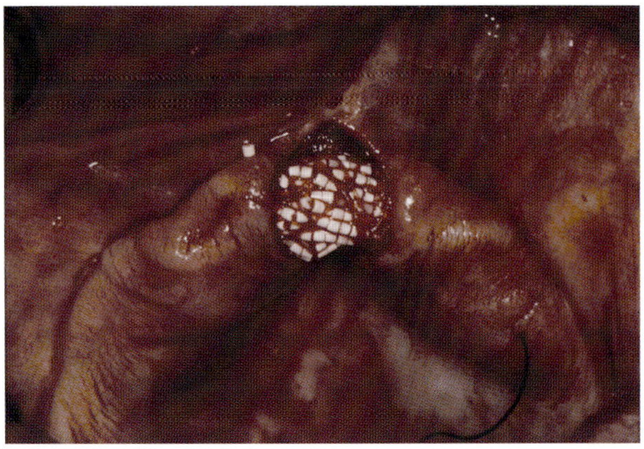

图 18-6 可以通过移植羟基磷灰石来使游离的组织变成更加稳固的支持组织，同时修整改良 B 类和 C-w 类上颌牙槽嵴的形态

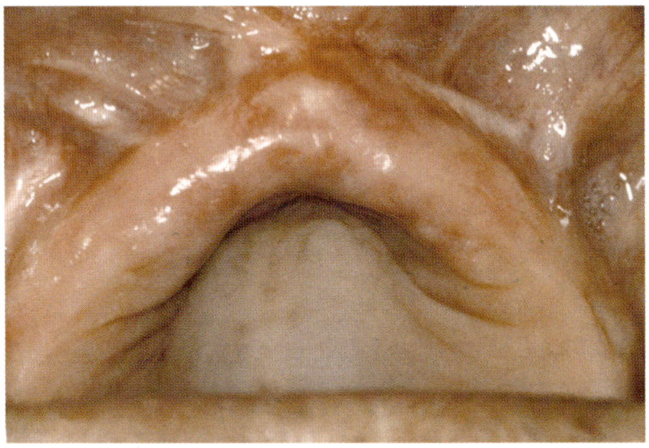

图 18-7 图 18-4 和图 18-6 中进行了增量手术的牙槽嵴是稳固的，有着平行的侧壁，可以提高义齿的支持、固位和稳定性

D 类和 C-h 类的牙槽嵴最不适合羟基磷灰石牙槽嵴增量术。尽管这些牙槽嵴更需要进行增量手术，但是较差的牙槽嵴形态不能为将来羟基磷灰石在唇沟处的植入提供充分的结构支持来抵抗 HA 的移位，继而影响手术的长期成功率[14]。

羟基磷灰石牙槽嵴增量手术很少用于下颌颌弓。上颌全口义齿的动度大约为 2 mm，而下颌义齿在行使功能的过程中最多可以移动长达 10 mm 的距离[10]。单纯的牙槽嵴增量手术不能为下颌义齿获得成功的支持力带来足够的改善。此外，较薄且不可移动的组织上更常发生压痛；移植材料的移位、感觉神经的异常经常发生（尤其是中到重度牙槽嵴萎缩的患者）[23]。种植体可以为下颌义齿提供更多的支持、固位和稳定性。但是，在上颌无牙颌佩戴全口义齿的情况下，羟基磷灰石牙槽嵴增量手术可以获得较好的效果。

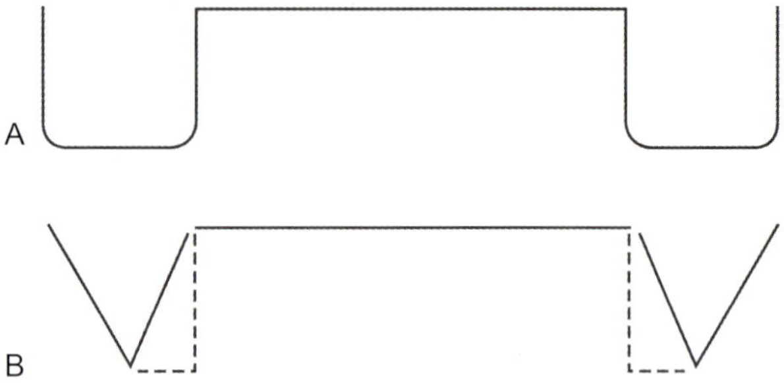

图 18-8 A. 理想的牙槽嵴形态有着高、宽且平行的侧壁，可以提供良好的固位、稳定和支持性。B. 条件最差的牙槽嵴形态是 V 形牙槽嵴，这种形态会导致义齿的稳定性和支持性降低。采用羟基磷灰石移植术可以在腭侧改良修整牙槽嵴的形态（虚线），从而改善牙槽嵴的条件（引自：Misch CE: Contemporary implant dentistry, ed 2, St Louis, Mosby, 1999.）

牙槽嵴形态

在许多情况下，医生会误认为较大的牙槽嵴可以为义齿提供更好的固位力和稳定性，但是在羟基磷灰石牙槽嵴增量术后，可能发生变化最大的解剖要素是牙槽嵴的形态。因此，许多羟基磷灰石牙槽嵴增量手术极大地扩增了牙槽嵴，但还是减小了固位力和义齿稳定性。医生必须要意识到牙槽嵴的形态在上颌可摘义齿的固位、稳定和支持之间的关系。

可以根据固位能力对牙槽嵴形态进行分类。理想的牙槽嵴固位形是高且宽的平行壁形态，这也可以增强侧方稳定性。因此，义齿的固位和稳定受到牙槽嵴侧面形态轮廓的影响（图 18-8A）。萎缩的扁平牙槽嵴只能为义齿提供较差的稳定性，但同时也为上颌义齿增加了支持力。与所受𬌗力成夹角的 V 形牙槽嵴是最不稳定的牙槽嵴形态，这种牙槽嵴形态也是最不利于义齿固位和支持的（图 18-8B）。

V 形牙槽嵴是羟基磷灰石牙槽嵴增量手术后最常见的一种牙槽嵴形态，术中 HA 颗粒增大了牙槽嵴基底部的宽度。提供良好支持的理想牙槽嵴在嵴顶处（位于牙齿下方）应该是扁平的形态，而且为了能够提供较好的固位力和稳定性，牙槽嵴的侧方应该呈平行壁形态[15, 16]。因此，考虑到牙槽嵴的形态会影响义齿的固位、支持和稳定，所以应该按照理想的牙槽嵴形态对牙槽嵴进行修整（图 18-9）。

在上颌前部进行羟基磷灰石牙槽嵴增量手术的主要长期目的是为了获得一个方形的牙槽嵴形态，以便于能够承受对颌产生的较大𬌗力。当然也还有

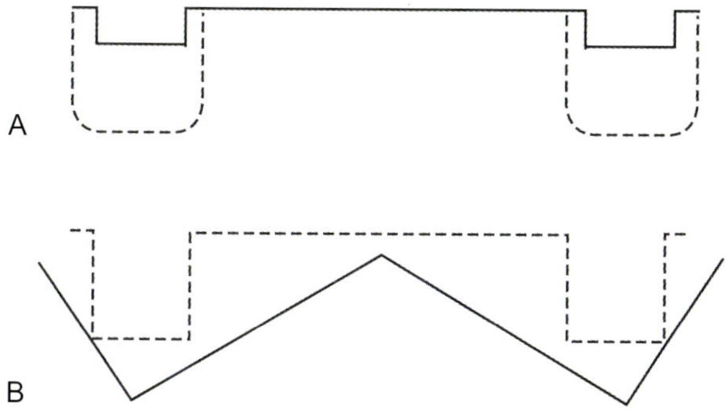

图 18-9　A. 腭板扁平的萎缩牙槽嵴可以为义齿提供良好的支持和固位（实线）。B. 采用羟基磷灰石增量术经常会将这种牙槽嵴形态变成 V 形（实线），从而降低了义齿的稳定、支持和固位。理想的羟基磷灰石移植效果应该是将牙槽嵴修整成有平行侧壁且宽大平坦的形态（虚线）（引自：Misch CE: Contemporary implant dentistry, ed 2, St Louis, Mosby, 1999.）

一些其他的优点，比如能够减少软组织动度，降低骨吸收速率以及维持牙槽嵴前部的垂直向组织。

上颌全口义齿印模

有 4 种方法可以用来增加上颌义齿固位力：①在口腔前庭形成充分的边缘密封；②延伸义齿的后界；③义齿组织面的精确性；④义齿后堤区的设计。

制取终印模的托盘应该比口腔前庭的边缘组织短 2~3 mm，为边缘整塑提供空间。不能用现有的义齿作为印模托盘，因为在通常情况下初次戴牙以后会逐渐出现牙槽骨的丧失，继而导致义齿在唇侧出现过度伸展。有牙颌牙弓的印模托盘对于无牙颌患者的印模制取而言是延展过度的。因此，即便是制取初印模设计个性化托盘时，也不能使用有牙颌牙弓的印模托盘（图 18-10）。医生要用聚醚或者混合材料在个性化托盘上进行边缘整塑，这两种材料都有各自的优点（图 18-11）。边缘整塑后设计出的义齿封闭边缘要能够完全地填满口腔前庭区域，以提高固位效果、减少义齿覆盖后的食物嵌塞（图 18-12）。无论怎样，只要完成了边缘整塑过程，上颌个性化托盘就应该有良好的封闭固位效果（在制取终印模以前）（图 18-13）。如果没有的话，医生应该考虑在终印模制取和义齿制作时延伸后部腭侧封闭位置。当用义齿印模灌制石膏模型时，应该围模灌注，让边缘形态在模型上反映出来（图 18-14）。

文献中给出了许多确定后部腭侧封闭延伸位置的方法，不同的文献中给出的判定位置稍有差别（图 18-15）。有一种办法是让患者捏住鼻子、闭上嘴巴，同时试着将空气用力排出。腭部的皱褶黏膜就从硬腭上被推下来，形成义齿延伸的后界。这种方法得到的位置比其他方法都要更靠前。如此一来，这种

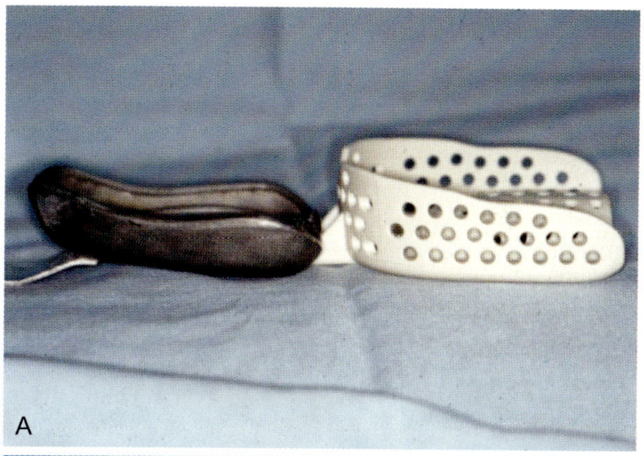

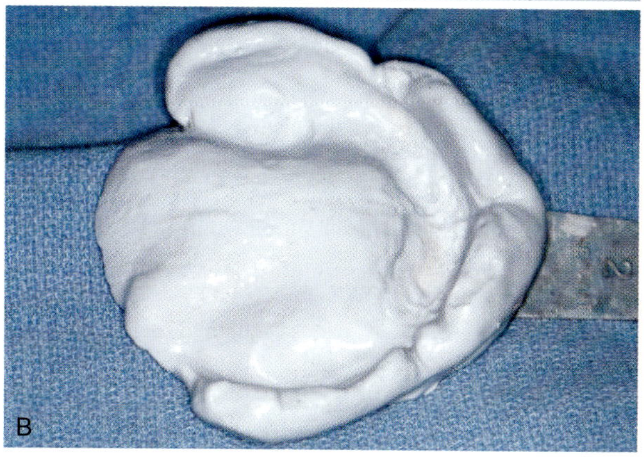

图 18-10　A. 应该采用专为无牙颌牙弓设计的印模托盘来制取初印模（左）。为有牙颌牙弓设计的印模托盘会过度延伸，超出印模的边缘。B. 使用专为无牙颌的上颌颌弓设计的印模托盘制取藻酸盐印模，不会过度延伸、超出边缘

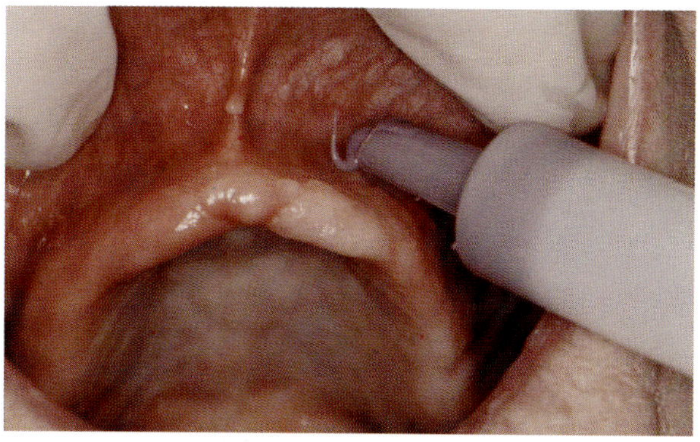

图 18-11　将聚醚印模材料注射到前庭进行边缘整塑，可以确保印模可完整取出该区域的形态，从而增加修复体的固位性

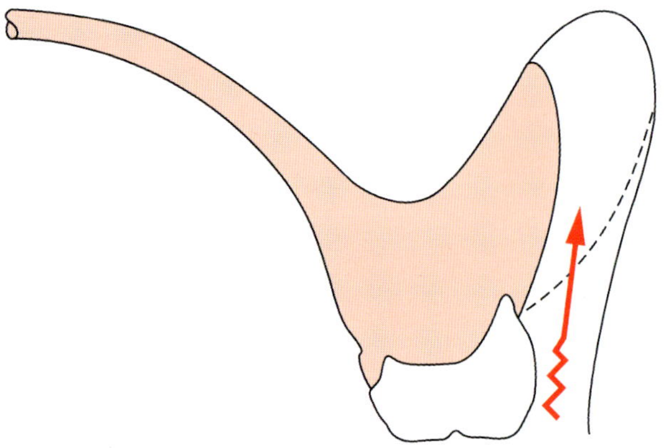

图 18-12 义齿的边缘要能够完全地填满口腔前庭区域，以提高固位效果、减少义齿覆盖后的食物嵌塞

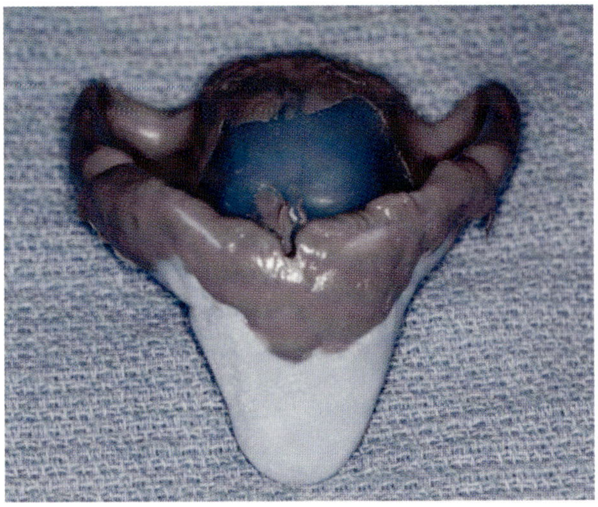

图 18-13 在制取终印模前，已经进行了边缘整塑的印模应该具有良好的固位效果。如果没有的话，医生应该考虑延伸义齿后部的腭侧封闭部位

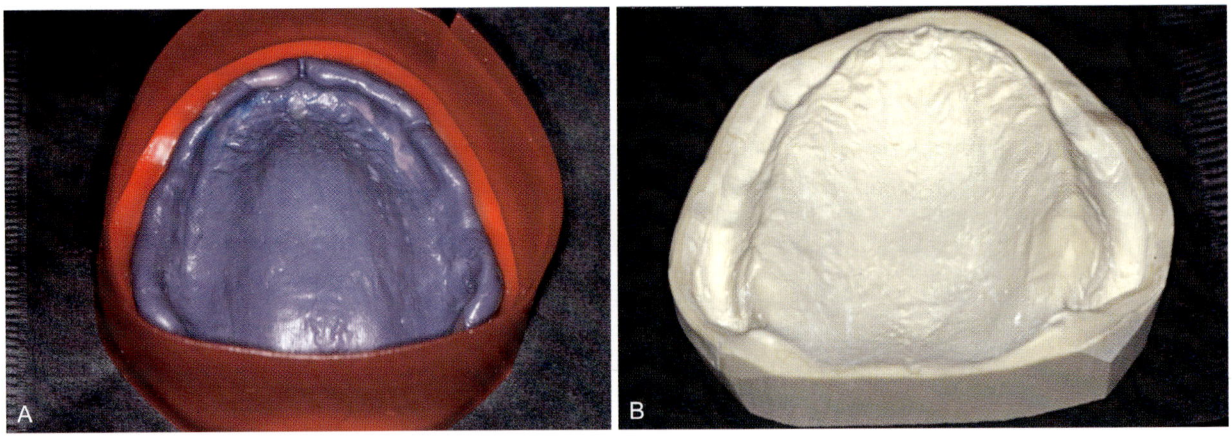

图 18-14 A. 对最终的义齿印模进行装盒，让边缘形态在模型上反映出来；B. 终印模模型包括了外围边缘的形态和厚度

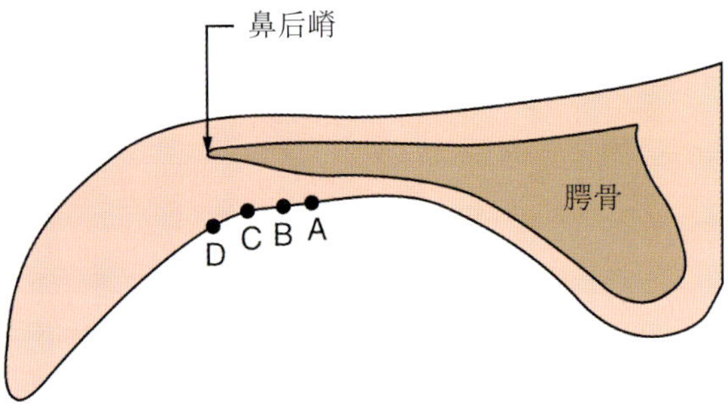

图 18-15 有许多方法能决定义齿后部腭侧封闭延伸位置，不同的方法中给出的判定位置稍有差别（A~D）。延伸位置越靠后，义齿固位性就越好。如果是因为解剖形态不良和唾液不充足或者其他原因造成了义齿固位性较差，那么就可以将义齿后部的位置延伸至超出传统指南要求的位置

方法能为最终修复体提供的固位力就最小，并且此时患者对于义齿向后过度伸展造成的咽反射的抱怨最小。

另外一个确定义齿后部延伸位置的方法是将义齿腭侧封闭区延伸到腭小凹处。这样得到的义齿后界是比较偏中间的（图 18-16）。此外，由于这些不在中线上的小开口通常情况下难以辨认，所以这种方法不能在临床中被常规使用。

第三种确定义齿后界位置的方法是让患者发“啊”音。游离的软组织和硬腭之间的颤动线就代表了最后界的位置（图 18-15，位置 C）。这样该方法就成为决定义齿后界位置的最常用办法。

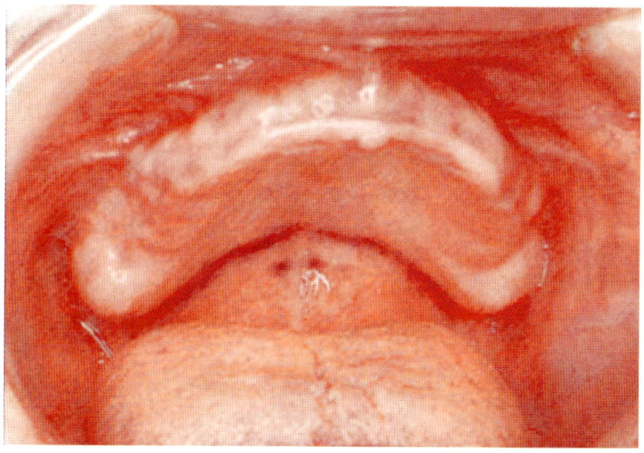

图 18-16 通常很难通过辨认腭小凹来决定义齿后部中央的延伸位置。采用捏住鼻子、用力排气的方法得到来的义齿后部延伸是最小的（越过腭板的线）

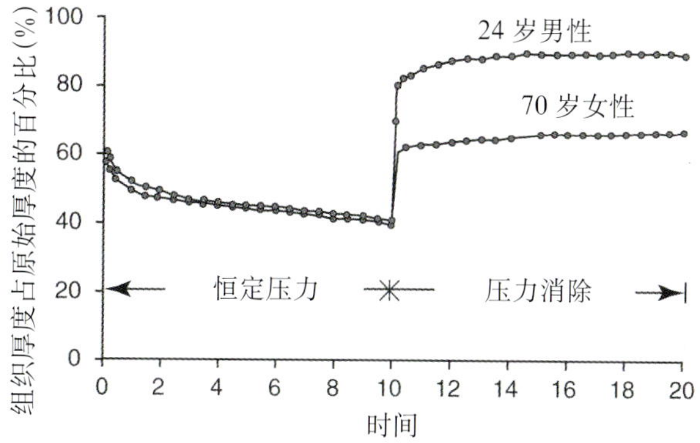

图 18-17 在制取终印模（或者是戴牙）时，组织的厚度应该要完全展现出来。在受到长达 10 分钟的义齿按压后，组织的厚度会减小 40%~50%；对老年患者来说，其组织可能需要 2 小时或者更长时间来恢复到正常形态

患者不会介意义齿的后界超出颤动线的位置（图 18-15，位置 D）。边缘封闭比较差时，上颌义齿的后部延伸可以在一定程度上有所弥补，提高整体固位效果。因此，当牙槽骨轻中度吸收，而且又不考虑种植覆盖义齿等其他治疗方法时，义齿后界区域延伸超过颤动线的方法可以提高修复体的固位力。

提高上颌义齿固位的第三种方法和义齿组织面的调整相关联。为了提高义齿组织面准确性、保护下方覆盖的骨组织，印模制取时应该要获得软组织下沉的全部厚度。Kydd 等人证实，上颌软组织负荷 10 分钟后就会被压缩到原始厚度的 60%，然后长期维持在原始厚度的 65%~85%，需要 4 个小时才能完全恢复原来的形态[24]。如果是老年患者，在受到长达 10 分钟的按压以后，组织的恢复可能需要 2 小时或者更长时间（图 18-17）。因此，终印模的制取和最终义齿的试戴都要遵循一定的规则。

组织调整剂可以改善组织健康程度，如果在终印模制取前佩戴了修复体，那么组织调整剂还有助于在取模时获得最终软组织的厚度。在制取终印模之前，至少要提前 4 个小时将义齿从口内摘下。这通常意味着，医生应该将制取最终印模的那次复诊安排在早晨，患者在复诊前不能进食，而且在复诊的前一天晚上就不能佩戴义齿。在义齿试戴的当天也要进行类似的流程，这很重要。否则，软组织一旦受压，修复体初戴时的固位性就会不够理想。

通过减少义齿处理过程中的树脂收缩可以提高义齿组织面的密合性。使用模型注塑技术可以使丙烯酸树脂收缩程度达到最小，从而提高义齿的密合性和固位力。还可以通过修复体后部界限上的后堤

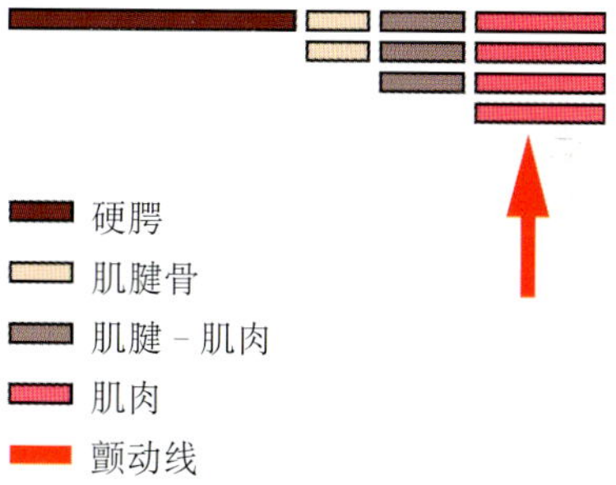

图 18-18 在后部腭侧封闭区，对应着颤动线的肌层组织是位于最后部且动度最大的可受压组织层。这块肌肉前方是肌肉 - 肌腱附着区（动度较小），然后是肌腱 - 骨组织附着去（动度更小），接着是硬腭上的骨组织（没有动度）

区来提高义齿固位力。在设计处理义齿的过程中，可以用后堤区来补偿丙烯酸树脂收缩带来的影响。

提高上颌义齿固位力的第四个方面是关于后堤区的设计。常见的一种后堤区设计呈山丘型，中间的部分最高（距离组织表面的深度），从中间向前和向后都分别是斜坡状[15, 16]。这种外形轮廓并不能充分反映出颤动线上的软组织解剖形态。当患者发出“啊”音确定了义齿后界的位置时，软腭的解剖形态指示义齿后堤区的设计方向。直接位于颤动线上的解剖组织是活动度最大的一块肌肉。这块肌肉附着在肌腱上（动度较小），而肌腱又附着在动度最小的被覆软组织的硬腭上（图 18-18）。因此，应该将后堤区最高的位置设计在后部，然后呈斜坡状延伸至硬腭组织处（图 18-19）。每位患者的初始深度都不同，这个深度是由口镜或钝物在口内按压该区域的情况所决定的[25]。

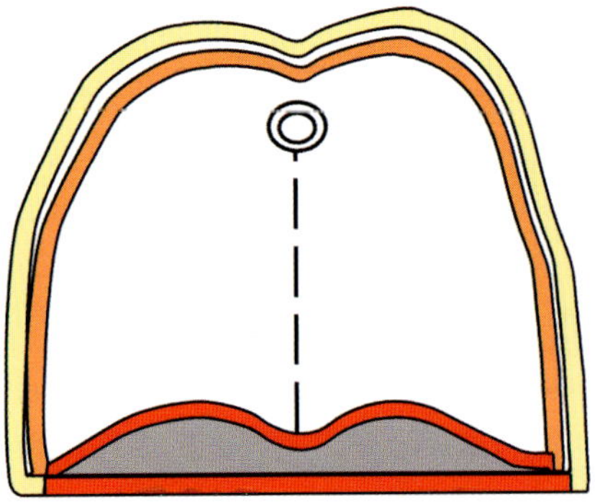

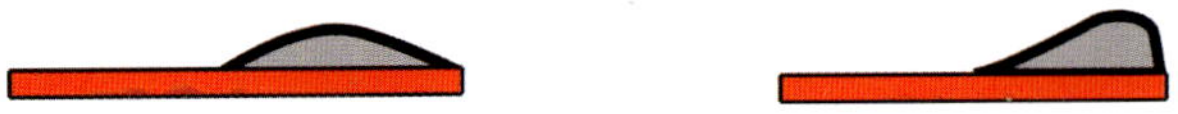

图 18-19 义齿的后堤区中央最高，从中央向前方和后方倾斜下去（左下）。根据解剖生理设计的后堤区形态是在最后部区域最高，从后向前倾斜下去（右下）

框图 18-3 上颌义齿制作的顺序

1．上颌前牙的唇腭侧排列位置
2．上颌前牙的垂直向排列
3．上颌𬌗平面
4．咬合垂直距离
5．下颌前牙
6．下颌后牙
7．上颌后牙

上颌前牙排牙

在一些关于义齿制作的文章中描述到，重建恢复的第一步是确定垂直高度，然后排列下前牙[15, 16, 25, 26]。但是，在任何重建步骤包括咬合垂直距离之前，都应该先评估上颌前牙的水平和垂直向位置[14]。如果上颌切缘在水平面或垂直向上被调改了，那么上、下颌修复体的所有其他部分可能都需要修改。在该区域没有被调整合适以前，不能对口内的其他任何区域进行修复，因为这样会影响其他部分合适位置的获得（比如垂直高度、下颌前牙的位置、后牙𬌗平面）。

患者现有的上颌全口义齿的前牙位置经常是不正确的。义齿需要向根方及远中不断调整，以适应上颌前部牙槽骨的吸收。首先用基托和蜡堤来评估上颌前牙的位置。此时，要评估的不是牙齿的颜色或形状等美观方面，而是要仔细检查牙齿的位置。在确定牙齿位置以后，再确定上颌𬌗平面、咬合垂直距离、下颌切缘的位置、下颌后牙的位置，最后决定上颌后牙的位置（框图 18-3）。颌弓关系经常受到缺牙区牙槽嵴吸收模式的影响。在牙齿缺失后，上颌骨前部和后部都会朝着腭部的方向吸收[27]。在几年之内，牙槽嵴的宽度会减少 40%，主要是由于唇侧骨板的丧失。这会给义齿造成悬臂式的力。上颌比下颌更易受到影响，因为处于美学区的上颌切缘位置不能被调改，而且要符合美观、发音、唇位和咬合的要求。

𬌗平面的前部位置是由上颌牙齿切缘的位置决定的。如果上颌前部义齿的位置越靠前、离前部牙槽骨越远，那么上颌前部牙齿受力时形成的杠杆力越明显，后部腭侧封闭就会失败，上颌义齿就会从牙槽嵴上脱落。然而很多医生尝试进行塑形手术，希望能够通过扩大唇侧轮廓和将义齿位置排列更偏牙槽嵴前方的方法来减少义齿在唇部显现的垂直型线条（图 18-20）。

医生将基托和蜡堤放入患者口内，然后要决定上唇的唇侧外形，因为在接下来的步骤中再调改可能会改变很多其他参数。上颌中切牙的表面经常位于切牙乳头最后部的前方 12.5 mm 处或者位于切牙乳头前界的前方 7~9 mm 处[28]（图 18-21）。因此，医生最开始会将蜡堤放在距离切牙乳头前方中间牙齿的位置上。唇上的人中是位于鼻子下方中线上的一个明显凹陷。如果人中平坦，表明唇侧轮廓过于饱满，那么应该将蜡堤唇侧的蜡移除一些。此外，在 92% 的病例中，双侧尖牙牙尖的连线可以平分切牙乳头[29]（图 18-22）。

用患者处于放松状态下的垂直距离评估上颌前牙的唇侧位置。主要目的是评估上颌唇部的整体支持情况以及上颌唇部与面部的平衡协调关系，尤其是和鼻以及中线处可能存在的人中之间的关系。通过 Frankfort 平面（该平面通过左侧眼眶下缘的最低点和颅骨外耳道最高点）作一条接触下唇的垂线，应该发现上颌唇部位于该垂线前方 1~2 mm，颏部位于该垂线后方 1~2 mm（在正确的咬合垂直距离时）[30]（图 18-23）。

然后要评估上颌牙齿切缘的垂直向位置，这个位置主要反映美观方面的需求。大多数医生通过息止颌位时上颌中切牙与上唇的关系来决定上颌牙齿的垂直向位置。在息止状态下，上颌中切牙暴露于唇以外的长度会明显减少，这和年龄有关，尤其是

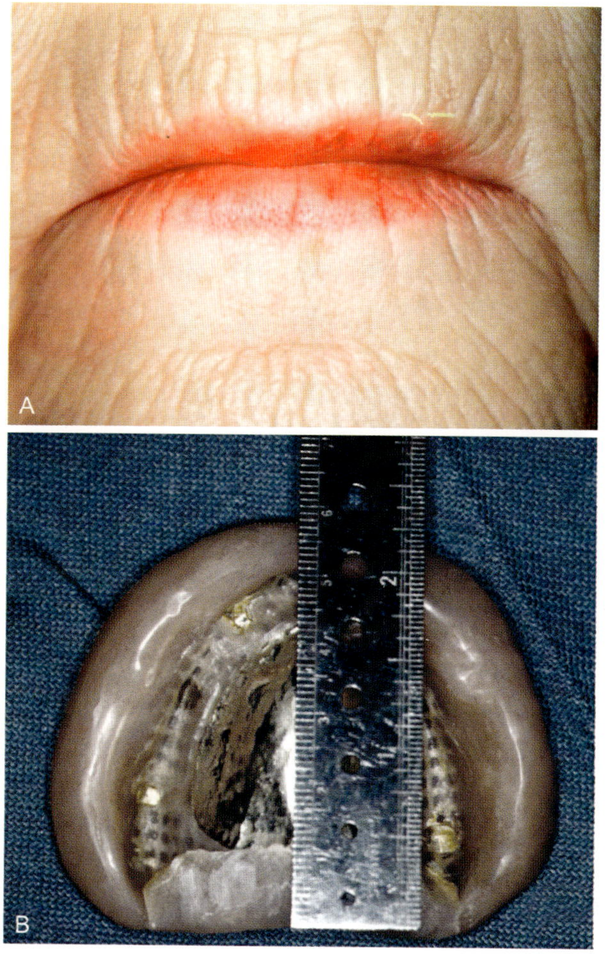

图 18-20　A. 很多医生为了消除义齿在上唇部显现的垂直型线条，采用了扩大唇部边缘轮廓和将牙齿更靠近唇侧排列的方法；B. 该义齿上的前牙位于切牙乳头前方 15 mm

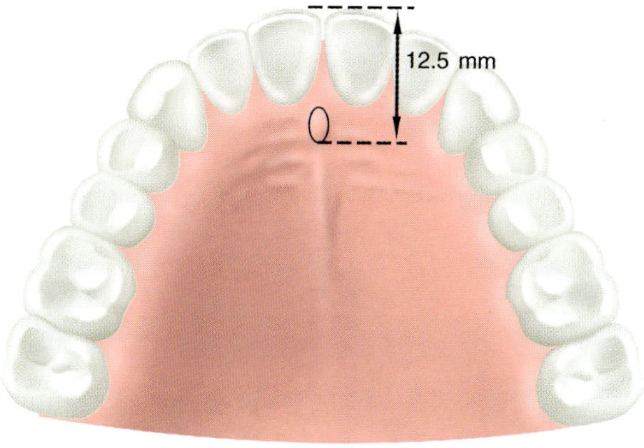

图 18-21　上颌牙齿的唇侧位置通常位于切牙乳头最后部的前方 12.5 mm 处

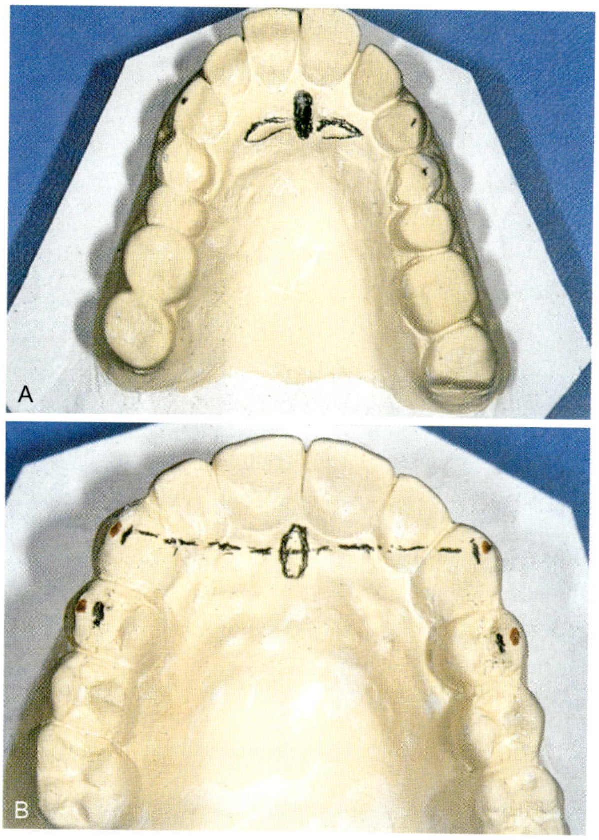

图 18-22　在尖形（A）和卵圆形（B）的有牙颌颌弓上，双侧尖牙牙尖中点的连线垂直于中央线且平分切牙乳头

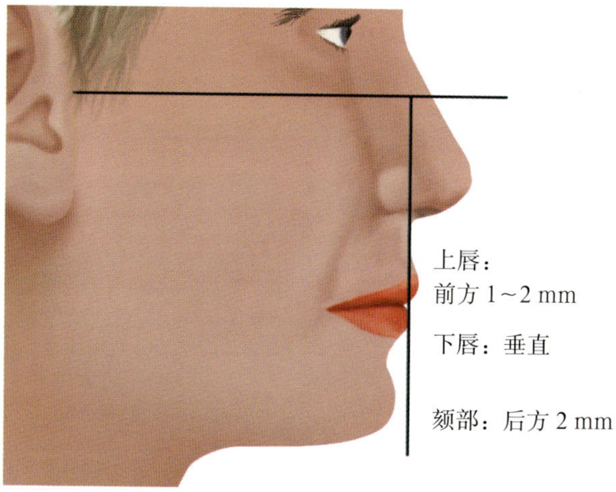

图 18-23　Frankfort 平面的垂线通常接触下唇，颏部位于后方 2 mm 处，上唇位于前方 1~2 mm 处

在 30～40 岁。据 Vig 和 Brundo 报道，30 岁的成年人在息止状态下上颌中切牙暴露于上唇的长度超过 3 mm [31]。40 岁的成年人会暴露 1.5 mm 长的上颌中切牙；50 岁的成年人大概暴露 1 mm；60 岁的人暴露 0.5 mm；80 岁时，可以观察到唇和牙齿切缘平齐。而下颌牙齿的情况则刚好相反，20 岁的人会暴露 0.5 mm 的牙齿长度，40 岁的人会暴露 1 mm，50 岁的人会暴露 2 mm，60 岁的人会暴露 2.5 mm，而 80 岁的人则会暴露 3 mm 的牙齿长度。

上唇中央从鼻底到下缘的长度是中切牙暴露的一个决定性因素。20岁左右的女性上唇长度为20～22 mm，男性为22～24 mm（图18-24）。因此，基托和蜡堤通常设计为22 mm（图18-25）。如果唇有缺陷，息止状态下的唇位也会受影响。比如，较短的上唇会暴露更多的牙齿切缘，反之亦然（图18-26）。

但Misch报道，不论年龄多大，息止状态下中切牙暴露的范围都在2～+8 mm[32]。这个中切牙暴露情况的平均数据只代表了少于15%的人群，尤其是女性。此外，在60岁时，由于面部肌肉缺乏弹性，患者的天然牙经常会短于放松状态下的上唇。然而即使是80岁的无牙颌患者，他们也仍然希望能够让上颌中切牙位于息止状态下的上唇下方。

由于唇弓的轮廓变化很大，所以当上唇处于息止位时，女性上颌中切牙暴露切缘部分的情况差异很大。一般来讲，年轻人比老年人更经常用唇弓发音，女性比男性更常用唇弓发音。当嘴唇处于息止位时，唇弓的外形轮廓位置越高，中切牙切缘部分暴露得就会越多。

作者注意到尖牙的位置更加稳定，而且较少受到年龄的影响[32]。总的来说，尖牙的牙尖位于唇弓的侧方，无论处于何种年纪，通常当上唇处于息止位时（发“Emma”音并放松），尖牙的牙尖总是位于上唇上下1 mm的位置（图18-27）。即使上唇比较短，尖牙的位置也仍然和息止状态唇线的位置相近，因为它位于较短上唇中线更侧方的位置（图18-26）。作水平线比较，可以发现尖牙通常比中切牙短1～2 mm。因此，医生可以用尖牙来更加准确地决定前牙的垂直向位置。

当医生确定好息止状态下的唇位与相应的前牙位置以后，就要开始评估发音情况了。医生要让蜡堤的前部切方宽度同最终的牙齿宽度相近。医生通过让患者发“F”和“V”音来评估长度和唇舌向位置[33]。当患者发“F”音时，上颌牙齿的切缘应该轻轻地接触下唇的干湿交界处，和大笑时下唇所处的位置类似。当患者发“E”音时，上下唇之间50%～70%的空间应该由上颌中切牙占据。如果上颌中切牙占据的空间少于50%，那么通常要延长牙齿的长度，但是如果占据的空间超过了70%，那么通常不建议延长牙齿的长度[34]。

前牙切缘距离牙槽骨越远（也就是牙冠高度越大），那么瞬间施加在义齿上的作用力就会越大，而且义齿在行使功能的过程中稳定性就越差。所以，需要将D类上颌骨的传统义齿前牙切缘位置稍稍上移或内移，使其与缺牙区牙槽嵴距离更近，以便于提高义齿前部的稳定性。

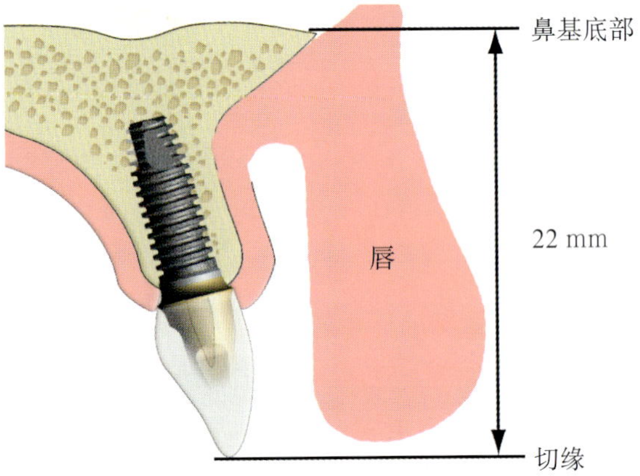

图 18-24　唇的长度通常是22 mm

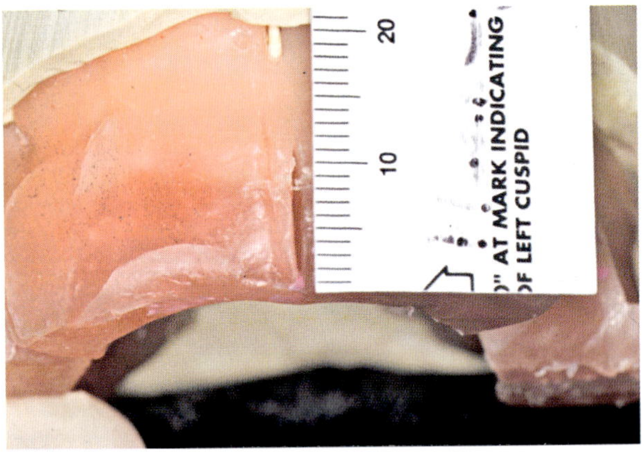

图 18-25　在制作上颌基托和蜡堤时，通常要使从外围边缘到切缘之间的距离达到22 mm

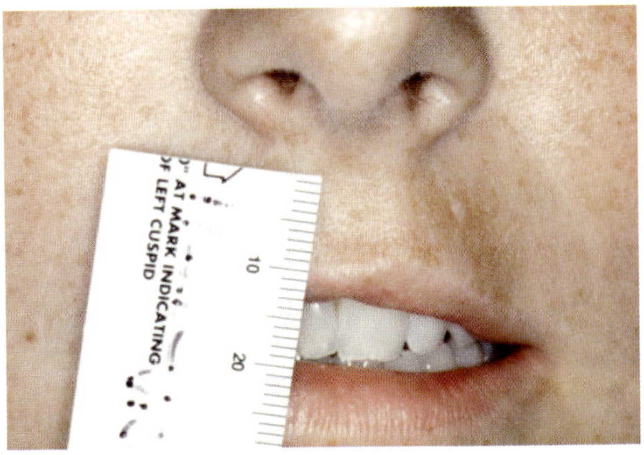

图 18-26　该女性患者上唇短，测量大约长14 mm。因此，她的中切牙露出6 mm。注意，她的尖牙仅露出1 mm

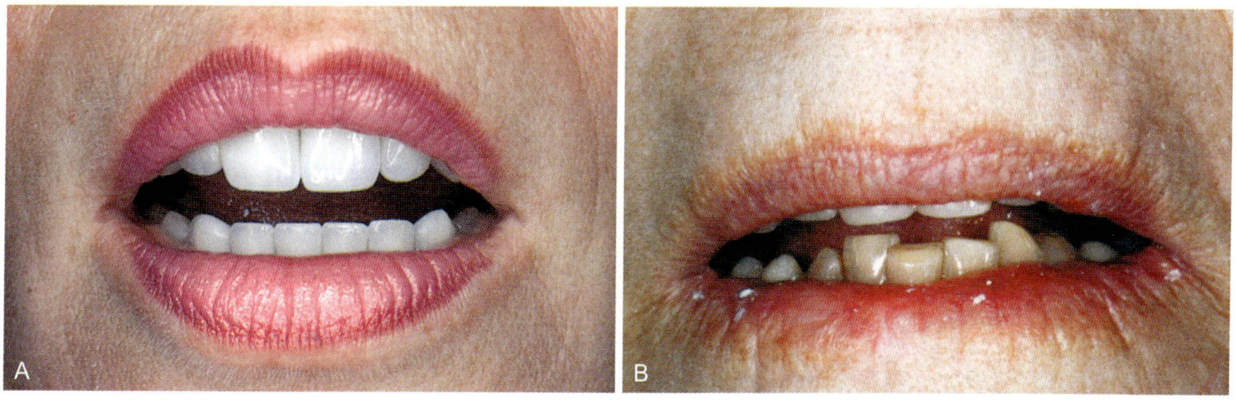

图 18-27 在天然牙列中，和中切牙相对于静止状态下上唇的位置比起来，尖牙牙尖与上唇的相对位置要更加稳定一些。在 20~80 岁的人群中，尖牙牙尖通常位于上唇上下 1 mm 处。A. 一位年轻女性；B. 一位老年女性

当牙齿（蜡堤）的位置更加偏唇侧时，唇的垂直向位置就会被抬高。为了使唇息止位时患者可以有更多牙齿被明显地看见，除了可以增加前牙长度以外，还可以选择增加上颌前部义齿边缘的厚度。这部分额外的厚度可以将嘴唇撑起，还能抬高唇红边界。因此，不是前牙的长度增加了，而是嘴唇的边缘被抬高了。由于垂直向的年龄线也被减少了，丰满的嘴唇会使人看起来更加年轻。同样，义齿的唇部边缘越薄、上颌前牙的位置越靠近腭侧，那么唇部位置就会越加向下伸展，越加低垂。

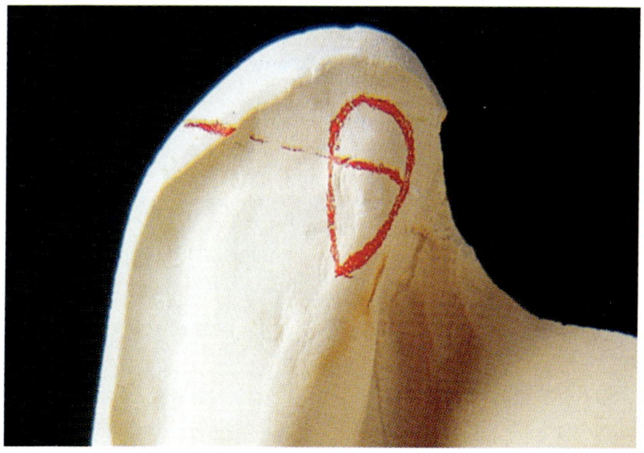

图 18-28 将磨牙后垫作为确定殆平面的后部参考解剖标志

上颌后牙的殆平面

殆平面

在上颌前部牙齿位置被认可之后，就要在口内后部区域决定水平向的殆平面了。从 3 个方向确定殆平面：殆龈向、前后向（A-P）和颊舌向 [35]。医生要获得满足美观和发音需求的上颌前部牙齿切缘的殆龈向位置。这个方向上还决定了牙齿相对于前部剩余牙槽嵴的位置。后部的殆龈向平面位置变化很多，通过调整可以辅助上颌义齿的稳定。殆平面的颊舌向（水平面）位置和水平线平行，这条水平线通常对应经过双眼瞳孔的那条线（但是应遵循补偿曲线）。颌弓的一侧应该和对侧平行。前后向位置由前部牙齿切缘的情况及后部咬合平面的位置决定。

在全口义齿设计技术中，要在咬合垂直距离建立了以后再去决定下颌殆平面。因此上颌殆平面和下颌殆平面相协调一致。确定下颌后部殆平面［决定了牙冠高度空间（CHS）］的殆龈向位置时，如果牙槽嵴大小形态不良，那么参考线的设计应使殆平面更贴近颌弓以更利于颌弓形态 [15, 17]；使殆平面位于两颌弓的中间位置 [36]；使用解剖标志来定位它的天然位置 [37, 38]；或者是将殆平面后部置于磨牙后垫的远中一半位置处 [15, 17, 39]。

使用解剖标志是最常见的下颌后部殆平面定位技术。然而，关于接近殆平面的解剖标志也存在着不小的争议，因为有几种平面和线条都被建议使用过。在一篇综述中阐明了关于参考线的争议，Lundquist 和 Luther 建议使用下颌尖牙和磨牙后垫的下 1/2 连线 [39]。Ismail 和 Bowman 推荐使用磨牙后垫的上 1/3 同下颌牙齿的切缘连线 [40]。其他人则建议过磨牙后垫的中上 1/3 交界处划线，作为参考线 [41]（图 18-28）。

大多数采用解剖标志的方法中平面的水平向位置都低于 Camper 平面。在 Misch 的一项研究中，全口义齿制作中解剖平面的后牙位置（平分磨牙后垫）平行于鼻翼 - 耳底连线。换言之，它肯定定位于 Camper 平面的下方（图 18-29）。

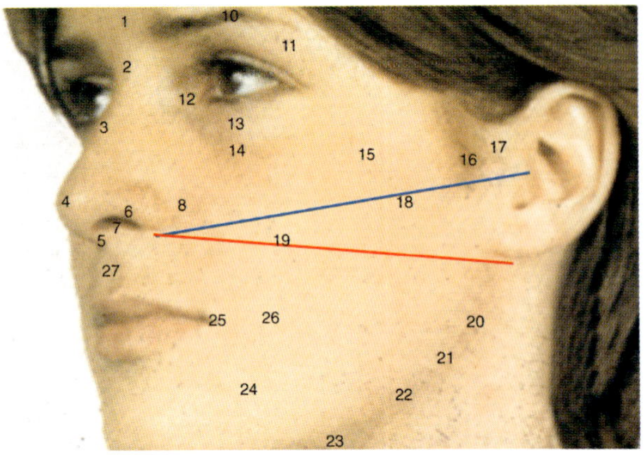

图 18-29 Camper 平面位于鼻翼到耳屏中点之间。使用磨牙后垫作为参考标志的解剖学下颌平面位于从鼻翼到耳底的位置。因此，上颌义齿不太稳定，并且在患者微笑时经常会暴露出后牙的牙龈区域

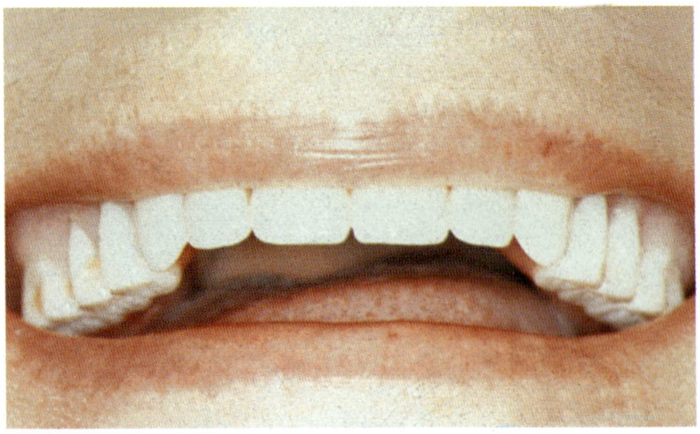

图 18-30 该患者的上颌义齿殆平面位于磨牙后垫一半高度的位置，且后牙殆面较平坦。在计划方案中，后牙上方通常不露出牙龈

殆平面存在争议的一个原因是大部分医生使用后牙殆平面的位置以便于下颌义齿的稳定，而不是将该平面与天然牙列相比较。当殆平面被设计在天然牙列殆平面的下方时，可以通过减小牙冠高度和义齿受到的瞬间作用力来提高下颌义齿的稳定，而且在这种情况下患者可以将舌头放置在下颌后牙的上方来辅助下颌义齿的稳定。然而，当下颌为种植体支持式的义齿修复时，就不建议使用这种咬合平面定位方式了，因为该方式使得上颌后部牙齿的位置比原始牙位要低（而且增加了后部牙齿牙冠的高度）。牙冠高度空间的增加会降低患者微笑时的美观度，因为后部牙齿（尤其是在前磨牙区域）会露出更多的基托，而且义齿稳定性会降低（图 18-30）。

Camper 平面一般被认为和上颌牙齿的殆平面相一致。理想情况下，上颌后牙的殆平面应该平行于 Camper 平面，这样义齿牙列和上颌支持骨组织距离更近。尽管关于 Camper 平面的实际位置仍然存在一些疑惑，但是和 Camper 平面一致时得到的是一个合理的位置。该位置上一个比较稳定的解剖标志是鼻下方的翼状突起，但是后部的解剖标志会有所变化，可能会是从耳屏上部到中部的任何一个位置[15, 16]（图 18-31）。

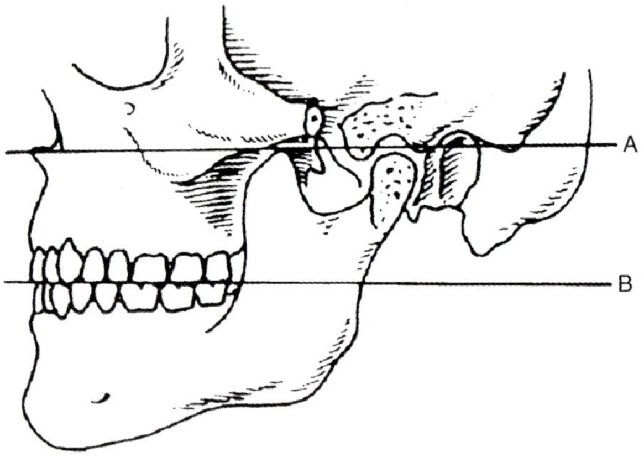

图 18-31 Camper 平面通过鼻（翼状突起）的下缘和外耳道或耳屏的中点

Misch 在 50 位上、下颌天然牙存在的患者身上评估从上颌尖牙到第一磨牙之间现有的上颌殆平面[14]。前牙区的参考点是下部的翼状突起所在的位置。有一半的患者后牙区平行参考点位于耳屏的上 1/3；有 46% 的患者后牙区平行参考点位于耳屏中部；还有 4% 的患者位于耳屏中点的下方。因此，作者认为天然牙的后牙区殆平面是变化的，96% 的人群后牙区殆平面经过耳屏中上 1/3（图 18-32）。

25% 的患者左右耳屏的位置不一致。这主要是因为有一只耳的位置高于另一只耳。因此有 1/4 的患者采用通过耳郭定位的面弓转移到殆架上的上颌颌弓位置是不平行于水平面的。

对 I 类 A 分类和 I 类 B 分类中有良好固位形态的上颌骨来说，上颌蜡堤被引导向耳屏中点的位置。Frank Foxp 面板被放在上颌蜡堤上来评估其位置（图 18-33）。后部参考点被抬高到耳屏上 1/3 附近的位置，以便于稍稍抬高殆平面来稳定不太令人满意的 C 分类或 D 分类上颌颌弓上的义齿。因此，医生可以根据唇的长度和支撑以及牙槽嵴的形状、高度和位置来调整殆平面的前后向情况。提高上颌义齿后牙区的殆平面可以使修复体更加稳定，因为牙冠的高度被降低了。这还可以使在微笑高唇位时的修复体看起来更加美观（图 18-34）。

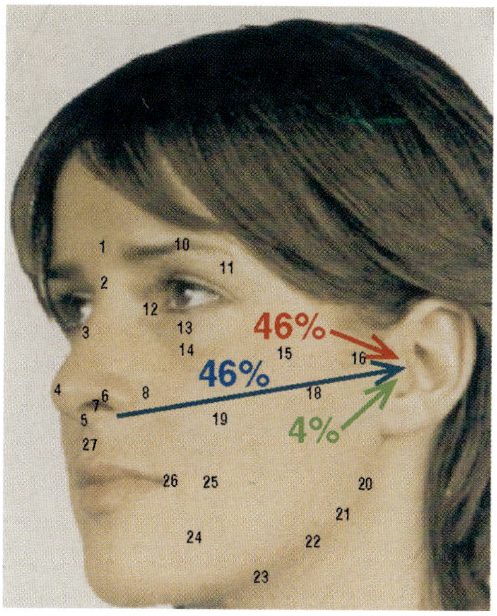

图 18-32　Misch 在 50 位上、下颌天然牙存在的患者身上评估 Camper 线和𬌗平面。仅有 4% 的患者𬌗平面位于耳屏中点的下方（和磨牙后垫一半高度的位置接近）。有一半的患者𬌗平面位于耳屏的上 1/3（便于稳定上颌义齿）

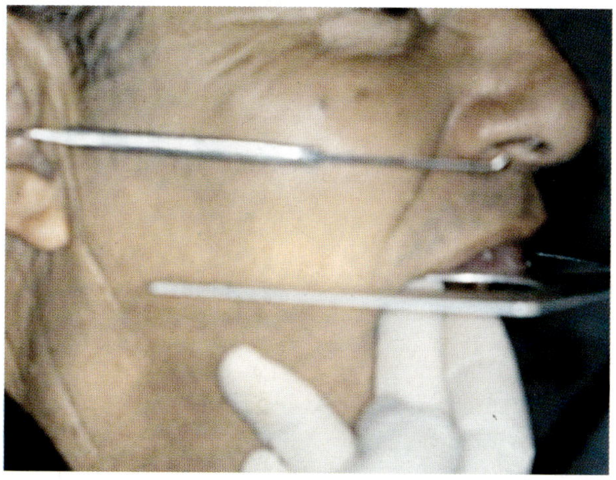

图 18-33　将 Frank Fox 平面摆在上颌蜡堤上，以评估 Camper 平面

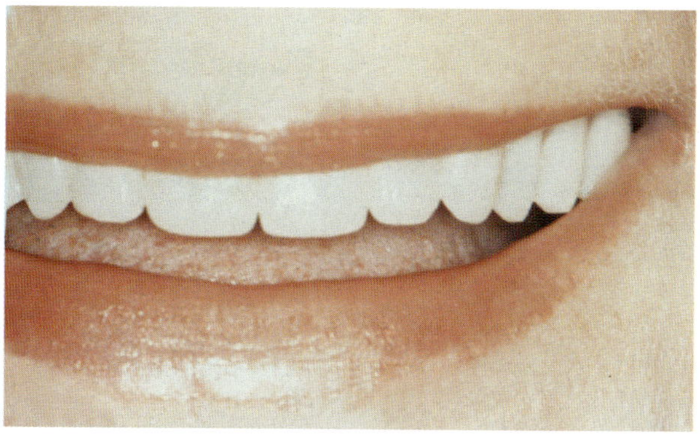

图 18-34　图 18-30 中的这位患者，佩戴着同一副义齿，仍然是同样的 6 颗前牙。仅仅调整了后牙与𬌗平面（可惜照相角度也发生了变化）

咬合垂直距离

为了确定下颌前牙的位置和牙冠高度空间（CHS），应该注意所有与咬合垂直距离相关的问题。咬合垂直距离是指在咬合接触时两点之间的距离（一个点位于上颌，另一个点正好位于下方相应的下颌上）[35]。这段距离的确定需要结合对患者临床情况的评价，而不能仅仅通过诊断模型来评估。

咬合垂直距离的确定并不是一个精准的过程，因为在没有临床症状的情况下，一定范围内的咬合垂直距离都是有可能的[26]。大家曾经认为咬合垂直距离很明确，这段距离在一个患者的一生中都会保持稳定不变。然而，当牙齿存在时这个位置也未必是稳定的，而当牙齿减少以后这段距离肯定会减小。长期的研究已经表明这不是一个恒定不变的距离，而且不论是有牙、部分牙齿缺失还是牙齿完全缺失的患者，这段距离都经常会随着时间而减小，且不伴有临床症状[42]。无牙颌患者经常佩戴着同一副义齿超过 10 年的时间，而在这段时间内咬合垂直距离有可能减少了 10 mm 或者更多，而不伴有任何临床症状，甚至患者都没有任何感觉。

垂直距离可以在不引起疼痛或功能紊乱等临床症状的情况下发生改变，尤其是当髁盘复合体还健康的情况下。然而，这并不意味着改变咬合垂直距离不会造成任何影响。咬合垂直距离的改变会影响颏部面型位置的美观性以及下颌牙冠高度。它还会影响修复体在支持系统方面的生物力学性能。咬合垂直距离的任何变化将会改变上颌相对于下颌的水平向位置关系。因此，咬合垂直距离的变化将会改变前牙引导、功能行使范围以及面部美观性[43]。

咬合垂直距离对牙齿（种植体）负荷的最重要影响可能就是义齿上前牙部分的生物学力。垂直距离越小，下颌越向前旋转，颏部越容易表现为骨性Ⅲ类。常年佩戴同一副义齿的无牙颌患者，伴随着其下颌骨高度的丧失，会逐渐出现下颌前部牙齿同上颌前部牙齿早接触进而撞击上颌义齿的情况。因此，对任何口腔重建而言，恢复咬合垂直距离和切导是首要的一件事。

首先要决定上颌前部牙齿的位置，这对修复重建的美观原则而言是最为重要的。然而，美观度也受到咬合垂直距离的影响，因为咬合垂直距离与上、下颌的位置有关。咬合垂直距离越小，就越容易形成骨性安氏Ⅲ类颌骨关系；咬合垂直距离越大，就

越容易形成骨性安氏Ⅱ类颌骨关系。出于美观考虑而对咬合垂直距离做出的调改主要会影响下颌牙齿的位置。比如，为了使颏部较突出患者的颏部看起来更加柔和，可以加大咬合垂直距离（图 18-35）。

无牙颌患者的咬合垂直距离并不会太大，除非进行了人为调整。因此，修复医生经常要决定是否需要增加咬合垂直距离。换言之，在颞下颌关节没有症状的情况下，需要对患者现有的咬合垂直距离进行评估，没有必要继续保持现有的咬合垂直高度。

评估咬合垂直距离的方法

在传统修复中，有许多建立咬合垂直高度的方法[44]。但客观方法使用的是面部高度测量工具，主观方法则依赖于美观性、息止状态时颌弓位置以及最小发音间隙。关于获得咬合垂直距离的理想方法还没有一致的意见。因此，这个距离的确定有艺术方面的考量，也有科学方面的考量。

Niswonger 提出了颌间距离（"息止颌间隙"）的概念，前提是患者的下颌连续保持在同一个生理休息位上[44]。然后操作者用测量距离减去 3 mm，得到咬合垂直距离。有两个观察结果与这种方法不相符合。首先，同一名患者的息止颌间隙变化很大，这取决于头的位置、情绪状态、牙齿是否存在、有无咬合功能异常以及记录时间（早晨记录时数值偏大）。其次，不同患者在息止状态下的颌间距离可以从 3 mm 变化到 10 mm。因此，对一个特定患者来说，要减去的距离是未知的。所以不应该将生理休息位作为评估咬合垂直距离的主要方法。但是，

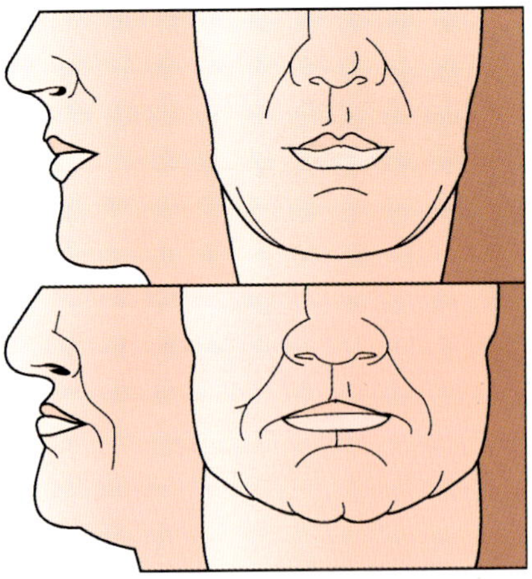

图 18-35 咬合垂直距离减小以后，患者闭上嘴巴，下颌就会向前向上旋转。颏部看起来会更加明显，前牙在更靠前的位置发生咬合，切牙引导和咬合功能都发生了改变

在建立了咬合垂直距离以后应该用这种方法评估一下，来确保当下颌处于休息位时存在息止颌间隙。

Silverman 阐述过，当发出"S"音时牙齿之间应该大约存在 1mm 的间隙[45]。Pound 为了确定全口义齿的正中关系及垂直向颌位关系，又进一步对此深入探索[46]。尽管这个概念为大家所接受，但是它和患者最初的咬合垂直距离毫无关联。佩戴义齿的患者经常佩戴同一副义齿超过 14 年，且在此期间内患者最初的咬合垂直距离会丧失 10 mm 或者更多。然而所有的患者都能够在佩戴现有义齿的基础上说出"Mississippi"这个单词。如果发音和最初的咬合垂直距离相关联，那么这些患者就不能够发出"S"音，因为他们的牙齿间距离超过了 11 mm。但是牙齿之间的距离必须是 1 mm 左右(无关乎咬合垂直距离）才能够正确地发出"S"音。因此，不应该仅仅用发音间隙来确定咬合垂直距离。但是，在确定了咬合垂直距离以后，要观察一下发音间隙，在发出咝咝声时患者的上下牙齿之间不应该有接触。有时，可能需要花几周的调整时间来达到这一原则。

在决定了上颌切缘位置之后，咬合垂直距离会影响面容整体的美观度。面部距离是客观的（因为是通过测量得到的），并且直接和个体理想的面部美观性相关联。不论临床经验如何，都可以很容易地估测出这些情况。通常都可以利用这个客观的估测方法来作为最初评估现有咬合垂直距离或者在修复重建过程中建立一个不同的咬合垂直距离的方法。此外，不需要其他的诊断试验就可以完成这个操作[43]。

面部相关的距离测量可以追溯到古代，那时雕刻家们和数学家们都遵循柏拉图和毕达哥拉斯描述的身体、面部协调性的黄金比例[47]。黄金比例的定义是物体的长宽比为 1∶0.618。观察发现生物学特性都遵循着黄金比例[49]。自然界中建筑学设计的相关比例经常要遵从黄金比例，因为这是吸引人眼球的最美的比例。后来达芬奇对面部比例做了一些观察和绘图，他称这些为"黄金分割"[50]。他观察发现从颏部到鼻底的距离（也就是咬合垂直距离）与发际线到眉毛的距离、耳的高度和眉毛到鼻底的距离都相似，而且这些距离都是面部长度的 1/3（图 18-36）。

许多专业人士，包括整形外科医生、口腔外科医生、艺术家、正畸科医生和殡仪师们都用面部相关距离测量来决定咬合垂直距离[51, 52]。Misch 对

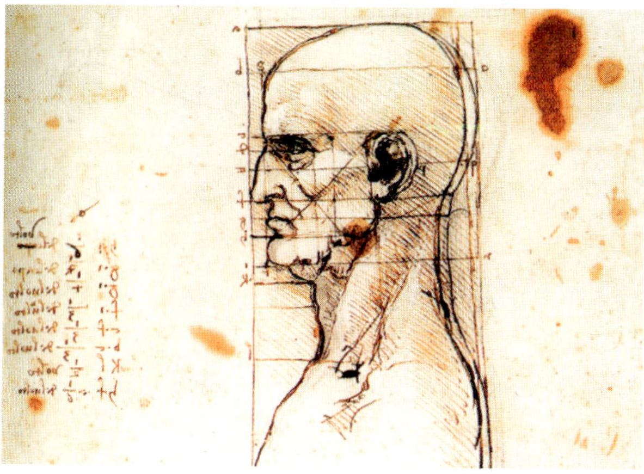

图 18-36　达芬奇使用一些面部测量指标来辅助颌面部的绘画。咬合垂直距离与从发际线到眉毛之间的长度、耳的高度都相近

文献进行了回顾，发现多种不同来源的资料都显示了许多面部特征和咬合垂直距离相对应。

1．瞳孔之间的水平距离[54]
2．从一只眼的外眦到另一只眼内眦之间的水平距离
3．一只眼水平长度的 2 倍
4．两只眼内眦之间水平距离的 2 倍
5．从一只眼的外眦到耳之间的距离
6．从嘴唇一角沿唇弧到嘴唇另一角之间的水平距离（嘴角到嘴角）[54]
7．从眼外侧角（外眦）到嘴角之间的垂直距离
8．从眉毛到鼻翼之间的垂直高度[50]
9．鼻在中线处的垂直长度［从鼻棘点（鼻唇交界处）到眉间点］[51]
10．从发际线到眉线之间的垂直距离[50]
11．耳的垂直高度[50]
12．当手掌伸平且手指并拢时，从拇指尖到示指尖之间的距离（图 18-37）。

当面部特征协调时，所有的这些测量距离不会完全一样，但是通常都不会有超过几毫米的差别（耳的垂直高度和示指的长度例外）。可以用这些测量距离中几个数值的平均值来估测目前的咬合垂直距离。在 Misch 的一项临床研究中发现，咬合垂直距离经常会比列出的这些面部测量距离要稍微大一些（男性比女性多见），但这只是个很小的距离差值[53]。

为了确定面部测量距离及其与想被获得的咬合垂直距离之间的关系，医生首先应该评估面上 2/3 的情况并且确认面部大体是协调的（图 18-38）。比如，当双眼瞳孔之间的水平距离与眼外眦到嘴角之间垂直距离的差值在 2 mm 以内时，面中份就是协调的。当眉毛到鼻翼之间的距离与发际线（在女性中）到眉毛之间的距离相似时，那么面上 1/3 部分就是协调的。当这些测量距离都相似时，那么通常情况是剩下的测量距离也都相类似，包括从鼻底到颏底的距离（也就是咬合垂直距离）。因此，通过面部测量距离确定的位置是比较客观的。大多数时候，男性的咬合垂直距离比其他的面部测量距离要稍微大一些。在面部测量距离彼此协调以后，可以考虑增加美观性的一些主观要求。

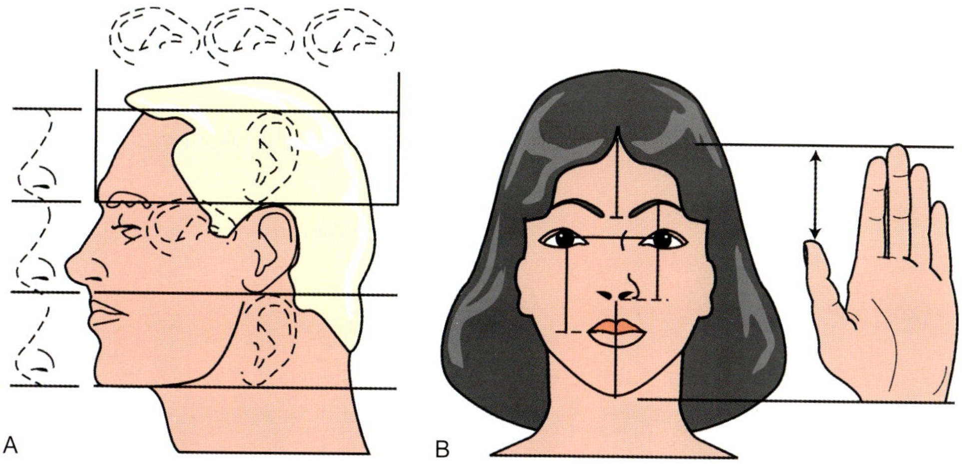

图 18-37　达芬奇用下面的方法来描述“黄金分割”法则：A. “颏部和鼻之间的距离与发际线到眉毛之间的距离相等，都等于耳的高度和面部高度的 1/3。”B. 此外，面部高度（从颏部到发际线）经常和手的长度相等，从颏部到鼻底的距离和从拇指尖到示指尖之间的距离相等（引自：Misch CE: Contemporary implant dentistry, ed 2, Mosby, 1999, St Louis.）

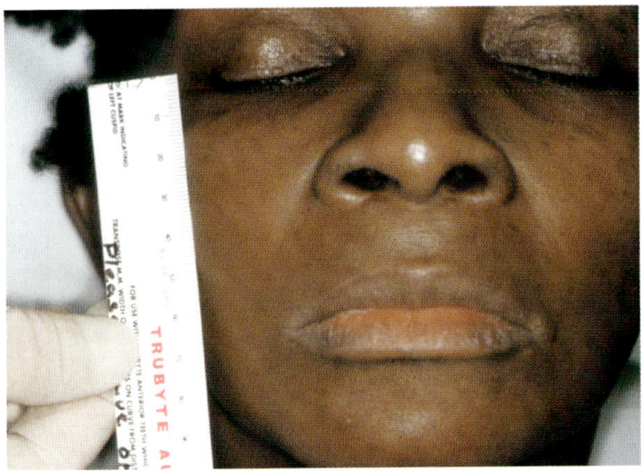

图 18-38 首先评估面部的上 2/3 高度比例，判断面部是否协调

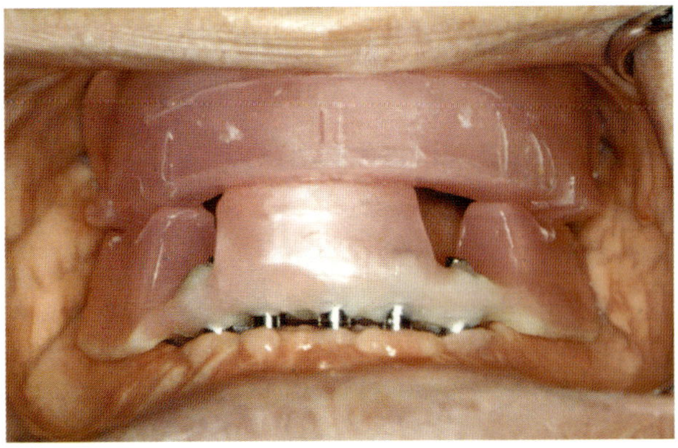

图 18-39 上颌的基托蜡堤与下颌的基托蜡堤验证器相对。在获得闭口咬合记录之前，要先评估上颌中线、唇高线、尖牙位置和咬合垂直距离的情况

用面部测量距离作为确定咬合垂直距离的起点，这种方法有着很大的修复优势。这些是客观存在的测量距离，而不是主观的标准（比如息止颌位法或吞咽咬合法）。在决定了最初的咬合垂直距离以后，医生可以使用蜡堤来评估发音、咬合及息止颌位的情况。此外，根据美观需求，可以稍微减小咬合垂直距离从而使患者看上去更加像安氏Ⅲ类，或者是稍微增加咬合垂直距离从而使𬌗位的关系更加像安氏Ⅱ类。

下颌无牙颌颌弓前端种植体上的悬臂梁可以纠正骨性的安氏Ⅱ类 1 分类的颌骨位置关系。在骨性的安氏Ⅰ类和安氏Ⅱ类颌骨位置关系中，息止位置的上颌前部牙齿支持着下唇。在不降低修复体稳定性的前提下，传统的下颌全口义齿是不能够延伸超过解剖组织支持范围或嘴唇中性区的。但是，种植体修复的下颌义齿可以被放置在一个更加理想的美观和功能性位置上[14]。

骨性的安氏Ⅱ类下颌前部的悬臂梁依赖于充足的种植体数量和种植体之间的前后向距离。为了对抗前部悬臂梁的影响，治疗计划中应该从数量上、尺寸上、设计上或者种植体前后向位置关系上来增加表面区域，从而提供更强的种植体支持。在这种情况下，一个被设计用于防止食物嵌塞的 FP-4 类修复体要比一个 FP-3 类修复体更加便于每日对修复体的维护和清洁。

由于目前还没有哪种方法能够被确定适用于判断所有患者的垂直距离，所以根据面部协调性而做的面部测量距离方法是很有吸引力的，因为这种方法不需要任何 X 线片或是其他的特殊测量仪器。在咬合垂直距离的位置上，用上、下颌的蜡堤来评估情况（图 18-39）。然后制作闭口式的正中关系咬合记录。由于下颌修复体是种植体支持式的修复体，所以其咬合记录的获得通常要比黏膜支持式的下颌义齿更加容易。

下颌牙齿切缘的位置

在确定了上颌牙齿切缘的位置以后，临床上就可以认为后牙𬌗平面和咬合垂直距离是可接受的，然后就可以评估下颌前牙的位置了。由于上前牙是最初被放在蜡堤上的，所以下颌牙齿要被放在相应的下颌牙位上。在正中关系咬合位时，不要在设计时让上颌义齿的前牙与下颌种植支持式的修复体有接触[55, 56]。舌及其他肌肉在正中位置处产生的压力通常可以防止下颌前部天然牙齿持续地前伸。但是，当前部牙齿是由种植体支持或者是义齿的一部分时就不一定非得是这样了。

在行使功能时，上、下颌全口义齿的咬合位置经常比记录的正中关系咬合位更加靠前[15]。因此，前牙的咬合接触早于后牙。下颌种植体支持式的义齿比上颌义齿更加牢固，所以上颌修复体会丧失封闭固位力，当在后牙无接触的情况下下颌运动时，上颌修复体会被移位，这种情况不仅仅发生于切咬食物时，在功能紊乱时也会出现。边缘封闭不足以及上颌义齿的不稳定也是其中的原因。

为了满足发音和美观需求，上颌前部的人工牙总是会被排列在下方支持骨组织的前方。下前牙的种植体支持式义齿产生的瞬时力会造成上颌义齿的不稳定，因此下颌前部的牙齿不应该和上颌义齿出现接触。通常情况下，前部牙齿的覆盖距离大约是 2 mm。这段覆盖距离使下颌义齿或下颌固定修复体在功能性移动的过程中不会立刻与上颌义齿移动的前牙接触，而且这段覆盖距离还可以保护上颌前牙免于过度受力（图 18-40）。

通常用上颌前牙 2 mm 的覆殆距离来决定下颌前牙的位置。在下颌运动时，由于下颌前后向来回移动（髁突沿着关节窝滑动），故上、下颌前部的牙齿会有接触。如此一来，患者仍然可以咬动三明治或是一片肉。由此得到的前方引导大约是 15°，要小于天然牙存在时理想的切导斜度。这个位置与下颌采用解剖式牙形态时得到的双侧平衡殆相协调。因此，上前牙位置的确定首先主要是依据美观性，然后是发音情况。接着下前牙的位置主要根据相关的咬合和功能来确定（在确定了咬合垂直距离以后）。

上颌尖牙的牙尖和切牙乳头的中点在同一条直线上，并且和上颌前部切牙相比更加靠近吸收萎缩的牙槽嵴。因此，在正中咬合时，前部牙齿可能在上颌尖牙的远中面会有接触。

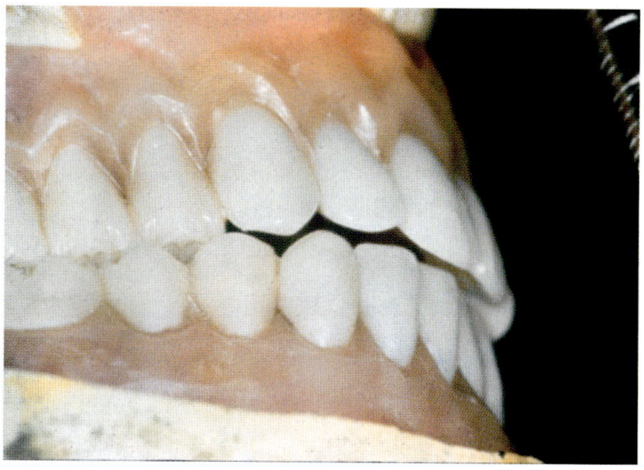

图 18-40 首先将上颌前牙排在蜡堤上。上、下颌前牙没有咬合接触。有 2 mm 的水平向覆盖距离就足够了

当上、下颌前部牙齿的位置在蜡堤上确定了以后，医生可以决定切导的情况，这决定了平衡殆补偿曲线的曲度。前牙的切导越大，后牙的补偿曲线曲度就越大。用最小的曲线来建立前方引导有利于双侧平衡殆的建立。因此，如果为前部牙齿的发音、美观和功能设定了较浅的切导，那么就可以提供很多的优势。

后牙形态

后牙的形状可以被分为解剖式（牙尖斜度 30°）、半解剖式（牙尖斜度为 10°～20°）或者非解剖式（平坦的）。在大部分的全口义齿设计中，后牙形态是由后部下颌骨的吸收情况决定的。当骨量充足时，可以采用解剖式牙齿形态。当牙槽骨有严重的萎缩发生时，就采用比较平坦的牙齿形态[57，58]（图 18-41）。

解剖式牙齿的形状可以为上颌义齿带来很多美观性方面的优势，尤其是在前磨牙的区域[59]。此外，和解剖式形态相比，更陡的牙尖在咬刺小块圆形食物时效率更高。而且上颌后牙区解剖式牙齿的使用可以为口内前牙区域建立一个垂直向的覆殆，从而提高美观性和侧方咬合的平衡。后部牙的牙尖角度使得下颌前伸时后部牙齿能够有咬合接触。当在后牙区采用平坦的非解剖式牙形态时，如果颌位关系不能提供足够的水平向覆盖，那么医生就必须消除垂直向的覆殆[60]。因此，上颌后牙区的义齿选择应该具有一个相对陡峭的牙尖角度。

当与上颌义齿相对的是种植体支持式的修复体时，上颌后部牙齿的牙尖斜度应该采用 20°～33°，从而提高美观度和功能。下颌后部牙齿的牙尖斜度应该采用 10°～20°（小于上颌牙齿）。这可以改善作者所提出的咬合的建立（中间部位的舌侧集中殆）（图 18-42）。下颌陡峭的牙尖会破坏水平向作用力

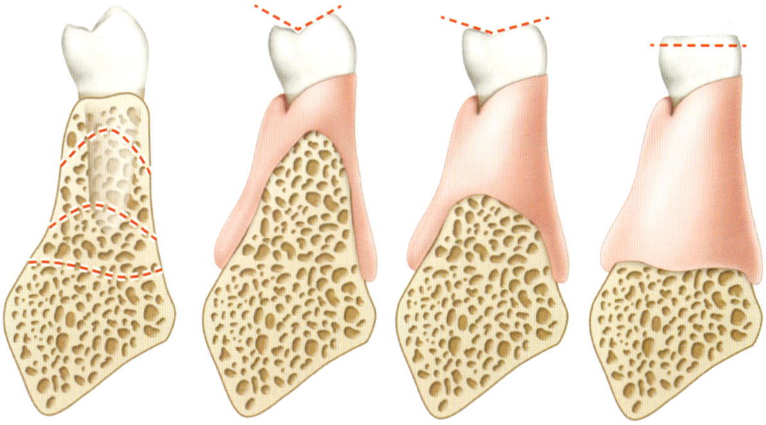

图 18-41 下颌后部的牙槽骨量决定了全口义齿中后牙的形态。骨量越充足（左），牙齿的形态就越符合解剖形态。骨量越少（右），牙齿形态就越平坦

的稳定，正如Ortman在他的陈述中总结的那样，“牙槽嵴越平坦，牙尖斜度就要越平”[61]。然而，下颌种植体支持式的覆盖义齿或者固定修复体则不需要考虑牙尖斜度的问题，因为对附着体系统的考虑要比对牙齿形态的功能考虑更为重要。

后牙位置

下颌骨后部的缺牙区牙槽嵴吸收方向是朝向中央的，从A类骨到B类骨，然后侧方吸收从B类骨到C类骨，然后是D类骨[27]（图18-42）。在全口义齿中，医生通常最先决定下颌后部牙齿的位置。在强调义齿稳定性的咬合概念中，通常将下颌牙齿垂直于缺牙区牙槽嵴排列[15, 16]。和天然牙的位置相比，这样做会使得下颌后部牙齿的中央窝比B类骨中原先天然牙的中央窝更加靠近内侧，但是比C类骨中原先天然牙的中央窝更加靠近表面，比在D类骨中更靠近表面。位于中性区的下颌义齿记录了舌的位置，并使得义齿在颌骨吸收过程中更靠近颊侧[62]。如果医生还想维持正常的尖窝关系，那么上颌义齿的位置就会比最初天然牙的位置更加靠近外侧表面。

理想情况下，上颌牙槽嵴是一副上颌义齿的主要应力承托区[15]。人工牙的位置距离该区域要比其他任何区域都近。将义齿上的牙位放在缺牙区后部牙槽嵴上可以减小瞬时力并提高垂直作用力下的义齿支持性。在A类骨中的前磨牙和磨牙区域，医生经常将牙齿排列在牙槽嵴顶上。

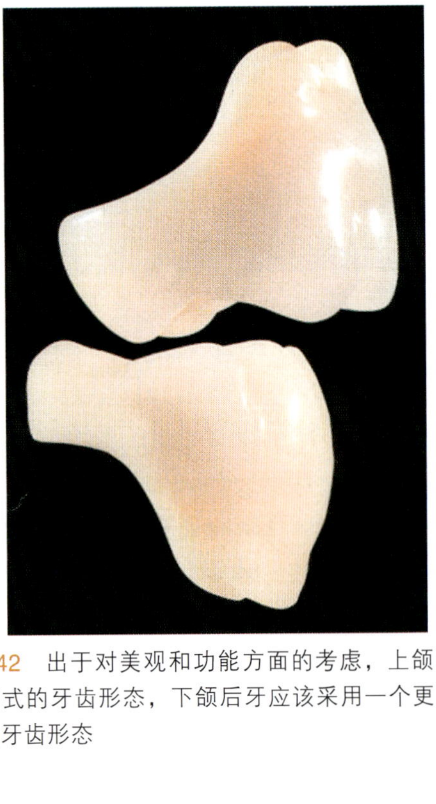

图 17-42 出于对美观和功能方面的考虑，上颌后牙采用解剖式的牙齿形态，下颌后牙应该采用一个更加非解剖式的牙齿形态

上颌缺牙区牙槽嵴的吸收是朝向中央的，它从A类骨变成B类骨，从B类骨变成C类骨，然后从C类骨变成D类骨（图18-43）。在绝大多数的义齿概念中，上颌牙齿的位置通常根据下颌牙齿来决定（当剩余牙槽骨吸收时更加偏向颊侧），并逐渐脱离上颌牙槽骨的支持。因此，当下颌牙齿排列在牙槽骨支持组织上时（或者当中性肌肉区被利用时），上颌义齿总是位于吸收的骨支持组织的侧面，如果换成是较晚期的上颌骨吸收（C类骨或是D类骨），那么情况就更加严重（图18-44）。上颌后部的牙齿还涉及了美观方面，尤其是在前磨牙区域。位置更靠近颊侧的牙齿会消除微笑时颊廊所占的空间，这和天然牙齿的位置相比，美观性有所下降。

Gysi最先提出了舌侧集中𬌗的基本概念[63]。Later Payne对一种Farmer改良式后牙排列方法进行了报道，建议减少上颌后牙颊侧牙尖，从而只有舌侧牙尖可以接触[64]。Pound和Murrell对一种类似的概念进行了讨论，但减少的是下颌颊侧牙尖而不是上颌的，从而可以使得上颌牙齿维持在更加美观的状态，并且他们提出了术语“舌侧集中𬌗”[57, 58]。

Payne和Pound的观点一致认为，腭侧牙尖应该是上颌牙齿唯一有咬合接触的区域。自此，舌侧集中𬌗就被重新命名为“舌侧接触咬合”[65]。这种咬合方案设计可以集中咬合区域并且提高咀嚼效率，减少潜在下颌骨受到的作用力，简化人工牙的排列方案，防止咬伤颊部，而且可以为下颌义齿提供固位（图18-45）。

下颌种植覆盖义齿或固定修复体通过种植体支持获得稳定和固位。它们不是依靠软组织支持固位

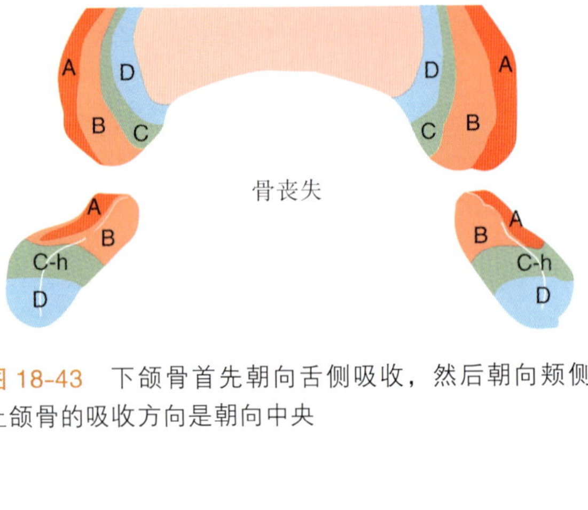

图 18-43 下颌骨首先朝向舌侧吸收，然后朝向颊侧；上颌骨的吸收方向是朝向中央

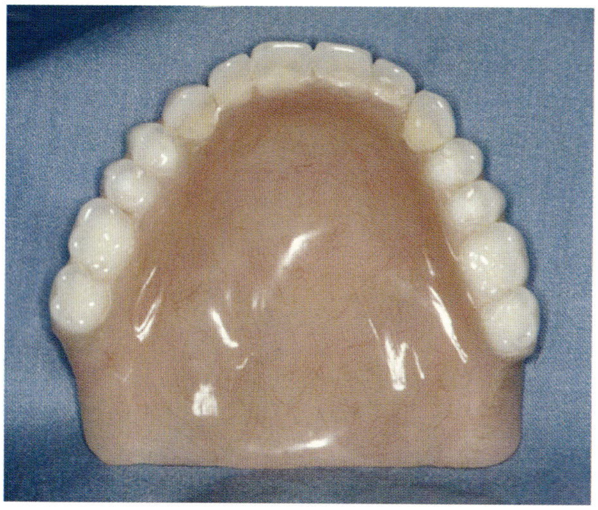

图 18-44　该上颌义齿的后牙被排列在与下颌牙齿相关联的位置上，覆盖在现有的 D 类牙槽骨上。后牙颊侧部分悬空，离开了上颌骨组织的支持，会导致义齿的稳定性和美观性受到影响

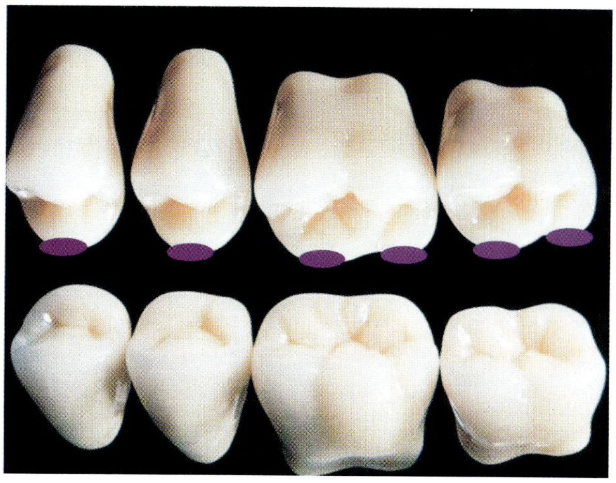

图 18-45　上颌后部解剖式牙齿的舌尖咬在下颌非解剖式牙齿的中央窝内

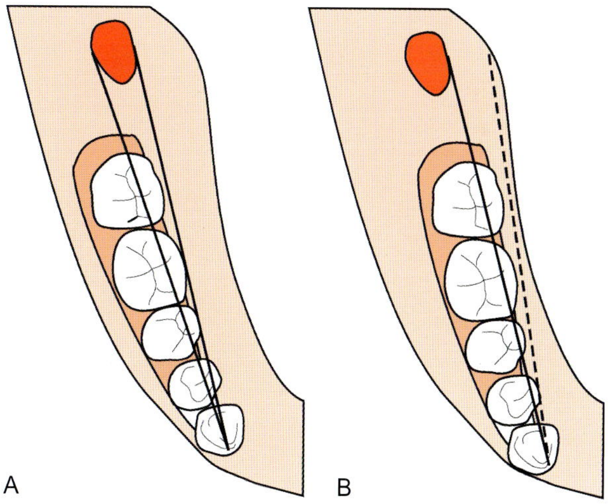

图 18-46　A. 从尖牙近中处分别向磨牙后垫的颊、舌两侧作两条线，构成 Pound 三角。将下颌后部牙齿的舌侧牙尖排列在这个三角内。B. Misch 提出，过尖牙的远中和磨牙后垫的中央划一条线。将下颌后牙的中央窝恰好排列在这条线的颊侧，同时下颌后牙的舌面位于这条线的舌侧（引自：Misch CE: Contemporary implant dentistry, ed 2, St Louis, 1999, Mosby.）

的，所以咬合方案与牙位排列的设计不同于传统的义齿修复术。当与上颌义齿相对的是一个稳定的种植体固位式修复体时，作者建议进一步改良 Payne 和 Pound 的技术[12-14]。由于下颌修复体是稳定的，所以接下来医生就可以根据最有利于上颌义齿稳定和支持的方式来排列义齿的位置。

从尖牙处分别向磨牙后垫的颊、舌侧划两条线，Pound 将下颌后部牙齿的舌侧牙尖排列在这两条线之间（Pound 三角）[57, 58]（图 18-46A）。这种最初由 Pound 建议采纳的牙位排列可以帮助下颌义齿稳定。然而，种植体支持式的下颌修复体并不需要这样一个牙位排列方法来提高下颌义齿的稳定性。Misch 在 30 位牙弓和咬合关系正常的患者和颌骨标本上研究了其下颌舌侧牙尖的位置，并将其与 Pound 提出的舌侧牙尖位置进行了比较[14]（图 18-47）。在所有患者中，后牙舌侧牙尖的连线向近中延伸，这条连线经过尖牙和磨牙后垫中间。换言之，这比 Pound 提出的位置要更加靠近中央，而且比潜在的下颌骨要靠近内侧。在大部分的患者中，舌侧牙尖延伸超过这条线舌侧 2 mm，但是有大约 10% 的人，他们的舌侧牙尖延伸到了这条线舌侧 3 mm，另外 1/3 的人群舌侧牙尖在这条线舌侧 1 mm 处。因此，Misch 建议将下颌种植修复体放在磨牙后垫内侧的位置，这样更接近天然牙的情况（图 18-46B）。

后部义齿的位置越靠近内侧，作用在上颌牙槽骨上的𬌗力就越垂直，从而可以在义齿行使功能的过程中减少倾斜的发生、提高上颌义齿的稳定性。因此，建议将下颌后部牙齿的中央窝排列在一条线上，这条线过下颌尖牙的牙尖和磨牙后垫的舌面。排列下颌后牙，使其中央窝通过这条线，而下颌后牙的舌尖延伸到这条线的内侧[66]。尽管和之前的义齿人工牙排列相比，这种技术将人工牙排在了更加靠近内侧的位置，但是在这两种方法中，舌尖在颌弓中的位置都和最初天然牙的情况相类似。

然后排列上颌后部牙齿，下颌牙齿的颊尖咬在

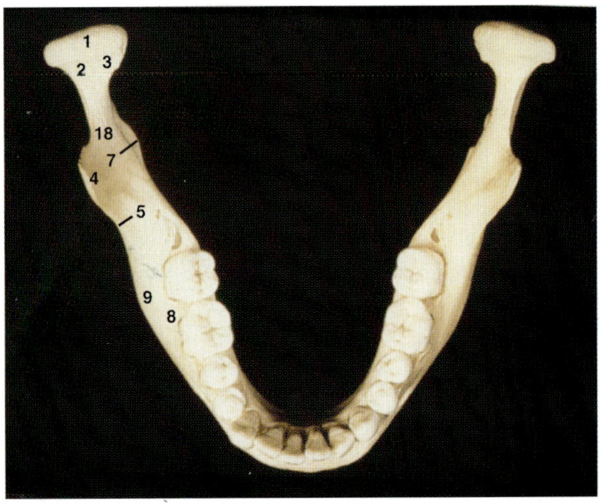

图 18-47　Misch 在 30 位牙弓和咬合关系正常的患者和颌骨标本上研究了其下颌后牙舌尖的位置。所有患者下颌牙齿的舌侧外形都位于 Pound 三角中央线舌侧 1~3 mm 处

上颌牙齿的中央窝内，上颌后牙颊尖呈现出水平向覆盖。这样可以使得上颌后部牙齿的位置与天然牙的位置更加接近，因为下颌牙齿的排列采用了更加接近天然牙的方式。

正中咬合接触遵循了 Payne，Pound 和 Murrell 提出的舌侧集中𬌗原则[64, 57, 58]。只有上颌后部牙齿的舌尖在正中咬合的过程中与对颌牙齿有所接触（图 18-48）。由于主要的咬合接触发生在上颌牙齿的舌尖而不是下颌牙齿的颊尖，因此这对上颌义齿来说相当于提供了一个额外的稳定因素，引导作用力更加接近上颌剩余牙槽嵴。此外，更加集中的咬合接触面积（因为只有一个牙尖有咬合接触）减小了需要刺穿食物的作用力，简化了咬合调整的过程。

双侧平衡𬌗在很多义齿观念中已经不受欢迎了，因为这种咬合概念很难获得，而且在义齿行使功能的过程中是不太现实的——“咬物即不平衡”[67]。然而，这种方法可以使得上、下颌牙齿都处在双侧平衡的咬合状态。这个概念进一步增强了义齿在副功能运动中的稳定性。它还能够帮助上颌义齿的前部免于旋转，防止后部边缘封闭的丧失。由于前部的牙齿在正中咬合时不发生咬合接触，所以这还保护了上颌前部的牙槽骨。

当与上颌义齿相对的是种植修复体而且设有切牙引导时，在下颌运动或者前伸的过程中只有前牙发生咬合接触（图 18-49）。而当这种概念运用于全口义齿时，下颌义齿的后部会翘起，前部会下降。由于患者习惯了不稳定的下颌义齿，所以这不

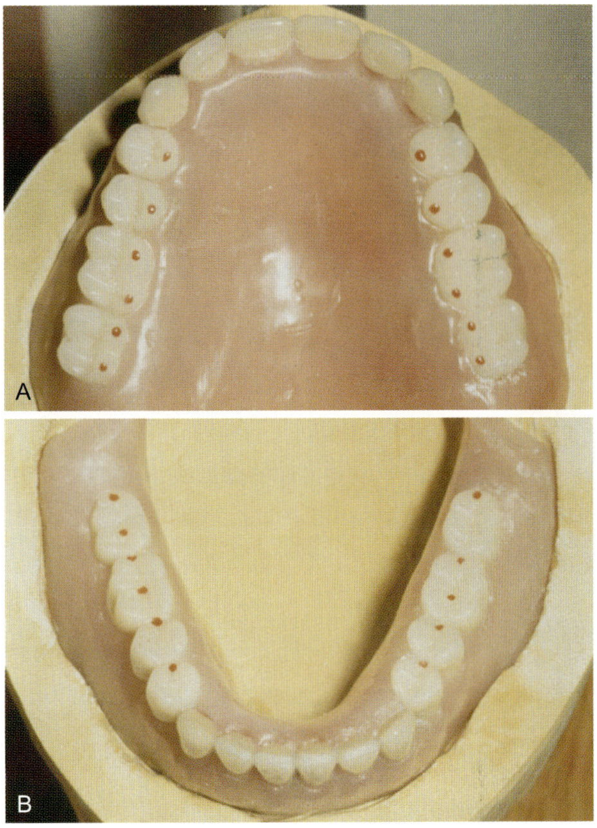

图 18-48　A. 只有上颌后部解剖式牙齿的舌尖与下颌牙齿有咬合接触。这样可以使咬合接触区更加靠近牙槽嵴处的骨支持组织，便于稳定义齿。B. 下颌牙齿在中央窝处有咬合接触；降低颊尖高度，在正中咬合时颊尖处没有咬合接触

会成为一个很主要的问题。然而，当修复的情况是上颌义齿对应于种植体支持式的下颌修复体时，上颌义齿的后部就会下降，而前部发生上抬。义齿的封闭性丧失，失去固位。因此为了避免这种并发症，在咬合概念中达到双侧平衡是很有必要的（图 18-50）。

随着牙冠高度的增加，施加在上颌牙齿的垂直于剩余牙槽嵴方向上的瞬时作用力也相应增大。很难避免发生在上颌前部增大的瞬时作用力，因为为了满足美观和发音的需求，牙齿要被摆放在特殊的位置上。然而，将后牙区位置和咬合接触设定朝向内侧，并抬高后牙区𬌗平面可以将这些作用力和不稳定性降到最低。上颌第二磨牙甚至可能会设计成反𬌗，以进一步增加作用在 D 类严重萎缩的上颌骨后部的垂直向作用力。将后牙𬌗平面抬高到耳屏的上 1/3，将牙齿放置在内侧位置，舌侧接触咬合以及双侧平衡𬌗都可以辅助最差的一类可摘修复体固位，即上颌义齿（图 18-51）。

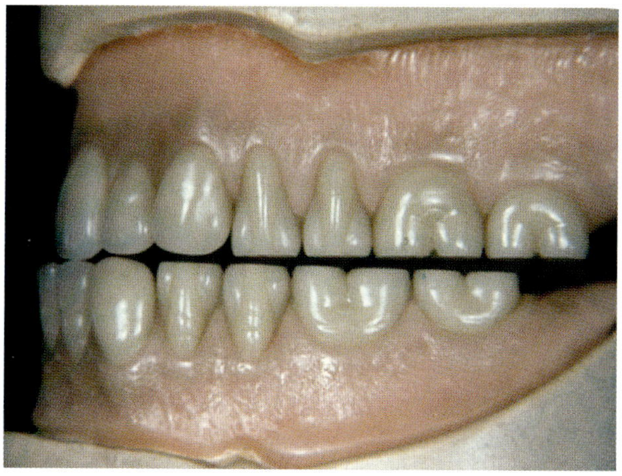

图 18-49　当下颌在功能性移动过程中，前牙会发生咬合接触，而下颌的种植体支持式修复体是稳定的。因此，上颌义齿的前部会向前旋转，后部会下降。义齿的边缘封闭区被破坏，继而上颌义齿失去固位性

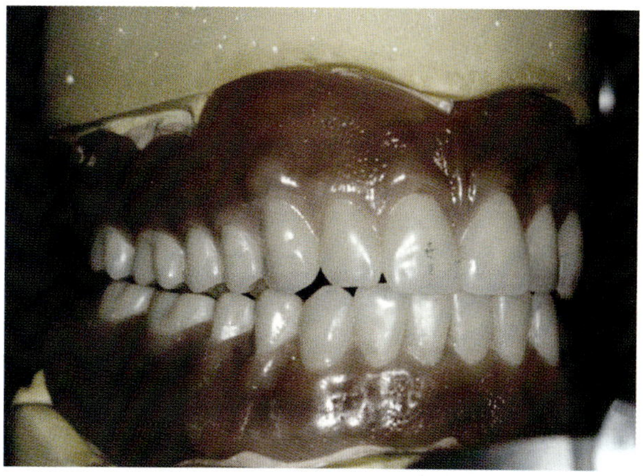

图 18-50　在行使功能过程中，上颌义齿依靠双侧平衡𬌗来保持稳定。这张图展示了当下颌向右侧进行运动时，相对的上、下颌修复体在前牙和后牙区都有咬合接触

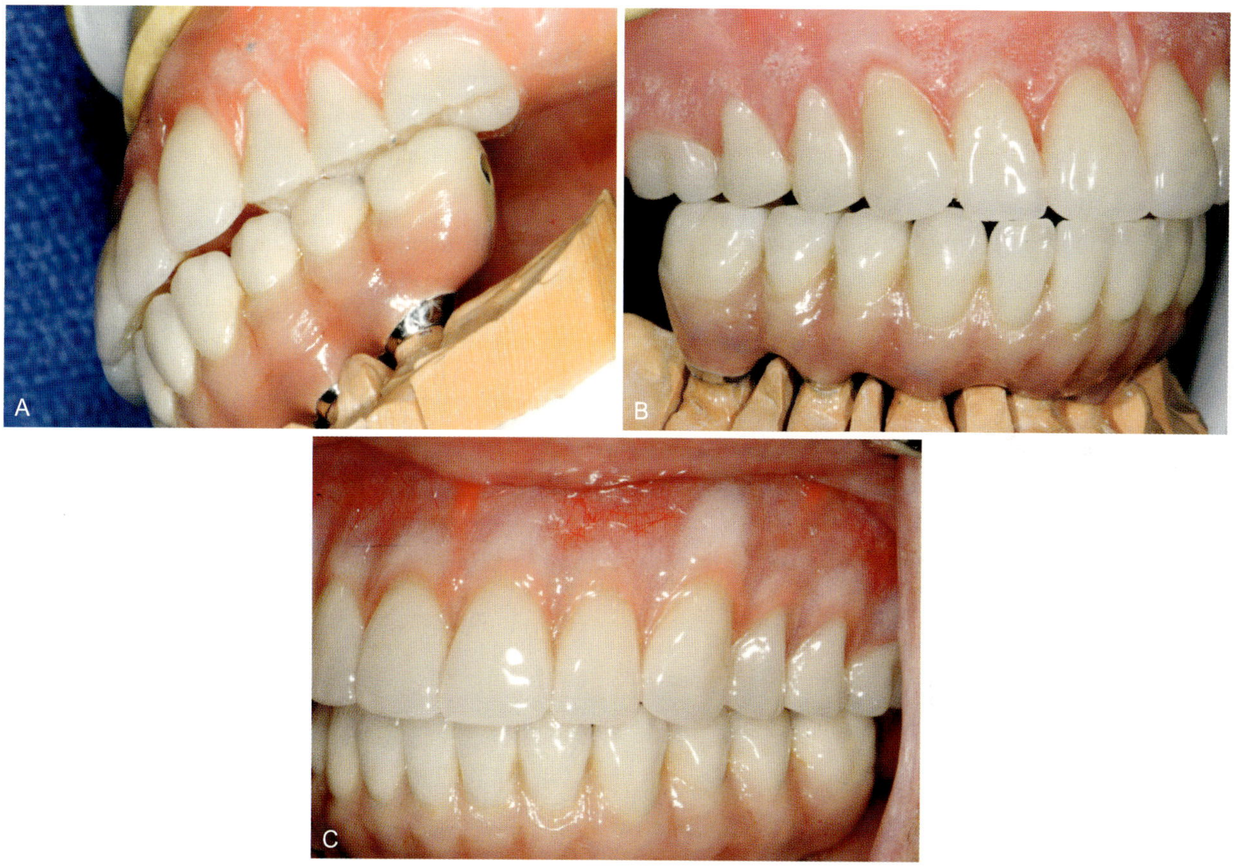

图 18-51　A. 与上颌义齿蜡型相对的下颌是种植体支持式的固定修复体。只有上颌义齿的舌尖咬在下颌牙齿的中央窝内。B. 下颌向右侧运动时，存在双侧平衡𬌗。C. 口内最终的上颌义齿和下颌固定义齿

针对上颌可摘修复体的功能路径技术

功能路径（FGP）技术可以使修复医生在不使用复杂或昂贵设备的情况下，准确地捕捉到患者下颌异常的运动[55, 56, 68]。异常的颌骨运动可以在医生建立了咬合垂直距离及前牙引导之后被记录。这项技术被运用在所有类型的咬合计划中，但它在双侧平衡咬合中是最有用的，尤其是𬌗平面不理想的

情况下。医生可以用 FGP 的概念来构建与天然牙列相对的上颌全口义齿，或者通过垫底或重衬的过程来重新设定后部牙齿。

FGP 在种植操作中最常见的适应证，就是与天然牙或之前的固定修复体相对的上颌全口义齿或上颌 RP-5 类覆盖义齿（图 18-52）。当其中一个颌弓内是天然牙列时，双侧平衡咬合的建立就尤为困难。此时在对患者的治疗中无法实现天然颌弓的咬合重建，这就使得问题变得复杂化。口腔种植技术为治疗方案提供了一些选择，也就是将上颌颌弓的传统全口义齿修复同种植体支持式的下颌修复技术相结合。

下颌骨的异常运动由髁盘复合体的运动路径和切牙引导所决定。由于 FGP 技术首先建立了垂直向和切牙的引导，所以在准确记录下颌的个性化运动时，所有必要的信息都已经具备了。

可以在诊断模型上使用𬌗平面分析仪来评估下颌骨在治疗之前的状况，辅助修整口内的𬌗平面。𬌗平面分析仪被做成了不同的型号。普通型号对应一个 4 英寸大小的球体，可以为理想的 Wilson 曲线及 Spee 曲线提供一个起始点。在诊断蜡型上观察到的任何偏差都可以在口内进行纠正。Misch 根据这个目的设计了一种技工间辅助加工的导板[14]。在技工间内，在模型上预制一个真空成型或按压成型的丙烯酸树脂压膜。然后使用咬合平面分析仪来评估和纠正不恰当的咬合平面。可以用手动工具在复制的诊断模型上打磨压膜或者增高牙尖高度。然后将清晰的树脂压膜放入口内，在牙齿上就位。任何突出丙烯酸树脂压膜的牙尖都应该根据周围的树脂压膜高度来重新塑形。这样就可以迅速地将𬌗平面纠正到理想的状态（图 18-53）。

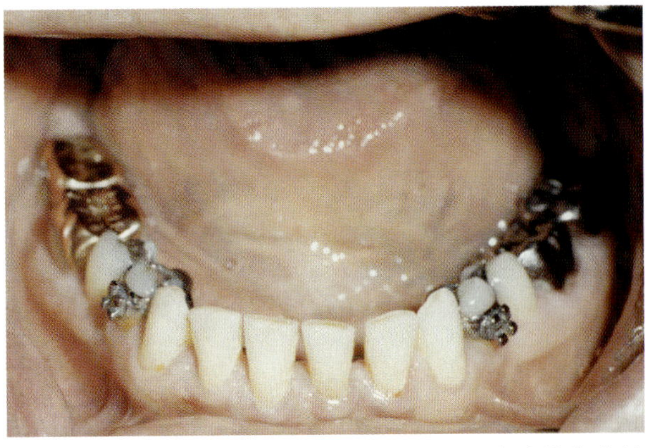

图 18-52　与上颌义齿相对的下颌天然牙或种植体支持式的固定义齿有时不具备理想的𬌗平面。在这种情况下很难获得双侧平衡𬌗

对上颌活动修复体来说，FGP 技术的第一步是要在终印模制取和稳定的基托记录完成以后决定上颌前部牙齿的位置。医生要遵循之前讨论过的美观、外形和发音原则，然后定位下颌颌弓。如果下颌颌弓是 RP-4 类的覆盖义齿，修复医生要决定牙齿的位置就要定好上颌𬌗平面在𬌗龈向、颊舌向和前后向的位置。如果下颌颌弓已经行固定修复治疗或者本就是天然牙存在，那么医生也还是要重塑下颌前部牙齿来消除牙齿位置在高度或是唇面的不规整之处。医生重塑下颌前部牙齿的颊面外形，以便于咬合接触的位置更加靠近内侧，并通常缩小舌尖高度以防止侧方早接触。

医生使用面部测量指数来建立咬合垂直距离。在决定了前牙的位置及咬合垂直距离以后，医生获得了垂直向正中咬合关系的记录。医生可以选择使用或者不使用面弓转移，来将带有前牙的上颌模型基托放置在最终的位置。医生根据正中记录来安放对应的天然固定的下颌牙齿模型，并且用一个带有大于 60° 的前伸髁导斜度的𬌗架作为 FGP 技术中使用的𬌗架（图 18-54）。

在确立了上颌前部牙齿的位置以及咬合垂直距离后，在𬌗架上将上颌后部蜡堤与对颌的模型或天然牙齿进行咬合。医生直接在对应于下颌后牙中央窝的上颌后牙区咬合蜡堤上刻较窄的沟槽。这条沟槽延伸到丙烯酸树脂基托上，形成一个 3 mm 宽度的凹槽。然后医生在基板的凹槽内添加单体，并用丙烯酸树脂填满。在对颌模型上涂抹凡士林或者分离剂，然后上𬌗架。接着在丙烯酸树脂聚合以后，医生移除剩余的蜡堤。这个步骤可以使上颌的丙烯酸树脂突起在记录的咬合垂直距离下，能够咬在下颌模型后部牙齿的中央窝内（图 18-55）。

医生将上颌基托放置于患者口内，确认前牙的位置及垂直向的咬合（图 18-56）。在后部的丙烯酸树脂突起周围涂 Iowa 蜡或软蜡，然后引导患者首先进行正中咬合，用蜡记录下颌牙齿的𬌗面。用温水软化蜡堤，并指导患者进行正中咬合，然后医生引导患者进行左侧方运动，直到上、下颌尖牙位于同一个平面。当医生记录了运动的范围以后，嘱患者张口然后咬回到正中咬合位。重复这项记录。医生移开上颌基托并检查（图 18-57）。基托上后部的蜡不应当是悬空的。如果蜡在咬合接触区的延伸比在基板上更宽，那么医生就要在咬合记录的下方添蜡，直到它获得支持为止。

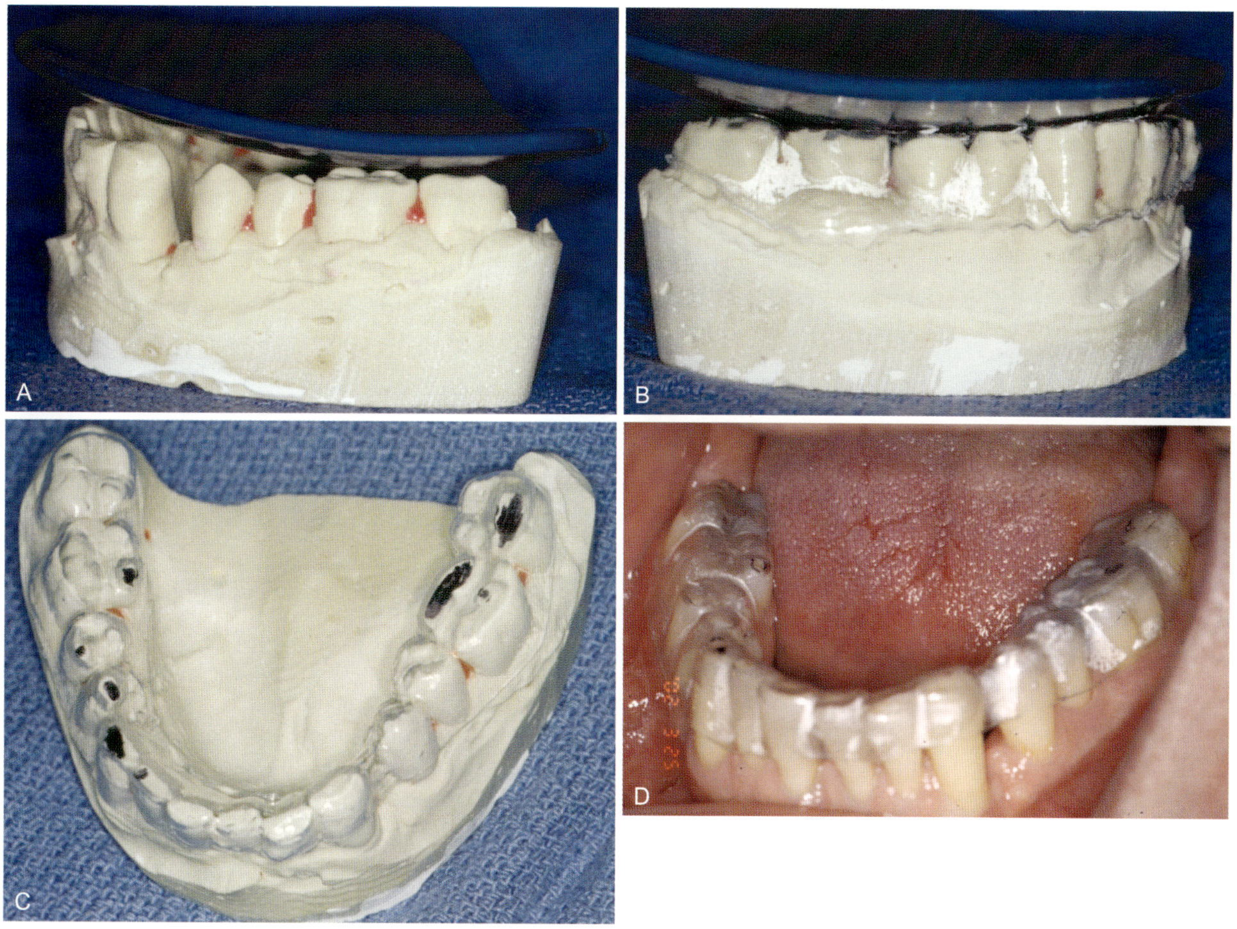

图 18-53　A. 将带有 4 英寸曲线的 Misch 咬合分析仪放置在下颌模型上，来评估 Wilson 曲线和 Spee 曲线；B. 将一个透明压膜放在牙齿上，然后选择性地重新调整下颌牙尖的形态，来匹配咬合分析仪；C. 在模型上对调改过的牙尖做出标记；D. 将透明模板戴入口内，适当调改牙尖

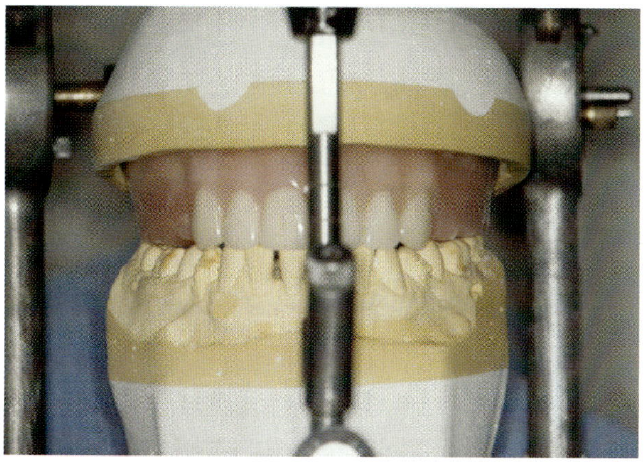

图 18-54　在试戴上颌蜡型时，上前牙的位置已经被确定，并且咬合垂直距离和正中咬合记录都已经被获得。用殆架重新模拟这种临床情况，调整殆架上的髁突装置，使其大于 60°

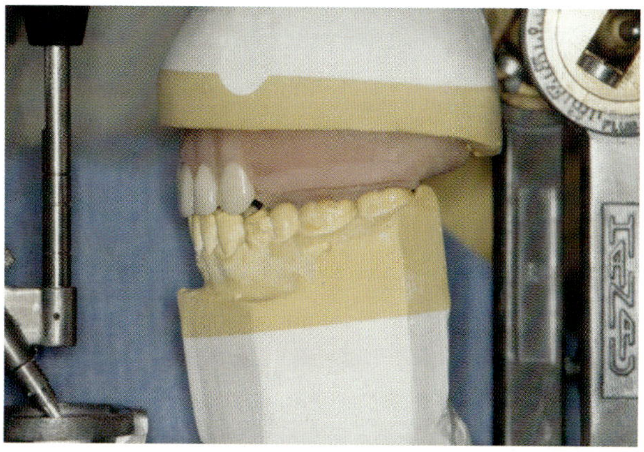

图 18-55　当处于咬合垂直距离位置时，要使上颌的丙烯酸树脂突起能够咬在下颌后牙的中央窝内

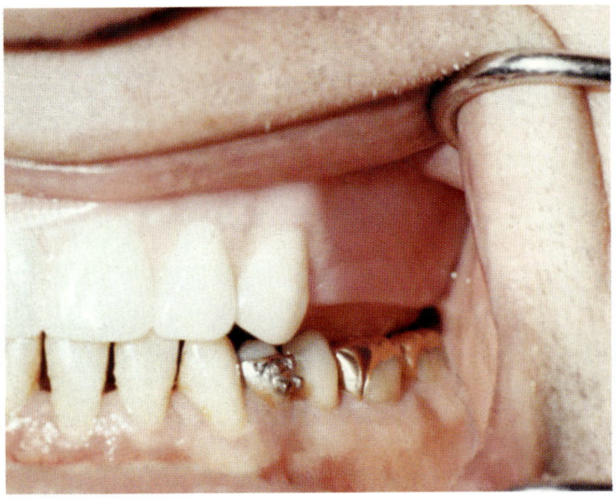

图 18-56 在口内检查上颌基托和前部牙齿试戴的情况。上颌后部的突起咬在下颌后牙的中央窝处

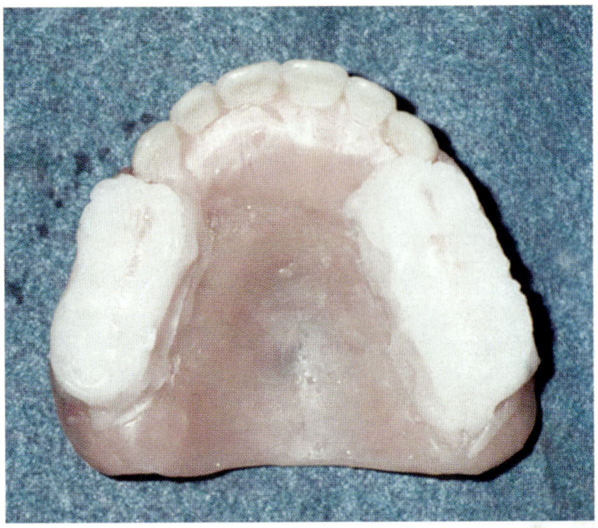

图 18-57 将 Iowa 蜡或软蜡放在基托后部突起的周围。指导患者在保持咬合接触的情况下进行左右侧的边缘运动

医生重新插入上颌基托，并引导患者进入正中关系咬合状态，引导下颌骨进行正确的边缘运动。患者一直张口，直到下颌运动至上、下颌尖牙表面对齐，嘱患者闭口退回到正中咬合位。重复这一运动。医生移除上颌基托，检查它是否获得了准确的咬合印迹以及殆蜡的外形是否为非悬空状态。

医生再一次插入基托，同时引导患者进入正中关系咬合，嘱患者做前伸运动直到上、下颌前部牙齿平齐。然后患者张口，医生移开基托。前伸运动并不是边缘运动，所以重复记录之后会发现每一次都稍有不同。因此，医生在后部殆蜡上只记录一次前伸运动的情况。

医生将湿冷的毛巾包绕在后部蜡的周围，防止蜡变形，装盒然后用牙科石膏或超硬石膏灌模（图 18-58）。在操作的过程中石膏会产热，所以冷毛巾可以避免蜡发生变形。

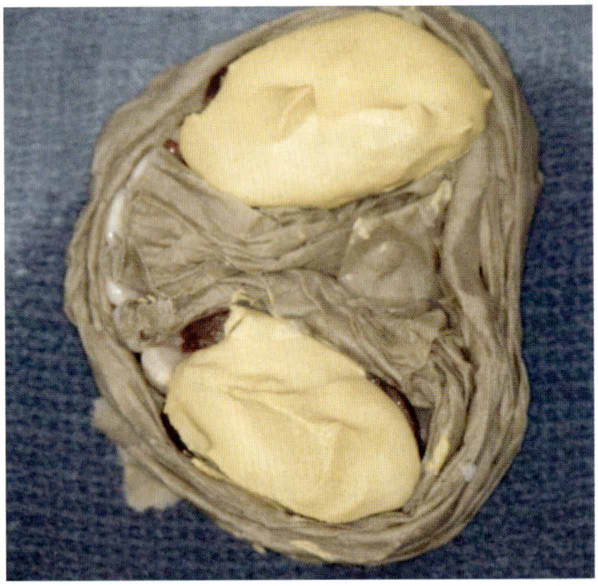

图 18-58 将湿冷的毛巾包绕在基托后部软蜡的周围，然后将石膏倒在蜡型上

当灌注了石膏后，医生重新将上颌基托放回到殆架上，从下颌基托上移开下颌牙齿的模型，然后用石膏将石膏模型的后部与下颌支架平面固定（图 18-59）。然后医生将下颌咬合模型从上颌基托上分离开。下颌模型的殆面并不会呈现出牙齿的样子；相反，这个模型体现了下颌牙尖的边缘运动和前伸运动（图 18-60）。

医生将殆架切导针的长度增加 1 mm，将上颌后部的完全解剖式义齿放置在上颌基托上，然后根据美观和功能原则放置前磨牙。C 类和 D 类骨中的前磨牙位置更加靠近内侧，如果后部牙槽嵴有重度吸收，那么上颌第二磨牙有可能会被设计成反殆。在这一步骤中，后部牙齿的高度被调高了 1 mm，因为殆架切导针长度增加了。

然后医生重新将切导针放回到原来的垂直距离处。仅在垂直关系位时使用殆架。不做任何方向的运动。殆架上的布标记出了咬合过程中牙齿的部分，然后医生重塑这些外形直到获得初始垂直距离（图 18-61）。这个步骤最终可以实现双侧平衡殆的治疗方案。

医生在患者口内试戴上颌修复体的蜡型。嘱患者进行左右侧边缘运动，同时伴随着前伸运动。医生评估咬合情况并根据需要做出调整。医生还要评

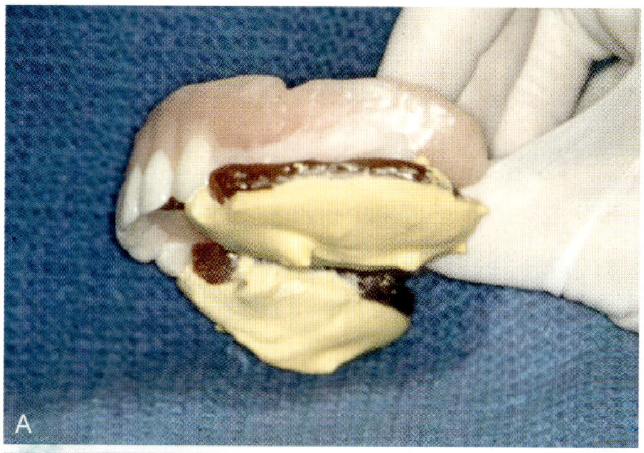

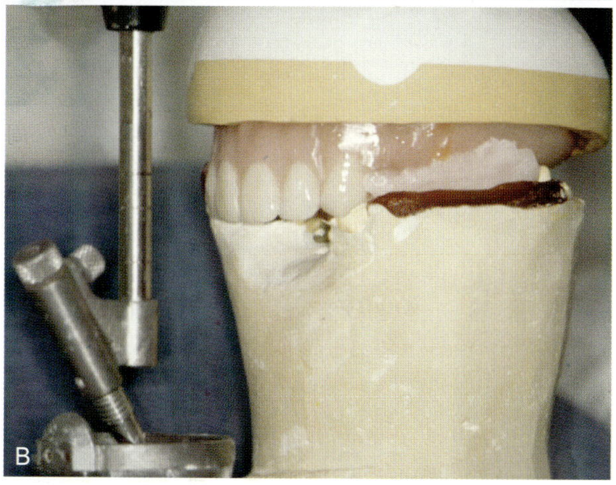

图 18-59　A. 上颌蜡型支架和殆面上的石膏；B. 将下颌牙齿的模型从殆架上移开，然后用石膏将石膏模型与下颌支架平面固定

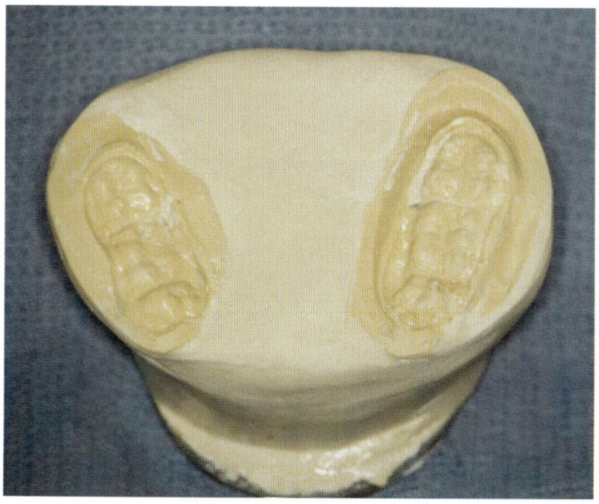

图 18-60　下颌石膏模型的殆面并没有呈现出牙齿的样子。它们展现了下颌牙齿在边缘运动和前伸运动时殆面的运动轨迹

估美观度和发音情况。然后就可以制作最终的义齿，并在下一次复诊时为患者试戴义齿（图 18-62）。

如果下颌颌弓也需要被恢复，那么可以为 FGP

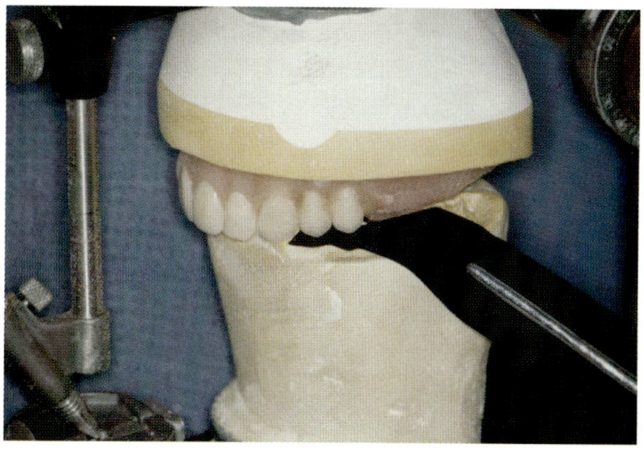

图 18-61　将殆架上的切导针抬高 1mm，然后将后牙放在蜡堤上。使针退回到最初的位置，垂直向移动殆架来平衡上颌的牙齿，直到最初的咬合垂直距离得到恢复

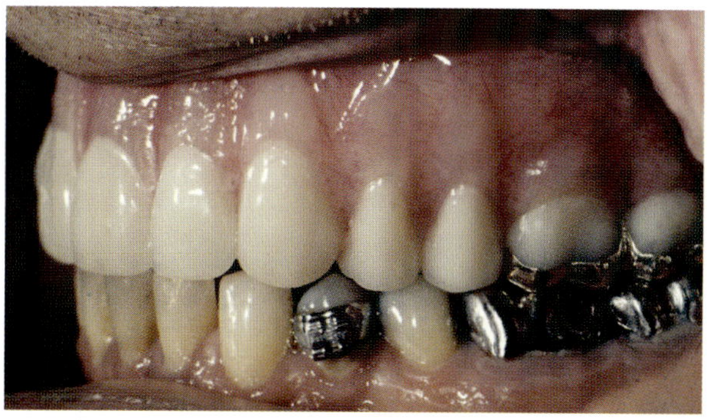

图 18-62　对上颌义齿加工处理以后，进行最终佩戴。医生要提醒患者会出现持续性的骨丧失，所以患者需要在睡觉时摘下义齿来减缓骨丧失的速度，直到植入种植体

义齿提供一种可替代的技术。这种技术首先根据上颌牙槽嵴吸收的程度来完成上颌义齿的制作，使其达到理想的美观度、外形、舒适度以及殆平面。然后根据最终的上颌修复体来恢复下颌颌弓。

医生在患者口内使最终的上颌义齿就位，然后先摆好下颌前部牙齿的位置，接着在理想的垂直距离处评估美观和发音情况。通常上颌可摘义齿在正中关系咬合时前牙没有接触。医生将一个切方止点或指针放在前牙处，以便于记录髁突正中位置时的垂直距离。可以将上颌义齿模型与下颌基托放到殆架上，来记录正中垂直咬合距离。

在殆架上按照咬合记录摆好上、下颌模型以后，医生要制作一个丙烯酸突起，然后使用和之前相类似的技术将其连接到下颌基托上。在患者下一次复诊时，像之前那些步骤一样，医生在口内制作蜡型记录。后部牙齿的摆放，咬合调磨的过程以及最终修复体的试戴过程也都是类似的。

当与上颌RP-4类覆盖义齿相对的是天然牙时，医生应该采用相互保护的咬合方案设计或者尖牙引导殆。也同样要采用FGP概念来设计咬合方案。但是，在此过程中，医生可以选择性地去除咬合非工作侧的接触区，来消除所有的殆干扰。

小　结

当上颌全口义齿相对的是天然牙或者是一个稳定的下颌覆盖义齿时，会受到患者的抱怨。为了使下颌修复体更加稳定，许多可摘义齿的概念已经被改进了。当种植体被植入下颌骨并且与上部结构连接以后，上颌义齿就会变成固位性最差、最不稳定的结构。提高上颌义齿稳定性的方法包括仔细的评估以及对上颌软组织的处理、牙槽嵴羟基磷灰石骨粉增量术和形状改良、抬高与骨支持相关的后牙殆平面以及建立一个平衡的“中间位置舌侧集中殆”。结果可减小瞬间作用力，提高上颌义齿的稳定性。

参考文献

[1] Brånemark PI, Hansson BO, Adell R, et al: Osseointegrated implants in the treatment of the edentulous jaw: experience from a 10-year period, Scand J Plast Reconstr Surg 11(suppl):16, 1977.
[2] Adell R, Lekholm U, Rockler B, et al: A 15 year study of osseointegrated implants in the treatment of the edentulous jaw, Int J Oral Surg 10:387–416, 1981.
[3] Albrektsson T, Dahl E, Enbom L, et al: Osseointegrated oral implants: a Swedish multi-center study of 8,139 consecutively inserted Nobelpharma implants, J Periodontol 59:287–296, 1988.
[4] Payne AG, Solomons YF: Mandibular implant-supported overdentures: a prospective evaluation of the burden of prosthodontic maintenance with 3 different attachment systems, Int J Prosthodont 13:246–253, 2000.
[5] Watson RM, David DM: Followup and maintenance of implant supported prostheses: a comparison of 20 complete mandibular overdentures and 20 complete mandibular fixed cantilever prostheses, Br Dent J 181:321–327, 1996.
[6] Helkimo E, Carlsson GE, Helkimo M: Bite force and state of dentition, Acta Odontol Scand 35:297–303, 1977.
[7] Haraldson T, Jemt T, Stalblad PA, et al: Oral function in subjects with overdentures supported by osseointegrated implants, Scand J Dent Res 96:235–242, 1988.
[8] Jacobs R, van Steenberghe D, Nys M, et al: Maxillary bone resorption in patients with mandibular implant-supported overdentures or fixed prostheses, J Prosthet Dent 70:135–140, 1993.
[9] Barber HD, Scott RF, Maxson BB, et al: Evaluation of anterior maxillary alveolar ridge resorption when opposed by the transmandibular implant, J Oral Maxillofac Surg 48:1283–1287, 1990.
[10] Smith D: The mobility of artificial dentures during comminution, J Prosthet Dent 13:839–856, 1963.
[11] Misch CE: Classifications and treatment options of the completely edentulous arch in implant dentistry, Dent Today 9:26–30, 1990.
[12] Misch CE: Maxillary denture opposing a mandibular implant overdenture. In Misch Implant Institute manual, Dearborn, MI, 1988, author.
[13] Misch CE: Maxillary denture opposing a mandibular implant prosthesis [abstract]. Proceeding of the American College of Oral Implantology national meeting, Dearborn, MI, 1991.
[14] Misch CE: Maxillary denture opposing an implant overdenture. In Misch CE, editor: Contemporary implant dentistry, St Louis, 1993, Mosby.
[15] Winkler S: Essentials of complete denture prosthodontics, Philadelphia, 1979, WB Saunders.
[16] Zarb GA, Bolender CL, Hickey JC, et al: Boucher's prosthodontic treatment for edentulous patients, ed 10, St Louis, 1990, Mosby.
[17] Boucher CO: Complete denture impression based upon the anatomy of the mouth, J Am Dent Assoc 31:1174–1181, 1944.
[18] Tyson KW: Physical factors in retention of complete dentures, J Prosthet Dent 18:90–97, 1967.
[19] Curtis T, Ware W: Autogenous bone grafts for atrophic edentulous mandible: a review of 20 patients, J Prosthet Dent 27:212–216, 1983.
[20] Boyne P: Impact of durapatite as a bone grafting material in oral and maxillofacial surgery, Compend Contin Educ Dent 2(suppl):583–586, 1982.
[21] Kent JN, Jarcho M: Ridge augmentation procedures with hydroxylapatite. In Fonseca RJ, Davis WH, editors: Reconstructive preprosthetic oral and maxillofacial surgery, ed 2, Philadelphia, 1995, WB Saunders.
[22] Kent JN, Quinn JH, Zide MF, et al: Correction of alveolar ridge deficiencies with non-resorbable HA, J Am Dent Assoc 105:993–1001, 1982.
[23] Desjardins RP: Hydroxyapatite for alveolar ridge augmentation: indications and problems, J Prosthet Dent 54:374–383, 1985.
[24] Kydd WL, Daly CH, Wheeler JB: The thickness measurement of masticatory mucosa in vivo, Int Dent J 21:430–441, 1971.
[25] Boucher CO: Swenson's complete dentures, ed 6, St Louis, 1970, Mosby.
[26] Dawson PE: Evaluation, diagnosis and treatment of occlusal problems, ed 2, St Louis, 1989, Mosby.
[27] Pietrokovski J, Masseler M: Alveolar ridge resorption following tooth extraction, J Prosthet Dent 17:21–27, 1967.
[28] Ortman HR, Tsao Ding H: Relationship of the incisive papilla to the maxillary central incisors, J Prosthet Dent 42:492–496, 1979.
[29] Schiffman P: Relation to the maxillary canine and the incisive papilla, J Prosthet Dent 14:469–472, 1964.
[30] Rufenacht CR: Fundamentals of esthetics, Chicago, 1990, Quintessence.
[31] Vig RG, Brundo GC: The kinetics of anterior tooth display, J Prosthet Dent 39:502–504, 1978.
[32] Misch CE: Guidelines for maxillary incisal edge position, a pilot study: the key is the canine. J Prosthodont 17(2):130–134, 2008.
[33] Pound E: Utilizing speech to simplify a personalized

denture service, J Prosthet Dent 24:586–600, 1970.
[34] Pound E: Aesthetic dentures and their phonetic values, J Prosthet Dent 1:98–111, 1951.
[35] The glossary of prosthodontic terms, J Prosthet Dent 81:39–110, 1999.
[36] Shannon TEJ: Physiologic vertical dimension and centric relation, J Prosthet Dent 6:741–747, 1956.
[37] Lynn BD: The significance of anatomic landmarks in complete denture service, J Prosthet Dent 14:456, 1964.
[38] Sherry JJ: Complete denture prosthodontics, New York, 1968, McGraw-Hill.
[39] Lundquist DO, Luther WW: Occlusal plane determination, J Prosthet Dent 23:489–498, 1970.
[40] Ismail YH, Bowman JF: Position of the occlusal plane in natural and artificial teeth, J Prosthet Dent 20:405–411, 1968.
[41] Robinson SC: Physiological placement of artificial anterior teeth, Can Dent J 35:260–266, 1969.
[42] Tallgren A: Changes in adult face height due to aging, wear and loss of teeth and prosthetic treatment, Acta Odontol Scand Suppl 24:1–122, 1957.
[43] Misch CE: Objectives subjective methods for determining vertical dimensions of occlusion, Quintessence Int 31:280–281, 2000.
[44] Niswonger ME: The rest position of the mandible and centric relation, J Am Dent Assoc 21:1572–1582, 1934.
[45] Silverman MM: Accurate measurement of vertical dimension by phonetics and the speaking centric space, part I, Dent Dig 57:265, 1951.
[46] Pound E: Let /S/ be your guide, J Prosthet Dent 38:482–489, 1977.
[47] Danikas D, Panagopoulos G: The golden ratio and proportions of beauty, Plast Reconstr Surg 114:1009, 2004.
[48] Amoric M: The golden number: applications to cranio-facial evaluation, Funct Orthod 12:18, 1995.
[49] Haralabakis NB, Lagoudakis M, Spanodakis E: A study of esthetic harmony and balance of the facial soft tissue [in Greek (modern)], Orthod Epitheor 1:175, 1989.
[50] da Vinci L: The anatomy of man, ca. 1488. Drawings from the collection of Her Majesty Queen Elizabeth II, Windsor, United Kingdom.
[51] Brzoza D, Barrera N, Contasti G, et al: Predicting vertical dimension with cephalograms, for edentulous patients, Gerodontology 22:98–103, 2005.
[52] Ciftci Y, Kocadereli I, Canay S, et al: Cephalometric evaluation of maxillomandibular relationships in patients wearing complete dentures: a pilot study, Angle Orthod 75:821–825, 2005.
[53] Misch CE: Vertical occlusal dimension by facial measurement, Continuum: Misch Implant Institute Newsletter, summer, 1997.
[54] McGee GF: Use of facial measurements in determining vertical dimension, J Am Dent Assoc 35:342–350, 1947.
[55] Zimmerman M: Modifications of functionally generated path procedures, J Prosthet Dent 16:1119–1125, 1966.
[56] Mann AW, Pankey LD: Concepts of occlusion: the p.m. philosophy of occlusal rehabilitation, Dent Clin North Am 4:621–636, 1963.
[57] Pound E, Murrell GA: An introduction to denture simplification, phase 1, J Prosthet Dent 29:570–577, 1973.
[58] Pound E, Murrell GA: An introduction to denture simplification, phase II, J Prosthet Dent 29:598, 1973.
[59] Mehringer EJ: Function of steep cusps in mastication with complete dentures, J Prosthet Dent 1:578–586, 1951.
[60] Sears VH: Selection and management of posterior teeth, J Prosthet Dent 7:723–727, 1957.
[61] Ortman HR: Complete denture occlusion. In Winkler S, editor: Essentials of complete denture prosthodontics, ed 2, St Louis, 1988, Mosby–Year Book.
[62] Fahmi FM: The position of the neutral zone in relation to the alveolar ridge, J Prosthet Dent 67:805–809, 1992.
[63] Gysi A: Special teeth for cross bite cases, Dent Dig 33:167–171, 1927.
[64] Payne SH: A posterior set-up to meet individual requirements, Dent Dig 47:20–22, 1941.
[65] Kapur KK: Occlusal patterns and tooth arrangements. In Lang BR, Kelsey CC, editors: International prosthodontic workshop on complete denture occlusion, Ann Arbor, 1973, University of Michigan.
[66] Denture tooth system, patent #5501,598, March 26, 1996.
[67] Devan MM: Prosthetic problem: its formulations and suggestions for its solution, part II, Dent Dig 57:308–311, 1951.
[68] Meyer FS: The generated path technique in reconstruction dentistry: complete dentures, J Prosthet Dent 9:354–366, 1959.